全国卫生职业教育实验实训规划教材

供 口腔医学 口腔医学技术 口腔护理等 专业使用

临床疾病概要

主编　马菲菲　许有华

北京科学技术出版社

图书在版编目（CIP）数据

临床疾病概要 / 马菲菲，许有华主编. —北京：北京科学技术出版社，2017.8（2022.8 重印）

全国卫生职业教育实验实训"十三五"规划教材：供口腔医学、口腔医学技术、口腔护理专业使用

ISBN 978-7-5304-8974-1

Ⅰ. ①临⋯ Ⅱ. ①马⋯ ②许⋯ Ⅲ. ①疾病—诊疗—高等职业教育—教材 Ⅳ. ① R4

中国版本图书馆 CIP 数据核字（2017）第 062169 号

责任编辑：刘瑞敏
责任校对：贾　荣
责任印制：李　茗
封面设计：天露霖文化
版式设计：天露霖文化
出 版 人：曾庆宇
出版发行：北京科学技术出版社
社　　址：北京西直门南大街16号
邮政编码：100035
电话传真：0086-10-66135495（总编室）
　　　　　0086-10-66113227（发行部）
网　　址：www.bkydw.cn
印　　刷：三河市国新印装有限公司
开　　本：787mm×1092mm　1/16
字　　数：800千字
印　　张：42.5
版　　次：2017年8月第1版
印　　次：2022年8月第4次印刷
ISBN 978-7-5304-8974-1

定　　价：88.00元

京科版图书，版权所有，侵权必究。
京科版图书，印装差错，负责退换。

教材评审委员会

顾 问

王 兴（中华口腔医学会名誉会长，中国医师协会副会长，北京大学口腔医学院教授）

刘洪臣（中华口腔医学会副会长，北京口腔医学会监事长，解放军总医院口腔医学中心主任、口腔医学研究所所长）

刘静明（中华口腔医学会理事，北京口腔医学会副会长，首都医科大学附属北京口腔医院副院长，首都医科大学口腔学系副主任，首都医科大学口腔联合教研室主任）

牛光良（中国牙病防治基金会培训部主任，北京口腔医学会副会长，北京中医药大学附属中西医结合医院副院长）

宿玉成（中华口腔医学会口腔种植专业委员会主任委员，中国医学科学院北京协和医院口腔种植中心主任）

赵继志（中华口腔医学会口腔激光医学专业委员会副主任委员、全科口腔医学专业委员会常务委员，中国医学科学院北京协和医院口腔科主任）

王 昊（中华口腔医学会全科口腔医学专业委员会委员，北京口腔医学会口腔颌面影像专业委员会主任委员，首都医科大学附属北京天坛医院口腔科主任）

主任委员

张彦文（天津医学高等专科学校）

副主任委员（以姓氏笔画为序）

马 莉（唐山职业技术学院）

王 庆（天津医学高等专科学校）

王建国（漯河医学高等专科学校）

毛 静（枣庄科技职业学院）

吕瑞芳（承德护理职业学院）

刘小兵（石家庄医学高等专科学校）

孙华祥（聊城职业技术学院）

李占华（邢台医学高等专科学校）

李相中（安阳职业技术学院）

辛金红（深圳市坪山区康泰健职业培训学校）

张紫阳（新乡医学院三全学院）

郎庆玲（黑龙江省林业卫生学校）

屈玉明（山西卫生健康职业学院）

胡景团（河南护理职业学院）

袁甬萍（宁波卫生职业技术学院）

耿　磊（齐鲁医药学院）

郭兴华（潍坊护理职业学院）

郭积燕（北京卫生职业学院）

戴艳梅（天津市口腔医院）

视频审定专家（以姓氏笔画为序）

王　琳（北京大学口腔医院）

王　霄（北京大学第三医院）

王伟健（北京大学口腔医院）

牛光良（北京中医药大学附属中西医结合医院）

冯小东（首都医科大学附属北京同仁医院）

冯向辉（北京大学口腔医院）

冯培明（北京中医药大学附属中西医结合医院）

成鹏飞（中国中医科学院眼科医院）

刘　刚（北京中医药大学附属中西医结合医院）

刘建彰（北京大学口腔医院）

刘静明（首都医科大学附属北京口腔医院）

李靖桓（首都医科大学附属北京口腔医院）

杨海鸥（首都医科大学附属北京同仁医院）

张　楠（首都医科大学附属北京口腔医院）

陈志远（首都医科大学附属北京同仁医院）

郑树国（北京大学口腔医院）

胡菁颖（北京大学口腔医院）

祝　欣（北京大学口腔医院第二门诊部）

姚　娜（北京大学口腔医院第二门诊部）

熊伯刚（北京中医药大学附属中西医结合医院）

编 者 名 单

主 编　马菲菲　许有华

副主编

内科

徐宛玲　刘建东　李　巍　刘迎迎　何　冰

外科

赵承梅　吕　亮　庞久玲　刘春灵

妇科

金　涛　王雅芳　左欣鹭　张立红

儿科

李大强　崔明辰　王丽君　张　静

编 者（以姓氏笔画为序）

马菲菲（天津医学高等专科学校）

王　聪（天津医学高等专科学校）

王丽君（承德护理职业学院）

王晓燕（北京卫生职业学院）

王雅芳（扎兰屯职业学院）

左欣鹭（承德护理职业学院）

石文洁（北京卫生职业学院）

吕　亮（承德护理职业学院）

刘迎迎（漯河医学高等专科学校）

刘建东（承德护理职业学院）

刘春灵（漯河医学高等专科学校）

许有华（天津医学高等专科学校）

孙　峰（天津医学高等专科学校）

李　玲（天津医学高等专科学校）

李　洁（天津医学高等专科学校）

李　巍（唐山职业技术学院）

李大强（天津医学高等专科学校）

李亚利（天津医学高等专科学校）

杨　旭（天津医学高等专科学校）

吴岳昕（天津医学高等专科学校）

何　冰（广州卫生职业技术学院）

张　元（北京卫生职业学院）

张　妤（天津医学高等专科学校）

张　静（唐山职业技术学院）

张立红（唐山职业技术学院）

张立新（天津医学高等专科学校）

金　涛（天津医学高等专科学校）

庞久玲（河北医科大学唐山临床医学院 / 河北省唐山市工人医院）

郑小龙（天津医学高等专科学校）

赵承梅（天津医学高等专科学校）

徐　蓉（天津医学高等专科学校）

徐宛玲（漯河医学高等专科学校）

崔明辰（漯河医学高等专科学校）

焦　健（承德护理职业学院）

綦　兵（天津医学高等专科学校）

蔡凤英（天津医学高等专科学校）

编写秘书　吴岳昕

前　言

　　高职高专（三年制）口腔医学专业定位于培养口腔基层全科医师，作为基层全科医师，面对社区人群，应以"生物－心理－社会医学模式"为指导，建立"以患者为中心、以家庭为单位、以社区为基础、以预防为导向"的新型整体医疗模式。口腔健康作为人体健康的重要组成部分，与全身健康不可分割。口腔疾病对全身健康会产生影响。例如，口腔疾病的致病菌及其产生的毒素可以侵入血液，产生抗体、凝集素等，引起或加重感染性心内膜炎、冠心病等多种全身疾病。全身疾病对口腔健康也会产生影响。例如，血液系统疾病、免疫系统疾病、传染性疾病等多种疾病都会带来牙周、牙体、口腔黏膜等的改变。因此，口腔医学生为适应未来基层全科医师岗位需要，必须要学习和了解临床疾病。

　　本教材的特点如下。

　　（1）前期充分调研，了解基层口腔全科医师岗位需求，结合口腔执业医师及口腔助理执业医师资格考试大纲，坚持以基础理论、基本知识、基本技能为重心的"三基"原则，即突出口腔医学与临床医学相互关联、相互影响的重点疾病，又兼顾诊断学、内科学、外科学、妇科学、儿科学的系统性和完整性，凸显其作为口腔医学生临床学习教材的特定要求。

　　（2）在教材的编写组织上，口腔专业教师与临床专业教师相互配合，设计"口腔知识链接""口腔执业医师资格考试高频考点及例题""直通岗位"模块，让口腔医学生在临床学习阶段了解临床疾病与口腔疾病的关系，并解决临床中的一些问题，例如，明确牙菌斑中的幽门螺杆菌与消化道溃疡的关系，诊治口腔幽门螺杆菌，有提高消化系统幽门螺杆菌根除率、治疗消化道溃疡的作用。从而培养学生整体观的现代医学模式，提高学生学习兴趣和学习能力。

衷心感谢中华口腔医学会专家领导在高职高专学生培养定位上给予我们的悉心指导，感谢参与本书编写的各学科副主编老师及各院校专家老师，感谢本册教材编写秘书吴岳昕老师在各位专家联络及稿件整理上所做的大量工作。

由于时间仓促，又是口腔专业教师和临床专业教师的首次跨专业合作，书中难免存在疏漏之处，敬请读者不吝指教。

马菲菲

2017 年 2 月于天津

目　录

第二篇　内科学

第三篇　外科学

第四篇　妇产科学

第五篇　儿科学

第一篇　诊断学

第一章 绪 论

诊断学（diagnostics）在医学教育中有着非常重要的作用和地位，是基础医学与临床医学之间的"桥梁"课程，是打开临床医学大门的一把钥匙，也是学好临床各科，包括口腔医学的基础。

【诊断学的概念】

我们平时在医院里面见到医师为患者看病，大致会经过以下几步：首先会询问患者"你怎么了？你哪里不舒服？"等，然后根据患者的描述，来做一些相应的体格检查，如血压测量、心脏听诊等，之后再进一步进行实验室检查及各种临床辅助检查，最后将获取的资料进行综合的整理、分析，以求提出符合患者客观实际的诊断。诊断学就是这样一门教大家怎样看病的学科，即运用医学基本理论、基本检查方法和临床正确思维方法对疾病进行诊断。

（一）基本理论

基本理论是研究各种症状和体征发生、发展的规律和机制以及建立临床诊断的思维程序，从而识别疾病。

（二）基本检查方法

基本检查方法包括询问病史、体格检查（视诊、触诊、叩诊、听诊、嗅诊等）、实验室检查（血常规、尿常规、便常规、肝功能、肾功能等）及器械检查（心电图、X线、超声波、CT、MRI、内镜等）。

（三）临床正确思维方法

运用科学的临床思维去识别疾病、判断和揭示疾病的本质，为保护机体的健康、预防和治疗疾病提出依据。

【诊断学的内容】

（一）病史采集

病史采集（history taking）即问诊，是医师通过向患者或知情人（神志不清或婴儿等情况）进行详细、系统的询问，从而获得临床资料的一种诊断方法。许多疾病经过详细的病史采集，配合系统的体格检查，即可提出初步诊断（initial diagnosis）。

（二）症状和体征

症状（symptom）是患者病后对机体生理功能异常的主观体验和感受（如瘙痒、疼痛、心悸等），这种异常感觉出现的早期，临床上往往不能客观地查出，但在问诊时则可由患者的陈述中获得。症状是病史的重要组成部分，研究症状的发生、发展及演变，对做出初步诊断或印象（impression）具有重要的作用。体征（sign）是机体出现的客观改变，大部分经医师检查发现（如肝脾大、心脏杂音等），少数可由患者自行感知（如水肿、黄疸等）。

（三）体格检查

体格检查（physical examination）是医师用自己的感官或传统的辅助器具（如听诊器、叩诊锤、血压计、体温计等）对患者进行系统的观察和检查，揭示机体正常和异常征象的临床诊断方法。进行体格检查时应做到既不使患者感到不适，又能获得准确结果，以期尽早达到明确诊断的目的。

（四）实验室检查

实验室检查（laboratory tests）是通过物理、化学和生物学等实验室方法对患者的血液、体液、分泌物、排泄物、细胞取样和组织标本等进行检查，从而获得病原学、病理形态学或器官功能状态等资料，结合病史、临床症状和体征进行全面分析的诊断方法。

（五）辅助检查

辅助检查（assistant examination）是应用各种器械对患者进行的相关检查，如心电图、肺功能和各种内镜检查，以及临床上常用的各种诊断操作技术等，这些辅助检查在临床上诊断疾病时，亦常发挥重要的作用。

（六）病历书写

病历书写（medical record writing）是指将问诊、查体所获得的资料经过医学的思维加工形成书面记录的过程。重要性：病历是医师进行诊治的根本依据，是临床科研资料，也是医师医疗水平的见证，同时也是具有法律效力的医疗文件。

【临床诊断的分类】

临床诊断＝病因＋病理＋病理生理（例如，风湿性心脏瓣膜病、二尖瓣狭窄、心房颤动、心功能Ⅲ级）。

（一）病因诊断

依据致病因素提出诊断：如风湿性心脏病（是指由于风湿热活动累及心脏瓣膜而造成的心脏病变）、病毒性肝炎、细菌性痢疾、结核性腹膜炎等。

（二）病理解剖诊断

依据病理形态及病变的部位、性质、组织结构、细胞水平的病变提出诊断：如大叶性肺炎、胆囊炎等。

（三）病理生理诊断

依据疾病发生时器官或机体功能状态提出诊断：如心力衰竭、呼吸衰竭、肾衰竭等。

某些情况下也可依据患者症状（特别是未查明原因的症状）提出诊断：如腹痛、眩晕、黄疸等。

（马菲菲）

第二章 问 诊

问诊（inquiry）是医师通过对患者或相关人员的系统询问获取病史资料，经过综合分析而做出临床判断的一种诊法。问诊是病史采集的主要手段。病史的完整性和准确性对疾病的诊断和处理有很大的影响，因此，问诊是每个医师必须掌握的基本技能。

问诊是医师诊治患者的第一步，其重要性还在于它是医患沟通、建立良好医患关系的最重要时机，正确的问诊方法和良好的问诊技巧，使患者感到医师的亲切和可信，从而有信心与医师合作，这对诊治疾病也十分重要。问诊同时还可以教育患者、向患者提供健康信息，有时甚至交流本身也具有治疗作用。另外，很多疾病早期并没有发生解剖、生化、病理等改变，因此，患者的主观感受对于疾病早期诊断尤为重要。

【问诊的内容】

（一）一般项目

一般项目（general data）包括：姓名、性别、年龄、籍贯、出生地、民族、婚姻、通信地址、电话号码、工作单位、职业、入院日期、记录日期、病史陈述者及可靠程度等。若病史陈述者不是本人，则应注明与患者的关系。记录年龄时应填写具体年龄，不能用"儿"或"成"代替，且记录应与"身份证""医保卡"相对应，记录日期与入院日期应符合相关规定。

（二）主诉

主诉（chief complaint）为患者感受最主要的痛苦或最明显的症状或（和）体征，也就是本次就诊最主要的原因及其持续时间。通常表述为"症状、体征＋时间"，应按事件发生的先后顺序排布，如"活动后心慌气短2年，加重伴双下肢水肿2周"。对当前无症状，诊断资料和入院目的又十分明确的患者，也可以用以下方式记录主诉：如"体检发现甲状腺占位性病变，为进一步检查入院"。

（三）现病史

现病史（history of present illness）是病史中的主体部分，它记述患者患病后的全过程，即发生、发展、演变和诊治经过。可按下面的内容和程序询问。

1.起病情况　每种疾病的起病或发作都有各自的特点，详细询问起病的情况对诊断疾病具有重要的鉴别作用。有的疾病起病急骤，如心绞痛、急性胃肠穿孔等；有的疾病则起病缓慢，如肺结核、肿瘤等。疾病的起病常与某些因素有关，如脑血栓形成常发生于睡眠时，脑出血、高血压危象常发生于激动或紧张状态时。

2. 患病时间　是指从起病到就诊或入院的时间。如先后出现几个症状则需追溯到首发症状的时间，并按时间顺序询问整个病史后分别记录，如心悸3个月、反复夜间呼吸困难2周、双下肢水肿4天。

3. 主要症状的特点　包括主要症状出现的部位、性质、持续时间和程度，缓解或加剧的因素，了解这些特点对判断疾病所在的系统或器官以及病变的部位、范围和性质很有帮助。例如，上腹部痛多为胃、十二指肠或胰腺的疾病；右下腹急性腹痛则多为阑尾炎症，若为妇女还应考虑到卵巢或输卵管疾病；全腹痛则提示病变广泛或腹膜受累。对症状的性质也应做有鉴别意义的询问，如灼痛、绞痛、胀痛、隐痛以及症状为持续性或阵发性，发作及缓解的时间等。以消化性溃疡为例，其主要症状的特点为上腹部疼痛，周期性表现为胃溃疡的饱腹痛或十二指肠溃疡的空腹痛，一旦患者规律的周期性消失，要警惕有发生恶变的可能。

4. 病因与诱因　尽可能了解与本次发病有关的病因（如外伤、中毒、感染等）和诱因（如气候变化、环境改变、情绪、起居饮食失调等），有助于明确诊断与拟定治疗措施。

5. 病情的发展与演变　包括患病过程中主要症状的变化或新症状的出现。如肝硬化患者出现表情、情绪和行为异常等新症状，可能是早期肝性脑病的表现。

6. 伴随症状　在主要症状的基础上又同时出现一系列的其他症状。这些伴随症状常常是鉴别诊断的依据，或提示出现了并发症。如黄疸伴胆囊无痛性肿大，可考虑胰头癌的可能。反之，按一般规律在某一疾病应该出现的伴随症状而实际上没有出现时，也应将其记述于现病史中以备进一步观察，或作为诊断和鉴别诊断的重要参考资料，这种阴性表现有时称为阴性症状。一份好的病史不应放过任何一个主要症状之外的细小伴随迹象，因为它们在明确诊断方面有时会起到很重要的作用。

7. 诊治经过　患者于本次就诊前已经接受过其他医疗单位诊治时，则应询问已经接受过什么检查、诊断为何种疾病、采取何种治疗措施、效果如何，为本次诊治疾病提供参考。不确定或模糊的地方必须注明。

8. 病程中的一般情况　即患者患病后的精神、饮食以及睡眠、大小便和体重的情况等。这部分内容对全面评价患者病情的轻重和预后以及采取什么辅助治疗措施十分有用。

（四）既往史

既往史（past history）包括患者既往的健康状况和过去曾经患过的疾病（包括各种传染病）、外伤手术、预防注射、过敏等，特别是与目前所患疾病有密切关系的情况。记录顺序一般按年月的先后排列。

（五）系统回顾

系统回顾（review of systems）是指了解患者除现在所患疾病以外的其他各系统是否发生目前尚存在或已痊愈的疾病，以及这些疾病与本次疾病之间是否存在着因果关系。包括：呼吸系统、循环系统、消化系统、泌尿系统、造血系统、内分泌系统、神经精神系统、肌肉骨骼系统、生殖系统。避免问诊过程中患者或医师忽略或遗漏有关内容。

（六）个人史

个人史（personal history）包括社会经历、职业及工作条件、习惯与嗜好等。社会经历包括出生地、居住地区和居留时间（尤其是疫源地和地方病流行区）、受教育程度、经济生活和业余爱好等。不同传染病有不同潜伏期，应根据考虑的疾病，询问过去某段时间是否去过疫源地。从事职业及工作条件，是否有接触工业毒物及接触时间。个人生活习惯及有无烟酒嗜好、吸毒史、冶游史等。

（七）月经史

月经史（menstrual history）包括月经初潮的年龄、月经周期和经期天数、经血的量和颜色、经期症状、有无痛经与白带、末次月经日期、闭经日期、绝经年龄。

（八）婚姻史

婚姻史包括（marital history）未婚或已婚、结婚年龄、配偶健康状况性生活情况、夫妻关系等。

（九）生育史

生育史包括（childbearing history）妊娠与生育次数（G2P1 代表孕 2 产 1）、人工或自然流产的次数，有无死产、围生期感染等。

（十）家族史

家族史包括（family history）询问双亲与兄弟、姐妹及子女们健康与疾病情况，特别应询问是否有与患者同样的疾病，有无与遗传有关的疾病，对已死亡的直系亲属要问明死因与年龄。

【问诊的基本方法与技巧】

希波克拉底曾经说过："医师有三大法宝，语言、药物和手术刀。"医师的语言就像医师的刀子一样，可以救人也可以伤人，正面的语言和负面的语言有着不同的惊人效果。因此，高超的问诊技巧，可以帮助我们建立良好的医患关系，准确地获取疾病的线索，更好地诊治疾病，解除患者病痛。

1. 导入部分　主动介绍自己，说明问诊的目的，缓解患者的紧张与不安，注意保护患者隐私，最好不要当着陌生人问诊。

2. 主体部分　按照各部分内容的顺序系列展开，避免跳跃或颠倒。

（1）按时间顺序提问。按症状或体征出现的先后次序，采用"……怎么样？然后又……以后又……"的提问方式。

（2）按问题类型提问。开放式提问，如："请问您哪里不舒服？"提问过程中注意倾听、不轻易打断、见机插话、适当引导。特殊问题直接提问，如："你头痛的频率如何？"包括直接（重点）选择性提问，要求回答"是"或"不是"，如你的头痛是锐痛还是钝痛？应遵循"从一般提问到直接提问"的提问原则。

（3）切记避免以下提问。

1）避免诱导性提问。如："你吃了这种药后就好多了吧？"问题的措辞已暗示了期望的答案。

2）避免诘难性提问。如："糖尿病患者不能吃太多甜食，这点常识你都不懂吗？"常使患者产生防御、反感、不信任心理。

3）避免连续性提问。如："你的腹痛是什么时候开始的？现在还痛不痛？隐隐作痛还是很明显的剧痛？以前也这样痛过吗？"可能会使患者对要回答的问题混淆不清或从多个问题中随便选择一个作答。

3. 过渡部分　是指问诊时用于两个项目之间转换的语言，好的过渡语言有两个要点，一是我们将要讨论的新项目是什么，二是我们为什么要转换项目。

4. 总结部分　医师应在每项结束后进行总结，及时进行记录，这样可以：①医师整理思路，以免忘记要问的问题；②让患者知道医师如何理解他的病情；③提供机会确认有关资料。其中，主诉和现病史是总结的重点，其他个人史及相关病史等重点总结阳性发现。

另外，非常重要的一点，在问诊过程中要避免使用医学术语，如：里急后重、湿性咳嗽、血红蛋白尿等，以免引起医患误会或造成资料不实。

作为一名有经验的医师，在问诊中要时刻体现"鉴别诊断"这一原则，对于鉴别诊断的线索做重点的提问并记录下有鉴别意义的阳性表现及阴性表现。

除此之外，医师的仪表和礼节、友善的举止、鼓励与关心等都会影响医患双方的沟通及问诊的效果。而且作为一名基层的全科医师，还应更多关注患者的心理、家庭等因素，建立和谐医患关系，使患者感到温暖亲切，获得患者的信任。

5. 问诊结束　问诊结束时应谢谢患者的合作、明确告知患者下一步的诊治计划，并确认患者已清楚描述自己病情和了解下一步计划。

【特殊情况的问诊】

（一）缄默与忧伤、焦虑与抑郁的患者

（1）加强观察患者的表情、目光和躯体姿势，为可能的诊断提供线索。

（2）充分地理解与尊重患者，让患者获得安全感。

（3）避免直接触及敏感话题，应循序渐进。

（二）多话与唠叨的患者

（1）表示出耐心、诚恳，但要注意引导，使话题限定在主要问题上。

（2）观察患者有无思维奔逸或混乱的情况，如有，应按精神科要求采集病史。

（三）愤怒与敌意的患者

（1）保持冷静，医师一定不能发怒，而应采取坦然、理解、不卑不亢的态度，尽量发现患者发怒的原因并予以说明。

（2）切勿使其迁怒他人或医院其他部门。对于比较敏感的问题，询问要十分谨慎。

（四）多种症状并存的患者

（1）应在其描述的大量症状中抓住关键、把握实质。

（2）在排除器质性疾病的同时，亦考虑其可能由精神因素引起，一经核实，不必深究，必要时可建议其做精神检查。

（五）文化程度低和有语言障碍的患者

（1）语言应通俗易懂，减慢提问的速度，注意必要的重复及核实。

（2）如语言不通，可寻求翻译帮助，并通过借助体语、手势、书写等方法，加强理解，并注意反复核实与总结。

（六）儿童患者

（1）与患儿视线平视，切忌俯视以免给孩子带来压力，注意语气缓和，避免患儿紧张。

（2）患儿为逃避打针吃药，问诊未必属实，应及时向知情人了解相关情况，并与体格检查密切配合。

（七）老年患者

（1）注意语气缓和，使之有足够的时间思考。

（2）及时总结、核实有关资料，必要时加以引导。

（八）残疾患者

残疾患者在接触和提供病史上较其他人更为困难，除了需要更多的同情、关心和耐心之外，需要花更多的时间收集病史。应切身体会患者的难处与焦虑，取得患者信任，对于聋哑人可借助肢体语言和文字表达，对于盲人，先扶患者做好，让患者舒适，减轻其恐慌，问诊语速要慢，及时核对，总结有关资料。

【直通岗位】

卫生部关于印发《病历书写基本规范》的通知

卫医政发〔2010〕11 号

各省、自治区、直辖市卫生厅局，新疆生产建设兵团卫生局：

为规范我国医疗机构病历书写行为，提高病历质量，保障医疗质量和医疗安全，根据《医疗事故处理条例》有关规定，2002 年我部印发了《病历书写基本规范（试行）》（以下简称《规范》）。《规范》实施 7 年多来，在各级卫生行政部门和医疗机构的共同努力下，我国医疗机构病历质量有了很大提高。

在总结各地《规范》实施情况的基础上，结合当前医疗机构管理和医疗质量管理面临的新形势和新特点，我部对《规范》进行了修订和完善，制定了《病历书写基本规范》。现印发给你们，请遵照执行。执行中遇到的情况及问题，及时报我部医政司。

二〇一〇年一月二十二日

病历书写基本规范

第一章　基本要求

第一条　病历是指医务人员在医疗活动过程中形成的文字、符号、图表、影像、切片等资料的总和，包括门（急）诊病历和住院病历。

第二条　病历书写是指医务人员通过问诊、查体、辅助检查、诊断、治疗、护理等医疗活动获得有关资料，并进行归纳、分析、整理形成医疗活动记录的行为。

第三条　病历书写应当客观、真实、准确、及时、完整、规范。

第四条　病历书写应当使用蓝黑墨水、碳素墨水，需复写的病历资料可以使用蓝或黑色油水的圆珠笔。计算机打印的病历应当符合病历保存的要求。

第五条　病历书写应当使用中文，通用的外文缩写和无正式中文译名的症状、体征、疾病名称等可以使用外文。

第六条 病历书写应规范使用医学术语，文字工整，字迹清晰，表述准确，语句通顺，标点正确。

第七条 病历书写过程中出现错字时，应当用双线划在错字上，保留原记录清楚、可辨，并注明修改时间，修改人签名。不得采用刮、粘、涂等方法掩盖或去除原来的字迹。

上级医务人员有审查修改下级医务人员书写的病历的责任。

第八条 病历应当按照规定的内容书写，并由相应医务人员签名。

实习医务人员、试用期医务人员书写的病历，应当经过本医疗机构注册的医务人员审阅、修改并签名。

进修医务人员由医疗机构根据其胜任本专业工作实际情况认定后书写病历。

第九条 病历书写一律使用阿拉伯数字书写日期和时间，采用 24 小时制记录。

第十条 对需取得患者书面同意方可进行的医疗活动，应当由患者本人签署知情同意书。患者不具备完全民事行为能力时，应当由其法定代理人签字；患者因病无法签字时，应当由其授权的人员签字；为抢救患者，在法定代理人或被授权人无法及时签字的情况下，可由医疗机构负责人或者授权的负责人签字。

因实施保护性医疗措施不宜向患者说明情况的，应当将有关情况告知患者近亲属，由患者近亲属签署知情同意书，并及时记录。患者无近亲属的或者患者近亲属无法签署同意书的，由患者的法定代理人或者关系人签署同意书。

第二章 门（急）诊病历书写内容及要求

第十一条 门（急）诊病历内容包括门（急）诊病历首页〔门（急）诊手册封面〕、病历记录、化验单（检验报告）、医学影像检查资料等。

第十二条 门（急）诊病历首页内容应当包括患者姓名、性别、出生年月日、民族、婚姻状况、职业、工作单位、住址、药物过敏史等项目。

门诊手册封面内容应当包括患者姓名、性别、年龄、工作单位或住址、药物过敏史等项目。

第十三条 门（急）诊病历记录分为初诊病历记录和复诊病历记录。

初诊病历记录书写内容应当包括就诊时间、科别、主诉、现病史、既往史，阳性体征、必要的阴性体征和辅助检查结果，诊断及治疗意见和医师签名等。

复诊病历记录书写内容应当包括就诊时间、科别、主诉、病史、必要的体格检查和辅助检查结果、诊断、治疗处理意见和医师签名等。

急诊病历书写就诊时间应当具体到分钟。

第十四条 门（急）诊病历记录应当由接诊医师在患者就诊时及时完成。

第十五条 急诊留观记录是急诊患者因病情需要留院观察期间的记录，重点记录观察期间病情变化和诊疗措施，记录简明扼要，并注明患者去向。抢救危重患者时，应当书写抢救记录。门（急）诊抢救记录书写内容及要求按照住院病历抢救记录书写内容及要求执行。

第三章 住院病历书写内容及要求

第十六条 住院病历内容包括住院病案首页、入院记录、病程记录、手术同意书、麻醉同意书、输血治疗知情同意书、特殊检查（特殊治疗）同意书、病危（重）通知书、医嘱单、辅助检查报告单、体温单、医学影像检查资料、病理资料等。

第十七条 入院记录是指患者入院后，由经治医师通过问诊、查体、辅助检查获得有关资料，并对这些资料归纳分析书写而成的记录。可分为入院记录、再次或多次入院记录、24 小时内入出院记录、24 小时内入院死亡记录。

入院记录、再次或多次入院记录应当于患者入院后 24 小时内完成；24 小时内入出院记录应当于患者出院后 24 小时内完成，24 小时内入院死亡记录应当于患者死亡后 24 小时内完成。

第十八条 入院记录的要求及内容。

（一）患者一般情况包括姓名、性别、年龄、民族、婚姻状况、出生地、职业、入院时间、记录时间、病史陈述者。

（二）主诉是指促使患者就诊的主要症状（或体征）及持续时间。

（三）现病史是指患者本次疾病的发生、演变、诊疗等方面的详细情况，应当按时间顺序书写。内容包括发病情况、主要症状特点及其发展变化情况、伴随症状、发病后诊疗经过及结果、睡眠和饮食等一般情况的变化，以及与鉴别诊断有关的阳性或阴性资料等。

1. 发病情况：记录发病的时间、地点、起病缓急、前驱症状、可能的原因或诱因。

2. 主要症状特点及其发展变化情况：按发生的先后顺序描述主要症状的部位、性质、持续时间、程度、缓解或加剧因素，以及演变发展情况。

3. 伴随症状：记录伴随症状，描述伴随症状与主要症状之间的相互关系。

4.发病以来诊治经过及结果：记录患者发病后到入院前，在院内、外接受检查与治疗的详细经过及效果。对患者提供的药名、诊断和手术名称需加引号（""）以示区别。

5.发病以来一般情况：简要记录患者发病后的精神状态、睡眠、食欲、大小便、体重等情况。

与本次疾病虽无紧密关系、但仍需治疗的其他疾病情况，可在现病史后另起一段予以记录。

（四）既往史是指患者过去的健康和疾病情况。内容包括既往一般健康状况、疾病史、传染病史、预防接种史、手术外伤史、输血史、食物或药物过敏史等。

（五）个人史，婚育史、月经史，家族史。

1.个人史：记录出生地及长期居留地，生活习惯及有无烟、酒、药物等嗜好，职业与工作条件及有无工业毒物、粉尘、放射性物质接触史，有无冶游史。

2.婚育史、月经史：婚姻状况、结婚年龄、配偶健康状况、有无子女等。女性患者记录初潮年龄、行经期天数、间隔天数、末次月经时间（或闭经年龄），月经量、痛经及生育等情况。

3.家族史：父母、兄弟、姐妹健康状况，有无与患者类似疾病，有无家族遗传倾向的疾病。

（六）体格检查应当按照系统循序进行书写。内容包括体温、脉搏、呼吸、血压，一般情况，皮肤、黏膜，全身浅表淋巴结，头部及其器官，颈部，胸部（胸廓、肺部、心脏、血管），腹部（肝、脾等），直肠肛门，外生殖器，脊柱，四肢，神经系统等。

（七）专科情况应当根据专科需要记录专科特殊情况。

（八）辅助检查指入院前所做的与本次疾病相关的主要检查及其结果。应分类按检查时间顺序记录检查结果，如系在其他医疗机构所做检查，应当写明该机构名称及检查号。

（九）初步诊断是指经治医师根据患者入院时情况，综合分析所做出的诊断。如初步诊断为多项时，应当主次分明。对待查病例应列出可能性较大的诊断。

（十）书写入院记录的医师签名。

第十九条　再次或多次入院记录，是指患者因同一种疾病再次或多次住入同一医疗机构时书写的记录。要求及内容基本同入院记录。主诉是记录患者本次入院的主要症状（或体征）及持续时间；现病史中要求首先对本次住院前历次有关住院诊疗经过进行小结，然后再书写本次入院的现病史。

第二十条　患者入院不足24小时出院的，可以书写24小时内入出院记录。内容包括患者姓名、性别、年龄、职业、入院时间、出院时间、主诉、入院情况、入院诊断、诊疗经过、出院情况、出院诊断、出院医嘱，医师签名等。

第二十一条 患者入院不足 24 小时死亡的，可以书写 24 小时内入院死亡记录。内容包括患者姓名、性别、年龄、职业、入院时间、死亡时间、主诉、入院情况、入院诊断、诊疗经过（抢救经过）、死亡原因、死亡诊断，医师签名等。

第二十二条 病程记录是指继入院记录之后，对患者病情和诊疗过程所进行的连续性记录。内容包括患者的病情变化情况、重要的辅助检查结果及临床意义、上级医师查房意见、会诊意见、医师分析讨论意见、所采取的诊疗措施及效果、医嘱更改及理由、向患者及其近亲属告知的重要事项等。

病程记录的要求及内容：

（一）首次病程记录是指患者入院后由经治医师或值班医师书写的第一次病程记录，应当在患者入院 8 小时内完成。首次病程记录的内容包括病例特点、拟诊讨论（诊断依据及鉴别诊断）、诊疗计划等。

1．病例特点：应当在对病史、体格检查和辅助检查进行全面分析、归纳和整理后写出本病例特征，包括阳性发现和具有鉴别诊断意义的阴性症状和体征等。

2．拟诊讨论（诊断依据及鉴别诊断）：根据病例特点，提出初步诊断和诊断依据；对诊断不明的写出鉴别诊断并进行分析；并对下一步诊治措施进行分析。

3．诊疗计划：提出具体的检查及治疗措施安排。

（二）日常病程记录是指对患者住院期间诊疗过程的经常性、连续性记录。由经治医师书写，也可以由实习医务人员或试用期医务人员书写，但应有经治医师签名。书写日常病程记录时，首先标明记录时间，另起一行记录具体内容。对病危患者应当根据病情变化随时书写病程记录，每天至少 1 次，记录时间应当具体到分钟。对病重患者，至少 2 天记录一次病程记录。对病情稳定的患者，至少 3 天记录一次病程记录。

（三）上级医师查房记录是指上级医师查房时对患者病情、诊断、鉴别诊断、当前治疗措施疗效的分析及下一步诊疗意见等的记录。

主治医师首次查房记录应当于患者入院 48 小时内完成。内容包括查房医师的姓名、专业技术职务、补充的病史和体征、诊断依据与鉴别诊断的分析及诊疗计划等。

主治医师日常查房记录间隔时间视病情和诊疗情况确定，内容包括查房医师的姓名、专业技术职务、对病情的分析和诊疗意见等。

科主任或具有副主任医师以上专业技术职务任职资格医师查房的记录，内容包括查房医师的姓名、专业技术职务、对病情的分析和诊疗意见等。

（四）疑难病例讨论记录是指由科主任或具有副主任医师以上专业技术任职资格的医师主持、召集有关医务人员对确诊困难或疗效不确切病例讨论的记录。内容包括讨论日期、主持人、参加人员姓名及专业技术职务、具体讨论意见及主持人小结意见等。

（五）交（接）班记录是指患者经治医师发生变更之际，交班医师和接班医师分别对患者病情及诊疗情况进行简要总结的记录。交班记录应当在交班前由交班医师书写完成；接班记录应当由接班医师于接班后24小时内完成。交（接）班记录的内容包括入院日期、交班或接班日期、患者姓名、性别、年龄、主诉、入院情况、入院诊断、诊疗经过、目前情况、目前诊断、交班注意事项或接班诊疗计划、医师签名等。

（六）转科记录是指患者住院期间需要转科时，经转入科室医师会诊并同意接收后，由转出科室和转入科室医师分别书写的记录。包括转出记录和转入记录。转出记录由转出科室医师在患者转出科室前书写完成（紧急情况除外）；转入记录由转入科室医师于患者转入后24小时内完成。转科记录内容包括入院日期、转出或转入日期，转出、转入科室，患者姓名、性别、年龄、主诉、入院情况、入院诊断、诊疗经过、目前情况、目前诊断、转科目的及注意事项或转入诊疗计划、医师签名等。

（七）阶段小结是指患者住院时间较长，由经治医师每月所做病情及诊疗情况总结。阶段小结的内容包括入院日期、小结日期，患者姓名、性别、年龄、主诉、入院情况、入院诊断、诊疗经过、目前情况、目前诊断、诊疗计划、医师签名等。

交（接）班记录、转科记录可代替阶段小结。

（八）抢救记录是指患者病情危重，采取抢救措施时做的记录。因抢救急危患者，未能及时书写病历的，有关医务人员应当在抢救结束后6小时内据实补记，并加以注明。内容包括病情变化情况、抢救时间及措施、参加抢救的医务人员姓名及专业技术职称等。记录抢救时间应当具体到分钟。

（九）有创诊疗操作记录是指在临床诊疗活动过程中进行的各种诊断、治疗性操作（如胸腔穿刺、腹腔穿刺等）的记录。应当在操作完成后即刻书写。内容包括操作名称、操作时间、操作步骤、结果及患者一般情况，记录过程是否顺利、有无不良反应，术后注意事项及是否向患者说明，操作医师签名。

（十）会诊记录（含会诊意见）是指患者在住院期间需要其他科室或者其他医疗机构协助诊疗时，分别由申请医师和会诊医师书写的记录。会诊记录应另页书写。内容包括申请会诊记录和会诊意见记录。申请会诊记录应当简要载明患者病情及诊疗情况、申请会诊的理由和目的，申请会诊医师签名等。常规会诊意见记录应当由会诊医师在会诊申请发出后 48 小时内完成，急会诊时会诊医师应当在会诊申请发出后 10 分钟内到场，并在会诊结束后即刻完成会诊记录。会诊记录内容包括会诊意见、会诊医师所在的科别或者医疗机构名称、会诊时间及会诊医师签名等。申请会诊医师应在病程记录中记录会诊意见执行情况。

（十一）术前小结是指在患者手术前，由经治医师对患者病情所做的总结。内容包括简要病情、术前诊断、手术指征、拟施手术名称和方式、拟施麻醉方式、注意事项，并记录手术者术前查看患者相关情况等。

（十二）术前讨论记录是指因患者病情较重或手术难度较大，手术前在上级医师主持下，对拟实施手术方式和术中可能出现的问题及应对措施所做的讨论。讨论内容包括术前准备情况、手术指征、手术方案、可能出现的意外及防范措施、参加讨论者的姓名及专业技术职务、具体讨论意见及主持人小结意见、讨论日期、记录者的签名等。

（十三）麻醉术前访视记录是指在麻醉实施前，由麻醉医师对患者拟施麻醉进行风险评估的记录。麻醉术前访视可另立单页，也可在病程中记录。内容包括姓名、性别、年龄、科别、病案号，患者一般情况、简要病史、与麻醉相关的辅助检查结果、拟行手术方式、拟行麻醉方式、麻醉适应证及麻醉中需注意的问题、术前麻醉医嘱、麻醉医师签字并填写日期。

（十四）麻醉记录是指麻醉医师在麻醉实施中书写的麻醉经过及处理措施的记录。麻醉记录应当另页书写，内容包括患者一般情况、术前特殊情况、麻醉前用药、术前诊断、术中诊断、手术方式及日期、麻醉方式、麻醉诱导及各项操作开始及结束时间、麻醉期间用药名称、方式及剂量、麻醉期间特殊或突发情况及处理、手术起止时间、麻醉医师签名等。

（十五）手术记录是指手术者书写的反映手术一般情况、手术经过、术中发现及处理等情况的特殊记录，应当在术后 24 小时内完成。特殊情况下由第一助手书写时，应有手术者签名。手术记录应当另页书写，内容包括一般项目（患者姓名、性别、科别、病房、床位号、住院病历号或病案号）、手术日期、术前诊断、术中诊断、手术名称、手术者及助手姓名、麻醉方法、手术经过、术中出现的情况及处理等。

（十六）手术安全核查记录是指由手术医师、麻醉医师和巡回护士三方，在麻醉实施前、手术开始前和患者离室前，共同对患者身份、手术部位、手术方式、麻醉及手术风险、手术使用物品清点等内容进行核对的记录，输血的患者还应对血型、用血量进行核对。应有手术医师、麻醉医师和巡回护士三方核对、确认并签字。

（十七）手术清点记录是指巡回护士对手术患者术中所用血液、器械、敷料等的记录，应当在手术结束后即时完成。手术清点记录应当另页书写，内容包括患者姓名、住院病历号（或病案号）、手术日期、手术名称、术中所用各种器械和敷料数量的清点核对、巡回护士和手术器械护士签名等。

（十八）术后首次病程记录是指参加手术的医师在患者术后即时完成的病程记录。内容包括手术时间、术中诊断、麻醉方式、手术方式、手术简要经过、术后处理措施、术后应当特别注意观察的事项等。

（十九）麻醉术后访视记录是指麻醉实施后，由麻醉医师对术后患者麻醉恢复情况进行访视的记录。麻醉术后访视可另立单页，也可在病程中记录。内容包括姓名、性别、年龄、科别、病案号，患者一般情况、麻醉恢复情况、清醒时间、术后医嘱、是否拔除气管插管等，如有特殊情况应详细记录，麻醉医师签字并填写日期。

（二十）出院记录是指经治医师对患者此次住院期间诊疗情况的总结，应当在患者出院后24小时内完成。内容主要包括入院日期、出院日期、入院情况、入院诊断、诊疗经过、出院诊断、出院情况、出院医嘱、医师签名等。

（二十一）死亡记录是指经治医师对死亡患者住院期间诊疗和抢救经过的记录，应当在患者死亡后24小时内完成。内容包括入院日期、死亡时间、入院情况、入院诊断、诊疗经过（重点记录病情演变、抢救经过）、死亡原因、死亡诊断等。记录死亡时间应当具体到分钟。

（二十二）死亡病例讨论记录是指在患者死亡一周内，由科主任或具有副主任医师以上专业技术职务任职资格的医师主持，对死亡病例进行讨论、分析的记录。内容包括讨论日期、主持人及参加人员姓名、专业技术职务、具体讨论意见及主持人小结意见、记录者的签名等。

（二十三）病重（病危）患者护理记录是指护士根据医嘱和病情对病重（病危）患者住院期间护理过程的客观记录。病重（病危）患者护理记录应当根据相应专科的护理特点书写。内容包括患者姓名、科别、住院病历号（或病案号）、床位号、页码、记录日期和时间、出入液量、体温、脉搏、呼吸、血压等病情观察、护理措施和效果、护士签名等。记录时间应当具体到分钟。

第二十三条 手术同意书是指手术前，经治医师向患者告知拟施手术的相关情况，并由患者签署是否同意手术的医学文书。内容包括术前诊断、手术名称、术中或术后可能出现的并发症、手术风险、患者签署意见并签名、经治医师和术者签名等。

第二十四条 麻醉同意书是指麻醉前，麻醉医师向患者告知拟施麻醉的相关情况，并由患者签署是否同意麻醉意见的医学文书。内容包括患者姓名、性别、年龄、病案号、科别、术前诊断、拟行手术方式、拟行麻醉方式，患者基础疾病及可能对麻醉产生影响的特殊情况，麻醉中拟行的有创操作和监测，麻醉风险、可能发生的并发症及意外情况，患者签署意见并签名、麻醉医师签名并填写日期。

第二十五条 输血治疗知情同意书是指输血前，经治医师向患者告知输血的相关情况，并由患者签署是否同意输血的医学文书。输血治疗知情同意书内容包括患者姓名、性别、年龄、科别、病案号、诊断、输血指征、拟输血成分、输血前有关检查结果、输血风险及可能产生的不良后果、患者签署意见并签名、医师签名并填写日期。

第二十六条 特殊检查、特殊治疗同意书是指在实施特殊检查、特殊治疗前，经治医师向患者告知特殊检查、特殊治疗的相关情况，并由患者签署是否同意检查、治疗的医学文书。内容包括特殊检查、特殊治疗项目名称、目的、可能出现的并发症及风险、患者签名、医师签名等。

第二十七条 病危（重）通知书是指因患者病情危、重时，由经治医师或值班医师向患者家属告知病情，并由患方签名的医疗文书。内容包括患者姓名、性别、年龄、科别，目前诊断及病情危重情况，患方签名、医师签名并填写日期。一式两份，一份交患方保存，另一份归病历中保存。

第二十八条 医嘱是指医师在医疗活动中下达的医学指令。医嘱单分为长期医嘱单和临时医嘱单。

长期医嘱单内容包括患者姓名、科别、住院病历号（或病案号）、页码、起始日期和时间、长期医嘱内容、停止日期和时间、医师签名、执行时间、执行护士签名。临时医嘱单内容包括医嘱时间、临时医嘱内容、医师签名、执行时间、执行护士签名等。

医嘱内容及起始、停止时间应当由医师书写。医嘱内容应当准确、清楚，每项医嘱应当只包含一个内容，并注明下达时间，应当具体到分钟。医嘱不得涂改。需要取消时，应当使用红色墨水标注"取消"字样并签名。

一般情况下，医师不得下达口头医嘱。因抢救急危患者需要下达口头医嘱时，护士应当复诵一遍。抢救结束后，医师应当即刻据实补记医嘱。

第二十九条 辅助检查报告单是指患者住院期间所做各项检验、检查结果的记录。内容包括患者姓名、性别、年龄、住院病历号（或病案号）、检查项目、检查结果、报告日期、报告人员签名或者印章等。

第三十条　体温单为表格式，以护士填写为主。内容包括患者姓名、科室、床号、入院日期、住院病历号（或病案号）、日期、手术后天数、体温、脉搏、呼吸、血压、大便次数、出入液量、体重、住院周数等。

第四章　打印病历内容及要求

第三十一条　打印病历是指应用字处理软件编辑生成并打印的病历（如 Word 文档、WPS 文档等）。打印病历应当按照本规定的内容录入并及时打印，由相应医务人员手写签名。

第三十二条　医疗机构打印病历应当统一纸张、字体、字号及排版格式。打印字迹应清楚易认，符合病历保存期限和复印的要求。

第三十三条　打印病历编辑过程中应当按照权限要求进行修改，已完成录入打印并签名的病历不得修改。

第五章　其他

第三十四条　住院病案首页按照《卫生部关于修订下发住院病案首页的通知》（卫医发〔2001〕286 号）的规定书写。

第三十五条　特殊检查、特殊治疗按照《医疗机构管理条例实施细则》（1994 年卫生部令第 35 号）有关规定执行。

第三十六条　中医病历书写基本规范由国家中医药管理局另行制定。

第三十七条　电子病历基本规范由卫生部另行制定。

第三十八条　本规范自 2010 年 3 月 1 日起施行。我部于 2002 年颁布的《病历书写基本规范（试行）》（卫医发〔2002〕190 号）同时废止。

附：《住院病历之入院记录》

住院病历

姓名：张 **	性别：男
年龄：68 岁	工作单位：渤海化工厂
职业：工人，退休	籍贯：河北
婚姻：已婚	民族：汉族

住址：天津市梅江花园 34-2-6　　　　　　入院日期：2017-1-10

记录日期：2017-1-10　　　　　　　　　　病史陈述者：本人，可靠

主诉：慢性咳嗽、咳痰 15 年，加重伴发热 2 天。

现病史：15 年前，秋冬常有咳嗽、咳痰，痰呈白色，黏稠，量少，偶有发热时痰量增多，并转成黄色脓性痰时，服"复方新诺明、竹沥油"等药有效，无气急、咯血及盗汗等症状。咳嗽不影响睡眠，每次发作持续数月。5 年前逐渐加重，咳嗽加剧，痰量增多，晨起尤剧，每日数十毫升，多为白色黏痰或呈泡沫状，持续往往在 3 个月以上，天气转暖时症状渐缓解。曾加服"氨茶碱"等药。近 2 年天暖时也时有咳嗽。昨日上午因洗澡受凉，下午咳嗽加剧，伴畏寒，夜起发热，有头痛，自服"速效感冒片"1 片，1 小时后出汗热退，夜间睡眠可。今下午又发热，达 38.6℃，痰量增多呈黄色，故来我院门诊。近来食欲差，大便 2 天未解，尿色黄，尿量正常。

既往史：平素体健。幼年时曾患"麻疹""疟疾"；1958 年咯血，诊断为"肺结核"，未做正规治疗；否认肝炎、菌痢病史。未接受预防接种。

系统回顾

（1）五官科：10 年前牙齿逐渐脱落，现为全口义齿。10 余年来视力逐渐减退，门诊诊断"双侧老年性白内障"。听力稍差，无耳道流脓史。

（2）呼吸系统：见现病史及传染病史。

（3）循环系统：5 年前起偶有胸闷、活动后加重，无心悸、水肿等。

（4）消化系统：无腹痛、腹泻、呕血、便血、黑便及黄疸史。

（5）血液系统：无头昏、鼻出血、牙龈出血、皮肤瘀点及瘀斑史。

（6）泌尿生殖系统：3 年前起排尿费力，尿流不畅，泌尿科诊断"前列腺良性增生"，曾在外院做流量图检查示"尿流曲线降低，时间延长"。无少尿、血尿及尿痛史。

（7）内分泌系统：无畏寒、怕热、明显消瘦、多饮、多食及多尿史。

（8）神经系统：2 年前起双手经常抖动，无晕厥、偏瘫、感觉障碍及意识丧失史。

（9）运动系统：无关节肿痛、活动受限史。

个人史：生于原籍，1978 年因工作调动定居天津。吸烟史 40 年，每日 20 支，5 年前已戒烟，偶尔饮少量白酒；否认中毒及药物过敏史。

婚姻史：28 岁结婚，妻子体健。

生育史：育有三男二女，子女五人均健康。

家族史：父母早亡，死因不明，有兄弟 2 人，兄死于"心肌梗死"，弟健在；否认

家族中有遗传病史。

体格检查

一般状况：体温 38.5℃，脉搏 104 次 / 分，呼吸 22 次 / 分，血压卧位 17.8/8.0kPa（140/60mmHg）；患者自动体位，急性病容，神志清楚，对答切题，检查合作。

皮肤黏膜：皮肤色泽正常，无黄染及发绀，弹性稍差，无水肿、皮疹、瘀点、瘀斑，无蜘蛛痣及皮下结节，无红肿及压痛。

淋巴结：全身均未触及肿大的浅表淋巴结。

头部

头颅：无畸形，毛发分布均匀，头发花白，光泽稍差。

眼部：眉毛无脱落，睫毛无倒生，双眼睑低垂、松弛、无水肿；眼球无凸出，运动自如；结膜无充血及水肿，巩膜无黄染，角膜透明，见老年环；双侧瞳孔等大同圆，直径 0.3cm，对光反应良好，双侧晶状体轻度混浊，视力粗测正常。

耳部：耳郭无畸形，无牵拉痛，外耳道无脓血，乳突无压痛，听力尚可。

鼻部：无鼻翼扇动，通气畅，鼻中隔无偏曲，嗅觉正常；鼻窦无压痛。

口腔：口唇无明显发绀，无皲裂；全口义齿，齿龈无肿胀、出血及溢脓；舌质红，苔薄白，伸舌居中；口腔黏膜无溃疡，咽部无充血，双侧扁桃体不大，无脓性分泌物；悬雍垂居中。

颈部：柔软，对称，颈静脉无怒张，未见动脉异常搏动；气管居中；甲状腺不肿大，无结节及血管杂音。

胸部：胸廓前后径增大，轻度桶状，肋间隙无明显增宽，两侧对称，运动正常，双侧乳房对称。

肺脏

视诊：呼吸运动两侧对称，节律规则。

触诊：两侧语颤稍弱，无胸膜摩擦感及皮下气肿握雪感。

叩诊：两肺叩诊呈过清音，两侧肺下界在肩胛下角线第 11 肋间，呼吸移动度 2cm。

听诊：两肺呼吸音较弱，呼气轻度延长，两肺有散在干鸣音，肩胛下区有中等湿啰音，未闻及胸膜摩擦音。

心脏

视诊：心前区无隆起，心尖搏动不明显。

触诊：心尖搏动位于第 5 肋间左锁骨中线稍内，心前区及心尖部无抬举性冲动，无细震颤。

叩诊：心脏浊音界如下表。

右 /cm	肋间	左 /cm
2	II	3
3	III	5
4	IV	7
	V	8

注：锁骨中线距前正中线 9cm。

听诊：心率 104 次 / 分，律齐，心音有力，$A_2 > P_2$，A_2 亢进呈金属调。心尖部及肺动脉瓣区可闻及 II 级收缩早中期柔和吹风样杂音，不向他处传导，未闻及心包摩擦音。

腹部

视诊：腹平坦，腹式呼吸存在，未见腹壁静脉曲张，未见肠型及胃肠蠕动波。

触诊：腹壁柔软，腹壁稍厚，无压痛及反跳痛，未触及包块；肝下缘在肋下 1cm，剑突下 4cm，质软，边缘钝，表面光滑，无结节及压痛；脾、胆囊未触及；肝颈静脉回流征阴性。

叩诊：肝浊音上界在右锁骨中线第 6 肋间，肝、脾及肾区无叩击痛，腹部无移动性浊音。

听诊：肠鸣音存在，未闻及肠鸣音亢进，无气过水声及血管杂音。

外生殖器及肛门 龟头无溃疡、瘢痕，尿道口无异常分泌，阴囊无水肿及皲裂，睾丸及附睾无结节及压痛；肛门无肛裂及外痔，直肠指诊前列腺饱满，中央沟消失，未扪及包块。

脊柱及四柱：脊柱呈生理弯曲，活动不受限，棘突无叩击痛，脊柱旁无压痛，腰骶部无水肿，四肢无畸形，双下肢无凹陷性水肿，无下肢静脉曲张及杵状指、趾；关节无红肿及压痛，活动自如；双侧颈动脉、桡动脉、足背动脉搏动存在。

神经系统：皮肤触觉、痛觉、温度觉、定位觉、关节被动运动觉、位置觉、震动觉均存在，闭目双手平伸见粗大颤抖；表情自然，步态正常；指鼻试验欠稳准，跟膝胫试验、闭目难立（Romberg）征均阴性；肱二头肌腱、肱三头肌腱、膝腱、跟腱反射正常；霍夫曼征、巴宾斯基征、凯尔尼格征均阴性。

辅助检查

血常规示：血红蛋白 123g/L，白细胞计数 11×10^9/L，中性粒细胞 82%，淋巴细胞 18%。

尿、粪便常规均阴性。

X 线胸透：两肺透亮度增加，肺纹增粗、紊乱呈条索状。

心电图：窦性心动过度，电轴左偏，aVL、V_5、V_6 导联 T 波低平。

初步诊断

1. 慢性支气管炎急性发作期，慢性阻塞性肺气肿

2. 冠心病，劳累性心绞痛，稳定型，心功能Ⅱ级

3. 前列腺良性增生症

4. 老年性震颤

5. 老年性白内障，双侧

6. 全口义齿

（马菲菲）

第三章　常见症状与体征

第一节　发　热

学习目标

掌握：发热的常见病因和临床表现。

熟悉：正常体温的范围和临床常见的热型及临床意义。

了解：发热的伴随症状。

发热（fever）是指机体在致热源作用下或各种原因引起体温调节中枢的功能障碍时，体温升高超出正常范围。

正常人的体温受体温调节中枢调控，并通过神经、体液因素使产热和散热过程呈动态平衡，保持体温的相对恒定。每个人的正常体温略有不同，而且受许多因素（时间、季节、环境、月经等）的影响。一般为 36 ～ 37℃。

【病因及分类】

引起发热的原因很多，临床上可分为感染性与非感染性两大类，以前者多见。

（一）感染性发热

感染性发热（infective fever）是由各种病原体如病毒、细菌、支原体、衣原体、立克次体、螺旋体、真菌、寄生虫等引起的感染，不论是急性、亚急性或慢性，局限性或全身性，均可出现发热。

（二）非感染性发热

1.无菌性组织损伤或坏死　由于组织损伤或坏死，组织蛋白分解及坏死产物的吸收，导致无菌性炎症而引起发热，亦称为吸收热（absorption fever）。常见于：①机械性、物理或化学性损害，如大手术后组织损伤、内出血、大血肿、大面积烧伤等；②因血管栓塞或血栓形成而引起的心肌、肺、脾等内脏梗死或肢体坏死；③组织坏死与细胞破坏，如癌、白血病、淋巴瘤、溶血反应等。

2.抗原－抗体反应　如风湿热、血清病、药物热、结缔组织病等。

3. 内分泌与代谢疾病　如甲状腺功能亢进、重度脱水等。

4. 皮肤散热减少　如广泛性皮炎、鱼鳞癣及慢性心力衰竭等，引起的发热一般为低热。

5. 体温调节中枢功能失常　在中枢神经系统受到严重损害时，如中暑、重度安眠药中毒、脑出血、脑外伤等，可直接损害体温调节中枢，使体温调定点（set point）上移，造成产热大于散热，体温升高。这类发热称为中枢性发热（central fever），高热无汗是其特点。

6. 自主神经功能紊乱　属功能性发热，多为低热，常伴有自主神经功能紊乱的其他表现，例如，感染后低热、夏季低热、生理性低热等。

【临床表现】

（一）发热的分度

以口测温度为标准，根据体温升高的程度可分为以下几种。①低热：37.3 ~ 38℃；②中等度热：38.1 ~ 39℃；③高热：39.1 ~ 41℃；④超高热：41℃以上。

（二）发热的临床过程及特点

发热的临床过程一般分为三个阶段。

1. 体温上升期　该期产热大于散热使体温上升。在体温上升过程中常有疲乏无力、肌肉酸痛、皮肤苍白、畏寒或寒战等现象。体温上升有两种方式。

（1）骤升型。体温在几小时内达 39 ~ 40℃或以上，常伴有寒战。小儿易发生惊厥。常见于疟疾、肺炎球菌肺炎、败血症、流行性感冒、急性肾盂肾炎、输液或某些药物反应等。

（2）缓升型。体温逐渐上升在数日内达高峰，多不伴寒战。常见于伤寒、结核病、布氏杆菌病等。

2. 高热期　是指体温上升达高峰后保持一定时间，持续时间长短可因病因不同而有差异。例如，疟疾可持续数小时，肺炎球菌肺炎、流行性感冒可持续数日，伤寒则可为数周。此期临床表现明显，可伴有皮肤潮红、灼热、头痛和脉搏增加、呼吸加深加快及食欲减退、腹胀或便秘，严重者可出现不同程度的意识障碍。

3. 体温下降期　此期表现为皮肤潮湿、出汗较多。体温下降也有两种方式。

（1）骤降型。指体温于数小时内迅速下降至正常或略低于正常，多伴有大汗淋漓。常见于疟疾、急性肾盂肾炎、肺炎球菌肺炎及输液反应等。

（2）缓降型。指体温在数日内逐渐降至正常，如伤寒、风湿热等。

【热型及临床意义】

发热患者在不同时间测得的体温数值分别记录在体温单上，将各体温数值点连接起来成体温曲线，该曲线的不同形态（形状）称为热型（fever-type）。不同的病因所致发热的热型也常不相同。临床上常见的热型有以下几种。

（一）稽留热

稽留热（continued fever）是指体温恒定地维持在 39 ～ 40℃及以上的高水平，达数天或数周，24 小时内体温波动范围不超过1℃。常见于大叶性肺炎、斑疹伤寒及伤寒高热期（图1-3-1）。

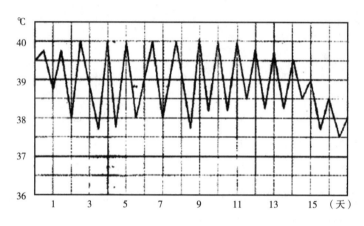

图 1-3-1　稽留热

（二）弛张热

弛张热（remittent fever）又称败血症热型。体温常在 39℃以上，波动幅度大，24 小时内波动范围超过 2℃，但都在正常水平以上。常见于败血症、风湿热、重症肺结核及化脓性炎等（图 1-3-2）。

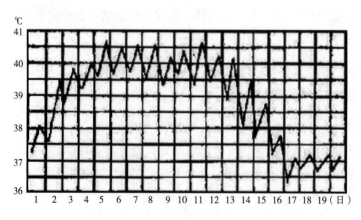

图 1-3-2　弛张热

（三）间歇热

间歇热（intermittent fever）是指体温骤升达高峰后持续数小时，又迅速降至正常水平，无热期（间歇期）可持续1天至数天，如此高热期与无热期反复交替出现。常见于疟疾、急性肾盂肾炎等（图1-3-3）。

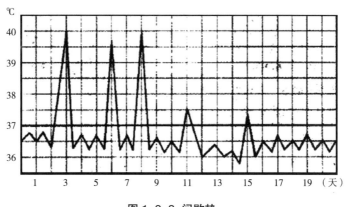

图 1-3-3 间歇热

（四）波状热

波状热（undulant fever）是指体温逐渐上升达39℃或以上，数天后又逐渐下降至正常水平，持续数天后又逐渐升高，如此反复多次。常见于布氏杆菌病（图1-3-4）。

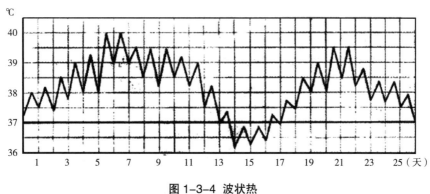

图 1-3-4 波状热

（五）回归热

回归热（recurrent fever）是指体温急剧上升至39℃或以上，持续数天后又骤然下降至正常水平。高热期与无热期各持续若干天后规律性交替一次。可见于回归热、霍奇金（Hodgkin）病等（图1-3-5）。

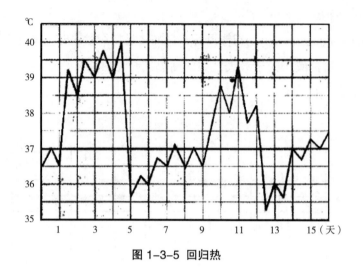

图 1-3-5 回归热

（六）不规则热

不规则热（irregular fever）是指发热的体温曲线无一定规律，可见于结核病、风湿热、支气管肺炎、渗出性胸膜炎等（图 1-3-6）。

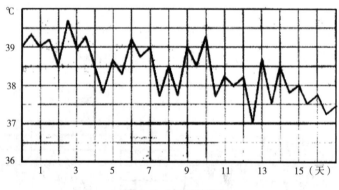

图 1-3-6 不规则热

不同的发热性疾病各具有相应的热型，根据热型的不同有助于发热病因的诊断和鉴别诊断。但必须注意：①由于抗生素的广泛应用，及时控制了感染，或因解热药或糖皮质激素的应用，可使某些疾病的特征性热型变得不典型或呈不规则热型；②热型也与个体反应的强弱有关，如老年人休克型肺炎时可仅有低热或无发热，而不具备肺炎的典型热型。

【伴随症状】

（一）寒战

常见于大叶性肺炎、败血症、急性胆囊炎、急性肾盂肾炎、流行性脑脊髓膜炎、疟疾、钩端螺旋体病、药物热、急性溶血或输血反应等。

（二）结膜充血

常见于麻疹、流行性出血热、斑疹伤寒、钩端螺旋体病等。

（三）单纯疱疹

口唇单纯疱疹多出现于急性发热性疾病，常见于大叶性肺炎、流行性脑脊髓膜炎、间日疟、流行性感冒等。

（四）淋巴结肿大

常见于传染性单核细胞增多症、风疹、淋巴结结核、局灶性化脓性感染、丝虫病、白血病、淋巴瘤、转移癌等。

（五）肝脾大

常见于传染性单核细胞增多症、病毒性肝炎、肝及胆道感染、布氏杆菌病、疟疾、结缔组织病、白血病、淋巴瘤及黑热病、急性血吸虫病等。

（六）出血、发热伴皮肤黏膜出血

可见于重症感染及某些急性传染病，如流行性出血热、病毒性肝炎、斑疹伤寒、败血症等。也可见于某些血液病，如急性白血病、重症再生障碍性贫血、恶性组织细胞病等。

（七）关节肿痛

常见于败血症、猩红热、布氏杆菌病、风湿热、结缔组织病、痛风等。

（八）皮疹

常见于麻疹、猩红热、风疹、水痘、斑疹伤寒、风湿热、结缔组织病、药物热等。

（九）昏迷

先发热后昏迷者常见于流行性乙型脑炎、斑疹伤寒、流行性脑脊髓膜炎、中毒性菌痢、中暑等；先昏迷后发热者见于脑出血、巴比妥类药物中毒等。

【口腔执业医师资格考试高频考点及例题】

试题 1：发热的分度不正确的是（　　　）

A. 低热 37.3 ~ 38℃　　　　B. 中度热 38.1 ~ 39℃　　　　C. 高热 39.1 ~ 41℃

D. 超高热 > 41℃　　　　E. 以上都不是

答案：E

解析：按照口测温度的标准，以上答案都不正确。

试题 2：稽留热最常见的疾病是（　　　　）

A.肺结核　　　B.大叶性肺炎　　　C.急性肾盂肾炎　　　D.疟疾　　　E.胸膜炎

答案：D

解析：稽留热是指体温恒定地维持在 39～40℃及以上，达数天或数周，波动小，24 小时内体温波动范围小于 1℃，常见于大叶性肺炎、斑疹伤寒及伤寒高热期。本题考查稽留热最常见的疾病是大叶性肺炎，故选 B。A 选项肺结核为不规则热，重症肺结核为弛张热；C 选项急性肾盂肾炎和 D 选项疟疾为间歇热；E 选项胸膜炎为不规则热。

【直通岗位】

病例讨论：男性，28 岁，发热 3 天，每日体温波动于 37.5～39.8℃，伴寒战、多汗。患者的热型是？患者发热的原因最可能是？按患者最高体温判断患者的热度属于？

（杨　旭　　马菲菲）

第二节 咳嗽与咳痰

> **学习目标**
> 掌握：咳嗽、咳痰的常见病因和临床表现。
> 了解：咳嗽、咳痰的伴随症状。

咳嗽（cough）是机体的一种保护性反射动作。咳痰（expectoration）是借助咳嗽动作将呼吸道内病理性分泌物排出口腔外的现象。当各种原因（微生物性、物理性、化学性、过敏性）使呼吸道发生炎症时，黏液分泌增多，毛细血管通透性增高，浆液大量渗出，渗出物与黏液和吸入的尘埃及某些组织破坏产物，混合成痰。

【病因】

（一）呼吸道疾病

为最常见的原因。整个呼吸道黏膜受到理化因子（如冷、热空气、酸、氨等）、吸入异物、出血、炎症、肿瘤等刺激，均可引起咳嗽反射。

（二）胸膜疾病

见于各种炎症、肿瘤和刺激（如自发性气胸、胸腔穿刺血胸等）。

（三）心血管疾病

当二尖瓣狭窄或左心功能不全引起肺淤血、肺水肿或各种栓子引起肺栓塞时，肺泡和支气管内漏出物或渗出物刺激肺泡壁与支气管黏膜，引起咳嗽。

（四）胃食管反流病

由于抗反流机制减弱以及反流物的刺激与损伤，少数患者以咳嗽、咳痰为首发症状。

（五）中枢神经因素

从大脑皮质发出冲动传至延髓咳嗽中枢，人可随意引发或抑制咳嗽，脑炎、脑膜炎也可引起咳嗽。

【临床表现】

（一）咳嗽的性质

咳嗽无痰或痰量较少为干性咳嗽，见于急性咽喉炎、急性支气管炎初期、胸膜炎、肺结核、间质性肺炎等。咳嗽伴有痰液称湿性咳嗽，见于慢性支气管炎、肺炎、慢性阻塞性肺炎、支气管扩张症、肺脓肿和空洞性肺结核等。

（二）咳嗽的时间与节律

突然出现的发作性咳嗽见于急性咽喉炎、气管与支气管异物、百日咳或气管、支气管分叉部受压（肿瘤或淋巴结肿大）等，少数支气管哮喘也可表现为长时间发作性咳嗽，尤其在冷空气、异味刺激时更易出现（咳嗽变异性哮喘）。长期慢性咳嗽多见于慢性呼吸道疾病，如慢性阻塞性肺病、支气管扩张症、慢性肺脓肿、肺结核等。其中，慢性阻塞性肺病、支气管扩张症和肺脓肿，咳嗽往往于清晨或夜间变动体位时加重，并伴咳痰。左心衰竭、肺结核夜间咳嗽明显，可能与夜间肺淤血加重、迷走神经兴奋性增设有关。

（三）咳嗽的音色

咳嗽的音色是指咳嗽的色彩和特点。

1.咳嗽声音嘶哑　见于声带炎、喉结核、喉返神经麻痹与喉癌等。

2.金属音调咳嗽，声音高亢　见于纵隔肿瘤、主动脉瘤和支气管癌、淋巴瘤等压迫气管等。

3.阵发、连续咳嗽伴有回声（犬吠样咳嗽）　见于会厌、喉部疾患，以及气管受压和百日咳等。

4.咳声低微甚或无声　见于严重肺气肿、极度衰弱或声带麻痹。

（四）痰的性状和量

急性呼吸道感染时，痰量较少，以浆液－黏液性痰为主，合并感染时，黏度增加或转为脓性；支气管扩张症、肺脓肿、支气管－胸膜瘘时，痰量较多，清晨与晚上睡觉前增多，且排痰与体位有关，痰液静置后分层；痰有恶臭气味者可能有厌氧菌感染；日咯数百至上千毫升浆液泡沫样痰，应考虑弥漫性肺泡癌的可能；黄色脓性痰，提示有细菌感染；痰呈黄绿色或翠绿色，提示绿脓杆菌感染；痰色白黏稠、牵拉成丝，提示念珠菌感染；较多水样痰液，内含粉皮样物，提示肺棘球蚴病。

【伴随症状】

（一）咳嗽伴发热

常见于呼吸道感染、肺结核、肺脓肿等。

（二）咳嗽伴胸痛

见于肺炎、胸膜炎、支气管肺癌、自发性气胸等。

（三）咳嗽伴呼吸困难

见于喉部疾病、阻塞性肺气肿、支气管哮喘大量胸腔积液、气胸、肺淤血、肺水肿等。

（四）咳嗽伴咯血

见于肺结核、支气管扩张症、肺脓肿、肺癌、二尖瓣狭窄等。

（五）咳嗽伴有杵状指（趾）

主要见于支气管扩张症、肺脓肿与脓胸。

（六）咳嗽伴哮鸣音

见于支气管哮喘、喘息型支气管炎、心源性哮喘、气管与支气管异物等。

【口腔执业医师资格考试高频考点及例题】

试题：老年患者突然发生寒战、高热、咳嗽、咳痰，痰呈砖红色胶冻状，引起肺部感染最可能的病原菌是（　　　）

A．葡萄球菌　　　　　B．克雷伯杆菌　　　　C．铜绿假单胞菌

D．流感嗜血杆菌　　　E．嗜肺军团杆菌

答案：B

解析：克雷伯杆菌肺炎多发生于年老体弱、有慢性肺部疾病及全身衰弱者，病前可有上呼吸道感染史，起病突然，常出现寒战、高热，体温波动于39℃左右。咳嗽、咳较多黏稠脓痰，痰中带血，典型病例咳出由血液和黏液混合的砖红色胶冻状痰，为克雷伯杆菌感染的重要特征。

【直通岗位】

病例讨论：男性，28岁，淋雨后突然起病，寒战高热，右侧胸痛，咳嗽并咳铁锈色痰。该患者的最可能的诊断是什么？

（杨　旭　李亚利）

第三节 咯 血

学习目标

掌握：咯血的定义和病因。

熟悉：咯血的发病机制和临床表现。

了解：呕血与咯血的鉴别要点。

咯血（hemoptysis）指喉及喉部以下的呼吸道及肺任何部位的出血，经口腔咯出。咯血量多少不一，少量咯血有时仅表现为痰中带血，大咯血时血液从口鼻涌出，常可阻塞呼吸道，造成窒息死亡。

呕血（hematemesis）是指上消化道出血经口腔呕出，出血部位多见于食管、胃及十二指肠。对于咯血与呕血可根据病史、体征及其他检查方法进行鉴别（表 1-3-1）。

表 1-3-1 咯血与呕血的鉴别

项目	咯血	呕血
病因	肺结核、支气管扩张、肺癌、肺炎、肺脓肿、心脏病等	消化性溃疡、肝硬化、急性胃黏膜病变、肠道出血、胃癌等
出血前症状	喉部痒感、胸闷、咳嗽等	上腹部不适、恶心、呕吐等
出血方式	咯出	呕出，可为喷射状
咯出血颜色	鲜红	暗红色、棕色、有时为鲜红色
血中混合物	痰、泡沫	食物残渣、胃液
酸碱反应	碱性	酸性
黑便	无，若咽下血液量较多时可有	有，可为柏油样便、呕血停止后仍可持续数日
出血后痰的性状	常有血痰数日	无痰

【病因与发生机制】

引起咯血的原因很多，以呼吸系统疾病最常见。

（一）支气管疾病

常见的有支气管扩张症、原发性支气管肺癌。此外，慢性支气管炎、支气管结核、支气管良性瘤、支气管内结石等亦可引起咯血。其发生机制主要是炎症、肿瘤、结石侵犯支气管黏膜或病灶毛细血管，使其通透性增高，血液渗出或黏膜下血管破裂所致。

（二）肺部疾病

常见的有肺结核、肺炎、肺脓肿等，较少见的有肺淤血、肺栓塞、肺吸虫病、肺真菌病、肺囊肿、肺含铁血黄素沉着症、肺血管畸形等。在我国，引起咯血的首要原因仍为肺结核。发生咯血的肺结核多为浸润型、空洞型肺结核和干酪样肺炎，急性血行播散型肺结核较少出现咯血。肺结核咯血的机制为结核病变使毛细血管通透性增高，血液渗出，导致痰中带血或小血块；如果病变侵蚀小血管，管壁破溃时，则引起中等量咯血；如果结核空洞壁肺动脉分支形成的动脉瘤破裂，则可引起大咯血，甚至危及生命。

（三）心血管疾病

常见的是风湿性心脏病二尖瓣狭窄。某些先天性心脏病如房间隔缺损、室间隔缺损及动脉导管未闭亦可引起咯血。心血管疾病引起咯血可表现为小量咯血或痰中带血、大量咯血、粉红色泡沫样血痰和黏稠暗红色血痰。其发生机制多因肺淤血造成肺泡壁或支气管内膜毛细血管破裂和支气管黏膜下层支气管静脉曲张破裂所致。

（四）其他

某些急性传染病（如肺出血型钩端螺旋体病、流行性出血热）、血液病（如血小板减少性紫癜、白血病）、风湿病（如结节性多动脉炎、白塞病）、肺出血 – 肾炎综合征等均可引起咯血。

【临床表现】

咯血与年龄和生活习惯有关：肺结核引起的咯血多见于青壮年；原发性支气管肺癌引起的咯血多见于中老年人、肺吸虫病引起的咯血，患者有生吃石蟹和蝲蛄的习惯。

咯血量：24 小时咯血量在 100ml 以内为小量咯血；达 100 ~ 500ml 为中等量咯血；达 500ml 以上，或一次咯血量达 300ml 以上，或不论咯血量多少只要出现窒息者均为大咯血。大咯血主要见于支气管扩张症、慢性纤维空洞性肺结核。原发性支气管肺癌所致咯血主要表现为持续或间断痰中带血，少有大咯血。

【伴随症状】

（一）咯血伴发热
多见于肺结核，肺炎、肺脓肿、流行性出血热、肺出血型钩端螺旋体病、支气管肺癌等。

（二）咯血伴胸痛
多见于肺炎球菌肺炎、肺结核、肺栓塞（梗死）、支气管肺癌等。

（三）咯血伴呛咳
多见于支气管肺癌、支原体肺炎等。

（四）咯血伴脓痰
多见于支气管扩张、肺脓肿、空洞性肺结核继发细菌感染等。其中干性支气管扩张则仅表现为反复咯血而无脓痰。

（五）咯血伴皮肤黏膜出血

可见于血液病、风湿病及肺出血型钩端螺旋体病和流行性出血热等。

（六）咯血伴杵状指

多见于支气管扩张、肺脓肿、支气管肺癌等。

（七）咯血伴黄疸

须注意钩端螺旋体病、肺炎球菌肺炎、肺栓塞等。

【口腔执业医师资格考试高频考点及例题】

试题1：国内咯血的最常见病因是（　　　）

A. 支气管扩张症　　　　　B. 肺结核　　　　　C. 慢性支气管炎

D. 支气管肺癌　　　　　　E. 风湿性心脏病二尖瓣狭窄

答案：B

解析：在我国肺结核最为常见，肺结核咯血原因有毛细血管通透性增高，血液渗出，空洞内小动脉瘤破裂或继发的结核性支气管扩张形成的小动静脉瘘破裂；前者咯血较少，后者可引起致命性大咯血。

试题2：不属于咯血特点的是（　　　）

A. 出血前感到胸闷　　　B. 咳痰后咯出鲜红色血　　　C. 鲜红色血中含泡沫痰

D. 鲜血经酸碱测定呈酸性　　　E. 咯血3天后痰中仍带血

答案：D

解析：咯血一般血色鲜红，血中可混有痰，pH为碱性，而呕血血色呈棕黑、暗红，内可混有食物残渣、胃液，为酸性，且可伴有黑便。

【直通岗位】

病例讨论：男性，68岁，半小时前自觉喉中血腥味，随即咳出鲜血100ml，伴胸闷，近期消瘦，平素身体健康。吸烟30年，每日约20支。查体见口腔、牙齿、鼻孔沾满血迹。患者应判断为何种情况？

（杨　旭　李亚利）

第四节 胸 痛

学习目标

掌握：胸痛的临床表现、心源性牙痛。

熟悉：胸痛的常见病因。

了解：胸痛的伴随症状。

胸痛（chest pain）主要由胸部疾病引起，疼痛的程度因个体痛阈差异而不同，不一定与病情轻重相一致。

【病因和发生机制】

引起胸痛的原因主要为胸部疾病。

（一）胸壁疾病

急性皮炎、皮下蜂窝织炎、带状疱疹、肋间神经炎、肋软骨炎、流行性肌炎、肋骨骨折、多发性骨髓瘤、急性白血病等。

（二）心血管疾病

冠状动脉硬化性心脏病（心绞痛、心肌梗死）、心肌病、二尖瓣或主动脉瓣病变、急性心包炎、胸主动脉瘤（夹层动脉瘤）、肺栓塞（梗死）、肺动脉高压以及神经症等。

（三）呼吸系统疾病

胸膜炎、胸膜肿瘤、自发性气胸、血胸、支气管炎、支气管肺癌等。

（四）纵隔疾病

纵隔炎、纵隔气肿、纵隔肿瘤等。

（五）其他

过度通气综合征、痛风、食管炎、食管癌、食管裂孔疝、膈下脓肿、肝脓肿、脾梗死等。

除患病器官的局部疼痛外，还可见远离该器官某部体表或深部组织疼痛，称放射痛（radiating pain）或牵涉痛。其原因是内脏病变与相应区域体表的传入神经进入脊髓同一节段并在后角发生联系，故来自内脏的感觉冲动可直接激发脊髓体表感觉神经元，引起相应体表区域的痛感。如心绞痛时，除出现心前区、胸骨后疼痛外，也可放射至左肩、左臂内侧或左颈、左侧面颊部。

【临床表现】

（一）发病年龄

青壮年胸痛多考虑结核性胸膜炎、自发性气胸、心肌炎、心肌病、风湿性心脏瓣膜病；40 岁以上须注意心绞痛、心肌梗死和支气管肺癌。

（二）胸痛部位

胸壁疾病所致的胸痛常局限于病变部位，且有压痛；若为胸壁皮肤的炎症性病变，局部可有红、肿、热、痛表现；带状疱疹所致胸痛，表现为成簇的水泡沿一侧肋间神经分布并伴剧痛，且疱疹不超过体表中线；肋骨骨折部位有明显的挤压痛；肋软骨炎引起胸痛常在第一、二肋软骨处见单个或多个隆起，局部有压痛，但无红肿；心绞痛及急性心肌梗死的疼痛多在胸骨后和心前区或剑突下，可向左肩和左臂内侧放射，甚至达环指与小指，也可放射于左颈或面颊部，误认为牙痛；胸主动脉夹层引起疼痛多位于胸背部，向下放射至下腹、腰部、两侧腹股沟和下肢；胸膜炎、气胸、肺栓塞引起的疼痛多在患侧腋下；食管及纵隔病变引起胸痛多在胸骨后；肝胆疾病及膈下脓肿引起的胸痛多在右下胸，侵犯膈肌中心部时疼痛放射至右肩部；肺尖部肺癌（肺上沟癌、Pancoast 癌）引起疼痛多以肩部、腋下为主，向上肢内侧放射。

口腔相关知识链接：心源性牙痛

心源性牙痛是一种牵涉痛，常是一种危险证候。当老年人主诉左侧后牙区疼痛，经口腔科针对性治疗后牙痛不缓解或牙痛症状与口腔检查不吻合时，要有所警觉，以免误诊而延误病情。

（三）胸痛性质

胸痛的性质多种多样。如带状疱疹呈刀割样或灼热样剧痛；食管炎多呈烧灼痛；肋间神经痛为阵发性灼痛或刺痛；支气管肺癌、纵隔肿瘤表现为闷痛；心绞痛呈压榨样痛伴窒息感，心肌梗死则疼痛更为剧烈并有恐惧、濒死感；胸膜炎常呈隐痛、钝痛和刺痛；突然发生的撕裂样剧痛可见于气胸、胸主动脉夹层；肺栓塞可突然发生胸部剧痛或绞痛，常伴呼吸困难与发绀。

（四）疼痛持续时间

平滑肌痉挛或血管狭窄缺血所致的疼痛多为阵发性，炎症、肿瘤、栓塞或梗死所致疼痛呈持续性。如心绞痛发作时间短暂（持续 1 ~ 5 分钟），而心肌梗死疼痛持续时很长（数小时或更长）且不易缓解。

（五）影响胸痛的因素

心绞痛发作可在劳力或精神紧张时诱发，休息后或含服硝酸甘油后缓解，但对心肌梗死所致的疼痛则服药无效；食管疾病多在进食时发作或加剧，服用抑酸剂和促动力药物可减轻或消失；胸膜炎及心包炎的胸痛可因咳嗽或深呼吸而加剧。

【伴随症状】

（一）胸痛伴有咳嗽、咳痰和（或）发热

常见于气管、支气管和肺部疾病。

（二）胸痛伴呼吸困难

常提示病变累及范围较大，如大叶性肺炎、自发性气胸、渗出性胸膜炎和肺栓塞等。

（三）胸痛伴咯血

主要见于肺栓塞、支气管肺癌。

（四）胸痛伴苍白、大汗、血压下降或休克

多见于心肌梗死、夹层动脉瘤、主动脉窦瘤破裂和大块肺栓塞。

（五）胸痛伴吞咽困难

多提示食管疾病，如反流性食管炎等。

【口腔执业医师资格考试高频考点及例题】

试题：胸骨后绞榨样痛并有重压窒息感，常见于（　　　　）

A.急性心包炎　　B.夹层动脉瘤　　C.胸膜炎　　D.肺梗死　　E.心绞痛

答案：E

解析：带状疱疹呈刀割样痛或灼痛；食管炎则多为烧灼痛；心绞痛呈绞窄性并有窒息感；心肌梗死则疼痛更剧烈而持久并向左肩和左臂内侧放射；干性胸膜炎常呈尖锐刺痛或撕裂痛；肺癌常有胸部闷痛；肺梗死则表现为突然的剧烈疼痛、绞痛，并伴有呼吸困难与发绀。

【直通岗位】

病例讨论：男性，58 岁。左下 3 至左下 7 牙齿疼痛伴左肩部不适 1 天，体格检查未发现明显的牙齿病变，此时应考虑什么？应做哪些紧急处理？

（杨　旭　李亚利）

第五节　呼吸困难

学习目标

掌握：呼吸困难的临床表现及分类。

了解：呼吸困难的伴随症状。

呼吸困难（dyspnea）是指患者主观上感觉空气不足，呼吸费力；客观上表现用力呼吸、张口抬肩，重者可出现鼻翼扇动、端坐呼吸、发绀，辅助呼吸肌也参与呼吸运动，并可有呼吸频率、深度及节律的异常。呼吸系统疾病和循环系统疾病是引起呼吸困难的主要原因。

【临床表现】

根据发生机制及临床表现特点，将呼吸困难归纳分为以下五种类型。

（一）肺源性呼吸困难

是由呼吸系统疾病引起的肺通气和（或）换气功能障碍，导致缺氧和二氧化碳潴留。临床分为三种类型。

1.吸气性呼吸困难　由于喉、气管及支气管的狭窄或梗阻引起。其特点是吸气显著困难，吸气时间明显延长，可伴有干咳及哮鸣音，重者呼吸肌极度紧张，胸腔负压增大，吸气时胸骨上窝、锁骨上窝和肋间隙明显下陷，称为"三凹征"（three depression sign）。多见于喉、气管、大支气管的炎症、水肿、痉挛、异物、肿瘤及喉上神经、喉返神经麻痹等。严重肺功能障碍时亦可出现"三凹征"。

2.呼气性呼吸困难　由于肺组织弹性减弱，小支气管痉挛或狭窄所致。其特点是呼气费力，呼气时间延长，常伴有哮鸣音。多见于支气管哮喘、慢性喘息性支气管炎、慢性阻塞性肺气肿等。

3.混合性呼吸困难　多由于广泛肺部疾病或肺组织受压，呼吸面积减少，影响换气功能所致。其特点是吸气与呼气均费力，呼吸较浅而快，可伴有呼吸音异常。常见于重症肺炎、重症肺结核、大面积肺栓塞（梗死）、大量胸腔积液或气胸、间质性肺疾病等。

（二）心源性呼吸困难

左心衰竭、右心衰竭或全心衰竭时均可出现呼吸困难。左心衰竭发生呼吸困难较严重，主要由于肺淤血和肺组织弹性减弱，肺泡与毛细血管的气体交换受到障碍所致。右心衰竭时，呼吸困难的主要原因是体循环淤血。

左心衰竭引起的呼吸困难特点为：①有引起左心衰竭的基础病因，如风湿性心脏病、高血压心脏病、冠状动脉硬化性心脏病等；②呼吸困难是左心衰竭的最早症状，活动时呼吸困难出现或加重，休息时减轻或消失，卧位明显，坐位或立位时减轻；③两肺底部或全肺出现湿啰音；④应用强心剂、利尿剂和血管扩张剂有效，呼吸困难症状减轻。

急性左心衰竭时，常可出现夜间阵发性呼吸困难，表现为夜间睡眠中突感胸闷气急，被迫坐起，惊恐不安。轻者数分钟至数十分钟后症状逐渐减轻、消失；重者可见端坐呼吸、面色发绀、大汗、有哮鸣音，咳粉红色泡沫痰，两肺底有较多湿啰音，心率加快，可有奔马律。此种呼吸困难称为"心源性哮喘"（cardiac asthma）。左心衰竭发生机制为：①睡眠时迷走神经兴奋性增高，冠状动脉收缩、心肌供血减少，心功能降低；②平卧位时肺活量减少，下半身静脉回心血量增多，加重肺淤血。

（三）中毒性呼吸困难

代谢性酸中毒时，血液中酸性代谢产物强烈刺激颈动脉窦、主动脉体化学感受器及呼吸中枢，出现深而规则的呼吸，常伴有鼾声，称为酸中毒大呼吸（Kussmaul 呼吸）。急性感染时，因体温升高及毒性代谢产物的影响，使呼吸频率增加。某些药物及化学物质中毒，如吗啡、巴比妥类药物、有机磷农药中毒时，呼吸中枢受抑制，致呼吸减慢，严重者可出现潮式呼吸（Cheyne-Stokes 呼吸）或间停呼吸（Biots 呼吸）。

（四）血源性呼吸困难

各种原因导致血红蛋白量减少或结构异常，红细胞携氧量减少，血氧含量减低，致呼吸加快，常伴有心率增快。见于重度贫血、高铁血红蛋白血症、硫化血红蛋白血症。除此以外，大出血或休克时，因缺氧和血压下降，刺激呼吸中枢，也可使呼吸加快。

（五）神经精神性呼吸困难

神经性呼吸困难主要是由于呼吸中枢受增高的颅内压和供血减少的刺激，使呼吸变为慢而深，常伴有呼吸节律的异常。临床上常见于脑出血、脑炎、脑膜炎、脑脓肿、脑外伤及脑肿瘤等。

精神性呼吸困难主要表现为呼吸频率快而浅，伴有叹息样呼吸或出现手足搐搦。临床上常见于癔症患者，患者可突然发生呼吸困难。其发生机制多为过度通气而发生呼吸性碱中毒所致，严重时也可出现意识障碍。

【伴随症状】

（一）发作性呼吸困难伴哮鸣音

多见于支气管哮喘、心源性哮喘；突发性重度呼吸困难见于急性喉水肿、气管异物、大面积肺栓塞、自发性气胸等。

（二）呼吸困难伴发热

多见于肺炎、肺脓肿、肺结核、胸膜炎、急性心包炎等。

（三）呼吸困难伴一侧胸痛

见于大叶性肺炎、急性渗出性胸膜炎、肺栓塞、自发性气胸、急性心肌梗死、支气管肺癌等。

（四）呼吸困难伴咳嗽、咳痰

见于慢性支气管炎、阻塞性肺气肿继发肺部感染、支气管扩张、肺脓肿等；伴大量泡沫痰可见于有机磷中毒；伴粉红色泡沫痰见于急性左心衰竭。

（五）呼吸困难伴意识障碍

见于脑出血、脑膜炎、糖尿病酮症酸中毒、尿毒症、肺性脑病、急性中毒、休克型肺炎等。

【口腔执业医师资格考试高频考点及例题】

试题 1：严重吸气性呼吸困难最主要的特点是（　　　）

A.端坐呼吸　　　B.鼻翼扇动　　　C.哮鸣音　　　D.呼吸加深加快　　　E.三凹征

答案：E

解析：吸气性呼吸困难特点是吸气费力，重者或形成"三凹征"，常伴有干咳及高调吸气性喉鸣。

试题 2：持续性快而促的呼吸产生的酸碱平衡紊乱是（　　　）

A.代谢性酸中毒　　　B.代谢性碱中毒　　　C.呼吸性酸中毒　　　D.呼吸性碱中毒

答案：D

解析：持续性快而促的呼吸会因过度通气而吸入大量氧气，而导致二氧化碳分压降低，产生呼吸性碱中毒。

【直通岗位】

病例讨论：男性：65 岁，半年来持续性咳嗽并痰中带血，无明显发热，近 1 个月来渐感呼吸困难。查体：吸气时胸骨上窝、锁骨上窝及肋间隙向内凹陷，吸气延长，该患者很可能发生了什么病例情况？如何解释上述体征？

（杨　旭　李亚利）

第六节 腹 痛

学习目标

掌握：腹痛的常见病因。

熟悉：腹痛的临床表现。

了解：腹痛的伴随症状。

腹痛（abdominal pain）是临床极其常见的症状。多数由腹部脏器疾病引起，也可由腹腔外疾病或全身性疾病所致。腹痛的病变可为器质性，亦可为功能性，疼痛的程度除与病情有关外，还受到神经和心理因素的影响。由于病因复杂，诊断时要详细询问病史，进行全面的体格检查和必要的辅助检查，有时还需剖腹探查才能得出正确的诊断。腹痛按其起病缓急、病程长短可分为急性和慢性，其中需要做外科紧急处理的急性腹痛一般称为"急腹症"（acute abdomen）。

【病因】

（一）急性腹痛

特点是起病急，病情重、病程短、转变快。多见于下列疾病。

1.腹腔器官急性炎症　如急性胃炎、急性肠炎、急性胰腺炎、急性出血坏死性肠炎、急性胆囊炎、急性阑尾炎等。

2.空腔脏器阻塞或扩张　如肠梗阻、肠套叠、胆道结石、胆道蛔虫症、泌尿系统结石等。

3.腹腔内脏器扭转或破裂　如肠扭转、胃肠穿孔、肠系膜或大网膜扭转、卵巢扭转、肝破裂、脾破裂、异位妊娠破裂等。

4.腹膜炎症　多由胃肠穿孔引起，少部分为自发性腹膜炎。

5.腹腔内血管阻塞　如缺血性肠病、腹主动脉夹层和门静脉血栓形成。

6.腹壁疾病　如腹壁挫伤、脓肿及腹壁皮肤带状疱疹。

7.胸腔疾病所致的腹部牵涉性痛　如肺炎、肺栓塞、心绞痛、心肌梗死、急性心包炎、胸膜炎、食管裂孔疝、胸椎结核。

8.全身性疾病所致的腹痛　如腹型过敏性紫癜、糖尿病酮症酸中毒、尿毒症、铅中毒、血卟啉病等。

（二）慢性腹痛

特点是起病缓，病程长，或为急性起病后腹痛迁延不愈或间歇发作。多见于下列疾病。

1.腹腔脏器慢性炎症　如慢性胃炎、慢性胆囊炎及胆道感染、慢性胰腺炎、结核性腹膜炎、溃疡性结肠炎、克罗恩（Crohn）病等。

2.消化性溃疡　胃、十二指肠溃疡。

3.腹腔脏器包膜的牵张　实质性器官因病变肿胀，导致包膜张力增加而发生的腹痛，如肝淤血、肝炎、肝脓肿、肝癌等。

4.腹腔脏器扭转或梗阻　如慢性胃、肠扭转，十二指肠壅滞症，慢性肠梗阻。

5.中毒与代谢障碍　如铅中毒、尿毒症等。

6.腹腔肿瘤压迫及浸润　以恶性肿瘤居多，可能与肿瘤渐进性生长、压迫与浸润感觉神经有关。

7.消化道运动障碍　如功能性消化不良、肠易激惹综合征及胆道运动功能障碍等。

【临床表现】

（一）腹痛部位

一般腹痛部位多为病变所在部位。如胃、十二指肠和胰腺疾病，疼痛多在中上腹部；胆囊炎、胆石症、肝脓肿等疼痛多在右上腹部；急性阑尾炎疼痛在右下腹麦氏点；小肠疾病疼痛多在脐部或脐周；结肠疾病疼痛多在下腹或左下腹部；膀胱炎、盆腔炎及异位妊娠破裂，疼痛亦在下腹部；弥漫性或部位不定的疼痛见于急性弥漫性腹膜炎、机械性肠梗阻、急性出血坏死性肠炎、血卟啉病、铅中毒、腹型过敏性紫癜等。

（二）腹痛性质和程度

突发的中上腹剧烈刀割样痛、烧灼样痛，多为胃、十二指肠溃疡穿孔；中上腹持续性隐痛多考虑慢性胃炎及胃、十二指肠溃疡；上腹部持续性钝痛或刀割样疼痛呈阵发性加剧多为急性胰腺炎；胆石症或泌尿系统结石常为阵发性绞痛，相当剧烈，致使患者辗转不安；阵发性剑突下钻顶样疼痛是胆道蛔虫症的典型表现；持续性、广泛性剧烈腹痛伴腹壁肌紧张或板样强直，提示为急性弥漫性腹膜炎。其中隐痛或钝痛多为内脏性疼痛，多由胃肠张力变化或轻度炎症引起，胀痛可能为实质脏器包膜牵张所致。

（三）诱发因素

胆囊炎或胆石症发作前常有进食油腻食物史，急性胰腺炎发作前则常有酗酒、暴饮暴食史，部分机械性肠梗阻多与腹部手术有关，腹部受暴力作用引起的剧痛并有休克者，可能是肝、脾破裂所致。

（四）发作时间

餐后痛可能由于胆胰疾病、胃部肿瘤或消化不良所致；周期性、节律性上腹痛见于胃、十二指肠溃疡，子宫内膜异位者腹痛与月经来潮相关；卵泡破裂者发作在月经间期。

（五）与体位的关系

某些体位可使腹痛加剧或减轻，有可能成为诊断的线索。如胃黏膜脱垂患者左侧卧位可使疼痛减轻，十二指肠壅滞症患者膝胸位或俯卧位可使腹痛及呕吐等症状缓解，胰体癌患者仰卧位时疼痛明显，而前倾位或俯卧位时疼痛减轻，反流性食管炎患者烧灼痛在躯体前屈时明显，直立位时减轻。

【伴随症状】

（一）腹痛伴发热、寒战

提示有炎症存在，见于急性胆道感染、胆囊炎、肝脓肿、腹腔脓肿，也可见于腹腔外感染性疾病。

（二）腹痛伴黄疸

可能与肝胆胰疾病有关。急性溶血性贫血也可出现腹痛与黄疸。

（三）腹痛伴休克

同时有贫血者可能是腹腔脏器破裂（如肝、脾或异位妊娠破裂）；无贫血者则见于胃肠穿孔、绞窄性肠梗阻、肠扭转、急性出血坏死性胰腺炎等。腹腔外疾病如心肌梗死、肺炎也可有腹痛与休克，应特别警惕。

（四）腹痛伴呕吐、反酸、腹泻

提示食管、胃肠病变，呕吐量大提示胃肠道梗阻；伴反酸、嗳气者提示胃十二指肠溃疡或胃炎；伴腹泻者提示消化吸收障碍或肠道炎症、溃疡或肿瘤。

（五）腹痛伴血尿

可能为泌尿系疾病（如泌尿系结石）所致。

【口腔执业医师资格考试高频考点及例题】

试题：有肠绞窄的机械性肠梗阻临床征象表现为（　　　）

A.剧烈的阵发性腹痛，肠鸣音亢进

B.腹部明显隆起、对称

C.呕吐物、胃肠减压液内有胆汁

D. 腹部 X 线检查见孤立、突出的胀大肠祥，随时间而改变位置

E. 有明显腹膜刺激征

答案： A

解析：机械性肠梗阻时，患者一般有剧烈的阵发性腹痛，且听诊能闻及亢进的肠鸣音。

【直通岗位】

病例讨论：男性，35 岁，突发剧烈腹痛 2 小时。既往有胃溃疡病史，2 小时前大量饮用烈性白酒。考虑何种疾病？

（杨　旭　李亚利）

第七节　呕血和便血

学习目标

掌握：呕血的常见病因和出血部位。

熟悉：不同出血量的临床表现。

了解：呕血、便血的伴随症状。

呕血（hematemesis）是上消化道疾病（指屈氏韧带以上的消化器官，包括食管、胃、十二指肠、肝、胆、胰腺疾病空肠吻合术后的空肠上段疾病）或全身性疾病所致的上消化道出血，血液经口腔呕出。

【病因】

（一）消化系统疾病

1.食管疾病　如反流性食管炎、食管异物、食管贲门黏膜撕裂、食管静脉曲张破裂、食管癌等。

2.胃、十二指肠疾病　如消化性溃疡,由药物(如阿司匹林、吲哚美辛、酒精等)和应激(如大手术、大面积烧伤等）所引起的急性胃黏膜病变、慢性胃炎、胃癌、胃泌素瘤等。

3.肝、胆、胰腺疾病　如肝硬化门静脉高压、肝癌、肝脓肿、胆囊与胆管结石、胰腺癌、急性胰腺炎合并脓肿等。

（二）全身性疾病

1.血液病系统疾病　如过敏性紫癜、血小板减少性紫癜、白血病、血友病等。

2.感染性疾病　如流行性出血热、钩端螺旋体病、重症肝炎等。

3.其他　如结缔组织病（系统性红斑狼疮、皮肌病、结节性多动脉炎累及上消化道）、尿毒症、肺源性心脏病、血管瘤、抗凝剂治疗过量等。

呕血的原因很多，最常见的病因是消化性溃疡，其次为食管胃底静脉曲张破裂、急性胃黏膜病变和胃癌。

【不同出血量的病理生理改变与临床表现】

呕血的颜色与出血量的多少及在胃内停留时间的长短相关。出血量多且在胃内停留时间短，则血色鲜红或混有血凝块，或为暗红色；当出血量较少或在胃内停留时间长，则因血红蛋白与胃酸作用形成酸化血红蛋白，则呈咖啡渣样棕褐色。血液经下消化道排出可形成黑便（melena）。成人消化道出血大于 5ml，可出现大便潜血阳性。出血达 50 ~ 70ml 可发生黑便。上消化道短时间内出血达 205 ~ 300ml，可以引起呕血。出血量 10% ~ 15% 血容量时，可有头晕、乏力、出汗、四肢冷、心慌、脉搏增快等表现。若出血量达全身血量的 30% ~ 50%（1500 ~ 2500ml）即可出现急性周围循环衰竭，出现脉搏频数微弱、血压下降、呼吸急促及休克等。

便血的颜色、性状取决于出血的部分、出血速度、出血量及在肠道停留的时间。上消化道或高位小肠出血，血液中红细胞在肠内被破坏，血红蛋白中的铁与硫化物结合形成硫化铁，粪便呈黑色，发亮，类似柏油，故又称柏油便（tarry stool）。急性细菌性痢疾为黏液脓性鲜血便。急性出血性坏死性肠炎可排出洗肉水样粪便，并有特殊的腥臭味。粪便可全为血液或与粪便混合。血色鲜红不与粪便混合，仅黏附于粪便表面或于排便前后有鲜血滴出或喷射出者，提示为肛门或肛管疾病出血。少量的消化道出血，无肉眼可见的粪便颜色改变者称为隐血便，隐血便需用隐血试验才能确定。可无自觉症状或仅有贫血。

【伴随症状、体征及临床意义】

（一）伴腹痛

（1）慢性周期性上腹痛、出血后腹痛减轻者，见于消化性溃疡。

（2）上腹绞痛或伴有黄疸者，可能为肝、胆道出血。

（3）下腹痛伴血便或脓血便，便后腹痛减轻者，多见于细菌性痢疾、溃疡性结肠炎、阿米巴性痢疾等疾病。

（4）若为老年人，有高血压、冠状动脉粥样硬化、糖尿病病史，于腹痛后出现便血，应考虑缺血性肠病的可能。

（二）伴里急后重

可能为肛门、直肠疾病，或痢疾、溃疡性结肠炎。

（三）伴发热

伴发热常见于传染性疾病，如败血症、流行性出血热、钩端螺旋体病、也现于恶性肿瘤。

（四）伴全身出血倾向

伴皮肤黏膜出血者，可见于急性传染性疾病及血液疾病，如流行性出血热、白血病、血小板减少性紫癜或过敏性紫癜、血友病等。

（五）伴皮肤改变

皮肤有蜘蛛痣及肝掌者，便血可能与肝硬化有关。皮肤与黏膜出现成簇的毛细血管扩张，提示患者可能有遗传性毛细血管扩张症。

（六）伴腹部肿块

便血伴腹部肿块者，应考虑结肠癌、肠结核、肠套叠及克罗恩病、小肠良、恶性肿瘤等。

【口腔执业医师资格考试高频考点及例题】

试题：黑便的形成机制是便中含有（　　　）

A. 高铁血红蛋白　　　B. 硫化血红蛋白　　　C. 正铁血红蛋白　　　D. 硫化亚铁　　　E. 氢氧化铁

答案：D

解析：此题考察概念，上消化道或高位小肠出血，血液中红细胞在肠内被破坏，血红蛋白中的铁与硫化物结合形成硫化铁，粪便呈黑色，发亮，类似柏油，故又称柏油便。

【直通岗位】

病例讨论：男性，18岁，车祸导致严重颌面部损伤，昏迷。今晨排出黑色发亮的大便。该病例初步诊断是什么？请说出诊断依据。

（杨　旭　李亚利）

第八节　黄　疸

学习目标

掌握：黄疸的分类及鉴别诊断。

了解：胆红素的正常代谢过程、黄疸的伴随症状。

黄疸（jaundice）是由于血清中胆红素浓度增高，超过 34.2μmol/L 时引起皮肤、黏膜、巩膜及体液黄染的现象。血清中胆红素在 17.1 ~ 34.2μmol/L 时，临床不易察觉，称为隐性黄疸。引起黄疸的疾病很多，发生机制各异，全面理解胆红素代谢过程对黄疸的鉴别诊断有重要意义。

【胆红素的正常代谢】

正常情况下，胆红素进入和离开血循环保持动态平衡，故血中胆红素浓度保持相对稳定。

（一）胆红素的来源

体内的胆红素主要来源于血红蛋白，占总胆红素来源的 80% ~ 85%。血循环中衰老的红细胞经单核 – 巨噬细胞系统破坏、分解，产生游离胆红素或称非结合胆红素（unconjugated bilirubin，UCB）；另外，还有少量胆红素来源于骨髓的幼稚红细胞的血红蛋白和肝内含有亚铁血红素的蛋白质，占 15% ~ 20%。

（二）胆红素的运输与摄取

非结合胆红素与血清清蛋白结合而输送，不溶于水，不能从肾小球滤出，故尿液中不出现非结合胆红素。与血清清蛋白结合的非结合胆红素经血循环运输至肝脏时，与清蛋白分离后被肝细胞摄取，在肝细胞内经葡萄糖醛酸转移酶的催化作用与葡萄糖醛酸结合，形成结合胆红素（conjugated bilirubin，CB）。

（三）胆红素的排泄

结合胆红素从肝细胞经胆管排入肠道后，经肠道细菌酶的分解与还原作用，形成尿胆原，尿胆原大部分从粪便排出，称粪胆素；小部分被肠道重吸收，经肝门静脉回到肝脏内，其中的大部分再转化为结合胆红素，又随胆汁排入肠道，形成"胆红素的肠肝循环"。小部分的尿胆原经体循环由肾脏排出体外（图 1-3-7）。

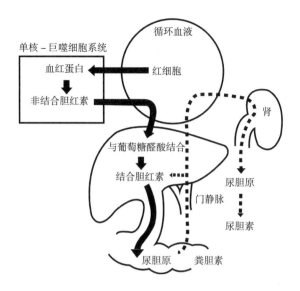

图 1-3-7 胆红素正常代谢

正常情况下，胆红素进入与离开血循环保持动态的平衡，故血中胆红素的浓度保持相对恒定，总胆红素（TB）浓度为 1.7 ～ 17.1μmo1/L（0.1 ～ 1.0mg/dl），其中 CB 浓度为 0 ～ 3.42μmo1/L（0 ～ 0.2mg/dl），UCB 浓度为 1.7 ～ 13.68μmo1/L（0.1 ～ 0.8mg/dl）。

【分类】

（一）按病因学分类

（1）溶血性黄疸。

（2）肝细胞性黄疸。

（3）胆汁淤积性黄疸（曾称阻塞性黄疸或梗阻性黄疸）。

（4）先天性非溶血性黄疸。

以前三类最为多见，第四类较罕见。

（二）按胆红素性质分类

（1）以 UCB 增高为主的黄疸。

（2）以 CB 增高为主的黄疸。

【病因、发生机制和临床表现】

（一）溶血性黄疸

1. 病因和发病机制　凡能引起溶血的疾病都可产生溶血性黄疸。①先天性溶血性贫血，如海洋性贫血、遗传性球形红细胞增多症；②后天性获得性溶血性贫血，如自身免疫性溶血性贫血、新生儿溶血、不同血型输血后的溶血以及蚕豆病、伯氨喹、蛇毒、毒蕈、阵发性睡眠性血红蛋白尿等引起的溶血。

由于大量红细胞的破坏，形成大量的 UCB，超过肝细胞的摄取、结合与排泌能力。另一方面，由于溶血造成的贫血、缺氧和红细胞破坏产物的毒性作用，削弱了肝细胞对胆红素的代谢功能，使 UCB 在血中潴留超过正常水平而出现黄疸。

2.临床表现　一般黄疸为轻度，呈浅柠檬色，不伴皮肤瘙痒，其他症状主要为原发病的表现。急性溶血时可有发热、寒战、头痛、呕吐、腰痛，并有不同程度的贫血和血红蛋白尿（尿呈酱油或茶色），严重者可有急性肾衰竭；慢性溶血多为先天性，除伴贫血外尚有脾肿大。

3.实验室检查　血清总胆红素增加，以 UCB 为主，CB 基本正常。由于血中 UCB 增加，故 CB 形成也代偿性增加，从胆道排至肠道者也增加，致尿胆原增加，粪胆原随之增加，粪色加深。肠道内的尿胆原增加，重吸收至肝内者也增加。由于缺氧及毒素作用，肝脏处理增多尿胆原的能力降低，致血中尿胆原增加，并从肾排出，故尿中尿胆原增加，但无胆红素。急性溶血性黄疸尿中有血红蛋白排出，隐血试验阳性。血液检查除贫血外尚有网织红细胞增加、骨髓红细胞系增生旺盛等。

（二）肝细胞性黄疸

1.病因和发病机制　各种使肝细胞严重损害的疾病均可导致黄疸发生，如病毒性肝炎、肝硬化、中毒性肝炎、钩端螺旋体病、败血症等。

由于肝细胞的损伤致肝细胞对胆红素的摄取、结合功能降低，因而血中的 UCB 增加。而未受损的肝细胞仍能将部分 UCB 转变为 CB。CB 部分仍经毛细胆管从胆道排泄，另一部分则由于毛细胆管和胆小管因肝细胞肿胀压迫、炎症细胞浸润或胆栓的阻塞使胆汁排泄受阻而反流入血循环中，致血中 CB 亦增加而出现黄疸。

2.临床表现　皮肤、黏膜浅黄至深黄色，可伴有轻度皮肤瘙痒，其他为肝脏原发病的表现，如疲乏、食欲减退，严重者可有出血倾向、腹水、昏迷等。

3.实验室检查　血中 CB 与 UCB 均增加，黄疸型肝炎时，CB 增加幅度多高于 UCB。尿中 CB 定性试验阳性，而尿胆原可因肝功能障碍而增高。此外，血液生化检查提示有不同程度的肝功能损害。

（三）胆汁淤积性黄疸

1.病因和发病机制　胆汁淤积可分为肝内性或肝外性。肝内性又可分为肝内阻塞性胆汁淤积和肝内胆汁淤积，前者见于肝内泥沙样结石、癌栓、寄生虫病（如华支睾吸虫病）。后者见于病毒性肝炎、药物性胆汁淤积（如氯丙嗪、甲睾酮和口服避孕药等）、原发性胆汁性肝硬化、妊娠期复发性黄疸等。肝外性胆汁淤积可由胆总管结石、狭窄、炎性水肿、肿瘤及蛔虫等阻塞所引起。

由于胆道阻塞，阻塞上方的压力升高，胆管扩张，最后导致小胆管与毛细胆管破裂，胆汁中的胆红素反流入血。此外，肝内胆汁淤积有些并非由机械因素引起，而是由于胆汁分泌功能障碍、毛细胆管的通透性增加，胆汁浓缩而流量减少，导致胆道内胆盐沉淀与胆栓形成。

2. 临床表现　皮肤呈暗黄色，完全阻塞者颜色更深，甚至呈黄绿色，并有皮肤瘙痒及心动过速，尿色深，粪便颜色变浅或呈白陶土色。

3. 实验室检查　血清 CB 增加，尿胆红素试验阳性，因肠肝循环途径被阻断，故尿胆原及粪胆素减少或缺如，血清碱性磷酸酶（ALP）及总胆固醇增高。

综上所述，黄疸可根据血生化及尿常规检查做出初步分类，再根据临床表现及辅助检查确定病因和性质。三种黄疸实验室检查的区别见表 1-3-2。

表 1-3-2　三种黄疸实验室检查鉴别要点

项目	溶血性	肝细胞性	胆汁淤积性
总胆固醇	增加	增加	增加
CB	正常	增加	明显增加
CB/TB	< 15% ~ 20%	> 30% ~ 40%	> 60%
尿胆红素	−	+	++
尿胆原	增加	轻度增加	减少或消失
ALT、AST	正常	明显增高	可增高
ALP	正常	增高	明显增高
GGT	正常	增高	明显增高
对维生素 K 反应	无	差	好
胆固醇	正常	轻度增加或降低	明显增加
血浆蛋白	正常	清蛋白降低球蛋白升高	正常

注：ALT，丙氨酸氨基转移酶；AST，天冬氨酸氨基转移酶；GGT，γ-谷氨酰胺转移酶。

【伴随症状】

伴随症状对黄疸的鉴别诊断有重要意义。

（一）黄疸伴发热

见于急性胆管炎、肝脓肿、钩端螺旋体病、败血症、大叶性肺炎。病毒性肝炎或急性溶血可先有发热而后出现黄疸。

（二）黄疸伴上腹剧烈疼痛者

可见于胆道结石、肝脓肿或胆道蛔虫病。右上腹剧痛、寒战高热和黄疸为夏科（Charcot）三联征，提示急性化脓性胆管炎。持续性右上腹钝痛或胀痛可见于病毒性肝炎、肝脓肿或原发性肝癌。

（三）黄疸伴肝大

若轻度至中度肿大，质地软或中等硬度且表面光滑，见于病毒性肝炎、急性胆道感染或胆道阻塞。明显肿大，质地坚硬，表面凹凸不平有结节者见于原发或继发性肝癌。肝大不明显，而质地较硬边缘不整，表面有小结节者见于肝硬化。

（四）伴胆囊肿大

提示胆总管有梗阻，常见于胰头癌、壶腹癌、胆总管癌、胆总管结石等。

（五）伴脾肿大

见于病毒性肝炎、钩端螺旋体病、败血症、疟疾、肝硬化、各种原因引起的溶血性贫血及淋巴瘤等。

（六）伴腹水

见于重症肝炎、肝硬化失代偿期、肝癌等。

【口腔执业医师资格考试高频考点及例题】

试题：下述哪种情况很少见于阻塞性黄疸（　　　）

A. 皮肤瘙痒　　　　　　B. 皮肤呈暗黄色　　　　　　C. 大便颜色变浅

D. 血中直接胆红素升高为主　　　　　　　　　　E. 酱油色尿

答案：E

解析：溶血性黄疸时血液中有破碎的血细胞碎片以及较多的血红蛋白，在尿液中出现即为酱油色尿，其他选项均为阻塞性黄疸的特点。

【直通岗位】

病例讨论：男性，52岁，黄疸1个月伴皮肤瘙痒，查体：肝肋下5cm，硬，表面稍不平，总胆红素（TBIL）182μmol/L，直接胆红素（DBIL）88μmol/L，ALT 200U/L，AST 120U/L，尿胆原（＋）和尿胆红素（＋）。该病例初步诊断为什么？属于哪个类型？

（杨　旭　李亚利）

第九节　皮肤黏膜出血

学习目标

掌握：皮肤黏膜出血的定义、常见病因和临床表现。

熟悉：皮肤黏膜出血和皮疹的鉴别。

皮肤黏膜出血（mucocutaneous hemorrhage）是因机体止血或凝血功能障碍，导致全身性或局限性皮肤黏膜自发性出血或损伤后难以止血的一种临床征象。

【病因】

机体止血和凝血过程的任何一个环节异常均可导致皮肤黏膜出血，其病因主要有以下几种类型。

（一）血管壁功能异常

1. 先天性或遗传性　包括遗传性出血性毛细血管扩张症、家族性单纯性紫癜等。

2. 继发性　包括：①感染，如败血症；②过敏，如过敏性紫癜；③化学物质或药物中毒，如药物性紫癜；④营养不良，如维生素 C 或烟酸缺乏；⑤内分泌及代谢异常，如糖尿病、库欣病；⑥其他，如动脉硬化、机械性紫癜等。

（二）血小板异常

1. 血小板减少　包括：①血小板生成减少，如再生障碍性贫血、白血病、药物性等；②血小板破坏过多，如特发性血小板减少性紫癜、药物免疫性血小板减少性紫癜；③血小板消耗过多，如弥散性血管内凝血（DIC）、血栓性血小板减少性紫癜。

2. 血小板增多　包括：①原发性，原发性血小板增多症；②继发性，继发于慢性粒细胞白血病、脾切除后、感染、创伤等。本类疾病血小板数量虽然增多，但由于活动性凝血活酶生成迟缓或伴有血小板功能异常，仍可引起出血。

3. 血小板功能异常　包括：①遗传性，血小板无力症（主要是聚集功能异常）、血小板病（主要是血小板第 3 因子异常）；②继发性，继发于药物、尿毒症、肝病、异常球蛋白血症等。

（三）凝血功能障碍

1. 遗传性　如血友病、低纤维蛋白原血症、凝血酶原缺乏症、凝血因子缺乏症等。

2. 继发性　如严重肝病、尿毒症、维生素 K 缺乏等。

3.抗凝物质增多或纤溶亢进　如异常蛋白血症类肝素抗凝物质增多、抗凝药物治疗过量、原发性纤溶或 DIC 所致的继发性纤溶。

【临床表现】

皮肤黏膜出血表现为血液淤积于皮肤或黏膜下，形成红色或暗红色斑，压之不褪色，视出血面积大小可分为瘀点（直径不超过 2mm）、紫癜（直径 3 ~ 5mm）和瘀斑（直径大于 5mm）。

血管壁功能异常引起的出血特点为皮肤黏膜出现瘀点、瘀斑。如过敏性紫癜表现为四肢对称性高出皮肤的紫癜，可伴有痒感、关节痛及腹痛，累及肾脏时可有血尿；老年性紫癜常为手、足的伸侧瘀斑；单纯性紫癜常为慢性四肢偶发瘀斑，多见于女性患者月经期等。

血小板异常出血的特点为同时有出血点、紫癜和瘀斑、鼻出血、牙龈出血、月经过多、血尿及黑便等，严重者可导致脑出血。血小板病患者血小板计数正常，出血轻微，以皮下、鼻出血及月经过多为主，但手术时可出现出血不止。

凝血功能障碍引起的出血，常表现有内脏、肌肉出血或软组织血肿，亦常见关节腔出血，多有家族史或肝脏病史。

皮疹（skin eruption）多为全身性疾病的表现之一，是临床上诊断某些疾病的重要依据。临床上鉴别皮肤黏膜出血和充血性皮疹的要点是：充血性皮疹压之褪色，而皮肤黏膜出血压之不褪色。

【伴随症状】

（1）四肢对称性紫癜伴有关节痛及腹痛、血尿者，见于过敏性紫癜。

（2）紫癜伴有广泛性出血，如鼻出血、牙龈出血、血尿、黑便等，见于血小板减少性紫癜、DIC。

（3）紫癜伴有黄疸，见于肝脏疾病。

（4）自幼有轻伤后出血不止，且有关节肿痛或畸形者，见于血友病。

【口腔执业医师资格考试高频考点及例题】

试题：不是过敏性紫癜特点的是（　　　　）

A. 四肢或臀部的对称性紫癜　　　B. 常为高出皮肤的荨麻疹或丘疹样紫癜

C. 可伴有痒感、关节痛或腹痛　　D. 累及肾脏者可有血尿　　　E. 常有关节腔出血

答案：E

解析：过敏性紫癜特点为四肢或臀部的对称性紫癜，常高出皮肤，可伴痒感、关节痛及腹痛，累及肾脏时可有血尿。

【直通岗位】

病例讨论：女性，21岁，智齿冠周炎反复发作，期望拔除智齿。发现其手臂有多处瘀斑，且刷牙时经常有牙龈出血。该患者初步诊断是什么？应考虑怎么处理？

（杨 旭 马菲菲）

第十节 头 痛

学习目标

掌握：头痛的病因、临床表现。

熟悉：头痛的伴随症状、诊断方法和步骤。

头痛（headache）是指额、顶、颞及枕部的疼痛。可见于很多疾病，大多无特异性。例如全身发热性疾病往往伴有头痛，精神紧张、过度疲劳也可有头痛，但反复发作或持续的头痛，则可能是某些器质性疾病的信号，应认真检查，明确诊断，及时治疗。进行性加重的头痛提示病情加重或恶化。

【病因】

（一）颅脑病变

1. **感染** 如脑膜炎、脑膜脑炎、脑炎、脑脓肿等。

2. **血管病变** 如蛛网膜下腔出血、脑出血、脑血栓形成、脑栓塞、高血压脑病、脑供血不足、脑血管畸形、风湿性脑脉管炎和血栓闭塞性脑脉管炎等。

3. **占位性病变** 如脑肿瘤、颅内转移瘤、颅内囊虫病或包虫病等。

4. **颅脑外伤** 如脑震荡、脑挫伤、颅内血肿、脑外伤后遗症。

5. **其他** 如偏头痛、丛集性头痛、头痛型癫痫、腰椎穿刺后及腰椎麻醉后头痛。

（二）颅外病变

1. **颅骨疾病** 如颅底凹入症、颅骨肿瘤。

2. **颈部疾病** 如颈椎病及颈部其他疾病。

3. **神经痛** 如三叉神经、舌咽神经及枕神经痛。

4. **其他** 如眼、耳、鼻和牙齿疾病所致的头痛。

（三）全身性疾病

1. **急性感染** 如流感、伤寒、肺炎等发热性疾病。

2. **心血管疾病** 如高血压、心力衰竭。

3. **中毒** 如铅、酒精、一氧化碳、有机磷农药、药物（如颠茄、水杨酸类）等中毒。

4. **其他** 尿毒症、低血糖、贫血、肺性脑病、系统性红斑狼疮、月经及绝经期头痛、中暑等。

（四）神经症

如神经衰弱及癔症性头痛。

【发生机制】

头痛发生机制有下列几种情况。

（1）血管因素　各种原因引起的颅内外血管的收缩、扩张以及血管受牵引或伸展（如颅内占位性病变对血管的牵引、挤压）。

（2）脑膜受刺激或牵拉。

（3）具有痛觉的脑神经（Ⅴ、Ⅸ、Ⅹ三对脑神经）和颈神经被刺激、挤压或牵拉。

（4）头、颈部肌肉的收缩。

（5）五官和颈椎病变引起。

（6）生化因素及内分泌紊乱。

（7）神经功能紊乱。

【临床表现】

头痛往往由于病因不同而有不同的临床表现。

（一）发病情况

起病缓急、病程长短因病因不同而表现各异。急性头痛伴发热者常为感染性疾病；急剧的头痛，持续不减，并有不同程度意识障碍而无发热者，提示颅内血管性疾病（如蛛网膜下腔出血）；长期反复发作的头痛或搏动性头痛，多为血管性头痛（如偏头痛）或神经官能症；慢性进行性头痛并有颅内高压症状（如呕吐、缓脉、视盘水肿）时应注意颅内占位性病变；慢性头痛突然加剧并伴有意识障碍时，提示可能发生脑疝；青壮年慢性头痛但无颅内高压者，可因焦虑、情绪紧张而发生，多为肌收缩性头痛（或称肌紧张性头痛）。

（二）头痛部位

头痛的部位可表现在单侧、双侧、前额或枕部、局部或弥散、颅内或颅外。偏头痛及丛集性头痛多在一侧；颅内病变的头痛常较深而弥散，且深部病变的头痛部位不一定与病变部位相一致，但疼痛多向病灶同侧放射；颅外病变的头痛常多局限及表浅，常在刺激点近处或神经分布区内，如枕神经痛局限在枕部；高血压引起的头痛多在额部或整个头部；全身性或颅内感染性疾病的头痛，多为全头痛；蛛网膜下腔出血或脑脊髓膜炎除头痛外尚有颈痛；眼源性头痛为浅在性且局限于眼眶、前额或颞部；鼻源性或牙源性也多为浅表性疼痛。

（三）头痛的程度与性质

头痛的程度与病情的轻重并无平行关系。偏头痛、三叉神经痛及脑膜刺激的疼痛最为剧烈；脑肿瘤的头痛多为轻中度；搏动性头痛可见于高血压、血管性头痛及发热性疾病；神经痛多呈电击样痛或刺痛；肌收缩性头痛多为重压感、紧箍感或钳夹样痛；神经官能症性头痛以病程长、明显的波动性和易变性为特点。

（四）头痛发生与持续的时间

某些头痛可发生在特定时间。如颅内占位性病变多为持续性，往往清晨加剧；鼻窦炎的头痛也常发生于清晨或上午，逐渐加重至午后减轻；脑肿瘤的头痛多为持续性，可有长短不等的缓解期；丛集性头痛常在夜间发生；女性偏头痛常与月经期有关；长时间阅读后发生的头痛常为眼源性。

（五）影响头痛的因素

咳嗽、打喷嚏、摇头、俯身可使颅内高压性头痛、血管性头痛、颅内感染性头痛及脑肿瘤性头痛加剧；丛集性头痛在直立时可缓解；颈肌急性炎症所致的头痛可因颈部运动而加剧；慢性或职业性的颈肌痉挛所致的头痛，可因活动按摩颈肌而逐渐缓解；偏头痛在应用麦角胺后可获缓解。

口腔相关知识链接：三叉神经痛的口腔表现

三叉神经痛是最常见的脑神经疾病，以一侧面部三叉神经分布区内反复发作的阵发性剧烈痛为主要表现，该病的特点是：骤发骤停、难以忍受的剧烈性疼痛。疼痛由面部、口腔或下颌的某一点开始扩散到三叉神经某一支或多支。说话、吃饭、洗脸、剃须、刷牙以及风吹等均可诱发疼痛发作。发病的初期，常常到口腔就诊，被误诊为牙痛，许多患者将牙齿拔掉，甚至患侧的牙齿全部拔除，但疼痛仍不能缓解。

【伴随症状】

（一）伴剧烈呕吐

提示颅内压增高，头痛在呕吐后减轻则见于偏头痛。

（二）伴眩晕

常见于小脑肿瘤、椎－基底动脉供血不足。

（三）伴发热

常见于感染性疾病，包括颅内或全身性感染。

（四）慢性进行性头痛伴精神症状

应注意颅内肿瘤。

（五）慢性头痛突然加剧并有意识障碍

提示可能发生脑疝。

（六）伴视力障碍

常见于青光眼或脑肿瘤。

（七）伴脑膜刺激征

提示有脑膜炎或蛛网膜下腔出血。

（八）伴癫痫发作

可见于脑血管畸形、脑内寄生虫病或脑肿瘤。

（九）伴自主神经功能紊乱

如焦虑、失眠，可能是神经官能症性头痛。

【诊断方法和步骤】

引起头痛的病因复杂而多样，在临床诊断中应按一定程序和步骤进行。先做好问诊，然后进行体格检查，再根据问诊和体格检查的线索选用有关的实验室检查或者辅助检查，最后对全部临床资料进行全面细致的分析，以求获得正确的病因诊断或初步意见。而问诊在头痛的病因诊断中占有极其重要的地位。

（一）详细了解头痛的特点

如头痛的起病、病程、时间、部位、性质、程度、形式（持续性、发作性或间歇性），以及加重和减轻的原因等。对病因诊断可提供某些线索。

（二）详细了解与头痛伴发的其他症状

一般可先让患者自诉，如有不全或需要时，医师可按照一定顺序或线索进行提问。如有无恶心、呕吐、意识障碍、视力减退、抽搐、瘫痪、麻木、言语不清、吞咽困难、眩晕、耳鸣耳聋、心悸、头昏、颈项僵硬、失眠、多梦、健忘以及发热等症状，以便从中推测某些有关的病因线索。

（三）详细了解与头痛密切相关的既往史及其相互关系

一般可按解剖组织系统逐一询问。这对某些器质性头痛的病因诊断极为重要。如高血压性头痛、眼、耳、鼻源性头痛以及腰椎穿刺和颅脑外伤后性头痛等患者，常在头痛前即有上述相应的既往史可供考虑。

（四）详细了解头痛的既往诊断、检查和治疗情况

这可对头痛病因的分析提供极重要的线索，对非初次发病的慢性头痛患者，更具有参考价值。

（五）重点而全面地进行体检和相应的实验室检查

为头痛病因诊断中必不可少的另一步骤，因为只有根据问诊，再通过相应的检查，头痛的病因才能得到证实。检查的原则是：先一般体格检查后实验室检查，先简单后复杂，先无损伤性后损伤性。

口腔相关知识链接：三叉神经痛与牙源性牙痛的鉴别

因三叉神经痛的性质颇似牙髓炎，故临床上容易与牙髓炎相混淆，但牙髓炎能找到相应的患牙，温度和化学刺激能引起激发痛；而三叉神经痛则找不到相应的患牙，且可找出"扳机点"。有时可有患牙，但治愈后仍疼痛。

【口腔执业医师资格考试高频考点及例题】

试题：引起头痛的原因有哪些（　　　　）

A. 颅脑病变　　　B. 颅外病变　　　C. 全身性疾病　　　D. 以上都对

答案：D

解析：引起头痛的常见病因有：颅脑病变、颅外病变、全身性疾病等。

【直通岗位】

病例讨论：女性，66岁，10年前不明原因出现左侧面部间断疼痛，反复发作，以为是牙痛。辗转治疗，牙痛时好时发，一边牙齿全被拔光，仍不见好转。考虑为何种疾病？

（杨　旭　李亚利）

第十一节 意识障碍

学习目标

掌握：意识障碍的常见病因和临床表现。

熟悉：意识障碍的伴随症状。

意识障碍（disturbance of consciousness）为识别和察觉能力的减退，多为弥漫性大脑皮质或脑干网状结构发生损害或功能抑制所致。

【病因】

（一）颅脑疾病

1.脑血管病　如脑出血、蛛网膜下腔出血、脑栓塞、脑血栓形成、高血压脑病等。

2.颅脑外伤　如颅骨骨折、脑震荡、脑挫伤等。

3.颅内占位性病变　如颅脑肿瘤、颅内血肿等。

4.颅内感染　如脑炎、脑膜炎、脑脓肿、脑寄生虫病等。

（二）全身性疾病

1.循环系统疾病　如心源性脑缺血综合征（A-S综合征）、急性心肌梗死、休克等。

2.呼吸系统疾病　如急性气道阻塞（窒息）、呼吸功能衰竭等。

3.代谢紊乱　如尿毒症、糖尿病昏迷、肺性脑病、肝性脑病、甲状腺危象、低血糖、严重电解质紊乱及酸碱失衡等。

4.急性中毒　如急性有机磷农药中毒、急性一氧化碳中毒、急性药物中毒、急性乙醇中毒等。

5.理化损伤　如中暑、电击伤、淹溺、冻伤、高原病等。

6.传染病及严重感染　如中毒性痢疾、重症肝炎、休克型肺炎、败血症等。

【临床表现】

（一）意识水平下降

1.嗜睡　为最轻的意识障碍，患者处于病理性睡眠状态，可被唤醒，醒后能正确回答问题并做出反应，反应稍迟钝，停止刺激后很快进入睡眠状态。

2.昏睡　患者处于病理性熟睡状态，近于不省人事，强烈刺激（压迫眼眶、摇晃身体）

可以唤醒，醒后不能回答问题，随即又进入熟睡状态。又称为昏迷前期。

3. 昏迷　为意识障碍最严重的表现。表现为意识持续的中断或完全性丧失，依据程度不同分为浅昏迷、中度昏迷和深度昏迷。

（1）浅昏迷。意识大部分丧失，无自主运动，对声光刺激无反应，对疼痛刺激有痛苦表情及躲避反应，生理反射存在。

（2）中度昏迷。对周围事物及各种刺激均无反应，角膜反射减弱，瞳孔对光反射迟钝，眼球无转动。

（3）深度昏迷。对所有刺激均无反应，全身肌肉松弛，深、浅反射均消失，生命体征也常有改变。

（二）意识内容改变

1. 意识模糊　意识障碍程度介于嗜睡与昏睡之间的一种意识障碍，能保持简单的精神活动，但对时间、地点、人物的定向力障碍。

2. 谵妄　为一种以兴奋性增高为主的高级神经中枢急性活动失调状态，为意识模糊的特殊表现。表现为意识模糊、定向力障碍伴有感觉错乱（错觉、幻觉）、躁动不安、胡言乱语。谵妄多见于急性感染的高热期、急性中毒（急性乙醇中毒、颠茄类药物中毒）、代谢异常（肝性脑病、肺性脑病）、中枢神经疾病等。

【伴随症状】

（一）伴呼吸异常

（1）严重呼吸困难常见于急性气道阻塞。

（2）呼吸浅缓常见于镇痛镇静药物中毒、有机磷农药中毒等。

（3）呼吸深大常见于尿毒症、糖尿病酮症酸中毒等。

（二）伴发热

（1）先出现发热而后出现意识障碍见于急性传染病、严重感染、中暑等。

（2）先出现意识障碍而后出现发热，见于脑出血、蛛网膜下腔出血、急性中毒、严重颅脑损伤等。

（三）瞳孔异常

（1）瞳孔散大常见于急性乙醇中毒。

（2）瞳孔缩小常见于急性有机磷农药、镇痛镇静药物中毒等。

（3）双侧瞳孔大小不等常见于脑外伤、脑疝等。

（四）伴高血压

常见于高血压脑出血、高血压脑病、颅内高压等。

（五）伴脑膜刺激征

常见于脑炎、脑膜炎、脑出血、蛛网膜下腔出血等。

【口腔执业医师资格考试高频考点及例题】

试题：男性，40岁，因"急性广泛前壁心肌梗死"送急诊室就诊，送诊期间曾出现心室颤动，急诊医师接诊时检查发现患者呼之不应，压眶反应存在，瞳孔对光反射存在，此时该患者的意识状态为（ ）

A.深昏迷　　　B.浅昏迷　　　C.昏睡　　　D.意识模糊　　　E.嗜睡

答案：B

解析：昏迷是严重的意识障碍，患者意识丧失，其中浅昏迷是指意识大部分丧失，对声、光刺激无反应，对疼痛刺激有反应，角膜反射、瞳孔对光反射、咳嗽反射、吞咽反射、腱反射及生命体征无明显改变。深度昏迷是指对所有刺激均无反应，全身肌肉松弛，深、浅反射均消失，生命体征也常有改变。

【直通岗位】

病例讨论：男性，70岁，主因"家属发现患者意识不清1小时"就诊于急诊科。患者家属1小时前（约上午10:00）回家时发现患者躺倒在地，呼之不应，当时未发现患者出现肢体抽搐、双眼上翻、口吐白沫、舌咬伤或大小便失禁。既往患者有高血压、2型糖尿病，长期口服硝苯地平控释片和接受皮下注射胰岛素治疗。患者家属在前一天晚上22:00离开患者时，患者未诉任何不适，之后患者单独在家。该患者考虑为何种情况？应该进行哪些鉴别诊断？

（杨 旭 李亚利）

第四章 体格检查

体格检查（physical examination）是指医师运用自己的感官和借助于传统或简便的检查工具，如体温表、血压计、叩诊锤、听诊器、检眼镜等，客观地了解和评估患者身体状况的一系列最基本的检查方法。许多疾病通过体格检查再结合病史就可以做出临床诊断。医师进行全面体格检查后对患者健康状况和疾病状态提出的临床判断称为检体诊断（physical diagnosis）。

体格检查的方法有五种：视诊、触诊、叩诊、听诊和嗅诊。要想熟练地进行全面、有序、重点、规范和正确的体格检查，既需要扎实的医学知识，更需要反复的临床实践和丰富的临床经验。体格检查的过程既是基本技能的训练过程，也是临床经验的积累过程，它也是与患者交流、沟通、建立良好医患关系的过程。

体格检查时的注意事项如下。

（1）应以患者为中心，要关心、体贴患者，要有高度的责任感和良好的医德修养。

（2）检查过程中，应注意避免交叉感染。

（3）医师应仪表端庄，举止大方，态度诚恳和蔼。

（4）医师应站在患者右侧。检查患者前，应有礼貌地对患者做自我介绍，并说明体格检查的原因、目的和要求，便于更好地取得患者密切配合。检查结束应对患者的配合与协作表示感谢。

（5）检查患者时光线应适当，室内应温暖，环境应安静；检查手法应规范轻柔；被检查部位暴露应充分。

（6）全身体格检查时应全面、有序、重点、规范和正确。

（7）体格检查要按一定顺序进行，避免重复和遗漏，避免反复翻动患者，力求建立规范的检查顺序。通常首先进行生命征和一般检查，然后按头、颈、胸、腹、脊柱、四肢和神经系统的顺序进行检查，必要时进行生殖器、肛门和直肠检查。根据病情轻重、避免影响检查结果等因素，可调整检查顺序，利于及时抢救和处理患者。

（8）在体格检查过程中，应注意左、右及相邻部位等的对照检查。

（9）应根据病情变化及时进行复查，这样才能有助于病情观察，有助于补充和修正诊断。

第一节　基本检查法

> **学习目标**
> 掌握：视诊、触诊、叩诊、听诊基本方法及临床应用范围。
> 熟悉：常见的叩诊音及特点
> 了解：视诊、触诊、叩诊、听诊的分类。

一、视诊

视诊（inspection）是医师用眼睛观察患者全身或局部表现的诊断方法。视诊可用于全身一般状态和许多体征的检查，如年龄、发育、营养、意识状态、面容、表情、体位、姿势、步态等。局部视诊可了解患者身体各部分的改变，如皮肤、黏膜、眼、耳、鼻、口、舌、头颈、胸廓、腹形、肌肉、骨骼、关节外形等。特殊部位的视诊需借助于某些仪器如耳镜、鼻镜、检眼镜及内镜等进行检查。

不同部位的视诊内容和方法不同，但它简便易行，适用范围广，常能提供重要的诊断资料和线索，有时仅用视诊就可明确一些疾病的诊断。但视诊又是一种常被忽略的诊断和检查方法。只有在丰富医学知识和临床经验的基础上才能减少和避免视而不见的现象；只有反复临床实践，才能深入、细致、敏锐地观察；只有将视诊与其他检查方法紧密结合起来，将局部征象与全身表现结合起来，才能发现并确定具有重要诊断意义的临床征象。

二、触诊

触诊（palpation）是医师通过手接触被检查部位时的感觉来进行判断的一种方法。它可以进一步检查视诊发现的异常征象，也可以明确视诊所不能明确的体征，如体温、湿度、震颤、波动、压痛、摩擦感以及包块的位置、大小、轮廓、表面性质、硬度、移动度等。触诊的适用范围很广，尤以腹部检查更为重要。由于手指指腹对触觉较为敏感，掌指关节部掌面皮肤对震动较为敏感，手背皮肤对温度较为敏感，因此，触诊时多用这些部位。

（一）触诊方法

触诊时，由于目的不同而施加的压力有轻有重，因而可分为浅部触诊法和深部触诊法。

1.浅部触诊法　适用于体表浅在病变（关节、软组织、浅部动脉、静脉、神经、阴囊、精索等）的检查和评估。腹部浅部触诊可触及的深度约为1cm。

触诊时，将一手放在被检查部位，用掌指关节和腕关节的协同动作以旋转或滑动方式轻压触摸。浅部触诊一般不引起患者痛苦或痛苦较轻，也多不引起肌肉紧张，因此有利于检查腹部有无压痛、抵抗感、搏动、包块和某些肿大脏器等。浅部触诊也常在深部触诊前进行，有利于患者做好接受深部触诊检查的心理准备。

2. 深部触诊法　检查时可用单手或两手重叠由浅入深，逐渐加压以达到深部触诊的目的。腹部深部触诊法触及的深度常常在 2cm 以上，有时可达 4 ~ 5cm，主要用于检查和评估腹腔病变和脏器情况。根据检查目的和手法不同可分为以下几种。

（1）深部滑行触诊法。检查时嘱患者张口平静呼吸，或与患者谈话以转移其注意力，尽量使腹肌松弛。医师用右手并拢的示、中、环指平放在腹壁上，以手指末端逐渐触向腹腔的脏器或包块，在被触及的包块上做上下左右滑动触摸，如为肠管或索条状包块，应向与包块长轴相垂直的方向进行滑动触诊。这种触诊方法常用于腹腔深部包块和胃肠病变的检查。

（2）双手触诊法。将左手掌置于被检查脏器或包块的背后部，右手中间三指并拢平置于腹壁被检查部位，左手掌向右手方向托起，使被检查的脏器或包块位于双手之间，并更接近体表，有利于右手触诊检查。检查时配合好患者的腹式呼吸。常用于肝、脾、肾和腹腔肿物的检查。

（3）深压触诊法。用一个或两个并拢的手指逐渐深压腹壁被检查部位，用于探测腹腔深在病变的部位或确定腹腔压痛点，如阑尾压痛点、胆囊压痛点、输尿管压痛点等。检查反跳痛时，在手指深压的基础上迅速将手抬起，并询问患者是否感觉疼痛加重或察看面部是否出现痛苦表情。

（4）冲击触诊法。又称为浮沉触诊法。检查时，右手并拢的示、中、环三个手指取 70° ~ 90° 角，放置于腹壁拟检查的相应部位，做数次急速而较有力的冲击动作，在冲击腹壁时指端会有腹腔脏器或包块浮沉的感觉。这种方法一般只用于大量腹水时肝、脾及腹腔包块难以触及者。手指急速冲击时，腹水在脏器或包块表面暂时移去，故指端易于触及肿大的肝脾或腹腔包块。冲击触诊会使患者感到不适，操作时应避免用力过猛（图 1-4-1）。

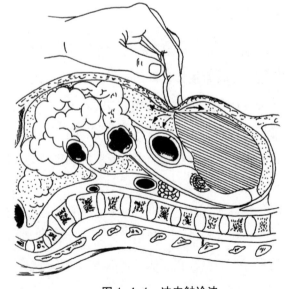

图 1-4-1　冲击触诊法

（二）触诊注意事项

（1）检查前医师要向患者讲清触诊的目的，消除患者的紧张情绪，取得患者的密切配合。

（2）医师手应温暖，手法应轻柔，以免引起肌肉紧张，影响检查效果。在检查过程中，应随时观察患者表情。

（3）患者应采取适当体位，才能获得满意检查效果。通常取仰卧位，双手置于体侧，双腿稍弯曲，腹肌尽可能放松。检查肝、脾、肾时也可嘱患者取侧卧位。

（4）触诊下腹部时，应嘱患者排尿，以免将充盈的膀胱误认为腹腔包块，有时也须排便后检查。

（5）触诊时医师应手脑并用，边检查边思索。应注意病变的部位、特点、毗邻关系，以明确病变的性质和来源。

三、叩诊

叩诊（percussion）是用手指叩击身体表面某一部位，使之震动而产生音响，根据震动和声响的特点来判断被检查部位的脏器状态有无异常的一种方法。

叩诊多用于确定肺尖宽度、肺下缘位置、胸膜病变、胸膜腔中液体多少或气体有无、肺部病变大小与性质、纵隔宽度、心界大小与形状、肝脾的边界、腹水有无与多少，以及子宫、卵巢、膀胱有无胀大等情况。另外，用手或叩诊锤直接叩击被检查部位，诊察反射情况和有无疼痛反应也属叩诊。

（一）叩诊方法

根据叩诊的目的和叩诊的手法不同又分为直接叩诊法和间接叩诊法两种。

1. 直接叩诊法　医师右手中间三手指并拢，用其掌面直接拍击被检查部位，借助于拍击的反响和指下的震动感来判断病变情况的方法称为直接叩诊法。适用于胸部和腹部范围较广泛的病变，如胸膜粘连或增厚、大量胸水或腹水及气胸等。

2. 间接叩诊法　为应用最多的叩诊方法。医师将左手中指第二指节紧贴于叩诊部位，其他手指稍微抬起，勿与体表接触；右手指自然弯曲，用中指指端叩击左手中指末端指关节处或第二节指骨的远端，因为该处易与被检查部位紧密接触，而且对于被检查部位的震动较敏感。叩击方向应与叩诊部位的体表垂直。叩诊时应以腕关节与掌指关节的活动为主，避免肘关节和肩关节参与运动（图1-4-2）。叩击动作要灵活、短促、富有弹性。叩击后右手中指应立即抬起，以免影响对叩诊音的判断。在同一部位叩诊可连续叩击2～3下，若未获得明确印象，可再连续叩击2～3下。应避免不间断地连续地快速叩击，因为这不利于叩诊音的分辨。

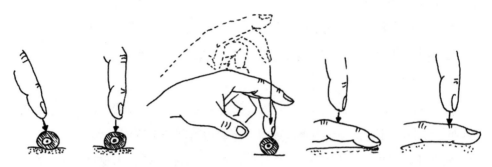

图 1-4-2　间接叩诊法正误图

为了检查患者肝区或肾区有无叩击痛，医师可将左手手掌平置于被检查部位，右手握成拳状，并用其尺侧叩击左手手背，询问或观察患者有无疼痛感。

（二）叩诊注意事项

（1）环境应安静，以免影响叩诊音的判断。

（2）根据叩诊部位不同，患者应采取适当体位。如叩诊胸部时，可取坐位或卧位；叩诊腹部时常取仰卧位；确定有无少量腹水时，可嘱患者取肘膝位。

（3）叩诊时应注意对称部位的比较与鉴别。

（4）叩诊时不仅要注意叩诊音响的变化，还要注意不同病灶的震动感差异，两者应相互配合。

（5）叩诊操作应规范，用力要均匀适当，一般叩诊可达到的深度为 5 ~ 7cm。叩诊力量应视不同的检查部位、病变组织性质、范围大小或位置深浅等情况而定。病灶或检查部位范围小或位置浅，宜采取轻（弱）叩诊，如确定心、肝相对浊音界及叩诊脾界时；当被检查部位范围比较大或位置比较深时，则需要用中度力量叩诊，如确定心、肝绝对浊音界；若病灶位置距体表约达 7cm 左右时则需用重（强）叩诊。

（三）叩诊音

叩诊时被叩击部位产生的反响称为叩诊音（percussion sound）。叩诊音的不同取决于被叩击部位组织或器官的致密度、弹性、含气量及与体表的间距。叩诊音根据音响的频率（高音者调高，低音者调低）、振幅（大者音响强，小者音响弱）和是否乐音（音律和谐）的不同，在临床上分为清音、浊音、鼓音、实音、过清音五种。

1.清音　是正常肺部的叩诊音。它是一种频率为 100 ~ 128 次／秒。振动持续时间较长、音响不甚一致的非乐性音。提示肺组织的弹性、含气量、致密度正常。

2.浊音　是一种音调较高、音响较弱、振动持续时间较短的非乐性叩诊音。除音响外，板指所感到的振动也较弱。当叩击被少量含气组织覆盖的实质脏器时产生，如叩击心或肝被肺段边缘所覆盖的部分，或在病理状态下如肺炎（肺组织含气量减少）的叩诊音。

3. 鼓音　如同击鼓声，是一种和谐的乐音，音响比清音更强，震动持续时间也较长，在叩击含有大量气体的空腔脏器时出现。正常情况下可见于胃泡区和腹部，病理情况下可见于肺内空洞、气胸、气腹等。

4. 实音　是一种音调较浊音更高、音响更弱、振动持续时间更短的一种非乐性音，如叩击心和肝等实质脏器所产生的音响。在病理状态下可见于大量胸腔积液或肺实变等。

5. 过清音　介于鼓音与清音之间，是属于鼓音范畴的一种变音，音调较清音低，音响较清音强，为一种类乐性音，是正常成人不会出现的一种病态叩击音。临床上常见于肺组织含气量增多、弹性减弱时，如肺气肿。正常儿童可叩出相对过清音。几种叩诊音及其特点见表 1-4-1。

表 1-4-1　叩诊音及其特点

叩诊音	音响强度	音调	持续时间	正常可发出的部位
清音	强	低	长	正常肺
浊音	较强	较强	较短	心、肝被肺缘覆盖的部分
鼓音	强	高	较长	胃泡区和腹部
实音	弱	高	短	实质脏器部分
过清音	更强	更低	更长	正常成人不出现，可见于肺气肿时

四、听诊

听诊是医师根据患者身体各部分活动时发出的声音判断正常与否的一种诊断方法。

广义的听诊包括听身体各部分所发出的任何声音，如语声、呼吸声、咳嗽声和呃逆、嗳气、呻吟、啼哭、呼叫发出的声音以及肠鸣音、关节活动音及骨擦音，这些声音有时可对临床诊断提供有用的线索。

（一）听诊方法

听诊可分为直接听诊和间接听诊两种方法。

1. 直接听诊法　医师将耳直接贴附于被检查者的体壁上进行听诊，这种方法所能听到的体内声音很弱。这是听诊器出现之前所采用的听诊方法，目前也只有在某些特殊和紧急情况下才会采用。

2. 间接听诊法　这是用听诊器进行听诊的一种检查方法。此法方便，可以在任何体位听诊时应用，听诊效果好，因为听诊器对器官活动的声音有一定的放大作用，且能阻断环境中的噪声。应用范围广，除用于心、肺、腹的听诊外，还可以听取身体其他部位发出的声音，如血管音、皮下气肿音、肌束颤动音、关节活动音、骨折面摩擦音等。

（二）听诊注意事项

（1）听诊环境要安静，避免干扰；要温暖、避风以免患者由于肌束颤动而出现的附加音。

（2）切忌隔着衣服听诊，听诊器体件应直接接触皮肤以获取确切的听诊结果。

（3）应根据病情和听诊的需要，嘱患者采取适当的体位。

（4）要正确使用听诊器。听诊器通常由耳件、体件和软管三部分组成，其长度应与医师手臂长度相适应。听诊前应注意检查耳件方向是否正确，硬管和软管管腔是否通畅。体件有钟型和膜型两种类型，钟型体件适用于听取低调声音，如二尖瓣狭窄的隆隆样舒张期杂音，使用时应轻触体表被检查部位，但应注意避免体件与皮肤摩擦而产生的附加音；膜型体件适用于听取高调声音，如主动脉瓣关闭不全的杂音及呼吸音、肠鸣音等，使用时应紧触体表被检查部位。

（5）听诊时注意力要集中，听肺部时要摒除心音的干扰，听心音时要摒除呼吸音的干扰，必要时嘱患者控制呼吸配合听诊。

用听诊器进行听诊是临床医师的一项基本功，是许多疾病，尤其是心肺疾病诊断的重要手段。听诊是体格检查基本方法中的重点和难点，尤其对肺部和心脏的听诊，必须要勤学苦练、仔细体会、反复实践、善于比较，才能达到切实掌握和熟练应用的目的。

五、嗅诊

嗅诊（olfactory examination）是通过嗅觉来判断发自患者的异常气味与疾病之间关系的一种方法。来自患者皮肤、黏膜、呼吸道、胃肠道、呕吐物、排泄物、分泌物、脓液和血液等的气味，根据疾病的不同，其特点和性质也不一样。

正常汗液无特殊强烈刺激气味。酸性汗液见于风湿热和长期服用水杨酸、阿司匹林等解热镇痛药物的患者；特殊的狐臭味见于腋臭等患者。

正常痰液无特殊气味，若呈恶臭味，提示厌氧菌感染，常见于支气管扩张症或肺脓肿；恶臭的脓液可见于气性坏疽。

呕吐物出现粪便味可见于长期剧烈呕吐或肠梗阻患者；呕吐物混有脓液并有令人恶心的烂苹果味，可见于胃坏疽；粪便具有腐败性臭味见于消化不良或胰腺功能不良者；腥臭味粪便见于细菌性痢疾；肝腥味粪便见于阿米巴性痢疾；尿呈浓烈氨味见于膀胱炎，由于尿液在膀胱内被细菌发酵所致。呼吸呈刺激性蒜味见于有机磷农药中毒；烂苹果味见于糖尿病酮症酸中毒者；氨味见于尿毒症；肝腥味见于肝性脑病者。

临床工作中，嗅诊可迅速提供具有重要意义的诊断线索，但必须要结合其他检查才能做出正确的诊断。

【口腔执业医师资格考试高频考点及例题】

试题1：触诊腹肌有无抵抗感，首选触诊方法为（   ）

A.浅部触诊法   B.滑动触诊法   C.深部冲击触诊法   D.深部双手触诊法

答案：A

解析：浅部触诊一般不引起患者痛苦或痛苦较轻，也多不引起肌肉紧张，因此有利于检查腹部有无压痛、抵抗感、搏动等。

试题2：生理情况不出现的叩诊音是（   ）

A.鼓音   B.过清音   C.清音   D.实音

答案：B

解析：过清音介于鼓音与清音之间，是正常成人不会出现的一种病态叩击音。

（杨　旭）

第二节 一般检查

> **学习目标**
> 掌握：生命体征——体温、呼吸、脉搏、血压的检查方法
> 和正常值，以及淋巴结检查的方法。
> 熟悉：常见面容与表情、异常步态的临床意义。
> 了解：皮肤检查的内容。

一般检查为整个体格检查过程中的第一步，是对患者全身状态的概括性观察，以视诊为主，配合触诊、听诊和嗅诊进行检查。

一般检查的内容包括性别、年龄、体温、脉搏、血压、发育与营养、意识状态、面容表情、体位姿势、步态等，另外还有皮肤和淋巴结。

一、全身状态检查

（一）性别

性别不难判断，因为正常人的性征很明显。疾病的发生与性别有一定的关系，某些疾病可引起性征发生改变。

（二）年龄

随着年龄的增长，机体出现生长发育、成熟、衰老等一系列改变。年龄与疾病的发生及预后有密切的关系，如佝偻病、麻疹、白喉等多发生于幼儿及儿童；结核病、风湿热多发生于少年与青年；动脉硬化性疾病和某些癌肿多发生于老年。年龄大小一般通过问诊即可得知。

（三）生命体征

生命体征是评价生命活动存在与否及其质量的指标，包括体温、脉搏、呼吸和血压，为体格检查时必须检查的项目之一。测量之后应及时而准确地记录于病历和体温记录单上。

1. 体温

（1）体温测量及正常范围。每次体格检查均应记录体温，国内一般按摄氏法进行记录。测量体温的方法通常有以下3种。

1）口测法。将消毒后的体温计置于患者舌下，让其紧闭口唇，5分钟后读数。正常值为36.3 ~ 37.2℃。使用该法时应嘱患者不用口腔呼吸，以免影响测量结果。该法结果较为准确，但不能用于婴幼儿及神志不清者。

2）肛测法。让患者取侧卧位，将肛门体温计头端涂以润滑剂后，徐徐插入肛门内达体温计长度的一半为止，5分钟后读数。正常值为36.5～37.7℃。肛测法一般较口测法读数高0.3～0.5℃。该法测值稳定，多用于婴幼儿及神志不清者。

3）腋测法。将体温计头端置于患者腋窝深处，嘱患者用上臂将体温计夹紧，10分钟后读数。正常值为36～37℃。使用该法时，注意腋窝处应无致热或降温物品，并应将腋窝汗液擦干，以免影响测定结果。该法简便、安全，且不易发生交叉感染，为最常用的体温测定方法。

生理情况下，体温有一定的波动。早晨体温略低，下午略高，在24小时内波动幅度一般不超过1℃；运动或进食后体温略高；老年人体温略低，月经期前或妊娠期妇女体温略高。

（2）体温的记录方法。体温测定的结果，应按时记录于体温记录单上，描绘出体温曲线。多数发热性疾病，其体温曲线的变化具有一定的规律性，称为热型，见第一篇第三章第一节。

（3）体温测量误差的常见原因。临床上有时出现体温测量结果与患者的全身状态不一致，应对其原因进行分析，以免导致诊断和处理上的错误。体温测量误差的常见原因有以下几个方面。

1）测量前未将体温计的汞柱甩到35℃以下，致使测量结果高于实际体温。

2）采用腋测法时，由于患者明显消瘦、病情危重或神志不清而不能将体温计夹紧，致使测量结果低于实际体温。

3）检测局部存在冷热物品或刺激时，可对测定结果造成影响，如用温水漱口、局部放置冰袋或热水袋等。

2. 呼吸　观察记录患者呼吸的节律性及每分钟次数，检测方法见第一篇第四章第五节"肺和胸膜检查视诊"。

3. 脉搏　观察记录患者脉搏的节律性及每分钟次数，检测方法见第一篇第四章第五节"血管检查"。

4. 血压　观察动脉血压的高低，检测方法见第一篇第四章第五节"血管检查"。

（四）发育与体型

1. 发育　发育应通过患者年龄、智力和体格成长状态（包括身高、体重及第二性征）之间的关系进行综合评价。发育正常者，其年龄、智力与体格的成长状态处于均衡一致。成年以前，随年龄的增长，体格不断成长，在青春期，尚可出现一段生长速度加快的青春期急速成长期，属于正常发育状态。

成人发育正常的指标包括：①头部的长度为身高的1/8～1/7；②胸围为身高的1/2；

③双上肢展开后，左右指端的距离与身高基本一致；④坐高等于下肢的长度。正常人各年龄组的身高与体重之间存在一定的对应关系。

2.体型　体型是身体各部发育的外观表现，包括骨骼、肌肉的生长与脂肪分布的状态等。成年人的体型可分为以下 3 种。

（1）无力型。亦称瘦长型，表现为体高肌瘦、颈细长、肩窄下垂、胸廓扁平、腹上角小于 90°。

（2）正力型。亦称匀称型，表现为身体各个部分结构匀称适中，腹上角 90° 左右，见于多数正常成人。

（3）超力型。亦称矮胖型，表现为体格粗壮、颈粗短、面红、肩宽平、胸围大、腹上角大于 90°。

（五）营养状态

营养状态与食物的摄入、消化、吸收和代谢等因素密切相关，其好坏可作为鉴定健康和疾病程度的标准之一。尽管营养状态与多种因素有关，但对营养状态异常通常采用肥胖和消瘦进行描述。

营养状态一般较易评价，通常根据皮肤、毛发、皮下脂肪、肌肉的发育情况进行综合判断。最简便而迅速的方法是观察皮下脂肪充实的程度，尽管脂肪的分布存在个体差异，男女亦各有不同，但前臂曲侧或上臂背侧下 1/3 处脂肪分布的个体差异最小，为判断脂肪充实程度最方便和最适宜的部位。此外，在一定时间内监测体重的变化亦可反映机体的营养状态。

临床上通常用良好、中等、不良 3 个等级对营养状态进行描述。①良好：黏膜红润、皮肤光泽、弹性良好，皮下脂肪丰满而有弹性，肌肉结实，指甲、毛发润泽，肋间隙及锁骨上窝深浅适中，肩胛部和股部肌肉丰满。②不良：皮肤黏膜干燥、弹性降低，皮下脂肪菲薄，肌肉松弛无力，指甲粗糙无光泽、毛发稀疏，肋间隙、锁骨上窝凹陷，肩胛骨和髂骨嶙峋突出。③中等：介于两者之间。

（六）意识状态

意识是大脑功能活动的综合表现，即对环境的知觉状态。正常人意识清晰，定向力正常，反应敏锐精确，思维和情感活动正常，语言流畅、准确、表达能力良好，凡能影响大脑功能活动的疾病均可引起程度不等的意识改变，称为意识障碍。患者可出现兴奋不安、思维紊乱、语言表达能力减退或失常、情感活动异常、无意识动作增加等。根据意识障碍的程度可将其分为嗜睡、意识模糊、谵妄、昏睡以及昏迷，详见第一篇第三章第十一节"意识障碍"。

判断患者意识状态多采用问诊，通过交谈了解患者的思维、反应、情感、计算及定向力等方面的情况。对较为严重者，尚应进行痛觉试验、瞳孔反射等检查，以确定患者意识障碍的程度。

（七）语调与语态

语调指言语过程中的音调。神经和发音器官的病变可使音调发生改变，如喉部炎症、结核和肿瘤可引起声音嘶哑，脑血管意外可引起音调变浊和发音困难，喉返神经麻痹可引起音调降低和语言共鸣消失。语音障碍可分为失音（不能发音）、失语（不能言语，包括运动性失语和感觉性失语）和口吃。

语态指言语过程中的节奏。语态异常指语言节奏紊乱，出现语言不畅，快慢不均，音节不清，见于震颤麻痹、舞蹈症、手足徐动症等。

（八）面容与表情

面容是指面部呈现的状态；表情是在面部或姿态上思想感情的表现。健康人表情自然、神态安怡。患病后因病痛困扰，常出现痛苦、忧虑或疲惫的面容与表情。某些疾病发展到一定程度时，尚可出现特征性的面容与表情，对疾病的诊断具有重要价值。

（九）体位

体位是指患者身体所处的状态。体位的改变对某些疾病的诊断具有一定的意义。常见的体位有以下几种。

1. 自主体位　身体活动自如，不受限制。见于正常人、轻症和疾病早期患者。

2. 被动体位　患者不能自己调整或变换身体的位置。见于极度衰竭或意识丧失者。

3. 强迫体位　患者为减轻痛苦，被迫采取某种特殊的体位。临床上常见的强迫体位可分为以下几种。

（1）强迫仰卧位。患者仰卧，双腿蜷曲，借以减轻腹部肌肉的紧张程度。见于急性腹膜炎等。

（2）强迫俯卧位。俯卧位可减轻脊背肌肉的紧张程度。见于脊柱疾病。

（3）强迫侧卧位。有胸膜疾病的患者多采取患侧卧位，可限制患侧胸廓活动而减轻疼痛和有利于健侧代偿呼吸。见于一侧胸膜炎和大量胸腔积液者。

（4）强迫坐位。亦称端坐呼吸，患者坐于床沿上，以两手置于膝盖或扶持床边。该体位便于辅助呼吸肌参与呼吸运动，加大膈肌活动度，增加肺通气量，并减少回心血量和减轻心脏负担。见于心、肺功能不全者。

（5）强迫蹲位。患者在活动过程中，因呼吸困难和心悸而停止活动并采用蹲踞位或膝胸位以缓解症状。见于先天性发绀型心脏病。

（6）强迫停立位。在步行时心前区疼痛突然发作，患者常被迫立刻站住，并以右手按抚心前区部位，待症状稍缓解后才继续行走。见于心绞痛。

（7）辗转体位。患者辗转反侧，坐卧不安。见于胆石症、胆道蛔虫症、肾绞痛等。

（8）角弓反张位。患者颈及脊背肌肉强直，出现头向后仰、胸腹前凸、背过伸、躯干呈弓形。见于破伤风及小儿脑膜炎。

（十）姿势

姿势是指举止的状态。健康成人躯干端正，肢体活动灵活适度。正常的姿势主要依靠骨骼结构和各部分肌肉的紧张度来保持，但亦受机体健康状况及精神状态的影响，如疲劳和情绪低沉时可出现肩垂、弯背、拖拉蹒跚的步态。患者因疾病的影响，可出现姿势的改变。颈部活动受限提示颈椎疾病；充血性心力衰竭患者多愿采取坐位，当其后仰时可出现呼吸困难；腹部疼痛时可有躯干制动或弯曲，胃、十二指肠溃疡或胃肠痉挛性疼痛发作时，患者常捧腹而行。

（十一）步态

步态指走动时所表现的姿态。健康人的步态因年龄、机体状态和所受训练的影响而有不同表现，如小儿喜急行或小跑，青壮年矫健快速，老年人则常为小步慢行。当患某些疾病时可导致步态发生显著改变，并具有一定的特征性，有助于疾病的诊断。

二、皮肤

皮肤本身的疾病很多，许多疾病在病程中可伴随着多种皮肤病变和反应。皮肤的病变和反应有的是局部的，有的是全身的。皮肤病变除颜色改变外，亦可为湿度、弹性的改变，以及出现皮疹、出血点、紫癜、水肿及瘢痕等。皮肤病变的检查一般通过视诊观察，有时尚需配合触诊。

（一）颜色

皮肤的颜色与毛细血管的分布、血液的充盈度、色素量的多少、皮下脂肪的厚薄有关。

（二）湿度

皮肤湿度与汗腺分泌功能有关，出汗多者皮肤比较湿润，出汗少者比较干燥。在气温高、湿度大的环境中出汗增多是生理的调节功能。在病理情况下，可发生出汗增多或无汗，具有一定的诊断价值。如风湿病、结核病和布氏杆菌病出汗较多；甲状腺功能亢进、佝偻病、脑炎后遗症亦经常伴有多汗。夜间睡后出汗称为盗汗，多见于结核病。手足皮肤发凉而大汗淋漓称为冷汗，见于休克和虚脱患者。

（三）弹性

皮肤弹性与年龄、营养状态、皮下脂肪及组织间隙所含液体量有关。儿童及青年皮肤紧张富有弹性；中年以后皮肤组织逐渐松弛，弹性减弱；老年皮肤组织萎缩，皮下脂肪减少，弹性减退。检查皮肤弹性时，常选择手背或上臂内侧部位，以拇指和示指将皮肤提起，松手后如皮肤皱褶迅速平复为弹性正常，如皱褶平复缓慢为弹性减弱，后者见于长期消耗性疾病或严重脱水者。发热时血液循环加速，周围血管充盈，可使皮肤弹性增加。

（四）皮疹

皮疹多为全身性疾病的表现之一，是临床上诊断某些疾病的重要依据。皮疹的种类很多，常见于传染病、皮肤病、药物及其他物质所致的过敏反应等。其出现的规律和形态有一定的特异性，发现皮疹时应仔细观察和记录其出现与消失的时间、发展顺序、分布部位、形态大小、颜色及压之是否褪色、平坦或隆起、有无瘙痒及脱屑等。

（五）脱屑

皮肤脱屑常见于正常皮肤表层不断角化和更新，但由于数量很少，一般不易察觉。病理状态下可见大量皮肤脱屑。米糠样脱屑常见于麻疹；片状脱屑常见于猩红热；银白色鳞状脱屑见于银屑病。

（六）皮下出血

皮下出血根据其直径大小及伴随情况分为以下几种：①小于 2mm 称为瘀点；②3～5mm 称为紫癜；③大于 5mm 称为瘀斑；④片状出血并伴有皮肤显著隆起称为血肿。

（七）蜘蛛痣与肝掌

皮肤小动脉末端分支性扩张所形成的血管痣，形似蜘蛛，称为蜘蛛痣（图 1-4-3）。多出现于上腔静脉分布的区域内，如面、颈、手背、上臂、前胸和肩部等处，其大小不等。一般认为蜘蛛痣的出现与肝脏对雌激素的灭活作用减弱有关，常见于急、慢性肝炎或肝硬化。

慢性肝病患者手掌大、小鱼际处常发红，加压后褪色，称为肝掌。

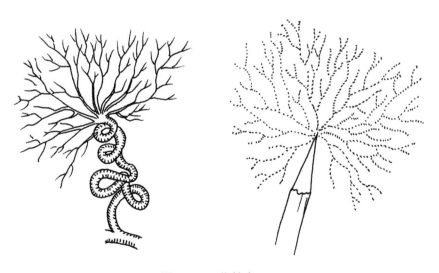

图 1-4-3　蜘蛛痣

（八）水肿

皮下组织的细胞内及组织间隙内液体积聚过多称为水肿。水肿的检查应以视诊和触诊相结合。根据水肿的轻重，可分为轻、中、重三度。

1. 轻度　仅见于眼睑、眶下软组织、胫骨前、踝部皮下组织，指压后可见组织轻度下陷，平复较快。

2. 中度　全身组织均见明显水肿，指压后可出现明显的或较深的组织下陷，平复缓慢。

3. 重度　全身组织严重水肿，身体低位皮肤张紧发亮，甚至有液体渗出。此外，胸腔、腹腔等浆膜腔内可见积液，外阴部亦可见严重水肿。

（九）皮下结节

皮下结节较大者通过视诊即可发现，对较小的结节则必须触诊方能查及。无论大小结节均应触诊检查，注意其大小、硬度、部位、活动度及有无压痛等。

（十）瘢痕

瘢痕指皮肤外伤或病变愈合后结缔组织增生形成的斑块。外伤、感染及手术等均可在皮肤上遗留瘢痕，为曾患某些疾病的证据。

（十一）毛发

毛发的颜色、曲直与种族有关，其分布、多少和颜色可因性别与年龄而有不同，亦受遗传、营养和精神状态的影响。正常人毛发的多少存在一定差异，一般男性体毛较多，阴毛呈菱形分布，以耻骨部最宽，上方尖端可达脐部，下方尖端可延至肛门前方；女性体毛较少，阴毛多呈倒三角形分布。中年以后因毛发根部的血运和细胞代谢减退，头发可逐渐减少或色素脱失，形成秃顶或白发。

三、淋巴结

淋巴结分布于全身，一般体格检查仅能检查身体各部表浅的淋巴结。正常情况下，淋巴结较小，直径多在 0.2 ~ 0.5cm，质地柔软，表面光滑，与毗邻组织无粘连，不易触及，亦无压痛。

（一）表浅淋巴结分布

1. 头颈部（图 1-4-4）

（1）耳前淋巴结。位于耳屏前方。

（2）耳后淋巴结。位于耳后乳突表面、胸锁乳突肌止点处，亦称为乳突淋巴结。

（3）枕淋巴结。位于枕部皮下，斜方肌起点与胸锁乳突肌止点之间。

（4）颌下淋巴结。位于颌下腺附近，在下颌角与颏部之中间部位。

（5）颏下淋巴结。位于颏下三角内，下颌舌骨肌表面，两侧下颌骨前端中点后方。

（6）颈前淋巴结。位于胸锁乳突肌表面及下颌角处。

（7）颈后淋巴结。位于斜方肌前缘。

（8）锁骨上淋巴结。位于锁骨与胸锁乳突肌所形成的夹角处。

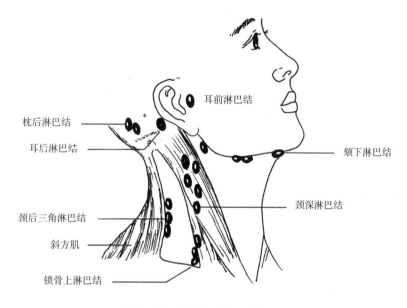

图 1-4-4　头颈部淋巴结群

2. 上肢

（1）腋窝淋巴结。是上肢最大的淋巴结组群，可分为 5 群。

1）外侧淋巴结群。位于腋窝外侧壁。

2）胸肌淋巴结群。位于胸大肌下缘深部。

3）肩胛下淋巴结群。位于腋窝后皱襞深部。

4）中央淋巴结群。位于腋窝内侧壁近肋骨及前锯肌处。

5）腋尖淋巴结群。位于腋窝顶部。

（2）滑车上淋巴结。位于上臂内侧，内上髁上方 3 ~ 4cm 处，肱二头肌与肱三头肌之间的间沟内。

3. 下肢

（1）腹股沟淋巴结。位于腹股沟韧带下方股三角内，它又分为上、下两群。

1）上群。位于腹股沟韧带下方，与韧带平行排列，故又称为腹股沟韧带横组或水平组。

2）下群。位于大隐静脉上端，沿静脉走向排列，故又称为腹股沟淋巴结纵组或垂直组。

（2）腘窝淋巴结。位于小隐静脉和腘静脉的汇合处。

（二）检查方法及顺序

1.检查方法 检查淋巴结的方法是视诊和触诊。视诊时不仅要注意局部征象（包括皮肤是否隆起，颜色有无变化，有无皮疹、瘢痕、瘘管等）也要注意全身状态。

触诊是检查淋巴结的主要方法。检查者将示、中、环三指并拢，其指腹平放于被检查部位的皮肤上进行滑动触诊，这里所说的滑动是指腹按压的皮肤与皮下组织之间的滑动；滑动的方式应取相互垂直的多个方向或转动式滑动，这有助于淋巴结与肌肉和血管结节的区别。

检查颈部淋巴结时可站在被检查者前面或背后，手指紧贴检查部位，由浅及深进行滑动触诊，嘱被检查者头稍低，或偏向检查侧，以使皮肤或肌肉松弛，有利于触诊。被检查者卧位时，检查颈部淋巴结。检查锁骨上淋巴结时，让被检查者取坐位或卧位，头部稍向前屈，用双手进行触诊，左手触诊右侧，右手触诊左侧，由浅部逐渐触摸至锁骨后深部。检查腋窝淋巴结时，被检查者前臂稍外展，检查者以右手检查左侧，以左手检查右侧，触诊时由浅及深至腋窝各部。检查滑车上淋巴结时，以左（右）手扶托被检查者左（右）前臂，以右（左）手向滑车上由浅及深进行触摸。

发现淋巴结肿大时，应注意其部位、大小、数目、硬度、压痛、活动度、有无粘连，局部皮肤有无红肿、瘢痕、瘘管等。同时注意寻找引起淋巴结肿大的原发病灶。

2.检查顺序 全身体格检查时，淋巴结的检查应在相应身体部位检查过程中进行。为了避免遗漏应特别注意淋巴结的检查顺序。头颈部淋巴结的检查顺序是：耳前、耳后、枕部、颌下、颏下、颈前、颈后、锁骨上淋巴结。上肢淋巴结的检查顺序是：腋窝淋巴结、滑车上淋巴结。腋窝淋巴结应按尖群、中央群、胸肌群、肩胛下群和外侧群的顺序进行。下肢淋巴结的检查顺序是：腹股沟部（先查上群、后查下群）、腘窝部。

3.淋巴结肿大病因及表现 局限性淋巴结肿大可见于非特异性淋巴结炎、淋巴结结核或恶性肿瘤淋巴结转移等。

全身性淋巴结肿大可见于感染性疾病（如艾滋病、布氏杆菌病、血行弥散型肺结核等）和非感染性疾病（如系统性红斑狼疮、急慢性白血病、淋巴瘤等）。

【口腔执业医师资格考试高频考点及例题】

试题 1：测量体温广为采用的方法是哪一种（　　）

A.口测法　　　B.腋测法　　　C.肛测法　　　D.体测法

答案：B

解析：腋测法简便、安全，且不易发生交叉感染，为最常用的体温测定方法。

试题2：乳腺炎时可出现哪组淋巴结肿大（　　）

A．滑车上淋巴结　B．腋窝淋巴结　C．右锁骨上淋巴结　D．左锁骨上淋巴结

答案：B

解析：乳腺发生炎症时淋巴结引流到相应的腋窝淋巴结，所以引起腋窝淋巴结肿大。

（杨　旭）

第三节　头部检查

学习目标

掌握：瞳孔检查的方法、口腔检查的方法。

熟悉：扁桃体检查的方法。

了解：头皮检查的方法和其他颜面器官检查的方法。

头部及其器官是人体最重要的外形特征之一，是检查者最先和最容易见到的部分，仔细检查常常能提供很多有价值的诊断资料，应进行全面的视诊、触诊。

一、头发和头皮

检查头发要注意颜色、疏密度、脱发的类型与特点。头发的颜色、曲直和疏密度可因种族遗传因素和年龄而不同。儿童和老年人头发较稀疏，头发逐渐变白也是老年性改变。

头皮的检查需分开头发观察头皮颜色、头皮屑，有无头癣、疖痈、外伤、血肿及瘢痕等。

二、头颅

头颅的视诊应注意大小、外形变化和有无异常活动。触诊是用双手仔细触摸头颅的每一个部位，了解其外形，有无压痛和异常隆起。头颅的大小以头围来衡量，测量时以软尺自眉间绕到颅后通过枕骨粗隆。头围在发育阶段的变化为：新生儿约 34cm，到 18 岁可达 53cm 或以上，以后几乎不再变化。矢状缝和其他颅缝大多在出生后 6 个月骨化，骨化过早会影响颅脑的发育。

临床常见的头颅大小异常或畸形有：小颅、尖颅、方颅（见于小儿佝偻病）、巨颅（见于脑积水）、长颅、变形颅等。

头部的运动异常，一般视诊即可发现。头部活动受限，见于颈椎疾病；头部不随意地颤动，见于震颤麻痹；与颈动脉搏动一致的点头运动，见于严重主动脉瓣关闭不全。

三、颜面及其器官

颜面为头部前面不被头发遮盖的部分。除面部器官本身的疾病外，许多全身性疾病在面部及其器官上有特征性改变，检查面部及其器官对某些疾病的诊断具有重要意义。

（一）眼

眼的检查包括 4 个部分：视功能、外眼、眼前节和内眼。视功能检查包括：视力、视野、色觉和立体视等；外眼检查包括：眼睑、泪器、结膜、眼球位置和眼压；眼前节检查包括：角膜、巩膜、前房、虹膜、瞳孔和晶状体；内眼，即眼球后部，包括玻璃体和眼底，需用检眼镜在暗室内进行检查。

瞳孔是虹膜中央的孔洞，正常直径为 3 ~ 4mm。对瞳孔的检查应注意瞳孔的形状、大小、位置、双侧是否等圆、等大等。

（1）瞳孔的形状与大小。正常为圆形，双侧等大。引起瞳孔大小改变的因素很多，生理情况下，婴幼儿和老年人瞳孔较小，在光亮处瞳孔较小，青少年瞳孔较大，兴奋或在暗处瞳孔扩大。病理情况下，瞳孔缩小，见于虹膜炎症、中毒（有机磷类农药）、药物反应（毛果芸香碱、吗啡、氯丙嗪）等。瞳孔扩大见于外伤、颈交感神经刺激、青光眼绝对期、视神经萎缩、药物影响（阿托品、可卡因）等。双侧瞳孔散大并伴有对光反射消失为濒死状态的表现。一侧眼交感神经麻痹，产生 Honer 综合征，出现瞳孔缩小、眼睑下垂和眼球下陷，同侧结膜充血及面部无汗。

（2）双侧瞳孔大小不等。常提示有颅内病变，如脑外伤、脑肿瘤、中枢神经梅毒、脑疝等。双侧瞳孔不等，且变化不定，可能是中枢神经和虹膜的神经支配障碍；如双侧瞳孔不等且伴有对光反射减弱或消失以及神志不清，往往是中脑功能损害的表现。

（3）对光反射。对光反射是检查瞳孔功能活动的测验。直接对光反射，通常用手电筒直接照射瞳孔并观察其动态反应。正常人，当眼受到光线刺激后瞳孔立即缩小，移开光源后瞳孔迅速复原。间接对光反射是指光线照射一眼时，另一眼瞳孔立即缩小，移开光线，瞳孔扩大。检查间接对光反射时，应以一手挡住光线以免对检查眼受照射而形成直接对光反射。瞳孔对光反射迟钝或消失，见于昏迷患者。

（二）耳

耳是听觉和平衡器官，分外耳、中耳和内耳三个部分。

1. 外耳　注意耳郭的外形、大小、位置和对称性，是否有发育畸形、外伤瘢痕、红肿、瘘口、结节等。注意外耳道皮肤是否正常，有无溢液。

2. 中耳　观察鼓膜是否穿孔。

3. 听力　体格检查时可先用粗略的方法了解被检查者的听力，检测方法为：在静室内嘱被检查者闭目坐于椅子上，并用手指堵塞一侧耳道，医师持手表或以拇指与示指互相摩擦，自 1m 以外逐渐移近被检查者耳部，直到被检查者听到声音为止，测量距离，同样方法检查另一耳。比较两耳的测试结果并与检查者（正常人）的听力进行对照。正常人一般在 1m 处可闻机械表声或捻指声。精测方法是使用规定频率的音叉或电测听设备所进行的一系列较精确的测试，对明确诊断更有价值。

（三）鼻

视诊时注意观察鼻部皮肤颜色、有无鼻外形的改变、鼻中隔有无明显偏曲、有无鼻出血、鼻黏膜是否完好、有无鼻腔分泌物等。

鼻窦为鼻腔周围含气的骨质空腔，共4对（图1-4-5），都有窦口与鼻腔相通，当引流不畅时容易发生炎症。鼻窦炎时出现鼻塞、流涕、头痛和鼻窦压痛。

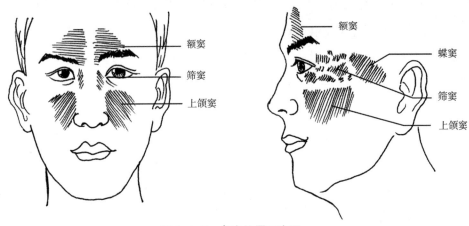

图1-4-5 鼻窦位置示意图

各鼻窦区压痛检查法如下。

（1）上颌窦。医师双手固定于患者的两侧耳后，将拇指分别置于左右颧部向后按压，询问有无压痛，并比较两侧压痛有无区别。也可用右手中指指腹叩击颧部，并询问有否叩击痛。

（2）额窦。一手扶持患者枕部，用另一拇指或示指置于眼眶上缘内侧用力向后、向上按压。或以两手固定头部，双手拇指置于眼眶上缘内侧向后、向上按压，询问有无压痛，两侧有无差异。也可用中指叩击该区，询问有无叩击痛。

（3）筛窦。双手固定患者两侧耳后，双侧拇指分别置于鼻根部与眼内眦之间向后方按压，询问有无压痛。

（4）蝶窦。因解剖位置较深，不能在体表进行检查。

（四）口

口的检查包括口唇、口腔内器官和组织以及口腔气味等。

1.口唇　口唇的毛细血管十分丰富，因此健康人口唇红润光泽。贫血、虚脱、主动脉瓣关闭不全等，口唇呈苍白色；急性发热性疾病，口唇颜色呈深红色。心力衰竭和呼吸衰竭，口唇发绀。严重脱水患者，口唇干燥并有皲裂。口唇疱疹为单纯疱疹病毒感染所引起，常伴发于大叶性肺炎、感冒、流行性脑脊髓膜炎、疟疾等。

2.口腔黏膜 口腔黏膜的检查应在充分的自然光线下进行，也可用手电筒照明，正常口腔黏膜光洁呈粉红色。如出现蓝黑色色素沉着斑片多为肾上腺皮质功能减退症。如见大小不等的黏膜下出血点或瘀斑，则可能为各种出血性疾病或维生素 C 缺乏所引起。若在相当于第二磨牙的颊黏膜处出现帽针头大小白色斑点，称为麻疹黏膜斑（Koplik 斑），为麻疹的早期特征。鹅口疮（雪口病）为白色念珠菌感染，多见于衰弱的患儿或老年患者，也可出现于长期使用广谱抗生素和抗癌药物之后。

检查口底黏膜和舌底部，让患者舌头上翘触及硬腭。由于口底组织比较松软，有时需要用触诊法才能触及口底新生物，颌下腺导管结石也最好用触诊法检查。

3.牙 应注意有无龋齿、残根、缺牙和义齿等。如发现牙疾病，应按下列格式标明所在部位。

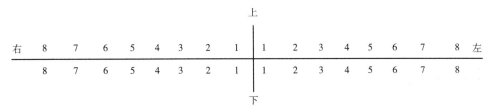

1. 中切牙；2. 侧切牙；3. 尖牙；4. 第一前磨牙；5. 第二前磨牙；
6. 第一磨牙；7. 第二磨牙；8. 第三磨牙

如 ⎯1⎯| 为右上中切牙；⎯|⎯4⎯ 为右下第一前磨牙；$\frac{5|}{7|}$ 示右上第二前磨牙及左下第二磨牙为某种病变的部位。

牙的色泽与形状也具有临床诊断意义，如牙齿呈黄褐色称斑釉牙，为长期饮用含氟量过高的水所引起；如发现中切牙切缘呈月牙形凹陷且牙间隙分离过宽，称为 Hutchinson 齿，为先天性梅毒的重要体征之一；单纯牙间隙过宽见于肢端肥大症。

4.牙龈 正常牙龈呈粉红色，质坚韧且与牙颈部紧密贴合，检查时经压迫无出血及溢脓。牙龈水肿见于慢性牙周炎，牙龈缘出血常为口腔内局部因素引起，如牙石等，也可由全身性疾病所致，如维生素 C 缺乏症、肝脏疾病或血液系统出血性疾病等。牙龈经挤压后有脓液溢出见于慢性牙周炎、牙龈瘘管等。牙龈的游离缘出现蓝灰色点线称为铅线，是铅中毒的特征。在铋、汞、砷等中毒时可出现类似的黑褐色点线状色素沉着，应结合病史注意鉴别。

5.舌 许多局部或全身疾病均可使舌的感觉、运动与形态发生变化，这些变化往往能为临床提供重要的诊断依据。

（1）干燥舌。轻度干燥不伴外形的改变；明显干燥见于鼻部疾病（可伴有张口呼吸、唾液缺乏）、大量吸烟、阿托品作用、放射治疗后等；严重的干燥舌可见舌体缩小，并有纵沟，见于严重脱水，可伴有皮肤弹性减退。

（2）舌体增大。暂时性肿大见于舌炎、口腔炎、舌的蜂窝织炎、脓肿、血肿、血管神经性水肿等。长时间的舌体增大见于黏液性水肿、呆小病和先天愚型、舌肿瘤等。

（3）地图舌。舌面上出现黄色上皮细胞堆积而成的隆起部分，状如地图。舌面的上皮隆起部分边缘不规则，存在时间不长，数日即可剥脱恢复正常，如再形成新的黄色隆起部分，称移行性舌炎。移行性舌炎多不伴随其他病变，发生原因尚不明确，和口角糜烂一样也可由核黄素缺乏引起。

（4）裂纹舌。舌面上出现横向裂纹，见于唐氏综合征与核黄素缺乏，后者有舌痛，纵向裂纹见于梅毒性舌炎。

（5）草莓舌。舌乳头肿胀、发红类似草莓，见于猩红热或长期发热患者。

（6）牛肉舌。舌面绛红如生牛肉状，见于糙皮病（叶酸缺乏）。

（7）镜面舌。亦称光滑舌，舌头萎缩，舌体较小，舌面光滑呈粉红色或红色，见于缺铁性贫血、恶性贫血及慢性萎缩性胃炎。

（8）毛舌。也称黑舌，舌面覆有黑色或黄褐色毛，故称毛舌，此为丝状乳头缠绕了真菌丝以及其上皮细胞角化所形成。见于久病衰弱或长期使用广谱抗生素（引起真菌生长）的患者。

（9）舌的运动异常。震颤见于甲状腺功能亢进症；偏斜见于舌下神经麻痹。

6. 咽部及扁桃体　咽部分为以下 3 个部分（图 1-4-6，1-4-7）。

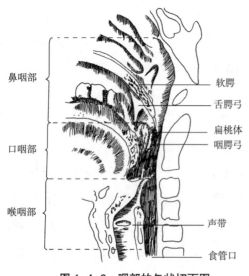

图 1-4-6　咽部的矢状切面图

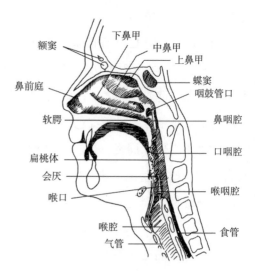

图 1-4-7　鼻咽喉的矢状切面图

（1）鼻咽。位于软腭平面之上、鼻腔的后方，在儿童时期这个部位淋巴组织丰富，称为腺状体或增殖体，青春期前后逐渐萎缩，如果过度肥大，可发生鼻塞、张口呼吸和语音单调。如一侧有血性分泌物和耳鸣、耳聋，应考虑早期鼻咽癌。

（2）口咽。位于软腭平面之上、会厌上缘的上方；前方直对口腔，软腭向下延续形成前后两层黏膜皱襞，前面的黏膜皱襞称为舌腭弓，后称为咽腭弓。扁桃体位于舌腭弓和咽腭弓之间的扁桃体窝中。咽腭弓的后方称咽后壁，一般咽部检查即指这个范围。

咽部的检查方法：被检查者取坐位，头略后仰，口张大并发"啊"音，此时医师用压舌板在舌的前 2/3 与后 1/3 交界处迅速下压，此时软腭上抬，在照明的配合下即可见软腭、腭垂、软腭弓、扁桃体、咽后壁等。

检查时若发现咽部黏膜充血、红肿、黏膜腺分泌增多，多见于急性咽炎。若咽部黏膜充血、表面粗糙，并可见淋巴滤泡呈簇状增殖，多见于慢性咽炎。扁桃体发炎时，腺体红肿、增大，在扁桃体隐窝内有黄白色分泌物，或渗出物形成的苔片状假膜，极易剥离，这点与咽白喉在扁桃体上所形成的假膜不同，白喉假膜不易剥离，若强行剥离则易引起出血。扁桃体增大一般分为三度（图 1-4-8）：不超过咽腭弓者为Ⅰ度；超过咽腭弓者为Ⅱ度；达到或超过咽后壁中线者为Ⅲ度。一般检查未见扁桃体增大时可用压舌板刺激咽部，引起反射性恶心，如看到扁桃体突出为包埋式扁桃体，同时隐窝有脓栓时常构成反复发热的隐性病灶。

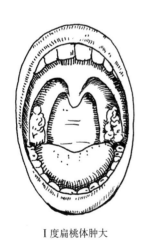 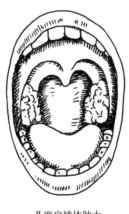 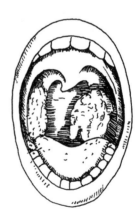

Ⅰ度扁桃体肿大　　　　Ⅱ度扁桃体肿大　　　　Ⅲ度扁桃体肿大

图 1-4-8　扁桃体位置及其大小分度示意图

（3）喉咽。位于口咽之下，也称下咽部，其前方通喉腔，下端通食管，此部分的检查需用间接或直接喉镜才能进行。

7. 喉　位于喉咽之下，向下连接气管。喉为软骨、肌肉韧带、纤维组织及黏膜所组成的一个管腔结构，是发音的主要器官。但声音的协调和语言的构成还需肺、气管、咽部、口腔、鼻腔、鼻窦等多方面的配合才能完成。以上任何部分发生病损时都会使声音发生变化。急性嘶哑或失音常见于急性炎症，慢性失音要考虑喉癌（检查方法见"耳鼻咽喉科学"）。喉的神经支配有喉上神经与喉返神经。上述神经受到损害，如纵隔或喉肿瘤时，可引起声带麻痹以致失音。

8.口腔的气味　健康人口腔无特殊气味，饮酒、吸烟的人可有烟酒味，如有特殊难闻的气味称为口臭，可由口腔局部、胃肠道或其他全身性疾病引起。

局部原因如牙龈炎、龋齿、牙周炎可产生臭味。牙槽脓肿为腥臭味；牙龈出血为血腥味。其他疾病也可引起具有特殊气味的口臭，例如：糖尿病酮症酸中毒患者口腔中有烂苹果味；尿毒症患者口腔中有尿味；肝坏死患者口腔中有肝臭味；肺脓肿患者呼吸时可发出组织坏死的臭味；有机磷农药中毒的患者口腔中能闻到大蒜味。

9.腮腺　腮腺位于耳屏、下颌角、颧弓所构成的三角区内，正常腮腺体薄而软，触诊时摸不出腺体轮廓。腮腺肿大时可见到以耳垂为中心的隆起，并可触及边缘不明显的包块。腮腺导管位于颧骨下1.5cm处，横过嚼肌表面，开口相当于上颌第二磨牙对面的颊黏膜上（图1-4-9）。检查时应注意导管口有无分泌物。

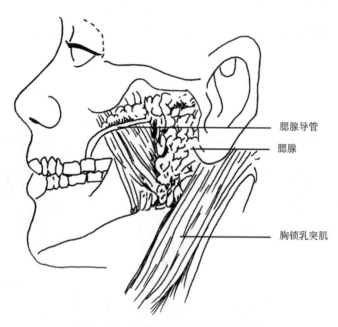

图1-4-9　腮腺及其腮腺导管位置图

腮腺肿大常见于下列疾病。

（1）急性流行性腮腺炎。腮腺迅速胀大，先为单侧，继而可累及对侧，检查时有压痛，急性期可能累及胰腺、睾丸或卵巢。腮腺导管结石时，腮腺肿大，进食时肿胀和疼痛加重。

Mikulicz综合征除腮腺肿大外，还同时有泪腺、颌下腺肿大，但皆为无痛性。

（2）急性化脓性腮腺炎。发生于抵抗力低下的重症患者，多为单侧性，检查时在导管口处加压后有脓性分泌物流出，多见于胃肠道术后及口腔卫生不良者。

（3）腮腺肿瘤。混合瘤质韧呈结节状，边界清楚，可有移动性；恶性肿瘤质硬、有痛感，发展迅速，与周围组织有粘连，可伴有面瘫。

【口腔执业医师资格考试高频考点及例题】

试题1：口角糜烂的原因主要为（　　　）

A. 核黄素缺乏　　　B. 维生素 C 缺乏　　　C. 单纯疱疹病毒感染　　　D. 麻疹

答案：A

试题2：有机磷农药中毒患者口腔中可出现哪种特殊气味（　　　）

A. 大蒜味　　　B. 烂苹果味　　　C. 尿味　　　D. 腥臭味

答案：A

解析：糖尿病酮症酸中毒患者口腔中有烂苹果味；尿毒症患者口腔中有尿味；肝坏死患者口腔中有肝臭味；肺脓肿患者呼吸时可发出组织坏死的臭味；有机磷农药中毒的患者口腔中能闻到大蒜味。

（杨　旭）

第四节 颈 部

学习目标
掌握：颈部血管、气管检查的方法。
熟悉：甲状腺检查的方法。

颈部的检查应在平静、自然的状态下进行，被检查者最好取舒适坐位，解开内衣，暴露颈部和肩部。如患者卧位，也应充分暴露。检查时手法应轻柔，当怀疑颈椎有疾患时更应注意。

一、颈部外形与分区

正常人颈部直立，两侧对称，矮胖者较粗短，瘦长者较细长，男性甲状软骨比较突出，女性则平坦不显著，转头时可见胸锁乳突肌突起。头稍后仰，更易观察颈部有无包块、瘢痕和两侧是否对称。正常人在静坐时颈部血管不显露。

为描述和标记颈部病变的部位，根据解剖结构，颈部每侧又可分为两个大三角区域，即颈前三角和颈后三角。颈前三角为胸锁乳突肌内缘、下颌骨下缘与前正中线之间的区域。颈后三角为胸锁乳突肌的后缘、锁骨上缘与斜方肌前缘之间的区域。

二、颈部姿势与运动

正常人坐位时颈部直立，伸屈、转动自如，检查时应注意颈部静态与动态时的改变：如头不能抬起，见于严重消耗性疾病的晚期、重症肌无力、脊髓前角细胞炎、进行性肌萎缩等。头部向一侧偏斜称为斜颈，见于颈肌外伤、瘢痕收缩、先天性颈肌挛缩和斜颈。颈部运动受限并伴有疼痛，可见于软组织炎症、颈肌扭伤、肥大性脊椎炎、颈椎结核或肿瘤等。颈部强直为脑膜受刺激的特征，见于各种脑膜炎、蛛网膜下腔出血等。

三、颈部皮肤与包块

（1）颈部皮肤检查时注意有无蜘蛛痣、感染（疖、痈、结核）及其他局限性或广泛性病变，如瘢痕、瘘管、神经性皮炎、银屑病等。

（2）颈部包块检查时应注意其部位、数目、大小、质地、活动度、与邻近器官的关系和有无压痛等特点。如为淋巴结肿大、质地不硬、有轻度压痛时，可能为非特异性淋巴结炎；

如质地较硬，且伴有纵隔、胸腔或腹腔病变的症状或体征，则应考虑到恶性肿瘤的淋巴结转移；如为全身性、无痛性淋巴结肿大，则多见于血液系统疾病。如包块圆形、表面光滑、有囊样感、压迫能使之缩小，则可能为囊状瘤。若颈部包块弹性大又无全身症状，则应考虑囊肿的可能。肿大的甲状腺和甲状腺来源的包块在做吞咽动作时可随吞咽向上移动，以此可与颈前其他包块鉴别。

四、颈部血管

正常人立位或坐位时颈外静脉常不显露，平卧时可稍见充盈，充盈的水平仅限于锁骨上缘至下颌角距离的下 2/3 以内。在坐位或半坐位（身体呈45°）时，如颈静脉明显充盈、怒张或搏动，为异常征象，提示颈静脉压升高，见于右心衰竭、缩窄性心包炎、心包积液、上腔静脉阻塞综合征，以及胸腔、腹腔压力增加等情况。

颈静脉搏动可见于三尖瓣关闭不全等。平卧位时若看不到颈静脉充盈，提示低血容量状态。颈静脉与右心房的压力改变，右侧颈部较左侧颈部明显，可能是由于右无名静脉系上腔静脉的直接延续且较左无名静脉为短。单从左侧颈部推测静脉压可能导致错误。

正常人颈部动脉的搏动，只在剧烈活动后心搏出量增加时可见，且很微弱。如在安静状态下出现颈动脉的明显搏动，则多见于主动脉瓣关闭不全、高血压、甲状腺功能亢进及严重贫血患者。因颈动脉和颈静脉都可能发生搏动，而且部位相近，故应鉴别。一般静脉搏动柔和，范围弥散，触诊时无搏动感；动脉搏动比较强劲，为膨胀性，搏动感明显。

听诊颈部血管，一般让患者取坐位，用钟型听诊器听诊，如发现异常杂音，应注意其部位、强度、性质、音调、传播方向和出现时间，以及患者姿势改变和呼吸等对杂音的影响。如在颈部大血管区听到血管性杂音，应考虑颈动脉或椎动脉狭窄。

五、甲状腺

甲状腺（thyroid）位于甲状软骨下方和两侧（图1-4-10），正常为15～25g，表面光滑，柔软不易触及。

甲状腺检查法如下。

1. 视诊 观察甲状腺的大小和对称性。正常人甲状腺外观不突出，女性在青春发育期可略增大。检查时嘱被检查者做吞咽动作，可见甲状腺随吞咽动作而向上移动，如不易辨认时，再嘱被检查者两手放于枕后，头向后仰，再进行观察即较明显。

2. 触诊 触诊比视诊更能明确甲状腺的轮廓及病变的性质。触诊包括甲状腺峡部和甲状腺侧叶的检查。

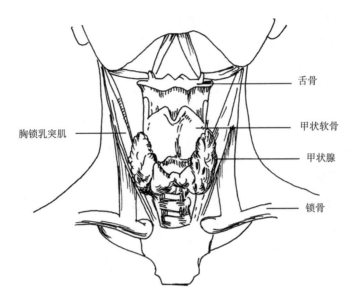

图 1-4-10 甲状腺位置示意图

（1）甲状腺峡部。甲状腺峡部位于环状软骨下方第二至第四气管环前面。站于受检者前面用拇指或站于受检者后面用示指从胸骨上切迹向上触摸，可感到气管前软组织，判断有无增厚，请受检者吞咽，可感到此软组织在手指下滑动，判断有无增大和肿块。

（2）甲状腺侧叶。

1）前面触诊。一手拇指施压于一侧甲状软骨，将气管推向对侧，另一手示、中指在对侧胸锁乳突肌后缘向前推挤甲状腺侧叶，拇指在胸锁乳突肌前缘触诊，配合吞咽动作，重复检查，可触及被推挤的甲状腺（图 1-4-11）。用同样方法检查另一侧甲状腺。

2）后面触诊。类似前面触诊，一手示、中指施压于一侧甲状软骨，将气管推向对侧，另一手拇指在对侧胸锁乳突肌后缘向前推挤甲状腺，示、中指在其前缘触诊甲状腺，配合吞咽动作，重复检查。用同样方法检查另一侧甲状腺。

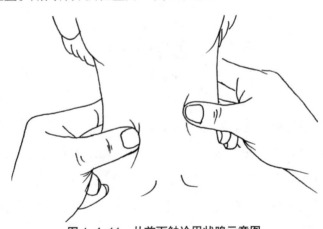

图 1-4-11 从前面触诊甲状腺示意图

3.听诊　当触到甲状腺肿大时，用钟型听诊器直接放在肿大的甲状腺上，如听到低调的连续性静脉"嗡鸣"音，对诊断甲状腺功能亢进很有帮助。另外，在弥漫性甲状腺肿伴功能亢进者还可听到收缩期动脉杂音。

甲状腺肿大可分三度：不能看出肿大但能触及者为Ⅰ度；能看到肿大又能触及，但在胸锁乳突肌以内者为Ⅱ度；超过胸锁乳突肌外缘者为Ⅲ度。引起甲状腺肿大的常见疾病如下。

（1）甲状腺功能亢进。肿大的甲状腺质地柔软，触诊时可有震颤，可能听到"嗡鸣"样血管杂音，是血管增多、增粗、血流增速的结果。

（2）单纯性甲状腺肿。腺体肿大很突出，可为弥漫性，也可为结节性，不伴有甲状腺功能亢进体征。

（3）甲状腺癌。触诊时包块可有结节感，不规则、质硬。因发展较慢，体积有时不大，易与甲状腺腺瘤、颈前淋巴结肿大相混淆。

六、气管

正常人气管位于颈前正中部。检查时让患者取舒适坐位或仰卧位，使颈部处于自然直立状态，医师将示指与环指分别置于两侧胸锁关节上，然后将中指置于气管之上，观察中指是否在示指与环指中间，或以中指置于气管与两侧胸锁乳突肌之间的间隙，根据两侧间隙是否等宽来判断气管有无偏移。根据气管的偏移方向可以判断病变的性质。如大量胸腔积液、积气、纵隔肿瘤以及单侧甲状腺肿大可将气管推向健侧，而肺不张、肺硬化、胸膜粘连可将气管拉向患侧。

【口腔执业医师资格考试高频考点及例题】

试题1：患者体格检查发现甲状腺肿大，但在胸锁乳突肌以内，考虑（　　　）

A.甲状腺Ⅰ度肿大　B.甲状腺Ⅱ度肿大　C.甲状腺Ⅲ度肿大　D.基本正常

答案：B

解析：甲状腺肿大可分三度：不能看出肿大但能触及者为Ⅰ度；能看到肿大又能触及，但在胸锁乳突肌以内者为Ⅱ度；超过胸锁乳突肌外缘者为Ⅲ度。

试题2：男性，70岁，可见颈静脉明显充盈、怒张或搏动，不考虑（　　　）

A.右心衰竭　B.左心衰竭　C.缩窄性心包炎　D.心包积液

答案：B

解析：颈静脉明显充盈、怒张或搏动，是右心衰竭体循环淤血的表现。

第五节　胸部检查

学习目标

掌握：肺部听诊的方法和内容；心脏听诊的方法和内容；血压测量方法和参考值。

熟悉：肺部和心脏常见体征的临床意义。

了解：心脏叩诊、心脏杂音听诊的方法。

胸部是指颈部以下和腹部以上的区域。胸廓由 12 个胸椎和 12 对肋骨、锁骨及胸骨组成（图 1-4-12）。其前部较短，背部稍长。胸部检查的内容很多，包括胸廓外形、胸壁、乳房、胸壁血管、纵隔、支气管、肺、胸膜、心脏和淋巴结等。

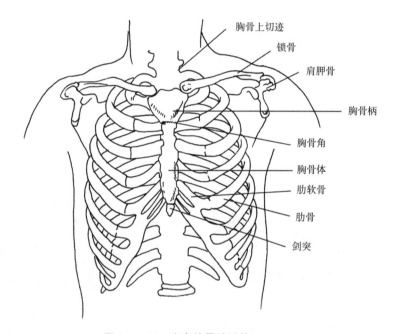

图 1-4-12　胸廓的骨骼结构

传统的胸部物理检查包括视诊、触诊、叩诊和听诊四个部分。检查应在温度适宜和光线充足的环境中进行。尽可能暴露全部胸廓，患者视病情或检查需要采取坐位或卧位，全面系统地按视、触、叩、听顺序进行检查。一般先检查前胸部及两侧胸部，然后再检查背部。这样既可克服只注意叩诊和听诊，而忽略视诊和触诊的倾向，也可避免重要体征的遗漏。

一、肺和胸膜检查

检查胸部时患者一般采取坐位或仰卧位,脱去上衣,使腰部以上的胸部能得到充分暴露。室内环境要舒适温暖、光线充足。肺和胸膜的检查一般应包括视、触、叩、听四个部分。

（一）视诊

1.呼吸运动　正常男性和儿童的呼吸以膈肌运动为主,胸廓下部及上腹部的动度较大,而形成腹式呼吸;女性的呼吸则以肋间肌的运动为主,故形成胸式呼吸。实际上该两种呼吸运动均不同程度同时存在。某些疾病可使呼吸运动方式发生改变,肺或胸膜疾病如肺炎、重症肺结核和胸膜炎等,或胸壁疾病如肋间神经痛、肋骨骨折等,均可使胸式呼吸减弱而腹式呼吸增强。腹膜炎、大量腹水、肝脾极度肿大、腹腔内巨大肿瘤及妊娠晚期时,膈肌向下运动受限,则腹式呼吸减弱,而代之以胸式呼吸。

2.呼吸频率　正常成人静息状态下,呼吸为 12 ~ 20 次 / 分,呼吸与脉搏之比为 1 : 4。常见的呼吸类型及特点见图 1-4-13。呼吸过速是指呼吸频率超过 20 次 / 分,常见于发热、疼痛、贫血、甲状腺功能亢进及心力衰竭等。一般体温升高1℃,呼吸频率大约增加 4 次 / 分。

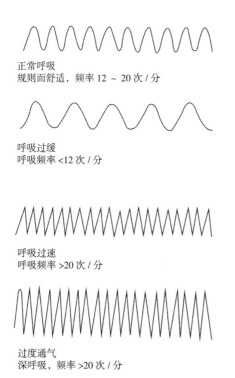

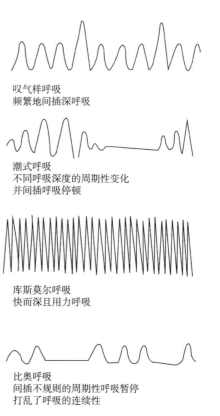

图 1-4-13　常见的呼吸类型及特点

呼吸过缓是指呼吸频率低于 12 次 / 分，呼吸浅慢见于麻醉剂或镇静剂过量和颅内压增高等。

3.呼吸节律　正常成人静息状态下，呼吸的节律基本上是均匀而整齐的。当病理状态下，往往会出现各种呼吸节律的变化。常见的呼吸节律改变见图 1-4-13。

（1）潮式呼吸。又称陈 - 施（Cheyne-Stokes）呼吸，是一种由浅慢逐渐变为深快，然后再由深快转为浅慢，随之出现一段呼吸暂停后，又开始如上变化的周期性呼吸。

（2）间停呼吸。又称比奥（Biots）呼吸，表现为有规律呼吸几次后，突然停止一段时间，又开始呼吸，即周而复始的间停呼吸。

以上两种周期性呼吸节律变化的机制是由于呼吸中枢的兴奋性降低，因此，这两种呼吸节律的变化多发生于中枢神经系统疾病，如脑炎、脑膜炎、颅内压增高及某些中毒，如糖尿病酮症酸中毒、巴比妥中毒等。间停呼吸较潮式呼吸更为严重，预后多不良，常在临终前发生。

（3）抑制性呼吸。此为胸部发生剧烈疼痛所致的吸气相突然中断，呼吸运动短暂地突然受到抑制，患者表情痛苦，呼吸较正常浅而快。常见于胸膜炎、胸膜恶性肿瘤、肋骨骨折及胸部严重外伤等。

（4）叹气样呼吸。表现在一段正常呼吸节律中插入一次深大呼吸，并常伴有叹息声。此多为功能性改变，见于神经衰弱、精神紧张或抑郁症。

4.呼吸深度　呼吸浅快，见于呼吸肌麻痹、严重鼓肠、腹水和肥胖等，以及肺部疾病，如肺炎、胸膜炎、胸腔积液和气胸等。呼吸深快，见于剧烈运动时，原因是机体供氧量增加需要增加肺内气体交换。当严重代谢性酸中毒时，血液中的酸性代谢产物强烈地刺激颈动脉窦、主动脉体化学感受器及呼吸中枢，出现深而规则的呼吸，常伴鼾声，称之为库斯莫尔（Kussmaul）呼吸（图 1-4-13），又叫作酸中毒大呼吸。见于糖尿病酮症酸中毒和尿毒症酸中毒等。

（二）触诊

1.胸廓扩张度（thoracic expansion）　胸廓扩张度即呼吸时的胸廓动度，于胸廓前下部检查较易获得，因该处胸廓呼吸时动度较大。前胸廓扩张度的测定，检查者两手置于胸廓下面的前侧部，左右拇指分别沿两侧肋缘指向剑突，拇指尖在前正中线两侧对称部位，而手掌和伸展的手指置于前侧胸壁（图 1-4-14）；后胸廓扩张度的测定，则将两手平置于患者背部，约于第 10 肋骨水平，拇指与中线平行，并将两侧皮肤向中线轻推。嘱患者做深呼吸运动，观察比较两手的动度是否一致。若一侧胸廓扩张受限，见于大量胸腔积液、气胸、胸膜增厚和肺不张等。

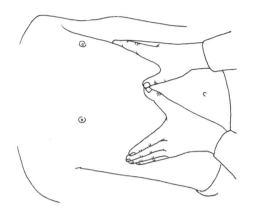

图 1-4-14　胸廓扩张度检查方法

2. 语音震颤（vocal fremitus）　语音震颤是指被检查者发出语音时，声波起源于喉部，沿气管、支气管及肺泡，传到胸壁所引起共鸣的振动，可由检查者的手触及，故又称触觉震颤（tactile fremitus）。根据其振动的增强或减弱，可判断胸内病变的性质。

检查者将左右手掌的尺侧缘或掌面轻放于两侧胸壁的对称部位，然后嘱被检查者用同等的强度重复发"yi"长音，自上至下，从内到外，从前胸到侧胸再到后背部，双手交叉对比比较两侧相应部位语音震颤的异同，注意有无增强或减弱。

语音震颤减弱或消失，主要见于：①肺泡内含气量过多，如肺气肿；②支气管阻塞，如阻塞性肺不张；③大量胸腔积液或气胸；④胸膜高度增厚粘连；⑤胸壁皮下气肿。

语音震颤增强，主要见于：①肺泡内有炎症浸润，因肺组织实变使语颤传导良好，如大叶性肺炎实变期、大片肺梗死等；②接近胸膜的肺内巨大空腔，声波在空洞内产生共鸣，尤其是当空洞周围有炎性浸润并与胸壁粘连时，则更有利于声波传导，使语音震颤增强，如空洞型肺结核、肺脓肿等。

3. 胸膜摩擦感（pleural friction fremitus）　胸膜摩擦感是指当发生急性胸膜炎时，因纤维蛋白沉着于两层胸膜，使其表面变为粗糙，呼吸时脏胸膜和壁胸膜相互摩擦，可由检查者的手感觉到，故称为胸膜摩擦感。通常于呼、吸两相均可触及，但有时只能在吸气相末触到，如皮革相互摩擦的感觉。该征象常于胸廓的下前侧部触及，因该处为呼吸时胸廓动度最大的区域。

（三）叩诊

1. 叩诊的方法　用于胸廓或肺部的叩诊方法有间接和直接叩诊法两种，具体方法参见第一篇第二章第一节"基本检查法"。

胸部叩诊时，被检查者取坐位或仰卧位，肌肉放松，两臂垂放，呼吸均匀。首先检查前胸，胸部稍向前挺，叩诊由锁骨上窝开始，然后沿锁骨中线、腋前线自第 1 肋间隙从上至下逐一肋间隙进行叩诊。其次检查侧胸壁，嘱被检查者举起上臂置于头部，自腋窝开始沿腋中线、腋后线叩诊，向下检查至肋缘。最后检查背部，被检查者向前稍低头，双手交叉抱肘，尽可能使肩胛骨移向外侧方，上半身略向前倾，叩诊自肺尖开始，叩得肺尖峡部宽度后，沿肩胛线逐一肋间隙向下检查，直至肺底膈活动范围被确定为止。并做左右、上下、内外的对比，同时注意叩诊音的变化。

2. 影响叩诊音的因素　胸壁组织增厚，如皮下脂肪较多、肌肉层较厚、乳房较大和水肿等，均可使叩诊音变浊。胸壁骨骼支架较大者，可加强共鸣作用。肋软骨钙化、胸廓变硬，可使叩诊的震动向四方散播的范围增大，因而定界叩诊较难得出准确的结果。胸腔内积液，可影响叩诊的震动及声音的传播。肺内含气量、肺泡的张力、弹性等，均可影响叩诊音，如深吸气时，肺泡张力增加，叩诊音调亦增高。

3. 叩诊音的分类　胸部叩诊音可分为清音、过清音、鼓音、浊音和实音，在强度、音调、时限和性质方面具有各自的特点。

4. 正常叩诊音

（1）正常胸部叩诊音。正常胸部叩诊为清音，其音响强弱和高低与肺脏含气量的多寡、胸壁的厚薄以及邻近器官的影响有关。由于肺上叶的体积较下叶小，含气量较少，且上胸部的肌肉较厚，故前胸上部较下部叩诊音相对稍浊；因右肺上叶较左肺上叶为小，且惯用右手者右侧胸大肌较左侧为厚，故右肺上部叩诊音亦相对稍浊；由于背部的肌肉、骨骼层次较多，故背部的叩诊音较前胸部稍浊；右侧腋下部因受肝脏的影响叩诊音稍浊，而左侧腋前线下方有胃泡的存在，故叩诊呈鼓音（图1-4-15），又称Traube鼓音区。

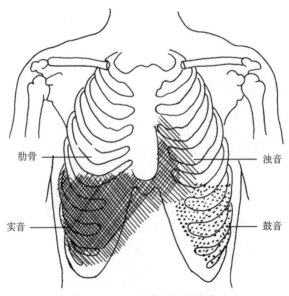

图1-4-15　正常胸部叩诊音

（2）肺界的叩诊。

1）肺上界。即肺尖的上界，其内侧为颈肌，外侧为肩胛带。叩诊方法是：自斜方肌前缘中央部开始叩诊为清音，逐渐叩向外侧，当由清音变为浊音时，即为肺上界的外侧终点。然后再由上述中央部叩向内侧，直至清音变为浊音时，即为肺上界的内侧终点。该清音带的宽度即为肺尖的宽度，正常为 5cm，又称 Kronig 峡。因右肺尖位置较低，且右侧肩胛带的肌肉较发达，故右侧较左侧稍窄（图 1-4-16）。肺上界变狭或叩诊浊音，常见于肺结核所致的肺尖浸润，纤维性变及萎缩。肺上界变宽，叩诊稍呈过清音，则常见于肺气肿患者。

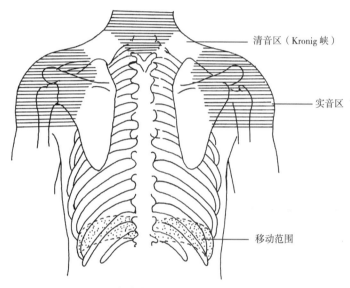

图 1-4-16 正常肺尖宽度与肺下界移动范围

2）肺下界。两侧肺下界大致相同，平静呼吸时位于锁骨中线第 6 肋间隙上，腋中线第 8 肋间隙上，肩胛线第 10 肋间隙上。正常肺下界的位置可因体型、发育情况的不同而有所差异，如矮胖者的肺下界可上升 1 肋间隙，瘦长者可下降 1 肋间隙。病理情况下，肺下界降低见于肺气肿、腹腔内脏下垂；肺下界上升见于肺不张、腹内压升高使膈上升，如鼓肠、腹水、气腹、肝脾肿大、腹腔内巨大肿瘤及膈肌麻痹等。

（3）肺下界的移动范围。即相当于呼吸时膈肌的移动范围。叩诊方法是：首先在平静呼吸时，于肩胛线上叩出肺下界的位置，嘱受检者作深吸气后在屏住呼吸的同时，沿该线继续向下叩诊，当由清音变为浊音时，即为肩胛线上肺下界的最低点。当受检者恢复平静呼吸后，同样先于肩胛线上叩出平静呼吸时的肺下界，再嘱作深呼气并屏住呼吸，然后再由下向上叩诊，直至浊音变为清音时，即为肩胛线上肺下界的最高点。最高至最低两点间的距离即为肺下界的移动范围（图 1-4-16）。双侧锁骨中线和腋中线的肺下界可由同样的方法叩得。正常人肺下界的移动范围为 6 ~ 8cm。移动范围的多寡与肋膈窦的大小有关，故不同部位肺下界移动范围亦稍有差异，一般腋中线及腋后线上的移动度最大。

肺下界移动度减弱见于肺组织弹性消失（如肺气肿等）、肺组织萎缩（如肺不张和肺纤维化等）及肺组织炎症和水肿。当胸腔大量积液、积气及广泛胸膜增厚粘连时肺下界及其移动度不能叩得。膈神经麻痹患者，肺下界移动度亦消失。

5.肺部异常叩诊音　正常肺脏的清音区范围内，如出现浊音、实音、过清音或鼓音时则为异常叩诊音，提示肺、胸膜、膈或胸壁具有病理改变存在。异常叩诊音的类型取决于病变的性质、范围的大小及部位的深浅。一般距胸部表面 5cm 以上的深部病灶、直径小于 3cm 的小范围病灶或少量胸腔积液时，常不能发现叩诊音的改变。

（1）浊音或实音。肺部大面积含气量减少的病变，如肺炎、肺不张、肺结核、肺梗死、肺水肿及肺硬化等；肺内不含气的占位病变，如肺肿瘤、肺包虫或囊虫病、未液化的肺脓肿等；胸腔积液、胸膜增厚等病变。

（2）鼓音。肺内空腔性病变如其腔径大于 3 ~ 4cm，且靠近胸壁，如空洞型肺结核、液化了的肺脓肿和肺囊肿等，叩诊可呈鼓音。胸膜腔积气，如气胸时，叩诊亦可为鼓音。

（3）过清音。肺张力减弱而含气量增多时，如肺气肿等，叩诊呈过清音。

（4）浊鼓音。当肺泡壁松弛，肺泡含气量减少的情况下，如肺不张、肺炎充血期或消散期和肺水肿等，局部叩诊时可呈现一种兼有浊音和鼓音特点的混合性叩诊音，称为浊鼓音。

（四）听诊

肺部听诊是肺部检查中最主要和最基本的方法。肺部听诊时，被检查者取坐位或卧位。听诊的顺序一般由肺尖开始，自上而下分别检查前胸部、侧胸部和背部，自上至下逐一肋间进行，而且要在上下、左右对称的部位进行对比。被检查者微张口作均匀的呼吸，必要时可作较深的呼吸或咳嗽数声后立即听诊，这样更有利于察觉呼吸音及附加音的改变。

1.正常呼吸音（normal breath sound）　正常呼吸音有以下几种。

（1）支气管呼吸音（bronchial breath sound）。支气管呼吸音为吸入的空气在声门、气管或主支气管形成湍流所产生的声音，颇似抬舌后经口腔呼气时所发出"ha"的音响，该呼吸音强而高调。吸气相较呼气相短，因吸气为主动运动，吸气时声门增宽，进气较快；而呼气为被动运动，声门较窄，出气较慢之故。且呼气音较吸气音强而高调，吸气末与呼气始之间有极短暂的间隙。正常人于喉部、胸骨上窝、背部第 6、7 颈椎及第 1、2 胸椎附近均可听到支气管呼吸音，且越靠近气管区，其音响越强，音调亦渐降低。

（2）支气管肺泡呼吸音（bronchovesicrllar breath sound）。支气管肺泡呼吸音为兼有支气管呼吸音和肺泡呼吸音特点的混合性呼吸音。其吸气音的性质与正常肺泡呼吸音相似，但音调较高且较响亮。其呼气音的性质则与支气管呼吸音相似，但强度稍弱，音调稍低，管样性质少些和呼气相短些，在吸气和呼气之间有极短暂的间隙。支气管肺泡呼吸音的吸气相与呼气相大致相同。

正常人于胸骨两侧第 1、2 肋间隙，肩胛间区第 3、4 胸椎水平以及肺尖前后部可听及支气管肺泡呼吸音。当其他部位听及支气管肺泡呼吸音时，均属异常情况，提示有病变存在。

（3）肺泡呼吸音（vesicular breath sound）。肺泡呼吸音是由于空气在细支气管和肺泡内进出移动的结果。吸气时气流经支气管进入肺泡，冲击肺泡壁，使肺泡由松弛变为紧张，呼气时肺泡由紧张变为松弛，这种肺泡弹性的变化和气流的振动是肺泡呼吸音形成的主要因素。

肺泡呼吸音为一种叹息样的或柔和吹风样的"fu-fu"声，类似上牙咬住下唇，呼气时发出的"fu"的声音。在大部分肺野内均可听及。其音调相对较低。吸气时音响较强，音调较高，时相较长，此系由于吸气为主动运动，单位时间内吸入肺泡的空气流量较大，气流速度较快，肺泡维持紧张的时间较长之故。反之，呼气时音响较弱，音调较低，时相较短，此系由于呼气为被动运动，呼出的气体流量逐渐减少，气流速度减慢，肺泡亦随之转为松弛状态所致。一般在呼气终止前呼气声即先消失，实际上此并非呼气动作比吸气短，而是呼气末气流量太小，未能听及其呼气声而已。

正常人肺泡呼吸音的强弱与性别、年龄、呼吸的深浅、肺组织弹性的大小及胸壁的厚薄等有关。男性肺泡呼吸音较女性为强，因男性呼吸运动的力量较强，且胸壁皮下脂肪较少之故。儿童的肺泡呼吸音较老年人强，因儿童的胸壁较薄且肺泡富有弹性，而老年人的肺泡弹性则较差。肺泡组织较多，胸壁肌肉较薄的部位，如乳房下部及肩胛下部肺泡呼吸音最强，其次为腋窝下部，而肺尖及肺下缘区域则较弱。此外，矮胖体型者肺泡呼吸音亦较瘦长者为弱。

3 种正常呼吸音的特征比较见表 1-4-2 及图 1-4-17。

表 1-4-2　3 种正常呼吸音特征的比较

特征	支气管呼吸音	支气管肺泡呼吸音	肺泡呼吸音
强度	响亮	中等	柔和
音调	高	中等	低
吸：呼	1：3	1：1	3：1
性质	管样	沙沙声，但管样	轻柔的沙沙声
正常听诊区域	胸骨柄	主支气管	大部分肺野

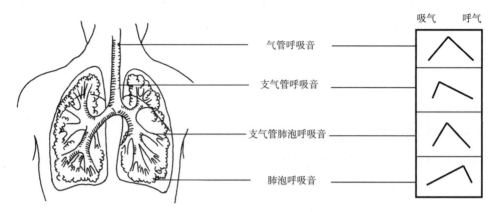

气管呼吸音

支气管呼吸音

支气管肺泡呼吸音

肺泡呼吸音

吸气　呼气

图 1-4-17　正常情况下呼吸音的分布特点

2. 异常呼吸音（abnormal breath sound）　异常呼吸音包括以下几种。

（1）异常肺泡呼吸音。

1）肺泡呼吸音减弱或消失。与肺泡内的空气流量减少或进入肺内的空气流速减慢及呼吸音传导障碍有关。可在局部、单侧或双肺出现。发生的原因有：①胸廓活动受限，如胸痛、肋软骨骨化和肋骨切除等；②呼吸肌疾病，如重症肌无力、膈肌瘫痪和膈肌升高等；③支气管阻塞，如阻塞性肺气肿、支气管狭窄等；④压迫性肺膨胀不全，如胸腔积液或气胸等；⑤腹部疾病，如大量腹水、腹部巨大肿瘤等。

2）肺泡呼吸音增强。双侧肺泡呼吸音增强，与呼吸运动及通气功能增强，使进入肺泡的空气流量增多或进入肺内的空气流速加快有关。发生的原因有：①机体需氧量增加，引起呼吸深长和增快，如运动、发热或代谢亢进等；②缺氧兴奋呼吸中枢，导致呼吸运动增强，如贫血等；③血液酸度增高，刺激呼吸中枢，使呼吸深长，如酸中毒等。一侧肺泡呼吸音增强，见于一侧肺胸病变引起肺泡呼吸音减弱，此时健侧肺可发生代偿性肺泡呼吸音增强。

3）呼气音延长。因下呼吸道部分阻塞、痉挛或狭窄，如支气管炎、支气管哮喘等，导致呼气的阻力增加，或由于肺组织弹性减退，使呼气的驱动力减弱，如慢性阻塞性肺气肿等，均可引起呼气音延长。

4）断续性呼吸音。肺内局部性炎症或支气管狭窄，使空气不能均匀地进入肺泡，可引起断续性呼吸音，因伴短促的不规则间歇，故又称齿轮呼吸音（cogwheel breath sound），常见于肺结核和肺炎等。必须注意，当寒冷、疼痛和精神紧张时，亦可听及断续性肌肉收缩的附加音，但与呼吸运动无关，应予鉴别。

5）粗糙性呼吸音。为支气管黏膜轻度水肿或炎症浸润造成不光滑或狭窄，使气流进出不畅所形成的粗糙呼吸音，见于支气管或肺部炎症的早期。

（2）异常支气管呼吸音。如在正常肺泡呼吸音部位听到支气管呼吸音，则为异常的支气管呼吸音，或称管样呼吸音，可由下列因素引起。

1）肺组织实变。使支气管呼吸音通过较致密的肺实变部分，传至体表而易于听到。支气管呼吸音的部位、范围和强弱与病变的部位、大小和深浅有关。实变的范围越大、越浅，其声音越强，反之则较弱。常见于大叶性肺炎的实变期，其支气管呼吸音强而高调，而且近耳。

2）肺内大空腔。当肺内大空腔与支气管相通，且其周围肺组织又有实变存在时，音响在空腔内共鸣，并通过实变组织的良好传导，故可听及清晰的支气管呼吸音，常见于肺脓肿或空洞型肺结核的患者。

3）压迫性肺不张。胸腔积液时，压迫肺脏，发生压迫性肺不张，因肺组织较致密，有利于支气管音的传导，故于积液区上方有时可听到支气管呼吸音，但强度较弱而且遥远。

（3）异常支气管肺泡呼吸音。为在正常肺泡呼吸音的区域内听到的支气管肺泡呼吸音。其产生机制为肺部实变区域较小且与正常含气肺组织混合存在，或肺实变部位较深并被正常肺组织所覆盖之故。常见于支气管肺炎、肺结核、大叶性肺炎初期或在胸腔积液上方肺膨胀不全的区域听及。

3. 啰音（crackles） 啰音是呼吸音以外的附加音（adventitious sound），该音正常情况下并不存在，故非呼吸音的改变，按性质的不同可分为干啰音和湿啰音两种。

（1）湿啰音（moist crackles）。系由于吸气时气体通过呼吸道内的分泌物如渗出液、痰液、血液、黏液和脓液等，形成的水泡破裂所产生的声音，故又称水泡音（bubble sound）。或认为由于小支气管壁因分泌物黏着而陷闭，当吸气时突然张开重新充气所产生的爆裂音。

1）湿啰音的特点。湿啰音为呼吸音外的附加音，断续而短暂，一次常连续多个出现，于吸气时或吸气终末较为明显，有时也出现于呼气早期，部位较恒定，性质不易变，中、小湿啰音可同时存在，咳嗽后可减轻或消失。

2）湿啰音的分类。

A.按啰音的音响强度可分为响亮性和非响亮性两种。①响亮性湿啰音：啰音响亮，是由于周围具有良好的传导介质，如实变，或因空洞共鸣作用的结果，见于肺炎、肺脓肿或空洞型肺结核。如空洞内壁光滑，响亮性湿啰音还可带有金属调；②非响亮性湿啰音：声音较低，是由于病变周围有较多的正常肺泡组织，传导过程中声波逐渐减弱，听诊时感觉遥远。

B.按呼吸道腔径大小和腔内渗出物的多寡分粗、中、细湿啰音（图1-4-18）。①粗湿啰音（coarse crackles）：又称大水泡音。发生于气管、主支气管或空洞部位，多出现在吸气早期。见于支气管扩张、肺水肿及肺结核或肺脓肿空洞。昏迷或濒死的患者因无力排出

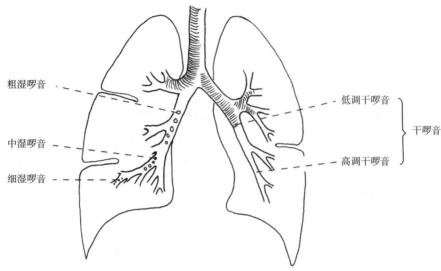

粗湿啰音

中湿啰音

细湿啰音

低调干啰音

高调干啰音

干啰音

图 1-4-18　啰音发生的机制

呼吸道分泌物，于气管处可听及粗湿啰音，有时不用听诊器亦可听到，谓之痰鸣。②中湿啰音（medium crackles）：又称中水泡音。发生于中等大小的支气管，多出现于吸气的中期。见于支气管炎、支气管肺炎等。③细湿啰音（fine crackles）：又称小水泡音。发生于小支气管，多在吸气后期出现。常见于细支气管炎、支气管肺炎、肺淤血和肺梗死等。弥漫性肺间质纤维化患者吸气后期出现的细湿啰音，其音调高，近耳颇似撕开尼龙扣带时发出的声音，谓之 Velcro 啰音。

3）临床意义。肺部局限性湿啰音，仅提示该处的局部病变，如肺炎、肺结核或支气管扩张等。两侧肺底湿啰音，多见于心力衰竭所致的肺淤血和支气管肺炎等。如两肺野满布湿啰音，则多见于急性肺水肿和严重支气管肺炎。

（2）干啰音（wheezes）。系由于气管、支气管或细支气管狭窄或部分阻塞，空气吸入或呼出时发生湍流所产生的声音。呼吸道狭窄或不完全阻塞的病理基础有炎症引起的黏膜充血水肿和分泌物增加；支气管平滑肌痉挛；管腔内肿瘤或异物阻塞；以及管壁被管外肿大的淋巴结或纵隔肿瘤压迫引起的管腔狭窄等（图 1-4-19）。

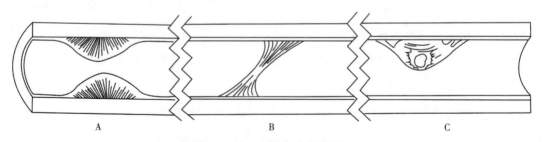

A

B

C

图 1-4-19　干啰音发生的机制

A. 管腔狭窄；B. 管腔内有分泌物；C. 管腔内有新生物或受压

1）干啰音的特点。干啰音为一种持续时间较长带乐性的呼吸附加音，音调较高，持续时间较长，吸气及呼气时均可听及，但以呼气时为明显，干啰音的强度和性质易改变，部位易变换，在瞬间内数量可明显增减。发生于主支气管以上大气道的干啰音，有时不用听诊器亦可听及，谓之喘鸣。

2）干啰音的分类。根据音调的高低可分为高调和低调两种。①高调干啰音（sibilant wheezes）：又称哨笛音（图1-4-18）。音调高，呈短促的"zhi-zhi"声或带音乐性。用力呼气时其音质常呈上升性，多起源于较小的支气管或细支气管。②低调干啰音（sonorous wheezes）：又称鼾音（图1-4-18）。音调低，呈呻吟声或鼾声的性质，多发生于气管或主支气管。

3）临床意义。发生于双侧肺部的干啰音，常见于支气管哮喘、慢性支气管炎和心源性哮喘等。局限性干啰音，是由于局部支气管狭窄所致，常见于支气管内膜结核或肿瘤等。

4.胸膜摩擦音（pleuritic rub） 正常胸膜表面光滑，胸膜腔内并有微量液体存在，因此，呼吸时脏胸膜和壁胸膜之间相互滑动并无音响发生。然而，当胸膜面由于炎症、纤维素渗出而变得粗糙时，则随着呼吸便可出现胸膜摩擦音。

其听诊特征颇似用一手掩耳，以另一手指在其手背上摩擦时所听到的声音。胸膜摩擦音通常于呼吸两相均可听到，而且十分近耳，一般于吸气末或呼气初较为明显，屏气时即消失。深呼吸或在听诊器体件上加压时，摩擦音的强度可增加。

胸膜摩擦音最常听到的部位是前下侧胸壁，因呼吸时该区域的呼吸动度最大。反之，肺尖部的呼吸动度较胸廓下部为小，故胸膜摩擦音很少在肺尖听及。胸膜摩擦音可随体位的变动而消失或复现。当胸腔积液较多时，因两层胸膜被分开，摩擦音可消失，在积液吸收过程中当两层胸膜又接触时，可再出现。当纵隔胸膜发炎时，于呼吸及心脏搏动时均可听到胸膜摩擦音。

胸膜摩擦音常发生于纤维素性胸膜炎、肺梗死、胸膜肿瘤及尿毒症等患者。

【口腔执业医师资格考试高频考点及例题】

试题1：持续快促呼吸产生的酸碱平衡紊乱是（   ）

A.代谢性酸中毒　　B.代谢性碱中毒　　C.呼吸性酸中毒　　D.呼吸性碱中毒

答案：D

解析：持续性快而促的呼吸会因过度通气而吸入大量氧气，导致二氧化碳分压降低，产生呼吸性碱中毒。

试题2：肺实变时触诊可出现（   ）

A.气管偏向健侧，语音震颤减弱　　　　B.气管偏向患侧，语音震颤减弱

C.气管偏向患侧，语音震颤减弱　　　　D.气管居中，语音震颤增强

E.气管居中，语音震颤减弱

答案：D

解析：肺实变一般不压迫气管，而语颤增强常见于：①肺组织实变，肺炎实变期、肺梗死；②肺内巨大空洞接近胸壁，形成共鸣，如空洞性肺结核、肺脓肿；③压迫性肺不张。

试题3：病变部位呼吸音显著减低或消失的情况不见于（   ）

A.气胸　　　B.胸腔积液　　　C.肺不张　　　D.肺实变　　　E.胸膜肥厚

答案：D

解析：肺泡呼吸音减低或消失常见于胸廓活动受限，如胸痛、肋骨骨折、胸膜肥厚等；呼吸肌疾病，如重症肌无力、膈肌麻痹等；气道阻塞，如慢性支气管炎、支气管哮喘；传导受限，如胸腔积液、气胸等。

试题4：关于湿啰音的描述，正确的是（   ）

A.为吸气时气体通过气道内稀薄分泌物形成的水泡破裂声

B.音调常高，带乐音　　　C.呼气时易听到　　　D.持续时间长　　　E.部位易变

答案：A

解析：湿啰音是指气道内存在稀薄分泌物（渗出液、漏出液、痰液、血液、黏液和脓液），当吸气时气体通过分泌物，形成的水泡破裂所产生的声音，故又名水泡音。

【直通岗位】

病例讨论：男性，65岁，半年来持续性咳嗽并痰中带血，无明显发热，近1个月来渐感呼吸困难。查体：发现患者吸气时胸骨上窝、锁骨上窝及肋间隙向内凹陷，吸气延长，该患者很可能发生了什么病理情况？如何解释上述体征？

（杨　旭）

二、心脏检查

心脏检查是心血管疾病诊断的基本功，在对患者详细地询问病史的基础上，进一步认真地进行心脏检查，多能及早地做出准确的诊断，而给予患者及时的治疗。在进行心脏检

查时，需有一个安静、光线充足的环境，患者多取卧位，医师多位于患者右侧。心脏检查时，一方面注意采取视诊、触诊、叩诊、听诊依次进行，以全面地了解心脏情况；另一方面在确定某一异常体征时，也可同时将这几种检查方法交替应用，以利于做出正确的判断。

（一）视诊

患者尽可能取卧位，除一般观察胸廓轮廓外，必要时医师也可将视线与胸廓同高，以便更好地了解心前区有无隆起和异常搏动等。

1. 心前区隆起 多为先天性心脏病造成心脏肥大，在儿童生长发育完成前影响胸廓正常发育而形成。常见胸骨下段及胸骨左缘第3、4、5肋间的局部隆起，如法洛四联症、肺动脉瓣狭窄等的右心室肥大；少数情况见于儿童期风湿性心瓣膜病的二尖瓣狭窄所致的右心室肥大或伴有大量渗出液的儿童期慢性心包炎。位于胸骨右缘第2肋间其附近局部隆起，多为主动脉弓动脉瘤或升主动脉扩张所致，常伴有收缩期搏动。

2. 心尖搏动 心尖搏动（apical impulse）主要由于心室收缩时心脏摆动，心尖向前冲击前胸壁相应部位而形成。正常成人心尖搏动位于第5肋间，左锁骨中线内侧0.5～1.0cm，搏动范围以直径计算为2.0～2.5cm。

（1）心尖搏动移位。心尖搏动位置的改变可受多种生理性和病理性因素的影响。

1）生理性因素。正常仰卧时心尖搏动略上移；左侧卧位，心尖搏动向左移2.0～3.0cm；右侧卧位可向右移1.0～2.5cm。肥胖体型者、小儿及妊娠时，横膈位置较高，使心脏呈横位，心尖搏动向上外移，可在第4肋间左锁骨中线外。若体型瘦长（特别是处于站立或坐位）使横膈下移，心脏呈垂位，心尖搏动移向内下，可达第6肋间。

2）病理性因素。有心脏本身因素（如心脏增大）或心脏以外的因素（如纵隔、横膈位置改变）（表1-4-3）。

表1-4-3 心尖搏动移位的常见病理因素

因素	心尖搏动移位	临床常见疾病
心脏因素		
左心室增大	向左下移位	主动脉瓣关闭不全
右心室增大	向左侧移位	二尖瓣狭窄
左、右心室增大	向左下移位，伴心浊音界两侧扩大	扩张型心肌病等
右位心	心尖搏动位于右侧心壁	先天性右位心
心脏以外的因素		
纵隔移位	心尖搏动向患侧移位	一侧胸膜增厚或肺不张
	心尖搏动向病变对侧	一侧胸腔积液或气胸等
横膈移位	心尖搏动向左外侧移位	大量腹水等，横膈抬高使心脏横位
	心尖搏动移向内下，可达第6肋间	严重肺气肿等，横膈下移使心脏垂位

（2）心尖搏动强度与范围的改变。也受生理和病理情况的影响。

1）生理情况下，胸壁肥厚、乳房悬垂或肋间隙狭窄时心尖搏动较弱，搏动范围也缩小。

胸壁薄或肋间隙增宽时心尖搏动相应增强，范围也较大。另外，剧烈运动与情绪激动时，心尖搏动也随之增强。

2）病理情况下心肌收缩力增加也可使心尖搏动增强，如高热、严重贫血、甲状腺功能亢进或左心室肥厚心功能代偿期。然而，心尖搏动减弱除考虑心肌收缩力下降外，尚应考虑其他因素影响。心肌收缩力下降可见于扩张型心肌病和急性心肌梗死等。其他造成心尖搏动减弱的心脏因素有：心包积液、缩窄性心包炎，由于心脏与前胸壁距离增加使心尖搏动减弱；心脏以外的病理性影响因素有：肺气肿、左侧大量胸水或气胸等。

（3）负性心尖搏动（inward impuse）。心脏收缩时，心尖搏动内陷，称负性心尖搏动。见于粘连性心包炎或心包与周围组织广泛粘连。另外，由于重度右心室肥大所致心脏顺钟向转位，而使左心室向后移位也可引起负性心尖搏动。

3. 心前区搏动

（1）胸骨左缘第 3 ~ 4 肋间搏动。当心脏收缩时在此部位出现强有力而较持久的搏动，可持续至第二心音开始，为右心室持久的压力负荷增加所致的右心室肥厚征象，多见于先天性心脏病所致的右心室肥厚，如房间隔缺损等。

（2）剑突下搏动。该搏动可能是右心室收缩期搏动，也可由腹主动脉搏动产生。病理情况下，前者可见于肺源性心脏病右心室肥大者，后者常由腹主动脉瘤引起。鉴别搏动来自右心室或腹主动脉的方法有两种：其一是患者深吸气后，搏动增强则为右心室搏动，减弱则为腹主动脉搏动；其二是手指平放从剑突下向上压入前胸壁后方，右心室搏动冲击手指末端而腹主动脉搏动则冲击手指掌面。另外，消瘦者的剑突下搏动可能来自正常的腹主动脉搏动或心脏垂位时的右心室搏动。

（3）心底部搏动。胸骨左缘第 2 肋间（肺动脉瓣区）收缩期搏动，多见于肺动脉扩张或肺动脉高压，也可见于少数正常青年人（特别是瘦长体形者）在体力活动或情绪激动时。胸骨右缘第 2 肋间（主动脉瓣区）收缩期搏动，多为主动脉弓动脉瘤或升主动脉扩张。

（二）触诊

心脏触诊与视诊同时进行，能起互补效果。触诊方法是检查者先用右手全手掌开始检查，置于心前区，然后逐渐缩小到用手掌尺侧(小鱼际)或示指、中指及环指腹并拢同时触诊，必要时也可单指指腹触诊。

1. 心尖搏动及心前区搏动　触诊除可进一步确定心尖搏动的位置外，尚可判断心尖或心前区的抬举性搏动。左心室肥厚时，可感觉到触诊的手指被强有力的心尖搏动抬起并停留片刻，称抬举性搏动，是左心室肥大的可靠体征。而胸骨左下缘收缩期抬举性搏动是右心室肥厚的可靠指征。另外，心尖搏动的触诊对于复杂的心律失常患者结合听诊以确定第一、第二心音或收缩期、舒张期也有重要价值。

2.震颤 震颤（thrill）为触诊时手掌尺侧（小鱼际）或手指指腹感到的一种细小震动感，与在猫喉部摸到的呼吸震颤类似，又称猫喘。震颤的发生机制与杂音相同，系血液经狭窄的口径或循异常的方向流动形成涡流造成瓣膜、血管壁或心腔壁震动传至胸壁所致。发现震颤后应首先确定部位及来源（瓣膜、大血管或间隔缺损），其次确定其处于心动周期中的时相（收缩期、舒张期或连续性），最后分析其临床意义。

在一般情况下，震颤见于某些先天性心血管病或狭窄性瓣膜病变，而瓣膜关闭不全时，则较少有震颤，仅在房室瓣重度关闭不全时可触及震颤。临床上凡触及震颤均可认为心脏有器质性病变。触诊有震颤者，多数也可所到响亮的杂音。震颤按照出现的时期可分为收缩期震颤、舒张期震颤和连续性震颤三种。震颤的时期、部位及其临床意义见表1-4-4。

表 1-4-4　心前区震颤的临床意义

部位	时相	常见病变
胸骨右缘第 2 肋间	收缩期	主动脉狭窄
胸骨左缘第 2 肋间	收缩期	肺动脉狭窄
胸骨左缘第 3 ~ 4 肋间	收缩期	室间隔缺损
胸骨左缘第 2 肋间	连续性	动脉导管未闭
心尖区	舒张期	二尖瓣狭窄
心尖区	收缩期	重度二尖瓣关闭不全

3.心包摩擦感 可在心前区或胸骨左缘第3、4肋间触及，多呈收缩期和舒张期双相的粗糙摩擦感，以收缩期、前倾体位和呼气末（使心脏靠近胸壁）更为明显。心包摩擦感是由于急性心包炎时心包膜纤维素渗出致表面粗糙，心脏收缩时脏层与壁层心包摩擦产生的振动传至胸壁所致。随渗液的增多，使心包脏层与壁层分离，摩擦感则消失。

（三）叩诊

叩诊用于确定心界大小及其形状。心浊音界包括相对及绝对浊音界两部分，心脏左右缘被肺遮盖的部分，叩诊呈相对浊音，而不被肺遮盖的部分则叩诊呈绝对浊音（图1-4-20）。通常心脏相对浊音界反映心脏的实际大小。

1.叩诊方法 心脏叩诊采用间接叩诊法，受检者一般取平卧位，以左手中指作为叩诊板指，板指与肋间平行放置，如果某种原因受检者取坐位时，板指可与肋间垂直，必要时分别进行坐、卧位叩诊，并注意两种体位时心浊音界的不同改变。叩诊时，板指平置于心前区拟叩诊的部位，以右手中指带动右腕关节活动均匀叩击板指，并且由外向内逐渐移动板指，以听到声音由清变浊来确定心浊音界。通常测定左侧的心浊音界用轻叩诊法较为准确，而右侧叩诊宜使用较重的叩诊法，叩诊时也要注意根据患者胖瘦程度等调整力度。另外，

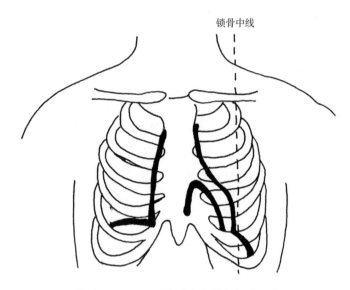

图 1-4-20　心脏绝对浊音界和相对浊音界

必须注意叩诊时板指每次移动距离不宜过大，并在发现声音由清变浊时，需进一步往返叩诊几次，以免得出的心界范围小于实际大小。

2. 叩诊顺序　通常的顺序是先叩左界，后叩右界。左侧在心尖搏动外 2 ~ 3cm 处开始，由外向内，逐个肋间向上，直至第 2 肋间。右界叩诊先叩出肝上界，然后于其上一肋间由外向内，逐一肋间向上叩诊，直至第 2 肋间。对各肋间叩得的浊音界逐一做出标记，并测量其与胸骨中线间的垂直距离。

3. 正常心浊音界　正常心脏左界自第 2 肋间起向外逐渐形成一外凸弧形，直至第 5 肋间。右界各肋间几乎与胸骨右缘一致，仅第 4 肋间稍超过胸骨右缘。叩诊后，以胸骨中线至心浊音界线的垂直距离（cm）表示正常成人心相对浊音界（表 1-4-5），并标出胸骨中线与左锁骨中线的间距。

表 1-4-5　正常成人心脏相对浊界

右界 /cm	肋间	左界 /cm
2 ~ 3	Ⅱ	2 ~ 3
2 ~ 3	Ⅲ	3.5 ~ 4.5
3 ~ 4	Ⅳ	5 ~ 6
	Ⅴ	7 ~ 9

注：左锁骨中线距胸骨中线为 8 ~ 10cm。

4. 心浊音界各部的组成　心脏左界第 2 肋间处相当于肺动脉段，第 3 肋间为左心耳，第 4、5 肋间为左心室，其中血管与心脏左心交接处向内凹陷，称心腰。右界第 2 肋间相当于升主动脉和上腔静脉，第 3 肋间以下为右心房（图 1-4-21）。

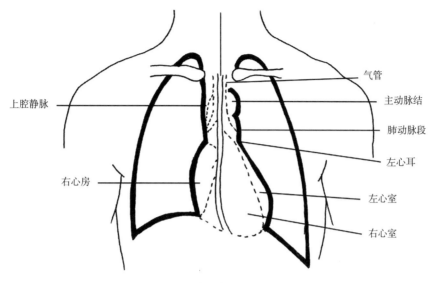

图 1-4-21 心脏各个部位在胸壁的投影

5.心浊音界改变及其临床意义 心浊音界改变受心脏本身病变和心脏以外因素的影响。

（1）心脏以外因素。可以造成心脏移位或心浊音界改变，如一侧大量胸腔积液或气胸可使心界移向健侧，一侧胸膜粘连、增厚与肺不张则使心界移向患侧。大量腹水或腹腔巨大肿瘤可使横膈抬高、心脏横位，以致心界向左增大等。肺气肿时心浊音界变小。

（2）心脏本身病变。包括心房、心室增大和心包积液等，其心浊音界的改变情况和临床常见疾病见表 1-4-6。

表 1-4-6 心浊音界改变的心脏因素和临床常见疾病

因素	心浊音界	临床常见疾病
左心室增大	向左下增大，心腰加深，心界似靴形（图 1-4-22）	主动脉关闭不全等
右心室增大	轻度增大：绝对浊音界增大，相对浊音界无明显改变	肺源性心脏病或房间
	显著增大：心界向左右两侧增大	隔缺损等
左、右心室增大	心浊音界向两侧增大，且左界向左下增大，称普大形	扩张型心肌病等
左心房增大或合并肺	左房显著增大：胸骨左缘第 3 肋间心界增大，心腰消失	
动脉段扩大	左房与肺动脉段均增大：胸骨左缘第 2、3 肋间心界增大，心腰更	二尖瓣狭窄等
	为丰满或膨出，心界如梨形（图 1-4-23）	
主动脉扩张	胸骨右缘第 1、2 肋间浊音界增宽，长伴收缩期搏动	升主动脉瘤等
心包积液	两侧增大，相对、绝对浊音界几乎相同，并随体位而改变，坐位时	心包积液
	心界称三角形烧瓶样，卧位时心底部浊音增宽	

（四）听诊

心脏听诊是心脏物理诊断中最重要和较难掌握的方法。听诊需注意心率、心律、心音、心脏杂音和额外心音等特征，进而对心脏的病理生理状况进行分析。

听诊时，患者多取卧位或坐位。然而，对疑有二尖瓣狭窄者，宜嘱患者取左侧卧位；

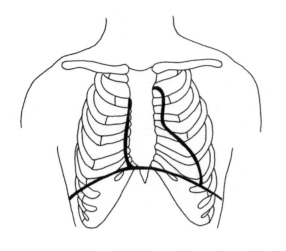

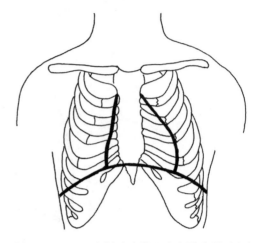

图 1-4-22 主动脉关闭不全的心浊音界（靴形心）　　图 1-4-23 二尖瓣狭窄的心浊音界（梨形心）

对疑有主动脉瓣关闭不全者宜取坐位且上半身前倾。另外，具备一副高质量的听诊器有利于获得更多和更可靠的信息，其中钟型体件轻放在胸前皮肤，适合于听低音调声音，如二尖瓣舒张期隆隆样杂音；膜型体件需紧贴皮肤，能滤过部分低音调声音而适用于听高音调声音，如主动脉瓣舒张期叹气样杂音。注意不能隔着衣服进行心脏听诊。

1. 心脏瓣膜听诊区　心脏各瓣膜开放与关闭时所产生的声音传导至体表最易听清的部位称心脏瓣膜听诊区，与其解剖部位不完全一致。通常有 5 个听诊区（图 1-4-24）。它们分别为：①二尖瓣区，位于心尖搏动最强点，又称心尖区；②肺动脉瓣区，在胸骨左缘第 2 肋间；③主动脉瓣区，位于胸骨右缘第 2 肋间；④主动脉瓣第二听诊区，在胸骨左缘第 3

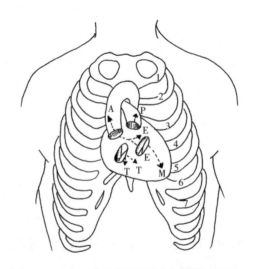

图 1-4-24 心脏瓣膜解剖部位及瓣膜听诊区

M，二尖瓣区；A，主动脉瓣区；E，主动脉瓣第二听诊区（Erb 区）；

P，肺动脉瓣区；T，三尖瓣区

肋间，又称 Erb 区；⑤三尖瓣区，在胸骨下端左缘，即胸骨左缘第 4、5 肋间。需要指出的是，这些通常的听诊区域是假定心脏结构和位置正常的情况下设定的，在心脏疾病的心脏结构和位置发生改变时，需根据心脏结构改变的特点和血流的方向，适当移动听诊部位和扩大听诊范围，对于某些心脏结构异常的心脏病尚可取特定的听诊区域。

2. 听诊顺序　对于初学者，设定一个听诊顺序，有助于防止遗漏和全面地了解心脏状况。通常的听诊顺序可以从心尖区开始，逆时针方向依次听诊：先听心尖区再听肺动脉瓣区，然后为主动脉瓣区、主动脉瓣第二听诊区，最后是三尖瓣区。一些临床医师也有从心底部开始依次进行各个瓣膜区的听诊。

3. 听诊内容　包括心率、心律、心音、额外心音、杂音和心包摩擦音。

（1）心率（heart rate）。指每分钟心搏次数。正常成人在安静、清醒的情况下心率范围为 60 ~ 100 次 / 分，老年人偏慢，女性稍快，儿童较快，< 3 岁的儿童多在 100 次 / 分以上。凡成人心率超过 100 次 / 分，婴幼儿心率超过 150 次 / 分称为心动过速。心率低于 60 次 / 分称为心动过缓。心动过速与过缓可表现为短暂性或持续性，可由多种生理性、病理性或药物性因素引起。

（2）心律（cardiac rhythm）。指心脏跳动的节律。正常人心律基本规则，部分青年人可出现随呼吸改变的心律，吸气时心率增快，呼气时减慢，称窦性心律不齐（sinus arrhythmia），一般无临床意义。听诊所能发现的心律失常最常见的有期前收缩（premature beat）和心房颤动（atrial fibrillation）。

期前收缩是指在规则心律基础上，突然提前出现一次心跳，其后有一较长间歇。如果期前收缩规律出现，可形成联律，例如，连续每一次窦性搏动后出现一次期前收缩，称二联律；每两次窦性搏动后出现一次期前收缩则称为三联律，依此类推。

心房颤动的听诊特点是心律绝对不规则、第一心音强弱不等和脉率少于心率，后者称脉搏短绌（pulse deficit），产生的原因是过早的心室收缩（心室内仅有少量的血液充盈）不能将足够的血液输送到周围血管所致。心房颤动的常见原因有二尖瓣狭窄、高血压、冠心病和甲状腺功能亢进等。少数原因不明称特发性。

（3）心音（heart sound）。按其在心动周期中出现的先后次序，可依次命名为第一心音（first heart sound，S_1）、第二心音（second heart sound，S_2）、第三心音（third heart sound，S_3）和第四心音（fourth heart sound，S_4）（图 1-4-24），其产生机制和听诊特点见表 1-4-7。通常情况下，只能听到第一、第二心音。第三心音可在部分青少年中闻及。第四心音一般听不到，如听到第四心音，属病理性。

表 1-4-7 心音产生机制和听诊特点

心音	产生机制	听诊特点
第一心音	S_1 由 4 种成分组成,第二、三成分为 S_1 的主要成分也是其可听到的成分。S_1 的产生机制多认为是由于瓣膜关闭,瓣叶突然紧张产生振动而发出声音,在心室开始收缩时,二尖瓣的关闭产生 S_1 的第二成分而三尖瓣的关闭产生 S_1 的第三成分。其他如半月瓣的开放等因素也参与 S_1 的形成,通常上述成分不能被人耳分辨,听诊仅为一个音	音调较低钝,强度较响,历时较长(持续约 0.1 秒),与心尖搏动同时在心尖部最响
第二心音	S_2 也由 4 个成分组成,其中第二成分是 S_2 可听到的成分,S_2 的产生机制多认为是血流在主动脉与肺动脉内突然减速和半月瓣突然关闭引起瓣膜振动所致。其他如房室瓣的开放等因素也参与 S_2 的形成,S_2 第二成分还可分为 2 个部分,主动脉瓣关闭在前,形成该音的主动脉瓣部分,肺动脉瓣关闭在后,形成该音的肺动脉瓣部分,同样,这些成分不能被人耳所分辨,听诊仅为一个音	音调较高而脆,强度较 S_1 弱,历时较短(约 0.08 秒),不与心尖搏动同步,在心底部最响
第三心音	出现在心室舒张早期、快速充盈期之末,认为是由于心室快速充盈的血流自心房冲击室壁,使心室壁、腱索和乳头肌突然紧张、振动所致	音调轻而低,持续时间短(约 0.04 秒),局限于心尖部及其内上方,仰卧位、呼气时较清楚
第四心音	出现在心室舒张末期、收缩期前。一般认为 S_4 的产生与心房收缩使房室瓣及其相关结构(瓣膜、瓣环、腱索和乳头肌)突然紧张、振动有关	心尖部及其内侧较明显,低调、沉浊而弱。属病理性

心脏听诊最基本的技能是判定第一和第二心音,由此才能进一步确定杂音或额外心音所处的心动周期时相。通常情况下,第一心音与第二心音的判断并无困难:①S_1 音调较 S_2 低,时限较长,在心尖区最响;S_2 时限较短,在心底部较响;②S_1 至 S_2 的距离较 S_2 至下一心搏 S_1 的距离短。但是,在复杂的心律失常时,往往需借助于下列两点进行判别:①心尖或颈动脉的向外搏动与 S_1 同步或几乎同步,其中利用颈动脉搏动判别 S_1 更为方便;②当心尖部听诊难以区分 S_1 和 S_2 时,可先听心底部即肺动脉瓣区和主动脉瓣区,心底部的 S_1 与 S_2 易于区分,再将听诊器体件逐步移向心尖部,边移边默诵 S_1、S_2 节律,进而确定心尖部的 S_1 和 S_2。

(4)心音的改变及其临床意义。

1)心音强度改变。除肺含气量多少、胸壁或胸腔病变等心外因素和是否心包积液外,影响心音强度的主要因素是心肌收缩力与心室充盈程度(影响心室内压增加的速率),以及瓣膜位置的高低、瓣膜的结构和活动性等。

A. 第一心音强度的改变。主要决定因素是心室内压增加的速率,心室内压增加的速率越快,S_1 越强;其次受心室开始收缩时二尖瓣和三尖瓣的位置和上述其他因素影响。①S_1 增强:常见于二尖瓣狭窄。由于心室充盈减慢减少,以致在心室开始收缩时二尖瓣位置低垂,以及由于心室充盈减少,使心室收缩时左室内压上升加速和收缩时间缩短,造成瓣膜关闭振动幅度大,因而 S_1 亢进。但是,二尖瓣狭窄时如果伴有严重的瓣叶病变,瓣叶显著纤维化或钙化,使瓣叶增厚、僵硬,瓣膜活动明显受限,则 S_1 反而减弱。另外,在心肌收缩力增强和心动过速时，如高热、贫血、甲状腺功能亢进等均可使 S_1 增强。② S_1 减弱：常见于二尖瓣关闭不全。由于左心室舒张期过度充盈（包括由肺静脉回流的血液加收缩期反流入左房的血液），使二尖瓣漂浮，以致在心室收缩前二尖瓣位置较高，关闭时振幅小，因而 S_1 减弱。其他原因如心电图 P–R 间期延长、主动脉瓣关闭不全等使心室充盈过度和二尖瓣位置较高；以及心肌炎、心肌病、心肌梗死或心力衰竭时，由于心肌收缩力减弱均可致 S_1 减弱。③ S_1 强弱不等：常见于心房颤动和完全性房室传导阻滞。前者当两次心搏相近时 S_1 增强，相距远时则 S_1 减弱；后者当心房心室几乎同时收缩时 S_1 增强，又称"大炮音"（cannon sound），其机制是当心室收缩正好即刻出现在心房收缩之后（心电图上表现为 QRS 波接近 P 波出现），心室在相对未完全舒张和未被血液充分充盈的情况下，二尖瓣位置较低，急速的心室收缩使二尖瓣迅速和有力地关闭使 S_1 增强。

B. 第二心音强度的改变。体循环或肺循环阻力的大小和半月瓣的病理改变是影响 S_2 的主要因素。S_2 有两个主要部分即主动脉瓣部分（A_2）和肺动脉瓣部分（P_2），通常 A_2 在主动脉瓣区最清楚，P_2 在肺动脉瓣区最清晰。一般情况下，青少年 $P_2 > A_2$，成年人 $P_2=A_2$，而老年人 $P_2 < A_2$。① S_2 增强：体循环阻力增高或血流增多时，主动脉压增高，主动脉瓣关闭有力，振动大，以致 S_2 的主动脉瓣部分（A_2）增强或亢进，可呈高调金属撞击音；亢进的 A_2 可向心尖及肺动脉瓣区传导，如高血压、动脉粥样硬化。同样，肺循环阻力增高或血流量增多时，肺动脉压力增高，S_2 的肺动脉瓣部分（P_2）亢进，可向胸骨左缘第 3 肋间传导，但不向心尖传导，如肺源性心脏病、左向右分流的先天性心脏病（如房间隔缺损、室间隔缺损、动脉导管未闭等）、二尖瓣狭窄伴肺动脉高压等。② S_2 减弱：由于体循环或肺循环阻力降低、血流减少、半月瓣钙化或严重纤维化时均可分别导致第二心音的 A_2 或 P_2 减弱，如低血压、主动脉瓣或肺动脉瓣狭窄等。

2）心音性质改变。心肌严重病变时，第一心音失去原有性质且明显减弱，第二心音也弱，S_1、S_2 极相似，可形成"单音律"。当心率增快，收缩期与舒张期时限几乎相等时，听诊类似钟摆声，又称"钟摆律"或"胎心律"，提示病情严重，如大面积急性心肌梗死和重症心肌炎等。

3）心音分裂（splitting of heart sounds）。正常生理条件下，心室收缩与舒张时两个房室瓣与两个半月瓣的关闭并非绝对同步，三尖瓣较二尖瓣延迟关闭 0.02 ~ 0.03 秒，肺动脉瓣迟于主动脉瓣约 0.03 秒，上述时间差不能被人耳分辨，听诊仍为一个声音。当 S_1 或 S_2 的两个主要成分之间的间距延长，导致听诊闻及心音分裂为两个声音即称心音分裂。

A. S_1 分裂。当左、右心室收缩明显不同步时，S_1 的两个成分相距 0.03 秒以上时，可出现 S_1 分裂，在心尖或胸骨左下缘可闻及 S_1 分裂。S_1 的分裂一般并不因呼吸而有变异，常见于心室电或机械活动延迟，使三尖瓣关闭明显迟于二尖瓣。电活动延迟见于完全性右束支传导阻滞，机械活动延迟见于肺动脉高压等，由于右心室开始收缩时间晚于左心室，三尖瓣延迟关闭，以致 S_1 分裂。

B. S_2 分裂：临床上较常见，以肺动脉瓣区明显。见于下列情况。①生理性分裂（physiologic splitting）：由于深吸气时因胸腔负压增加，右心回心血流增加，右室排血时间延长，使肺动脉瓣关闭延迟，如果肺动脉瓣关闭明显迟于主动脉瓣关闭，则可在深吸气末出现 S_2 分裂，无心脏疾病存在，尤其是在青少年更常见。②通常分裂（general splitting）：是临床上最为常见的 S_2 分裂，也受呼吸影响，见于某些使右室排血时间延长的情况，如二尖瓣狭窄伴肺动脉高压、肺动脉瓣狭窄等，也可见于左室射血时间缩短，使主动脉瓣关闭时间提前（如二尖瓣关闭不全、室间隔缺损等）。③固定分裂（fixed splitting）：指 S_2 分裂不受吸气、呼气的影响，S_2 分裂的两个成分时距较固定，可见于先天性心脏病房间隔缺损。房间隔缺损时，虽然呼气时右心房回心血量有所减少，但由于存在左房向右房的血液分流，右心血流仍然增加，排血时间延长，肺动脉瓣关闭明显延迟，致 S_2 分裂；当吸气时，回心血流增加，但右房压力暂时性增高同时造成左向右分流稍减，抵消了吸气导致的右心血流增加的改变，因此其 S_2 分裂的时距较固定。④反常分裂（paradoxical splitting）：又称逆分裂（reversed splitting）：指主动脉瓣关闭迟于肺动脉瓣，吸气时分裂变窄，呼气时变宽。S_2 反常分裂是病理性体征，见于完全性左束支传导阻滞。另外，主动脉瓣狭窄或重度高血压时，左心排血受阻，排血时间延长使主动脉瓣关闭明显延迟，也可出现 S_2 反常分裂。

（5）额外心音（extra cardiac sound）。指在正常 S_1、动脉瓣部分 S_2 之外听到的病理性附加心音，与心脏杂音不同。多数为病理性，大部分出现在 S_2 之后即舒张期，与原有的心音 S_1、S_2 构成三音律（triple rhythm），如奔马律、开瓣音和心包叩击音等；也可出现在 S_1 之后即收缩期，如收缩期喷射音。少数可出现两个附加心音，则构成四音律（quadruple rhythm）。

1）舒张期额外心音。

A. 奔马律（gallop rhythm）。系一种额外心音发生在舒张期的三音心律，由于同时常存在的心率增快，额外心音与原有的 S_1、S_2 组成类似马奔跑时的蹄声，故称奔马律。奔马律是心肌严重损害的体征。按其出现时间的早晚可分三种。①舒张早期奔马律（proto diastolic gallop）：最为常见，是病理性的 S_3。常伴有心率增快，使 S_2 和 S_3 的间距与 S_1 和 S_2 的间距相仿，听诊音调低、强度弱，又称第三心音奔马律。它与生理性 S_3 的主要区别是后者见于健康人，尤其是儿童和青少年，在心率不快时易发现，S_3 与 S_2 的间距短于 S_1 与 S_2 的间距，左侧卧位及呼气末明显，且在坐位或立位时 S_3 可消失。一般认为舒张早期奔马律是由于心室舒张期负荷过重，心肌张力减低与顺应性减退，以致心室舒张时，血液充盈引起室壁振动。舒张早期奔马律的出现，提示有严重器质性心脏病，常见于心力衰竭、急性心肌梗死、重症心肌炎与扩张型心肌病等。根据舒张早期奔马律不同来源又可分为左室奔马律与右室奔马律，以左室占多数。听诊部位为左室奔马律在心尖区稍内侧，呼气时响亮；右室奔马律则在剑突下或胸骨左缘第 5 肋间，吸气时响亮。②舒张晚期奔马律（late diastolic gallop）：又称收缩期前奔马律或房性奔马律，发生于 S_4 出现的时间，为增强的 S_4。该奔马律的发生与心房收缩有关，是由于心室舒张末期压力增高或顺应性减退，以致心房为克服心室的充盈阻力而加强收缩所产生的异常心房音。多见于阻力负荷过重引起心室肥厚的心脏病，如高血压心脏病、肥厚型心肌病、主动脉瓣狭窄等。听诊特点为音调较低、强度较弱，距 S_2 较远，较接近 S_1（在 S_1 前约 0.1 秒），在心尖部稍内侧听诊最清楚。③重叠型奔马律（summation gallop）：为舒张早期和晚期奔马律在快速性心率或房室传导时间延长时在舒张中期重叠出现引起，使此额外音明显增强。当心率较慢时，两种奔马律可没有重叠，则听诊为 4 个心音，称舒张期四音律，常见于心肌病或心力衰竭。

B. 开瓣音（opening snap）。又称二尖瓣开放拍击声，常位于第二心音后 0.05 ~ 0.06 秒，见于二尖瓣狭窄而瓣膜尚柔软时。由于舒张早期血液自高压力的左房迅速流入左室，导致弹性尚好的瓣叶迅速开放后又突然停止，使瓣叶振动引起的拍击样声音。听诊特点为音调高、历时短促而响亮、清脆，呈拍击样，在心尖内侧较清楚。开瓣音的存在可作为二尖瓣瓣叶弹性及活动尚好的间接指标，是二尖瓣分离术适应证的重要参考条件。

2）收缩期额外心音。心脏在收缩期也可出现额外心音，可分别发生于收缩早期或中、晚期。

A. 收缩早期喷射音（early systolic ejection sound）。又称收缩早期喀喇音（click），为高频爆裂样声音，高调、短促而清脆，紧接于 S_1 后 0.05 ~ 0.07 秒，在心底部听诊最清楚。其产生机制为扩大的肺动脉或主动脉在心室射血时动脉壁振动，以及在主、肺动脉阻力增高的情况下半月瓣瓣叶用力开启，或狭窄的瓣叶在开启时突然受限产生振动所致。根据发生部位可分为肺动脉收缩期喷射音和主动脉收缩期喷射音。①肺动脉收缩期喷射音：在肺动脉瓣区最响，吸气时减弱，呼气时增强。见于肺动脉高压、原发性肺动脉扩张、轻中度肺动脉瓣狭窄和房间隔缺损、室间隔缺损等疾病。②主动脉收缩期喷射音：在主动脉瓣区听诊最响，可向心尖传导，不受呼吸影响。见于高血压、主动脉瘤、主动脉瓣狭窄、主动脉瓣关闭不全与主动脉缩窄等。当瓣膜钙化和活动减弱时，此喷射音可消失。

B. 收缩中、晚期喀喇音（mid and late systolic click）。高调、短促、清脆，如关门落锁的"Ka-Ta"样声音，在心尖区及其稍内侧最清楚，改变体位从下蹲到直立可使喀喇音在收缩期的较早阶段发生，而下蹲位或持续紧握指掌可使喀喇音发生时间延迟。喀喇音出现在 S_1 后 0.08 秒者称收缩中期喀喇音，0.08 秒以上者为收缩晚期喀喇音。喀喇音可由房室瓣（多数为二尖瓣）在收缩中、晚期脱入左房，瓣叶突然紧张或其腱索的突然拉紧产生震动所致，这种情况临床上称为二尖瓣脱垂。由于二尖瓣脱垂可造成二尖瓣关闭不全，血液由左室反流至左房，因而二尖瓣脱垂患者可同时伴有收缩晚期杂音。收缩中、晚期喀喇音合并收缩晚期杂音也称二尖瓣脱垂综合征。

3）医源性额外音。由于心血管病治疗技术的发展，人工器材的置入心脏，可导致额外心音。常见的主要有两种：人工瓣膜音和人工起搏音。

A. 人工瓣膜音。在置换人工金属瓣后均可产生瓣膜开关时撞击金属支架所致的金属乐音，音调高、响亮、短促。人工二尖瓣关瓣音在心尖部最响而开瓣音在胸骨左下缘最明显。人工主动脉瓣开瓣音在心底及心尖部均可听到，而关瓣音则仅在心底部闻及。

B. 人工起搏音。安置起搏器后有可能出现两种额外音。①起搏音：发生于 S_1 前 0.08 ~ 0.12 秒处，高频、短促、带咔嚓音性质。在心尖内侧或胸骨左下缘最清楚。为起搏电极发放的脉冲电流刺激心内膜或心外膜电极附近的神经组织，引起局部肌肉收缩和起搏电极导管在心腔内摆动引起的振动所致。②膈肌音：发生在 S_1 之前，伴上腹部肌肉收缩，为起搏电极发放的脉冲电流刺激膈肌或膈神经引起膈肌收缩所产生。

（6）心脏杂音（cardiac murmurs）。心脏杂音是指在心音与额外心音之外，在心脏收缩或舒张过程中的异常声音，杂音性质的判断对于心脏病的诊断具有重要的参考价值。

1）杂音产生的机制。正常血流呈层流状态。在血流加速、异常血流通道、血管管径异常等情况下，可使层流转变为湍流或旋涡而冲击心壁、大血管壁、瓣膜、腱索等使之振动而在相应部位产生杂音。具体机制见图 1-4-25。

A. 血流加速。血流速度越快，就越容易产生旋涡，杂音也越响。例如剧烈运动、严重贫血、高热、甲状腺功能亢进等，使血流速度明显增加时，即使没有瓣膜或血管病变也可产生杂音，或使原有杂音增强。

B. 瓣膜口狭窄。血流通过狭窄处会产生湍流而形成杂音，是形成杂音的常见原因。如二尖瓣狭窄、主动脉瓣狭窄、肺动脉瓣狭窄、先天性主动脉缩窄等。此外，也可由于心腔或大血管扩张导致的瓣口相对狭窄，血流通过时也可产生旋涡，形成湍流而出现杂音。

C. 瓣膜关闭不全。心脏瓣膜由于器质性病变（畸形、粘连或穿孔等）形成的关闭不全或心腔扩大导致的相对性关闭不全，血液反流经过关闭不全的部位会产生旋涡而出现杂音，也是产生杂音的常见原因。如主动脉瓣关闭不全的主动脉瓣区舒张期杂音，高血压心脏病

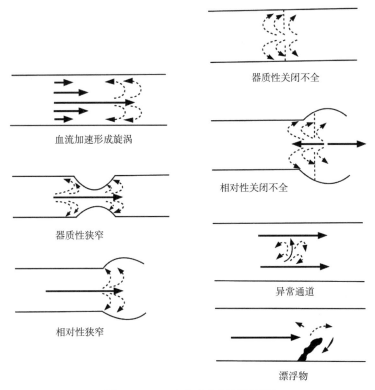

器质性关闭不全

血流加速形成旋涡

相对性关闭不全

器质性狭窄

异常通道

相对性狭窄

漂浮物

图 1-4-25 杂音产生机制示意图

左心室扩大导致的二尖瓣相对关闭不全的心尖区收缩期杂音。

D. 异常血流通道。在心腔内或大血管间存在异常通道，如室间隔缺损、动脉导管未闭等，血流经过这些异常通道时会形成旋涡而产生杂音。

E. 心腔异常结构。心室内乳头肌、腱索断裂的残端漂浮，均可能扰乱血液层流而出现杂音。

F. 大血管瘤样扩张。血液在流经该血管瘤（主要是动脉瘤）时会形成涡流而产生杂音。

2）杂音的特性与听诊要点。杂音的听诊有一定的难度，应根据以下要点进行仔细分辨并分析。

A. 最响部位和传导方向。杂音最响部位常与病变部位有关，如杂音在心尖部最响，提示二尖瓣病变；杂音在主动脉瓣区或肺动脉瓣区最响，则分别提示为主动脉瓣或肺动脉瓣病变；如在胸骨左缘第 3、4 肋间闻及响亮而粗糙的收缩期杂音，应考虑室间隔缺损等。杂音的传导方向也有一定规律，如二尖瓣关闭不全的杂音多向左腋下传导，主动脉瓣狭窄的杂音向颈部传导，而二尖瓣狭窄的隆隆样杂音则局限于心尖区。由于许多杂音具有传导性，在心脏任何听诊区听到的杂音除考虑相应的瓣膜病变外，尚应考虑是否由其他部位传导所致。一般杂音传导得越远，则其声音将变得越弱，但性质仍保持不变。可将听诊器自某一听诊区逐渐移向另一听诊区，若杂音逐渐减弱，只在某一听诊区杂音最响，则可能仅是这一听诊区相应的瓣膜或部位有病变，其他听诊区的杂音是传导而来的。若移动时，杂音先逐渐减弱，而移近另一听诊区时杂音有增强且性质不相同，应考虑两个瓣膜或部位均有病变。

B. 心动周期中的时期。不同时期的杂音反映不同的病变。可分收缩期杂音（systolic murmurs）、舒张期杂音（diastolic murmurs）、连续性杂音（continuous murmurs）和双期杂音（收缩期与舒张期均出现但不连续的杂音）。还可根据杂音在收缩期或舒张期出现的早、晚而进一步分为早期、中期、晚期或全期杂音。一般认为，舒张期杂音和连续性杂音均为器质性杂音，而收缩期杂音则可能系器质性或功能性，应注意鉴别。

C. 性质。指由于杂音的不同频率而表现出音调与音色的不同。临床上常用于形容杂音音调的词为柔和、粗糙。杂音的音色可形容为吹风样、隆隆样（雷鸣样）、机器样、喷射样、叹气样（哈气样）、乐音样和鸟鸣样等。不同音调与音色的杂音，反映不同的病理变化。杂音的频率常与形成杂音的血流速度成正比。临床上可根据杂音的性质，推断不同的病变。如心尖区舒张期隆隆样杂音是二尖瓣狭窄的特征；心尖区粗糙的吹风样全收缩期杂音，常指示二尖瓣关闭不全；心尖区柔和而高调的吹风样杂音常为功能性杂音；主动脉瓣第二听诊区舒张期叹气样杂音为主动脉瓣关闭不全等。

D. 强度与形态。即杂音的响度及其在心动周期中的变化。收缩期杂音的强度一般采用Levine 6级分级法（表1-4-8），对舒张期杂音的分级也可参照此标准，但亦有只分为轻、中、重度三级。

表1-4-8 杂音强度分级

级别	响度	听诊特点	震颤
1	很轻	很弱，易被初学者或缺少心脏听诊经验者所忽视	无
2	轻度	能被初学者或缺少心脏听诊经验者听到	无
3	中度	明显的杂音	无
4	中度	明显的杂音	无
5	响亮	杂音很响	明显
6	响亮	杂音很响，即使听诊器稍离开胸壁也能听到	明显

杂音分级的记录方法：杂音级别为分子，6为分母；如响度为2级的杂音则记为2/6级杂音。

杂音形态是指在心动周期中杂音强度的变化规律，用心音图记录，构成一定的形态。常见的杂音形态有5种。①递增型杂音（crescendo murmur）：杂音由弱逐渐增强，如二尖瓣狭窄的舒张期隆隆样杂音；②递减型杂音（decrescendo murmur）：杂音由较强逐渐减弱，如主动脉瓣关闭不全时的舒张期叹气样杂音；③递增递减型杂音（crescendo-decrescendo murmur）：又称菱形杂音，即杂音由弱转强，再由强转弱，如主动脉瓣狭窄的收缩期杂音；④连续型杂音（continuous murmur）：杂音由收缩期开始，逐渐增强，高峰在 S_2 处，舒张期开始渐减，直到下一心动的 S_1 前消失，如动脉导管未闭的连续性杂音；⑤一贯型杂音（plateau murmur）：强度大体保持一致，如二尖瓣关闭不全的全收缩期杂音。

E. 体位、呼吸和运动对杂音的影响。采取某一特定的体位或体位改变、运动后、深吸气或呼气、屏气等动作可使某些杂音增强或减弱，有助于杂音的判别。①体位：左侧卧位可使二尖瓣狭窄的舒张期隆隆样杂音更明显；前倾坐位时，易于闻及主动脉瓣关闭不全的叹气样杂音；仰卧位则二尖瓣、三尖瓣与肺动脉瓣关闭不全的杂音更明显。此外，迅速改变体位，由于血流分布和回心血量的改变也可影响杂音的强度，如从卧位或下蹲位迅速站立，使瞬间回心向量减少，从而使二尖瓣、三尖瓣、主动脉瓣关闭不全及肺动脉瓣狭窄与关闭不全的杂音均减轻，而肥厚型梗阻性心肌病的杂音则增强。②呼吸：深吸气时，胸腔负压增加，回心血量增多和右心室排血量增加，从而使与右心相关的杂音增强，如三尖瓣或肺动脉瓣狭窄与关闭不全。如深吸气后紧闭声门并用力作呼气动作（Valsalva 动作）时，胸腔压力增高，回心血量减少，经瓣膜产生的杂音一般都减轻，而肥厚型梗阻性心肌病的杂音则增强。③运动：使心率增快，心搏增强，在一定的心率范围内亦使杂音增强。

3）杂音的临床意义。杂音的听取对心血管病的诊断和鉴别诊断有重要价值。但是，有杂音不一定有心脏病，有心脏病也可无杂音。根据产生杂音的心脏部位有无器质性病变可区分为器质性杂音与功能性杂音；根据杂音的临床意义又可以分为病理性杂音和生理性杂音（包括无害性杂音）。器质性杂音是指杂音产生部位有器质性病变存在，而功能性杂音包括：①生理性杂音；②全身性疾病造成的血流动力学改变产生的杂音（如甲状腺功能亢进使血流速度明显增加）；③有心脏病理意义的相对性关闭不全或狭窄引起的杂音（也可称相对性杂音）。后者心脏局部虽无器质性病变，但它与器质性杂音又可合称为病理性杂音。应该注意的是，生理性杂音必须符合以下条件：只限于收缩期、心脏无增大、杂音柔和、吹风样、无震颤。生理性与器质性收缩期杂音的鉴别如表 1-4-9。

表 1-4-9　生理性与器质性收缩期杂音的鉴别要点

鉴别点	生理性	器质性
年龄	儿童、青少年多见	不定
部位	肺动脉瓣区和（或）心尖区	不定
性质	柔和、吹风样	粗糙、吹风样，常呈高调
持续时间	短促	较长，常为全收缩期
强度	≤2/6 级	常 ≥ 3/6 级
震颤	无	3/6 级以上可伴有震颤
传导	局限	沿血流方向传导较远而广

根据杂音出现在心动周期中的时期与部位，将杂音的特点和临床意义分述如下。

A. 收缩期杂音。

a. 二尖瓣区。①功能性：常见于运动、发热、贫血、妊娠与甲状腺功能亢进等。杂音性质柔和、吹风样、强度 2/6 级，时限短，较局限。具有心脏病理意义的功能性杂音有左心增大引起的二尖瓣相对性关闭不全，如高血压心脏病、冠心病、贫血性心脏病和扩张型心肌病等，杂音性质较粗糙、吹风样、强度（2～3）/6 级，时限较长，可有一定的传导。②器质性：主要见于风湿性心瓣膜病二尖瓣关闭不全等，杂音性质粗糙、吹风样、高调，强度 ≥ 3/6 级，持续时间长，可占全收缩期，甚至遮盖 S_1，并向左腋下传导。

b. 主动脉瓣区。①功能性：见于升主动脉扩张，如高血压和主动脉粥样硬化。杂音柔和，常有 A_2 亢进。②器质性：多见于各种病因的主动脉瓣狭窄。杂音为典型的喷射性收缩中期杂音，响亮而粗糙，递增递减型，向颈部传导，常伴有震颤，且 A_2 减弱。

c. 肺动脉瓣区。①功能性：其中生理性杂音在青少年及儿童中多见，呈柔和、吹风样，强度在 2/6 级以下，时限较短。心脏病理情况下的功能性杂音，为肺淤血及肺动脉高压导致肺动脉扩张产生的肺动脉瓣相对性狭窄的杂音，听诊特点与生理性类似，杂音强度较响，P_2 亢进，见于二尖瓣狭窄、先天性心脏病的房间隔缺损等。②器质性：见于肺动脉瓣狭窄，杂音呈典型的收缩中期杂音，喷射性、粗糙、强度 ≥ 3/6 级，常伴有震颤且 P_2 减弱。

d. 三尖瓣区。①功能性：多见于右心室扩大的患者，如二尖瓣狭窄、肺源性心脏病，因右心室扩大导致三尖瓣相对性关闭不全。杂音为吹风样、柔和，吸气时增强，一般在 3/6 级以下，可随病情好转、心腔缩小而减弱或消失。由于右心室增大，杂音部位可移向左侧近心尖处，需注意与二尖瓣关闭不全的杂音鉴别。②器质性：极少见，听诊特点与器质性二尖瓣关闭不全类似，但不传至腋下，可伴颈静脉和肝脏收缩期搏动。

e. 其他部位。①功能性：在胸骨左缘第 2、3、4 肋间，部分青少年中可闻及生理性（无害性）杂音，可能系左心室或右心室将血液排入主动脉或肺动脉时产生的紊乱血流所致。杂音（1～2）/6 级、柔和、无传导，平卧位吸气时杂音易闻及，坐位时杂音减轻或消失。②器质性：常见的有胸骨左缘第 3、4 肋间响亮而粗糙的收缩期杂音伴震颤，有时呈喷射性，提示室间隔缺损等。

B. 舒张期杂音。

a. 二尖瓣区。①功能性：主要见于中、重度主动脉瓣关闭不全，导致左室舒张期容量负荷过高，使二尖瓣基本处于半关闭状态，呈现相对狭窄而产生杂音，称 Austin Flint 杂音。②器质性：主要见于风湿性心瓣膜病的二尖瓣狭窄。听诊特点为心尖 S_1 亢进，局限于心尖区的舒张中晚期低调、隆隆样、递增型杂音，平卧或左侧卧位易闻及，常伴震颤。

b. 主动脉瓣区。主要见于各种原因的主动脉瓣关闭不全所致的器质性杂音。杂音呈舒张早期开始的递减型柔和叹气样的特点，常向胸骨左缘及心尖传导，于主动脉瓣第二听诊区、前倾坐位、深呼气后暂停呼吸最清楚。常见原因为风湿性心瓣膜病或先天性心脏病的主动脉瓣关闭不全、特发性主动脉瓣脱垂、梅毒性升主动脉炎和马方综合征所致主动脉瓣关闭不全。

c. 肺动脉瓣区。器质性病变引起者极少，多由于肺动脉扩张导致相对性关闭不全所致的功能性杂音。杂音柔和、较局限、呈舒张期递减型、吹风样，于吸气末增强，常合并 P_2 亢进，称 Graham steell 杂音，常见于二尖瓣狭窄伴明显肺动脉高压。

d. 三尖瓣区。局限于胸骨左缘第 4、5 肋间，低调隆隆样，深吸气末杂音增强，见于三尖瓣狭窄，极为少见。

C. 连续性杂音。常见于先天性心脏病动脉导管未闭。杂音粗糙、响亮似机器转动样，持续于整个收缩期与舒张期，其间不中断，掩盖 S_2。在胸骨左缘第 2 肋间稍外侧闻及，常伴有震颤。此外，先天性心脏病主肺动脉间隔缺损也可有类似杂音，但位置偏内而低，约在胸骨左缘第 3 肋间。冠状动静脉瘘、冠状动脉窦瘤破裂也可出现连续性杂音，但前者杂音柔和；后者有冠状动脉窦瘤破裂的急性病史。

（7）心包摩擦音（pericardial friction sound）。指脏层与壁层心包由于生物性或理化因素致纤维蛋白沉积而粗糙，以致在心脏搏动时产生摩擦而出现的声音。音质粗糙、高音调、搔抓样、比较表浅，类似纸张摩擦的声音。在心前区或胸骨左缘第 3、4 肋间最响亮，坐位前倾及呼气末更明显。典型者摩擦音的声音呈三相：心房收缩—心室收缩—心室舒张期，但多为心室收缩—心室舒张的双期摩擦音，有时也可仅出现在收缩期。心包摩擦音与心搏一致，屏气时摩擦音仍存在，可据此与胸膜摩擦音相鉴别。见于各种感染性心包炎，也可见于急性心肌梗死、尿毒症、心脏损伤后综合征和系统性红斑狼疮等非感染性情况。当心包腔有一定积液量后，摩擦音可消失。

【口腔执业医师资格考试高频考点及例题】

试题 1：心尖部触及舒张期震颤最常见于（　　　　）

A. 二尖瓣狭窄　　　　B. 二尖瓣关闭不全　　　　C. 动脉导管未闭

D. 主动脉瓣狭窄　　　　E. 室间隔缺损

答案：A

解析：心尖部触及舒张期震颤最常见于二尖瓣狭窄。

试题2：心尖搏动位于左锁骨中线外第6肋间，考虑为（　　　）

A.左心室增大　　　　B.右心室增大　　　　C.左心房增大

D.瘦长体型　　　　　E.心包积液

答案：A

解析：左心室增大，心浊音界向左下扩大，心界呈"靴形"，见于主动脉瓣病变或高血压心脏病。

试题3：第二心音听诊的特点是（　　　）

A.音调较低　　　　　B.强度较响　　　　　C.历时较长

D.不如第一心音清脆　　　　E.心底部听诊最清楚

答案：E

解析：第二心音，心室舒张的开始，高而脆、较弱而历时短，不与心尖搏动同步，心底部最响。

试题4：心尖区闻及隆隆样舒张期杂音应考虑为（　　　）

A.二尖瓣关闭不全　　　　B.主动脉瓣关闭不全　　　　C.二尖瓣狭窄

D.肺动脉瓣狭窄　　　　　E.三尖瓣狭窄答案

答案：C

解析：心尖区闻及隆隆样舒张期杂音，为二尖瓣狭窄的典型听诊特点。

（杨　旭）

三、血管检查

血管检查是心血管检查的重要组成部分。本节重点阐述周围血管检查，包括脉搏、血压、血管杂音和周围血管征。

（一）脉搏

检查脉搏主要用触诊，也可用脉搏计描记波形。检查时可选择桡动脉、肱动脉、股动脉、颈动脉及足背动脉等。检查时需两侧脉搏情况对比，正常人两侧脉搏差异很小，不易察觉。某些疾病时，两侧脉搏明显不同，如缩窄性大动脉炎或无脉症。在检查脉搏时应注意脉搏脉率、节律、紧张度和动脉壁弹性、强弱和波形变化。

1.脉率　脉率影响因素一般类似于心率。正常成人脉率在安静、清醒的情况下为60～100次/分，老年人偏慢，女性稍快，儿童较快，< 3岁的儿童多在100次/分以上。各种生理、病理情况或药物影响也可使脉率增快或减慢。此外，除脉率快慢外，还应观察

脉率与心率是否一致。某些心律失常如心房颤动或频发期前收缩时，由于部分心脏收缩的搏出量低，不足以引起周围动脉搏动，故脉率可少于心率。

2. 脉律　脉搏的节律可反映心脏的节律。正常人脉律规则，有窦性心律不齐者的脉律可随呼吸改变，吸气时增快，呼气时减慢。各种心律失常患者均可影响脉律，如心房颤动者脉律绝对不规则、脉搏强弱不等和脉率少于心率，后者称脉搏短绌；有期前收缩呈二联律或三联律者可形成二联脉、三联脉；二度房室传导阻滞者可有脉搏脱漏，称脱落脉（dropped pulse）等。

3. 紧张度与动脉壁状态　脉搏的紧张度与动脉硬化的程度有关。检查时，可将两个手指指腹置于桡动脉上，近心端手指用力按压阻断血流，使远心端手指触不到脉搏，通过施加压力的大小及感觉的血管壁弹性状态判断脉搏紧张度。例如，将桡动脉压紧后，虽远端手指触不到动脉搏动，但可触及条状动脉的存在，并且硬而缺乏弹性似条索状、迂曲或结节状，提示动脉硬化。

4. 强弱　脉搏的强弱与心搏出量、脉压和外周血管阻力相关。脉搏增强且振幅大，是由于心搏量大、脉压宽和外周阻力低所致，见于高热、甲状腺功能亢进、主动脉瓣关闭不全等。脉搏减弱而振幅低是由于心搏量少、脉压小和外周阻力增高所致，见于心力衰竭、主动脉瓣狭窄与休克等。

5. 脉波　了解脉波变化有助于心血管疾病的诊断，通过仔细地触诊动脉（如桡动脉、肱动脉或股动脉）可发现各种脉波异常的脉搏。

（1）正常脉波。由升支（叩击波）、波峰（潮波）和降支（重搏波）三部分构成。升支发生在左室收缩早期，由左室射血冲击主动脉壁所致。波峰又称潮波，出现在收缩中、晚期，系血液向动脉远端运行的同时，部分逆反，冲击动脉壁引起。降支发生于心室舒张期，在降支上有一切迹称重搏波，来源于主动脉瓣关闭，血液由外周向近端折回后又向前，以及主动脉壁弹性回缩，使血流持续流向外周动脉所致。在明显主动脉硬化者，重搏波趋于不明显。

（2）水冲脉（water hammer pulse）。脉搏骤起骤落，犹如潮水涨落，故名水冲脉。是由于周围血管扩张或存在分流、反流所致。前者常见于甲状腺功能亢进、严重贫血、脚气病等，后者常见于主动脉瓣关闭不全、先天性心脏病如动脉导管未闭、动静脉瘘等。检查者握紧患者手腕掌面，将其前臂高举过头部，可明显感知桡动脉犹如水冲的急促而有力的脉搏冲击。

（3）交替脉（pulsus alternans）。系节律规则而强弱交替的脉搏，必要时嘱患者在呼气中期屏住呼吸，以排除呼吸变化所影响的可能性。如测量血压可发现强弱脉搏间有10 ~ 30mmHg的压力差，当气袖慢慢放气至脉搏声刚出现时，即代表强搏的声音，此时的频率是心率的一半。一般认为系左室收缩力强弱交替所致，为左室心力衰竭的重要体征之一。常见于高血压心脏病、急性心肌梗死和主动脉瓣关闭不全等。

（4）奇脉（paradoxical pulse）。是指吸气时脉搏明显减弱或消失，系左心室搏血量减少所致。正常人脉搏强弱不受呼吸周期影响。当有心脏压塞或心包缩窄时，吸气时一方面由于右心舒张受限，回心血量减少而影响右心排血量，右心室排入肺循环的血量减少，另一方面肺循环受吸气时胸腔负压的影响，肺血管扩张，致使肺静脉回流入左心房血量减少，因而左室排血也减少。这些因素形成吸气时脉搏减弱，甚至不能触及，故又称"吸停脉"。明显的奇脉触诊时即可按知，不明显的可用血压计检测，吸气时收缩压较呼气时低10mmHg以上。

（5）无脉（pulseless）。即脉搏消失，可见于严重休克及多发性大动脉炎，后者系由于某一部位动脉闭塞而致相应部位脉搏消失。

（二）血压

血压通常指体循环动脉血压（blood pressure，BP），是重要的生命体征。

1.测量方法　血压测定方法有两种。①直接测压法：即经皮穿刺将导管送至周围动脉内，导管末端接监护测压系统，自动显示血压值。本法虽然精确、实时且不受外周动脉收缩的影响，但为有创方式，仅适用于危重、疑难病例；②间接测量法：即袖带加压法，以血压计测量。血压计有汞柱式、弹簧式和电子血压计，诊所或医院常用汞柱式血压计或经国际标准（BHS和A急性心肌梗死）检验合格的电子血压计进行测量。间接测量法的优点为简便易行，但易受多种因素影响，尤其是周围动脉舒缩变化的影响。

操作规程：患者半小时内禁烟、禁咖啡、排空膀胱，安静环境下在有靠背的椅子安静休息至少5分钟。取坐位或仰卧位测血压，被检查者上肢裸露伸直并轻度外展，肘部置于心脏同一水平，将气袖均匀紧贴皮肤缠于上臂，使其下缘在肘窝以上2~3cm，气袖的中央位于肱动脉表面。检查者触及肱动脉搏动后，将听诊器体件置于搏动上准备听诊。然后，向袖带内充气，边充气边听诊，待肱动脉搏动声消失，再升高30mmHg后，缓慢放气，双眼随汞柱下降，平视汞柱表面，根据听诊结果读出血压值。根据Korotkoff 5期法，首先听到的响亮拍击声（第1期）代表收缩压，随后拍击声有所减弱和带有柔和吹风样杂音成为第2期，在第3期当压力进一步降低而动脉血流量增加后，拍击声增强和杂音消失，然后音调突然变得沉闷为第4期，最终声音消失即达第5期。第5期的血压值即舒张压。对于妊娠妇女、严重贫血、甲状腺功能亢进、主动脉瓣关闭不全及Korotkoff音不消失者，可以第4期作为舒张压读数，或舒张压也可以同时记录两个数值，如血压160／80~50mmHg。血压至少应测量2次，间隔1~2分钟；如收缩压或舒张压2次读数相差

5mmHg 以上，应再次测量，以 3 次读数的平均值作为测量结果。收缩压与舒张压之差值为脉压，舒张压加 1/3 脉压为平均动脉压。需注意的是，部分被检查者偶尔可出现听诊间隙（在收缩压与舒张压之间出现的无声间隔），可能因未能识别而导致收缩压的低估，主要见于重度高血压或主动脉瓣狭窄等。因此，需注意向袖带内充气时肱动脉搏动声消失后，再升高 30mmHg，一般能防止此误差。

气袖宽度：气袖大小应适合患者的上臂臂围，至少应包裹 80% 上臂。手臂过于粗大或测大腿血压时，用标准气袖测值会过高，反之，手臂太细或儿童测压时用标准气袖则结果会偏低。因此，针对这些特殊情况，为保证测量准确，须使用适当大小的袖带。

2. 血压标准　正常成人血压标准的制定经历了多次改变，主要根据大规模流行病学资料分析获得。根据中国高血压防治指南（2010 年修订版）的标准，规定如表 1-4-10。

表 1-4-10　血压水平的定义和分类

类别	收缩压 /mmHg	舒张压 /mmHg
正常血压	< 120	< 80
正常高值	120 ~ 139	80 ~ 89
高血压		
1 级高血压（轻度）	140 ~ 159	90 ~ 99
2 级高血压（中度）	160 ~ 179	100 ~ 109
3 级高血压（重度）	≥ 180	≥ 110
单纯收缩期高血压	≥ 140	< 90

注：若患者的收缩压与舒张压分属不同级别时，则以较高的分级为准；单纯收缩期高血压也可参照收缩压水平分为 1、2、3 级。

3. 血压变动的临床意义

（1）高血压。血压测值受多种因素的影响，如情绪激动、紧张、运动等；若在安静、清醒的条件下采用标准测量方法，至少 3 次非同日血压值达到或超过收缩压 140mmHg 和（或）舒张压 90mmHg，即可认为有高血压，如果仅收缩压达到标准则称为单纯收缩期高血压。高血压绝大多数是原发性高血压，约 5% 继发于其他疾病，称为继发性或症状性高血压，如慢性肾炎等。高血压是动脉粥样硬化和冠心病的重要危险因素，也是心力衰竭的重要原因。

（2）低血压。凡血压低于 90/60mmHg 时称低血压。持续的低血压状态多见于严重病症，如休克、心肌梗死、急性心脏压塞等。低血压也可有体质的原因，患者自诉一贯血压偏低，一般无症状。另外，如果患者平卧 5 分钟以上后站立 1 分钟和 5 分钟，其收缩压下降 20mmHg 以上，并伴有头晕或晕厥，为直立性低血压。

（3）双侧上肢血压差别显著。正常双侧上肢血压差别达 5 ~ 10mmHg，若超过此范围则属异常，见于多发性大动脉炎或先天性动脉畸形等。

（4）上下肢血压差异常。正常下肢血压高于上肢血压达 20 ~ 40mmHg，如下肢血压低于上肢应考虑主动脉缩窄或胸腹主动脉型大动脉炎等。

（5）脉压改变。脉压明显增大，结合病史，可考虑甲状腺功能亢进、主动脉瓣关闭不全和动脉硬化等。若脉压减小，可见于主动脉瓣狭窄、心包积液及严重心力衰竭患者。

4.动态血压监测 近年来，血压检测方法除了重危患者的床旁有创监测外，尚有动态血压监测（ambulatory blood pressure monitoring，ABPM），是高血压诊治中的一项进展。测量应使用符合国际标准（BHS 和 A 急性心肌梗死）的动态血压检测仪，按设定间期 24 小时记录血压。一般设白昼时间为 6am ~ 10pm，每 15 或 20 分钟测血压一次；晚间为 10pm ~ 次晨 6am，每 30 分钟记录一次。动态血压的国内正常参考标准介绍如下：24 小时平均血压值 < 130/80mmHg；白昼平均值 < 135/85mmHg；夜间平均值 < 125/75mmHg。正常情况下，夜间血压值较白昼低 10% ~ 15%。凡是疑有单纯性诊所高血压（白大衣高血压）、隐蔽性高血压、顽固难治性高血压、发作性高血压或低血压，以及降压治疗效果差的患者，均应考虑将动态血压监测作为常规血压的补充手段。

（三）血管杂音及周围血管征

1.静脉杂音 由于静脉压力低，不易出现涡流，故杂音一般多不明显。临床较有意义的有颈静脉营营声（无害性杂音），在颈根部近锁骨处，甚至在锁骨下，尤其是右侧可出现低调、柔和、连续性杂音，坐位及站立明显，系颈静脉血液快速回流入上腔静脉所致。以手指压迫颈静脉暂时中断血流，杂音可消失，属无害性杂音。应注意与甲状腺功能亢进的血管杂音和某些先天性心脏病的杂音鉴别。此外，肝硬化门静脉高压引起腹壁静脉曲张时，可在脐周或上腹部闻及连续性静脉营营声。

2.动脉杂音 多见于周围动脉、肺动脉和冠状动脉。如甲状腺功能亢进在甲状腺侧叶的连续性杂音临床上极为多见，提示局部血流丰富；多发性大动脉炎的狭窄病变部位可听到收缩期杂音；肾动脉狭窄时，在上腹部或腰背部闻及收缩期杂音；肺内动静脉瘘时，在胸部相应部位有连续性杂音；外周动静脉瘘时则在病变部位出现连续性杂音；冠状动静脉瘘时可在胸骨中下端出现较表浅而柔和的连续性杂音或双期杂音，部分以舒张期更为显著。还有在正常儿童及青年，锁骨上可有轻而短的呈递增递减型收缩期杂音，当双肩向后高度伸展可使杂音消失。该杂音发生原理尚不明确，可能来源于主动脉弓的头臂分支。

3.周围血管征 脉压增大除可触及水冲脉外，还有以下体征。

（1）枪击音（pistol shot sound）。在外周较大动脉表面，常选择股动脉，轻放听诊器膜型体件时可闻及与心跳一致短促如射枪的声音。

（2）Duroziez 双重杂音。以听诊器钟型体件稍加压力于股动脉，并使体件开口方向稍偏向近心端，可闻及收缩期与舒张期双期吹风样杂音。

（3）毛细血管搏动征（capillary pulsation）。用手指轻压患者指甲末端或以玻片轻压患者口唇黏膜，使局部发白，当心脏收缩和舒张时则发白的局部边缘发生有规律的红、白交替改变即为毛细血管搏动征。

凡体检时发现上述体征及水冲脉可统称周围血管征阳性，主要见于主动脉瓣重度关闭不全、甲状腺功能亢进和严重贫血等。

【口腔执业医师资格考试高频考点及例题】

试题 1：低血压的诊断标准（　　　）

A. < 100/50mmHg　　B. < 90/50 mmHg　　C. < 90/60mmHg

D. < 100/60 mmHg

答案：C

解析：根据中国高血压防治指南（2010 年修订版）的标准，低血压诊断标准为 < 90/60mmHg。

试题 2：不属于周围血管征的是（　　　）

A. 枪击音　　　　　　　　B.Ewart 征　　　　　　　C. 毛细血管搏动征

D.Duroziez 双重杂音　　　E. 颈动脉搏动

答案：E

解析：周围血管征是指由于脉压增大而导致周围动脉和毛细血管搏动增强的一组体征。而颈动脉搏动属于正常体征。

（杨　旭）

第六节 腹部检查

> **学习目标**
>
> 掌握：腹部视诊、触诊、叩诊、听诊的方法、内容。
>
> 熟悉：腹部常见体征的临床意义。

腹部主要由腹壁、腹腔和腹腔内脏器组成。腹部范围上起横膈，下至骨盆。腹部体表上以两侧肋弓下缘和胸骨剑突与胸部为界，下至两侧腹股沟韧带和耻骨联合，前面和侧面由腹壁组成，后面为脊柱和腰肌。

腹腔内有很多重要脏器，主要有消化、泌尿、生殖、内分泌、血液及血管系统，故腹部检查是体格检查的重要组成部分，是诊断疾病十分重要的方法。腹部检查应用视诊、触诊、叩诊、听诊四种方法，尤以触诊最为重要。触诊中又以脏器触诊较难掌握，需要勤学苦练，多实践体会，才能不断提高触诊水平。为了避免触诊引起胃肠蠕动增加，使肠鸣音发生变化，腹部检查的顺序为视、听、触、叩，但记录时为了统一格式仍按视、触、叩、听的顺序。

一、视诊

进行腹部视诊前，嘱患者排空膀胱，取低枕仰卧位，两手自然置于身体两侧，充分暴露全腹，上自剑突，下至耻骨联合，躯体其他部分应遮盖，暴露时间不宜过长，以免腹部受凉引起不适。光线宜充足而柔和，从前侧方射入视野，有利于观察腹部表面的器官轮廓、肿块、肠型和蠕动波等，医师应站立于患者右侧，按一定顺序自上而下地观察腹部，有时为了查出细小隆起或蠕动波，医师应将视线降低至腹平面，从侧面呈切线方向进行观察。

腹部视诊的主要内容有腹部外形、呼吸运动、腹壁皮肤、腹壁静脉、胃肠型和蠕动波以及疝等。

（一）腹部外形

应注意腹部外形是否对称，有无全腹或局部的膨隆或凹陷，有腹水或腹部肿块时，还应测量腹围的大小。

健康正常成年人平卧时，前腹壁大致处于肋缘至耻骨联合同一平面或略为低凹，称为腹部平坦，坐起时脐以下部分稍前凸。肥胖者或小儿（尤其餐后）腹部外形较饱满，前腹壁稍高于肋缘与耻骨联合的平面，称为腹部饱满。消瘦者及老年人，因腹壁皮下脂肪较少，腹部下陷，前腹壁稍低于肋缘与耻骨联合的平面，称为腹部低平，这些都属于正常腹部外形。

1.腹部膨隆（abdominal distension） 平卧时前腹壁明显高于肋缘与耻骨联合的平面，外观呈凸起状，称腹部膨隆。可因生理状况如肥胖、妊娠或病理状况如腹水、腹内积气、巨大肿瘤等引起，因情况不同又可表现为以下几种情况。

（1）全腹膨隆。弥漫性膨隆的腹部呈球形或椭圆形，除因肥胖、腹壁皮下脂肪明显增多，脐凹陷外，因腹腔内容物增多所致者腹壁无增厚，受腹压影响使脐突出。常见于下列情况。

1）腹腔积液。当腹腔内有大量积液称腹水（ascites）。平卧位时腹壁松弛，液体下沉于腹腔两侧，致侧腹部明显膨出扁而宽，称为蛙腹（frog belly）。侧卧或坐位时，因液体移动而使腹下部膨出。常见于肝硬化门静脉高压症，腹水量多致腹压增高，此时可使脐部凸出。亦可见于心力衰竭、缩窄性心包炎、腹膜癌转移（肝癌、卵巢癌多见）、肾病综合征、胰源性腹水或结核性腹膜炎等。腹膜有炎症或肿瘤浸润时，腹部常呈尖凸型，称为尖腹（apical belly）。

2）腹内积气。腹内积气多在胃肠道内，大量积气可引起全腹膨隆，使腹部呈球形，两侧腰部膨出不明显，变动体位时其形状无明显改变，见于各种原因引起的肠梗阻或肠麻痹。

积气在腹腔内，称为气腹（pneumoperitoneum），见于胃肠穿孔或治疗性人工气腹，前者常伴有不同程度的腹膜炎。

3）腹内巨大肿块。如足月妊娠、巨大卵巢囊肿、畸胎瘤等，亦可引起全腹膨隆。

当全腹膨隆时，为观察其程度和变化，常需测量腹围。方法为让患者排尿后平卧，用软尺经脐绕腹一周，测得的周长即为腹围（脐周腹围），通常以厘米为单位，还可以测其腹部最大周长（最大腹围），同时记录。定期在同样条件下测量比较，可以观察腹腔内容物（如腹水）的变化。

（2）局部膨隆。腹部的局限性膨隆常因为脏器肿大、腹内肿瘤或炎性肿块、胃或肠胀气，以及腹壁上的肿物和疝等。视诊时应注意膨隆的部位、外形，是否随呼吸而移位或随体位而改变，有无搏动等。脏器肿大一般都在该脏器所在部位，并保持该脏器的外形特征。

上腹中部膨隆常见于肝左叶肿大、胃癌、胃扩张（如幽门梗阻、胃扭转）、胰腺肿瘤或囊肿等。右上腹膨隆常见于肝大（肿瘤、脓肿、淤血等），胆囊肿大及结肠肝曲肿瘤等。左上腹膨隆常见于脾肿大、结肠脾曲肿瘤或巨结肠。腰部膨隆见于多囊肾、巨大肾上腺肿瘤、肾盂大量积水或积脓。脐部膨隆常因脐疝、腹部炎症性肿块（如结核性腹膜炎致肠粘连）引起。下腹膨隆常见于子宫增大（妊娠、子宫肌瘤等）、膀胱胀大，后者在排尿后可以消失。右下腹膨隆常见于回盲部结核或肿瘤、克罗恩病及阑尾周围脓肿等。左下腹膨隆见于降结肠及乙状结肠肿瘤，亦可因干结粪块所致。此外还可因游走下垂的肾脏或女性患者的卵巢癌或囊肿而致下腹部膨隆。

有时局部膨隆是由于腹壁上的肿块（如皮下脂肪瘤、结核性脓肿等）而非腹腔内病变。其鉴别方法是嘱患者仰卧位做屈颈抬肩动作，使腹壁肌肉紧张，如肿块更加明显，说明肿块位于腹壁上。反之，如变得不明显或消失，说明肿块在腹腔内，被收缩变硬的腹肌所掩盖。

局部膨隆近圆形者，多为囊肿、肿瘤或炎性肿块（后者有压痛亦可边缘不规则）；呈长形者，多为肠管病变如肠梗阻、肠扭转、肠套叠或巨结肠症等。膨隆有搏动者可能是动脉瘤，亦可能是位于腹主动脉上面的脏器或肿块传导其搏动。膨隆随体位变更而明显移位者，可能为游走的脏器（肾、脾等）、带蒂肿物（卵巢囊肿等）或大网膜、肠系膜上的肿块。腹壁或腹膜后肿物（神经纤维瘤、纤维肉瘤等）一般不随体位变更而移位。随呼吸移动的局部膨隆多为膈下脏器或其肿块。在腹白线、脐、腹股沟或手术瘢痕部位于腹压增加时出现膨隆，而卧位或降低腹压后消失者，为各部位的可复性疝。

2. 腹部凹陷（abdominal concavity） 仰卧时前腹壁明显低于肋缘与耻骨联合的平面，称腹部凹陷，凹陷亦分全腹和局部，但以前者意义更为重要。

（1）全腹凹陷。患者仰卧时前腹壁明显凹陷，见于消瘦和脱水者。严重时前腹壁凹陷几乎贴近脊柱，肋弓、髂嵴和耻骨联合显露，使腹外形如舟状，称舟状腹（scaphoid abdomen），见于恶病质，如结核病、恶性肿瘤等慢性消耗性疾病，吸气时出现腹凹陷见于膈肌麻痹和上呼吸道梗阻。早期急性弥漫性腹膜炎引起腹肌痉挛性收缩，膈疝时腹内脏器进入胸腔，都可导致全腹凹陷。

（2）局部凹陷。较少见，多由于手术后腹壁瘢痕收缩所致，患者立位或加大腹压时，凹陷可更明显。白线疝（腹直肌分裂）、切口疝于卧位时可见凹陷，但立位或加大腹压时，局部反而膨出。

（二）呼吸运动

正常人可以见到呼吸时腹壁上下起伏，吸气时上抬，呼气时下陷，即为腹式呼吸运动，男性及小儿以腹式呼吸为主，而成年女性则以胸式呼吸为主，腹壁起伏不明显。

腹式呼吸减弱常见原因包括腹膜炎症、腹水、急性腹痛、腹腔内巨大肿物或妊娠等。腹式呼吸消失常见于胃肠穿孔所致急性腹膜炎或膈肌麻痹等。腹式呼吸增强不多见，常为癔症性呼吸或胸腔疾病（如大量积液等）。

（三）腹壁静脉

正常人腹壁皮下静脉一般不显露，在较瘦或皮肤白皙的人才隐约可见，皮肤较薄而松弛的老年人可见静脉显露于皮肤，但常为较直条纹，并不迂曲，仍属正常。其他使腹压增加的情况（如腹水、腹腔巨大肿物、妊娠等）也可见静脉显露。

腹壁静脉曲张（或扩张）常见于门静脉高压致循环障碍或上、下腔静脉回流受阻而有侧支循环形成时，此时腹壁静脉可显而易见或迂曲变粗，称为腹壁静脉曲张。门静脉高压显著时，于脐部可见到一簇曲张静脉向四周放射，如水母头，常在此处听到静脉血管杂音。

为辨别腹壁静脉曲张的来源，需要检查其血流方向。正常时脐水平线以上的腹壁静脉血流自下向上经胸壁静脉和腋静脉而进入上腔静脉，脐水平以下的腹壁静脉自上向下经大隐静脉而流入下腔静脉。门静脉阻塞有门静脉高压时，腹壁曲张静脉常以脐为中心向四周伸展，血液经脐静脉（胚胎时的脐静脉于胎儿出生后闭塞而成圆韧带，此时再通）脐孔而入腹壁浅静脉流向四方（图1-4-26）。下腔静脉阻塞时，曲张的静脉大都分布在腹壁两侧，有时在臀部及股部外侧，脐以下的腹壁浅静脉血流方向也转流向上（图1-4-27）。上腔静脉阻塞时，上腹壁或胸壁的浅静脉曲张血流方向均转流向下，借简单的指压法即可鉴别。

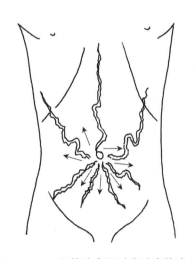 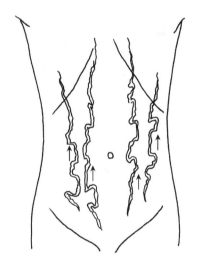

图1-4-26 门静脉高压时腹壁浅静脉血流分 布和方向

图1-4-27 下腔静脉梗阻时腹壁浅静脉血 流分布和方向

检查血流方向可选择一段没有分支的腹壁静脉，检查者将右手示指和中指并拢压在静脉上，然后一只手指紧压静脉向外滑动，挤出该段静脉内血液，至一定距离后放松该手指，另一手指紧压不动，看静脉是否充盈，如迅速充盈，则血流方向是从放松的一端流向紧压手指的一端。再同法放松另一手指，观察静脉充盈速度，即可看出血流方向（图1-4-28）。

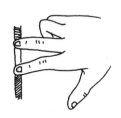 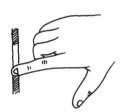 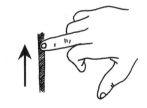

图1-4-28 检查静脉血流方向手法示意图

（四）胃肠型和蠕动波

正常人腹部一般看不到胃和肠的轮廓及蠕动波形，除非腹壁菲薄或松弛的老年人、经产妇或极度消瘦者可能见到。

胃肠道发生梗阻时，梗阻近端的胃或肠段饱满而隆起，可显出各自的轮廓，称为胃型或肠型（gastral or intestinal pattern），伴有该部位的蠕动加强，可以看到蠕动波（peristalsis）。胃蠕动波自左肋缘下开始，缓慢地向右推进，到达右腹直肌旁（幽门区）消失，此为正蠕动波。有时尚可见到自右向左的逆蠕动波。肠梗阻时亦可看到肠蠕动波，小肠梗阻所致的蠕动波多见于脐部，严重梗阻时，胀大的肠袢呈管状隆起，横行排列于腹中部，组成多层梯形肠型，并可看到明显的肠蠕动波，运行方向不一致，此起彼伏，全腹膨胀，听诊时可闻及高调肠鸣音或呈金属音调。结肠远端梗阻时，其宽大的肠型多位于腹部周边，同时盲肠多胀大成球形，随每次蠕动波的到来而更加隆起。如发生了肠麻痹，则蠕动波消失。在观察蠕动波时，从侧面观察更易察见，亦可用手轻拍腹壁而诱发。

（五）腹壁其他情况

1. **皮疹**　不同种类的皮疹提示不同的疾病，充血性或出血性皮疹常出现于发疹性高热疾病或某些传染病（如麻疹、猩红热、斑疹伤寒）及药物过敏等。紫癜或荨麻疹可能是过敏性疾病全身表现的一部分。一侧腹部或腰部的疱疹（沿脊神经走行分布）提示带状疱疹的诊断。

2. **色素**　正常情况下，腹部皮肤颜色较暴露部位稍淡，散在点状深褐色色素沉着常为血色病。皮肤皱褶处（如腹股沟及系腰带部位）有褐色素沉着，可见于肾上腺皮质功能减退症。左腰部皮肤呈蓝色，为血液自腹膜后间隙渗到侧腹壁的皮下所致格雷特纳征（Grey-Turner sign），其可见于急性重型胰腺炎。脐周围或下腹壁皮肤发蓝为腹腔内大出血的征象，即库伦征（Cullen sign），见于异位妊娠破裂或急性重型胰腺炎。腹部和腰部不规则的斑片状色素沉着，见于多发性神经纤维瘤。妇女妊娠时，在脐与耻骨之间的中线上有褐色素沉着，常持续至分娩后才逐渐消退。此外，长久的热敷腹部可留下红褐色环状或地图样痕迹，类似皮疹，需注意辨别。

3. **腹纹**　多分布于下腹部和左、右下腹部，白纹为腹壁真皮结缔组织因张力增高断裂所致，呈银白色条纹，可见于肥胖者或经产妇女。妊娠纹出现于下腹部和髂部，下腹部者以耻骨为中心略呈放射状，条纹处皮肤较薄，在妊娠期呈淡蓝色或粉红色，产后则转为银白色而长期存在。

紫纹是皮质醇增多症的常见征象，出现部位除下腹部和臀部外，还可见于股外侧和肩背部。由于糖皮质激素引起蛋白分解增强和被迅速沉积的皮下脂肪膨胀，真皮层中结缔组织胀裂，以致紫纹处的真皮萎缩变薄，上面覆盖一层薄薄表皮，而此时因皮下毛细血管网丰富，红细胞偏多，故条纹呈紫色。

4.瘢痕 腹部瘢痕多为外伤、手术或皮肤感染的遗迹，有时对诊断和鉴别很有帮助，特别是某些特定部位的手术瘢痕，常提示患者的手术史。如右下腹麦氏点处切口瘢痕标志曾行阑尾手术，右上腹直肌旁切口瘢痕标志曾行胆囊手术，左上腹弧形切口瘢痕标志曾行脾切除术等。对诊断很有帮助。

5.疝 腹部疝可分为腹内疝和腹外疝两大类，前者少见，后者较多见。为腹腔内容物经腹壁或骨盆壁的间隙或薄弱部分向体表凸出而形成。脐疝多见于婴幼儿，成人则可见于经产妇或有大量腹水的患者；先天性腹直肌两侧闭合不良者可有白线疝；手术瘢痕愈合不良处可有切口疝；股疝位于腹股沟韧带中部，多见于女性；腹股沟疝则偏于内侧。男性腹股沟斜疝可下降至阴囊，该疝在直立位或咳嗽用力时明显，至卧位时可缩小或消失，亦可以手法还纳，如有嵌顿则可引起急性腹痛。

6.脐部 脐部凸出或凹陷的意义已如前述，脐凹分泌物呈浆液性或脓性，有臭味，多为炎症所致。分泌物呈水样，有尿味，为脐尿管未闭的征象。脐部溃烂，可能为化脓性或结核性炎症；脐部溃疡如呈坚硬、固定而凸出，多为癌肿所致。

7.腹部体毛 男性胸骨前的体毛可向下延伸达脐部。男性阴毛的分布多呈三角形，尖端向上，可沿前正中线直达脐部；女性阴毛为倒三角形，上缘为一水平线，止于耻骨联合上缘处，界线清楚。腹部体毛增多或女性阴毛呈男性型分布见于皮质醇增多症和肾上腺性变态综合征。腹部体毛稀少见于腺垂体功能减退症、黏液性水肿和性腺功能减退症。

8.上腹部搏动 上腹部搏动大多由腹主动脉搏动传导而来，可见于正常人较瘦者。腹主动脉瘤和肝血管瘤时，上腹部搏动明显。二尖瓣狭窄或三尖瓣关闭不全引起右心室增大，亦可见明显的上腹部搏动。腹主动脉和左心室搏动两者的鉴别方法见第一篇第五章第五节"心脏触诊"。

二、触诊

触诊是腹部检查的主要方法，对腹部体征的认知和疾病的诊断具有重要意义，可以进一步确定视诊所见，又可为叩诊、听诊提示重点。有些体征如腹膜刺激征、腹部肿块、脏器肿大等主要靠触诊发现。在腹部触诊时，各种触诊手法都能用到。

为使腹部触诊达到满意的效果，被检查者应排尿后取低枕仰卧位，两手自然置于身体两侧，两腿屈起并稍分开，以使腹肌尽量松弛，做张口缓慢腹式呼吸，吸气时横膈向下而腹部上抬隆起，呼气时腹部自然下陷，可使膈下脏器随呼吸上下移动。检查肝脏、脾脏时，还可分别取左、右侧卧位。检查肾脏时可用坐位或立位。检查腹部肿瘤时还可用肘膝位。

医师应站立于被检查者右侧，面对被检查者，前臂应与腹部表面在同一水平，检查时手要温暖，指甲剪短，先以全手掌放于腹壁上部，使患者适应片刻，并感受腹肌紧张度。然后以轻柔动作按顺序触诊，一般自左下腹开始逆时针方向至右下腹，再至脐部，依次检查腹部各区。原则是先触诊健康部位，逐渐移向病变区域，以免造成患者感受的错觉。边触诊边观察被检查者的反应与表情，对精神紧张或有痛苦者给以安慰和解释。亦可边触诊边与患者交谈，转移其注意力而减少腹肌紧张，以保证顺利完成检查。

腹部触诊时会应用到基本检查方法中所列各种触诊手法。浅部触诊使腹壁压陷约1cm，用于发现腹壁的紧张度、表浅的压痛、肿块、搏动和腹壁上的肿物等（如皮下脂肪瘤、结节等）。

深部触诊使腹壁压陷至少2cm以上，有时可达4～5cm，以了解腹腔内脏器情况，检查压痛、反跳痛和腹内肿物等。包括深压触诊，以探测腹腔深在病变的压痛点和反跳痛；滑动触诊在被触及脏器或肿块上做上下、左右的滑动触摸，以探知脏器或肿块的形态和大小；双手触诊常用于肝、脾、肾和腹腔内肿块的检查，检查盆腔的双合诊亦属此例；浮沉触诊又称冲击触诊（ballottement），用于大量腹水时检查深部的脏器或肿块；钩指触诊（hook technique），多用于肝、脾触诊。

（一）腹壁紧张度

正常人腹壁有一定张力，但触之柔软，较易压陷，称腹壁柔软，有些人（尤其儿童）因不习惯触摸或怕痒而发笑致腹肌自主性痉挛，称肌卫增强，在适当诱导或转移注意力后可消失，不属异常。某些病理情况可使全腹或局部腹肌紧张度增加或减弱。

1.腹壁紧张度增加　全腹壁紧张可分为几种情况。由于腹腔内容物增加如肠胀气或气腹，腹腔内大量腹水（多为漏出液或血性漏出液）者，触诊腹部张力可增加，但无肌痉挛，也无压痛。如因急性胃肠穿孔或脏器破裂所致急性弥漫性腹膜炎，腹膜受刺激而引起腹肌痉挛，腹壁常有明显紧张，甚至强直硬如木板，称板状腹（board like rigidity）；结核性炎症或其他慢性病变由于发展较慢，对腹膜刺激缓和，且有腹膜增厚和肠管、肠系膜的粘连，故形成腹壁柔韧而具抵抗力，不易压陷，称柔韧感（dough kneeding sensation），此征亦可见于癌性腹膜炎。

局部腹壁紧张常见于脏器炎症波及腹膜而引起，如上腹或左上腹肌紧张常见于急性胰腺炎，右上腹肌紧张常见于急性胆囊炎，右下腹肌紧张常见于急性阑尾炎，但也可见于胃穿孔，此系胃穿孔时胃内容物顺肠系膜右侧流至右下腹，引起该部的肌紧张和压痛。在年老体弱、腹肌发育不良、大量腹水或过度肥胖的患者腹膜虽有炎症，但腹壁紧张可不明显，盆腔脏器炎症也不引起明显腹壁紧张。

2.腹壁紧张度减低　多因腹肌张力降低或消失所致。检查时腹壁松软无力，失去弹性，全腹紧张度减低，见于慢性消耗性疾病或大量放腹水后，亦见于经产妇或年老体弱、脱水的患者。脊髓损伤所致腹肌瘫痪和重症肌无力可使腹壁张力消失。局部紧张度降低较少见，多由于局部的腹肌瘫痪或缺陷（如腹壁疝等）。

（二）压痛及反跳痛

正常腹部触摸时不引起疼痛，重按时仅有一种压迫感。真正的压痛（tenderness）多来自腹壁或腹腔内的病变。腹壁病变比较表浅，可借抓捏腹壁或仰卧位做屈颈抬肩动作使腹壁肌肉紧张时触痛更明显，而有别于腹腔内病变引起者。腹腔内的病变，如脏器的炎症、淤血、肿瘤、破裂、扭转以及腹膜的刺激（炎症、出血等）等均可引起压痛，压痛的部位常提示存在相关脏器的病变。阑尾炎早期局部可无压痛，以后才有右下腹压痛。胰体和胰尾的炎症和肿瘤，可有左腰部压痛。胆囊的病变常有右肩胛下区压痛。此外，胸部病变如下叶肺炎、胸膜炎、心肌梗死等也常在上腹部或季肋部出现压痛，盆腔疾病如膀胱、子宫及附件的疾病可在下腹部出现压痛。一些位置较固定的压痛点常反映特定的疾病，如位于右锁骨中线与肋缘交界处的胆囊点压痛标志胆囊的病变，位于脐与右髂前上棘连线中、外 1/3 交界处的麦氏点（Mcburney point）压痛标志阑尾的病变等。当医师用右手压迫左下腹降结肠区，相当于麦氏点对称部位，再用左手按压其上端使结肠内气体传送至右下腹盲肠和阑尾部位，如引起右下腹疼痛，则为罗夫辛征（Rovsing sign）阳性，提示右下腹部有炎症。当下腹痛腹部触诊无明显压痛时，嘱患者左侧卧位，两腿伸直，并使右下肢被动向后过伸，如发生右下腹痛，称为腰大肌征阳性，提示炎症阑尾位于盲肠后位。

当医师用手触诊腹部出现压痛后，用并拢的 2 ~ 3 个手指（示、中、环指）压于原处稍停片刻，使压痛感觉趋于稳定，然后迅速将手抬起，如此时患者感觉腹痛骤然加重，并常伴有痛苦表情或呻吟，称为反跳痛（rebound tenderness）。反跳痛是腹膜壁层已受炎症累及的征象，当突然抬手时腹膜被激惹所致，是腹内脏器病变累及邻近腹膜的标志。疼痛也可发生在远离受试的部位，提示局部或弥漫性腹膜炎。腹膜炎患者常有腹肌紧张，压痛与反跳痛，称腹膜刺激征（peritoneal irritation sign），亦称腹膜炎三联征。当腹内脏器炎症尚未累及壁腹膜时，可仅有压痛而无反跳痛。

（三）脏器触诊

腹腔内重要脏器较多，如肝、脾、肾、胆囊、胰腺、膀胱及胃肠等，在其发生病变时，常可触到脏器增大或局限性肿块，对诊断有重要意义。

1.肝脏触诊　主要用于了解肝脏下缘的位置和肝脏的质地、表面、边缘及搏动等。触诊时，被检查者处于仰卧位，两膝关节屈曲，使腹壁放松，并做较深腹式呼吸动作以使肝脏在膈下上下移动。检查者立于患者右侧用单手或双手触诊。

（1）单手触诊法。较为常用，检查者将右手四指并拢，掌指关节伸直，与肋缘大致平行地放在右上腹部（或脐右侧）估计肝下缘的下方，随患者呼气时，手指压向腹壁深部，吸气时，手指缓慢抬起朝肋缘向上迎触下移的肝缘，如此反复进行，手指逐渐向肋缘移动，直至触到肝缘或肋缘。需在右锁骨中线及前正中线上分别触诊肝缘，并测量其与肋缘或剑突根部的距离，以"cm"表示。触诊肝脏时需注意以下几个方面。

1）最敏感的触诊部位是示指前端的桡侧，并非指尖端。故应以示指前外侧指腹接触肝脏。

2）检查腹肌发达者时，右手宜置于腹直肌外缘稍外处向上触诊，否则肝缘易被掩盖或将腹直肌腱划误认为肝缘。

3）触诊肝脏需密切配合呼吸动作，于吸气时手指上抬速度一定要落后于腹壁的抬起，而呼气时手指应在腹壁下陷前提前下压，这样就可能有两次机会触到肝缘。

4）当右手示指上移到肋缘仍未触到肝脏时，如右腹部较饱满，亦应考虑巨大肝脏，手指可能自始即在肝脏上面，故触不到肝缘，应下移初始触诊的部位自髂前上棘或更低的平面开始。

5）如遇腹水患者，深触诊法不能触及肝脏时，可应用浮沉触诊法，即用并拢三个手指垂直在肝缘附近冲击式连续按压数次，待排开腹水后脏器浮起时常触及肝脏，此法在脾脏和腹部肿块触诊时亦可应用。

6）鉴别易误认为肝下缘的其他腹腔器官。①横结肠：为横行索条状物，可用滑行触诊法于上腹部或脐水平触到，与肝缘感觉不同。②腹直肌腱划：有时酷似肝缘，但左右两侧对称，不超过腹直肌外缘，且不随呼吸上下移动。③右肾下极：位置较深，边缘圆钝，不向两侧延展，触诊手指不能探入其后掀起下缘。

（2）双手触诊法。检查者右手位置同单手法，而用左手托住被检查者右腰部，拇指张开置于肋部，触诊时左手向上推，使肝下缘紧贴前腹壁下移，并限制右下胸扩张，以增加膈下移的幅度，这样吸气时下移的肝脏就更易碰到右手指，可提高触诊的效果（图1-4-29）。

触及肝脏时，应详细体会并描述下列内容。

1）大小。正常成人的肝脏，一般在肋缘下触不到，但腹壁松软的瘦长体型，于深吸气时可于肋弓下触及肝下缘，在1cm以内。在剑突下可触及肝下缘，多在3cm以内，在腹上

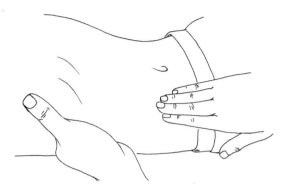

图 1-4-29 肝脏触诊（双手触诊法）

角较锐的瘦高者剑突根部下可达 5cm，但是不会超过剑突根部至脐距离的中、上 1/3 交界处。如超出上述标准，肝脏质地柔软，表面光滑，且无压痛，则首先应考虑肝下移，此时可用叩诊法叩出肝上界，如肝上界也相应降低，肝上下径正常，则为肝下移，如肝上界正常或升高，则提示肝大。

肝脏下移常见于内脏下垂，肺气肿、右侧胸腔大量积液导致膈肌下降。

肝大可分为弥漫性及局限性。弥漫性肝大见于病毒性肝炎、肝淤血、脂肪肝、早期肝硬化、布-加综合征、白血病、血吸虫病，华支睾吸虫病等。局限性肝大见于肝脓肿、肝肿瘤及肝囊肿（包括肝包虫病）等。

肝脏缩小见于急性和亚急性重型肝炎，以及门脉性肝硬化晚期，病情极为严重。

2）质地。一般将肝脏质地分为三级：质软、质韧（中等硬度）和质硬。正常肝脏质地柔软，如触撅起的口唇；急性病毒性肝炎及脂肪肝时肝质地稍韧；慢性病毒性肝炎及肝淤血质韧如触鼻尖；肝硬化质硬，肝癌质地最坚硬，如触前额。肝脓肿或囊肿有液体时呈囊性感，大而表浅者可能触到波动感（fluctuation）。

3）边缘和表面状态。触及肝脏时应注意肝脏边缘的厚薄，是否整齐，表面是否光滑、有无结节。正常肝脏边缘整齐。且厚薄一致、表面光滑。肝边缘圆钝常见于脂肪肝或肝淤血。肝边缘锐利，表面扪及细小结节，多见于肝硬化。肝边缘不规则，表面不光滑，呈不均匀的结节状，见于肝癌、多囊肝和肝包虫病。肝表面呈大块状隆起者，见于巨块型肝癌或肝脓肿，肝呈明显分叶状者，见于肝梅毒。

4）压痛。正常肝脏无压痛，如果肝包膜有炎性反应或因肝大受到牵拉，则有压痛，轻度弥漫性压痛见于肝炎、肝淤血等，局限性剧烈压痛见于较表浅的肝脓肿（常在右侧肋间隙处）。叩击时可有叩击痛。

当右心衰竭引起肝淤血肿大时，用手压迫肝脏可使颈静脉怒张更明显，称为肝颈静脉回流征（hepatojugular reflux sign）阳性。是因压迫淤血的肝脏使回心血量增加，已充血右心房不能接受回心血液而使颈静脉压上升所致。

5）搏动。正常肝脏以及因炎症、肿瘤等原因引起的肝脏肿大并不伴有搏动。凡肝大未压迫到腹主动脉，或右心室未增大到向下推压肝脏时，均不出现肝脏的搏动。如果触到肝脏搏动，应注意其为单向性抑或扩张性。单向性搏动常为传导性搏动，系因肝脏传导了其下面的腹主动脉的搏动所致，故两手掌置于肝脏表面有被推向上的感觉。扩张性搏动为肝脏本身的搏动，见于三尖瓣关闭不全，由于右心室的收缩搏动通过右心房、下腔静脉而传导至肝脏，使其呈扩张性，若放置两手掌于肝脏左右叶上面，即可感到两手被推向两侧的感觉，称为扩张性搏动。

由于肝脏病变的性质不同，物理性状也各异，故触诊时必须逐项仔细检查，认真体验，综合判断其临床意义。如急性病毒性肝炎时，肝脏可轻度肿大，表面光滑，边缘钝，质稍韧，但有充实感及压痛。肝淤血时，肝脏可明显肿大，且大小随淤血程度变化较大，表面光滑，边缘圆钝，质韧，也有压痛，肝颈静脉回流征阳性为其特征。脂肪肝所致肝大，表面光滑，质软或稍韧，但无压痛。肝硬化的早期肝脏常肿大，晚期则缩小，质较硬，边缘锐利，表面可能触到小结节，无压痛。肝癌时肝脏逐渐肿大，质地坚硬如石，边缘不整，表面高低不平，可有大小不等的结节或巨块，压痛和叩痛明显。

2. 脾脏触诊　正常情况下脾脏不能触及。内脏下垂或左侧胸腔积液、积气时膈下降，可使脾脏向下移位。除此之外，能触到脾脏则提示脾脏肿大至正常 2 倍以上。脾脏明显肿大而位置又较表浅时，用右手单手稍用力触诊即可查到。如果肿大的脾脏位置较深，应用双手触诊法进行检查，患者仰卧，两腿稍屈曲，医师左手绕过患者腹前方，手掌置于其左胸下部第 9 ~ 11 肋处，试将其脾脏从后向前托起，并限制了胸廓运动，右手掌平放于脐部，与左肋弓大致成垂直方向，自脐平面开始配合呼吸，如同触诊肝脏一样，迎触脾尖，直至触到脾缘或左肋缘为止。在脾脏轻度肿大而仰卧位不易触到时，可嘱患者取右侧卧位，双下肢屈曲，此时用双手触诊则容易触到（图 1-4-30）。

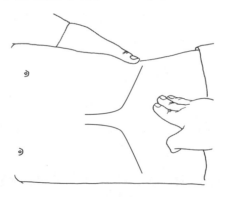

图 1-4-30　脾脏触诊法（侧卧位）

脾脏触诊比较困难，初学者常不能掌握要领以致漏诊。需注意按压不要太重，否则可能将脾脏挤开。脾脏肿大形态不一，有的很薄很软，触到后也常不易察觉。有的呈狭长形，紧贴腰肌前面，故需沿左肋缘仔细触诊，认真体会。亦可站于受检者左肩旁，用钩指触诊法单手或双手在肋缘触诊脾脏边缘。

脾脏肿大的测量法如下（图1-4-31）。

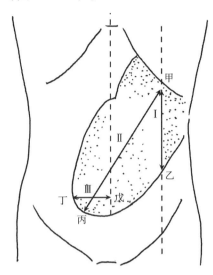

图1-4-31　脾脏肿大的测量法

（1）第Ⅰ线（又称甲乙线）测量。指左锁骨中线与左肋缘交点至脾下缘的距离，以"cm"表示（下同）。脾脏轻度肿大时只做第Ⅰ线测量。

（2）第Ⅱ线（又称甲丙线）测量和第Ⅲ线（又称丁戊线）测量。脾脏明显肿大时，应加测第Ⅱ线和第Ⅲ线，前者系指左锁骨中线与左肋缘交点至脾脏最远点的距离（应大于第Ⅰ线），后者指脾右缘与前正中线的距离。如脾脏高度增大向右越过前正中线，则测量脾右缘至前正中线的最大距离，以"＋"表示；未超过前正中线则测量脾右缘与前正中线的最短距离，以"－"表示。

临床记录中，常将脾肿大分为轻、中、高三度。脾缘不超过肋下2cm为轻度肿大；超过2cm，在脐水平线以上为中度肿大；超过脐水平线或前正中线则为高度肿大，即巨脾。脾脏高度肿大时，应加测第Ⅱ、第Ⅲ线，并作图表示。

在左肋缘下还可能触到其他肿块，需与脾脏鉴别：①增大的左肾，其位置较深，边缘圆钝，表面光滑且无切迹。即使高度肿大，也不会越过正中线。②肿大的肝左叶，可沿其边缘向右触诊，如发现其隐没于右肋缘后或与肝右叶相连，则为肝左叶。肝左叶肿大不会引起脾浊音区扩大。③结肠脾曲肿物，质硬、多近圆形或不规则，与脾脏边缘不同。④胰尾部囊肿，无锐利的边缘和切迹，并且不随呼吸移动。

触到脾脏后除注意大小外，还要注意它的质地、边缘和表面情况，有无压痛及摩擦感等。这些常可提示引起脾脏肿大的某些病因。脾脏切迹为其形态特征，有助于鉴别诊断。

脾脏轻度肿大常见于急慢性病毒性肝炎、伤寒、粟粒型结核、急性疟疾、感染性心内膜炎及败血症等，一般质地柔软。脾脏中度肿大常见于肝硬化、疟疾后遗症、慢性淋巴细胞白血病、慢性溶血性黄疸、淋巴瘤、系统性红斑狼疮等，质地一般较硬。脾脏高度肿大，表面光滑者见于慢性粒细胞白血病、黑热病、慢性疟疾和骨髓纤维化等。表面不平滑而有结节者见于淋巴瘤和恶性组织细胞病。脾脏表面有囊性肿物者见于脾囊肿。脾脏压痛见于脾脓肿、脾梗死等。脾周围炎或脾梗死时，由于脾包膜有纤维素性渗出，并累及壁腹膜，故脾脏触诊时有摩擦感且有明显压痛，听诊时也可闻及摩擦音。

3. 胆囊触诊　可用单手滑行触诊法或钩指触诊法进行。正常时胆囊隐存于肝之后，不能触及。胆囊肿大时方超过肝缘及肋缘，此时可在右肋缘下、腹直肌外缘处触到。肿大的胆囊一般呈梨形或卵圆形，有时较长呈布袋形，表面光滑，张力较高，常有触痛，随呼吸上下移动。如肿大胆囊呈囊性感，并有明显压痛，常见于急性胆囊炎。胆囊肿大呈囊性感，无压痛者，见于壶腹周围癌。胆囊肿大，有实性感者，见于胆囊结石或胆囊癌。

胆囊疾病时，其肿大情况亦有不同，有时胆囊有炎症，但未肿大到肋缘以下，触诊不能查到胆囊，此时可探测胆囊触痛。检查时医师以左手掌平放于患者右胸下部，以拇指指腹勾压于右肋下胆囊点处（图1-4-32），然后嘱患者缓慢深吸气，在吸气过程中发炎的胆囊下移时碰到用力按压的拇指，即可引起疼痛，此为胆囊触痛，如因剧烈疼痛而致吸气中止称墨菲征（Murphy sign）阳性。在胆总管结石胆道阻塞时，可发生明显黄疸，但胆囊常不肿大，乃因胆囊多有慢性炎症，囊壁因纤维化而皱缩，且与周围组织粘连而失去移动性所致。由于胰头癌压迫胆总管导致胆道阻塞、黄疸进行性加深，胆囊也显著肿大，但无压痛，称为库瓦西耶征（Courvoisier sign）阳性。

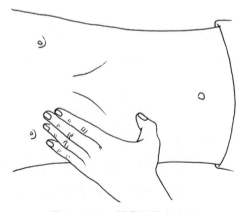

图1-4-32　墨菲征检查方法

4.肾脏触诊　正常人肾脏一般不易触及，有时可触到右肾下极。身材瘦长者、肾下垂、游走肾或肾脏代偿性增大时，肾脏较易触到。在深吸气时能触到1/2以上的肾脏即为肾下垂。有时右侧肾下垂易误认为肝大，左侧肾下垂易误认为脾肿大，应注意鉴别。如肾下垂明显并能在腹腔各个方向移动时称为游走肾。肾脏肿大见于肾盂积水或积脓、肾肿瘤、多囊肾等。当肾盂积水或积脓时，肾脏的质地柔软而富有弹性，有时有波动感。多囊肾时，一侧或两侧肾脏为不规则形增大，有囊性感。肾肿瘤则表面不平，质地坚硬。

当肾脏和尿路有炎症或其他疾病时，可在相应部位出现压痛点，如图1-4-33所示。①季肋点（前肾点）：第10肋骨前端，右侧位置稍低，相当于肾盂位置；②上输尿管点：在脐水平线上腹直肌外缘；③中输尿管点：在髂前上棘水平腹直肌外缘，相当于输尿管第二狭窄处；④肋脊点：背部第12肋骨与脊柱的交角（肋脊角）的顶点；⑤肋腰点：第12肋骨与腰肌外缘的交角（肋腰角）顶点。

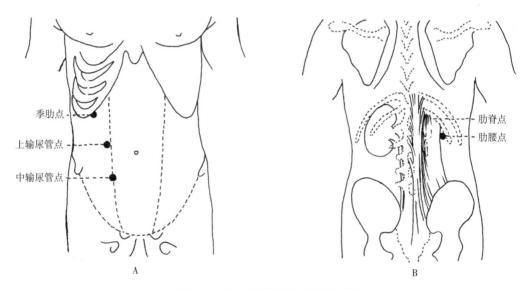

图1-4-33　肾脏和尿路疾病压痛点
A. 前面观；B. 后面观

肋脊点和肋腰点是肾脏一些炎症性疾病，如肾盂肾炎、肾脓肿和肾结核等常出现的压痛部位。如炎症深隐于肾实质内，可无压痛而仅有叩击痛。季肋点压痛亦提示肾脏病变。上输尿管点或中输尿管点出现压痛，提示输尿管结石、结核或化脓性炎症。

（四）腹部肿块

除以上脏器外，腹部还可能触及一些肿块。包括肿大或异位的脏器，炎症性肿块，囊肿，肿大淋巴结以及良、恶性肿瘤，胃内结石等。因此应注意鉴别。首先应将正常脏器与病理性肿块区别开来。

1. 正常腹部可触到的结构

（1）腹直肌肌腹及腱划。在腹肌发达者或运动员的腹壁中上部，可触到腹直肌肌腹，隆起略呈圆形或方块，较硬，其间有横行凹沟，为腱划，易误为腹壁肿物或肝缘。但其在中线两侧对称出现，较浅表，于屈颈抬肩腹肌紧张时更明显，可与肝脏及腹腔内肿物区别。

（2）腰椎椎体及骶骨岬。形体消瘦及腹壁薄软者，在脐附近中线位常可触到骨样硬度的肿块，自腹后壁向前凸出，有时可触到其左前方有搏动，此即腰椎（$L_4 \sim L_5$）椎体或骶骨岬（S_1 向前凸出处）。初学者易将其误为后腹壁肿瘤。在其左前方常可查到腹主动脉搏动，宽度不超过 3.5cm。

（3）乙状结肠粪块。正常乙状结肠用滑行触诊法常可触到，内存粪便时明显，为光滑索条状，而无压痛，可被手指推动。当有干结粪块潴留于内时，可触到类圆形肿块或较粗索条，可有轻压痛，易误认为肿瘤。为鉴别起见，可于肿块部位皮肤上做标志，隔日复查，如于排便或洗肠后肿块移位或消失，即可明确。

（4）横结肠。正常较瘦的人，于上腹部可触到一中间下垂的横行索条，腊肠样粗细，光滑柔软，滑行触诊时可推动，即为横结肠。有时横结肠可下垂达脐部或以下，呈"U"字形，因其上、下缘均可触知，故仔细检查不难与肝缘区别。

（5）盲肠。除腹壁过厚者外，大多数人在右下腹麦氏点稍上内部位可触到盲肠。正常时触之如圆柱状，其下部为梨状扩大的盲端，稍能移动，表面光滑，无压痛。

2. 异常肿块　如在腹部触到上述内容以外的肿块，则应视为异常，多有病理意义。触到这些肿块时需注意下列各点。

（1）部位。某些部位的肿块常来源于该部的脏器，如上腹中部触到肿块常为胃或胰腺的肿瘤、囊肿或胃内结石（可以移动）。右肋下肿块常与肝和胆有关。两侧腹部的肿块常为结肠的肿瘤。脐周或右下腹不规则、有压痛的肿块常为结核性腹膜炎所致的肠粘连。下腹两侧类圆形、可活动、具有压痛的肿块可能系腹腔淋巴结肿大，如位于较深、坚硬不规则的肿块则可能系腹膜后肿瘤。卵巢囊肿多有蒂，故可在腹腔内游走。腹股沟韧带上方的肿块可能来自卵巢及其他盆腔器官。

（2）大小。凡触及的肿块均应测量其上下（纵长）、左右（横宽）和前后径（深厚）。前后径难以测出时，可大概估计，明确大小以便于动态观察。为了形象化，也可以用公认大小的实物做比喻，如拳头、鸡蛋、核桃等。巨大肿块多发生于卵巢、肾、肝、胰和子宫等实质性脏器，且以囊肿居多。腹膜后淋巴结结核和肿瘤也可达到很大的程度。胃、肠道肿物很少超过其内腔横径，因为未达横径长度就已出现梗阻。如肿块大小变异不定，甚至自行消失，则可能是痉挛、充气的肠袢所引起。

（3）形态。触到肿块应注意其形状、轮廓、边缘和表面情况。圆形且表面光滑的肿块多为良性，以囊肿或淋巴结居多。形态不规则，表面凸凹不平且坚硬者，应多考虑恶性肿瘤、炎性肿物或结核性肿块。索条状或管状肿物，短时间内形态多变者，多为蛔虫团或肠套叠。如在右上腹触到边缘光滑的卵圆形肿物，应疑为胆囊积液。左上腹肿块有明显切迹多为脾脏。

（4）质地。肿块若为实质性的，其质地可能柔韧、中等硬或坚硬，见于肿瘤、炎性或结核浸润块，如胃癌、肝癌、回盲部结核等。肿块若为囊性，质地柔软，见于囊肿、脓肿，如卵巢囊肿、多囊肾等。

（5）压痛。炎性肿块有明显压痛。如位于右下腹的肿块压痛明显，常为阑尾脓肿、肠结核或克罗恩病等。与脏器有关的肿瘤压痛可轻重不等。

（6）搏动。消瘦者可以在腹部见到或触到动脉的搏动。如在腹中线附近触到明显的膨胀性搏动，则应考虑腹主动脉或其分支的动脉瘤。有时尚可触及震颤。

（7）移动度。如果肿块随呼吸而上下移动，多为肝、脾、胃、肾或其肿物，胆囊因附在肝下，横结肠因借胃结肠韧带与胃相连，故其肿物亦随呼吸而上下移动。肝脏和胆囊的移动度大，不易用手固定。如果肿块能用手推动者，可能来自胃、肠或肠系膜。移动度大的多为带蒂的肿物或游走的脏器。局部炎性肿块或脓肿及腹腔后壁的肿瘤，一般不能移动。

此外，还应注意所触及的肿块与腹壁和皮肤的关系，以区别腹腔内外的病变。

（五）液波震颤

腹腔内有大量游离液体时，如用手指叩击腹部，可感到液波震颤（fluid thrill），或称波动感（fluctuation）。检查时患者平卧，医师以一手掌面贴于患者一侧腹壁，另一手四指并拢屈曲，用指端叩击对侧腹壁（或以指端冲击式触诊），如有大量液体存在，则贴于腹壁的手掌有被液体波动冲击的感觉，即波动感。为防止腹壁本身的震动传至对侧，可让另一人将手掌尺侧缘压于脐部腹中线上，即可阻止之（图1-4-34）。此法检查腹水，需有3000 ～ 4000ml以上液量才能查出，不如移动性浊音敏感。

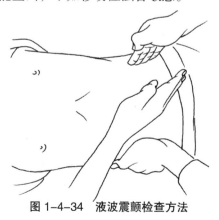

图1-4-34 液波震颤检查方法

三、叩诊

腹部叩诊的主要作用在于叩知某些脏器的大小和叩痛，胃肠道充气情况，腹腔内有无积气、积液和肿块等。

直接叩诊法和间接叩诊法均可应用于腹部，但一般多采用间接叩诊法，因其较为准确、可靠、腹部叩诊内容如下。

（一）腹部叩诊音

正常情况下，腹部叩诊大部分区域均为鼓音，只有肝、脾所在部位，增大的膀胱和子宫占据的部位，以及两侧腹部近腰肌处叩诊为浊音。当肝、脾或其他脏器极度肿大，腹腔内肿瘤或大量腹水时，鼓音范围缩小，病变部位可出现浊音或实音。当胃肠高度胀气和胃肠穿孔致气腹时，则鼓音范围明显增大或出现于不应有鼓音的部位（如肝浊音界内）。叩诊可从左下腹开始逆时针方向至右下腹部，再至脐部，借此可获得腹部叩诊音的总体印象。

（二）肝脏及胆囊叩诊

用叩诊法确定肝上界时，一般都是沿右锁骨中线、右腋中线和右肩胛线，由肺区向下叩向腹部。叩指用力要适当，勿过轻或过重。当由清音转为浊音时，即为肝上界。此处相当于被肺遮盖的肝顶部，故又称肝相对浊音界。再向下叩 1～2 肋间，则浊音变为实音，此处的肝脏不再被肺所遮盖而直接贴近胸壁，称肝绝对浊音界（亦为肺下界）。确定肝下界时，最好由腹部鼓音区沿右锁骨中线或正中线向上叩，由鼓音转为浊音处即是。因肝下界与胃、结肠等重叠，很难叩准，故多用触诊更为确定。一般叩得的肝下界比触得的肝下缘高 1～2cm，但若肝缘明显增厚，则两项结果较为接近。在确定肝的上下界时要注意体型，匀称体型者的正常肝脏在右锁骨中线上，其上界在第 5 肋间，下界位于右季肋下缘。两者之间的距离为肝上下径，为 9～11cm；在右腋中线上，其上界为第 7 肋间，下界相当于第 10 肋骨水平；在右肩胛线上，其上界为第 10 肋间。矮胖体型者肝上下界均可高一个肋间，瘦长体型者则可低一个肋间。

肝浊音界扩大见于肝癌、肝脓肿、病毒性肝炎、肝淤血和多囊肝等。肝浊音界缩小见于急性重型病毒性肝炎、肝硬化和胃肠胀气等。肝浊音界消失代之以鼓音者，多由于肝表面覆有气体所致，是急性胃肠穿孔的一个重要征象，但也可见于腹部大手术后数日内、间位结肠（结肠位于肝与横膈之间）、全内脏转位。肝浊音界向上移位见于右肺纤维化、右下肺不张及气腹鼓肠等。肝浊音界向下移位见于肺气肿、右侧张力性气胸等。膈下脓肿时，由于肝下移和膈升高，肝浊音区也扩大，但肝脏本身并未增大。

肝区叩击痛对于诊断肝炎、肝脓肿或肝癌有一定的意义。

胆囊位于深部，且被肝脏遮盖，临床上不能用叩诊检查其大小，仅能检查胆囊区有无叩击痛，胆囊区叩击痛为胆囊炎的重要体征。

（三）胃泡鼓音区及脾叩诊

胃泡鼓音区位于左前胸下部肋缘以上，约呈半圆形，为胃底穹隆含气而形成。其上界为横膈及肺下缘、下界为肋弓、左界为脾脏、右界为肝左缘。正常情况下胃泡鼓音区应该存在（除非在饱餐后），大小则受胃内含气量的多少和周围器官组织病变的影响，有调查正常成人胃泡鼓音区长径中位数为 9.5cm（5.0 ～ 13.0cm），宽径为 6.0cm（2.7 ～ 10.0cm），可做参考。此区明显缩小或消失可见于中、重度脾肿大，左侧胸腔积液、心包积液、肝左叶肿大（不会使鼓音区完全消失），也见于急性胃扩张或溺水患者。

当脾脏触诊不满意或在左肋下触到很小的脾缘时，宜用脾脏叩诊进一步检查脾脏大小。脾浊音区的叩诊宜采用轻叩法，在左腋中线上进行。正常时在左腋中线第 9 ～ 11 肋之间叩到脾浊音，其长度为 4 ～ 7cm，前方不超过腋前线。脾浊音区扩大见于各种原因所致脾肿大。脾脏浊音区缩小见于左侧气胸、胃扩张、肠胀气等。

（四）移动性浊音

腹腔内有较多的液体存留时，因重力作用，液体多潴积于腹腔的低处，故在此处叩诊呈浊音。检查时先让患者仰卧，腹中部由于含气的肠管在液面浮起，叩诊呈鼓音，两侧腹部因腹水积聚叩诊呈浊音。检查者自腹中部脐水平面开始向患者左侧叩诊，发现浊音时，板指固定不动，嘱患者右侧卧，再度叩诊，如呈鼓音，表明浊音移动。同样方法向右侧叩诊，叩得浊音后嘱患者左侧卧，以核实浊音是否移动。这种因体位不同而出现浊音区变动的现象，称移动性浊音（shifting dullness）。这是发现有无腹腔积液的重要检查方法。当腹腔内游离腹水在 1000ml 以上时，即可查出移动性浊音。

（五）肋脊角叩击痛

主要用于检查肾脏病变。检查时，患者采取坐位或侧卧位，医师用左手掌平放在其肋脊角处（肾区），右手握拳用由轻到中等的力量叩击左手背。正常时肋脊角处无叩击痛，当有肾炎、肾盂肾炎、肾结石、肾结核及肾周围炎时，肾区有不同程度的叩击痛。

（六）膀胱叩诊

当膀胱触诊结果不满意时，可用叩诊来判断膀胱膨胀的程度。叩诊在耻骨联合上方进行，通常从上往下，由鼓音转成浊音。膀胱空虚时，因耻骨上方有肠管存在，叩诊呈鼓音，叩不出膀胱的轮廓。当膀胱内有尿液充盈时，耻骨上方叩诊呈圆形浊音区。女性在妊娠时子宫增大，子宫肌瘤或卵巢囊肿时，在该区叩诊也呈浊音，应予鉴别。排尿或导尿后复查，如浊音区转为鼓音，即为尿潴留所致膀胱增大。腹水时，耻骨上方叩诊也可有浊音区，但此区的弧形上缘凹向脐部，而膀胱肿大时浊音区的弧形上缘凸向脐部。

四、听诊

腹部听诊时，将听诊器膜型体件置于腹壁上，全面听诊各区，尤其注意上腹部、中腹部、腹部两侧及肝、脾各区。听诊内容主要有：肠鸣音、振水音、血管杂音等。妊娠 5 个月以上的妇女还可在脐下方听到胎儿心音（130 ~ 160 次 / 分）。

（一）肠鸣音　肠蠕动时，肠管内气体和液体随之而流动，产生一种断断续续的咕噜声（或气过水声）称为肠鸣音（bowel sound）。

通常以右下腹部作为肠鸣音听诊点，在正常情况下，肠鸣音每分钟 4 ~ 5 次，其频率声响和音调变异较大，餐后频繁而明显，休息时稀疏而微弱，只有靠检查者的经验来判断是否正常。肠蠕动增强时，肠鸣音达每分钟 10 次以上，但音调不特别高亢，称肠鸣音活跃，见于急性胃肠炎、服泻药后或胃肠道大出血时。如次数多且肠鸣音响亮、高亢，甚至呈叮当声或金属音，称肠鸣音亢进，见于机械性肠梗阻。此类患者肠腔扩大，积气增多，肠壁胀大变薄，且极度紧张，与亢进的肠鸣音可产生共鸣，因而在腹部可听到高亢的金属性音调。如肠梗阻持续存在，肠壁肌肉劳损，肠壁蠕动减弱时，肠鸣音亦减弱，或数分钟才听到一次，称为肠鸣音减弱，见于老年性便秘、腹膜炎、电解质紊乱（低血钾）及胃肠动力低下等。如持续听诊 3 ~ 5 分钟未听到肠鸣音，用手指轻叩或搔弹腹部仍未听到肠鸣音，称为肠鸣音消失，见于急性腹膜炎或麻痹性肠梗阻。

（二）振水音

在胃内有多量液体及气体存留时可出现振水音（succussion splash）。检查时患者仰卧，医师以一耳凑近上腹部，同时以冲击触诊法振动胃部，即可听到气、液撞击的声音，亦可将听诊器膜型体件置于上腹部进行听诊。正常人在餐后或饮进多量液体时可有上腹部振水音，但若在清晨空腹或餐后 6 ~ 8 小时以上仍有此音，则提示幽门梗阻或胃扩张。

（三）血管杂音

腹部血管杂音对诊断某些疾病有一定作用，因此听诊中不应忽视。血管杂音有动脉性和静脉性杂音。动脉性杂音常在腹中部或腹部两侧。腹中部的收缩期血管杂音（喷射性杂音）常提示腹主动脉瘤或腹主动脉狭窄。前者可触到该部搏动的肿块，后者则搏动减弱，下肢血压低于上肢，严重者触不到足背动脉搏动。如收缩期血管杂音在左、右上腹，常提示肾动脉的狭窄，可见于年轻的高血压患者。如该杂音在下腹两侧，应考虑髂动脉狭窄。当左叶肝癌肿块压迫肝动脉或腹主动脉时，也可在肿块部位听到吹风样杂音或在肿瘤部位（较表浅时）听到轻微的连续性杂音。

静脉性杂音为连续性潺潺声，无收缩期与舒张期性质。常出现于脐周或上腹部，尤其是腹壁静脉曲张严重时，此音提示门静脉高压（常为肝硬化引起）时的侧支循环形成，称克吕韦耶—鲍姆加滕综合征（Cruveilhier–Baumgarten syndrome）。

【口腔执业医师资格考试高频考点及例题】

试题 1：有肠绞窄的机械性肠梗阻临床征象表现为（　　　）

A. 剧烈的阵发性腹痛，肠鸣音亢进

B. 腹部明显隆起、对称

C. 呕吐物、胃肠减压液内有胆汁

D. 腹部 X 线检查见孤立、突出的胀大肠袢，随时间而改变位置

E. 有明显腹膜刺激征

答案：A

解析：机械性肠梗阻时，患者一般有剧烈的阵发性腹痛，且听诊能闻及亢进的肠鸣音。

试题 2：提示门脉高压症最有力的体征是（　　　）

A. 肝大　　　　　　　B. 脾肿大　　　　　　　C. 腹水

D. 腹壁静脉曲张，脐以上血流方向向上，脐以下向下　　　　E. 蜘蛛痣

答案：D

解析：腹壁静脉曲张对是门脉高压最有力的体征证据。其他选项都不特异，在其他疾病时亦可出现。

试题 3：肝脏肋下可以触及不见于（　　　）

A. 体型较瘦的正常人　　　B. 肝癌　　　C. 肺气肿　　　D. 急性胃穿孔

答案：D

解析：体型较瘦的人肝脏可在肋下触及，肝癌时肝脏增大可触及，肺气肿时肝脏被下压而可肋下触及。

【直通岗位】

病例讨论：男性，38 岁，因反复上腹痛 3 年，呕吐 3 天入院。3 年前出现上腹痛，呈灼痛感，饥饿时加重，进食后可减轻，以冬春季发作频繁。3 天前无原因出现上腹饱胀，反复发作呕吐，呕吐物为酸臭的宿食，呕吐后感到舒适。查体：生命体征平稳，心肺无异常，腹平坦，

可见胃型及胃蠕动波，触诊软，剑突下偏右手掌大区域压痛，未扪及包块，肝脾肋下均未扪及，上腹可听到振水音，肠鸣音 4 次 / 分，未叩出移动性浊音。该患者最可能的诊断及诊断依据是什么？

（杨　旭）

第七节　脊柱四肢检查

学习目标

掌握：脊柱、四肢的检查内容。

熟悉：脊柱、四肢的检查方法。

了解：脊柱、四肢病变的异常表现及临床意义。

一、脊柱检查

脊柱是支撑体重、维持躯体各种姿势的重要支柱，并作为躯体活动的枢纽。由7个颈椎、12个胸椎、5个腰椎、5个骶椎、4个尾椎组成。脊柱有病变时表现为局部疼痛、姿势或形态异常以及活动度受限等。脊柱检查时患者可处站立位和坐位，按视、触、叩的顺序进行。

（一）脊柱弯曲度

1.生理性弯曲　　正常人直立时，脊柱从侧面观察有四个生理弯曲，即颈段稍向前凸，胸段稍向后凸，腰椎明显向前凸，骶椎则明显向后凸。让患者取站立位或坐位，从后面观察脊柱有无侧弯。轻度侧弯时需借助触诊确定，检查方法是检查者用示、中指或拇指沿脊椎的棘突以适当的压力往下划压，划压后皮肤出现一条红色充血痕，以此痕为标准，观察脊柱有无侧弯。正常人脊柱无侧弯。除以上方法检查外还应侧面观察脊柱各部形态，了解有无前后突出畸形。

2.病理性变形

（1）颈椎变形。颈部检查需观察自然姿势有无异常，如患者立位时有无侧偏、前屈、过度后伸和僵硬感。颈侧偏见于先天性斜颈，患者头向一侧倾斜，患侧胸锁乳突肌隆起。

（2）脊柱后凸。脊柱过度后弯称为脊柱后凸（kyphosis），也称为驼背（gibbus），多发生于胸段脊柱。脊柱后凸时前胸凹陷，头颈部前倾。脊柱胸段后凸的原因甚多，表现也不完全相同，常见病因如下。

1）佝偻病。多在儿童期发病，坐位时胸段呈明显均匀性向后弯曲，仰卧位时弯曲可消失。

2）脊柱结核。多在青少年时期发病，病变常在胸椎下段及腰段。由于椎体被破坏、压缩，棘突明显向后凸出，形成特征性的成角畸形。常伴有全身其他脏器的结核病变如肺结核等。

3）强直性脊柱炎。多见于成年人，脊柱胸段成弧形（或弓形）后凸，常有脊柱强直性固定，仰卧位时亦不能伸直。

4）脊椎退行性变。多见于老年人，椎间盘退行性萎缩、骨质退行性变、胸腰椎后凸曲线增大，造成胸椎明显后凸，形成驼背。

5）其他。如外伤所致脊椎压缩性骨折，造成脊柱后凸，可发生于任何年龄；青少年胸段下部均匀性后凸，见于脊椎骨软骨炎。

（3）脊柱前凸。脊柱过度向前凸出性弯曲，称为脊柱前凸（lordosis）。多发生在腰椎部位，患者腹部明显向前突出，臀部明显向后突出，多由于晚期妊娠、大量腹水、腹腔巨大肿瘤、第5腰椎向前滑脱、水平骶椎（腰骶角 > 34°）、患者髋关节结核及先天性髋关节后脱位等所致。

（4）脊柱侧凸。脊柱离开后正中线向左或右偏曲称为脊柱侧凸（scoliosis）。侧凸严重时可出现肩部及骨盆畸形。根据侧凸发生部位不同，分为胸段侧凸、腰段侧凸及胸腰段联合侧凸；并根据侧凸的性状分为姿势性和器质性两种。

1）姿势性侧凸（posture scoliosis）。无脊柱结构的异常。姿势性侧凸早期脊柱的弯曲度多不固定，改变体位可使侧凸得以纠正，如平卧位或向前弯腰时脊柱侧凸可消失。姿势性侧凸的原因有：①儿童发育期坐、立姿势不良；②代偿性侧凸可因一侧下肢明显短于另一侧所致；③坐骨神经性侧凸，多因椎间盘突出，患者改变体位，放松对神经根压迫的一种保护性措施，突出的椎间盘位于神经根外侧，腰椎突向患侧；位于神经根内侧，腰椎突向健侧；④脊髓灰质炎后遗症等。

2）器质性侧凸（organic scoliosis）。脊柱器质性侧凸的特点是改变体位不能使侧凸得到纠正。其病因有先天性脊柱发育不全、肌肉麻痹、营养不良、慢性胸膜肥厚、胸膜粘连及肩部或胸廓的畸形等。

（二）脊柱活动度

1.正常活动度　正常人脊柱有一定活动度，但各部位活动范围明显不同。颈椎段和腰椎段的活动范围最大；胸椎段活动范围最小；骶椎和尾椎已融合成骨块状，几乎无活动性。

检查脊柱的活动度时，应让患者做前屈、后伸、侧弯、旋转等动作，以观察脊柱的活动情况及有无变形。已有脊柱外伤可疑骨折或关节脱位时，应避免脊柱活动，以防止损伤脊髓。

2.活动受限　检查脊柱颈段活动度时，医师固定患者肩部，嘱患者做前屈后仰、侧弯及左右旋转，颈及软组织有病变时，活动常不能达以上范围，否则有疼痛感，严重时出现僵直。脊柱颈椎段活动受限常见于：①颈部肌纤维组织炎及韧带受损；②颈椎病；③结核或肿瘤浸润；④颈椎外伤、骨折或关节脱位。

脊柱腰椎段活动受限常见于：①腰部肌纤维组织炎及韧带受损；②腰椎椎管狭窄；

③椎间盘突出；④腰椎结核或肿瘤；⑤腰椎骨折或脱位。

（三）脊柱压痛与叩击痛

1. 压痛　脊柱压痛的检查方法是嘱患者取端坐位，身体稍向前倾。检查者以右手拇指从枕骨粗隆开始自上而下逐个按压脊椎棘突及椎旁肌肉，正常时每个棘突及椎旁肌肉均无压痛。如有压痛，提示压痛部位可能有病变，并以第7颈椎棘突为标志计数病变椎体的位置。除颈椎外，颈旁组织的压痛也提示相应病变，如落枕时斜方肌中点处有压痛；颈肋综合征及前斜角肌综合征时，压痛点在锁骨上窝和颈外侧三角区内；颈部肌纤维组织炎时压痛点在颈肩部，范围比较广泛。胸腰椎病变如结核、椎间盘突出及外伤或骨折，均在相应脊椎棘突有压痛，若椎旁肌肉有压痛，常为腰背肌纤维炎或劳损。

2. 叩击痛　常用的脊柱叩击方法有两种。

（1）直接叩击法。即用中指或叩诊锤垂直叩击各椎体的棘突，多用于检查胸椎与腰椎。颈椎疾病，特别是颈椎骨关节损伤时，因颈椎位置深，一般不用此法检查。

（2）间接叩击法。嘱患者取坐位，医师将左手掌置于其头部，右手半握拳以小鱼际肌部位叩击左手背，了解患者脊柱各部位有无疼痛。如疼痛阳性见于脊柱结核、脊椎骨折及椎间盘突出等。叩击痛的部位多为病变部位。如有颈椎病或颈椎间盘脱出症，间接叩诊时可出现上肢的放射性疼痛。

二、四肢检查

四肢（four limbs）及其关节（arthrosis）的检查通常运用视诊与触诊，两者相互配合，特殊情况下采用叩诊和听诊。四肢检查除大体形态和长度外，应以关节检查为主。

（一）上肢

1. 长度　双上肢长度可用目测，嘱被检者双上肢向前、手掌并拢比较其长度，也可用带尺测量肩峰至桡骨茎突或中指指尖的距离为全上肢长度。上臂长度则为从肩峰至尺骨鹰嘴的距离。前臂长度测量是从鹰嘴突至尺骨茎突的距离。双上肢长度正常情况下等长，长度不一见于先天性短肢畸形、骨折重叠和关节脱位等，如肩关节脱位时，患侧上臂长于健侧，肱骨颈骨折患侧短于健侧。

2. 肩关节

（1）外形。嘱被检者脱去上衣，取坐位，在良好的照明情况下，观察双肩姿势外形有无倾斜。正常双肩对称，双肩呈弧形，如肩关节弧形轮廓消失肩峰突出，呈"方肩"，见于肩关节脱位或三角肌萎缩。两侧肩关节一高一低，颈短耸肩，见于先天性肩胛高耸症及脊柱侧弯。锁骨骨折，远端下垂，使该侧肩下垂，肩部突出畸形如戴肩章状，见于外伤性肩锁关节脱位（图 1-4-35），锁骨外端过度上翘所致。

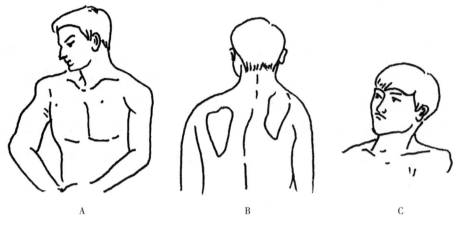

A   B   C

图 1-4-35　肩关节外形异常
A. 方肩；B. 耸肩；C. 肩章状肩

（2）运动。嘱患者做自主运动，观察有无活动受限，或检查者固定肩胛骨，另一手持前臂进行多个方向的活动。肩关节外展可达 90°，内收 45°，前屈 90°，后伸 35° 旋转 45°。肩关节周围炎时，关节各方向的活动均受限，称冻结肩。冈上肌腱炎时肩关节外展达 60° 范围时感疼痛，超过 120° 时则消失。肩关节外展开始即痛，但仍可外展，见于肩关节炎；轻微外展即感疼痛见于肱骨或锁骨骨折；肩肱关节或肩锁骨关节脱位搭肩试验常为阳性。做法是嘱患者用患侧手掌平放于对侧肩关节前方，如不能搭上而前臂不能自然贴紧胸壁，提示肩关节脱位。

（3）压痛点。肩关节周围不同部位的压痛点，对鉴别诊断很有帮助，肱骨结节间的压痛见于肱二头肌长头腱鞘炎，肱骨大结节压痛可见于冈上肌腱损伤。肩峰下内方有触痛，可见于肩峰下滑囊炎。

3. 肘关节

（1）形态。正常肘关节双侧对称、伸直时肘关节轻度外翻，称携物角，为 5°～15°，检查此角时嘱患者伸直两上肢，手掌向前，左右对比。此角＞15° 为肘外翻：＜15° 为肘内翻。肘部骨折、脱位可引起肘关节外形改变，如髁上骨折时，可见肘窝上方突出，为肱骨下端向前移位所致；桡骨头脱位时，肘窝外下方向桡侧突出；肘关节后脱位时，鹰嘴向肘后方突出。检查肘关节时应注意双侧及肘窝部是否饱满、肿胀。肘关节积液和滑膜增生常出现肿胀。

（2）运动。肘关节活动正常时屈 135°～150°，伸 10°，旋前（手背向上转动）80°～90°，旋后（手背向下转动）80°～90°。

（3）触诊。注意肘关节周围皮肤温度，有无肿块，肱动脉搏动，桡骨小头是否压痛，滑车淋巴结是否肿大。

4.腕关节及手

（1）外形。手的功能位置为腕背伸30°并稍偏尺侧，拇指于外展时掌屈曲位，其余各指屈曲，呈握茶杯姿势。手的自然休息姿势呈半握拳状，腕关节稍背伸约20°，向尺侧倾斜约10°，拇指尖靠达示指关节的桡侧，其余四指呈半屈曲状，屈曲程度由示指向小指逐渐增大，且各指尖均指向舟骨结节处。

（2）局部肿胀与隆起。腕关节肿胀可因外伤、关节炎、关节结核而肿胀，腕关节背侧或旁侧局部隆起见于腱鞘囊肿，腕背侧肿胀见于腕肌腱腱鞘炎或软组织损伤。下尺桡关节半脱位可使尺骨小头向腕背侧隆起。手指关节出现梭形肿胀见于类风湿性关节炎，骨性关节炎也出现指关节梭形肿胀，但有特征性的 Heberden 结节。若单个指关节出现梭形肿胀，可能为指骨结核或内生软骨瘤，手指侧副韧带损伤可使指间关节侧方肿胀。

（3）畸形。腕部手掌的神经、血管、肌腱及骨骼的损伤或先天性因素及外伤等均可引起畸形，常见的有：①腕垂症，桡神经损伤所致；②猿掌，正中神经损伤；③爪形手，手指呈鸟爪样，见于尺神经损伤、进行性肌萎缩、脊髓空洞症和麻风等；④餐叉样畸形，见于 Colles 骨折。

1）杵状指（趾）（acropachy）。手指或足趾末端增生、肥厚、增宽、增厚，指甲从根部到末端拱形隆起呈杵状（图1-4-36）。其发生机制可能与肢体末端慢性缺氧、代谢障碍及中毒性损害有关，缺氧时末端肢体毛细血管增生扩张，因血流丰富软组织增生，末端膨大。杵状指（趾）常见于：①呼吸系统疾病，如慢性肺脓肿、支气管扩张和支气管肺癌；②某些心血管疾病，如发绀型先天性心脏病、亚急性感染性心内膜炎；③营养障碍性疾病，如肝硬化。

2）匙状甲（koilonychia）。又称反甲，特点为指甲中央凹陷，边缘翘起，指甲变薄，表面粗糙有条纹（图1-4-37）。常见于缺铁性贫血和高原疾病，偶见于风湿热及甲癣。

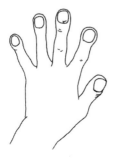

图 1-4-36　杵状指

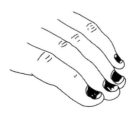

图 1-4-37　匙状甲

（4）运动。腕关节及指关节运动范围见表 1-4-11。

表 1-4-11　腕关节及指关节运动范围

关节	背伸	掌屈	内收（桡侧）	外展（尺侧）
腕关节	30°～60°	50°～60°	25°～30°	30°～40°
掌指	伸 0°	屈 60°～90°	—	—
近端指间	0°	90°	—	—
远端指间	0°	60°～90°	—	—
拇指 掌拇关节	—	20°～50°	可并拢桡侧示指	40°
指间关节	—	90°	可横越手掌	—

（二）下肢

下肢包括臀、大腿、膝、小腿、踝和足。检查下肢时应充分暴露以上部位，双侧对比先做一般外形检查，如双下肢长度是否一致，可用尺测量或双侧对比，一侧肢体缩短见于先天性短肢畸形、骨折或关节脱位；并观察双下肢外形是否对称，有无静脉曲张和肿胀。一侧肢体肿胀见于深层静脉血栓形成；肿胀并有皮肤灼热、发红肿胀，见于蜂窝织炎或血管炎。并观察双下肢皮肤有无出血点、皮肤溃疡及色素沉着，下肢慢性溃疡时常有皮肤色素沉着，然后做下肢各关节的检查。

1. 髋关节

【视诊】

（1）步态。由髋关节疾患引起的异常步态主要有以下 3 种。

1）跛行。①疼痛性跛行：髋关节疼痛不敢负重行走，患肢膝部微屈，轻轻落下足尖着地，然后迅速改换健肢负重，步态短促不稳，见于髋关节结核、暂时性滑膜炎、股骨头无菌性坏死等。②短肢跛行：以足尖落地或健侧下肢屈膝跳跃状行走，一侧下肢缩短 3cm 以上则可出现跛行，见于小儿麻痹症后遗症。

2）鸭步。走路时两腿分开的距离宽，左右摇摆，如鸭子行走，见于先天性双侧髋关节脱位，及髋内翻和小儿麻痹症所致的双侧臀中、小肌麻痹。

3）呆步。步行时下肢向前甩出，并转动躯干，步态呆板，见于髋关节强直，化脓性髋关节炎。

（2）畸形。患者取仰卧位，双下肢伸直，使病侧髂前上棘连线与躯干正中线保持垂直，腰部放松，腰椎放平贴于床面观察关节有无下列畸形，如果有，多为髋关节脱位、股骨干及股骨头骨折错位。

1）内收畸形。正常时双下肢可伸直并拢，如一侧下肢超越躯干中线向对侧偏移，而且不能外展为内收畸形。

2）外展畸形。下肢离开中线，向外侧偏移，不能内收，称外展畸形。

3）旋转畸形。仰卧位时，正常髌骨及踇趾指向上方，若向内外侧偏斜，为髋关节内外旋畸形。

（3）肿胀及皮肤皱褶。腹股沟异常饱满，示髋关节肿胀；臀肌是否丰满，如髋关节病变时臀肌萎缩；臀部皱褶不对称，示一侧髋关节脱位。

（4）肿块、窦道瘢痕。注意髋关节周围皮肤有无肿块、窦道及瘢痕，髋关节结核时常有以上改变。

【触诊】

（1）压痛。髋关节位置深，只能触诊其体表位置。腹股沟韧带中点后下1cm，再向外1cm，触及此处有无压痛及波动感，髋关节有积液时有波动感，如此处硬韧饱满时，可能为髋关节前脱位，若该处空虚，可能为后脱位。

（2）活动度。髋关节检查方法及活动范围见表1-4-12。

表 1-4-12　髋关节检查方法及活动范围

检查内容	检查方法	活动度
屈曲	患者仰卧，医师一手按压髂嵴，另一手将屈曲膝关节推向前胸	130° ～ 140°
后伸	患者俯卧，医师一手按压臀部，另一手握小腿下端，屈膝90°后上提	15° ～ 30°
内收	仰卧，双下肢伸直，固定骨盆，一侧下肢自中立位向对称下肢前面交叉内收	20° ～ 30°
外展	患者仰卧，双下肢伸直，固定骨盆，使一侧下肢自中立位外展	30° ～ 45°
旋转	患者仰卧，下肢伸直，髌骨及足尖向上，医师双手放于患者大腿下部和膝部旋转大腿，也可让患者屈髋屈膝90°，医师一手扶患者臀部，另一手握踝部，向相反方向运动，小腿做外展、内收动作时，髋关节则为外旋、内旋	45°

【叩诊】

患者下肢伸直，医师以拳叩击足跟，如髋部疼痛，则示髋关节炎或骨折。

【听诊】

令患者做屈髋和伸髋动作，可闻及大粗隆上方有明显的"咯噔"声，系紧张肥厚的阔筋膜张肌与股骨大粗隆摩擦声。

2.膝关节

【视诊】

（1）膝外翻（genu varum）。令患者暴露双膝关节，处站立位及平卧位进行检查，直立时双腿并拢，二股骨内髁及二胫骨内踝可同时接触，如两踝距离增宽，小腿向外偏斜，双下肢呈"X"状，称"X形腿"，见于佝偻病（图1-4-38）。

（2）膝内翻（genu valgum）。直立时，患者双股骨内髁间距增大，小腿向内偏斜，膝关节向内形成角度，双下肢形成"O"状，称"O形腿"，见于小儿佝偻病（图1-4-39）。

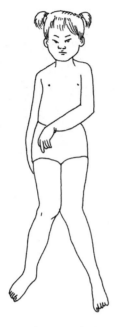

图1-4-38 膝外翻

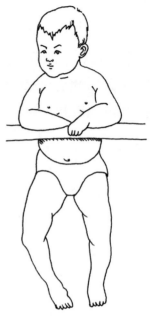

图1-4-39 膝内翻

（3）膝反张。膝关节过度后伸形成向前的反屈状，称膝反屈畸形，见于小儿麻痹后遗症、膝关节结核。

（4）肿胀。膝关节匀称性胀大，双侧膝眼消失并突出，见于膝关节积液。髌骨上方明显隆起见于髌上囊内积液；髌骨前面明显隆起见于髌前滑囊炎；膝关节呈梭形膨大，见于膝关节结核；关节间隙附近有突出物常为半月板囊肿。检查关节肿胀的同时应注意关节周围皮肤有无发红、灼热及窦道形成。

（5）肌萎缩。膝关节病变时，因疼痛影响步行，常导致相关肌肉的失用性萎缩，常见为股四头肌及内侧肌萎缩。

【触诊】

（1）压痛。膝关节发炎时，双膝眼处压痛；髌骨软骨炎时髌骨两侧有压痛；膝关节间隙压痛提示半月板损伤；侧副韧带损伤，压痛点多在韧带上下两端的附着处，胫骨结节骨骺炎时，压痛点位于髌韧带在胫骨的止点处。

（2）肿块。对膝关节周围的肿块，应注意大小、硬度、活动度，有无压痛及波动感。髌骨前方肿块，并可触及囊性感，见于髌前滑囊炎，膝关节间隙处可触及肿块，且伸膝时明显，屈膝后消失，见于半月板囊肿；胫前上端或股骨下端有局限性隆起，无压痛，多为骨软骨瘤；

腘窝处出现肿块，有囊状感，多为腘窝囊肿，如伴有与动脉同步的搏动，见于动脉瘤。

（3）摩擦感。医师一手置于患膝前方，另一手握住患者小腿做膝关节的伸屈动作，如膝部有摩擦感，提示膝关节面不光滑，见于炎症后遗症及创伤性关节炎。推动髌骨做上下、左右活动，如有摩擦感，提示髌骨表面不光滑，见于炎症及创伤后遗留的病变。

（4）活动度。膝关节屈曲可达 120°～150°，伸 5°～10°，内旋 10°，外旋 20°。

（5）特殊试验。浮髌试验：患者取平卧位，下肢伸直放松，医师一手虎口卡于患膝髌骨上极，并加压压迫髌上囊，使关节液集中于髌骨底面，另一手示指垂直按压髌骨并迅速抬起时髌骨与关节面有碰触感，松手时髌骨浮起，即为浮髌试验阳性，提示有中等量以上关节积液（50ml）（图 1-4-40）。

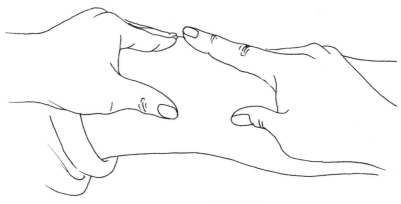

图 1-4-40　浮髌试验

3. 踝关节与足

【视诊】

踝关节与足部检查一般让患者取站立或坐位时进行，有时需患者步行，从步态观察正常与否。

（1）肿胀。①匀称性肿胀：正常踝关节两侧可见内外踝轮廓，跟腱两侧各有一凹陷区，踝关节背伸时，可见伸肌腱在皮下走行，踝关节肿胀时以上结构消失，见于踝关节扭伤、结核、化脓性关节炎及类风湿关节炎。②局限性肿胀：足背或内、外踝下方局限肿胀见于腱鞘炎或腱鞘囊肿；跟骨结节处肿胀见于跟腱周围炎，第二、三跖趾关节背侧或跖骨干局限性肿胀，可能为跖骨头无菌性坏死或骨折引起，足趾皮肤温度变冷、肿胀，皮肤呈乌黑色见于缺血性坏死。

（2）局限性隆起。足背部骨性隆起可见于外伤，骨质增生或先天性异常，内外踝明显突出，见于胫腓关节分离，内外踝骨折；踝关节前方隆起，见于距骨头骨质增生。

（3）畸形。足部常见畸形有以下几种。

1）扁平足（flatfoot）。足纵弓塌陷，足跟外翻，前半足外展，形成足旋前畸形，横弓塌陷，前足增宽，足底前部形成胼胝。

2）弓形足（clawfoot）。足纵弓高起，横弓下陷，足背隆起，足趾分开。

3）马蹄足。踝关节跖屈，前半足着地，常因跟腱挛缩或腓总神经麻痹引起。

4）跟足畸形。小腿三头肌麻痹，足不能跖屈，伸肌牵拉使踝关节背伸，形成跟足畸形，行走和站立时足跟着地。

5）足内翻。跟骨内旋，前足内收，足纵弓高度增加，站立时足不能踏平，外侧着地，常见于小儿麻痹后遗症。

6）足外翻。跟骨外旋，前足外展，足纵弓塌陷，舟骨突出，扁平状，跟腱延长线落在跟骨内侧，见于胫前胫后肌麻痹。

【触诊】

（1）压痛点。内外踝骨折、跟骨骨折、韧带损伤局部均可出现压痛，第二、三跖骨头处压痛，见于跖骨头无菌性坏死；第二、三跖骨干压痛，见于疲劳骨折；跟腱压痛，见于跟腱腱鞘炎；足跟内侧压痛，见于跟骨骨棘或跖筋膜炎。

（2）其他。踝足部触诊应注意跟腱张力，足底内侧跖筋膜有无挛缩，足背动脉搏动有无减弱。方法是医师将示、中和环指末节指腹并拢，放置于足背 1 ~ 2 趾长伸肌腱间触及有无搏动感。

（3）活动度。可令患者主动活动或医师检查时做被动活动。踝关节与足的活动范围如下。踝关节：背伸 20° ~ 30° ，跖屈 40° ~ 50° ；跟距关节：内、外翻各 30° ；跗骨间关节：内收 25° ，外展 25° ；跖趾关节：跖屈 30° ~ 40° ，背伸 45° 。

【口腔执业医师资格考试高频考点及例题】

试题：浮髌试验阳性考虑（　　　）

A. 小儿麻痹后遗症　　　B. 关节积液　　　C. 股骨头无菌性坏死　　　D. 腱鞘炎

答案：A

解析：浮髌试验阳性，提示有中等量以上关节积液（50ml）。

（杨　旭）

第八节　神经系统检查

学习目标

掌握：常见的生理反射、病理反射和脑膜刺激征的检查方法及临床意义。

熟悉：感觉神经、运动神经的检查方法。

了解：脑神经检查的内容及方法。

掌握神经系统的基本检查方法，能获取对疾病的定位与定性诊断信息，是医学生临床教学中不可或缺的部分。在进行神经系统检查时，首先要确定患者对外界刺激的反应状态，即意识状态，本章中的许多检查均要在患者意识清晰状态下完成。完成神经系统检查常需具备的检查工具有：叩诊锤、棉签、大头针、音叉、双规仪、试管、电筒、检眼镜以及嗅觉、味觉、失语测试用具等。

一、脑神经检查

脑神经（cranial nerves）共 12 对，检查脑神经对颅脑病变的定位诊断极为重要。检查时应按序进行，以免遗漏，同时注意双侧对比。

（一）嗅神经

嗅神经（olfactory nerve）系第 I 对脑神经。检查前先确定患者是否鼻孔通畅、有无鼻黏膜病变。然后嘱患者闭目，依次检查双侧嗅觉。先压住一侧鼻孔，用患者熟悉的、无刺激性气味的物品（如杏仁、松节油、肉桂油、牙膏、香烟或香皂等）置于另一鼻孔下，让患者辨别嗅到的各种气味。然后，换另一侧鼻孔进行测试，注意双侧比较。根据检查结果可判断患者的一侧或双侧嗅觉状态。嗅觉功能障碍如能排除鼻黏膜病变，常见于同侧嗅神经损害，如嗅沟病变压迫嗅球、嗅束可引起嗅觉丧失。

（二）视神经

视神经（optic nerve）系第 II 对脑神经。检查包括视力、视野检查和眼底检查。

（三）动眼、滑车、展神经

动眼神经（oculomotor nerve）、滑车神经（trochlear nerve）、展神经（abducens nerve）分别为第 III、IV、VI对脑神经，共同支配眼球运动，合称眼球运动神经，可同时检查。检查时需注意眼裂外观、眼球运动、瞳孔及对光反射、调节反射等。

检查中，如发现眼球运动向内、向上及向下活动受限，以及上睑下垂、调节反射消失均提示有动眼神经麻痹。如眼球向下及向外运动减弱，提示滑车神经有损害。眼球向外转动障碍则为展神经受损。瞳孔反射异常可由动眼神经或视神经受损所致。另外，眼球运动神经的麻痹可出现相应眼外肌的功能障碍导致麻痹性斜视，单侧眼球运动神经的麻痹可导致复视。

（四）三叉神经

三叉神经（trigeminal nerve）系第 V 对脑神经，是混合性神经。感觉神经纤维分布于面部皮肤、眼、鼻、口腔黏膜；运动神经纤维支配咀嚼肌、颞肌和翼状内外肌。

1.面部感觉　嘱患者闭眼，以针刺检查痛觉、棉絮检查触觉和盛有冷或热水的试管检查温度觉。两侧及内外对比，观察患者的感觉反应，同时确定感觉障碍区域。注意区分周围性与核性感觉障碍，前者为患侧患支（眼支、上颌支、下颌支）分布区各种感觉缺失，后者呈葱皮样感觉障碍。

2.角膜反射（corneal reflex）　嘱患者睁眼向内侧注视，以捻成细束的棉絮从患者视野外接近并轻触外侧角膜，避免触及睫毛，正常反应为被刺激侧迅速闭眼和对侧也出现眼睑闭合反应，前者称为直接角膜反射，而后者称为间接角膜反射。直接与间接角膜反射均消失见于三叉神经病变（传入障碍）；直接反射消失，间接反射存在，见于患侧面神经瘫痪（传出障碍）。

3.运动功能　检查者双手触按患者颞肌、咀嚼肌，嘱患者做咀嚼动作，对比双侧肌力强弱；再嘱患者做张口运动或露齿，以上下门齿中缝为标准，观察张口时下颌有无偏斜。当一侧三叉神经运动纤维受损时，病侧咀嚼肌肌力减弱或出现萎缩，张口时由于翼状肌瘫痪，下颌偏向病侧。

（五）面神经

面神经（facial nerve）系第Ⅶ对脑神经，主要支配面部表情肌和具有舌前 2/3 味觉功能。

1.运动功能　检查面部表情肌时，首先观察双侧额纹、眼裂、鼻唇沟和口角是否对称。然后，嘱患者做皱额、闭眼、露齿、微笑、鼓腮或吹哨动作。面神经受损可分为周围性和中枢性损害两种，一侧面神经周围性（核或核下性）损害时，患侧额纹减少、眼裂增大、鼻唇沟变浅，不能皱额、闭眼，微笑或露齿时口角歪向健侧，鼓腮及吹口哨时病变侧漏气。中枢性（核上的皮质脑干束或皮质运动区）损害时，由于上半部面肌受双侧皮质运动区的支配，皱额、闭眼无明显影响，只出现病灶对侧下半部面部表情肌的瘫痪。

2.味觉检查　嘱患者伸舌，将少量不同味感的物质（食糖、食盐、醋或奎宁溶液）以棉签涂于一侧舌面测试味觉，患者不能讲话、缩舌和吞咽，用手指指出事先写在纸上的甜、咸、酸或苦四个字之一。先试可疑侧，再试另侧。每种味觉试验完成后，用水漱口，再测试下一种味觉。面神经损害者则舌前 2/3 味觉丧失。

（六）位听神经

位听神经（vestibulocochlear nerve）系第Ⅷ对脑神经，包括前庭及耳蜗两种感觉神经。

1. 听力检查　为测定耳蜗神经的功能。

2. 前庭功能检查　询问患者有无眩晕、平衡失调，检查有无自发性眼球震颤。通过外耳道灌注冷、热水试验或旋转试验，观察有无前庭功能障碍所致的眼球震颤反应减弱或消失。

（七）舌咽神经、迷走神经

舌咽神经（glossopharyngeal nerve）、迷走神经（vagus nerve）系第Ⅸ、第Ⅹ对脑神经，两者在解剖与功能上关系密切，常同时受损。

1. 运动　检查时注意患者有无发音嘶哑、带鼻音或完全失音，是否呛咳、有无吞咽困难。观察患者张口发"啊"音时腭垂是否居中，两侧软腭上抬是否一致。当一侧神经受损时，该侧软腭上抬减弱，腭垂偏向健侧；双侧神经麻痹时，腭垂虽居中，但双侧软腭上抬受限，甚至完全不能上抬。

2. 咽反射　用压舌板轻触左侧或右侧咽后壁，正常者出现咽部肌肉收缩和舌后缩，有神经损害者则患侧反射迟钝或消失。

3. 感觉　可用棉签轻触两侧软腭和咽后壁，观察感觉。另外，舌后 1/3 的味觉减退为舌咽神经损害，检查方法同面神经。

（八）副神经

副神经（spinal accessory nerve）　系第Ⅺ对脑神经，支配胸锁乳突肌及斜方肌。检查时注意肌肉有无萎缩，嘱患者做耸肩及转头运动时，检查者给予一定的阻力，比较两侧肌力。副神经受损时，向对侧转头及同侧耸肩无力或不能，同侧胸锁乳突肌及斜方肌萎缩。

（九）舌下神经

舌下神经（hypoglossal nerve）　系第Ⅻ对脑神经。检查时嘱患者伸舌，注意观察有无伸舌偏斜、舌肌萎缩及肌束颤动。单侧舌下神经麻痹时伸舌舌尖偏向病侧，双侧麻痹者则不能伸舌。

二、运动功能检查

运动包括随意运动和不随意运动，随意运动由锥体束司理，不随意运动（不自主运动）由锥体外系和小脑司理。

（一）肌力

肌力（muscle strength）　是指肌肉运动时的最大收缩力。检查时令患者做肢体伸屈动作，检查者从相反方向给予阻力，测试患者对阻力的克服力量，并注意两侧比较。

肌力的记录采用 0 ~ 5 级的六级分级法。

0 级：完全瘫痪，测不到肌肉收缩。

1 级：仅测到肌肉收缩，但不能产生动作。

2 级：肢体在床面上能水平移动，但不能抵抗自身重力，即不能抬离床面。

3 级：肢体能抬离床面，但不能抗阻力。

4 级：能做抗阻力动作，但不完全。

5 级：正常肌力。

临床意义：不同程度的肌力减退可分别称为完全性瘫痪和不完全性瘫痪（轻瘫）。不同部位或不同组合的瘫痪可分别命名为：①单瘫，单一肢体瘫痪，多见于脊髓灰质炎；②偏瘫，为一侧肢体（上、下肢）瘫痪，常伴有同侧脑神经损害，多见于颅内病变或脑卒中；③交叉性偏瘫，为一侧肢体瘫痪及对侧脑神经损害，多见于脑干病变；④截瘫，为双侧下肢瘫痪，是脊髓横贯性损伤的结果，见于脊髓外伤、炎症等。

（二）肌张力

肌张力（muscular tension）是指静息状态下的肌肉紧张度和被动运动时遇到的阻力，其实质是一种牵张反射，即骨骼肌受到外力牵拉时产生的收缩反应，这种收缩是通过反射中枢控制的。检查时嘱患者肌肉放松，检查者根据触摸肌肉的硬度以及伸屈其肢体时感知肌肉对被动伸屈的阻力做判断。

1. 肌张力增高　触摸肌肉，坚实感，伸屈肢体时阻力增加。可表现为：①痉挛状态（spasticity）：在被动伸屈其肢体时，起始阻力大，终末突然阻力减弱，也称折刀现象，为锥体束损害现象；②铅管样强直（lead-pipe rigidity）：即伸肌和屈肌的肌张力均增高，做被动运动时各个方向的阻力增加是均匀一致的，为锥体外系损害现象。

2. 肌张力降低　肌肉松软，伸屈其肢体时阻力低，关节运动范围扩大，见于下运动神经元病变（如周围神经炎、脊髓前角灰质炎等）、小脑病变和肌源性病变等。

（三）不自主运动

不自主运动（involuntary movements）是指患者意识清楚的情况下，随意肌不自主收缩所产生的一些无目的的异常动作，多为锥体外系损害的表现。

1. 震颤（tremor）　为两组拮抗肌交替收缩引起的不自主动作，可有以下几种类型。①静止性震颤（static tremor）：静止时表现明显，而在运动时减轻，睡眠时消失，常伴肌张力增高，见于震颤麻痹；②意向性震颤（intentional tremor）：又称动作性震颤。震颤在休息时消失，动作时发生，愈近目的物愈明显，见于小脑疾患。

2.舞蹈样运动（choreic movement）　为面部肌肉及肢体的快速、不规则、无目的、不对称的不自主运动，表现为做鬼脸、转颈、耸肩、手指间断性伸曲、摆手和伸臂等舞蹈样动作，睡眠时可减轻或消失，多见于儿童期脑风湿性病变。

3.手足徐动（athetosis）　为手指或足趾的一种缓慢持续的伸展扭曲动作，见于脑性瘫痪、肝豆状核变性和脑基底节变性。

（四）共济运动

机体任一动作的完成均依赖于某组肌群协调一致的运动，称共济运动（coordination）。这种协调主要靠小脑的功能以协调肌肉活动、维持平衡和帮助控制姿势；也需要运动系统的正常肌力，前庭神经系统的平衡功能，眼睛、头、身体动作的协调，以及感觉系统对位置的感觉共同参与作用。这些部位的任何损伤均可出现共济失调（ataxia）。

1.指鼻试验（finger-to-nose test）　嘱患者先以示指接触距其前方0.5m检查者的示指，再以示指触自己的鼻尖，由慢到快，先睁眼、后闭眼，重复进行。小脑半球病变时同侧指鼻不准；如睁眼时指鼻准确，闭眼时出现障碍则为感觉性共济失调。

2.跟-膝-胫试验（heel-knee-shin test）　嘱患者仰卧，上抬一侧下肢，将足跟置于另一下肢膝盖下端，再沿胫骨前缘向下移动，先睁眼、后闭眼重复进行。小脑损害时，动作不稳；感觉性共济失调者则闭眼时足跟难以寻到膝盖。

3.其他

（1）快速轮替动作（rapid alternating movements）。嘱患者伸直手掌并以前臂作快速旋前旋后动作，或一手用手掌、手背连续交替拍打对侧手掌，共济失调者动作缓慢、不协调。

（2）闭目难立征（romberg test）。嘱患者足跟并拢站立，闭目，双手向前平伸，若出现身体摇晃或倾斜则为阳性，提示小脑病变。如睁眼时能站稳而闭眼时站立不稳，则为感觉性共济失调。

三、感觉功能检查

检查时，患者必须意识清晰，检查前让患者了解检查的目的与方法，以取得充分合作。检查时要注意左右侧和远近端部位的差别。感觉功能检查主观性强，易产生误差。因此，检查时必须注意嘱患者闭目，以避免主观或暗示作用。如果患者无神经系统疾病的临床症状或其他体征，感觉功能的检查可以简要地分析远端指（趾）的正常感觉是否存在，检查仅仅选择触觉、痛觉和震动觉。否则，患者需依次进行下列的感觉功能检查。

（一）浅感觉检查

1.痛觉（pain sensation）　用别针的针尖均匀地轻刺患者皮肤，询问患者是否疼痛。为避免患者将触觉与痛觉混淆，应交替使用别针的针尖和针帽进行检查比较。注意两侧对称比较，同时记录痛感障碍类型（正常、过敏、减退或消失）与范围。痛觉障碍见于脊髓丘脑侧束损害。

2.触觉（touch sensation） 用棉签轻触患者的皮肤或黏膜，询问有无感觉。触觉障碍见于脊髓丘脑前束和后索病损。

3.温度觉 用盛有热水（40～50℃）或冷水（5～10℃）的玻璃试管交替接触患者皮肤，嘱患者辨别冷、热感。温度觉障碍见于脊髓丘脑侧束损害。

（二）深感觉检查

1.运动觉 检查者轻轻夹住患者的手指或足趾两侧，上或下移动，令患者根据感觉说出"向上"或"向下"。运动觉障碍见于后索病损。

2.位置觉 检查者将患者的肢体摆成某一姿势，请患者描述该姿势或用对侧肢体模仿，位置觉障碍见于后索病损。

3.震动觉（vibration sense） 用震动着的音叉（128Hz）柄置于骨突起处（如内、外踝、手指、桡尺骨茎突、胫骨、膝盖等），询问有无震动感觉，判断两侧有无差别，障碍见于后索病损。

（三）复合感觉检查

复合感觉是大脑综合分析的结果，也称皮质感觉。

1.皮肤定位觉（point localization） 检查者以手指或棉签轻触患者皮肤某处，让患者指出被触部位。该功能障碍见于皮质病变。

2.两点辨别觉（two-point discrimination） 以钝脚分规轻轻刺激皮肤上的两点（小心不要造成疼痛），检测患者辨别两点的能力，再逐渐缩小双脚间距，直到患者感觉为一点时，测其实际间距，两侧比较。正常情况下，手指的辨别间距是2mm，舌是1mm，脚趾是3～8mm，手掌是8～12mm，后背是40～60mm。检查时应注意个体差异，必须两侧对照。当触觉正常而两点辨别觉障碍时则为额叶病变。

3.实体觉（stereognosis） 嘱患者用单手触摸熟悉的物体，如钢笔、钥匙、硬币等，并说出物体的名称。先测功能差的一侧，再测另一手。功能障碍见于皮质病变。

4.体表图形觉（graphesthesia） 在患者的皮肤上画图形（方形、圆形、三角形等）或写简单的字（一、二、十等），观察其能否识别，须双侧对照。如有障碍，常为丘脑水平以上病变。

四、神经反射检查

神经反射由反射弧完成,反射弧包括感受器、传入神经元、中枢、传出神经元和效应器等。反射弧中任一环节有病变都可影响反射,使其减弱或消失;反射又受高级神经中枢控制,如锥体束以上病变,可使反射活动失去抑制而出现反射亢进。反射包括生理反射和病理反射,根据刺激的部位,又可将生理反射分为浅反射和深反射两部分。

(一)浅反射

浅反射(superficial reflexes)系刺激皮肤、黏膜或角膜等引起的反应。

1. 角膜反射(corneal reflex)　见本节脑神经检查。

2. 腹壁反射(abdominal reflex)　检查时,患者仰卧,下肢稍屈曲,使腹壁松弛,然后用钝头竹签分别沿肋缘下(胸髓7 ~ 8节)、脐平(胸髓9 ~ 10节)及腹股沟上(胸髓11 ~ 12节)的方向,由外向内轻划两侧腹壁皮肤(图1-4-41),分别称为上、中、下腹壁反射。正常反应是上、中或下部局部腹肌收缩。反射消失分别见于上述不同平面的胸髓病损。双侧上、中、下部反射均消失也见于昏迷和急性腹膜炎患者。一侧上、中、下部腹壁反射均消失见于同侧锥体束病损。肥胖、老年及经产妇由于腹壁过于松弛也会出现腹壁反射减弱或消失,应予以注意。

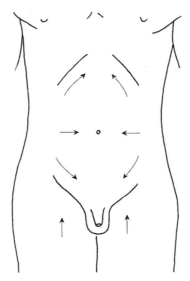

图1-4-41　腹壁反射和提睾反射

3. 提睾反射(cremasteric reflex)　竹签由下而上轻划股内侧上方皮肤,可引起同侧提睾肌收缩,睾丸上提。双侧反射消失为腰髓1 ~ 2节病损。一侧反射减弱或消失见于锥体束损害。局部病变如腹股沟疝、阴囊水肿等也可影响提睾反射(图1-4-41)。

4. 跖反射(plantar reflex)　患者仰卧,下肢伸直,检查者手持患者踝部,用钝头竹签划足底外侧，由足跟向前至近小趾跖关节处转向踇趾侧，正常反应为足跖屈曲（即 Babinski 征阴性）。反射消失为骶髓 1 ～ 2 节病损。

5.肛门反射（anal reflex）　用大头针轻划肛门周围皮肤，可引起肛门外括约肌收缩。反射障碍为骶髓 4 ～ 5 节或肛尾神经病损。

（二）深反射

刺激骨膜、肌腱经深部感受器完成的反射称深反射，又称腱反射。检查时患者要合作，肢体肌肉应放松。检查者叩击力量要均等，两侧要对比。

反射强度通常分为以下几级。

0：反射消失

＋：肌肉收缩存在，但无相应关节活动，为反射减弱

＋＋：肌肉收缩并导致关节活动，为正常反射

＋＋＋：反射增强，可为正常或病理状况

＋＋＋＋：反射亢进并伴有阵挛，为病理状况

1.肱二头肌反射（biceps tendon reflex）　患者前臂屈曲，检查者以左拇指置于患者肘部肱二头肌腱上，然后右手持叩诊锤叩击左拇指，可使肱二头肌收缩，前臂快速屈曲（图 1-4-42）。反射中枢为颈髓 5 ～ 6 节。

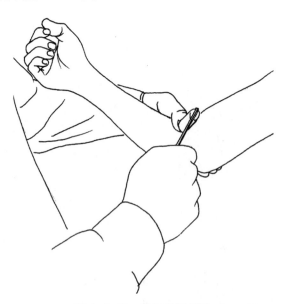

图 1-4-42　肱二头肌反射

2.肱三头肌反射（triceps tendon reflex）　患者外展前臂，半屈肘关节，检查者用左手托住其前臂，右手用叩诊锤直接叩击鹰嘴上方的肱三头肌腱，可使肱三头肌收缩，引起前臂伸展（图 1-4-43）。反射中枢为颈髓 6 ～ 7 节。

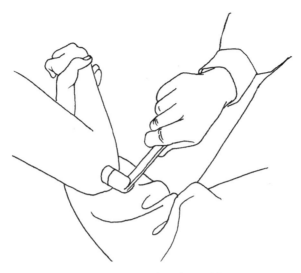

图 1-4-43 肱三头肌反射

3. 桡骨膜反射（brachioradialis tendon reflex） 被检者前臂置于半屈半旋前位，检查者以左手托住其前臂，并使腕关节自然下垂，随即以叩诊锤叩桡骨茎突，可引起肱桡肌收缩，发生屈肘和前臂旋前动作（图 1-4-44）。反射中枢在颈髓 5 ~ 6 节。

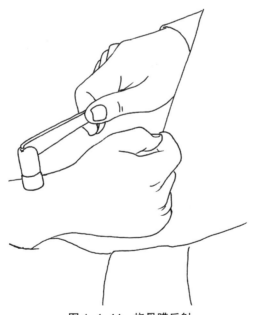

图 1-4-44 桡骨膜反射

4. 膝反射（patellar tendon reflex） 坐位检查时，患者小腿完全松弛下垂与大腿成直角；卧位检查则患者仰卧，检查者以左手托起其膝关节使之屈曲约 120°，用右手持叩诊锤叩击膝盖髌骨下方股四头肌腱，可引起小腿伸展（图 1-4-45）。反射中枢在腰髓 2 ~ 4 节。

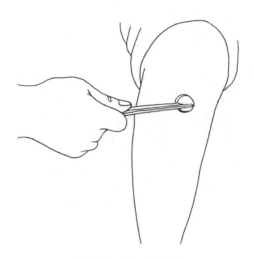

图 1-4-45　膝反射

5. 跟腱反射（achilles tendon reflex）　又称踝反射（ankle reflex）。患者仰卧，髋及膝关节屈曲，下肢取外旋外展位。检查者左手将患者足部背屈成直角，以叩诊锤叩击跟腱，反应为腓肠肌收缩，足向跖面屈曲（图 1-4-46）。反射中枢为骶髓 1 ~ 2 节。

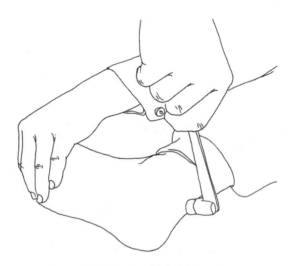

图 1-4-46　跟腱反射

（三）病理反射

病理反射指锥体束病损时，大脑失去了对脑干和脊髓的抑制作用而出现的异常反射。1岁半以内的婴幼儿由于神经系统发育未完善，也可出现这种反射，不属于病理性。

1.Babinski 征　取位与检查跖反射一样，用竹签沿患者足底外侧缘，由后向前至小趾足近足跟部并转向内侧（图 1-4-47），阳性反应为踇趾背伸，余趾呈扇形展开。

2.Oppenheim 征　检查者用示指及中指沿患者胫骨前缘用力由上向下滑压（图 1-4-48），阳性表现同 Babinski 征。

3.Gordon 征　检查时用手以一定力量捏压腓肠肌（图 1-4-49），阳性表现同 Babinski 征。

以上 3 种体征临床意义相同，其中 Babinski 征是最典型的病理反射。

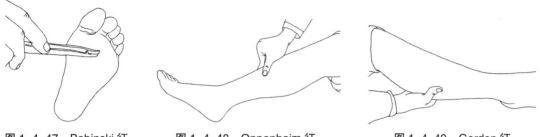

| 图 1-4-47　Babinski 征 | 图 1-4-48　Oppenheim 征 | 图 1-4-49　Gordon 征 |

4. Hoffmann 征　通常认为是病理反射，但也有认为是深反射亢进的表现，反射中枢为颈髓 7 节～胸髓 1 节。检查者左手持患者腕部，然后以右手中指与示指夹住患者中指并稍向上提，使腕部处于轻度过伸位。以拇指迅速弹刮患者的中指指甲，引起其余四指掌屈反应则为阳性。

（四）脑膜刺激征

脑膜刺激征为脑膜受激惹的体征，见于脑膜炎、蛛网膜下腔出血和颅压增高等。

1.颈强直　患者仰卧，检查者以一手托患者枕部，另一只手置于胸前做屈颈动作。如这一被动屈颈检查时感觉到抵抗力增强，即为颈部阻力增高或颈强直。在除外颈椎或颈部肌肉局部病变后，即可认为有脑膜刺激征。

2.Kernig 征　患者仰卧，一侧下肢髋、膝关节屈曲成直角，检查者将患者小腿抬高伸膝。正常人膝关节可伸达 135° 以上（图 1-4-50）。如伸膝受阻且伴疼痛与屈肌痉挛，则为阳性。

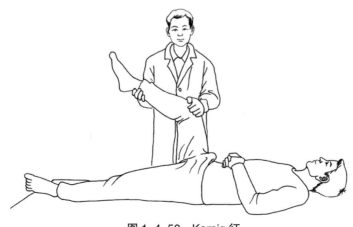

图 1-4-50　Kernig 征

3.Brudzinski 征　患者仰卧，下肢伸直，检查者一手托起患者枕部，另一手按于其胸前。当头部前屈时，双髋与膝关节同时屈曲则为阳性。

【口腔执业医师资格考试高频考点及例题】

试题：急性脑膜炎患者最重要的体征是（　　　　）

A.共济失调　　　　B.动眼神经麻痹　　　　C.Kernig 征阳性　　　　D.Babinski 征阳性

答案：C

解析：急性脑膜炎患者，会出现脑膜刺激征阳性，包括：颈强直、kernig 征阳性和 Brudzinski 征阳性。

（杨　旭）

第五章　实验室检查

第一节　血、尿、粪便常规检查

一、血常规检查

血液一般检测包括血液细胞成分常规检测（简称为血液常规检测）、网织红细胞检测和红细胞沉降率检测。传统的血液常规检测是指对患者周围血液中红细胞和白细胞数量及质量的检查，包括红细胞计数、血红蛋白测定、白细胞计数及白细胞分类计数，是临床应用最广泛的检查项目。近年来随着血液学分析仪器的广泛应用，血液常规检测的项目不断增加，在上述检验项目的基础上，又增添了红细胞平均值测定、红细胞形态检测、血小板计数、血小板平均值测定和血小板形态检测等。

（一）红细胞计数和血红蛋白测定

细胞计数和血红蛋白测定指计算单位容积（每升）血液内所含红细胞数目及血红蛋白量。

1. 标本采集方法　血液一般检查以前常采集耳垂或手指部位的末梢血作为检测标本，由于毛细血管采血时易混入组织液，末梢循环好坏也可直接影响检测结果，所以没有来自静脉血的血液标本结果准确和恒定。目前临床上除新生儿采血困难、肿瘤化学治疗患者需要反复采血外，其他患者普遍采用静脉血液做血液一般检查，以 $EDTA-K_2$ 和 $EDTA-K_3$ 抗凝，推荐使用真空采血系统，用紫色帽的真空抗凝管采血。

2. 参考值　健康人群红细胞计数和血红蛋白参考值见表 1-5-1。

表 1-5-1　健康人群红细胞计数与血红蛋白正常参考值

人群	红细胞计数 / ($\times 10^{12}$/L)	血红蛋白 / (g/L)
成年男性	4.0 ~ 5.5	120 ~ 160
成年女性	3.5 ~ 5.0	110 ~ 150
新生儿	6.0 ~ 7.0	170 ~ 200

3. 临床意义

（1）红细胞和血红蛋白增多。指单位容积循环血液内红细胞计数及血红蛋白量高于参考值高限。①相对性增多：因血浆容量减少，使红细胞容量相对增多。见于严重呕吐、腹泻、大量出汗、大面积烧伤、尿崩症等，由于大量失水使血液浓缩。②生理性增多：见于新生儿、高原地区居民或剧烈活动等。③病理性增多：见于严重的慢性心、肺疾病，如阻塞性肺气肿、慢性肺源性心脏病、发绀性先天性心脏病等。

（2）红细胞和血红蛋白减少。指单位容积循环血液内红细胞计数及血红蛋白量低于参考值的低限。成年男性血红蛋白 < 120g/L，成年女性 < 110g/L，即为贫血。

1）生理性减少。见于婴幼儿及 15 岁以前的儿童；部分老年人造血功能减退导致红细胞、血红蛋白减少；妊娠中、晚期的妇女，由于血浆容量增加使血液稀释，可使红细胞及血红蛋白减少。

2）病理性减少。见于各种原因引起的贫血：①红细胞丢失过多，如上消化道出血、钩虫病等急、慢性失血；②红细胞破坏过多，如溶血性贫血、蚕豆病等；③红细胞生成不足，如造血原料不足（缺血性贫血）、骨髓造血功能障碍（再生障碍性贫血）。

（二）白细胞计数和白细胞分类计数

白细胞计数指循环血液中测定单位体积血液内白细胞的总数；白细胞分类计数是指计算血液标本中每种白细胞的比值（百分率）。

1.标本采集方法　同红细胞计数。剧烈运动、饮酒、情绪突然变化可使白细胞计数增高，采集标本时应予注意。

2.参考值

（1）白细胞计数。成人男性（3.97 ~ 9.15）× 10^9/L；成人女性（3.69 ~ 9.16）× 10^9/L；儿童（8 ~ 10）× 10^9/L；婴儿（11 ~ 12）× 10^9/L。

（2）白细胞分类计数。成人白细胞分类计数参考值见表 1-5-2。

表 1-5-2　成人白细胞分类参考值

细胞类型	绝对值 /（× 10^9/L）	百分数 /%
中性粒细胞（N）		
杆状核（st）	0.04 ~ 0.05	0 ~ 5
分叶核（sg）	2 ~ 7	50 ~ 70
嗜酸性粒细胞（E）	0.05 ~ 0.5	0.5 ~ 5
嗜碱性粒细胞（B）	0 ~ 0.1	0 ~ 1
淋巴细胞（L）	0.8 ~ 4	20 ~ 40
单核细胞（M）	0.12 ~ 0.8	3 ~ 8

3.临床意义

（1）中性粒细胞（neutrophilia）。

1）中性粒细胞增多。生理性增多见于妊娠后期及分娩时，此外，饱餐、情绪激动、剧烈运动、高温或寒冷等均能使白细胞（主要是中性粒细胞）暂时升高。病理性增多常见于：

①急性感染，尤其是化脓性球菌（如金黄色葡萄球菌、溶血性链球菌、肺炎链球菌等）引起的局部或全身性感染，这是引起中性粒细胞增多最常见的原因；②严重组织损伤或坏死，如大手术后、严重创伤、大面积烧伤、急性心肌梗死等；③急性溶血或急性大出血；④急性中毒，如急性化学物质或药物（铅、汞、安眠药等）中毒、农药中毒，生物性中毒（蛇毒、昆虫毒等）、代谢性中毒（糖尿病酮症酸中毒及尿毒症等）；⑤白血病及恶性肿瘤。

2）中性粒细胞减少。常见于：①感染性疾病，病毒感染是感染引起粒细胞减少的常见原因，如流行性感冒、病毒性肝炎、水痘、风疹等；革兰阴性杆菌感染，如伤寒、副伤寒杆菌感染等也是常见原因；某些原虫感染，如疟疾时白细胞亦减少；②血液系统疾病，如再生障碍性贫血、粒细胞缺乏症、部分急性白血病、恶性组织细胞病等；③化学药物不良反应，如使用抗肿瘤药、抗甲状腺药物、免疫抑制剂、氯霉素、磺胺类药等；④放射性损伤，机体长期接触电离辐射如 X 线、放射性核素等；⑤其他，某些自身免疫性疾病如系统性红斑狼疮、脾功能亢进、淋巴瘤等也可有粒细胞减少。

3）中性粒细胞的核象变化。指粒细胞核的分叶状况，标志着粒细胞的成熟程度。正常外周血液中的中性粒细胞以 3 叶的分叶核占多数，可见少量杆状核中性粒细胞。病理情况下，中性粒细胞核象可发生变化，出现核左移或核右移现象。①中性粒细胞核左移：外周血液中出现不分叶核粒细胞（包括杆状核粒细胞、晚幼粒、中幼粒或早幼粒细胞等）的百分率增高（超过 5%）时，称为核左移。常见于急性化脓性细菌所致的感染、急性失血、急性中毒等。急性溶血反应和白血病也可出现核极度左移现象。②中性粒细胞核右移：外周血液中若中性粒细胞核出现 5 叶核或更多的分叶，其百分数超过 3% 时称为核右移。主要见于骨髓造血功能减退（如再生障碍性贫血）、造血物质缺乏（如巨幼细胞贫血）和应用抗代谢药物如阿糖胞苷、6- 巯基嘌呤等。如在疾病进展期突然出现核右移的变化，则表示预后不良。

（2）嗜酸性粒细胞（eosinophil）。

1）嗜酸性粒细胞增多。常见于：①过敏性疾病，如支气管哮喘、药物和食物过敏反应、荨麻疹等；②寄生虫病，如血吸虫病、蛔虫病、钩虫病等；③皮肤病，如湿疹、银屑病等；④血液病，如淋巴瘤、慢性粒细胞白血病、嗜酸性粒细胞白血病等；⑤某些恶性肿瘤，某些上皮性肿瘤如肺癌等。

2）嗜酸性粒细胞减少。常见于伤寒、副伤寒及长期应用肾上腺皮质激素后，其临床意义甚小。

（3）嗜碱性粒细胞（basophil）。

1）嗜碱性粒细胞增多。常见于慢性粒细胞白血病、嗜碱性粒细胞白血病、骨髓纤维化及某些转移癌等。

2）嗜碱性粒细胞减少。无临床意义。

（4）淋巴细胞（lymphocyte）。

1）淋巴细胞增多。生理性增多见于出生后 4 ~ 6 天后的婴儿至 6 ~ 7 岁的儿童。病理性增多见于：①感染性疾病，病毒、结核分枝杆菌感染，如流行性腮腺炎、麻疹、水痘、百日咳、病毒性肝炎等；②肿瘤性疾病，急性和慢性淋巴细胞白血病、淋巴瘤；③其他疾病，自身免疫性疾病、移植排斥反应等。

2）淋巴细胞减少：见于长期应用肾上腺皮质激素、烷化剂等治疗后、放射线损伤、免疫缺陷性疾病、丙种球蛋白缺乏症等。

（5）单核细胞（monocyte）。

1）单核细胞增多。生理性增多见于婴幼儿及儿童。病理性增多常见于：①某些感染，如感染性心内膜炎、疟疾、急性感染的恢复期、活动性结核等。②某些血液病，如单核细胞白血病、恶性组织细胞病、淋巴瘤、骨髓异常增生综合征等。

2）单核细胞减少：无临床意义。

（三）网织红细胞检测

网织红细胞（reticulocyte）是晚幼红细胞到成熟红细胞之间尚未完全成熟的红细胞。网织红细胞的增减可反映骨髓造血功能的状态。

1.参考值　网织红细胞计数参考值见表 1-5-3。

表 1-5-3　网织红细胞计数参考值

年龄阶段	百分数	绝对值 / ($\times 10^9$/L)
成人	0.005 ~ 0.015	24 ~ 84
新生儿	0.02 ~ 0.06	96 ~ 288

2.临床意义

1）网织红细胞增多。表示骨髓红细胞系增生旺盛，主要见于急性溶血性贫血。缺铁性贫血和巨幼细胞贫血治疗有效时，网织红细胞常迅速升高，可作为判断贫血疗效的指标。

2）网织红细胞减少。表示骨髓造血功能减低，主要见于再生障碍性贫血。

（四）血小板检测

1.参考值　（100 ~ 300）$\times 10^9$/L。

2.临床意义

1）血小板增多。指血小板计数超过 400×10^9/L。主要见于：①原发性增多，见于骨髓增殖性疾病，如真性红细胞增多症、原发性血小板增多症、慢性粒细胞白血病等；②反应性增多，如急性感染、急性失血或溶血、某些癌症患者等。

2）血小板减少。指血小板计数低于 100×10^9/L。主要见于：①血小板的生成障碍，如再生障碍性贫血、放射线损伤、急性白血病、骨髓转移瘤等；②血小板破坏或消耗过多，如原发性血小板减少性紫癜、脾功能亢进、系统性红斑狼疮、DIC、恶性淋巴瘤等；③血小板分布异常，如肝硬化所致脾大、血液被稀释（输入大量库存血或大量血浆）等。血小板 $< 50 \times 10^9$/L，可发生自发性出血。

（五）红细胞沉降率检测

红细胞沉降率（erythrocyte sedimentation rete，ESR）是指红细胞在一定条件下沉降的速率。它受多种因素影响：①血浆中各种蛋白成分的比例改变，如血浆中清蛋白减少或纤维蛋白原及球蛋白增加；②红细胞形态和数量改变，红细胞减少时红细胞沉降率加快，球形红细胞增多时红细胞沉降率减慢。

1. 标本采集方法　顺利抽取静脉血，与抗凝剂（32g/L 枸橼酸钠）按 4 : 1 的比例混匀后送检，采用真空采血系统抽血时，使用黑色管帽的真空管采血。

2. 参考值　魏氏法：成年男性 0 ~ 15mm/h；成年女性 0 ~ 20mm/h。

3. 临床意义

（1）红细胞沉降率增快。

1）生理性增快。12 岁以下儿童；60 岁以上的高龄者；妇女月经期、妊娠 3 个月以上者。

2）病理性增快。除外生理因素影响，红细胞沉降率增快常提示有器质性疾病，但无特异性，必须结合临床资料来判断其临床意义。临床上常见下列情况：①各种感染性疾病，如急性细菌性感染、结核病活动期、活动性风湿热及心肌炎等；②恶性肿瘤、白血病等；③严重的组织损伤及坏死，如大手术、急性心肌梗死等；④各种致血浆球蛋白相对或绝对增高的疾病，如肝硬化、慢性肾炎、系统性红斑狼疮等；⑤其他，如贫血、肾病综合征、糖尿病、黏液性水肿等患者，血中胆固醇高，红细胞沉降率亦见增快。

（2）红细胞沉降率减慢。一般临床意义较小。

（六）红细胞有关参数的检测

由于不同类型的贫血其红细胞体积大小不同，血细胞比容的改变与红细胞数不一定成正比，因此，应将红细胞计数、血红蛋白量和血细胞比容三者结合起来，计算红细胞各项平均值，对贫血的形态学分类诊断才更有参考意义。

1. 平均红细胞容积（mean corpuscular volume，MCV）　指全血中平均每个红细胞的体积，以飞升（fl）为计算单位。参考值：80 ~ 100fl。

2. 平均红细胞血红蛋白量（mean corpuscular hemoglobin，MCH）　指全血中平均每个红细胞内所含血红蛋白的量，以皮克（pg）为计算单位。参考值：26～32pg。

3. 平均红细胞血红蛋白浓度（mean corpuscular hemoglobin concentration, MCHC）指全血中每升红细胞中所含血红蛋白的量，以 g/L 为计算单位。参考值：320～360g/L（32%～36%）。

4. 临床意义　根据上述 3 项红细胞平均值可进行贫血的形态学分类，见表1-5-4。

表1-5-4　贫血的形态学分类

形态分类	MCV/fl	MCH/pg	MCHC/%	病因
正常细胞性贫血	80～100	27～34	32～36	再生障碍性贫血、急性失血性贫血、骨髓性贫血如白血病等
大细胞性贫血	＞100	＞34	32～36	巨幼细胞性贫血及恶性贫血
小细胞低色素性贫血	＜80	＜27	＜32	缺铁性贫血、铁粒幼细胞性贫血
单纯小细胞性贫血	＜80	＜27	32～36	慢性感染、肝病、恶性肿瘤、尿毒症、风湿性疾病等所致的贫血

二、出血、血栓与止血检测

人体内存在着凝血和抗凝血系统。正常情况下机体通过一系列止血、凝血反应达到伤口止血、修复的目的，又通过启动一系列抗凝环节维持血管通透性、防止血栓形成，使止血、凝血与抗凝血系统维持动态平衡。维持其平衡需涉及的主要因素有血管壁的结构和功能、血小板及各种凝血因子的质与量、抗凝物质的多少等。其中任何环节发生障碍，即可出现出血或凝血方面的异常。

（一）出血时间测定

出血时间（bleeding time, BT）指在一定条件下，将皮肤毛细血管刺破后，血液自然流出到自然停止所需的时间。出血时间的长短受血小板数量与功能，以及毛细血管壁的通透性和脆性的影响。

1. 方法　刺破微血管观察停止出血所需的时间。目前推荐用出血时间测定器法（template bleeding time, TBT）。

2. 参考值　（6.9±2.1）分钟，超过 10 分钟为延长。

3. 临床意义

（1）出血时间延长。①血小板明显减少，如原发性或继发性血小板减少性紫癜、再生障碍性贫血等；②血小板功能异常，如血小板无力症等；③严重缺乏血浆某些凝血因子，如血管性血友病等；④血管功能异常，如遗传性出血性毛细血管扩张症；⑤药物影响，如服用抗血小板药物、双嘧达莫（潘生丁）等。

（2）出血时间缩短。可见于血栓前状态及血栓性疾病。

（二）凝血时间测定

凝血时间（clotting time，CT）指测定静脉血液离体后至完全凝固所需的时间。凝固时间长短与各凝血因子的含量和功能有关，主要反映内源性凝血系统有无缺陷。

1. 标本采集方法　试管法：抽取静脉血 3ml，等量注入 3 支玻璃试管内，记录血液离开血管进入注射器的时间后送检。

2. 参考值　试管法 4 ~ 12 分钟；硅管法 15 ~ 32 分钟。

3. 临床意义

（1）凝血时间延长。见于各型血友病、重症肝病、阻塞性黄疸、DIC 的后期以及应用肝素治疗等。

（2）凝血时间缩短。见于血液高凝状态、血栓性疾病等。

（三）血浆凝血酶原时间测定

血浆凝血酶原时间测定（prothrombin time，PT）指在被检血浆中加入组织因子和 Ca^{2+} 后，测定血浆凝固所需要的时间。是反映外源性凝血系统的筛选试验。

1. 标本采集方法　抽取空腹静脉血 2ml，注入含 3.8% 枸橼酸钠溶液 0.2ml 的试管内充分混匀，加塞后立即送检。

2. 参考值　11 ~ 14 秒，超过正常对照值 3 秒以上即为异常。

3. 临床意义

（1）血浆凝血酶原时间延长。见于 Ⅱ、Ⅴ、Ⅶ、Ⅹ 等外源性途径凝血因子和纤维蛋白原先天性缺陷或获得性缺乏。后者见于严重肝病、维生素 K 缺乏、纤溶亢进和 DIC 晚期。

（2）血浆凝血酶原时间缩短。见于血液高凝状态，如 DIC 早期、脑血栓形成、心肌梗死、深部静脉血栓形成等。

三、尿常规检查

尿液是血液经过肾小球滤过、肾小管和集合管重吸收和排泌所产生的终末代谢产物。尿液的组成成分和性状可反映机体的代谢状况，并受机体各系统功能状态的影响。因此，尿液检查不仅可以协助泌尿系统疾病的诊断和疗效观察，还可以协助其他系统疾病的诊断和安全用药的监护。

（一）尿液标本的采集

1. 尿液标本的收集

（1）收集容器要求清洁、干燥、一次性使用，有较大开口便于收集；因各种非标本物质可干扰测定的结果，如使用其他容器，需洗净、晾干后才能使用；如需培养应在无菌条件下，用无菌容器收集中段尿液。

（2）女性患者避免阴道分泌物、月经血、粪便等污染；男性患者避免混入前列腺液和精液；避免消毒剂等化学物质混入；标本要在半小时内送检，以免细菌污染和原有的各种成分改变。

（3）收集容器上应有明显标记，如患者姓名、病历号、收集日期等。

2. 尿液标本的种类

（1）晨尿。早晨起床后收集第 1 次中段尿，可用作尿常规检验和微生物检查，是住院患者留尿的主要方法。为避免白带污染，女性患者最好在留尿前清洗会阴，需要做细菌培养时，应使用无菌容器收集。

（2）随机尿。即留取任何时间的尿液标本，适用于门诊和急诊患者的临时检测，应留取中段尿。本法留取尿液方便，但易受饮食、运动、用药等影响。

（3）定时尿。按特定时间采集的尿液标本。适用于 1 天之内尿液成分波动较大、用随意尿标本难以确定其参考值范围的多种化学物质的检测。如午餐后 2 小时尿，主要用于尿中尿胆原等的检测；12 小时尿要求前一天晚上 8 时排尽余尿后开始收集，直至第二天早晨 8 时之内的全部尿液，主要用于尿中有形成分计数；24 小时尿标本的采集方法同 12 小时尿，主要用于蛋白、糖等化学物质的检验。

（4）清洁中段尿。留尿前先清洗外阴，再用 0.1% 新洁尔灭消毒外阴和尿道口，用无菌容器收集中段尿，用于有尿路感染时进行尿细菌培养和药物敏感试验等。

3. 尿液标本的保存　尿液标本一般应在采集后 2 小时内送检，如不能及时检查，标本成分可发生分解或腐败，因做需做适当保存。常用保存方法如下。①冷藏：以 4℃较好，注意避免结冰，因尿中的盐类结晶容易析出沉淀，干扰检验。如 24 小时尿蛋白定量首选冷藏保存。②化学法，根据检测内容，可选用甲苯、甲醛、浓盐酸等防腐剂，每升尿中加入 5ml 甲醛保存适用于检查细胞及管型等有形成分；每升尿中加入 5ml 甲苯保存适用于尿糖、尿蛋白等定量检查。

（二）尿液检测的内容

1. 尿液一般性状检查

（1）尿量。

1）参考值。正常成人为 1000 ~ 2000ml/24h。

2）临床意义。

A. 尿量增多。24 小时尿量超出 2500ml 为多尿。见于：①生理性多尿，见于水摄入过多、输液过多、应用利尿剂等所致暂时性多尿；②病理性多尿，见于尿崩症、糖尿病、慢性肾炎及急性肾衰竭多尿期等。

B. 尿量减少。尿量低于 400ml/24h 或 17ml/h 称为少尿；低于 100ml/24h 或 12 小时无尿液排出称为无尿。见于：①肾前性少尿，见于各种原因所致的有效血容量减少，如休克、心力衰竭、严重脱水等；②肾性少尿，见于各种肾实质性病变，如急性肾小球肾炎、慢性肾衰竭等；③肾后性少尿：因结石、尿路狭窄、肿瘤压迫等原因所致尿路梗阻或排尿功能障碍。

（2）外观。

1）参考值。正常新鲜尿液清澈透明。尿颜色可受食物成分、药物或尿量等的影响，一般呈淡黄色至深黄色透明液体。

2）临床意义。

A. 无色。见于尿量增多，如尿崩症、糖尿病、饮水、输液量过多。

B. 淡红色或红色。为肉眼血尿，此时每升尿中含血量超过 1ml，尿液外观呈洗肉水样或混有血凝块；镜下血尿指仅靠显微镜检查所见的血尿，平均每高倍视野红细胞数大于等于 3 个。主要见于急性肾小球肾炎、肾结核、肾脏和尿路结石、泌尿系统感染或肿瘤、出血性疾病等。

C. 酱油色。为血红蛋白尿或肌红蛋白尿，隐血试验阳性。血红蛋白尿主要见于严重的血管内溶血，如急性溶血性贫血、血型不合的输血反应、阵发性睡眠性血红蛋白尿等；肌红蛋白尿是组织受损引起，见于挤压综合征、缺血性肌坏死等。正常人剧烈运动后，也可偶见肌红蛋白尿。

D. 深黄色。尿色深黄，尿液有泡沫呈黄色且不易消失，为胆红素尿，尿内含有大量的结合胆红素，见于阻塞性黄疸或肝细胞性黄疸。服用呋喃唑酮（痢特灵）、维生素 B_2、大黄等药物后尿色也可呈深黄色，但尿液的泡沫不黄，尿内不含有胆红素。

E. 云雾状。当尿内含有大量的脓细胞、炎性渗出物或细菌时，新鲜尿液呈白色混浊（脓尿）或云雾状（菌尿）。加热或加酸均不能使其混浊消失，为菌尿或脓尿。菌尿静置后不下沉；而脓尿因含有较多白细胞及炎性渗出物，静置后可形成白色云絮状沉淀。均见于泌尿系统感染如肾盂肾炎、膀胱炎等。

F. 乳白色。尿中混有淋巴液而呈乳白色稀牛奶状，称为乳糜尿，主要见于丝虫病、肾周围淋巴管梗阻；尿中出现脂肪小滴则称为脂肪尿，见于脂肪挤压损伤、骨折和肾病综合征等。

（3）气味。

1）参考值。正常尿液内的气味来自尿液的挥发性酸。久置后因尿素分解可出现氨臭味。

2）临床意义。进食葱、蒜等含有特殊气味的食品过多时，尿液中可出现相应的特殊气味。新鲜尿液即有氨味见于慢性膀胱炎或尿潴留；尿液有烂苹果味可见于糖尿病酮症酸中毒；尿液有蒜臭味见于有机磷农药中毒；尿液有鼠臭味见于苯丙酮尿症。

（4）酸碱反应

1）参考值。正常尿液晨尿 pH 波动在 5.5 ~ 6.5，随机尿波动在 4.5 ~ 8.0 之间。

2）临床意义。

A. 生理性变化。①尿液受饮食的影响，进食富含蛋白质的食物时可使尿 pH 降低，而多量摄入蔬菜、水果等含碱性物质较多的食物，可使尿 pH 增高；②尿液受药物的影响，碳酸氢钠、碳酸镁等可使尿液呈碱性，氯化钙、氯化钾等可使尿液呈酸性。

B. 病理性变化。①尿 pH 降低，见于酸中毒、高热、糖尿病、痛风、服用氯化铵或维生素 C 等；②尿 pH 增高，见于碱中毒、膀胱炎、尿潴留、严重呕吐、使用噻嗪类利尿剂等。

（5）尿液比密。

是指在 4℃条件下尿液与同体积纯水的重量相比。尿液比密受尿中可溶性物质的量及尿量的影响。可粗略地判断肾小管的浓缩和稀释功能。

1）参考值。成人尿液比密为 1.015 ~ 1.025，晨尿最高，一般大于 1.020，婴幼儿尿液比密偏低。

2）临床意义。

A. 尿液比密增高。①尿量少而尿液比密高见于血容量不足的肾前性少尿、急性肾小球肾炎、脱水；②尿量多而尿液比密高见于糖尿病。

B. 尿液比密降低。见于大量饮水、慢性肾小球肾炎、慢性肾衰竭、尿崩症等。

2. 尿液化学检查

（1）尿蛋白检查。

1）参考值。尿蛋白定性：阴性；定量：0 ~ 80mg/24h。

2）临床意义。尿蛋白定性试验阳性或定量试验大于 150mg/24h 时，称蛋白尿。

A. 生理性蛋白尿。指泌尿系统无器质性病变，尿内暂时出现蛋白质，程度较轻，持续时间短，诱因解除后消失，为一过性蛋白尿。如机体在剧烈运动、发热、受寒或精神紧张时所致血流动力学改变，肾血管痉挛、充血，导致肾小球毛细血管壁通透性增加而出现的蛋白尿。

B. 病理性蛋白尿。因各种肾脏及肾外疾病所致的蛋白尿，多为持续性蛋白尿。①肾小球性蛋白尿：见于急性肾小球肾炎、肾病综合征等原发性肾小球病变，以及糖尿病、高血压、系统性红斑狼疮等继发性肾小球病变。②肾小管性蛋白尿：见于肾盂肾炎、肾小管性酸中毒、间质性肾炎、重金属（如汞、镉、铋）中毒、药物（如庆大霉素、多黏菌素B）及肾移植术后。③混合性蛋白尿：见于同时累及肾小球与肾小管的疾病，如肾小球肾炎或肾盂肾炎后期、糖尿病、系统性红斑狼疮等。④溢出性蛋白尿：血浆中出现大量小分子蛋白质，超过肾小管的重吸收能力所致的蛋白尿，见于急性溶血性疾病、挤压综合征、多发性骨髓瘤等。

（2）尿糖检查。

1）参考值。尿糖定性：阴性；定量：0.56 ~ 5.0mmol/24h。

2）临床意义。当血糖浓度超过肾糖阈（一般为8.88mmol/L）时或血糖正常但肾糖阈降低，尿中出现大量的葡萄糖。尿糖定性试验阳性，称为糖尿。

A. 血糖增高性糖尿。血糖超过肾糖阈为主要原因。①糖尿病最为常见，因胰岛素分泌相对或绝对不足，组织对葡萄糖的利用率降低，从而导致血糖增高，超过肾糖阈出现糖尿。②内分泌异常所致的继发性糖尿，如库欣综合征、甲状腺功能亢进、嗜铬细胞瘤、肢端肥大症等。③其他，如肝硬化、胰腺炎、胰腺癌等。

B. 血糖正常性糖尿。血糖浓度正常，由于肾小管对葡萄糖重吸收的功能减退所致，又称肾性糖尿。见于慢性肾炎、肾病综合征和家族性糖尿等。

C. 暂时性糖尿。①摄入性糖尿，短时间内大量进食碳水化合物或静脉注入大量葡萄糖溶液引起血糖暂时性升高，尿糖阳性；②应激性糖尿，见于颅脑外伤、脑血管意外、急性心肌梗死时。

（三）尿液显微镜检查

尿液显微镜检查主要观察新鲜尿液中的有形成分，如细胞、管型和结晶。对泌尿系统疾病的诊断、鉴别分析、病情监测和预后判断有重要意义。

1.参考值

（1）红细胞：玻片法平均0 ~ 3个/HP，定量检查0 ~ 5个/μl。

（2）白细胞：玻片法0 ~ 5个/HP，定量检查0 ~ 10个/μl。

（3）肾小管上皮细胞：无；移行上皮细胞：无或偶见；鳞状上皮细胞：少量。

（4）管型：管型是蛋白质、细胞或碎片在肾小管、集合管中凝固而成的圆柱形蛋白聚体。正常人尿液中无管型或偶见透明管型。

（5）尿结晶：多为生理性，常见草酸钙、尿酸、磷酸盐等结晶。

2.临床意义

（1）细胞。尿液内常见的各种细胞。

1）红细胞。正常尿液中无红细胞或偶见红细胞。每高倍视野中红细胞数超过3个，尿外观正常者称为镜下血尿。常见于急性肾小球肾炎、急性肾盂肾炎、慢性肾炎、泌尿系结石、肾结核、急性膀胱炎、泌尿系统肿瘤等。

2）白细胞和脓细胞。正常尿液中只有少量白细胞。每高倍视野中白细胞超过 5 个，称为镜下脓尿。主要见于泌尿系统感染，如急性肾盂肾炎、急性膀胱炎、尿道炎等。

3）上皮细胞。①肾小管上皮细胞：正常尿液中无。增多提示肾小管已有损害，见于急性肾小管坏死、肾病综合征、肾移植后排斥反应期、肾小管间质性炎症等。②移行上皮细胞：正常尿液中无或偶见。尿液中大圆移行上皮细胞明显增多见于膀胱炎，尾行移行上皮细胞增多见于肾盂肾炎。③鳞状上皮细胞：正常尿液中少见。大量增多见于尿道炎。

（2）管型。正常尿中无管型或偶见透明管型。尿液中出现管型，可提示肾实质性损害。

1）透明管型。主要由管型基质构成，为无色透明、内部结构均匀的圆柱状体。可偶见于正常人清晨浓缩尿中；剧烈运动及重体力劳动后、发热、麻醉、使用利尿剂时可出现一过性增多；大量出现见于肾小球肾炎、肾盂肾炎、肾病综合征、心力衰竭、恶性高血压、药物中毒等。

2）细胞管型。管型中细胞含量超过管型体积的 1/3 称为细胞管型。按其所含细胞命分为：①肾小管上皮细胞管型：在各种原因所致的肾小管损伤时出现，如急性肾小管坏死、子痫、毒素反应、肾淀粉样变、肾移植排斥反应、药物及重金属中毒等。②红细胞管型：管型内含有退行性变的红细胞，提示肾小球疾病如急性肾小球肾炎、慢性肾炎急性发作等。③白细胞管型：管型内含有白细胞，提示肾实质有细菌感染性疾病如肾盂肾炎、间质性肾炎等。

3）颗粒管型。透明管型中凝聚有细胞碎片、血浆蛋白崩解的颗粒，其量超过管型体积的 1/3。颗粒粗大浓密呈黄褐色为粗颗粒管型，多见于慢性肾炎、肾盂肾炎及药物中毒所致的肾小管损伤；颗粒细小、稀疏为细颗粒管型，见于慢性肾小球肾炎或急性肾小球肾炎后期。

4）蜡样管型。出现蜡样管型提示有严重肾小管变性坏死，预后不良。见于慢性肾小球肾炎晚期、肾淀粉样变性、肾衰竭及肾移植后发生严重的排斥反应等。

（3）结晶。尿液经离心沉淀后，在显微镜下观察到形态各异的盐类结晶。结晶的析出决定于该物质的饱和度、尿酸碱度和温度等因素。结晶体经常出现于新鲜尿液中并伴有较多红细胞，应怀疑尿路结石的可能。亮氨酸和酪氨酸结晶见于急性重型肝炎、白血病等；胆固醇结晶见于尿路感染及乳糜尿患者；磺胺结晶见于服用磺胺类药物患者；胆红素结晶见于阻塞性黄疸和肝细胞性黄疸。

四、粪便常规检查

正常粪便由已消化的和未消化的食物残渣、消化道分泌物、肠道黏膜脱落物、大量细菌和水分所组成。粪便检查是临床最常用的检查项目之一，其目的在于：①了解消化道有无炎症、出血、寄生虫感染、恶性肿瘤等情况；②根据粪便的性状、组成，了解消化状况，从而粗略地判断胃肠、胰腺、肝胆的功能情况；③检查粪便中有无致病菌，以提供防治肠道传染病的根据。

（一）一般性状检查

1.量　粪便量的多少与进食量、食物种类及消化器官的功能状态有直接关系。健康成人大多每日排便 1 次，其量为 100 ~ 300g。若食物以细粮及肉类为主者，粪质细腻而量少；进食粗粮而纤维含量又较多者，则粪便量较多。当胃肠、胰腺有病变或其功能紊乱时，则粪便次数及粪量可增多，也可减少；性状也可发生改变。

2.颜色及性状　正常成人的粪便为黄褐色成形软便，婴儿粪便呈金黄色。病理情况可见以下改变。

（1）柏油样便。粪便黑色、质软而富有光泽形似柏油。见于各种原因所致的上消化道出血。

（2）鲜血便。多见于肠道下段出血。痔疮时常在排便之后有鲜血滴落，而其他疾病则鲜血附着于粪便的表面。

（3）脓样或脓血便。常见于痢疾、溃疡性结肠炎、结肠及直肠癌等。脓或血的多少，取决于炎症类型及其程度。

（4）稀糊样或水样便。见于各种感染性或非感染性腹泻，如急性胃肠炎。

（5）黏液便。见于各类肠炎、阿米巴痢疾、细菌性痢疾。

（6）米泔样便。粪便呈白色淘米水样，内含黏液片块，量大、稀水样，见于霍乱和副霍乱。

（7）胨状便。呈黏胨状、膜状或扭带状，见于过敏性结肠炎，慢性菌痢等。

（8）白陶土样便。由于胆汁减少以致粪胆素相应减少所致，见于胆汁淤积阻塞性黄疸。

（9）细条状便。由于直肠狭窄致粪便呈扁带状或细条状，多见于直肠癌。

（10）绿色粪便。乳儿粪便稀而带绿色或见有黄白色乳凝块均提示消化不良。

3.气味　食物在肠道中经细菌作用，产生吲哚、硫醇、粪臭素、硫化氢等很多有臭味的物质，故正常粪便有一定臭味。肉食者味浓，素食者味淡。慢性肠炎、胰腺疾病、直肠癌溃烂继发感染时有恶臭；阿米巴痢疾时有特殊的腥臭；脂肪和糖的消化不良时有酸臭。

4.寄生虫体　粪便中出现蛔虫、蛲虫及绦虫等较大虫体或其片段肉眼即可分辨，钩虫虫体须将粪便冲洗过筛方可看到。服驱虫剂后应查粪便中有无虫体，驱绦虫后应仔细寻找绦虫头节。

（二）显微镜检查

1.参考值　正常粪便中无红细胞、吞噬细胞、肠黏膜上皮细胞和肿瘤细胞，白细胞无或偶见，主要是中性粒细胞。无寄生虫卵及原虫。偶见脂肪颗粒和淀粉颗粒，肌肉纤维、植物细胞、植物纤维等少见。

2.临床意义

（1）细胞。用显微镜观察细胞的形态及数量是粪便显微镜检查的基本内容。

1）红细胞。见于下消化道出血、细菌性痢疾、溃疡性结肠炎、结肠癌、痔疮出血、直肠息肉等。阿米巴痢疾时粪便中红细胞多于白细胞，细菌性痢疾时红细胞少于白细胞。

2）白细胞。中性粒细胞增多见于溃疡性结肠炎、急性细菌性痢疾。嗜酸粒细胞增多见于过敏性结肠炎、肠道寄生虫病等。

3）其他细胞。细菌性痢疾、直肠炎患者粪便中可见大量吞噬细胞。假膜性肠炎患者粪便中可见较多肠黏膜上皮细胞。结肠癌、直肠癌患者粪便中偶可找到肿瘤细胞。

（2）食物残渣。腹泻者粪便中易见淀粉颗粒，慢性胰腺炎时增多。急慢性胰腺炎、胰腺癌或伴肠蠕动亢进、腹泻、消化不良综合征等时，脂肪小滴增多。肠蠕动亢进、腹泻时，肌肉纤维、植物细胞、植物纤维增多。

（3）寄生虫和寄生虫卵。寄生虫和虫卵检查可诊断相应的寄生虫病。常见的寄生虫卵有蛔虫卵、钩虫卵、鞭虫卵、蛲虫卵、血吸虫卵等，原虫主要有阿米巴滋养体及其包囊等。

（三）化学检查

1.粪便隐血试验（fecal occult blood test，FOBT）　当肠道少量出血时，粪便外观不显血色，镜检也不能证实，这类出血称为隐血；通过化学或免疫方法来加以证实的检测，称为粪便隐血试验。

（1）标本采集方法。做粪便隐血试验前3天，指导患者避免服用铁剂、铋剂、肉类及含有动物血的食物、大量绿叶蔬菜等，并连续3天检查。

（2）参考值。正常人呈阴性反应。

（3）临床意义。当消化道有出血时粪便隐血试验常呈阳性，如消化性溃疡的活动期、胃癌、肠结核、钩虫病以及溃疡性结肠炎等。粪便隐血试验对消化道出血鉴别诊断有一定意义，消化性溃疡阳性率为40% ~ 70%，呈间歇性阳性；消化道恶性肿瘤阳性率可达95%，呈持续性阳性。故本试验对消化道出血的诊断及消化道肿瘤的普查、初筛和监测均有重要意义。

2.粪胆红素试验

（1）参考值。粪胆红素阴性；粪胆原及粪胆素阳性。

（2）临床意义。粪胆红素阳性见于婴幼儿粪便或成人腹泻。粪胆原和粪胆素减少或消失见于胆道梗阻，完全梗阻时呈阴性，不完全梗阻时呈弱阳性。

第二节 临床常用血生化检查

一、血清电解质测定

（一）血清钾测定

98%的钾离子分布于细胞内液，是细胞内的主要阳离子，少量存在于细胞外液，血钾实际反映了细胞外液钾离子的浓度变化。钾的主要生理功能是维持细胞代谢、细胞内渗透压和酸碱平衡、神经肌肉应激性和心肌的节律性。

1. 参考值　3.5 ~ 5.5mmol/L。

2. 临床意义

（1）血清钾增高。血清钾浓度超过5.5mmol/L时称为高钾血症。见于：①摄入过多，如输入大量库存血、补钾过多过快、过度使用含钾药物；②钾排泄障碍，如急性肾衰竭少尿或无尿期、慢性肾衰竭、肾上腺皮质功能减退、长期使用潴钾利尿剂、长期低钠饮食等；③细胞内钾外移增多，如创伤、大面积烧伤、挤压综合征、休克以及缺氧、酸中毒等。

（2）血清钾减低。血清钾浓度低于3.5mmol/L时称为低钾血症。见于：①摄入不足，如长期低钾或无钾饮食、禁食、营养不良或吸收障碍、大手术后，不能进食又未补钾；②丢失过多，如严重呕吐、大量出汗、腹泻、肾小管酸中毒、长期应用排钾利尿剂及肾上腺皮质功能亢进等；③钾向细胞内转移，如代谢性碱中毒、大量应用胰岛素、甲状腺功能亢进等。

（二）血清钠测定

钠是细胞外液的主要阳离子，约44%分布在细胞外液，9%存在于细胞内液，其余分布于骨骼中。钠的主要功能是维持体液正常的渗透压、酸碱平衡，并具有维持肌肉、神经的正常应激作用。

1. 参考值　135 ~ 145mmol/L。

2. 临床意义

（1）血清钠增高。血清钠浓度超过150mmol/L时称为高钠血症。见于：①摄入过多，如进食过量钠盐或输入含Na^+溶液过多；②水分摄入不足，如水源断绝、不能进食、术后禁食伴有补液不足等；③水分丢失过多，如大量出汗、严重呕吐、烧伤、长期腹泻、糖尿病性多尿等；④肾排Na^+减少，如肾上腺皮质功能亢进、原发性或继发性醛固酮增多症、脑血管病或脑外伤等。

（2）血清钠降低。血清钠浓度低于130mmol/L时称为低钠血症。见于：①摄入不足，长期低盐饮食、饥饿、营养不良、低盐疗法等；②丢失过多，呕吐、腹泻、幽门梗阻、大面积烧伤、大量出汗只补水不补充钠、浆膜腔积液反复抽吸等；③肾性丢失：反复应用利尿剂、慢性肾衰竭等。

（三）血清氯测定

氯是细胞外液的主要阴离子，但在细胞内外均有分布，常伴随钠的摄入和排出。氯的主要功能是调节体内酸碱平衡、渗透压、水电解质平衡，以及参与胃液中胃酸的生成。

1. 参考值　96～106mmol/L。

2. 临床意义

（1）血氯增高。血清氯含量超过106mmol/L时称为高氯血症。见于：①摄入过多，如高盐饮食或静脉补充大量的氯化钠等；②排出减少，如急慢性肾功能不全少尿期、尿道梗阻等；③血液浓缩，如频繁呕吐、反复腹泻、大量出汗等；④肾上腺皮质功能亢进，肾小管对氯化钠重吸收增多；⑤呼吸性碱中毒，可使血氯代偿性增高。

（2）血氯减低。血清氯含量低于90mmol/L时称为低血氯症。见于：①丢失过多，如严重呕吐、腹泻、胃肠引流、反复应用利尿剂、糖尿病、慢性肾功能不全、慢性肾上腺功能不全等；②摄入不足，如饥饿、营养不良、低盐治疗等；③呼吸性酸中毒。

（四）血清钙测定

人体内的钙99%以磷酸钙的形式存在于骨骼和牙齿中，约0.1%存在于血液中。钙离子的主要功能是减低神经肌肉的兴奋性、维持心肌传导的兴奋性和节律性，参与肌肉收缩和神经传导，以及参与凝血过程。

1. 参考值　总钙：2.25～2.58mmol/L；离子钙：1.03～1.23mmol/L。

2. 临床意义

（1）血钙增高。血清总钙超过2.58mmol/L时称为高钙血液。见于：①摄入过多，如静脉输入钙过多、饮用大量牛奶等；②吸收作用增强，如大量应用维生素D；③溶骨作用增强，如原发性甲状旁腺功能亢进、多发性骨髓瘤、骨肉瘤等；④排出减少，如急性肾衰竭。

（2）血钙降低。血清总钙低于2.25mmol/L时称为低血钙症。见于：①摄入不足，如长期低钙饮食；②吸收减少，如维生素D缺乏、婴儿手足搐搦症及骨质软化症等；③成骨作用增强，如甲状旁腺功能减低、恶性肿瘤骨转移等；④钙吸收作用减弱，如长期腹泻及小肠吸收不良综合征等；⑤肾脏疾病，如肾病综合征。

（五）血清磷测定

人体中70%～80%的磷以磷酸钙的形式存在于骨骼中，小部分存在于体液中。血液中的磷有机磷和无机磷两种形式。磷的主要功能是调节酸碱平衡、参与多种酶促反应和糖、脂类及氨基酸代谢，参与骨骼组成。

1. 参考值　0.97 ~ 1.61mmol/L。

2. 临床意义

（1）血磷增高。血清磷浓度高于 1.61mmol/L 时为升高。见于甲状旁腺功能减低、维生素 D 过量、肾功能不全、肢端肥大症、多发性骨髓瘤及骨折愈合期等。

（2）血磷降低。血清磷浓度低于 0.97mmol/L 时为降低。见于活性维生素 D 缺乏、佝偻病、甲状旁腺功能亢进、重症糖尿病、长期腹泻引起吸收不良及肾小管疾病等。

二、血糖及其代谢物测定

血糖是指血液中的葡萄糖，是供给机体能量的主要物质。正常情况下，血糖浓度受肝脏、胰岛素、内分泌激素和神经等因素的调节，使葡萄糖的分解与合成处于动态平衡，所以血糖基本保持稳定。

（一）空腹血糖

空腹血糖（fasting blood glucose，FBG）是目前诊断糖尿病的主要依据，也是判断糖尿病病情和控制程度的主要指标。

1. 标本采集　以空腹血浆葡萄糖检测较为方便，结果也最准确。采血前 12 ~ 14 小时内禁止进食、吸烟，停用胰岛素和降糖药物，避免精神紧张和剧烈运动等。标本采集过程中防止溶血，采集后尽快送检。

2. 参考值　成人：3.9 ~ 6.1mmol/L（葡萄糖氧化酶法）

3. 临床意义

（1）空腹血糖增高。当空腹血糖浓度超过7.0mmol/L，称为高血糖症。根据空腹血糖水平，将高血糖症分为 3 度：①轻度升高，空腹血糖为 7.0 ~ 8.4mmol/L；②中度升高，空腹血糖为 8.4 ~ 10.1mmol/L；③重度升高，空腹血糖大于 10.1mmol/L。当空腹血糖水平超过肾糖阈（9 mmol/L）时则出现尿糖阳性。

1）生理性增高。见于摄入高糖食物后等。

2）病理性增高。见于：①各型糖尿病；②内分泌疾病，如巨人症或肢端肥大症、甲状腺功能亢进症、皮质醇增多症、嗜铬细胞瘤等；③应激性高血糖，如颅脑外伤、颅内压增高、脑卒中、心肌梗死、急性感染等；④药物影响，如噻嗪类利尿剂、口服避孕药等；⑤肝脏或胰腺疾病，如严重肝病、坏死性胰腺炎等；⑥血液浓缩等。

（2）空腹血糖减低。空腹血糖浓度低于 3.9mmol/L 为空腹血糖减低，当空腹血糖浓度低于 2.8 mmol/L 时称为低血糖症。

1）生理性减低。见于饥饿和剧烈运动后。

2）病理性减低。见于：①胰岛素分泌过多，如胰岛素用量过大、口服降糖药过量、胰岛 B 细胞瘤、胰腺腺瘤等；②缺乏抗胰岛素激素，如肾上腺皮质激素、生长激素等；③肝糖原贮存缺乏性疾病，如重症肝炎、肝硬化、肝癌等；④消耗性疾病，如严重营养不良等。

（二）口服葡萄糖耐量试验

口服葡萄糖耐量试验（oral glucose tolerance test，OGTT）是检测葡萄糖代谢功能的试验，主要用于诊断症状不明显或血糖升高不明显的可疑糖尿病。正常人口服或注射一定量的葡萄糖后血糖会暂时升高，促使胰岛素分泌增加，使血糖在较短时间内降至空腹水平，此为正常人的耐糖现象。病理情况下，口服或注射一定量的葡萄糖后，血糖骤然升高或升高不明显，但短时间不能降至原来水平，称为糖耐量降低或糖耐量异常。采用葡萄糖 75g 溶于 300ml 温水中，5 分钟内饮完，分别检测空腹血糖和口服葡萄糖后 30 分钟、1 小时、2 小时、3 小时的血糖和尿糖。

1. 参考值　空腹血糖: 3.9 ~ 6.1mmol/L；口服葡萄糖后 30 ~ 60 分钟，血糖升高达峰值（一般为 7.9 ~ 9.0mmol/L），峰值 < 11.1mmol/L；2 小时血糖 < 7.8mmol/L，3 小时后恢复至空腹血糖水平；每次尿糖均为阴性。

2. 临床意义

（1）诊断糖尿病。临床上有以下条件者，即可诊断糖尿病。①有糖尿病症状，空腹血糖 ≥ 7.0mmol/L；② OGTT 2 小时血糖 ≥ 11.1mmol/L；③具有临床症状，随机血糖 ≥ 11.1mmol/L，且伴尿糖阳性者。

（2）判断糖耐量异常。空腹血糖 < 7.0mmol/L，2 小时血糖为 7.8 ~ 11.1mmol/L，且血糖达高峰时间延长至 1 小时后，血糖恢复正常时间延长至 2 ~ 3 小时后，同时伴有尿糖阳性者，称为糖耐量异常。常见于 2 型糖尿病、肥胖病、甲状腺功能亢进、肢端肥大及皮质醇增多症等。

（3）平坦型糖耐量曲线。指空腹血糖降低，服糖后血糖上升也不明显，2 小时后血糖仍处于低水平状态。常可见于胰岛 B 细胞瘤、甲状腺功能亢进、肾上腺皮质功能减退症等。

（4）鉴别低血糖。

（5）慢性肾脏疾病。糖耐量轻度减低，尿糖可阳性。

（三）糖化血红蛋白的测定

糖化血红蛋白是血红蛋白与葡萄糖非酶促缩合的酮氨化合物，其合成速率取决于血糖浓度及高血糖持续时间。糖化血红蛋白的糖化反应过程非常缓慢，且相对不可逆，不受暂时血糖波动的影响，可反映检测前 2 ~ 3 个月内的平均血糖水平。

1. 参考值　正常为 3% ~ 6%。

2. 临床意义

（1）作为糖尿病诊断和长期监控的指标。可反映检测前 2 个月左右的平均血糖水平。是检测糖尿病患者血糖控制的指标之一，尤其是对一些血糖波动较大的患者更为合适。

（2）用于糖尿病性高血糖与应激性高血糖的鉴别。前者糖化血红蛋白升高，后者则正常。

（四）糖化清蛋白的测定

糖化清蛋白是人体葡糖糖与清蛋白发生非酶促反应的产物，由于清蛋白在血中浓度稳定，其半衰期为 19 天，所以糖化清蛋白可反映糖尿病患者测定前 2 ~ 3 周内血糖的平均水平，有利于制定短期的治疗方案。

1. 参考值　正常为 10.8% ~ 17.1%。

2. 临床意义　糖化清蛋白的浓度反映糖尿病患者测定前 2 周左右血糖的平均水平，是检测糖尿病患者血糖控制的指标之一。尤其适合糖尿病患者住院期间治疗效果的评价。

三、血清脂质及脂蛋白测定

血液中所有的脂质总称为血脂，包括胆固醇、甘油三酯、磷脂和游离脂肪酸。

（一）总胆固醇测定

胆固醇中 70% 是胆固醇酯，30% 为游离胆固醇，总称为总胆固醇（total cholesterol，TC）。胆固醇（cholesterol，CHO）是细胞膜的重要组成成分，也是合成胆汁酸、肾上腺皮质激素及性激素的重要原料。

1. 标本采集　素食或低脂饮食 3 天，红色、黄色或绿色管帽真空采血管采集空腹静脉血。采血过程中止血带结扎的时间不能过长，防止标本溶血。采血前 24 小时内禁止饮酒、避免剧烈运动。

2. 参考值　成人合适水平：2.8 ~ 5.20mmol/L；边缘水平：5.23 ~ 5.69mmol/L；升高：> 5.72mmol /L。

3. 临床意义

（1）总胆固醇增高。见于：①动脉粥样硬化所致的心、脑血管疾病；②各种高脂蛋白血症、阻塞性黄疸、甲状腺功能减退、肾病综合征、糖尿病等；③长期吸烟、饮酒、精神紧张；④应用某些药物后，如环孢素、糖皮质激素、阿司匹林等。

（2）总胆固醇降低。见于：①严重肝病，如肝细胞性黄疸、门脉性肝硬化晚期等；②营养不良、严重贫血、恶性肿瘤等慢性消耗性疾病；③甲状腺功能亢进；④应用某些药物，如雌激素、甲状腺激素等。

（二）甘油三酯测定

甘油三酯（triglyceride，TG）直接参与胆固醇及胆固醇酯的形成，与动脉粥样硬化及血栓的形成有密切关系。

1. 标本采集　素食或低脂饮食3天，红色、黄色或绿色管帽真空采血管采集空腹静脉血。采血过程中止血带结扎的时间不能过长，防止标本溶血。采血前24小时内禁止饮酒、避免剧烈运动。

2. 参考值　0.56 ~ 1.70mmol/L。

3. 临床意义

（1）TG升高。常见于冠心病、高脂血症、动脉粥样硬化症、肥胖症、糖尿病、肾病综合征、甲状旁腺功能减退、脑血管血栓、心肌梗死及口服避孕药等。

（2）TG降低。见于低脂蛋白血症、严重肝病、甲状腺功能亢进、肾上腺皮质功能减退、营养不良、先天性低 β – 脂蛋白血症等。

（三）血清脂蛋白的测定

1. 低密度脂蛋白（low density lipoprotein，LDL）测定　LDL的主要作用是将胆固醇转运至周围组织细胞内，使动脉内膜下沉积大量脂类，故可促进动脉粥样硬化的发生。临床上常用LDL胆固醇（LDL-C）的含量来反映LDL水平。

（1）标本采集。素食或低脂饮食3天，红色、黄色或绿色管帽真空采血管采集空腹静脉血。采血过程中止血带结扎的时间不能过长，防止标本溶血。采血前24小时内禁止饮酒、避免剧烈运动。

（2）参考值。①合适水平：< 3.10mmol/L；②边缘水平：3.15 ~ 3.59mmol/L；③升高：> 3.62mmol/L。

（3）临床意义。

1）LDL增高。其水平增高与冠心病发病呈正相关，因此LDL可用于判断发生冠心病的危险性。此外，甲状腺功能减退、肾病综合征、糖尿病等LDL也可增高。

2）LDL减低。常见于甲状腺功能亢进、肝硬化等。

2. 高密度脂蛋白（high density lipoprotein，HDL）测定　HDL是一种保护因子，有利于外周组织清除胆固醇，从而防止动脉硬化的发生，故HDL被认为是抗动脉硬化因子。临床上常用HDL胆固醇（HDL-C）的含量来反映HDL水平。

（1）标本采集。素食或低脂饮食3天，红色、黄色或绿色管帽真空采血管采集空腹静脉血。采血过程中止血带结扎的时间不能过长，防止标本溶血。采血前24小时内禁止饮酒、避免剧烈运动。

（2）参考值。0.91 ~ 1.56mmol/L。

（3）临床意义。

1）HDL 增高。HDL 增高与血清 TG 水平呈负相关，也与冠心病的发生呈负相关，对防止动脉粥样硬化、预防冠心病的发生有重要作用。HDL-C 增高还可见于原发性胆汁淤积性肝硬化等。

2）HDL 降低。常见于动脉粥样硬化、糖尿病、肾病综合征等。

四、心肌酶和心肌蛋白测定

（一）肌酸激酶测定

肌酸激酶（creatine kinase，CK）也称肌酸磷酸激酶（creatine phosphatase kinase，CPK）。CK 主要存在于胞质和线粒体中，以骨骼肌和心肌含量最多，其次是脑组织和平滑肌。CK 有 3 种不同亚型：① CK-MM，主要存在于骨骼肌和心肌中；② CK-MB，主要存在于心肌中；③ CK-BB，主要存在于脑、前列腺、肺、肠等组织中。当以上组织损伤时，大量 CK 释放入血，使血液中该酶活性增高。

1. 标本采集　血清，黄色或红色管帽真空管采血。防止溶血。

2. 参考值　酶偶联法（37℃）：男性 38 ~ 174U/L，女性 26 ~ 140U/L。

3. 临床意义　CK 升高可见于急性心肌梗死、进行性肌萎缩、皮肌炎及肌肉其他损伤的患者，对急性心肌梗死诊断价值最大。

（1）CK-MB 增高。可用于急性心肌梗死的早期诊断，CK-MB 灵敏度较总 CK 高，且具有高度特异性。其灵敏度为 17% ~ 62%，特异性为 92% ~ 100%。在急性心肌梗死发生后 3 ~ 8 小时就开始升高，9 ~ 30 小时达高峰，48 ~ 72 小时后恢复正常。还可见于其他心肌损伤（如心绞痛、心包炎等）及肌肉疾病。

（2）CK-MM 增高。见于急性心肌梗死、骨骼肌疾病、重症肌无力、手术、创伤等。

（3）CK-BB 增高。见于神经系统疾病，如脑梗死、脑出血或肺、肠、胆囊、前列腺等部位的肿瘤。

（二）乳酸脱氢酶测定

乳酸脱氢酶（lactatd dehydrogenase，LDH）是一种糖酵解酶，广泛存在于机体的各种组织中，其中以心肌、骨骼肌和肾脏含量最丰富，其次为肝脏、脾脏、胰腺、肺脏和肿瘤组织。有多种同工酶，包括 LD_1、LD_2、LD_3、LD_4、LD_5 等，其中，LD_1、LD_2 主要存在于心肌中，可占总酶的 50%；LD_3 主要来自肺、脾组织；LD_5 主要存在于横纹肌和肝脏。当以上组织损伤时，大量 LDH 释放入血，使血液中该酶活性增高。

1.标本采集　血清，黄色或红色管帽真空管采血。防止溶血。

2.参考值　LD总酶：100 ~ 240U/L（37℃；LD同工酶比例$LD_2 > LD_1 > LD_3 > LD_4 > LD_5$）

3.临床意义　LD活性增高常见于急性心肌梗死、骨骼肌损伤、恶性肿瘤、急性肝炎、肝硬化等。心肌梗死后8 ~ 18小时开始升高，24 ~ 72小时后达峰值，可持续6 ~ 10天恢复正常；心肌梗死时，同工酶LD_1、LD_2明显升高，$LD_1/LD_2 > 1$，以LD_1增高为主。肝脏疾病时，同工酶LD_4、LD_5明显升高。另外，心力衰竭、心包炎伴肝淤血时LD活力可中度增高；肝脏疾病、恶性肿瘤、骨骼肌病和肾病等也可增高。

（三）心肌肌钙蛋白测定

心肌肌钙蛋白（cardiac troponin，cTn）是肌肉收缩的调节蛋白，有3种亚单位，分别为心肌肌钙蛋白C（cTnC）、心肌肌钙蛋白T（cTnT）和心肌肌钙蛋白I（cTnI）。其中，cTnC在骨骼肌和心肌中含量是相同的，而cTnI和cTnT特异性存在于心肌细胞内，且不能透过完整的细胞膜，故健康人血中含量极微。

1.标本采集　血清或全血标本测定，血清用黄色或红色管帽真空管采血，全血标本用紫色管帽真空采血，主要用于床旁检查。

2.参考值　①0.02 ~ 0.13μg/L。②＞0.2μg/L为临界值。③＞0.5μg/L可以诊断急性心肌梗死。

3.临床意义

（1）诊断急性心肌梗死。cTnT和cTnI是目前急性心肌梗死的确诊标志物，灵敏度、特异性都较CK-MB高，且诊断窗口期长。在急性心肌梗死发生后3 ~ 6小时血中cTnT和cTnI很快升高，可持续几天乃至2周。正逐渐取代CK-MB成为诊断急性心肌梗死的金指标。

（2）判断微小心肌损伤。如不稳定型心绞痛患者出现cTn阳性，提示已发生微小心肌损伤，预后较差。

（四）肌红蛋白测定

肌红蛋白（myoglobin，Mb）是一种存在于骨骼肌和心肌中的含氧结合蛋白，正常人血清中肌红蛋白的含量极少，当心肌或骨骼肌损伤时，血液中的肌红蛋白水平升高，对诊断急性心肌梗死和骨骼肌损伤有一定的价值。

1.标本采集　血清或全血标本测定，血清用黄色或红色管帽真空管采血，全血标本用紫色管帽真空管采血，主要用于床旁检查。

2.参考值　10 ~ 80ng/L（数值因方法不同而异）。

3. 临床意义

（1）诊断急性心肌梗死。急性心肌梗死发病后 1 ~ 3 小时肌红蛋白即可迅速升高，4 ~ 12 小时达高峰，18 ~ 30 小时恢复正常。若胸痛发作 6 ~ 12 小时不升高，有助于排除急性心肌梗死的诊断。所以肌红蛋白可作为早期诊断急性心肌梗死的指标。

（2）其他。骨骼肌损伤、休克、急性或慢性肾衰竭。

第三节　肝功能检查

肝脏是人体最大的实质性腺体器官，具有重要的生理、生化和免疫功能。肝脏病变时，肝脏的各种功能均发生相应的变化。通过对肝脏物质代谢、生物转化与解毒及分泌与排泄等功能的实验室检查，可了解有无肝脏病变、肝脏受损情况和肝脏的功能状态，对肝脏疾病的诊断、病情及疗效观察、预后判断和相关疾病的预防具有重要的意义。

一、血清蛋白质代谢测定

血液中的清蛋白、糖蛋白、脂蛋白、纤维蛋白原、凝血酶原和多种凝血因子等均由肝脏合成。γ球蛋白为免疫球蛋白，由 B 淋巴细胞及浆细胞产生。肝细胞还能将糖和脂肪转变成某些氨基酸，为进一步合成蛋白质提供原料。当肝细胞发生病变时，则合成蛋白质的功能降低，血浆蛋白质的质和量均可发生改变，主要表现为清蛋白减少、球蛋白增高、纤维蛋白原减少。临床上检测血浆蛋白含量的方法较多，可用以辅助诊断肝脏疾病，并作为治疗及预后评估的参考。

（一）血清总蛋白和清蛋白、球蛋白比值测定

1. 原理　肝脏是蛋白质代谢的重要场所。肝脏疾病最易使清蛋白（albumin,A）合成功能障碍而致清蛋白降低，而肝脏因炎症、肝细胞破坏或由于抗原刺激免疫系统却造成球蛋白（globulin,G）的升高，从而使清蛋白与球蛋白的比值（A/G）发生变化。

2. 标本采集　血清，黄色或红色帽真空采血管空腹采血。

3. 参考值　血清总蛋白 60g ～ 80g/L；血清清蛋白 40 ～ 55g/L；血清球蛋白 20 ～ 30g/L；A/G 为（1.5 ～ 2.5）:1。

4. 临床意义　常用于检查慢性肝损伤，可反映肝实质细胞储备功能。当血清总蛋白＞80g/L 或球蛋白＞35g/L，称为高蛋白血症或高球蛋白血症；血清总蛋白＜60g/L 或清蛋白＜30g/L 称为低蛋白血症，易出现腹水。

（1）总蛋白。总蛋白增高，见于各种原因所致的血液浓缩，如饮水不足、休克、严重脱水等。总蛋白减低，见于肝脏蛋白合成功能障碍、营养不良、结核病、肾病综合征、严重烧伤、急性大出血、甲状腺功能亢进、恶性肿瘤、长期高热及营养不良等。

（2）清蛋白。清蛋白增高，见于重度脱水致血液浓缩者。清蛋白减低见于严重肝炎及肝硬化失代偿期、营养不良及消耗性疾病、肾炎、肾病综合征等。

（3）球蛋白。球蛋白增高引起血清总蛋白增高。球蛋白增高见于肝脏疾病、慢性炎症和感染、多发性骨髓瘤、淋巴瘤、自身免疫性疾病如系统性红斑狼疮及类风湿性关节炎等。

球蛋白减低主要是因为合成减少，见于婴幼儿、免疫功能抑制如长期应用肾上腺皮质激素或免疫抑制剂、先天性低 γ 球蛋白血症等。

（4）A/G 比值减低或倒置。见于严重肝脏损害（如慢性持续性肝炎、肝硬化、原发性肝癌）及 M 蛋白血症（如多发性骨髓瘤、淋巴瘤等）。

（二）血清蛋白电泳

1. 原理　血清中各种蛋白质的粒子大小、等电点及所带负电荷的不同，它们在电场中的泳动速度也不同，从而使蛋白质得以分离。借以了解血清蛋白中清蛋白及四种球蛋白（α_1、α_2、β、γ）的数值及其变化。

2. 标本采集　血清，黄色或红色帽真空采血管空腹采血。

3. 参考值　醋酸纤维膜电泳法：清蛋白 62% ~ 71%；α_1 球蛋白 3% ~ 4%；α_2 球蛋白 6% ~ 10%；β 球蛋白 7% ~ 11%；γ 球蛋白 9% ~ 18%。

4. 临床意义

（1）肝脏疾病。轻症急性肝炎时，电泳结果无显著变化，病情加重后（如慢性肝炎、肝硬化、肝癌等）可见清蛋白、α 球蛋白及 β 球蛋白减少，γ 球蛋白升高。

（2）肾病综合征、糖尿病。由于血脂增高可致 α_2 及 β 球蛋白增高，清蛋白及 γ 球蛋白减低。

（3）感染或炎症。α_1、α_2、β 三种球蛋白均增高，见于各种急、慢性炎症。

二、血清胆红素代谢测定

血液中胆红素主要来自衰老红细胞血红蛋白的代谢，少量来自肌蛋白、游离血红素等。血液中的胆红素在进入肝细胞前为非结合胆红素（unconjugated bilirubin，UCB，又称为间接胆红素）。非结合胆红素被肝细胞摄取并与葡萄糖醛酸结合后，形成结合胆红素（conjugated bilirubin，CB，又称为直接胆红素）。结合胆红素随胆汁排入肠道，被肠道细菌还原成尿胆原，后者大部分随粪便排出，少部分入门静脉，其大部分又被肝细胞摄取，即进入胆红素的肠肝循环，另一部分自门静脉入体循环，经肾脏随尿排出。血清总胆红素（serum total bilirubin，STB）是非结合胆红素和结合胆红素的总和。

（一）血清总胆红素、血清结合胆红素和血清非结合胆红素测定

1. 标本采集　血清，黄色或红色帽真空采血管空腹采血。标本避免阳光照射。

2. 参考值　成人血清总胆红素为 1.7 ~ 17.1 μmol/L，血清结合胆红素为 0 ~ 6.8 μmol/L，血清非结合胆红素为 1.7 ~ 10.2 μmol/L。

3.临床意义

（1）判断有无黄疸及其程度。当血清总胆红素在 17.1 ~ 34.2μmol/L 时为隐性黄疸或亚临床黄疸；34.2 ~ 171μmol/L 为轻度黄疸； 171 ~ 342μmol/L 为中度黄疸；342μmol/L 为重度黄疸。通常溶血性黄疸为轻度黄疸，肝细胞性黄疸为轻、中度黄疸，阻塞性黄疸通常为中（不完全梗阻）、重度黄疸（完全梗阻）。

（2）判断黄疸的类型。总胆红素及非结合胆红素升高为溶血性黄疸，见于新生儿黄疸、异型输血、自身免疫性溶血等；总胆红素及结合胆红素升高为阻塞性黄疸，见于胰头癌、胆石症、胆道蛔虫症、肝癌等；三者皆升高为肝细胞性黄疸，见于肝脏的各种疾病，如急性黄疸型肝炎、慢性活动性肝炎、亚急性重型肝炎及肝硬化等。

（二）尿中胆红素及尿胆原检查

1.标本采集

（1）留取新鲜晨尿 20 ~ 30ml，置于清洁干燥容器内，做定量检测则须留 24 小时尿液。

（2）尿胆原易氧化，置于加盖的棕色容器中立即送检，若不能及时送检，需避光冷藏。

（3）检查前应避免使用如磺胺类、苯唑西林、普鲁卡因等药物以免呈假阳性反应。

2.参考值 正常人尿胆红素定性为阴性；尿胆原定性为阴性或弱阳性。

3.临床意义 尿胆红素、尿胆原和尿胆素称为尿三胆，前两者称尿二胆。

（1）尿胆红素增加。尿胆红素在黄疸的鉴别诊断中有较大的价值，尿胆红素试验阳性提示血中结合胆红素增高，见于病毒性肝炎、药物或中毒性肝炎、肝细胞性黄疸和阻塞性黄疸，尤其阻塞性黄疸时尿胆红素呈强阳性，而溶血性黄疸尿胆红素为阴性。

（2）尿胆原增加。尿胆原增加见于溶血性黄疸（呈强阳性）和肝细胞性黄疸（轻度增高），而胆汁淤积性黄疸呈阴性。

（3）尿胆原减少或缺如。尿胆原减少或缺如见于胆汁淤积性黄疸，如胆石症、胆管肿瘤、胰头癌等。完全梗阻时尿胆原缺如，不完全梗阻时尿胆原减少。

三、血清酶测定

肝脏含有丰富的酶，这些酶在肝细胞中产生、储存、释放或灭活。肝脏病变时，血液中与肝脏有关的酶浓度可以发生变化，因此通过检查血清酶的变化可了解肝脏病变情况及其程度。

（一）血清氨基转移酶测定

用于肝功能检查的氨基转移酶主要是丙氨酸氨基转移酶（alanine aminotransferase,

ALT）和天门冬氨酸氨基转移酶（aspartate aminotransferase，AST）。ALT 主要存在于肝脏，其次是骨骼肌、肾脏、心肌等组织中。AST 在心肌中含量最高，其次是肝脏、骨骼肌和肾脏组织中。

1. 标本采集　血清，黄色或红色帽真空采血管空腹采血。由于红细胞内 ALT 和 AST 分别为血清含量的 7 倍和 15 倍，因此，溶血标本不宜检测这两种酶。

2. 参考值　速率法（37℃）：ALT，5 ~ 40U/L；AST，8 ~ 40U/L；ALT/AST 比值 1.15。

3. 临床意义

（1）急性病毒性肝炎。ALT 与 AST 均显著升高，以 ALT 增高更明显，ALT/AST ＞ 1。在病毒性肝炎感染后 1 ~ 2 周，转氨酶达高峰，3 ~ 5 周逐渐下降，ALT/AST 比值也趋于正常。急性肝炎恢复期，如转氨酶不能恢复正常或再上升，提示肝炎转为慢性。急性重症肝炎，病程初期转氨酶升高，以 AST 升高更明显，如在症状恶化时，黄疸进行性加重，转氨酶反而降低，即"胆酶分离"现象，提示肝细胞严重坏死，预后不佳。

（2）慢性病毒性肝炎。转氨酶轻度上升或正常，AST/ALT ＜ 1。如果 AST 升高较 ALT 显著，即 ALT/AST ＞ 1 提示慢性肝炎可能进入活动期。

（3）肝硬化。转氨酶活性取决于肝细胞进行性坏死的程度，终末期转氨酶正常或降低。

（4）脂肪肝。脂肪肝时，ALT 可持续轻度升高并伴有高脂血症。

（5）胆汁淤积。肝内、外胆汁淤积时，转氨酶轻度升高或正常。

（6）急性心肌梗死。以 AST 增高为主，在梗死后 6 ~ 8 小时开始增高，18 ~ 24 小时达高峰，4 ~ 5 天后恢复，若再次增高提示梗死范围扩大或新的梗死发生。

（二）血清碱性磷酸酶测定

碱性磷酸酶（alkaline phosphatase，ALP）是一组在碱性环境中能水解磷酸酯产生磷酸的酶类。ALP 主要分布在肝脏、骨骼、肾、小肠及胎盘中，血清 ALP 大部分来源于肝脏和骨骼。胆道疾病时，由于 ALP 生成增加而排泄减少致血清 ALP 升高。所以 ALP 的测定主要用于辅助诊断肝胆和骨骼系统疾病。

1. 标本采集　血清，黄色或红色帽真空采血管空腹采血。除肝素外，其他常用抗凝剂可与 Mg^{2+} 作用，引起 ALP 活性下降，明显溶血标本会干扰测定结果。

2. 参考值　成人男性 20 ~ 115U/L（37℃），女性 20U ~ 105U/L（37℃）。

3. 临床意义

（1）肝胆疾病。肝内、外胆管阻塞性疾病，ALP 明显增高，且与胆红素增高平行；累及肝实质细胞的肝胆疾病，ALP 轻度增高。

（2）鉴别黄疸类型。ALP、ALT 及胆红素同时测定有助于黄疸的鉴别。阻塞性黄疸，ALP 和胆红素明显升高,转氨酶轻度升高; 肝细胞性黄疸,胆红素中度升高,转氨酶明显升高，ALP 正常或稍高; 溶血性黄疸, 胆红素增高, 转氨酶和 ALP 正常。

（3）骨骼疾病。如佝偻病、骨肉瘤、骨折愈合期等，血清 ALP 增高。

（三）血清 γ–谷氨酰转移酶测定

γ–谷氨酰转移酶（γ–gamma–glutamyl– transferase，GGT）旧称 γ–谷氨酰转肽酶。GGT 在肝脏中主要分布于肝细胞的毛细胆管一侧和整个胆管系统，因此，当肝、胆疾病时，因合成亢进或排出受阻，血清中 GGT 可升高。

1.标本采集　血清，黄色或红色帽真空采血管空腹采血。

2.参考值　连续监测法：成年男性 11 ~ 50U/L，女性 7 ~ 32U/L。

3.临床意义

（1）胆道阻塞性疾病。GGT 升高幅度与胆道阻塞的程度相平行，阻塞程度越重，持续时间越长，GGT 越高。

（2）原发性或继发性肝癌。癌细胞合成 GGT，使血清 GGT 显著升高，且升高的幅度与癌组织大小呈正相关。所以对 GGT 的动态观察，有助于判断疗效和预后。

（3）肝炎及肝硬化。急性肝炎时，GGT 中等度升高；慢性肝炎、肝硬化在非活动期，GGT 可正常，如 GGT 持续升高是病变活动或病情恶化的标志。

第四节 肾功能检查

一、肾小球功能检查

（一）内生肌酐清除率测定

肾脏在单位时间内将若干毫升血液中的内生肌酐全部清除出去，称内生肌酐清除率（endogenous creatinine clearance rate，Ccr），能反映肾小球滤过功能。

1.原理 正常血浆中肌酐可分外源性和内源性两种，内源性肌酐是肌酸代谢产物，其血浓度比较恒定。在一般情况下，肌酐由肾小球滤出后，肾小管不重吸收，也很少排泌。因此，它的清除率相当于肾小球的滤过率。

2.标本采集

（1）试验前和试验当天患者应无肌酐饮食（素食）3天，并限蛋白入量（每日低于40g），避免剧烈运动，留尿期间禁服利尿剂。

（2）试验日晨8时，排空膀胱，弃去尿液，将此后至次晨8时的24小时尿液收集于加有甲苯防腐剂的标本瓶内。

（3）试验日次晨取血2～3ml，注入抗凝管内，充分混匀，与24小时尿液同时送检。

（4）测量身长、体重，以计算体表面积，应用下列公式计算出每分钟肌酐清除率（ml/min）。

内生肌酐清除率（Ccr，ml/min）= 尿肌酐浓度（Ucr，μmol/L）× 每分钟尿量（V，ml/min）/ 血浆肌酐浓度（Pcr，μmol/L）

3.参考值 成人80～120ml/min。

4.临床意义

（1）判断肾小球损害程度。当肾小球滤过率（GFR）降低到正常值的50%，Ccr测定值可低至80ml/min，但血尿素氮、肌酐测定仍在正常范围，因肾脏有强大的储备能力，故Ccr是早期反映GFR的灵敏指标。

（2）评估肾功能。临床常用Ccr代替GFR。轻度肾功能损害，Ccr为70～51ml/min；中度损害，Ccr为50～30ml/min；重度损害，Ccr小于30ml/min。慢性肾衰竭时将肾功能分为4期：肾衰竭代偿期，Ccr为51～80ml/min；肾衰竭失代偿期，Ccr为50～20ml/min；肾衰竭期，Ccr为19～10ml/min；肾衰竭终末期，Ccr小于10ml/min。

（3）指导临床治疗与护理。慢性肾衰竭Ccr为30ml～40ml/min时，应限制蛋白质摄入；Ccr小于30ml/min时，用氢氯噻嗪等利尿药治疗常无效；Ccr小于10ml/min应进行肾替代治疗。此外，肾衰竭时经肾代谢或以肾排出的药物也应根据 Ccr 降低的程度来调节用药剂量和决定用药间隔时间。

（二）血清肌酐和血尿素氮测定

血清肌酐（serum creatinine，Scr）是肌酸的代谢产物，在控制外源性肌酐，未进行剧烈运动的情况下，其浓度主要取决于 GFR。肾功能受损时，Scr 可上升。

1. 标本采集　血清，黄色或红色帽真空采血管空腹采血。

2. 参考值　成人 30 ~ 106 μmol/L。

3. 临床意义　肾脏的贮备功能很大，当 GRF 降低至 50% 时，Scr 仍可正常，当 GRF 降至正常水平的 1/3 时，Scr 明显上升，所以 Scr 增高提示肾脏病变严重，常作为氮质血症、肾衰竭等病情观察和疗效判断的有效指征。

血尿素氮（blood urea nitrogen，BUN）是蛋白质代谢的终末产物，其生成量取决于饮食中蛋白质摄入量、组织蛋白质的分解代谢及肝功能状况。尿素主要经肾小球滤过，正常情况下 30% ~ 40% 被肾小管重吸收，大部分随尿排出。当肾实质受损时，肾小球滤过率降低，致使血尿素氮升高，所以血尿素氮能反映肾小球滤过功能。

1. 标本采集　血清，黄色或红色帽真空采血管空腹采血。

2. 参考值　尿素酶法：成人 3.2 ~ 7.1mmol/L；儿童 1.8 ~ 6.5mmol/L。

3. 临床意义

（1）肾小球滤过功能损害。由于尿素只有在有效肾单位受损约 50% 以上时才开始上升，因此，血尿素氮为反映肾小球滤过功能损害的中晚期指标，见于各种原因引起的肾功能不全。

（2）肾前性少尿。如休克、严重脱水、心力衰竭、肝肾综合征等所致的血容量不足，使肾血流量减少导致少尿，可使血尿素氮增高，但血肌酐增高不明显，血肌酐浓度多数不超过 200 μmol/L。

（3）蛋白质分解或摄入过多。如高热、急性传染病、消化道出血、大面积烧伤、甲状腺功能亢进、应用大剂量肾上腺皮质激素和高蛋白饮食等，均可使血尿素氮增高，但此时血肌酐一般不增高，以上情况矫正后，血尿素氮可下降。

第五节 病毒性肝炎标志物测定

检查血中有无乙型病毒性肝炎标志物是诊断乙型肝炎、确定其病变类型、判断其发展和预后的重要指标。乙型病毒性肝炎标志物共有三对，包括乙型肝炎病毒表面抗原（hepatitis B virus surface antigen，HBsAg）及乙型肝炎病毒表面抗体（hepatitis B virus surface antibody，抗-HBs）、乙型肝炎病毒 e 抗原（hepatitis B virus e antigen，HBeAg）及乙型肝炎病毒 e 抗体（hepatitis B virus e antibody，抗-HBe）、乙型肝炎病毒核心抗原（hepatitis B virus core antigen，HBcAg）及乙型肝炎病毒核心抗体（hepatitis B virus core antibody，抗-HBc）。由于核心抗原存在于肝细胞核中，释放时又常被 HBsAg 包裹不游离于血清中，难以测定，所以临床上只对标志物中的其他两对半进行检查。乙型肝炎病毒标志物联合检测情况与分析见表 1-5-5。

1. 标本采集　血清，黄色或红色帽真空采血管采血。

2. 参考值　均为阴性。

3. 临床意义

（1）HBsAg 阳性。是乙型肝炎病毒（HBV）感染的标志，见于急性乙肝的潜伏期，发病时达高峰；如果发病后 3 个月不转阴，则易发展成慢性乙型肝炎或肝硬化。携带者 HBsAg 也呈阳性。HBsAg 虽然本身不具传染性，但因常与 HBV 同时存在，常作为传染性的标志之一。

（2）抗-HBs 阳性。抗-HBs 是保护性抗体，表明机体具有一定的免疫力。见于隐性感染 HBV、急性乙型肝炎恢复后以及接种乙型肝炎疫苗后，是乙型肝炎好转康复的标志，也是机体对 HBsAg 产生免疫力的标志。

（3）HBeAg 阳性。表明乙型肝炎处于活动期，且传染性强。HBeAg 持续阳性，说明肝细胞损害严重，易转变为慢性乙型肝炎或肝硬化、肝癌。若 HBeAg 转为阴性，表明病毒停止复制。

（4）抗-HBe 阳性。抗-HBe 阳性提示病毒复制减少，传染性减低，但并非无传染性。见于急性肝炎恢复期、慢性肝炎、肝硬化、肝癌。

（5）HBcAg 阳性。提示患者血清中有感染性的 HBV 存在，其含量较多表示复制活跃，传染性强，预后较差。

（6）抗-HBc 阳性。抗-HBc 是 HBcAg 的抗体，是 HBV 对肝细胞损害程度的标志，也可反映 HBV 的复制情况。主要包括 IgM、IgG 和 IgA 三型。

1）抗-HBc 总抗体。主要反映的是抗-HBc IgG，其检出率比 HBsAg 更敏感，所以可作为 HBsAg 阴性的 HBV 感染的敏感指标，也用作乙型肝炎疫苗和血液制品的安全性鉴定和献血员的筛选。

2）抗 –HBc IgM。是感染 HBV 后血液中最早出现的特异性抗体，是近期感染的指标，是诊断急性乙型肝炎和判断病毒复制、传染性强的重要指标。IgM 转阳，预示乙型肝炎复发；IgM 转阴，预示乙型肝炎逐渐恢复，此时抗 –HBc IgG 出现阳性反应。

3）抗 –HBc IgG。在感染 HBV 后 1 个月左右开始增高，对机体无保护作用，在体内持续时间长，是 HBV 曾经感染的指标，不是早期诊断指标，具有流行病学的意义。

表 1-5-5　HBV 标志物检测与分析

序号	HBsAg	抗 –HBs	HBeAg	抗 –HBe	抗 –HBc	临床意义
1	−	−	−	−	−	未感染 HBV
2	−	+	−	−	−	HBV 感染后或接种乙肝疫苗后获得免疫
3	+	−	+	−	+	急性或慢性 HBV 感染，俗称"大三阳"
4	+	−	−	−	−	急性 HBV 感染早期或 HBV 携带者
5	+	−	−	−	+	急性 HBV 感染早期，慢性 HBV 携带者
6	−	−	+	+	+	急性 HBV 感染中期
7	−	+	−	+	+	HBV 感染恢复期
8	−	−	−	+	+	曾有 HBV 感染或急性感染恢复期
9	+	−	−	+	+	急性 HBV 感染趋向康复，俗称"小三阳"
10	−	−	−	+	−	急性 HBV 感染趋向康复

第六节　艾滋病血清学检查

艾滋病（AIDS）血清学检查包括人获得性免疫缺陷病毒抗体（抗–HIV）测定和人获得性免疫缺陷病毒 RNA（HIV–RNA）测定，其中抗–HIV 抗体检测是最常规使用的方法。

HIV 抗体一般在人感染后几周逐渐出现，可延续终生，血清学检查分为初筛试验和确诊试验。初筛试验敏感性很高，初筛试验第一次阳性再用特异性强的方法进行确认。最常用的初筛试验是酶联免疫吸附试验（ELISA 法），确诊试验常用蛋白质印迹法（Western blot，WB）。

1. 参考值　阴性。

2. 临床意义　先做初筛试验，在其阳性的情况下，再做确诊试验，确诊试验阳性，可早期确诊 AIDS。

【口腔执业医师资格考试高频考点及例题】

试题 1：女性，65 岁，实验室检查示：血清钾（K^+）3mmol/L；血清钠（Na^+）125mmol/L；血清氯化物（Cl^-）90mmol/L；血糖：（GLU）6mmol/L，以上指标不正常的有几项（　　）

A. 一项　　　　　　B. 二项　　　　　　C. 三项　　　　　D. 四项

答案：C

解析：血清钾（K^+）3.5 ～ 5.3mmol/L；血清钠（Na^+）135 ～ 145mmol/L；血清氯化物（Cl^-）96 ～ 108mmol/L；血糖（GLU）3.9 ～ 6.4mmol/L。

试题 2：女性，52 岁，烦渴多尿 1 年，不规律用胰岛素治疗，食欲缺乏、呕吐 3 天。体检：T 36.2℃，呼吸深大有异味。血糖 22mmol/L，尿糖（++++），酮体（+++）。最可能的诊断为（　　）

A. 急性肠炎 + 代谢性酸中毒　B. 代谢性碱中毒　C. 乳酸酸中毒　D. 糖尿病酮症酸中毒

答案：D

解析：糖尿病酮症酸中毒的临床表现及实验室检查。

【直通岗位】

病例讨论：女性，27 岁，皮肤瘀斑、牙龈出血 3 天。化验报告示：血常规检查 WBC 4.7×10^9/L，RBC 4.2×10^{12}/L，HGB 120g/L，PLT 21×10^9/L。白细胞分类：中性粒细胞 58%，淋巴细胞 37%，单核细胞 3%，嗜酸性粒细胞 2%。请参考化验报告做出初步临床诊断？

（李　巍　　张立新）

第六章　心电图检查

第一节　心电图的基本原理

心脏在每一次机械性收缩之前都要产生一次生物电的变化，在身体体表的不同部位产生电位差。若在体表放置两个电极，分别用导联线连接到心电图机的两端，通过心电图机把生物电的变化描记成的曲线图形，称为心电图（electrocardiogram，ECG）。

一、心电图产生的原理

心肌细胞两侧有大量的钠、钾、钙、氯等离子，在静息状态下细胞膜内、外的正负离子处于稳定的状态，当细胞受到刺激发生生物电变化时，此时细胞膜两侧的钠、钾、钙、氯等离子通透性改变，引起细胞内、外的离子流动，使细胞内、外的离子分布发生逆转。因此，将心肌细胞静息状态与生物电变化的过程分为三个状态。

（一）极化状态

心肌细胞在静息状态时，细胞膜外带正电荷，细胞膜内带负电荷，即细胞膜外得到一定数量的带正电荷的阳离子，细胞膜内则得到相同数量的带负电荷的阴离子。因此，膜外的电位高于膜内的电位。在静息状态时，心肌细胞始终保持着稳定的状态而不产生电流，称为极化状态（polarization）。此时，若在心肌细胞的两端连接导线至电流计，则描记出一条水平的等电位线。

（二）除极状态

当心肌细胞某个部位受到一定强度的刺激时，细胞膜对离子的通透性发生改变，Na^+ 的通透性突然升高（快 Na^+ 通道开放），K^+ 通透性降低（K^+ 通道关闭），瞬间细胞膜外大量 Na^+ 迅速流入细胞内。这种离子的跨膜流动导致细胞膜内外的正、负离子分布发生逆转，使膜内的电位上升转为正电位，即由极化阶段内负外正的状态转为外负内正的状态，这一转变就是心肌细胞的除极（depolarization）过程，而此时心肌细胞内带正电荷，膜外带负电荷，称为除极状态。

当心肌细胞被激动而除极时，离子跨过细胞膜，已除极部位的细胞膜外带负电荷，而邻近未除极部位细胞膜外仍带正电荷，两者之间产生电位差，电流从未除极部位流向已除极部位。在已除极部位与未除极部位的交界处就形成了一对电偶（dipole），电偶的电源（正电荷）在前，电穴（负电荷）在后，除极的方向就是电荷移动的方向。此时，如探查电极面对除极方向（即面对电源），则描记出向下的波形；如探查电极置于细胞的中部，则描记出先正后负的双向波形。整个细胞除极完毕后，细胞膜外均带负电荷，无电位差，电流曲线回至等电位线。

（三）复极状态

心肌细胞除极之后，由于细胞的新陈代谢，使细胞膜依靠 K^+-Na^+ 泵的作用，重新调整对 Na^+、K^+ 的通透性，于是细胞膜内外的正负离子分布逐渐恢复到极化状态，即由外负内正的状态转变为外正内负的状态，这一过程称为复极（repolarization）。复极的过程与除极相同，即先开始除极的部分先开始复极。在复极过程中，已复极部分的细胞膜外重新带有正电荷，未复极的部分仍为负电荷，膜外形成电位差，产生电流，电流的方向是从已复极的部位流向未复极的部位，即电穴（负电荷）在前，电源（正电荷）在后，其方向正好与除极过程相反，故描记的复极波方向与除极波相反。因复极的过程比除极要慢 2～7 倍，故除极波起伏陡峭，波形高尖，而复极波则起伏迟缓，振幅较低。复极完毕后，细胞膜外均带正电荷，电位差消失，电流曲线回至等电位线。

二、心电图的导联

将电极板放置在人体表面任何两点，并用导联线分别与心电图机相连，所构成的电路称之为导联。常用的导联连接方法有标准导联、加压单极肢体导联和胸导联。

（一）常规心电图导联

1.标准导联　标准导联的连接方式是将电极分别置于右上肢、左上肢、左下肢，具体连接方法是：标准第一导联（L_1）：简称标Ⅰ导联，记为"Ⅰ"，右上肢与心电图机的负极相连，左上肢与心电图机的正极相连；标准第二导联（L_2）：简称标Ⅱ导联，记为"Ⅱ"，右上肢与心电图机的负极相连，左下肢与心电图机的正极相连；标准第三导联（L_3）：简称标Ⅲ导联，记为"Ⅲ"，左上肢与心电图机的负极相连，左下肢与心电图机的正极相连。

标准导联是一种简单的双极导联，反映的是两个肢体间电位差变化（表 1-6-1）。

表 1-6-1　标准导联

导联	正极	负极	意义
标准导联Ⅰ	左上肢	右上肢	反映左上肢与右上肢的电位差
标准导联Ⅱ	左下肢	右上肢	反映左下肢与右上肢的电位差
标准导联Ⅲ	左下肢	左上肢	反映左下肢与右上肢的电位差

2.加压单极肢体导联　加压单极肢体导联属于单极导联，基本可代表探查电极所在位置的实际电位，克服了标准导联测得的仅是两肢体间电位差的不足。通过试验证明，把左上肢、右上肢、左下肢的电极板连在一起，在每根导联线上各加 5000Ω 的电阻，该点电位近似于零，称为"中心电端"，用英文字母 T 表示。将中心电端（T）与心电图机的负极相连，正极作为探查电极，与心电图机的正极相连，这就是单极肢体导联。将探查电极分别放在右上肢、左上肢、左下肢，这样分别记录到 3 种不同波形的心电图，得到了 VR、VL、VF 三个肢体导联心电图。但单极肢体导联记录到的心电图信号较弱，波形太小，不易辨认，如果在记录某一肢体的电位变化时，将该肢体与中心电端的连线切断，就会发现描记出的心电图波形与原来一致，但波幅比原来增高 50%，故称这种连接方式为加压单极肢体导联。这样可得到 aVR（加压单极右上肢导联）、aVL（加压单极左上肢导联）、aVF（加压单极左下肢导联）三个加压单极肢体导联的心电图（表 1-6-2）。

表 1-6-2　加压单极肢体导联

导联	正极	负极
aVL	左上肢（L）	右上肢（R）与左下肢（F）
aVR	右上肢（R）	左上肢（L）与左下肢（F）
aVF	左下肢（F）	左上肢（L）与右下肢（R）

3.胸导联　胸导联的连接方式是将探查电极放在胸壁的相应位置上，与心电图机的正极相连，中心电端（T）与心电图机的负极相连，这种连接方式称为单极心前区导联，又称之为心前区导联。根据探查电极吸球的安放位置，常规将 $V_1 \sim V_6$ 导联作为常用的胸导联。V_1 导联（V_1）：胸骨右缘第 4 肋间；V_2 导联（V_2）：胸骨左缘第 4 肋间；V_3 导联（V_3）：V_2 与 V_4 连线的中点；V_4 导联（V_4）：左锁骨中线上第 5 肋间；V_5 导联（V_5）：左腋前线上与 V_4 同一水平处；V_6 导联（V_6）：左腋中线上与 V_4 同一水平处。常规胸导联连接位置与作用见表 1-6-3。

临床工作中的常规十二导联，是指三个标准导联（Ⅰ、Ⅱ、Ⅲ）、三个加压单极肢体导联（aVR、aVL、aVF）和 6 个胸导联（$V_1 \sim V_6$），十二导联是常规心电图必不可少的导联。对某些患者根据病情需要，必要时还需加做其他胸导联。胸导联只做 V_1、V_3、V_5 导联的做法是不能满足临床需要的，目前提倡记录十二导联同步心电图，更有利于分析心脏的电活动情况。

表 1-6-3 常规胸导联连接位置与作用

导联	位置	作用
V_1	胸骨右缘第 4 肋间	右室壁改变
V_2	胸骨左缘第 4 肋间	右室壁改变
V_3	V_2 与 V_3 连线中点	室间隔改变
V_4	左锁骨中线第 5 肋间	室间隔改变
V_5	腋前线与 V_4 同一水平处	左室壁改变
V_6	腋中线与 V_4 同一水平	左室壁改变

心电图机导线有红、黄、绿、黑四种颜色。连接方式是右上肢接红色，左上肢接黄色，左下肢接绿色，右下肢接黑色。

临床工作中，根据需要可加做其他胸导联：诊断正后壁心肌梗死时，需加做 V_7 ~ V_9 导联；小儿心电图或诊断右心室心肌梗死、右束支传导阻滞、右心房肥厚时，需加做 V_{3R} ~ V_{6R} 导联。

V_7 导联（V_7）：左腋后线 V_4 水平处。

V_8 导联（V_8）：左肩胛线 V_4 水平处。

V_9 导联（V_9）：左脊椎旁线 V_4 水平处。

V_{3R} 导联（V_{3R}）：与 V_3 相对应的右侧胸壁处。

V_{4R} 导联（V_{4R}）：与 V_4 相对应的右侧胸壁处。

V_{5R} 导联（V_{5R}）：与 V_5 相对应的右侧胸壁处。

V_{6R} 导联（V_{6R}）：与 V_6 相对应的右侧胸壁处。

个别患者心脏呈横位或垂位，胸导联探查电极的位置可根据情况安放在上一肋间或下一肋间，以便更大程度地接近心脏。

三、心电图的基本波形

（一）典型心电图示意图

正常心电图是由一组波形构成的。每一个心动周期包括四波（P、QRS、T、u）、二段（PR 段、ST 段）、二间期（PR 间期、QT 间期）。

（二）心电图各波形的组成及命名

心脏传导系统由窦房结、结间束、房室结、房室束、左右房室束支和浦肯野纤维组成。窦房结位于上腔静脉入口与右心房交界处，是正常心脏电活动的起始部位。在兴奋心房的同时经结间束传至房室结，后经希氏束、左右束支及浦肯野纤维传导，最后兴奋心室。这种先后有序的电激动的传播，引起一系列电位变化，形成了心电图的相应波段。临床心电学对这些波段的名称进行了统一的规定。

1.P 波　P 波代表两侧心房除极所产生的电位变化。P 波在不同的导联中形态变化较大，可呈直立、倒置、低平、双向等形态。

2.QRS 波　代表左、右心室肌除极的电位变化，为心电图中最为显著的波形。可因检测电极的位置不同而呈多种形态。统一命名如下：第一个正向波为 R 波，R 波之前的负向波为 Q 波，R 波之后第一个负向波为 S 波，S 波之后再有向上的正向波为 R′ 波，R′波后再出现负向波为 S′ 波，依此类推，可能有 R″ 、S″ 等波形，但这并不常见。如果 QRS 波形只有向下而没有向上的波，命名为 QS 波。QRS 这 3 个英文字母有大小写之分，振幅大于 0.5mV 者称为 Q、R、S，小于 0.5mV 者，则写为 q、r、s 等字样。

3.T 波　代表心室复极时的电位变化，是 QRS 波后出现的一个较宽的平缓波。正常时其方向与 QRS 主波方向一致，升支略缓，降支略陡，两支呈不对称型。

4.u 波　紧跟 T 波后的一个较小的波，振幅很小，不是每个导联均出现，一般以胸导联尤其是 V_3 导联最清楚。产生机制目前不太清楚。

5.PR 间期　PR 间期是指 P 波起点至 QRS 波起点间的距离，代表心房开始除极至心室开始除极的时间，也常常看作兴奋从窦房结传至心室所需要的时间。

6.PR 段　指 P 波结束的终末点至 QRS 波群起始点间的部分，代表心房除极结束到心室除极开始的一段时间。PR 段中可埋藏着心房复极波（Ta 波）的一部分（但 Ta 波大多被 QRS 波的终点 J 点所掩盖）。正常 PR 段的位置应与基线平行。

7.ST 段　自 QRS 波群的终点至 T 波起点间的线段，代表心室缓慢复极过程。正常 ST 段大多为一等电位线，有时可有轻微的偏移。其中 QRS 波群的终末与 ST 段起始之交接点称之为 J 点，J 点大多在等电位线上，可随 ST 段的偏移而发生移位。

8.QT 间期　指 QRS 波群的起点至 T 波终点的时间，代表心室肌除极和复极全过程所需要的时间。

【口腔执业医师资格考试高频考点及例题】

试题 1：单极胸导联 V_5 电极应放在（　　　　）

A.胸骨右缘第 4 肋间　　　B.胸骨左缘第 4 肋间　　　C.左锁骨中线与第 5 肋间相交点

D.左腋前线 V_4 水平处　　　E.左腋中线第 5 肋间水平

答案：D

解析：见本节表 1-6-3 常规胸导联连接位置与作用。

试题2：代表心室去极化的波形是（ ）

A.P 波 B.QRS 波 C.T 波 D.u 波

答案：D

解析：QRS 波代表左右心室肌除极的电位变化，为心电图中最为显著的波形。

（李　巍　吴岳昕）

第二节　心电图的测量

（一）心电图图纸的组成及代表意义

心电图记录纸上印有纵、横线状坐标，并组成许多正方形小格，每个小格的长、宽各为 1mm，又有纵、横粗线组成大方格，每个大方格的长、宽各为 5mm，也就是每个大方格由 25 个小方格组成（纵、横各有 5 个小方格）。横线代表时间，心电图横线每个小格代表的时间与心电图走纸速度有关。一般情况下，走纸速度为 25mm/s，横线上每小格代表 0.04 秒，每大格（两根粗线间距）代表 0.2 秒。特殊情况下，可调整心电图纸走纸速度。若走纸速度改为 50mm/s，则每小格代表 0.02 秒，每大格（两根粗线间距）代表 0.1 秒，但这种情况应在心电图记录时加以标明。纵线代表电压（振幅），多数情况下，标准电压为 1mV=10mm（10个小格），如某波实测电压纵向距离为 8mm（8 个小格），则该波电压振幅为 0.8mV。但有时心电图波形电压太高，记录时振幅波动可超出心电图纸范围，为记录完整心电图振幅全波，可把标准电压调为 1mV=5mm，这时纵向一个小格代表电压 0.2mV。偶有心电图电压太低或诊断需要，则可把标准电压调为 1mV=20mm，这时纵向一个小格代表电压为 0.05mV。后两种情况应在心电图记录中加以说明。

（二）心率的计算

1.计算法　心律规则时，测定相邻两个 P 波（PP 间期）或 R 波（RR 间期）的间隔时间，然后代入以下公式：心率 =60/PP 或 RR 间期（秒）。若心律不齐：测定相邻 5 个（或 5 个以上）P 波（PP 间期）或 R 波（RR 间期）的间隔时间，求其平均值，然后代入以下公式：心率 =60/5 个（或 5 个以上）PP 或 RR 间期（秒）的平均值。

2.查表法　临床上为了节省时间，测 PP 间期或 RR 间期，求得平均值后直接查表可得出心率（表 1-6-4）。例如，测得的 PR 间期为 1.00 秒，对应心率为 60 次 / 分。

表 1-6-4　以 RR 间期（秒）推算心率

RR/秒	心率/（次/分）	RR/秒	心率/（次/分）	RR/秒	心率/（次/分）	RR/秒	心率/（次/分）
0.30	200	0.56	107	0.82	73	1.08	56
0.32	188	0.58	103	0.84	71	1.10	55
0.34	176	0.60	100	0.86	70	1.12	54
0.36	167	0.62	97	0.88	68	1.14	53
0.38	158	0.64	94	0.90	67	1.16	52
0.40	150	0.66	91	0.92	65	1.20	50
0.42	143	0.68	88	0.94	64	1.25	48
0.44	136	0.70	86	0.96	63	1.30	46

续表

RR/秒	心率/（次/分）	RR/秒	心率/（次/分）	RR/秒	心率/（次/分）	RR/秒	心率/（次/分）
0.46	130	0.72	83	0.98	61	1.35	44
0.48	125	0.74	81	1.00	60	1.40	43
0.50	120	0.76	79	1.02	59	1.45	41
0.52	115	0.78	77	1.04	58	1.50	40
0.54	111	0.80	75	1.06	57	1.60	38

（三）各波段振幅及时间（宽度）测量

1.各波段时间的测量　测量时应选择波形较清晰的导联进行。由波形的起始部内缘测至波形的终末部分内缘。室壁激动时间（VAT）测量的起点取点方法不变，终点为最后一个波峰垂直直线与基线的交点，测两点之间垂线的水平距离。

2.测量各波的振幅　正波（直立波），应从等电线（基线）的上缘垂直地测量到波峰，即为正波的电压；负波（向下波），应从等电线（基线）的下缘垂直地测量到波谷即为负波的电压；测量一个双向波，应将等电线（基线）的上缘垂直地测量到波峰，加上等电线（基线）下缘垂直地测量到波谷处振幅的算术和。

3.ST 段移位的测量　应选择基线较直的导联，ST 段是 QRS 波段的终点（J 点）至 T 波起点的一段距离，测量时取 J 点后 0.06 秒或 0.08 秒处测量。

【口腔执业医师资格考试高频考点及例题】

试题：PP 或 RR 间期为 0.8 秒，则心率为（　　　）

A.100 次/分　　B.90 次/分　　C.80 次/分　　D.75 次/分

答案：D

解析：心率 =60/PP 或 RR 间期（秒）。

（李　巍　张立新）

第三节 正常心电图

（一）P波

不同导联P波时间可略有不同，一般应小于0.11秒，多在0.06～0.10秒之间。正常P波应呈圆拱状，平坦或双向。P波在Ⅰ、Ⅱ、aVF、V_4、V_5、V_6导联应直立，aVR导联倒置，aVL、V_1、V_2导联可双向、平坦或倒置。P波振幅在肢体导联不超过0.25mV，胸导联不超过0.2mV。如果P波在Ⅰ、Ⅱ、aVF导联倒置，而在aVR导联直立，则称之为逆行P波，表示激动起源于房室交界区。P波的形态及正常值见表1-6-5。

表1-6-5 P波的形态及正常值

指标	标准导联	加压单极肢体导联	胸导联
方向	Ⅰ导联直立	aVR倒置	V_1～V_3直立、双向、平坦或倒置
	Ⅱ导联直立	aVL直立、双向、平坦或倒置	V_4～V_6直立
	Ⅲ导联直立、双向、平坦或倒置	aVF直立	
振幅	＜0.25mV	＜0.25mV	＜0.20mV
时间	＜0.11秒	＜0.11秒	＜0.11秒

（二）QRS波群

正常成年人QRS波群的时间为0.06～0.10秒，不超过0.11秒。QRS波群时间延长见于心室肥大和室内传导阻滞等。

QRS波形变化较为复杂，在不同导联上可有各种形态。Ⅰ、Ⅱ导联在没有电轴偏移的情况下主波向上，Ⅰ导联的R波不超过1.5mV，Ⅱ导联R波不超过2.0mV，Ⅲ导联一般R波振幅比Ⅱ导联略小，但比Ⅰ导联略大，不超过2.0mV；aVR导联主波向下，可呈rS、rSr′、Qr或QS形，aVR导联的R波不超过0.5mV；aVL和aVF导联可呈qR、Rs、R形，也可呈rS形，aVL导联的R波不超过1.2mV，aVF导联的R波不超过2.0mV。

胸导联QRS波群形态较恒定，一般的规律是R_{V1}～R_{V5}逐渐增高，而S波逐渐减小，V_1、V_2导联多呈rS形，R/S＜1，V_1导联的R波不超过1.0mV，$R_{V1}+S_{V5}$不超过1.05mV，如大于该值提示右心室肥厚；V_5、V_6导联可呈qRs、qR、Rs或R形，R/S＞1，V_5导联的R波不超过2.5mV，$R_{V5}+S_{V1}$在男性不超过4.0mV，女性不超过3.5mV，如超过者，可能系左心室高电压或左心室肥大；V_3导联多呈RS形，R/S大致等于1。

6个肢体导联的QRS波群振幅（正向波与负向波振幅的绝对值相加）一般不应都小于0.5mV，6个胸导联QRS波群振幅（正向波与负向波振幅的绝对值相加）一般不应都小于0.8mV，否则称为低电压，可见于肺气肿、心包积液、严重水肿患者，偶见于正常人。

除 aVR 导联外，正常 Q 波时间一般不超过 0.04 秒，振幅不超过同导联 R 波的 1/4。正常 V_1 导联不应有 Q 波，但可呈 QS 形，V_3 出现 Q 波也很少，V_5、V_6 导联常有正常范围的 Q 波，超过正常范围的 Q 波，即 Q 波过深或过宽均称之为异常 Q 波，常见于心肌梗死。QRS 波群形态及正常值见表 1-6-6。

表 1-6-6 QRS 波群形态及正常值

时间 / 秒	电压（mV）		形态	
	肢体导联	胸导联	肢体导联	胸导联
Q 波 < 0.04	Q 低于 1/4R（以 R 波为主导联）	$Qv_4 \sim v_5$ 低于 1/4R	aVR 呈 QS、Qr、rSr'、rs 型	V_1 呈 QS、rS
QRS 波群 < 0.10	R : aVR<0.5 ; aVL<1.2 ; aVF<2.0	R : V_1<1.0 ; V_5<2.5	aVL、aVF 可呈 qR、Rs 或 R、rS	V_5 呈 qRs、Rs、qR 或 R，从右至左：R 波逐渐增高，S 波逐渐减小
	R+S ≤ 0.5 为低电压	$R_{v1}+S_{v5}$<1.05		
		$R_{v5}+S_{v1}$: 男性 <4.0; 女性 <3.5		
		R/S : V_1 <1		
		R/S : V_5 >1		

（三）PR 间期

成年人心率在 60 ~ 100 次 / 分时，PR 间期正常范围是 0.12 ~ 0.20 秒。PR 间期与心率快慢有关，心率越快，PR 间期越短，反之越长。在老年人和心率过慢者，PR 间期可略延长，但不能超过 0.22 秒。PR 间期延长，表示有房室传导阻滞。

（四）T 波

正常 T 波平滑宽大，无切迹或钝挫，波形多不对称，升支缓而降支陡，T 波的方向大多和 QRS 主波方向一致。T 波的振幅一般不低于同导联 R 波的 1/10，但 QRS 波低电压时，T 波可低平或双向。

正常人的心电图在 I、II 标准导联中 T 波几乎都是直立的，但在 III 导联中可能是直立、平坦、双向甚至倒置。在加压单极肢体导联中，aVR 导联的 T 波是倒置的，但在 aVL 和 aVF 导联中 T 波可以直立、倒立或双向。

正常成年人的 V_1、V_2 导联中 T 波可直立或倒置，少数瘦长体型者，V_3 导联亦呈倒置，小儿有时 V_4 导联 T 波呈倒置，仍为正常。但在成年人中一般自 V_3 导联及其向左导联中不应有倒置的 T 波，更为重要的是，如在 V_3 导联中已出现倒置的 T 波，它的右侧导联即 V_1、V_2 则不应有直立的 T 波。

T 波的时间为 0.05 ~ 0.25 秒，T 波越高大，时间相对越长，但 T 波时限的变化临床意义不大。

（五）ST 段

正常的 ST 段多为一等电位线，有时亦可轻微的偏移，但在任何导联，ST 段下移一般不应超过 0.05mV（Ⅲ导联偶可下移 1.0mV）；胸导联中 ST 段上移可达 0.3mV，V$_3$ 导联有时甚至高达 0.5mV。但一般认为，ST 段上抬在 V$_1$ ~ V$_2$ 导联不超过 0.3mV，V$_4$ ~ V$_6$ 导联与肢体导联不超过 0.1mV。

ST 段下移超过正常范围见于心肌缺血或劳损，ST 段上移超过正常范围多见于心肌梗死（表现为弓背向上）、急性心包炎（表现为弓背向下）等。

（六）QT 间期

QT 间期的正常范围为 0.32 ~ 0.44 秒。QT 间期与心率成反比。即心率越快，QT 间期越短。心率正常时，QT 间期延长，常见于心肌缺血、心肌损害、低钙血症、低钾血症、奎尼丁中毒、QT 延长综合征等；QT 间期缩短常见于高钙血症、洋地黄中毒等。

（七）u 波

u 波方向大体与 T 波相一致，时间为 0.16 ~ 0.25 秒，振幅低，胸导联中较明显。u 波明显增高常见于低钾血症、心室肥厚、甲状腺功能亢进及药物影响，u 波倒置则可见于高钾血症、高血压、冠心病等。

【口腔执业医师资格考试高频考点及例题】

试题：正常成人心电图，下列哪项为异常（　　）

A.P 波时限 0.06 ~ 0.10 秒　　　B.PR 间期 0.12 ~ 0.20 秒

C.QRS 波群时限 0.06 ~ 0.10 秒　　D.QT 间期 0.60 秒

E.ST 段任何导联上抬均＜ 0.1mV

答案：D

解析：QT 间期的正常范围为 0.32 ~ 0.44 秒。

（李　巍　张立新）

第四节 常见异常心电图

一、心房和心室肥大

（一）心房肥大

1.左心房肥大　心电图表现为P波增宽，时限≥0.11秒，其顶端常伴有切迹，呈双峰型，两峰间距≥0.04秒，这些改变以Ⅰ、Ⅱ、aVL导联较明显。多见于风湿性心脏病二尖瓣狭窄，因此这种形态的P波常被称为"二尖瓣型P波"。左心房肥大心电图见图1-6-1。

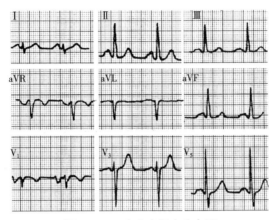

图1-6-1　左心房肥大心电图

2.右心房肥大　心电图表现为P波尖而高耸，其振幅≥0.25mV，这些改变以Ⅱ、Ⅲ、aVF导联较明显，多见于肺源性心脏病、肺动脉高压时，因此这种形态的P波常被称为"肺型P波"。右心房肥大心电图见图1-6-2。

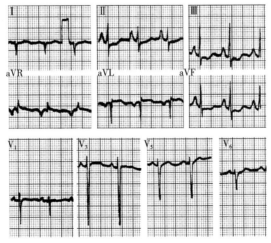

图1-6-2　右心房肥大心电图

（二）心室肥大

1.左心室肥大　凡能引起左心室压力负荷或容量负荷过重的因素均可导致左心室肥大。如原发性高血压、主动脉瓣狭窄及关闭不全、动脉导管未闭、室间隔缺损等均能引起左心室肥大。左心室肥大时，心电图上可出现如下改变。

（1）左心室肥大电压标准。①胸导联：R_{V_5}（或 R_{V_6}）$>2.5mV$；$R_{V_5}+S_{V_1}>3.5mV$（女性）或 $4.0mV$（男性）；②肢体导联：$R_{aVL}>1.2mV$ 或 $R_{aVF}>2.0mV$；$R_I>1.5mV$ 或 $R_I+S_{III}>2.5mV$。

（2）QRS 时间延长到 0.10 ~ 0.11 秒。

（3）额面 QRS 心电轴可以左偏，一般不超过 $-30°$。

（4）ST-T 改变。以 R 波为主的导联 ST 段下移超过 $0.05mV$ 伴 T 波低平、双向或倒置（图 1-6-3）。

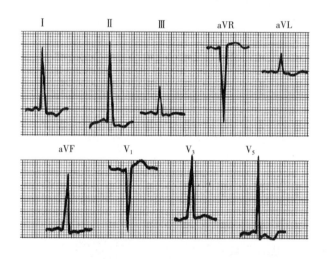

图 1-6-3　左心室肥大心电图

2.右心室肥大　凡能引起右心室压力负荷或容量负荷过重的因素均可导致右心室肥大，如房间隔缺损、肺动脉瓣狭窄、法洛四联症、重症二尖瓣狭窄、肺动脉高压症、慢性肺源性心脏病、慢性阻塞性肺气肿等。右心室肥大时，心电图上可出现如下改变。

（1）右心室肥大电压标准。① V_1 导联 $R/S>1$；② $R_{V_1}>1.0mV$ 或 $R_{V_1}+S_{V_5}>1.05mV$（重症者 $>1.20mV$）；③ $R_{aVR}>0.5mV$ 或 aVR 导联 $R/S>1$。

（2）QRS 时限多正常，$VAT_{V_1}>0.03$ 秒。

（3）心电轴右偏 $≥+90°$。

（4）ST-T 改变。右胸导联 ST 段压低，伴 T 波双向或倒置（图 1-6-4）。

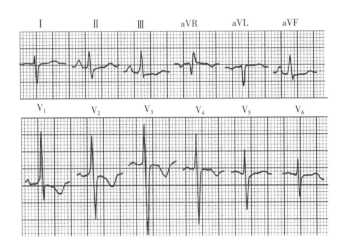

图 1-6-4 右心室肥大心电图

二、心肌缺血

心肌缺血的心电图可仅仅表现为 ST 段改变或 T 波改变，也可同时出现 ST-T 改变。临床上约 50% 的冠心病患者未发生绞痛时，心电图可正常，而仅于心绞痛发作时才记录到 ST-T 改变；约 10% 的冠心病患者在心绞痛发作时心电图也表现为正常或仅有轻度 ST-T 改变。而且心肌缺血类型不同，心电图表现也不一。急性冠状动脉供血不足时，典型心绞痛的心电图表现为缺血型 ST 段压低（水平型、下斜型下移 ≥ 0.01mV）和（或）T 波倒置，变异型心绞痛表现为缺血部位导联出现暂时性 ST 段抬高并常伴高耸 T 波和对应部位出现 ST 段压低。后者为急性严重心肌缺血表现，若 ST 段持续抬高，提示将发生心肌梗死。慢性冠状动脉供血不足时，心电图可表现为长期的持续且较恒定的 ST 段改变（水平型或下斜型下移 ≥ 0.05mV）和（或）T 波低平、双向和倒置。冠状动脉供血不足心电图见图 1-6-5。

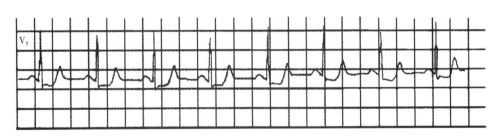

图 1-6-5 冠状动脉供血不足心电图

三、心肌梗死

急性心肌梗死是由于心肌细胞发生缺血、损伤和坏死所致，是临床上常见的急危重症。急性心肌梗死时心电图改变具有特征性和规律性，是疾病早发现、早诊断和病情判断的主要依据。

（一）急性心肌梗死的基本图形变化

1. "缺血型"改变　最早出现的变化是出现缺血型 T 波。表现对称性倒置，随后 T 波逐渐加深，形成冠状 "T" 波。

2. "损伤型"改变　心肌细胞缺血时间延长，严重程度加重。表现为 S-T 段呈弓背向上抬高，可与 T 波融合形成 "单向曲线"。

3. "坏死型"改变　心肌缺血时间更长，缺血更为严重，可导致心肌细胞变性、坏死和修复。因此在相对应的导联上 QRS 波群出现病理性 Q 波（时限 ≥ 0.04 秒，振幅 ≥ 1/4R）。

（二）心肌梗死心电图的演变及分期

急性心肌梗死心电图根据演变过程可分为超急性期、急性期、亚急性期、陈旧期。

1. 超急性期（早期）　在急性心肌梗死起病数分钟到数小时内，首先出现短暂的心内膜下心肌缺血和损伤，心电图上 T 波高耸变宽，ST 段上斜型或弓背向上型抬高。

2. 急性期（1 ~ 2 周）　ST 段呈弓背向上抬高，T 波倒置，出现病理性 Q 波。

3. 亚急性期（1 ~ 2 个月）　ST 段基本恢复正常，倒置的 T 波逐渐变浅，病理性 Q 波仍存在。

4. 陈旧期（恢复期）　ST 段、T 波均恢复正常，心电图仍有病理性 Q 波，但 Q 波变浅。

（三）心肌梗死的定位诊断

在心电图诊断中，可以根据心肌梗死特征性图形出现在哪些导联上，判断出心肌梗死发生的部位。心肌梗死大多数发生在左心室，少数发生在右心室和心房。通常将左心室划分为六部分，分别为前间壁、前壁、侧壁、高侧壁、下壁和后壁。

心肌梗死的心电图定位诊断，是根据异常 Q 波、ST 段抬高及 T 波倒置等梗死图形出现在代表心脏不同部位的相应导联上来诊断的，尤其是异常 Q 波出现的导联。左心室各不同部位的梗死在各导联上的反映见表 1-6-6 和图 1-6-6，1-6-7。

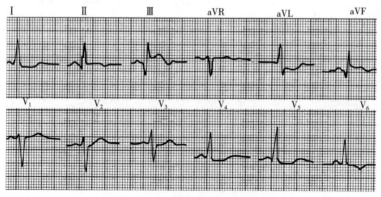

图 1-6-6　急性下壁心肌梗死

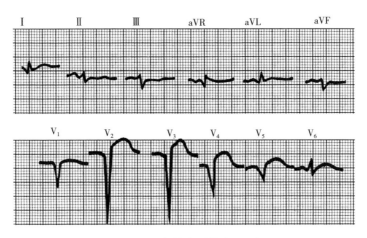

图 1-6-7 急性广泛前壁心肌梗死

表 1-6-6 左心室心肌梗死定位诊断表

梗死部位	梗死图形出现的导联											
	I	II	III	aVR	aVL	aVF	V_1	V_2	V_3	V_4	V_5	V_6
前间壁							+	+	±			
前壁								±	+	+		
前侧壁										±	+	+
高侧壁	+				+						±	±
广泛前壁	+				+		+	+	+	+	+	+
下壁		+	+			+						

注: +, 该导联出现典型梗死图形; ±, 该导联可能出现典型梗死图形。

四、心律失常

正常人的心脏起搏点位于窦房结，冲动由窦房结通过心房肌内的 3 条结间束抵达房室结，然后循希氏束→左、右束支→浦肯野纤维顺序传导，最后兴奋心室肌，使心肌进行除极。心脏冲动的频率、节律、起源部位、传导速度与激动次序的异常称为心律失常。心电图是诊断心律失常的确诊检查，在心电图上一般将心律失常分为两大类，包括冲动起源异常和冲动传导异常两大类。冲动起源异常包括窦性心律失常和异位心律。冲动传导异常包括传导阻滞或传导途径异常。

（一）窦性心律失常

凡起源于窦房结的节律，称为窦性心律。要诊断窦性心律失常，必须首先了解正常窦性心律的心电图特征。其特征包括：①P 波规律出现， I 、 II 、aVF、$V_4 \sim V_6$ 导联直立，aVR 导联倒置；②PR 间期为 0.12 ~ 0.20 秒；③P 波频率为 60 ~ 100 次 / 分。

1.窦性心动过速　成人安静状态下窦性心律的频率 > 100 次 / 分，称为窦性心动过速。

其心电图表现为：①窦性 P 波频率＞ 100 次 / 分，多在 100 ～ 160 次 / 分；② PR 间期、QRS 波群及 QT 间期时限可相应缩短；③有时可伴发继发性 ST 段轻度压低和 T 波振幅偏低（图 1-6-8）。常见于运动、精神紧张、发热、甲状腺功能亢进、贫血、心肌炎及应用抗胆碱药物、拟肾上腺素类药物、麻黄碱等。

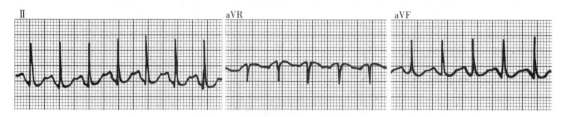

图 1-6-8　窦性心动过速

2. 窦性心动过缓　成人窦性心律的频率＜ 60 次 / 分，称为窦性心动过缓。其心电图表现为窦性 P 波频率＜ 60 次 / 分（图 1-6-9）。可见于健康的青年人、运动员及睡眠状态。病理状态下见于颅内压增高、甲状腺功能减退或使用 β 受体阻滞剂等。

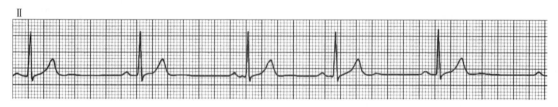

图 1-6-9　窦性心动过缓（伴窦性心律不齐）

3. 窦性心律不齐　心电图表现为同一导联上两个 PP 间期差异 0.12 秒。常见于青少年期、自主神经功能失调、更年期综合征等情况（常与呼吸有关），亦可见于器质性心脏病及洋地黄中毒等。

4. 窦性停搏　窦性停搏是指窦房结不能产生冲动。其心电图特征是：①在较正常 PP 间期显著长的间期内无 P 波发生；②长的 PP 间期与基本的窦性 PP 间期无倍数关系；③窦性停搏以后可出现房性、交界区性、室性逸搏或逸搏心律。可发生于迷走神经张力过高和颈动脉窦过敏者。急性心肌梗死、窦房结病变、脑血管病、某些药物（洋地黄、奎尼丁等）均可引起窦性停搏。

（二）期前收缩

期前收缩指起源于窦房结以外的异位起搏点提前发出的激动，又称过早搏动。期前收缩心电图的共同特征有：①多有提前出现的异位冲动；②在期前收缩后因干扰正常节律而出现一个较长的间歇，称为代偿间歇。常见的期前收缩有以下几种。

1. 房性期前收缩　心电图表现为：①提前出现的异位 P′ 波，形态与窦性 P 波不同，P′ R

间期＞0.12 秒；② QRS 波群一般为正常形态，若合并有室内差异性传导则宽大畸形，若异位 P′ 波后无 QRS-T 波，称房性期前收缩末下传；③大多为不完全性代偿间歇，即期前收缩前后两个窦性 P 波的间距小于正常 PP 间距的 2 倍（图 1-6-10）。

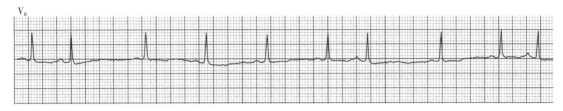

图 1-6-10　房性期前收缩

2. 室性期前收缩　心电图表现为：①提前出现一个宽大、畸形的 QRS-T 波群，QRS 波群时限通常＞0.12 秒，T 波与同导联主波方向相反；②提前出现的 QRS 波群前无 P 波或无相关的 P 波；③往往为完全性代偿间歇，即期前收缩前后的两个窦性 P 波间距等于正常 PP 间距的 2 倍（图 1-6-11）。

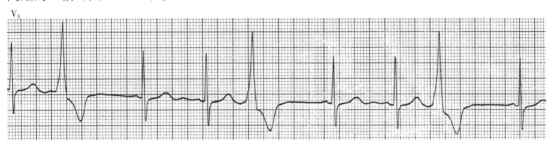

图 1-6-11　室性期前收缩心电图

3. 交界性期前收缩　心电图表现为：①提前出现的 QRS-T 波与窦性形态相同，QRS 波群的时间基本正常；②提前出现的 QRS 波群之前或之后可有逆行性 P′ 波（P′ 波在 Ⅰ 、Ⅱ 、aVF 导联倒置，aVR 导联直立），如 P′ 波位于 QRS 波群之前，其 P′ R 间期＜0.12 秒，如 P′ 波位于 QRS 波群之后，其 RP′ 间期＜0.20 秒；③代偿间歇一般多为完全性，但若冲动逆传侵入窦房结，则代偿间歇为不完全（图 1-6-12）。

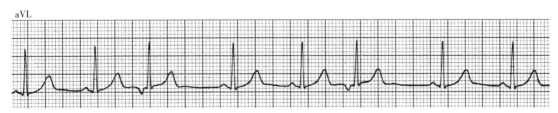

图 1-6-12　交界性期前收缩

期前收缩可按出现的频度，人为地划分为偶发和频发。偶发性期前收缩指的是期前收缩不超过 5 个 / 分；频发性期前收缩指的是期前收缩大于 5 个 / 分。多源性期前收缩是指同一导联上出现 2 种或 2 种以上形态及联律间期互不相同的期前收缩，提示存在多个异位起搏点。如联律间期固定，而形态各异，则为多形性期前收缩，其临床意义与多源性期前收缩相似。若每次正常窦性搏动之后出现 1 次期前收缩，称为期前收缩二联律（bigeminy）；每 2 次正常窦性搏动之后出现 1 次期前收缩或每次正常窦性搏动之后出现 2 次期前收缩，称为期前收缩三联律（trigeminy）。

（三）阵发性心动过速

阵发性心动过速是指异位节律点兴奋性增高或折返激动引起的快速异位心律（期前收缩连续 3 次或 3 次以上）。其特点是突发、突止。根据异位起搏点的位置可分为房性、交界性和室性阵发性心动过速，房性、交界性心动过速因其心率过快时，心电图上 P′ 波常埋入前一个心动周期的 T 波中不易辨别，故临床上统称为阵发性室上性心动过速。

1. 阵发性室上性心动过速　心电图表现为以期前收缩形式出现的连续 3 个或 3 个以上的快速匀齐的 QRS 波，形态为室上性，频率为 160 ～ 240 次 / 分，节律规整，RR 间期绝对相等。P 波或 P′ 波常埋藏于 QRS 波群中而不易辨认，可有继发性 ST-T 改变（图 1-6-13）。常见于无明显器质性心脏病的儿童和青年人，亦可见于风湿性心脏病、冠心病，尤其是急性心肌梗死患者，其次为肺源性心脏病、心肌病、心肌炎等，电解质紊乱（如低钾血症）和洋地黄中毒也可发生。

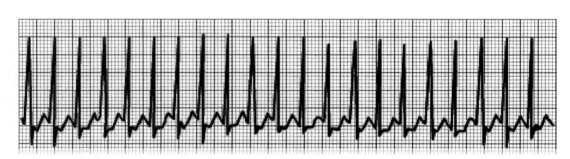

图 1-6-13　阵发性室上性心动过速

2. 阵发性室性心动过速　心电图表现为以期前收缩形式出现的连续 3 个或 3 个以上的宽大畸形的 QRS 波，频率为 150 ～ 220 次 / 分，节律基本整齐或略有不齐。可有心室夺获和室性融合波现象。心室夺获系指偶有室上性激动下传，表现为出现一正常形态的 QRS 波，其前有相关的 P 波。室性融合波系指 QRS 波群形态介于窦性和室性之间，其前有相关 P 波。心室夺获和室性融合波是诊断阵发性室性心动过速的重要诊断依据（图 1-6-14）。多见于严重的器质性心脏病患者，尤其是急性心肌梗死时。也可见于心肌炎、心肌病和风湿性心脏病、药物性作用（如服用洋地黄、奎尼丁等）、严重缺钾等，只有极少数见于正常人。

I

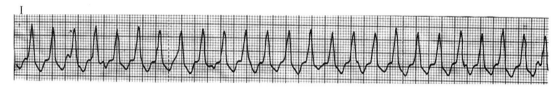

图 1-6-14　阵发性室性心动过速

（四）扑动与颤动

1. 心房扑动　心电图表现为 P 波消失，代之以波形大小一致、间隔规则的大锯齿状扑动波（F 波），在 Ⅱ、Ⅲ、aVF 导联中明显，其频率为 250 ~ 350 次 / 分。QRS 波呈室上性，QRS 波群形态和时限一般正常。心室律与房室传导比例有关，心房扑动多数不能全部传入心室，一般房室传导比例为 2 : 1、3 : 1 或 4 : 1，心室律规则。若房室传导比例不恒定，则心室律不规则（图 1-6-15）。可见于无器质性心脏病者，但绝大多数心房扑动由器质性心脏病引起，如风湿性心脏病、冠心病、心肌炎、心肌病及洋地黄中毒等。

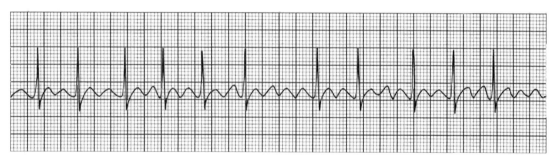

图 1-6-15　心房扑动

2. 心房颤动　心电图表现为 P 波消失，代之以大小不等、快慢不均、形态不一的心房颤动波（f 波），在 Ⅱ、Ⅲ、aVF 和 V$_1$ 导联比较明显，频率为 350 ~ 600 次 / 分。QRS 波呈室上性，RR 间期绝对不等。若出现室内差异性传导，或伴室性期前收缩，QRS 波可宽大畸形（图 1-6-16）。临床上远比心房扑动常见，大多数心房颤动发生于器质性心脏病，尤以风湿性心脏病二尖瓣狭窄多见，其次冠心病、心肌炎、心肌病、肺源性心脏病及甲状腺功能亢进等亦可发生。阵发性心房颤动亦可见于无器质性心脏病者。

V$_1$

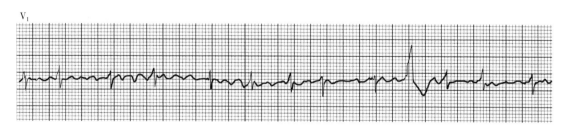

图 1-6-16　心房颤动

3. 心室扑动与心室颤动 表现为心电图的基本图形及等电位线消失，心室扑动表现为 QRS-T 波被波形一致且宽大整齐的大正弦波所替代，频率为 200 ～ 250 次/分。心室颤动表现为 QRS-T 波被形态、振幅、时限均不规则的颤动波替代，频率为 180 ～ 500 次/分（图 1-6-17）。多见于严重的心肺功能障碍、电解质紊乱、药物中毒、器质性心脏病晚期。心律失常诱发的电活动紊乱，也可导致心室扑动、颤动的发生。

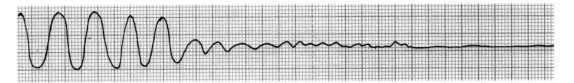

图 1-6-17 心室扑动与颤动

（五）房室传导阻滞

室上性激动从心房经交界区向心室传导过程中受到障碍，造成传导延缓或中断，称为房室传导阻滞（atrioventricular block，AVB）。病变部位多发生在房室结、房室束及束支近端，是临床上最常见的一种传导障碍。

一度或二度Ⅰ型房室传导阻滞可见于健康人或无明显器质性心脏病者，与迷走神经张力增高有关。二度Ⅱ型及三度房室传导阻滞多见于病理情况，如冠心病（尤其是急性下壁心肌梗死）、风湿性心脏病、心肌炎及药物毒性反应（洋地黄、胺碘酮等），也可见于高血压及心脏直视手术的损伤。阻滞部位愈低，潜在节律点的稳定性愈差，危险性也就愈大，可视缺血及晕厥发作的情况，考虑安装人工心脏起搏器。

1. 一度房室阻滞 心电图主要表现为 PR 间期延长（成人 PR 间期 > 0.20 秒，老年人 PR 间期 > 0.22 秒），每个 P 波后均有一相关的 QRS 波群，无 QRS 波脱漏现象（图 1-6-18）。

V_3

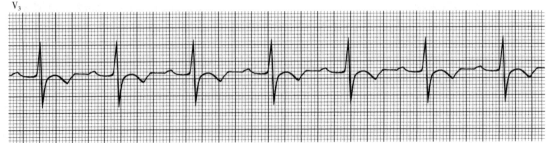

图 1-6-18 一度房室阻滞

2. 二度Ⅰ型房室阻滞（莫氏Ⅰ型） 心电图表现为 P 波规律地出现，PR 间期逐渐延长（通常每次延长的绝对值多呈递减），直到一个 P 波后脱漏一个 QRS 波群，漏搏后 PR 间期又趋缩短，之后又复逐渐延长。如此周而复始地出现，称为文氏现象（图 1-6-19）。

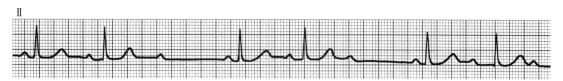

图 1-6-19　二度Ⅰ型房室阻滞（莫氏Ⅰ型）

3.二度Ⅱ型房室阻滞（莫氏Ⅱ型）　心电图表现为 PR 间期固定（正常或延长），部分 P 波后无 QRS 波群，房室传导比例可为 5 ∶ 4、4 ∶ 3、3 ∶ 2、2 ∶ 1 等，可固定或不固定，若半数以上的 P 波未下传，称为高度房室传导阻滞（图 1-6-20）。

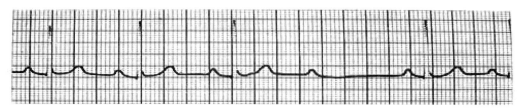

图 1-6-20　二度Ⅱ型房室阻滞（莫氏Ⅱ型）

4.三度房室阻滞　心电图表现为 P 波规律出现（有时心房波为 F 波或 f 波），QRS 波规律出现，两者无固定关系，心房率＞心室率。QRS 波形态与逸搏点位置有关，如果位于希氏束分叉以上，QRS 波形态基本正常，频率 40 ~ 60 次 / 分，如位于希氏束分叉以下，QRS 波形态宽大畸形，频率＜ 40 次 / 分（图 1-6-21）。

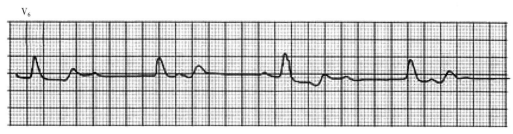

图 1-6-21　三度房室阻滞

【口腔执业医师资格考试高频考点及例题】

试题 1：关于心房颤动的心电图改变，下列哪项是错误的（　　　　）

A. 心室律绝对不齐　　　　B.P 波消失　　　　　C.V_1 的颤动波最清楚

D.RR 间期不均匀　　　　E. 心室率大于心房率

答案：E

解析：心房颤动的心室率小于心房率。

试题2：三度房室阻滞中，下列哪项是错误的是（　　　）

A.P 波规则出现　　　B.QRS 波群规则出现　　　C.P 波与 QRS 波群无固定关系

D.PR 间期固定　　　E.心房率大于心室率

答案：D

解析：P 波规律出现（有时心房波为 F 波或 f 波），QRS 波规律出现，两者无固定关系，心房率＞心室率。

试题3：急性心肌梗死时，对诊断最有价值的心电图改变是（　　　）

A.Q 波＞同导联 R 波 1/5

B.T 波倒置，振幅为 0.2mV

C.病理性 Q 波伴 ST 段呈弓背向上型抬高，与 T 波形成单向曲线

D.频发室性期前收缩　E.T 波异常高耸，呈帐篷型改变

答案：C

解析：急性期（1～2周）ST 段呈弓背向上抬高，T 波倒置，出现病理性 Q 波。

（李　巍　张立新）

第二篇　内科学

第一章 绪 论

内科学是临床医学中的综合学科，涉及面广、整体性强。内科学研究人体各系统器官疾病的病因、诊断和治疗，是临床医学和其他学科的基础，与口腔医学之间有密切的联系。作为口腔医学生，首先要成为一名医学生，在医学快速发展、专业分科越来越细的大背景下，更应具有医学整体观。临床上很多的疾病可累及多个系统和器官，它们相互联系，彼此影响，因此，需要培养整体思维能力。

一、学习目标

（1）应用已掌握的医学基础知识（生理、生化、解剖、病理等）对内科常见病的病因和发病机制进行正确分析，并能制定相应的有效措施，达到预防为主的目的。

（2）在学习了诊断学的基础上，采集完整、可靠的病史，完成全面、系统、规范的体格检查，借助实验室和辅助检查，对疾病做出正确的诊断。

（3）掌握内科常见病的治疗原则和方法，在上级医师的指导下，制定切实可行的治疗计划，积极治疗疾病。

（4）熟悉内科常见疾病与口腔健康的关系，具备医学整体观。

（5）医学生肩负托付性命的重任，在学习和工作中更应刻苦钻研，"如临深渊，如履薄冰"，掌握广泛的医学知识，从整体关注患者的健康安危，做一个合格的医务工作者。

二、学习指引

本册书内科学学习部分包括呼吸系统疾病、循环系统疾病、消化系统疾病、泌尿系统疾病、血液系统疾病、内分泌系统疾病、传染性疾病、精神疾病和脑血管疾病。除了疾病本身内容之外，特别设计了"口腔相关知识链接""执业资格考试高频考点与例题解析""直通岗位"等模块。虽然口腔医学是独立的一级学科，但它更是全身的一部分，我们不能把它割裂出来，期望各位同学在学习中关注口腔健康与全身健康的关系。

（马菲菲）

第二章　呼吸系统疾病

第一节　慢性支气管炎

学习目标

掌握：慢性支气管炎、慢性阻塞性肺疾病的相互关系、临床表现和诊断标准。

熟悉：慢性支气管炎的治疗原则。

了解：慢性支气管炎与口腔疾病的关系及治疗。

慢性支气管炎（chronic bronchitis）简称慢支，是气管、支气管黏膜及其周围组织的非特异性慢性炎症。慢性支气管炎是一种常累及大中气管全层（含平滑肌和软骨）的不可逆性疾病，多见于老年人，也是严重危害人民健康和生存质量的疾病。高寒地区发病率高于温暖地区，无明显性别差异。临床以反复发作的咳嗽、咳痰（或伴喘息）为主要表现，控制不当可进展为慢性阻塞性肺疾病，最终导致慢性肺源性心脏病。

【病因和发病机制】

慢性支气管炎的病因比较复杂，迄今尚未完全明确，可能与下列因素密切相关。

（一）个人因素

1.呼吸道局部防御和免疫功能减低　正常人呼吸道具有完善的防御功能，如对吸入空气有过滤、加温和湿润的作用；气管、支气管黏膜的黏液纤毛运动和咳嗽反射，可以净化或排除异物及过多的分泌物；细支气管和肺泡中还存在特异性免疫球蛋白A（sIgA），有抗病毒和细菌的作用。当全身或呼吸道局部的防御及免疫功能减弱时，可为慢性支气管炎发病提供条件。

2.自主神经功能失调　当呼吸道副交感神经反应性增高时，可引起支气管平滑肌收缩、分泌物增多，产生咳嗽、咳痰、气喘等症状。

（二）外界因素

1.吸烟　烟雾中的苯并芘、煤焦油等直接损伤气管和支气管黏膜，使纤毛脱落、杯状细胞增生、黏膜充血与水肿。长期慢性烟雾刺激可使黏膜化生，减弱或消除其排出异物、湿化气道等防御功能，使病原体容易向下蔓延。目前，世界卫生组织（WHO）已经将吸烟导致的烟草依赖作为一种疾病列入国际疾病分类，并确认尼古丁是目前人类健康的最大威胁。

2. 感染因素　感染是慢性支气管炎发病和加剧的一个重要因素，多为病毒与细菌感染。病毒感染以鼻病毒、黏液病毒、腺病毒、呼吸道合胞病毒、流感病毒、副流感病毒等较为常见。细菌感染常继发于病毒感染，以流感嗜血杆菌、肺炎链球菌、甲型链球菌及奈瑟球菌四种最多见。

3. 理化因素　空气污染是慢性支气管炎的重要诱发因素，主要的大气污染物有：二氧化硫、悬浮颗粒物（粉尘、烟雾、PM10、PM2.5）、氮氧化物、挥发性有机化合物（苯、碳氢化合物、甲醛）、光化学氧化物（臭氧）、温室气体（二氧化碳、甲烷、氯氟烃）等；主要的室内污染物有：甲醛、苯、氨、微生物、氡等。这些有害物质刺激呼吸道黏膜，使纤毛柱状上皮损坏、脱落，干扰异物的顺利排出；杯状细胞分泌增多，痰液随之增多。寒冷空气刺激呼吸道，除减弱上呼吸道黏膜的防御功能外，还能通过反射引起支气管平滑肌收缩、黏膜血液循环障碍和分泌物排出困难等，为感染增加条件。

4. 过敏因素　喘息型支气管炎往往有过敏史，患者痰液中嗜酸性粒细胞数量与组胺含量都有所增高。尘埃、尘螨、细菌、真菌、寄生虫、花粉以及化学气体等，都可成为过敏原而致病。

【病理】

在各种致病因子的作用下，首先受到损伤的是纤毛 - 黏膜系统。由于炎性渗出和黏液分泌物增加，使纤毛负荷过重发生倒伏、粘连，甚至脱失。长期慢性的持续刺激，使上皮细胞变性、坏死、脱落，后期出现鳞状上皮化生。黏膜的杯状细胞肥大、增生，分泌亢进，是慢性支气管炎患者咳嗽、咳痰的病理基础。由于长期炎症损害，黏膜下的平滑肌萎缩或肥大，软骨萎缩，外膜纤维化；各级支气管壁均有多种炎症细胞浸润，以中性粒细胞、淋巴细胞、浆细胞为主。这些病变可使气道变窄阻塞，导致通气功能障碍，引发慢性阻塞性肺疾病。

【临床表现】

慢性支气管炎的主要临床表现可概括为咳嗽、咳痰、喘息和呼吸困难，临床特点是反复发作。

（一）症状

1.咳嗽 支气管黏膜充血、水肿或分泌物积聚于支气管管腔内均可引起咳嗽。咳嗽的严重程度视病情而定，一般晨间咳嗽较重，白天较轻。

咳嗽程度的分级：①轻度，偶尔咳嗽，不影响工作和睡眠；②中度，阵发性咳嗽，不影响睡眠；③重度，持续性咳嗽，影响工作和睡眠。

2.咳痰 由于夜间睡眠后管腔内蓄积痰液，同时交感神经相对兴奋，支气管分泌物增加，所以，起床后或体位变动时可引起刺激性排痰，常以清晨排痰较多，一般为大量白色黏液或浆液泡沫性。痰液静置后可分为三层，上层为泡沫，中间为浆液，下层为沉渣。临床留取痰标本送检时，要选用沉渣。偶可见痰中带血或血痰，大量咯血少见。伴有急性感染时，痰变为黏液脓性，咳嗽次数和痰量也随之增加。

痰量分级：①少量，20～50ml/d；②中量，50～100ml/d；③大量，超过100ml/d。

3.喘息和呼吸困难 喘息型慢性支气管炎伴有支气管痉挛，可引起喘息，常伴有哮鸣音。如发展为慢性阻塞性肺疾病，则伴有不同程度的呼吸困难。

（二）体征

早期可无明显异常体征。急性发作时可在背部或双肺底听到干、湿啰音，咳嗽后可减少或消失。如伴发哮喘可闻及广泛哮鸣音并伴呼气期延长。如并发肺气肿时，可出现桶状胸、双肺下界移动度减弱、叩诊呈过清音、肺泡呼吸音减弱等肺气肿体征。

（三）临床分型和分期

1.分型 仅有咳嗽、咳痰症状者为单纯型；同时伴有喘息者为喘息型。

2.分期 按病情进展分为三期。

（1）急性发作期。1周内出现多量脓性或黏液脓性痰，或伴有发热等炎症表现，或咳、痰、喘其中一项症状明显加重者。

（2）慢性迁延期。咳、痰、喘其中一项症状迁延1个月以上者。

（3）临床缓解期。症状基本消失，或仅有轻咳、少量痰，持续2个月以上者。

【实验室和其他检查】

（一）血液检查

急性发作期白细胞总数增高，中性粒细胞比例增加。喘息型可见嗜酸性粒细胞增加。缓解期多无明显变化。

（二）痰液检查

痰培养可见致病菌，常见的是肺炎双球菌、链球菌、克雷伯杆菌、流感嗜血杆菌、肠杆菌等。做痰培养检查时，应同时做药物敏感试验，以指导临床合理使用抗菌药物。

（三）胸部 X 线检查

早期可无异常。反复发作者表现为肺纹理增多、增粗、紊乱。

（四）肺功能检查

早期可无异常。典型的肺功能改变是通气功能障碍，表现为第一秒用力呼气容积（FEV_1）减低、最大呼气流速 – 容量曲线在 25% ~ 50% 肺容量时流量明显减低和最大通气量（MVV）减少。

【诊断和鉴别诊断】

（一）诊断

咳嗽、咳痰或伴喘息，每年发作持续 3 个月，连续 2 年或以上，并排除可引起上述症状的其他疾病（如肺结核、支气管扩张、支气管肺癌、心脏病、支气管哮喘、间质性肺疾病等）可做出诊断。如每年发作不足 3 个月，有明显的客观检查依据也可诊断。

（二）鉴别诊断

1. 肺结核　肺结核患者有结核中毒症状，如午后低热、盗汗、面颊潮红、食欲减退、消瘦等。X 线可见肺内结核性病变，红细胞沉降率加快，痰菌检查可以查到抗酸杆菌。

2. 支气管哮喘　喘息型慢性支气管炎很容易与支气管哮喘混淆。哮喘常于幼年发病，一般无慢性咳嗽、咳痰病史，发作时双肺可闻及哮鸣音，缓解时呼吸音基本正常。且常有家族过敏史和个人过敏史。

3. 支气管扩张　有慢性咳嗽、咳痰的临床表现，合并感染时可以咳大量脓性痰，常有咯血史及幼年肺部和气管疾病史。多发生于幼儿和青少年，症状反复迁延，发作时闻及固定性湿啰音，可伴有杵状指（趾）。高分辨螺旋 CT 检查可确定诊断。

【治疗】

慢性支气管炎的治疗原则是：急性发作期和慢性迁延期应以控制感染和祛痰、镇咳为主；伴发喘息时，应给予解痉平喘的治疗；临床缓解期以加强锻炼、增强体质、提高机体抵抗力、预防复发为主。

（一）急性发作期和慢性迁延期的治疗

1. 控制感染　慢性支气管炎急性发作最主要的诱因是感染，因此，控制感染是治疗的关键。需要提醒的是慢性支气管炎急性发作往往为混合感染，治疗时应注意选用广谱抗菌药物。G^+ 菌中常见的是厌氧链球菌和肺炎链球菌，耐甲氧西林金黄色葡萄球菌（MRSA）所占比例在增加；G⁻菌中常见的是大肠埃希菌和铜绿假单胞杆菌。首选β-内酰胺类抗菌药物，次选大环内酯类和氟喹诺酮类。常用的药物包括：头孢噻肟（1.0～2.0g，肌内注射或静脉注射或静脉滴注，一日2次）；头孢哌酮（1.0～2.0g，肌内注射或静脉注射或静脉滴注，一日2次）；亚胺培南（1.0～2.0g/d，分2～4次，肌内注射或静脉滴注）。对MRSA感染者，可利奈唑胺600mg，每12小时1次，静脉注射或口服；替考拉宁400mg，静脉注射，一日1次。

2.祛痰镇咳　祛痰为主，如α-糜蛋白酶5mg加入蒸馏水20ml雾化吸入，一日3～4次，或5mg肌内注射，一日1～2次；氨溴索30mg，饭后吞服，一日3次。应慎重使用镇咳药，特别是痰量较多时，可选择周围性镇咳药，如甘草流浸膏2～5ml口服，一日3次。

3.平喘　解除支气管痉挛首选肾上腺素β₂受体激动剂，如沙丁胺醇2～4mg口服，一日2～3次；特布他林2.5～5mg口服，一日2～3次等。也可使用茶碱类药物，除扩张气道外，还可解除呼吸肌疲劳和轻度兴奋呼吸肌，常用的药物包括：氨茶碱0.1～0.2g口服，一日3次，或0.25g稀释后缓慢静脉注射（注射时间长于10分钟），或0.25～0.5g缓慢静脉滴注，每日负荷量不超过1.0g；羟丙茶碱0.1～0.3g口服，一日2～3次，或每次0.2g，肌内注射，亦可0.2g静脉滴注；胆茶碱0.1～0.2g口服，一日2～3次。

4.对症治疗　急性期要注意营养、休息及保暖。要少量多餐，进食含热量高、易消化的食物。如患者发热，尽量先用物理方法降温，最好不用糖皮质激素。

（二）临床缓解期的治疗

加强身体锻炼，提高抵抗力。在无感染的情况下，一般不行预防性药物治疗。

【预防和预后】

改善环境卫生，减少刺激呼吸道的因素。做好个人防护，保护呼吸道，预防和积极治疗上呼吸道感染。无并发症的慢性支气管炎预后尚好，可临床治愈。如果急性期不能很好控制，病情反复迁延，则可进展为慢性阻塞性肺气肿、慢性肺源性心脏病而危及患者的生命。

第二节　慢性阻塞性肺疾病

> **学习目标**
>
> 掌握：COPD 的主要发病因素、临床表现。
>
> 熟悉：COPD 的概念以及实验室和其他检查。
>
> 了解：COPD 与口腔疾病的关系及治疗。

慢性阻塞性肺疾病（chronic obstructive pulmonary disease, COPD）简称慢阻肺，是以持续气流受限为特征的可以预防和治疗的疾病，其支气管和肺组织的损害是不可逆的，且呈进行性发展，导致肺功能进行性减退，严重影响患者的劳动能力和生活质量。COPD 是呼吸系统疾病中的常见病和多发病，患病率和病死率均居高不下。近年来，对我国 7 个地区 20245 名成年人进行调查，COPD 的患者率占 40 岁以上人群的 8.2%。WHO 资料显示，其死亡率居所有死因的第 4 位，预计到 2020 年时 COPD 将成为世界疾病经济负担的第 5 位。

COPD 与慢性支气管炎和肺气肿有着密切的相关性。

肺气肿是指终末细支气管远端（呼吸性细支气管、肺泡管、肺泡囊和肺泡）的气腔弹性减退、过度膨胀、充气导致肺容积增大，或同时伴有肺泡壁和细支气管破坏的病理状态。

当慢性支气管炎、肺气肿患者肺功能检查出现持续气流受限时，则诊断为 COPD。如患者只有慢性支气管炎和（或）肺气肿，而无持续气流受限，则不能诊断为 COPD，而视为 COPD 的高危期。

口腔相关知识链接：牙周病与 COPD 的关系

（1）从获得性和遗传性危险因素两方面看，两者存在共同的危险因素。

（2）龈下菌斑可作为 COPD 病原菌的储存库，有活力的病原菌易进入牙周组织和血液循环。

（3）牙周组织可作为炎症介质的储存库，致炎细胞因子在牙周炎性组织内的浓度很高，不断有新的炎症介质产生并进入血液循环，诱导和持续作用于全身。

支气管哮喘也有气流受限，但支气管哮喘是一种特殊的气道炎症性疾病，其气流受限具有可逆性，故不属于 COPD。只有当出现气流受阻不可逆时，才能诊断为 COPD。

【病因和发病机制】

COPD 的发病可能与以下因素有关。

1. 吸烟　吸烟为 COPD 最重要的环境发病因素。吸烟者慢性支气管炎的患病率比不吸烟者高 2 ~ 8 倍，吸烟时间愈长，吸烟量愈大，COPD 患病率愈高。烟草中的焦油、尼古丁和氢氰酸等化学物质可损伤气道上皮细胞，导致纤毛运动障碍和巨噬细胞吞噬功能下降；促使支气管黏液腺和杯状细胞增生肥大，黏液分泌增多，气道净化能力下降；使氧自由基产生增多，诱导中性粒细胞释放蛋白酶，破坏肺弹力纤维，诱发肺气肿。

2. 职业粉尘和化学物质　接触职业粉尘和化学物质如烟雾、过敏原、工业废气及室内空气污染（室内装修、厨房油烟）等，时间过长或浓度过高时，均可导致 COPD。

3. 空气污染　大气中的二氧化硫、二氧化氮、氰化氨、氨气、氯气等有害气体及微小颗粒物可损伤气道黏膜上皮，导致纤毛的清除功能下降，黏液分泌增多，为细菌感染增加条件。

4. 感染因素　病毒、细菌和支原体等感染是 COPD 发生发展的重要因素之一。病毒感染以流感病毒、鼻病毒和呼吸道合胞病毒为常见；细菌感染以肺炎链球菌、流感嗜血杆菌、卡他莫拉菌及葡萄球菌为多见。

5. 蛋白酶 - 抗蛋白酶失衡　蛋白酶增多或抗蛋白酶不足，均可导致组织结构破坏，产生肺气肿。

6. 其他　呼吸道防御功能及免疫功能降低、自主神经功能失调、营养不良、气温的突变等都可能参与 COPD 的发生、发展。

【病理】

气道病理改变同慢性支气管炎。肺实质破坏表现为小叶中央型肺气肿，并有肺毛细血管床的破坏。由于遗传因素或炎症细胞和介质的作用，肺内源性蛋白酶和抗蛋白酶失衡，为肺气肿性肺破坏的主要机制。肺血管的改变以血管壁的增厚为特征，晚期继发肺源性心脏病时，部分患者可见多发性肺细小动脉原位血栓形成。气道炎症、纤维化及管腔的渗出与 FEV_1、第一秒用力呼气容积 / 用力肺活量（FEV_1/FVC）下降有关。长期慢性缺氧可导致肺血管广泛收缩和肺动脉高压，常伴有血管内膜增生，某些血管发生纤维化和闭塞，造成肺循环的结构重建。COPD 晚期出现的肺动脉高压是重要的心血管并发症，可出现慢性肺源性心脏病及右心衰竭，提示预后不良。

COPD 可导致全身不良效应，包括全身炎症和骨骼肌功能不良等方面。

【临床表现】

（一）症状

1. 慢性咳嗽　常晨间咳嗽明显，白天较轻，夜间有阵咳或排痰。随病程发展可终生不愈。

2. 咳痰　一般为白色黏液或浆液性泡沫痰，偶可带血丝，清晨排痰较多。急性发作伴有细菌感染时，痰量增多，可有脓性痰。

3. 气短或呼吸困难　早期仅在体力劳动或上楼等较剧烈活动时出现，随着病情发展逐渐加重，日常活动甚至休息时也感到气短。是COPD的标志性症状。

4. 喘息和胸闷　重度患者或急性加重时出现喘息。

5. 其他　晚期患者有体重下降、食欲减退等全身症状。

（二）体征

早期可无异常，随疾病进展出现以下体征。

1. 视诊　胸廓前后径增大，肋间隙增宽，剑突下胸骨下角增宽，称为桶状胸。部分患者呼吸浅快，严重者可有缩唇呼吸等。

2. 触诊　双侧语颤减弱。

3. 叩诊　呈过清音，心浊音界缩小，肺下界和肝浊音界下降。

4. 听诊　两肺呼吸音减弱，呼气延长，部分患者可闻及干啰音和（或）湿啰音，心音遥远。

【实验室和其他检查】

（一）肺功能检查

是判断气流受限的主要客观指标，对COPD诊断、严重程度评价、疾病进展、预后及治疗反应等有重要意义。FEV_1/FVC 是评价气流受限的敏感指标。

（1）第一秒用力呼气容积占预计值百分比（FEV_1% 预计值）是评估COPD严重程度的良好指标。$FEV_1/FVC < 70\%$ 及 $FEV_1 < 80\%$ 预计值者，可确定为持续气流受限。

（2）肺总量（TLC）、功能残气量（FRC）和残气量（RV）增高，肺活量（VC）减低，表明肺过度充气，有参考价值。

（二）胸部X线检查

早期胸片无变化，可逐渐出现肺纹理增粗、紊乱等非特异性改变。也可出现肺气肿的改变，如胸廓前后径增大、肋间隙增宽、肋骨平行、膈低平、两肺透亮度增加、肺血管纹理减少或有肺大疱征象。X线胸片对COPD诊断特异性不高。主要用于与其他肺疾病的鉴别。

（三）胸部 CT 检查

CT 检查可见 COPD 小气道病变的表现、肺气肿的表现以及并发症的表现，但其主要临床意义在于排除其他具有相似症状的呼吸系统疾病。

（四）动脉血气检查

动脉血气分析早期无异常，随病情进展可出现低氧血症、高碳酸血症、酸碱平衡失调等，对判断呼吸衰竭的类型有重要价值。

（五）其他

血红蛋白及红细胞可升高。COPD 并发细菌感染时，血白细胞增高，核左移。痰培养可能检出病原菌。

【诊断和稳定期病情严重程度评估】

（一）诊断

COPD 的诊断应根据临床表现及实验室检查等资料综合分析确定。临床表现主要为慢性咳嗽、咳痰和（或）呼吸困难；持续气流受限是诊断 COPD 的必备条件。肺功能测定指标是诊断 COPD 的金标准。

（二）COPD 的严重程度分级

COPD 的严重程度分级见表 2-2-1。

表 2-2-1　COPD 的严重程度分级

分级	分级标准
Ⅰ级：轻度	$FEV_1/FVC<70\%$
	$FEV_1 \geqslant 80\%$ 预计值
Ⅱ级：中度	$FEV_1/FVC<70\%$
	$50\% \leqslant FEV_1 \leqslant 80\%$ 预计值
Ⅲ级：重度	$FEV_1/FVC<70\%$
	$30\% \leqslant FEV_1 \leqslant 50\%$ 预计值
Ⅳ级：极重度	$FEV_1/FVC<70\%$
	$FEV_1<30\%$ 预计值
	或 $FEV_1<50\%$ 预计值，伴有慢性呼吸衰竭

（三）COPD 病程分期

1.急性加重期　指在短期内咳嗽、咳痰、气短和（或）喘息加重、脓痰量增多，可伴发热等症状。

2.稳定期　指咳嗽、咳痰、气短等症状稳定或轻微。

（四）COPD 并发症

可并发慢性呼吸衰竭、自发性气胸、慢性肺源性心脏病等。

【治疗】

（一）稳定期治疗

1. 治疗目的　减轻症状，阻止病情发展；缓解或阻止肺功能下降；改善活动能力，提高生活质量；降低病死率。

2. 教育与管理　提高患者及有关人员对 COPD 的认识和自身处理疾病的能力，更好地配合治疗和加强预防措施，减少反复加重，维持病情稳定，提高生活质量。主要内容包括：①教育与督促患者戒烟；②控制职业性或环境污染，避免或防止粉尘、烟雾及有害气体吸入；③使患者了解 COPD 的病理生理与临床基础知识；④掌握一般和某些特殊的治疗方法；⑤学会自我控制病情和呼吸锻炼；⑥了解赴医院就诊的时机。

3. 药物治疗

（1）支气管舒张剂。可松弛支气管平滑肌、扩张支气管、缓解气流受限，是控制COPD 症状的主要治疗措施。主要药物有 β_2 受体激动剂、抗胆碱药及甲基嘌呤类，根据药物的作用及患者的治疗反应选用。

1）β_2 受体激动剂。沙丁胺醇、特布他林为短效定量雾化吸入剂，数分钟开始起效，15 ～ 30 分钟达到峰值，疗效持续 4 ～ 5 小时，每次 100 ～ 200 μg（每喷 100 μg），每 24 小时不超过 8 ～ 12 喷。主要用于缓解症状，按需使用。福莫特罗为长效定量吸入剂，作用持续 12 小时以上，与短效激动剂相比，维持作用时间更长，成人每次 12 ～ 24 μg，一日 2 次，总量一日不超过 72 μg。

2）抗胆碱药。主要品种有异丙托溴铵气雾剂，可阻断 M 型胆碱受体。定量吸入时起效比沙丁胺醇等短效受体激动剂慢，30 ～ 90 分钟达峰值。维持 6 ～ 8 小时，剂量为60 ～ 80 μg，一日 3 ～ 4 次。

3）茶碱类药物。可解除气道平滑肌痉挛，广泛用于 COPD 的治疗。茶碱缓释或控释片，一日 1 次或 2 次口服可达稳态血药浓度，对 COPD 有一定效果。

（2）糖皮质激素。稳定期长期应用糖皮质激素吸入治疗并不能阻止 FEV_1 的降低趋势。长期规律吸入糖皮质激素较适用于 $FEV_1 < 50\%$ 预计值并有临床症状及反复加重的患者。常用的糖皮质激素包括：① 氟替卡松，抗炎效果是地塞米松的 18 倍，雾化吸入100 ～ 250 μg，一日 3 次；②布地奈德，雾化吸入 100 ～ 200 μg，一日 2 ～ 4 次。

（3）其他药物。①祛痰药如盐酸氨溴索、乙酰半胱氨酸等；②抗氧化剂如 N- 乙酰半胱氨酸等；③流感疫苗可减少 COPD 患者的严重程度和死亡；④中医治疗。

4. 氧疗　长期家庭氧疗（LTOT）可以对伴有慢性呼吸衰竭 COPD 患者的血流动力学、运动能力和精神状态产生有益影响，从而提高生活质量和生存率。适用于Ⅲ级重度 COPD 患者，具体指征为：① $PaO_2 < 55mmHg$ 或 $SaO_2 \leq 88\%$，有或没有高碳酸血症；② PaO_2 55 ～ 60mmHg 或 $SaO_2 < 89\%$，并有肺动脉高压、心力衰竭所致水肿或红细胞增多症。一般采用鼻导管持续低流量吸氧，氧流量 1.0 ～ 2.0L/min，持续吸氧时间为 > 15h/d。

5. 康复治疗　康复治疗可以改善因进行性气流受限、严重呼吸困难而很少活动的患者的活动能力，提高其生活质量，是 COPD 患者一项重要的治疗措施。康复治疗包括呼吸生理治疗、肌肉训练、营养支持、精神治疗与教育等多方面措施。

6. 外科治疗　包括肺大疱切除术、肺减容术和肺移植术。

（二）急性加重期治疗

1. 院外治疗　对于 COPD 加重早期患者可以依据缓解期的治疗方法在院外治疗。包括适当增加以往所用支气管舒张剂的剂量及频度，及全身使用糖皮质激素等。

2. 住院治疗

（1）急性加重期住院治疗的指征。①症状显著加剧；②出现新的体征或原有体征加重；③新近发生的心律失常；④有严重的伴随疾病；⑤初始治疗方案失败；⑥高龄患者的急性加重；⑦诊断不明确；⑧院外治疗条件欠佳。

（2）主要治疗方案。

1）根据症状、血气分析、胸部 X 线片等评估病情的严重程度。

2）控制性氧疗。鼻导管给氧，30 分钟后复查动脉血气，以确认氧合满意，且未引起二氧化碳潴留和（或）呼吸性酸中毒。

3）抗菌治疗。COPD 急性加重多由细菌感染诱发，故抗生素治疗具有重要地位。

4）支气管扩张剂。短效 β_2 受体激动剂较适用于 COPD 急性加重期的治疗。若效果不显著，可加用抗胆碱能药物。对于较为严重的 COPD 加重者，可考虑静脉滴注茶碱类药物。

5）糖皮质激素。COPD 急性加重期住院患者宜在应用支气管扩张剂基础上，口服或静脉滴注糖皮质激素。

6）机械通气。①无创机械通气（NIPPV）：可降低 COPD 急性加重期患者的 $PaCO_2$，减轻呼吸困难；②有创机械通气：在积极药物和 NIPPV 治疗后，患者呼吸衰竭仍进行性恶化，出现危及生命的酸碱失衡和（或）神志改变时宜用有创机械通气治疗。

7）其他治疗。注意维持水和电解质平衡；注意补充营养，对不能进食者需经胃肠补充要素饮食或给予静脉高营养；对卧床、红细胞增多症或脱水的患者，无论是否有血栓栓塞性疾病史，均需考虑使用肝素；积极排痰治疗（如刺激咳嗽、叩击胸部、体位引流等方法）；识别并治疗伴随疾病（冠心病、糖尿病、高血压等）及并发症（休克、DIC、上消化道出血等）。

【预防】

COPD 重在预防，主要方法包括：①提高对 COPD 的认识，增强防病治病的信心和能力；②停止或减少吸烟：③定期到专科医院进行 COPD 的检查；④脱离和改善有毒、有害环境；⑤加强体育锻炼，增强对外界环境变化的适应能力；⑥多食用含有丰富维生素 A 和维生素 C 的食物，提高呼吸道黏膜的修复和抗病能力；⑦冬季要注意保暖，保证上呼吸道有良好的血液循环；⑧定期接种流感疫苗，增强机体对上呼吸道感染的免疫力。

【口腔执业医师资格考试高频考点及例题】

试题 1：男性，67 岁，慢性咳嗽、咳痰 20 多年，活动后气急 4 年。查体：双肺散在干、湿啰音，心脏正常。血 WBC 9.0×10^9/L，胸片双肺中下叶纹理增强。此患者最可能的诊断是（　　）

A. 支气管哮喘　　　　B. 支气管扩张　　　　C. 慢性阻塞性肺疾病

D. 细菌性肺炎　　　　E. 支气管内膜结核

答案：C

解析：慢性阻塞性肺疾病临床表现主要为慢性咳嗽、咳痰和（或）呼吸困难；听诊为两肺呼吸音减弱、呼气延长，部分患者可闻及干啰音和（或）湿啰音；胸部 X 线检查，早期胸片无变化，可逐渐出现肺纹理增粗、紊乱等改变。

试题 2：女性，60 岁，慢性咳喘 20 年，剧烈咳嗽 3 天，无咳痰、咯血及发热，半小时前突发胸痛、呼吸困难、不能平卧，伴发绀。查体：血压 150/100mmHg，呼吸 40 次/分，右胸语颤减弱、呼吸音减低，心率 110 次/分。以上表现符合（　　）

A. 需氧革兰阴性杆菌感染　　　B. 革兰阳性菌感染　　　　C. 急性左心衰竭

D. 阻塞性肺气肿　　　　E. 自发性气胸

答案：E

解析：患者有突然加重的呼吸困难，并伴有明显的发绀，患侧肺部听诊呼吸音减弱，应考虑自发性气胸。慢性阻塞性肺疾病患者的呼吸困难多呈长期缓慢性进行性加重。

【直通岗位】

病例讨论：女性，76 岁，因发热、咳嗽、咳痰 4 天就诊。患者 4 天前受凉后发热（体温最高 38.6℃），伴周身肌肉、关节酸痛，咳嗽，偶有黄黏痰，不易咳出，偶有胸闷、气短，否认胸痛、咯血。自服感冒冲剂和对乙酰氨基酚，症状无好转。3 天前就诊于外院急诊，血常规：白细胞（WBC）13.9×10^9/L，中性粒细胞（N）93%。胸部 X 线检查见右中下肺野片状渗出影，两上肺陈旧性肺结核病灶，左上肺继发性支气管扩张，左侧胸膜局限性肥厚粘连。给予静脉滴注头孢替安 1.5g，一日 2 次，奥硝唑 100mg，一日 1 次，静脉推注氨溴索 4ml，一日 1 次，次日更换为头孢唑林 1g，肌内注射，症状无好转，体温 38.2℃。请结合患者情况，综合制定诊疗方案。

（刘建东　孙　峰）

第三节 慢性肺源性心脏病

学习目标

掌握：慢性肺源性心脏病的临床表现及健康教育。

熟悉：慢性肺源性心脏病的发病机制及辅助检查。

了解：慢性肺源性心脏病与口腔疾病的关系及治疗。

慢性肺源性心脏病（chronic pulmonary heart disease）简称慢性肺心病，是由于支气管 - 肺、肺血管或胸廓的慢性病变，引起肺血管阻力增加、肺动脉高压和右心室肥大，伴或不伴右心衰竭的一类心血管疾病。肺源性心脏病主要继发于 COPD，根据国内多次普查或抽查，平均患病率为 0.4% ~ 0.47%，患病年龄多在 40 岁以上，无显著性别差异，寒冷地区、高原地区、潮湿地区和农村患病率高。肺源性心脏病在季节交替时易急性发作，最常见诱因是上呼吸道感染。本病占住院心脏病的构成比为 38.5% ~ 46%。

【病因】

（一）COPD

是最常见的病因，占 80% 以上。其次为限制性支气管 - 肺疾病，如弥漫性肺间质纤维化、肺结核、尘肺、结节病、皮肌炎等。

（二）胸廓运动障碍性疾病

较少见。严重的胸廓或脊柱畸形、脊柱结核、类风湿脊柱炎、胸廓改形术后、神经肌肉疾病、过度肥胖伴肺泡通气障碍等，均可致胸廓运动障碍，使支气管受压、扭曲、引流不畅，反复感染发展为肺源性心脏病。

（三）肺血管疾病及其他

反复发生的广泛的肺小动脉栓塞、各种病因所致的肺小动脉炎、慢性高原缺氧导致的肺血管长期收缩，以及睡眠呼吸暂停低通气综合征、原发性肺动脉高压等导致的肺血管痉挛、狭窄或闭塞，均可引起肺血管阻力增加、肺动脉压升高和右心室负荷加重，发展为肺源性心脏病。

【发病机制】

（一）肺动脉高压形成

这是一个长期而复杂的过程。在缺氧、二氧化碳潴留、酸碱平衡失调等综合因素作用下引起肺小动脉收缩、红细胞增多、血液黏稠度增加等，使循环阻力增加，成为肺动脉高压形成的功能因素。肺血管内膜炎、小动脉肌层增厚、管壁硬化、血栓形成及肺毛细血管床的大面积减少，导致循环压力增高，成为肺动脉高压形成的病理解剖因素。

1. 缺氧性肺小动脉痉挛　缺氧是肺动脉高压形成的最重要原因。①低氧作用于肺血管平滑肌细胞膜上的钙离子通道，引起 Ca^{2+} 内流增加，肌电活动增强，引起血管平滑肌的收缩；②低氧刺激内皮细胞合成和释放缩血管活性物质，如血栓素 A_2、前列腺素 F2α、白三烯、血管紧张素等；③低氧导致缩血管与舒血管化学活性物质比例失调，使肺小动脉平滑肌痉挛。

2. 高碳酸血症的作用　二氧化碳本身并无肺小动脉收缩作用，但其产生呼吸性酸中毒时 H^+ 浓度增高，可以大大提高肺小动脉平滑肌对缺氧的敏感性，加重肺小动脉痉挛。

3. 肺血管床面积减少　支气管、肺的慢性炎症在反复发病过程中，引起肺小动脉内膜炎、肌层增厚、纤维增生、顺应性下降、管腔狭窄。肺气肿时肺内压力上升，呼气相延长，使毛细血管长期受压，加上慢性炎症侵犯引起的毛细血管损伤，均可使毛细血管变细、闭塞、减少，使肺血管床面积明显缩小，当缩小面积达 70% 以上时，即发生难以逆转的肺动脉高压。

4. 血液流变学异常及血容量增加　①缺氧刺激骨髓造血功能亢进，出现继发性红细胞增多症，同时慢性炎症导致的免疫球蛋白及纤维蛋白含量增高，使血液黏稠度增加，进而使循环阻力增加；②缺氧和慢性炎症使血小板聚集性和红细胞聚集性增强，其他微聚物质增加，微血栓形成，阻塞小血管腔，引起血管床面积减少和阻力增加；③缺氧使肾小动脉收缩，肾血流量减少，水钠潴留；④缺氧和二氧化碳潴留使肾素 - 血管紧张素 - 醛固酮系统活性增强，加重水钠潴留使血容量增加，心脏负荷随之增加。

（二）心脏负荷增加，心肌受损

肺动脉高压使右心负荷增加，日久则右心室肥厚，右心排血量下降；慢性缺氧、细菌毒素、酸碱失衡、电解质紊乱等，直接对心肌造成缺氧性、中毒性损害。肺源性心脏病早期尚能代偿，晚期特别是在急性加重期右心功能失代偿，心室扩大，发生右心衰竭。右室心肌受损的因素也可直接或间接地影响左室心肌，因此，部分患者亦可发生左室肥厚及左心衰竭。老年人多合并高血压、冠心病等，此时心肌损害更加严重，目前临床肺源性心脏病合并冠心病患者并不少见。

（三）多脏器损害

肺源性心脏病引起多脏器损害与缺氧、二氧化碳潴留、酸碱失衡及电解质紊乱、低灌注、感染性休克、多种因子损害内皮细胞等因素有关。如合并肾功能不全、肝功能不全、消化性溃疡、DIC 等。

【临床表现】

本病进展缓慢，病程较长，临床依据病情将其分为心肺功能代偿期和心肺功能失代偿期，但有时两者界限不明显。

（一）心肺功能代偿期（包括缓解期）

本期仅有肺动脉高压及右心室肥厚，而无右心功能不全。因此，此期主要表现为原发病的一些症状和体征，如咳嗽、咳痰、呼吸困难等症状；肺部干、湿啰音及肺气肿等体征。此期呼吸困难程度与单纯肺气肿程度不相平行，并发肺源性心脏病时呼吸困难程度更重。

右心室肥厚的体征往往被肺气肿掩盖。由于右心室增大，心脏向右前转位，视诊可见心尖搏动位于剑突下。心浊音界往往缩小或不易叩出，心音遥远。由于肺动脉压增高和右心室扩张，导致三尖瓣相对关闭不全，有时可在肺动脉瓣区闻及第二心音亢进，在三尖瓣区出现收缩期杂音。

（二）心肺功能失代偿期（临床加重期）

主要表现为呼吸衰竭和右心衰竭，一般以呼吸衰竭为主，严重时可伴发左心衰竭。

1. 呼吸衰竭

（1）症状。表现为呼吸困难加重，常有头痛、失眠、食欲下降，严重者出现嗜睡、神志恍惚、谵妄等肺性脑病的表现。

（2）体征。明显发绀、球结膜充血水肿，皮肤潮红、多汗。

2. 右心衰竭

（1）症状。食欲不振、腹胀、恶心等。

（2）体征。发绀更明显，颈静脉怒张，心率增快，肝大并有压痛，肝－颈静脉回流征阳性，下肢水肿，重者可有腹水。

（三）并发症

肺源性心脏病急性发作期病情变化快，发生呼吸衰竭时，容易并发酸碱失衡、电解质紊乱、消化道出血，甚至出现肺性脑病。由于肺源性心脏病是以心肺功能受损害为主的多脏器疾病，因此，部分患者会出现肝肾功能不全、肾上腺皮质功能减退、DIC等，最终可出现多器官功能障碍综合征（MODS），直接威胁患者生命。

【实验室和其他检查】

（一）X线检查

（1）右下肺动脉干扩张。①右下肺动脉干横径 ≥ 15mm；②右肺下动脉横径与气管横径比值≥1.07；③经动态观察，较原右下肺动脉干增宽2mm以上。

（2）肺动脉段明显突出，或其高度≥3mm。

（3）中心肺动脉扩张和外围分支纤细，两者形成鲜明对比。

（4）圆锥部显著凸出（右前斜位45°）或"锥高"≥7mm。

（5）右心室增大（结合不同体位判断）。

符合上述1～4项中的任何一项可提示该病；符合2项以上或第五项者可诊断。

（二）心电图检查

1. 主要条件

（1）额面平均电轴≥+90°。

（2）$V_1 R/S ≥ 1$。

（3）重度顺钟向转位（$V_5 R/S ≤ 1$）。

（4）$Rv_1 + Sv_5 ≥ 1.05mV$。

（5）aVR R/S 或 R/Q ≥ 1。

（6）$V_1 ～ V_3$ 呈 Qs、Qr、qr 型（需除外心肌梗死）。

（7）肺型 P 波：P 波电压≥0.22mV，或 P 波电压≥0.20mV，呈尖峰型。

2. 次要条件

（1）肢体导联低电压。

（2）右束支传导阻滞（完全性或不完全性）。

符合一项主要条件即可诊断；符合2项次要条件为可疑肺源性心脏病的心电图表现。

（三）超声心动图检查

右肺动脉内径≥18mm，或肺动脉干内径≥20mm；右心室流出道内径≥30mm；右心室内径≥20mm；右心室前壁厚度≥5mm以及左/右心室内径比值＜2。

（四）血气分析

$PaO_2 ≤ 60mmHg$ 和（或）$PaCO_2 ≥ 50mmHg$，是判断呼吸衰竭的金指标。

（五）血液检查

红细胞计数、血红蛋白含量、血细胞比容正常或偏高，血液黏稠度增高。心力衰竭时可有丙酮酸氨基转移酶、血浆尿素氮、肌酐、血及尿中 $β_2$ 微球蛋白、血浆血管紧张素Ⅱ等含量增高。合并呼吸道感染时，白细胞计数增高，中性粒细胞比例增高。伴有呼吸衰竭时，可出现血清钾、钠、氯、钙、镁等离子的变化。

【诊断和鉴别诊断】

（一）诊断

由于该病病因较多，症状与体征往往与多种原发病症状与体征混杂出现，故早期确诊比较困难。凡是在患慢性支气管炎、肺气肿或其他慢性肺胸疾病或肺血管疾病的基础上，逐渐出现肺动脉高压、右心室肥厚，伴或不伴右心衰竭，且排除能引起右心肥厚的其他心脏疾病时可初步诊断为慢性肺源性心脏病。最终确诊还需要依靠心电图、影像学等辅助检查。

（二）鉴别诊断

1.冠状动脉粥样硬化性心脏病（冠心病） 冠心病与肺源性心脏病一样多发于中、老年人，且均可出现心脏增大、心律失常和心力衰竭，应注意鉴别。冠心病患者常有心绞痛或心肌梗死病史，常并发高血压、高血脂、糖尿病等。发生心力衰竭时首先出现左心衰竭。X线胸片可出现左心室增大或普大型心。心电图可有左心室肥厚、心肌缺血或陈旧性心肌梗死表现。

2.肺源性心脏病合并冠心病 单纯的冠心病与肺源性心脏病之间的鉴别并不困难，但因其发病因素有许多共同之处，所以临床上常可见到两者并存。肺源性心脏病患者如有下列情况应考虑合并冠心病。

（1）长期高血压病、典型心绞痛和心肌梗死病史、糖尿病。

（2）左心室肥厚、心律失常持久，不随感染控制、缺氧的改善而好转或消失。心率较慢，特别是肺源性心脏病患者在感染、缺氧明显加重时，心率也不增快。

（3）心电图有心肌梗死图形，且有典型的演变过程，或出现较恒定的缺血型ST-T改变。此外，有肺型P波而QRS电轴正常或左偏，左束支传导阻滞或左前半束支传导阻滞兼有肺型P波者，也应考虑合并冠心病。

（三）风湿性心脏病

本病可有肺动脉高压及右心室增大，呼吸系统感染常是其发病诱因，易与肺源性心脏病相混淆。肺源性心脏病患者有时可在三尖瓣区闻及吹风样收缩期杂音，与风湿性心脏病三尖瓣关闭不全杂音相似。但风湿性心脏病最常累及二尖瓣，出现二尖瓣狭窄，产生心尖部舒张期隆隆样杂音，具有重要的鉴别诊断意义。此外，根据各自病史、体征、超声心动图、X线胸片、心电图可鉴别。

【治疗】

（一）心肺功能失代偿期

1.控制感染 合理应用抗菌药物是控制感染治疗中最重要的环节。应根据可靠的痰菌培养及药物敏感试验结果针对性用药，在未出培养结果前可酌情经验用药。目前社区获得性感染仍以肺炎链球菌、甲型链球菌等革兰阳性菌多见；院内获得性感染仍以革兰阴性菌多见，如铜绿假单胞菌、大肠埃希菌等，其次为产酶金黄色葡萄球菌及其他耐药菌株。无论院内或院外，支原体、衣原体、真菌、病毒等感染有增多趋势。除针对致病菌选药外，还提倡早期、适量、合理途径给药。联合用药一般以二联窄谱抗菌药物为宜。必须用广谱抗菌药物时，要注意继发二重感染和药物不良反应。静脉滴注时多主张单独使用一种药物，所配液体量一般在 100 ~ 250ml，不宜过多，以利尽快达到和保持有效的血药浓度，避免加重心肺负担。半衰期短的抗菌药物应一天内多次给药。通长疗程为 10 ~ 14 天，或者感染症状消失后再巩固治疗 3 ~ 5 天。

2.控制呼吸衰竭 采取综合措施，以通畅气道、纠正缺氧和二氧化碳潴留、维持水电解质平衡、防治并发症为原则，具体处理方法详见本篇第七章。

3.控制心力衰竭 有效地控制呼吸道感染、改善机体缺氧状态常能使心力衰竭得到缓解，较重者需用利尿剂、强心剂和（或）血管活性药物治疗。

（1）利尿剂。一般采用小剂量、短期、间歇交替使用的方法，避免快速、大量、长期利尿，以免发生严重水、电解质及酸碱失衡，尤其是低钾、低氯、低镁和碱中毒。过快过多利尿可致脱水，痰稠不易咳出，加重气道堵塞，严重者会致血容量不足出现休克。

（2）强心剂。肺源性心脏病患者常存在缺氧、二氧化碳潴留、感染、电解质紊乱等，对洋地黄类药物耐受性差，易导致中毒，因此，与治疗其他心脏病引起的心力衰竭有不同之处。

1）应用原则：①剂量为常规用量的 1/2 ~ 2/3；②选择半衰期短的药物，如毛花苷 C（西地兰）0.2 ~ 0.4mg 或毒毛花苷 K 0.125 ~ 0.25mg，缓慢静脉推注。

2）使用指征：①经治疗，呼吸衰竭虽已好转，但心力衰竭依然存在；②利尿剂疗效不佳，心力衰竭不能纠正；③伴有左心衰竭；④伴有室上性心动过速或快速心房颤动。

3）注意事项：①预防及纠正电解质紊乱，特别注意维持血钾浓度的正常；②纠正缺氧及控制感染，防止洋地黄中毒；③不宜以心率减慢作为洋地黄疗效判断指标，因为缺氧、感染均可使心率加快。

（3）血管扩张剂。钙离子通道拮抗剂（如硝苯地平）、血管紧张素转换酶抑制剂（如卡托普利）能减轻肺小动脉痉挛，从而降低肺动脉压。α 受体阻滞剂（酚妥拉明）、硝普钠、硝酸异山梨酯、多巴胺、多巴酚丁胺等也有一定疗效。

4. 防治并发症

（1）心律失常。经过以上积极治疗，心律失常往往消失。必要时，可用抗心律失常药物，用药时注意避免使用 β_2 肾上腺受体阻滞剂，以防引起气道痉挛。

（2）肺性脑病。肺性脑病最关键的治疗方法是纠正缺氧，减少二氧化碳潴留，有脑水肿时应及时降低颅内压。可酌情使用 20% 甘露醇或山梨醇 125 ~ 250ml，15 ~ 20 分钟静脉滴注完毕，一日 2 ~ 4 次。用药时注意心脏负荷加重、血液浓缩、电解质紊乱等不良反应。糖皮质激素能降低毛细血管通透性，减轻脑水肿，可联合使用地塞米松 10 ~ 20mg/d。

对于严重躁动不安，甚至抽搐的患者，按上述方法积极治疗后多能缓解。无效而必须使用镇静剂时，应该慎重，以免造成呼吸抑制。10% 水合氯醛 10 ~ 15ml 保留灌肠相对比较安全。机械通气时，镇静药可不受限制。昏迷患者呼吸受抑制但气道通畅时可适当选用尼可刹米、洛贝林、樟脑油等呼吸中枢兴奋剂。

（二）缓解期

积极预防呼吸道感染及治疗原发病是本期治疗重点，也是减少肺源性心脏病急性发作的重要措施。应坚持做保健体操，练习腹式呼吸、缩唇呼气，以增加耐寒能力和呼吸肌功能。此外，可适当应用免疫增强剂（如核酪注射液、卡介苗或气管炎菌苗等）。家庭氧疗对于降低肺动脉高压、延缓病情发展有较好效果。中医药在肺源性心脏病的防治中积累了很多经验，宜扶正固本、活血化瘀，提高机体抵抗力，改善肺循环。

【预防和预后】

对原发病积极有效的治疗，是预防肺源性心脏病的关键。戒烟、增强免疫功能、减少有害物质的吸入、预防感染等均是必不可少的具体措施。一旦急性发作，应尽早治疗，也是预防病情急剧恶化的重点。肺源性心脏病为 COPD 的晚期表现，病情严重，多反复发作，肺功能、心功能呈进行性损害，病死率为 10% ~ 15%，这与肺源性心脏病患者发病年龄偏大、常合并多脏器损害、机体免疫力低、感染源改变等因素有关。主要死因依次为肺性脑病、呼吸衰竭、心力衰竭、休克、消化道出血、弥散性血管内出血等。

【口腔执业医师资格考试高频考点及例题】

试题 1：下列各项中不符合肺源性心脏病体征的是（　　　）

A. 颈静脉充盈　　　B. 肺动脉区第二心音亢进　　　C. 剑突下显示心脏搏动

D. 下肢水肿　　　E. 心浊音界向左下扩大

答案：E

解析：心浊音界向左下扩大是左心室肥厚或扩张时的体征，肺源性心脏病的改变是肺动脉高压，其主要改变是右心室扩张，所以肺源性心脏病时心界不应向左下扩大。

试题 2：男性，58 岁，反复咳嗽、咳痰 15 年，心悸、气急 3 年。查体：双肺叩诊呈过清音，呼吸减弱，肺底部有湿啰音，剑突下心尖搏动明显，该处可闻及 3/6 级收缩期杂音，肺动脉瓣区第二心音亢进。该患者最可能的诊断为（　　　）

A. 慢性支气管炎　　　　　　　　　B. 慢性支气管炎 + 肺气肿

C. 慢性支气管炎 + 肺气肿 + 肺源性心脏病　　　D. 慢性支气管炎 + 风湿性心瓣膜病

E. 慢性支气管炎 + 冠心病

答案：C

解析：反复咳嗽、咳痰 15 年可诊为慢性支气管炎；双肺叩诊呈过清音，呼吸音减弱，肺底部有湿啰音，剑突下心尖搏动明显，该处闻及 3/6 级收缩期杂音，肺动脉瓣区第二心音亢进为肺气肿、肺源性心脏病体征，故选 C。

【直通岗位】

病例讨论：女性，72 岁，阵发性咳嗽、气短 4 年，尿少、水肿 2 年，加重 4 天。4 年前开始，每年冬春季气候变化时出现阵发性咳嗽、气短症状，咳白色黏痰，量少，无脓血性痰，无发热、盗汗，无发作性呼吸困难，每年病情加重时在门诊或住院治疗，使用抗炎、平喘治疗病情好转出院，具体药名不详。近 2 年来患者上述症状加重，出现呼吸困难、活动量受限、水肿、尿量减少、食欲不振等症状，多次住院，给予抗炎、扩血管、抗凝、利尿、补充蛋白、吸氧等治疗后病情好转。近 4 天来患者尿少、水肿症状明显加重，走路、平卧时气短加重，口服利尿药无效。请结合患者情况，综合制定诊疗方案。

（刘建东　孙　峰）

第四节　支气管哮喘

学习目标

掌握：支气管哮喘的临床表现及诊断依据。

熟悉：支气管哮喘的概念以及实验室和其他检查。

了解：支气管哮喘与口腔疾病的关系及治疗。

支气管哮喘（bronchial asthma）简称哮喘，是一种由多种炎症细胞（如嗜酸性粒细胞、肥大细胞和T淋巴细胞等）参与的气道慢性炎症性疾病，以气道变应性炎症和气道高反应性为特征。气道炎症导致支气管平滑肌痉挛、黏膜肿胀、分泌物增加，引起不同程度的可逆性气道狭窄。临床主要表现为反复发作的伴有哮鸣音的呼气性呼吸困难，症状可自行或经治疗后缓解。如诊治不及时，随病程的延长可产生气道不可逆性缩窄和气道重塑。哮喘是全球性最常见的疾病之一，全球约有3亿患者。一般认为儿童患病率高于青壮年，50%的患者在12岁前发病，老年人群的患病率有增高趋势。成人男女患病率大致相同。约40%的患者有家族史。

【病因和发病机制】

（一）病因

1. 遗传因素　流行病学调查显示，哮喘患者亲属患病率高于群体患病率，并且亲缘关系越近，患病率越高。目前，哮喘的相关基因尚未完全明确，但有研究表明存在与气道高反应性、IgE调节和特应性反应相关的基因，这些基因在哮喘的发病中起着重要作用。遗传因素对哮喘发病的影响可能是通过调控IgE水平与免疫反应基因，使两者均衡失调，导致气道受体处于不稳定状态或呈气道高反应性。

2. 环境因素　环境中的过敏原主要分为吸入性过敏原、摄入性过敏原和接触性过敏原。常见的有粉尘、花粉、真菌、昆虫、纤维、皮毛、食物、化妆品、药物（普萘洛尔、阿司匹林）等。

（二）发病机制

哮喘的发病机制不完全清楚，可概括为气道免疫－炎症机制、神经调节机制和气道高反应性及其相互作用。

1. 气道－免疫－炎症反应　过敏原进入具有特异性体质的机体后，可刺激机体产生大量 sIgE，IgE 与肥大细胞、嗜碱性粒细胞等表面的 IgE 受体结合。当过敏原再次进入体内，即与受体上的 IgE 交联，使肥大细胞等合成并释放多种活性介质，如组胺、白三烯（LT）、前列腺素（PG）、血小板活化因子（PAF）、嗜酸性 / 中性粒细胞趋化因子（ECF/NCF）等，导致气道平滑肌收缩、黏液分泌增加、血管通透性增高和炎症细胞浸润等，炎症细胞在介质的作用下又可分泌多种介质，使气道病变加重，导致哮喘发作。

根据过敏原吸入后哮喘发生的时间，可分为早发型哮喘反应（IAR）、迟发型哮喘反应（LAR）和双相型哮喘反应（OAR）。IAR 在吸入过敏原的同时立即发生反应，15 ~ 30 分钟达高峰，2 小时后逐渐恢复正常。LAR 约在吸入过敏原 6 小时后发作，持续时间长，症状重，常呈持续性哮喘表现。

2. 神经调节机制　神经因素也被认为是哮喘发病的重要环节。支气管受胆碱能神经、肾上腺素能神经、非肾上腺素能非胆碱能（NANC）的自主神经支配。支气管哮喘与 β - 肾上腺素能神经功能低下和胆碱能神经功能亢进有关，并可能存在 α - 肾上腺素能神经的反应性增加。NANC 能释放舒张支气管平滑肌的神经介质〔如血管活性肽（VIP）、一氧化氮（NO）〕及收缩支气管平滑肌的介质〔如 P 物质、神经激肽〕，两者平衡失调，则可引起支气管平滑肌收缩。

3. 气道高反应性　是指气道对各种刺激因子如过敏原、理化因素、运动、药物等呈现高度敏感状态，表现为接触这些刺激因子时气道出现过强或过早的收缩反应，是哮喘的基本特征，可通过支气管激发试验来量化和评估。气道高反应性常有家族倾向。

【病理】

在疾病早期，显微镜下可见支气管黏膜上皮及支气管腔内有大量嗜酸性粒细胞、淋巴细胞、巨噬细胞、肥大细胞、浆细胞和中性粒细胞；支气管上皮细胞坏死和脱落，黏膜下腺体增生、分泌亢进；黏膜下血管充血扩张，通透性增加，大量血浆及炎症细胞渗出。随着病情的进展，支气管和细支气管内含黏液及黏液栓，支气管管壁增厚、黏膜肿胀。若哮喘长期存在，纤维组织增生、黏膜肥厚，造成气道不可逆阻塞或半阻塞，进一步发展为肺气肿和慢性肺源性心脏病。

【临床表现】

（一）症状

哮喘发作前常有先兆症状如干咳、打喷嚏、流清涕、胸闷等，典型症状为发作性伴有哮鸣音的呼气性呼吸困难。症状可在数分钟内发生，持续数小时至数天，可经平喘药治疗后缓解或自行缓解。夜间及凌晨发作或加重是哮喘的重要临床特征。接触过敏原、吸入冷空气、病毒感染或情绪波动等可诱发或加重。

（二）体征

哮喘发作时典型体征是双肺可闻及广泛性哮鸣音，呼气延长，胸廓呈过度充气状态，胸部叩诊呈过清音。但非常严重的哮喘发作，哮鸣音减弱或消失，表现为"沉默肺"，是病情危重的表现。严重发作时亦可有颈静脉怒张、发绀、大汗淋漓、脉搏加快、奇脉和意识障碍等。非发作期可无任何体征。

（三）哮喘严重发作

喘息频发，症状加重，气促明显，心率增快，活动和说话受限。可出现大汗淋漓、发绀、极度焦虑，甚至嗜睡和意识障碍。此时意味着病情加重，必须紧急抢救。哮喘严重发作的主要诱发因素包括：诱因未去除、感染未控制、支气管有阻塞、严重脱水和患者极度衰竭。

（四）特殊类型的哮喘

1. 咳嗽变异型哮喘　患者以咳嗽为唯一症状，常于夜间和凌晨发作，气道反应性增高，一般治疗无效而解痉剂和糖皮质激素治疗有效，此为咳嗽变异型哮喘。

2. 运动性哮喘　指达到一定运动量后引起支气管痉挛导致的哮喘。其特点为：①均在运动后发病；②有明显的自限性；③特异性过敏原皮试阴性；④血清 IgE 一般不高。

3. 药物性哮喘　哮喘的发作是由使用某些药物引起（诱发）的，常见的药物有阿司匹林、β 受体阻滞剂、局部麻醉剂等。

【实验室和其他检查】

（一）血常规检查

哮喘发作时血嗜酸性粒细胞常升高，合并感染时白细胞总数和中性粒细胞增高。

（二）痰液检查

痰液多数为白色泡沫痰，涂片可见大量嗜酸性粒细胞。

（三）胸部 X 线检查

哮喘发作时双肺透亮度增高，呈过度充气状态，合并肺部感染时，可见肺纹理增粗及炎症的浸润阴影。缓解期多无明显异常。胸部 X 检查还可以确定有无气胸、肺不张、肺炎等并发症。

（四）肺功能检查

1. 通气功能检测　哮喘发作时呈阻塞性通气功能障碍表现，呼气流速指标均显著下降，如 FEV_1、1秒率（$FEV_1/FVC\%$）以及最高呼气流量（PEF）均下降。肺容量指标可见肺活量（VC）

减少，残气量（RV）和肺总量（TLC）增加，残气量与肺总量（RV/TLC）比值增高。缓解期上述通气功能指标可逐渐恢复。

2. 支气管激发试验（BPT） 用以测定气道反应性。常用吸入激发剂为醋甲胆碱和组胺。此试验只适用于非哮喘发作期、FEV_1 在正常预计值 70% 以上的患者。在设定的激发剂量范围内，若 FEV_1 下降超过 20% 为阳性。

3. 支气管舒张试验 用以测定气道的可逆性改变。若吸入支气管舒张剂（如沙丁胺醇）20 分钟后 FEV_1 较用药前增加超过 12%，且其绝对值增加超过 200ml，判断结果为阳性，提示存在可逆性的气道阻塞。

4. 呼气峰流速（PEF）及其变异率测定 PEF 可反映气道通气功能变化，若昼夜 PEF 变异率超过 20%，则提示存在可逆性的气道改变。

（五）动脉血气分析

哮喘发作时 PaO_2 有不同程度下降，重症哮喘发作时，可同时出现缺氧和二氧化碳潴留，表现为呼吸性酸中毒或合并代谢性酸中毒。

（六）过敏原检测

（1）血清 sIgE 升高。

（2）在哮喘缓解期用可疑的过敏原做皮肤过敏原试验和吸入过敏原试验。

【诊断和鉴别诊断】

（一）诊断

1. 诊断标准

（1）反复发作喘息、气急、胸闷或咳嗽，多与接触过敏原、冷空气、物理刺激、化学性刺激、病毒性上呼吸道感染及运动等有关。

（2）发作时在双肺可闻及散在或弥漫性、以呼气相为主的哮鸣音，呼气相延长。

（3）上述症状和体征可经治疗后缓解或自行缓解。

（4）除外其他疾病所引起的喘息、气急、胸闷或咳嗽。

（5）临床表现不典型者（如无明显喘息或体征），应至少具备以下一项试验阳性：①支气管激发试验或运动激发试验阳性；②支气管舒张试验阳性；③昼夜 PEF 变异率超过 20%。

符合（1）~（4）条或（4）、（5）条者可诊断为哮喘。

2. 哮喘的临床分期及控制水平分级

（1）急性发作期。是指气促、咳嗽、胸闷等症状突然发作或症状加重，常有呼吸困难伴哮鸣音，以呼气流量降低为特征，常因接触过敏原等刺激物或治疗不当所致。其严重程度可分为轻度、中度、重度、危重 4 级（表 2-2-2）。

表 2-2-2　哮喘急性发作期病情严重度的分级

程度	临床表现	血气分析	SaO$_2$	PEF 占预计值
轻度	对日常生活影响不大，可平卧，说话连续成句，步行、上楼时有气短。呼吸频率轻度增加，脉率＜ 100 次 / 分。可有焦虑	正常	＞ 95%	正常
中度	日常生活受限，稍事活动便有喘息，喜坐，讲话常有中断，呼吸频率增加，哮鸣音响亮而弥漫。心率 100 ～ 120 次 / 分。有焦虑和烦躁	PaCO$_2$ ＜ 45mmHg；PaO$_2$60 ～ 80mmHg	91% ～ 95%	60% ～ 80%
重度	休息时感气促，只能单字讲话，端坐呼吸，大汗淋漓。呼吸频率＞ 30 次 / 分，哮鸣音响亮而弥漫。心率＞ 120 次 / 分。常有焦虑和烦躁	PaO$_2$ ＜ 60mmHg；PaCO$_2$ ＞ 45mmHg	≤ 90%	＜ 60%
危重	患者不能讲话，出现嗜睡、意识模糊，哮鸣音减弱甚至消失。心率＞ 120 次 / 分或不规则	PaO$_2$ ＜ 60mmHg；PaCO$_2$ ＞ 45mmHg	＜ 90%	

（2）非急性发作期。亦称慢性持续期，指许多哮喘患者即使没有急性发作，但在相当长的时间内仍有不同频度和不同程度的喘息、咳嗽、胸闷等症状，可伴有肺通气功能下降。此期的病情轻重以哮喘控制水平判定，可分为控制、部分控制和未控制 3 个等级（表 2-2-3）。

表 2-2-3　哮喘非急性发作期控制水平的分级

临床特征	控制（满足下列所有情况）	部分控制（任何一周出现下列 1 种临床表现）	未控制
日间症状	无（或≤ 2 次 / 周）	＞ 2 次 / 周	任何一周出现≥ 3 项哮喘部分控制的表现
活动受限	无	有	
夜间症状 / 憋醒	无	有	
对缓解药物 / 急救治疗的需求	无（或≤ 2 次 / 周）	＞ 2 次 / 周	
肺功能（FEV$_1$）	正常	＜ 80% 预计值	
急性发作	无	≥ 1 次 / 年	

（二）鉴别诊断

1. 左心衰竭引起的呼吸困难　患者多有心血管疾病史，如冠心病、高血压、风湿性心瓣膜病等，发生肺水肿时常咳出粉红色泡沫痰，两肺可闻及广泛的湿啰音和哮鸣音，心尖部可闻及奔马律。胸部 X 线检查可见心脏增大，肺淤血征。如一时难以鉴别，可雾化吸入 β$_2$ 受体激动剂或静脉注射氨茶碱治疗，缓解症状后再做进一步检查，忌用肾上腺素和吗啡。

2. 喘息型慢性支气管炎　多见于老年人，往往有慢性咳嗽、咳痰病史，常在冬春换季时发作，有缓解期和急性发作期。体格检查见明显肺气肿征，双肺闻及散在哮鸣音和湿啰音。

X线胸片有支气管慢性炎症改变，如肺纹理增多、增强、紊乱。

3.支气管肺癌　中央型肺癌导致支气管狭窄出现哮鸣音或哮喘样呼吸困难。常无诱因，其呼吸困难及哮鸣音进行性加重，咯血，痰中找到癌细胞可确诊。胸部X线检查、CT、MRI检查或纤维支气管镜检查常可明确诊断。

【并发症】

哮喘严重发作时可并发自发性气胸、纵隔气肿、肺不张、急性呼吸衰竭等；长期反复发作或感染可导致慢性并发症，如COPD、支气管扩张和肺源性心脏病。

【治疗】

目前哮喘不能根治，但长期规范化治疗可使大多数患者达到良好或完全的临床控制。哮喘治疗的目标为长期控制症状，减少发作乃至不发作，即在长期使用最少量或不用药物的基础上能使患者活动不受限制，与正常人一样生活、工作和学习。治疗原则为避免诱因，控制急性发作和预防复发。治疗方法包括脱离过敏原或去除引起哮喘的激发因素、应用治疗哮喘药物、免疫疗法、患者的健康教育与管理等。

（一）确定并减少危险因素接触

部分患者能找到引起哮喘发作的过敏原或其他非特异刺激因素，使患者脱离并长期避免接触这些危险因素是防治哮喘最有效的方法。

（二）药物治疗

1.药物分类和作用特点　治疗哮喘的药物分为缓解性药物和控制性药物两类（表2-2-4）。缓解性药物通过迅速舒张支气管平滑肌以缓解哮喘发作，亦称支气管舒张剂或解痉平喘药，按需使用；控制性药物主要控制气道慢性炎症，使哮喘维持临床控制，亦称抗炎药，需要长期使用。

表 2-2-4　哮喘治疗药物分类

缓解性药物	控制性药物
短效 β_2 受体激动剂（SABA）	吸入型糖皮质激素（ICS）
短效吸入型抗胆碱能药物（SAMA）	白三烯调节剂
短效茶碱	长效 β_2 受体激动剂（LABA，不单独使用）
全身用糖皮质激素	缓释茶碱
	色甘酸钠
	抗 IgE 抗体
	联合药物（如 ICS/LABA）

（1）糖皮质激素。是目前治疗哮喘最有效的药物。主要作用机制是抑制炎症细胞的迁

移和活化、细胞因子的生成、炎症介质的释放，增强平滑肌细胞 β_2 受体的反应性。

常用药物及其用法。①吸入药物：常用倍氯米松、氟替卡松、莫米松、布地奈德等，通常需规律吸入 1 ~ 2 周以上方能生效。吸入型糖皮质激素因其局部抗炎作用强、全身不良反应少，是目前哮喘长期治疗的首选药物。②口服药物：常用泼尼松和泼尼松龙。用于吸入治疗无效或需要短期加强的患者。③静脉用药：重度或危重哮喘发作时应及早应用氢化可的松（100 ~ 400mg/d）或甲泼尼龙（80 ~ 160mg/d）静脉给药。无激素依赖倾向者，可在短期内（3 ~ 5 天）停药；有激素依赖倾向者应适当延长给药时间，病情控制后改用口服或吸入剂维持。

（2）β_2 受体激动剂。

1）常用药物及其用法。①短效制剂（SABA）：是治疗哮喘急性发作的首选药物。常用药物有沙丁胺醇、特布他林等。有吸入、口服和静脉三种制剂，首选吸入给药，药物直接作用于呼吸道，局部浓度高且作用迅速，所用剂量小，全身不良反应少。吸入剂包括定量气雾剂（MDI）、干粉剂和雾化溶液。应按需间歇使用，不宜长期、单一使用。注射用药只用于其他疗法无效的重症哮喘。②长效制剂（LABA）：常用的药物有沙美特罗和福莫特罗等。不能单独用于哮喘的治疗，目前与吸入型糖皮质激素联合是最常用的哮喘控制性药物，如布地奈德 / 福莫特罗吸入干粉剂等。

2）疗效观察。短效制剂吸入后 5 ~ 10 分钟即可见效，可维持 4 ~ 6 小时。长效制剂可维持 12 ~ 24 小时。

（3）茶碱类。通过抑制磷酸二酯酶和促进内源性肾上腺素释放而松弛气道平滑肌。是目前治疗哮喘的有效药物，其扩张支气管作用优于 β_2 受体激动剂。

常用药物及其用法。常用药物有氨茶碱、茶碱缓释片（舒弗美）及控释片等。①口服给药用于轻、中度哮喘急性发作及哮喘的维持治疗，常用剂量每日 6 ~ 10mg/kg。控（缓）释片尤适用于夜间哮喘的控制。②静脉给药主要用于重度及危重哮喘，首剂负荷剂量为 4 ~ 6mg/kg，静脉注射时速度宜慢（在 10 分钟以上），不宜超过 0.25mg/（kg·min），静脉滴注维持剂量为 0.6 ~ 0.8mg/（kg·min）。每日最大剂量一般不超过 1.0g（包括口服和静脉给药）。茶碱与糖皮质激素合用具有协同作用。

（4）抗胆碱药。可降低迷走神经兴奋性而起舒张支气管作用，并可减少黏液分泌。①短效制剂（SAMA）：常用异丙托溴铵雾化吸入，约 10 分钟起效，维持 4 ~ 6 小时，不良反应少，少数患者有口干或口苦感。与 β_2 受体兴奋剂联合吸入用于哮喘急性发作的治疗，尤其适用于夜间哮喘发作和痰多者。②长效制剂（LAMA）：常用噻托溴铵，作用可达 24 小时，不良反应少，主要用于哮喘合并 COPD 患者的长期治疗。

（5）白三烯调节剂。具有抗炎及舒张支气管平滑肌作用，是目前除吸入型糖皮质激素外唯一可单独应用的哮喘控制性药物，尤其适用于阿司匹林哮喘、运动性哮喘和伴有过敏性鼻炎哮喘。常用药物包括扎鲁司特和孟鲁司特。

（6）抗 IgE 抗体。具有阻断 IgE 与受体结合的作用，主要用于经联合吸入治疗后症状仍未控制且血清 IgE 水平增高的重症哮喘。使用方法为每 2 周皮下注射 1 次，持续至少 3 ～ 6 个月。

（7）其他药物。色甘酸钠、酮替芬等。其中色甘酸钠具有稳定肥大细胞膜的作用，可抑制肥大细胞释放活性介质，为一种非激素类抗炎药。对职业性哮喘、阿司匹林性哮喘、运动性哮喘有一定的预防作用。尽管作用不强，但副作用较小。具体用法为 20mg 吸入，一日 3 ～ 4 次。

2. 急性发作期治疗　急性发作期的治疗目标是尽快缓解气道痉挛，纠正低氧血症，恢复肺功能，预防进一步恶化或再次发作，防治并发症。

（1）轻度发作。每日定时吸入糖皮质激素，出现症状时吸入短效 β_2 受体激动剂，效果不佳时，加用茶碱控释片，或加用异丙托溴铵气雾剂吸入。

（2）中度发作。持续雾化吸入 β_2 受体激动剂，联合雾化吸入短效抗胆碱药、激素混悬液。也可联合氨茶碱静脉注射。若效果不佳，应尽早口服糖皮质激素，同时吸氧。

（3）重度以上发作。持续雾化吸入 β_2 受体激动剂，联合雾化吸入抗胆碱药、激素混悬液以及静脉滴注氨茶碱或沙丁胺醇。尽早静脉滴注糖皮质激素，待病情控制或缓解后改为口服。注意维持水、电解质平衡，纠正酸碱失衡。经过上述治疗，临床症状和肺功能无改善甚至恶化者，应及时给予机械通气治疗。

对所有急性发作的患者都要制定个体化的长期治疗方案。

3. 慢性持续期的治疗　慢性持续期的治疗应在评估和监测患者哮喘控制水平的基础上，定期根据长期治疗分级方案做出调整，以维持患者的控制水平。

4. 免疫疗法　分为特异性和非特异性两种。特异性免疫疗法又称脱敏疗法，通常采用特异性过敏原（如花粉、猫毛、螨等）做定期反复皮下注射，剂量由低到高，以产生免疫耐受性，使患者脱敏，预防哮喘发作。一般需治疗 1 ～ 2 年，若反应良好，可坚持 3 ～ 5 年。非特异性免疫疗法包括注射卡介苗、转移因子、疫苗等生物制品，以抑制过敏原反应过程。

【哮喘的教育与管理】

哮喘患者的教育与管理是提高控制率、减少复发、提高生活质量的重要措施。为每个初诊患者制定长期防治计划，使患者在医师和专科护士指导下学会自我管理，包括了解哮喘的激发因素及避免诱因的方法，熟悉哮喘发作先兆表现及相应处理办法，学会在家中自行监测病情变化并进行评定、重点掌握峰流速仪的使用方法、坚持记哮喘日记，学会哮喘发作时进行简单的紧急自我处理方法，掌握正确的吸入技术，知道什么情况下应去医院就诊以及和医师共同制定防止复发、保持长期稳定的方案。

【口腔执业医师资格考试高频考点及例题】

试题 1：支气管哮喘的本质是（ 　　 ）

A. 一种自身免疫性疾病　　　　　B. 气道慢性炎症　　　　　C. 支气管平滑肌可逆性痉挛

D. 支气管平滑肌 β_2 受体功能低下　　　　　E. 肥大细胞膜上 M 胆碱能受体功能亢进

答案：B

解析：支气管哮喘的本质是一种气道慢性炎症。

试题 2：哮喘发作时，对缓解支气管痉挛作用最快的是（ 　　 ）

A. 茶碱　　　　　B. β_2 受体激动剂　　　　　C. 色甘酸钠

D. 异丙托溴铵　　　　　E. 糖皮质激素

答案：B

解析：β_2 受体激动剂主要通过作用于呼吸道的 β_2 受体，激活腺苷酸环化酶，提高细胞内 cAMP 浓度，减少游离 Ca^{2+}，从而舒张支气管平滑肌，稳定肥大细胞膜，对速发性哮喘作用显著，是缓解支气管痉挛作用最快的药物。

【直通岗位】

病例讨论：男性，37 岁，发作性喘息、咳嗽 10 余年，加重 7 天就诊。10 余年前淋雨后出现喘憋，喉中发出喘鸣音，有呼吸困难和窒息感，伴流涕、咳嗽，咳白色黏痰，予"青霉素""氨茶碱"等药物治疗后上述症状缓解。此后每年均反复发作喘息、咳嗽，于 3～5 月份多发，自服"氨茶碱"治疗有效。7 天前感冒后，上述症状再发，白天及夜间均发作气促、咳嗽，活动后明显，吸入"喘乐宁"可缓解，无发热、脓痰、盗汗等症状。请结合患者情况，综合制定诊疗方案。

（刘建东　孙　峰）

第五节 呼吸衰竭

学习目标

掌握：呼吸衰竭的定义和分类方法；慢性呼吸衰竭的临床表现、诊断和治疗原则。

熟悉：呼吸衰竭的病因。

了解：呼吸衰竭的发病机制及病理生理改变。

一、概论

呼吸衰竭（respiratory failure）是指各种原因引起的肺通气和（或）换气功能严重障碍，使静息状态下亦不能维持足够的气体交换，导致机体缺氧伴（或不伴）有二氧化碳潴留，进而引起一系列病理生理改变和代谢紊乱的临床综合征。

主要临床表现为呼吸困难、发绀、神经精神症状等，因缺乏特异性，目前临床上常用动脉血气分析作为诊断标准。即在海平面、静息状态、呼吸空气条件下，动脉血氧分压（PaO_2）低于 60mmHg，伴或不伴有二氧化碳分压（$PaCO_2$）＞50mmHg，则可诊断为呼吸衰竭。

【病因】

临床上常见的病因有：①呼吸道阻塞性病变；②各种累及肺泡和（或）肺间质的病变；③肺血管疾病；④胸廓与胸膜疾病；⑤神经肌肉疾病。

【分类】

（一）按照血气分析分类

1. Ⅰ型呼吸衰竭　缺氧而无二氧化碳潴留，PaO_2 低于 60mmHg，$PaCO_2$ 降低或正常。主要见于肺动－静脉分流、弥散功能障碍或通气/血流比例失调等换气功能障碍的疾病，如急性肺栓塞、间质性肺疾病等。

2. Ⅱ型呼吸衰竭　缺氧伴有二氧化碳潴留，PaO_2 低于 60mmHg，$PaCO_2$ 高于 50mmHg。是肺泡有效通气不足所致，单纯通气不足，缺氧与二氧化碳潴留的程度平行；若伴有换气功能障碍，则缺氧更加明显，如 COPD。

（二）按照起病急缓分类

1. 急性呼吸衰竭　原有呼吸功能正常，因突发因素导致肺通气和（或）肺换气严重障碍，引起呼吸功能突然衰竭，如急性气道阻塞、溺水、外伤、电击、药物中毒以及颅脑病变抑制呼吸中枢等。

2.慢性呼吸衰竭　在一些慢性疾病基础上，如呼吸系统疾病或神经肌肉疾病，出现呼吸功能障碍逐渐加重，最常见的病因是COPD。

（三）按照发病机制分类

1.泵衰竭　指驱动或调控呼吸运动的中枢神经系统、外周神经系统、神经肌肉组织及胸廓功能障碍导致的呼吸衰竭，主要引起通气功能障碍，表现为Ⅱ型呼吸衰竭。

2.肺衰竭　指肺组织、气道阻塞和肺血管病变导致的呼吸衰竭。肺组织和肺血管病变常引起换气功能障碍，表现为Ⅰ型呼吸衰竭；严重的气道阻塞性病变影响通气功能，造成Ⅱ型呼吸衰竭。

二、慢性呼吸衰竭

【病因】

最常见的病因为支气管–肺疾病，如COPD、重症肺结核、肺间质纤维化等。其次为胸廓、神经肌肉病变及肺血管疾病，如胸廓畸形、脊柱畸形、广泛胸膜增厚等。

【发病机制和病理生理】

（一）缺氧和二氧化碳潴留的发生机制

1.肺通气不足　发生COPD时，在细支气管慢性炎症导致管腔狭窄的基础上，感染使气道炎性分泌物增多，进一步阻塞气道造成通气不足，肺泡通气量减少，肺泡氧分压（P_AO_2）下降，肺泡二氧化碳分压（P_ACO_2）上升，从而发生缺氧和二氧化碳潴留。

2.通气/血流比例失调　正常情况下，肺泡通气量为4L/min，肺血流量为5L/min，通气/血流比值（V/Q）约为0.8。病理情况下，如慢性阻塞性肺气肿，由于肺内病变分布不均，有些区域虽有通气，但无血流或血流量不足，使V/Q大于0.8，吸入的气体不能与血流进行有效的交换，形成无效腔。而另一部分区域，虽有血流灌注，但气道阻塞，肺泡通气量不足，使V/Q小于0.8，静脉血不能充分氧合，形成肺动–静脉样分流。V/Q比例失调主要导致缺氧，而无二氧化碳潴留。

3.弥散障碍　由于氧的弥散能力仅为二氧化碳的1/20。病理情况下，弥散障碍主要影响氧的交换而产生以缺氧为主的呼吸衰竭。

4.耗氧量增加　发热、寒战、呼吸困难、抽搐等均可使耗氧量增加，正常人此时借助增加通气量防止缺氧的发生，而 COPD 患者已有通气功能障碍，如出现耗氧量增加的因素，则可能导致严重缺氧。

（二）缺氧和二氧化碳潴留对机体的影响

1. 对中枢神经系统的影响 脑组织耗氧量很大，占全身耗氧量的 1/5 ~ 1/4。各部分脑组织对缺氧敏感性不一样，以皮质神经元最敏感，通常完全停止供氧 4 ~ 5 分钟即可引起不可逆的脑损害。缺氧对中枢神经影响的程度与缺氧的程度和发生速度有关。轻度缺氧时，可出现注意力不集中、智力和视力轻度减退；随着缺氧加重，会引起一系列神经精神症状，如头痛、不安、定向与记忆力障碍、精神错乱、嗜睡；严重缺氧可以使脑血管通透性增加，引起脑间质和脑细胞水肿，颅内压急骤升高，加重脑组织缺氧，形成恶性循环。

轻度二氧化碳潴留可兴奋皮质，引起失眠、精神兴奋、烦躁不安等兴奋症状，随着二氧化碳潴留的加重，皮质下层受到抑制，使神经中枢处于麻醉状态，又称二氧化碳麻醉，表现为嗜睡、昏睡、昏迷。此外，二氧化碳潴留可以扩张脑血管，严重时引起脑水肿。通常把缺氧、二氧化碳潴留引起的神经精神症状称为肺性脑病。

2. 对呼吸系统的影响 轻度缺氧可通过颈动脉窦和主动脉体化学感受器的反射作用刺激通气，但缺氧程度缓慢加重时，这种反射则迟钝。

二氧化碳是强有力的呼吸中枢兴奋剂，随着 $PaCO_2$ 急剧升高，呼吸加深加快，但当长时间严重的二氧化碳潴留，则通气量不再增加，呼吸中枢处于抑制状态。临床上 II 型呼吸衰竭患者并无通气量增加，主要是由于存在气道阻力增高、肺组织严重损害及胸廓运动受限等多种因素。

3. 对循环系统的影响 缺氧和二氧化碳潴留均可使心率加快，心排血量增加，血压升高，并使冠状动脉血流量增加；心肌对缺氧十分敏感，可致心律失常甚至心搏骤停，长期缺氧可致心肌纤维化、硬化；肺小动脉可因缺氧而收缩，导致肺循环阻力增加、肺动脉高压、右心室肥厚甚至右心衰竭，最终引发肺源性心脏病。

4. 对肝肾功能和消化系统影响 缺氧可损害肝细胞，使 ALT 上升；轻度二氧化碳潴留可使肾血管扩张，肾血流量增加而使尿量增多，严重缺氧和二氧化碳潴留可使肾血流量减少，肾功能受抑制，出现尿量减少。缺氧纠正后肝肾功能可恢复。严重的缺氧会使胃壁血管收缩，胃酸分泌增加，因此，呼吸衰竭患者多伴有消化不良、胃黏膜糜烂，甚至溃疡和出血。

5. 对血液系统影响 慢性缺氧可继发红细胞增多，在增加血液携氧的同时，血液黏稠度增加，可加重肺循环阻力和右心负荷。

6. 对细胞代谢、酸碱平衡和电解质影响 严重缺氧会使细胞代谢受抑制，无氧代谢增强，产生大量乳酸和无机盐，引起代谢性酸中毒；缺氧导致能量不足，钠泵功能受损，Na^+

和 H^+ 滞留在细胞内，K^+ 转移到细胞外，形成细胞内酸中毒和高钾血症。

二氧化碳潴留可直接导致呼吸性酸中毒，慢性呼吸衰竭时二氧化碳潴留发展较慢，肾脏可代偿性调节使 pH 维持正常，称为代偿性呼吸性酸中毒。急性呼吸衰竭或慢性呼吸衰竭失代偿期，肾脏已不能代偿，使 pH 下降，称为失代偿性呼吸性酸中毒。如同时存在缺氧、摄入不足、感染性休克和肾功能不全等因素，使酸性代谢性产物增加，血 pH 下降，则与代谢性酸中毒并存，即呼吸性酸中毒合并代谢性酸中毒。在呼吸性酸中毒的基础上，如大量应用利尿剂、糖皮质激素等药物，又未能及时补充钾、氯，则导致低钾低氯性碱中毒，即呼吸性酸中毒合并代谢性碱中毒。

【临床表现】

除引起慢性呼吸衰竭原发疾病的症状和体征以外，主要表现为缺氧和二氧化碳潴留所致的呼吸困难和各脏器功能障碍。

（一）呼吸困难

是临床最早出现的症状，表现为呼吸节律、频率和幅度的改变。由 COPD 所致的呼吸衰竭，表现为呼气费力伴呼气延长，重者出现呼吸浅快，同时辅助呼吸肌活动加强，出现点头样或提肩样呼吸。二氧化碳潴留出现二氧化碳麻醉时，则表现为呼吸浅慢甚至呼吸暂停。

（二）发绀

发绀是缺氧的典型表现。缺氧使血红蛋白不能充分氧合，当动脉血氧饱和度（SaO_2）低于 90% 时，在血流量较大、皮肤较薄的部位如口唇、指端等部位出现发绀。发绀与缺氧不一定完全平行，主要受血中还原型血红蛋白的量影响，对于贫血的患者，即使 SaO_2 明显下降，也可能没有明显的发绀，而 COPD 的患者由于继发性红细胞增多，轻度缺氧就会出现发绀。此外，发绀的出现还受皮肤色素及心功能的影响。

（三）精神神经症状

缺氧和二氧化碳潴留均可引起神经精神系统症状。慢性缺氧可使患者记忆力减退、智力和定向力障碍；急性严重缺氧可使患者出现精神错乱、躁狂、昏迷、抽搐等症状。轻度二氧化碳潴留患者表现为兴奋症状，如失眠、烦躁、昼夜颠倒，此时切忌使用镇静催眠药物，以免导致严重的二氧化碳潴留而出现昏睡、昏迷等症状，诱发肺性脑病。

（四）循环系统表现

COPD 由于长期的缺氧和二氧化碳潴留可使肺动脉压增高，右心负担加重而出现右心衰竭。二氧化碳潴留可使外周浅静脉扩张，皮肤红润、潮湿、多汗。严重的缺氧、酸中毒可引起心律失常、心肌损害、周围循环衰竭、血压下降等。

（五）消化、泌尿、血液系统

缺氧使胃肠道黏膜充血水肿、糜烂渗血，严重者出现应激性溃疡，引起消化道出血。严重的呼吸衰竭可出现肝肾功能异常，部分病例可出现转氨酶、血尿素氮升高，个别病例尿中出现蛋白、红细胞和管型。病情严重者可出现 DIC。

【实验室和其他检查】

（一）动脉血气分析

动脉血气分析对呼吸衰竭具有确诊意义。不仅可以明确诊断，还有助于了解呼吸衰竭的性质、程度，判断疗效，对指导氧疗、机械通气参数调整、纠正电解质紊乱和酸碱失衡有重要价值。

血气分析的常用指标如下。

（1）动脉血氧分压（PaO_2）。指物理溶解于动脉血中的氧分子产生的压力，是反映机体氧合状态的指标，也是决定 SaO_2 的重要指标。正常值为 95 ~ 100mmHg，正常人随年龄增长，PaO_2 逐渐降低，并受体位等因素影响。

（2）动脉血二氧化碳分压（$PaCO_2$）。指物理溶解于动脉血中的二氧化碳气体产生的压力，是衡量肺泡通气的可靠指标，也是判断呼吸性酸碱失衡的重要指标。正常值为 35 ~ 45mmHg，平均值为 40mmHg。当 $PaCO_2 > 45mmHg$，提示通气不足，可以是原发性呼吸性碱中毒，也可以是代谢性碱中毒的代偿反应；当 $PaCO_2 < 35mmHg$，提示过度通气，可以是原发性呼吸性酸中毒，也可以是代谢性酸中毒的代偿反应。

（3）pH 值。为血液中 H^+ 浓度的负对数，是判断血液酸碱度的指标。正常值为 7.35 ~ 7.45。pH < 7.35 为失代偿性酸中毒，pH > 7.45 为失代偿性碱中毒，但 pH 值的异常不能说明酸碱失衡的性质，即是呼吸性还是代谢性。

（4）动脉血氧饱和度（SaO_2）。指动脉血中氧合血红蛋白 HbO_2 的量与血红蛋白 Hb 总量的比值，正常值为 96% ± 3%，作为缺氧指标不如 PaO_2 灵敏。

（5）剩余碱 BE。指在 37℃、CO_2 分压为 40mmHg，SaO_2 为 100% 条件下，将血液滴定至 pH 为 7.4 所需的酸碱量。正常值为（-3 ~ +3）mmol/L，只反映代谢的改变，不受呼吸因素影响，BE > +3mmol/L 为代谢性碱中毒，BE < -3mmol/L 为代谢性酸中毒。

（二）其他检查

血常规检查白细胞及中性粒细胞增高提示细菌感染的存在；肝肾功能异常提示缺氧对机体的影响，还应注意药物的应用；胸部影像学检查可显示肺部病变的性质、程度，为治疗提供依据；心电图检查可提示心肌缺氧、受损情况等。

【诊断】

根据病史、缺氧和二氧化碳潴留的临床表现和相应的体征，以及 PaO_2 和 $PaCO_2$ 的监测，诊断可以确立。

【治疗】

治疗的原则是积极治疗原发病，去除诱发因素；加强呼吸支持，包括畅通呼吸道，改善通气，纠正低氧血症和高碳酸血症；注意全身重要脏器功能的监测和支持。治疗的主要目标是改善缺氧和二氧化碳潴留。

（一）保持呼吸道畅通

是救治呼吸衰竭最基本也是最重要的一环。

1. 清除气道分泌物　鼓励患者咳嗽，对于无力咳嗽或意识障碍患者应加强呼吸道护理，如吸痰、翻身拍背等。

2. 稀释痰液　对于痰液黏稠不易咳出者，给予祛痰药如氨溴索口服或者雾化吸入，一日 3 次，或者雾化吸入生理盐水。

3. 解痉平喘　有气道痉挛者，可雾化吸入或口服 β_2 受体激动剂如沙丁胺醇、特布他林等；或吸入异丙托溴铵、噻托溴铵；也可口服或静脉滴注氨茶碱。

4. 建立人工气道　经上述处理无效或病情危重时，应采用气管插管或气管切开，必要时给予机械通气辅助呼吸。

（二）合理氧疗

氧疗是治疗慢性呼吸衰竭的必需措施。

Ⅰ型呼吸衰竭患者无二氧化碳潴留，可按需给氧，可吸入较高浓度的氧（> 35%），使 PaO_2 提高到 60mmHg 或 SaO_2 维持在 90% 以上。对于Ⅱ型呼吸衰竭患者，应持续低浓度吸氧（< 35%），因为存在二氧化碳潴留，呼吸中枢化学感受器对二氧化碳的敏感性降低，主要靠低氧刺激外周的化学感受器兴奋呼吸。此时若吸入高浓度的氧，导致 PaO_2 迅速上升，使低氧对呼吸的兴奋作用减弱或消失，呼吸被抑制，致使患者呼吸变浅慢，$PaCO_2$ 随之上升，严重时会陷入 CO_2 麻醉状态。

常用的吸氧方式有鼻导管吸氧和面罩吸氧，吸入氧浓度(%)=21+4× 吸入氧流量（L/min），对于 COPD 呼吸衰竭的患者进行长期家庭氧疗（1 ~ 2L/min，每日 15 小时以上），有利于降低肺循环阻力和肺动脉压，改善呼吸困难，增强活动能力和耐力，提高生活质量，延长患者寿命。

（三）增加通气

除积极治疗原发病以外，增加肺泡通气量是有效排除二氧化碳的关键措施。呼吸兴奋剂可通过刺激呼吸中枢和外周化学感受器，增加呼吸频率和潮气量改善通气，主要适用中枢抑制为主、通气不足的呼吸衰竭。可根据患者的具体情况，给予呼吸兴奋剂。呼吸兴奋剂需在气道畅通的基础上使用，否则治疗无效，应用过程中应密切观察病情变化，如无效应及时行机械通气。目前我国临床最常用的呼吸兴奋剂是尼可刹米，可直接刺激外周感受器间接兴奋呼吸中枢，使呼吸加深加快，并提高呼吸中枢对二氧化碳的敏感性。

（四）纠正水电解质紊乱和酸碱平衡失衡

多种因素可导致慢性呼吸衰竭患者发生水、电解质紊乱和酸碱平衡失衡。应根据患者的心功能状态酌情补液，单纯呼吸性酸中毒治疗的关键是改善通气，促进二氧化碳排出。合并代谢性酸中毒者，应积极去除引发代谢性酸中毒的疾病；如 pH 过低，可适量补碱，先予以 5% 碳酸氢钠 100 ~ 150ml 静脉滴注，使 pH 升至 7.25 以上，补碱不需太积极。呼吸性酸中毒合并代谢性碱中毒的时，除积极改善通气外，应注意补钾补碱，可根据血气分析结果决定是否重复用药。

（五）病因治疗

呼吸道感染是慢性呼吸衰竭急性加重的常见原因，故针对致病菌选用有效的抗菌药物至关重要。在使用抗菌药物过程中要注意加强排痰措施，尽可能畅通呼吸道，以利于感染控制。

（六）肺性脑病的治疗

肺性脑病与高碳酸血症和低氧血症引起的脑水肿有关，所以治疗肺性脑病时，除给予相应呼吸衰竭处理措施外，还应给予降低颅内压、减轻脑水肿的措施，并控制精神症状。可给予糖皮质激素治疗，糖皮质激素具有降颅压、减轻脑水肿、解除支气管痉挛等作用，使用糖皮质激素时应避免使感染恶化，同时使用胃黏膜保护剂，防止诱发消化道出血。也可以给予脱水剂 20% 甘露醇，0.5 ~ 1.0g/kg，快速静脉滴注，一日 1 ~ 2 次，但易引起血液浓缩和电解质紊乱，心功能不全和红细胞增多者慎用。

（七）其他并发症

预防消化道出血可给予 H_2 受体拮抗剂或质子泵抑制剂；休克的患者要分析休克原因，针对病因采取措施，在保证血容量的基础上应用血管活性药物维持血压。

（八）营养支持治疗

营养不良可造成全身和呼吸道抵抗力下降。黏膜屏障功能减弱、白细胞吞噬杀伤能力受损、呼吸肌收缩能力下降，易导致泵衰竭或发生呼吸机撤离困难等，因此，营养支持治疗是呼吸衰竭治疗重要部分。昏迷或吞咽障碍患者给予鼻饲饮食，胃肠功能差的患者可以给予静脉营养。应提高蛋白质比例，不宜给过多葡萄糖，以免其在体内代谢产生较多的二氧化碳，加重呼吸系统负担。

【预后和预防】

预后取决于慢性呼吸衰竭患者原发病的严重程度及肺功能状态。应加强慢性胸肺疾病的防治，注意避免使原发疾病加重的因素，如呼吸道感染、气胸、心律失常等，阻止肺功能逐渐恶化和呼吸衰竭的发生。对于已有呼吸衰竭的患者，要避免应用麻醉药，慎用镇静剂，以免抑制呼吸导致呼吸衰竭。重视和加强 COPD 患者缓解期的保健咨询和康复治疗。

【口腔执业医师资格考试高频考点及例题】

试题 1：下列哪种疾病不是慢性呼吸衰竭的病因（　　　）

A. 重度肺结核　　　　　　B. 肺间质纤维化　　　　　　C. 尘肺

D. 胸廓畸形　　　　　　　E. 严重感染

答案：E

解析：慢性呼吸衰竭是指一些包括呼吸系统、心血管系统、神经肌肉系统、胸廓骨骼等疾病，引起呼吸功能逐渐损害，最终不能维持正常足够的气体交换，导致机体组织缺氧、体内二氧化碳潴留，进而引起一系列生理改变、代谢紊乱的临床综合征。但临床上以支气管 - 肺部疾病为最主要原因，如 COPD、重症肺结核、肺间质纤维化、尘肺等。其次为胸廓病变，如胸廓畸形、胸廓改良手术等。而感染并不是直接引起呼吸衰竭的原因，但感染可能导致肺间质纤维化、肺血管阻力增高等，诱发呼吸衰竭加重。

试题 2：呼吸衰竭最主要的临床表现是（　　　）

A. 呼吸费力伴呼气延长　　　B. 呼吸频率增快　　　　　C. 呼吸困难与发绀

D. 神经精神症状　　　　　　E. 双肺可闻及大量湿啰音

答案：C

解析：呼吸衰竭时，除引起慢性呼吸衰竭的原发疾病症状、体征外，主要是缺氧和二氧化碳潴留所致的呼吸困难和多脏器功能紊乱的表现。发绀是缺氧的典型表现。

【直通岗位】

病例讨论：男性，77岁，咳嗽、咳痰、喘憋加重伴发热3天入院。患者20年前开始反复发作咳嗽、咳痰并有时常喘憋，冬季加重。查体：口唇、指尖部皮肤发绀。体温38.9℃，脉搏120次/分，呼吸28次/分。胸廓略呈桶状，肋间隙增宽，双肺呼吸音粗并可闻及大量痰鸣音，双下肢凹陷性水肿。辅助检查：白细胞13.9×10^9/L，红细胞6.0×10^{12}/L，pH7.14，PaO_2 42mmHg，$PaCO_2$ 80mmHg；X线胸片提示双肺纹理加重，右下肺片絮状阴影；超声显示右心扩大。请结合患者情况，综合制定诊疗方案。

（綦 兵 孙 峰）

第六节　肺　炎

学习目标

掌握：肺炎的诊断、临床表现及治疗原则。

熟悉：肺炎的病因分类。

了解：肺炎的院内感染、院外感染的病原学。

一、概述

肺炎（pneumonia）是指终末气道、肺泡和肺间质的炎症，可由病原微生物、理化因素、免疫损伤、过敏及药物所致。细菌性肺炎是最常见的肺炎，也是最常见的感染性疾病之一。

正常的呼吸道免疫防御机制（支气管内黏液－纤毛运载系统、肺泡巨噬细胞等细胞防御的完整性等）使气管隆凸以下的呼吸道保持无菌。是否发生肺炎决定于两个因素：病原体和宿主因素。如果病原体数量多，毒力强和（或）宿主呼吸道局部和全身免疫防御系统损害，即可发生肺炎。病原体可通过下列途径引起肺炎：①空气吸入；②血行播散；③邻近感染部位蔓延；④上呼吸道定植菌的误吸。病原体直接抵达下呼吸道后，滋生繁殖，引起肺泡毛细血管充血、水肿，肺泡内纤维蛋白渗出及细胞浸润。

（一）按病因分类

1.细菌性肺炎　如肺炎链球菌、金黄色葡萄球菌、肺炎克雷伯杆菌、流感嗜血杆菌、铜绿假单胞菌肺炎等。

2.非典型病原体所致肺炎　如军团菌、支原体和衣原体等。

3.病毒性肺炎　如冠状病毒、腺病毒、呼吸道合胞病毒、流感病毒、麻疹病毒、巨细胞病毒、单纯疱疹病毒等。

4.肺真菌病　如白色念珠菌、曲霉菌、隐球菌、肺孢子菌等。

5.其他病原体所致肺炎　如立克次体（如 Q 热立克次体）、弓形体（如鼠弓形体）、寄生虫（如肺包虫、肺吸虫、肺血吸虫）等。

6.理化因素所致的肺炎　如放射性损伤引起的放射性肺炎，胃酸吸入引起的化学性肺炎等。

（二）按患病环境分类

由于细菌学检查阳性率低，培养结果滞后，病因分类在临床上应用较为困难，目前多按肺炎的获得环境分成两类，有利于指导经验性治疗。

1. 社区获得性肺炎（community acquired pneumonia，CAP）　是指在医院外罹患的感染性肺实质炎症，包括具有明确潜伏期的病原体感染而在入院后平均潜伏期内发病的肺炎。CAP 常见病原体为肺炎链球菌、支原体、衣原体、流感嗜血杆菌和呼吸道病毒（甲型流感病毒、乙型流感病毒、腺病毒、呼吸合胞病毒和副流感病毒）等。

2. 医院获得性肺炎（hospital acquired pneumonia，HAP）　亦称医院内肺炎（nosocomial pneumonia），是指患者入院时不存在，也不处于潜伏期，而于入院 48 小时后在医院（包括老年护理院、康复院等）内发生的肺炎。常见病原体为肺炎链球菌、流感嗜血杆菌、铜绿假单胞菌、金黄色葡萄球菌、大肠埃希菌、肺炎克雷伯杆菌、鲍曼不动杆菌属等。

口腔相关知识链接：口腔卫生不好导致肺部炎症

由口腔疾病引起呼吸系统疾病的患者中，老年人居多。若患者口腔卫生差，或者长期存在牙源性病灶，如龋病、牙周病等，口腔内的微生物、细菌毒素、坏死产物会越积越多，附着在牙齿和藏在牙周袋内的细菌会跟随唾液一起在老年人发生咳、呛等动作时进入肺部，阻塞较细小的支气管并生长繁殖，导致肺部炎症。

二、肺炎链球菌肺炎

肺炎链球菌肺炎是由肺炎链球菌（streptococcus pneumoniae，SP）或称肺炎球菌（pneumococcal pneumoniae）所引起的肺炎，约占 CAP 的半数。通常急骤起病，以高热、寒战、咳嗽、血痰及胸痛为特征。X 线胸片呈肺段或肺叶急性炎性实变，近年来因抗菌药物的广泛使用，致使本病的起病方式、症状及 X 线改变均不典型。健康的青壮年男性、老年人、儿童、有慢性病者易患此病。

【临床表现】

（一）症状

发病前常有受凉、淋雨、疲劳、醉酒、病毒感染史，多有上呼吸道感染的前驱症状。起病多急骤，伴高热、寒战，全身肌肉酸痛、头痛，体温通常在数小时内升至 39 ～ 40℃，高峰在下午或傍晚，或呈稽留热，脉率快。可有患侧胸部疼痛，咳嗽或深呼吸时加剧。痰少，可带血或呈铁锈色。偶有腹痛、腹泻、恶心、呕吐等症状。

（二）体征

患者呈急性热病容，面颊绯红，鼻翼扇动，皮肤灼热、干燥，口角及鼻周有单纯疱疹；

病变广泛时可出现发绀。有败血症者，可出现皮肤、黏膜出血点，巩膜黄染。早期肺部体征无明显异常，仅有胸廓呼吸运动幅度减小，叩诊稍浊，听诊可有呼吸音减低及胸膜摩擦音。肺实变时叩诊浊音、触觉语颤增强并可闻及支气管呼吸音。消散期可闻及湿啰音。心率增快，有时心律不齐。

本病自然病程为 1 ~ 2 周。发病 5 ~ 10 天，体温可自行骤降或逐渐消退；使用有效的抗菌药物后可使体温在 1 ~ 3 天内恢复正常。患者的其他症状与体征亦随之逐渐消失。

【实验室和其他检查】

（一）实验室检查

血白细胞计数升高，中性粒细胞多在80%以上。痰直接涂片做革兰染色及荚膜染色镜检，如发现典型的革兰染色阳性、带荚膜的双球菌或链球菌，即可初步做出病原学诊断。

（二）X线检查

早期仅见肺纹理增粗，或受累的肺段、肺叶稍模糊。随着病情进展，肺泡内充满炎性渗出物，表现为大片炎症浸润阴影或实变影。在消散期，X线显示炎性浸润逐渐吸收，在起病 3 ~ 4 周后才完全消散。

【诊断】

根据典型症状与体征，结合胸部 X 线检查，可以做出初步诊断。年老体衰、继发于其他疾病或呈灶性肺炎改变者，临床表现常不典型，需认真加以鉴别。病原菌检测是确诊本病的主要依据。

【治疗】

（一）一般治疗

患者应卧床休息，注意补充足够蛋白质、热量及维生素。剧烈胸痛者，可酌用少量镇痛药，如可待因 15mg。不用阿司匹林或其他解热药，以免过度出汗、脱水及干扰真实热型，导致临床判断错误。鼓励饮水每日 1 ~ 2L。

（二）药物治疗

（1）一经诊断即应给予抗菌药物治疗，不必等待细菌培养结果。

（2）首选青霉素G，用药途径及剂量视病情轻重及有无并发症而定：对于成年轻症患者，可用 240 万 U/d，分 3 次肌内注射，或用普鲁卡因青霉素每 12 小时肌内注射 60 万 U。病情稍重者，宜用青霉素 G 240 万 ~ 480 万 U/d，分次静脉滴注，每 6 ~ 8 小时 1 次。

（3）对青霉素过敏者，或耐青霉素或多重耐药菌株感染者，可用喹诺酮类、头孢噻肟或头孢曲松等药物，多重耐药菌株感染者可用万古霉素、替考拉宁等。

三、军团菌肺炎

军团菌肺炎（legionella pneumonia）是由革兰染色阴性的嗜肺军团菌引起的一种以肺炎为主的全身性疾病。起病急、病情凶险、机会感染的病死率高。肺部病变可表现为化脓性支气管炎、大叶性肺炎伴小脓肿形成。

【流行病学】

本病一般为流行性，但也可散发。军团菌存在于水和土壤中，可经供水系统、空调或雾化吸入呼吸道感染。终年可发病，夏秋季多见，可散发或暴发流行。各年龄均可发生，但年老体弱、有慢性病者及免疫功能低下者易患本病。

【临床表现】

（一）症状

军团菌感染临床上有肺炎型和流感样型两种类型。后者称为庞蒂亚克热，症状比较轻，不出现肺部炎症，病程约1周，可自愈。军团菌肺炎潜伏期为2～10天，亚急性起病。前驱症状有全身不适、食欲不振、乏力、嗜睡、畏寒、发热等。1～2天后，症状加重，表现为寒战、持续高热、头痛、胸痛。大多数患者伴有咳嗽，初为干咳，后有脓痰或黏液痰，少数患者痰中带血或咳血痰。部分患者呼吸困难。有些患者在疾病初期有腹泻，表现为水样便或黏液便，一日3～4次，或有腹痛、呕吐，也有患者出现关节痛及肢体肌肉疼痛。重症患者可有焦虑、神志不清，甚至谵妄、昏迷等中枢神经系统症状。

（二）体征

呈急性病容，呼吸急促，发热，相对缓脉，胸部听诊有湿啰音，并有肺实变体征。在病变侵及胸膜时，可有胸膜摩擦音，少数有胸腔积液体征。

【实验室和其他检查】

（一）实验室检查

血白细胞升高，中性粒细胞核左移，红细胞沉降率增快。但严重者也有白细胞及血小板减少。约50%的患者尿蛋白阳性或尿中有红细胞。一部分患者血清钠和（或）血清钾下降。可有血清AST、ALT、ALP、LDH升高。胆红素增高，肝肾功能和血电解质异常对军团菌肺炎诊断有一定意义。军团菌肺炎的特异性实验室诊断方法包括军团菌培养、细菌及其抗原成分检测、血清特异性抗体检查等。气管分泌物、血痰或胸腔积液的军团菌培养阳性可作为确诊的依据。

（二）X 线检查

早期多为单侧弥漫片状浸润，后期发展成致密的大叶实变，也可累及多叶。免疫功能低下者可在阴影内出现空洞或肺脓肿，30% 患者有少量胸腔积液。肺部阴影吸收较一般肺炎慢，2 周开始吸收，1 ~ 2 个月消散。

【诊断】

由于临床表现错综复杂，确诊必须依靠特殊的检查，包括：①痰、支气管灌洗或肺组织的直接荧光素标记抗体染色检查；②用酶联免疫吸附剂法检测抗原；③从肺组织、胸腔积液及气管内或经气管穿刺吸出物中培养致病菌。

【治疗】

首选红霉素，轻症患者每日 2g，口服。中、重症患者，红霉素应主要经静脉滴注给药，可静脉给予 115 ~ 210g，口服给予 110g，每日总量为 210 ~ 310g。重症患者必要时可加用利福平，0.45 ~ 0.6g/d，但利福平不宜单独用。整个疗程一般不少于 3 周。其他治疗军团菌肺炎的药物还有多西环素、克拉霉素，以及复方磺胺甲噁唑（复方新诺明）、四环素等。近来认为氟喹诺酮类抗菌药物也有一定疗效。在进行有效的抗菌治疗的同时，宜加强支持治疗。

【预后】

统计表明，影响预后的主要因素是抗生素的选择和机体状态。体质好，并应用红霉素治疗者病死率低（约 5%），而免疫抑制者和未接受红霉素治疗者病死率很高，可达 80%。早期给予有效、足量抗生素治疗者预后较好。正确使用抗生素治疗者，肺功能可完全恢复正常。少数患者可遗留有肺纤维化改变。

四、传染性非典型肺炎

传染性非典型肺炎是由 SARS 冠状病毒（SARS–COV）引起的一种具有明显传染性、可累及多个器官系统的特殊肺炎，WHO 将其命名为严重急性呼吸综合征（severe acute respiratory syndrome, SARS）。其主要临床特征为急性起病、发热、干咳、呼吸困难，白细胞不高或降低、肺部浸润和抗菌药物治疗无效。SARS病毒通过短距离飞沫、气溶胶或接触污染的物品传播,人群普遍易感,呈家庭和医院聚集性发病,多见于青壮年,儿童感染率较低。

【临床表现】

（一）症状

潜伏期 2 ~ 10 天。起病急, 以发热为首发症状, 体温一般超过 38℃, 偶有畏寒。可伴有头痛、关节酸痛、肌肉酸痛、乏力、腹泻。患者多无上呼吸道其他症状。可有咳嗽, 多为干咳, 偶有血丝痰。可有胸闷, 严重者出现呼吸加速、气促, 甚至明显呼吸窘迫症状。

（二）体征

肺部体征不明显, 部分患者可闻及少许湿啰音, 或有肺实变体征。偶有局部叩诊浊音、呼吸音减低等少量胸腔积液的体征。

【实验室和其他检查】

（一）实验室检查

外周血白细胞计数一般不升高, 或降低, 常有淋巴细胞减少, 可有血小板降低。

（二）X 线检查

胸部 X 线检查早期可无异常, 一般 1 周内出现肺纹理粗乱的间质性改变、斑片状或片状渗出影, 典型的改变为毛玻璃影及肺实变影。可在 2 ~ 3 天内波及一侧肺野或两肺, 约半数波及双肺。病灶多在中下叶并呈外周分布。少数出现气胸和纵隔气肿。病变后期部分患者肺部有纤维化改变。

【诊断】

有与 SARS 患者接触或传染给他人的病史, 起病急、高热、有呼吸道和全身症状, 血白细胞正常或降低, 有胸部影像学变化, 排除其他表现类似的疾病, 可以做出 SARS 的临床诊断。但需要与其他感染性和非感染性肺部病变鉴别, 尤其注意与流行性感冒鉴别。

在临床诊断的基础上, 若分泌物 SARS-CoV RNA 检测阳性, 或血清 SARS-CoV 抗体阳转, 或抗体滴度增高 4 倍及以上, 则可做出确定诊断。

【治疗】

（一）一般治疗

卧床休息,居室保持空气流通,注意隔离消毒,预防交叉感染。给予足量维生素及蛋白质,多饮水，少量多次进软食。保持呼吸道通畅，及时清除上呼吸道分泌物等。

（二）对症治疗

（1）发热超过 38.5℃，或全身酸痛明显者，可使用解热镇痛药。高热者给予冰敷、酒精擦浴、降温毯等物理降温措施，儿童禁用水杨酸类解热镇痛药。

（2）咳嗽、咯痰者可给予镇咳、祛痰药。

（3）一般早期给予持续鼻导管吸氧（吸氧流量一般为 1 ~ 3L/min）。

（4）有心、肝、肾等器官功能损害者，应采取相应治疗。

（5）腹泻患者应注意补液及纠正水、电解质失衡。

（三）糖皮质激素的使用

（1）应用糖皮质激素的目的在于抑制异常的免疫病理反应，减轻全身炎症反应状态，从而改善机体的一般状况，减轻肺的渗出、损伤，防止或减轻后期的肺纤维化。应用指征如下：①有严重的中毒症状，持续高热不退，经对症治疗 3 天以上最高体温仍超过 39℃；②X 线胸片显示多发或大片阴影，进展迅速，48 小时之内病灶面积增大超过 50%且在正位胸片上占双肺总面积的 1/3 以上；③达到急性肺损伤或 ARDS 的诊断标准。具备以上指征之一即可应用。

（2）成人推荐剂量甲泼尼龙 80 ~ 320mg/d，静脉给药具体剂量可根据病情及个体差异进行调整。当临床表现改善或胸片显示肺内阴影有所吸收时，逐渐减量停用。一般每 3 ~ 5 天减量 1/3，通常静脉给药 1 ~ 2 周后可改为口服泼尼松或泼尼龙。疗程一般不超过 4 周，不宜使用过大剂量或疗程过长，应同时应用抗酸药和胃黏膜保护药，还应警惕继发感染，包括细菌或（和）真菌感染。

（四）抗病毒治疗

目前尚未发现针对 SARS-CoV 的特异性药物。临床回顾性分析资料显示，利巴韦林等常用抗病毒药对本病没有明显治疗效果。可试用蛋白酶抑制剂类药物，如洛匹那韦及利托那韦等。

（五）抗菌药物的使用

抗菌药物的应用目的，一是用于对疑似患者的试验治疗，以帮助鉴别诊断；二是用于治疗和控制继发的细菌、真菌感染。

【口腔执业医师资格考试高频考点及例题】

试题1：下列有关支原体肺炎的临床表现，哪项是错误的（　　　）

A.潜伏期为1～3周，起病缓慢   B.头痛显著

C.咳嗽不重，初为干咳，以后咳大量黏痰   D.退热后咳嗽可继续存在

E.累及胸膜时，可有胸膜摩擦音或胸腔积液体征

答案：C

解析：支原体肺炎发病一般缓慢，潜伏期较长，发病时可有头痛、咳嗽，少量咳痰，一般无大量咳黏痰的临床表现，咳嗽症状可持续到退热后，累及胸膜者可有胸膜摩擦音及胸腔积液体征。

试题2：随着抗生素广泛应用，引起细菌性肺炎的病原体最主要的变化是（　　　）

A.肺炎链球菌肺炎不断增加   B.革兰阴性杆菌肺炎不断增加

C.军团菌肺炎的发病率逐年下降   D.葡萄球菌肺炎很少发生

E.支原体肺炎很少发生

答案：B

解析：目前细菌性肺炎仍是最常见的肺炎，约占肺炎的80%。但随着抗生素的广泛应用，以及部分人群免疫防御功能的变化，引起肺炎的病原体有了较大变化，肺炎链链球菌的比例不断下降，革兰阴性杆菌感染所致肺炎的比例却不断增加，且新的病原体（如军团菌）肺炎的发生率亦逐年增加。

（许有华　孙　峰）

第七节　肺结核

学习目标

掌握：肺结核的病因和发病机制、临床表现、诊断和鉴别诊断。

熟悉：肺结核的定义、常用检查方法及治疗。

了解：肺结核与口腔疾病的关系及治疗。

肺结核是由结核分枝杆菌引起的一种慢性肺部感染性疾病。除毛发外几乎所有组织都可以感染结核分枝杆菌，如肠结核、骨结核、淋巴结核等。肺结核的感染率比其他器官高，占人体结核病的首位。

【病原学】

结核分枝杆菌抗酸染色呈红色，可抵抗盐酸乙醇的脱色作用，故称"抗酸杆菌"。结核分枝杆菌生长缓慢，人工培养需 2 ~ 4 周才能繁殖成可见的菌落。对外抵抗力强，在阴湿处能生存 5 个月以上。但在阳光下暴晒 2 小时、5% ~ 12% 甲酚皂（来苏儿）溶液接触 2 ~ 12 小时、70% 乙醇接触 2 分钟或煮沸 1 分钟即可被杀灭。直接焚毁带有病菌的痰纸是最简便的灭菌方法。

【流行病学】

（一）流行环节

1. 传染源　排菌的肺结核患者是主要传染源。

2. 传播途径　呼吸道感染是肺结核的主要感染途径，飞沫传播是最常见的传播方式。痰菌阳性的肺结核患者经咳嗽、打喷嚏等喷出带菌飞沫，被健康人吸入肺泡而致病。其次，大量毒力强的结核分枝杆菌进入消化道，在机体免疫力不足时也可发病。其他如经皮肤、泌尿生殖系统感染者少见。

3. 易感人群　人群普遍易感，但感染后仅有少数人发病。儿童、青少年、老年人、免疫力低下者、艾滋病患者、糖尿病患者等发病率较高。

（二）流行现状和控制目标

全球约有 20 亿人曾受到结核分枝杆菌的感染，患者有 2000 多万，年新发病例约 900 万人，其中 50% 以上为传染性肺结核，每年约有 300 万人死于结核病。95% 的结核病例集中在发展中国家，形势严峻。我国是世界上 22 个结核病高流行国家之一，据估算，全国现有活动性肺结核患者 500 多万，其中传染性肺结核患者达 200 余万，每年新发结核约 113 万，还有大量肺外结核患者存在。结核病年死亡人数达 25 万，结核病在我国仍然是一个危害人民健康的严重公共卫生问题。我国政府也十分重视这一现状，正通过运用现代控制技术，并实施治疗费用的减免政策，推进全国防治工作。

【病理】

结核的基本病理改变有渗出、增生和干酪样坏死三种。

（一）渗出型病变

表现为组织充血、水肿和白细胞浸润，通常出现于结核性炎症的早期或病灶恶化复发时，也见于浆膜结核，病情好转时可完全吸收消散。

（二）增生型病变

典型表现为结核结节，其中央为巨噬细胞衍生而来的朗格汉斯细胞，周围由上皮样细胞成层排列包绕，外围有大量淋巴细胞及浆细胞散在分布覆盖。其另一种表现形式为结核性肉芽肿，多见于空洞壁、窦道及其周围以及干酪坏死灶周围，由上皮样细胞和新生毛细血管构成。

（三）干酪样坏死

为病变恶化的表现。在渗出型病变和增生型病变的基础上，组织发生凝固性坏死，形状如奶酪，称干酪样坏死。若局部组织过敏反应剧烈，干酪样坏死组织发生液化经支气管排出，即形成空洞，其壁内含大量代谢活跃的细胞外结核分枝杆菌，成为支气管播散的来源。

由于机体反应性、免疫状态、局部组织抵抗力的不同，入侵菌量、毒力、类型和感染方式的差别，以及治疗措施的影响，上述三种基本病理改变多同时存在，也可以某一种改变为主，而且可以相互转化。

【临床表现】

（一）发病过程和临床类型

1. 原发型肺结核　指初次感染即发病的肺结核，又称初染结核。典型病变包括肺部原发病灶、引流淋巴管炎和肿大的肺门淋巴结，三者联合称为原发综合征。

2. 血行播散型肺结核　大多伴随于原发型肺结核，儿童较多见。在成人，初次感染后潜伏病灶中的结核分枝杆菌破溃进入血液，偶尔由于肺或其他脏器继发性活动性结核病灶侵蚀邻近淋巴血道而引起。血行播散型肺结核发生于免疫力极度低下者。

3. 继发型肺结核 由于初次感染后体内潜伏病灶中的结核分枝杆菌重新活动和释放而发病，极少数可以为外源性再感染。本型是成人肺结核的最常见类型。

（二）症状和体征

1. 全身症状 发热为肺结核最常见的症状，多数为长期午后潮热，即午后或傍晚体温开始升高，次晨降至正常。部分患者可伴有倦怠、乏力、夜间盗汗等。

2. 呼吸系统症状

（1）咳嗽、咳痰。咳嗽轻微，干咳或仅有少量黏液痰。有空洞形成时痰量增加，若伴有继发感染，痰可呈脓性。

（2）咯血。约 1/3 的患者有咯血，多数患者为少量咯血，少数为大咯血。

（3）胸痛。随呼吸和咳嗽加重、而患侧卧位症状减轻，常是胸膜受累的缘故。

（4）呼吸困难。多见于干酪样肺炎和大量胸腔积液患者。

3. 体征 取决于病变性质、部位、范围或程度。当有较大范围的纤维条索形成时，叩诊浊音，听诊可闻及支气管呼吸音和细湿啰音。

【实验室和其他检查】

（一）病原学检查

1. 痰涂片显微镜检查 痰涂片查找抗酸杆菌具有快速、简便等优点。厚涂片可提高检测阳性率。

2. 培养法 结核分枝杆菌培养法的灵敏度高、特异性强。培养后可进行药物敏感试验。

（二）影像学检查

后前位普通 X 线胸片是诊断肺结核十分有用的辅助方法。它有助于了解病变部位、范围、性质及其演变，典型 X 线改变有诊断价值。原发型肺结核典型特征为原发病灶、引流淋巴管炎和肿大的肺门淋巴结组成的哑铃状病灶。急性血行播散型肺结核在 X 线胸片上呈现分布均匀、大小、密度相近的粟粒状阴影。

（三）结核菌素试验

结核菌素是结核菌的代谢产物，主要成分为结核蛋白。目前国内均采用国产结核菌素纯蛋白衍生物（PPD）。我国推广的试验方法是国际通用的皮内注射法。将 PPD 5U（0.1ml）注入左前臂内侧上中 1/3 交界处皮内，使局部形成皮丘。48 ~ 96 小时（一般为 72 小时）观察局部硬结大小，判断标准为：硬结直径 < 5mm 为阴性反应，5 ~ 9mm 为一般阳性反应，10 ~ 19mm 为中度阳性反应，≥ 20mm 或不足 20mm 但有水疱或坏死为强阳性反应。

（四）纤维支气管镜检查

经纤维支气管镜对支气管或肺内病灶做病理学检查有利于提高肺结核的诊断敏感性，尤其适用于痰涂阴性等诊断困难患者。

【诊断和鉴别诊断】

（一）诊断

病史及临床表现是诊断本病的基础，痰涂片和（或）培养阳性，即可确诊肺结核。若痰涂片和（或）培养阴性，则诊断比较困难。符合以下 4 项中至少 3 项临床诊断成立：①典型肺结核临床表现和肺部 X 线表现；②临床可排除其他非结核性肺部疾患；③ PPD 试验阳性；④诊断性抗结核治疗有效。

（二）鉴别诊断

1. 肺炎　主要与继发型肺结核鉴别。各种肺炎因病原体不同而临床特点各异，但大都起病急，伴有发热，咳嗽、咳痰明显。X 线胸片表现为密度较淡且较均匀的片状或斑片状阴影，抗菌治疗后体温迅速下降，1～2 周阴影有明显吸收。

2. 慢性阻塞性肺疾病　多表现为慢性咳嗽、咳痰，少有咯血。冬季多发，急性加重期可以有发热。肺功能检查为阻塞性通气功能障碍。胸部影像学检查有助于鉴别诊断。

3. 支气管扩张　慢性反复咳嗽、咳痰，多有大量脓痰，常反复咯血。轻者 X 线胸片无异常或仅见肺纹理增粗，典型者可见卷发样改变，CT 特别是高分辨 CT 发现支气管腔扩大可以确诊。

4. 肺癌　肺癌多有长期吸烟史，表现为刺激性咳嗽、痰中带血、胸痛和消瘦等症状。胸部 X 线表现肺癌肿块常呈分叶状，有毛刺、切迹。癌组织坏死液化后，可以形成偏心厚壁空洞。多次痰脱落细胞和结核分枝杆菌检查和病灶活体组织检查（简称活检）是鉴别的重要方法。

5. 肺脓肿　肺脓肿起病较急，多有高热，咳大量脓臭痰，空洞多见于肺下叶，脓肿周围的炎症浸润较严重，X 线胸片表现为带有液平面的空洞伴周围浓密的炎性阴影。血白细胞和中性粒细胞增高。

6. 其他疾病　肺结核常有不同类型的发热，需与伤寒、败血症、白血病等发热性疾病鉴别。伤寒有高热、白细胞计数减少及肝脾大等临床表现，易与急性血行播散型肺结核混淆。但伤寒常呈稽留热，有相对缓脉，皮肤玫瑰疹，血、尿、便的培养检查和肥达试验可以确诊。败血症起病急，寒战及弛张热型，白细胞及中性粒细胞增多，常有近期感染史，血培养可发现致病菌。急性血行播散型肺结核有发热、肝脾大，偶见类白血病反应或单核细胞异常增多，需与白血病鉴别。后者多有明显出血倾向，骨髓涂片及动态 X 线胸片随访有助于诊断。

【治疗和预防要点】

（一）结核病的化学治疗

化学治疗对控制结核病起决定性作用。合理的化学治疗可杀灭病灶内细菌，促进病变愈合。

1. 化学治疗的原则　对活动性肺结核坚持早期、规律、适量、联合和全程使用敏感药物的原则。临床上有结核中毒症状、痰菌阳性、X 线胸片示病灶有炎性浸润等，均属活动性肺结核，是化学治疗的适应证。

2. 化学治疗方法

（1）标准化学治疗与短程化学治疗。过去常规使用异烟肼、链霉素和对氨基水杨酸钠，疗程 12 ~ 18 个月，称为标准化学治疗。但因标准化学治疗方案疗程太长，患者常不能坚持全程而影响疗效。现在，联用异烟肼、利福平等两种以上杀菌剂，疗程缩短至 6 ~ 9 个月（短程化学治疗），其疗效与标准化学治疗相同。

（2）每日用药和间歇用药。有规律地每周用药 3 次，能达到与每天用药相同的效果。在开始化学治疗的 1 ~ 3 个月内，每天用药（强化阶段），以后每周 3 次间歇用药（巩固阶段）。

3. 常用抗结核病药物

（1）异烟肼。异烟肼对巨噬细胞内外的结核分枝杆菌均具有杀菌作用。口服后迅速吸收，可通过血 – 脑屏障。常规剂量很少发生不良反应，偶可发生药物性肝炎，肝功能异常者慎用。如发生周围神经炎可服用维生素 B_6（吡哆醇）。

（2）利福平。对巨噬细胞内外的结核分枝杆菌均有快速杀菌作用，常与异烟肼联合使用。其主要在肝脏代谢，主要经胆汁排泄。一般不良反应轻微，可有消化道不适、短暂性肝功能损害等。

（3）吡嗪酰胺。能杀灭吞噬细胞内、酸性环境中的结核分枝杆菌。胃肠道吸收好，全身各部位均可到达，经肾脏排泄。不良反应有高尿酸血症、关节痛、胃肠道反应和肝损害。

（4）乙胺丁醇。通过抑制结核分枝杆菌 RNA 合成而发挥作用，与其他抗结核药物无交叉耐药性，对细胞外生长旺盛的结核分枝杆菌有杀灭作用，对细胞内的结核分枝杆菌作用较小。常见不良反应有球后视神经炎、过敏反应、药物性皮疹、皮肤黏膜损伤等。

（5）链霉素。通过抑制蛋白质合成来杀灭结核分枝杆菌。链霉素对巨噬细胞外碱性环境中的结核分枝杆菌有杀菌作用。主要不良反应为脑神经损害，表现为耳聋、耳鸣、眩晕、共济失调等。

（二）对症治疗

1. 毒性症状的治疗　结核病的毒性症状在有效抗结核治疗 1 ~ 2 周内多可消退,不需特殊处理。对于干酪性肺炎、急性粟粒型肺结核、结核性脑膜炎伴高热等严重结核毒性症状,以及胸膜炎伴大量胸腔积液的患者,可在使用有效抗结核药物的同时,加用糖皮质激素(常用泼尼松,一日 15 ~ 20mg,分 3 ~ 4 次口服),以减轻炎症和过敏反应。

2. 咯血的治疗　大咯血是肺结核患者的严重威胁。可选用垂体后叶素进行治疗,药物治疗无效患者应采用手术治疗以降低病死率。

（三）预防

为了控制结核病的流行,必须从控制传染源、切断传染途径和增强免疫力、降低易感性等几个方面着手,切实做好以下几点。

（1）早期发现和诊断结核病患者,及时规律用药,提高治愈率及消除传染源。

（2）卡介苗接种可增强人体免疫力,减轻感染后的发病,有效降低婴儿及儿童结核发病率及死亡率。

【口腔执业医师资格考试高频考点及例题】

试题 1：浸润型肺结核和慢性纤维空洞型肺结核分型的最主要鉴别依据是（　　　　）

A. 红细胞沉降率　　　　B.X 线胸片表现　　　　C. 肺实变征

D. 痰菌情况　　　　E. 结核中毒症状

答案：B

解析：浸润型肺结核和慢性纤维空洞型肺结核均属于继发型肺结核,都可出现低热、盗汗、乏力等结核中毒症状,有肺实变征和红细胞沉降率加快,痰找结核分枝杆菌可分为阴性或阳性,因此以上均不能鉴别浸润型肺结核和慢性纤维空洞型肺结核。两者的区别主要表现在 X 线胸片上,浸润型肺结核病灶多在锁骨上下,X 线胸片显示为片状或絮状阴影,边缘模糊；慢性纤维空洞型肺结核 X 线胸片显示一个或多个厚壁空洞,多伴有支气管播散灶和明显的胸膜肥厚。

试题 2：肺结核空洞和肺脓肿空洞最可靠的鉴别诊断方法是（　　　　）

A. 痰的形状　　　　B. 肺部体征　　　　C. 胸部 X 线检查

D. 痰细菌学检查　　　　E. 外周血细胞检查

答案：D

解析：肺结核和肺脓肿均可引起发热、咳嗽、咳痰等症状,肺脓肿可有咳黏液痰或脓性

痰，肺结核多咳黏液痰。两种病变在体征上均可表现为炎症部位叩诊浊音或实音，局部呼吸音减低和湿啰音。X线胸片上均可表现为空洞形成和纤维组织增生。肺结核外周血白细胞一般正常，急性肺脓肿外周血白细胞升高，慢性肺脓肿正常或升高。因此，以上均不能作为鉴别肺结核和肺脓肿的诊断依据。如痰中找到结核分枝杆菌则可确诊肺结核，而痰培养发现需氧和厌氧菌对肺脓肿也有诊断意义。答案D提示痰细菌学检查可作为鉴别肺结核和肺脓肿的诊断依据。

【直通岗位】

病例讨论：男性，20岁，咳嗽胸闷2周余。2周前诱因不明开始出现咳嗽，阵发性发作，干咳少痰，夜间及活动后明显，胸闷气短，体力下降，伴右胸隐痛，咳嗽及深呼吸时明显，午后发热，未测体温，不伴畏寒寒战，夜间汗多。自服感冒药等药物后病情无明显好转，来院就诊。查体：右侧胸腔积液，无咯血及关节肿痛，体重无明显下降。预防接种按计划进行，既往身体健康，否认病毒性肝炎、肺结核及流行性出血热等传染病史及传染病接触史，无先天性心脏病及慢性肾炎病史，无外伤、手术史及药物过敏史，无输血史。请结合患者情况，综合制定诊疗方案。

（张 元 孙 峰）

第三章　循环系统疾病

第一节　冠状动脉粥样硬化性心脏病

> **学习目标**
> 掌握：心绞痛、急性心肌梗死的发病机制、临床表现、心电图表现、诊断和鉴别诊断及治疗措施。
> 熟悉：心绞痛、急性心肌梗死的心电图和血清心肌损伤标志物。
> 了解：心绞痛、急性心肌梗死的并发症及治疗措施。

一、概述

冠状动脉粥样硬化性心脏病（coronary atherosclerotic heart disease）简称冠心病，是指冠状动脉发生粥样硬化引起管腔狭窄或闭塞，导致心肌缺血缺氧或坏死而引起的心脏病，又称缺血性心脏病（ischemic heart disease）。冠心病最常见的原因是动脉粥样硬化，占90%左右。1979年，世界卫生组织曾将冠心病分为五型：①隐匿型或无症状型冠心病；②心绞痛；③心肌梗死；④缺血性心肌病；⑤猝死。

二、稳定性心绞痛

稳定型心绞痛（stable angina pectoris）亦称劳力性心绞痛，是在冠状动脉固定性严重狭窄的基础上，由于心肌负荷的增加引起心肌急剧的、暂时的缺血与缺氧的临床综合征。其特点为阵发性的前胸压榨性疼痛或憋闷感觉，主要位于胸骨后部，可放射至心前区和左上肢尺侧，常发生于劳力负荷增加时，持续数分钟，休息或用硝酸酯制剂后消失。疼痛发作的程度、频度、性质及诱发因素在数周至数月内无明显变化。

本症患者男性多于女性，多数患者年龄在40岁以上，劳累、情绪激动、饱食、受寒、急性循环衰竭等为常见的诱因。

【发病机制】

（一）心肌需氧量增加

心绞痛是心肌缺血的后果，是心肌需氧和供氧之间的不平衡造成的。当冠状动脉管腔存在显著的固定性狭窄（＞50%～75%），安静时尚能代偿，而运动、心动过速、情绪激动时心肌需氧量增加，可导致短暂的心肌供氧和需氧间的不平衡，称为"需氧增加性心肌缺血"，这是引起大多数慢性稳定型心绞痛发作的机制。

（二）暂时性氧供减少

稳定型心绞痛患者的症状发作也可由于冠状动脉收缩引起暂时性心肌缺血造成，称为"供氧不足性心绞痛"。冠状动脉床有良好的神经支配，多种刺激可改变冠状动脉张力。典型的稳定型心绞痛患者的固定性狭窄程度已足够导致冠状动脉血流量不足，不能满足运动增加的需氧量。在此基础上，仅仅是较小的冠状动脉动态收缩就足以造成冠状动脉流量储备功能的进一步不足，使冠状动脉血流量降到关键性水平以下，引起心肌缺血。

【临床表现】

（一）症状

心绞痛以发作性胸痛为主要临床表现，疼痛的特点如下。

1. 部位　主要在胸骨体之后可波及心前区，有手掌大小范围，甚至横贯前胸，界限不很清楚。常放射至左肩、左臂内侧达无名指和小指，或至颈、咽或下颌部。

2. 性质　胸痛常为压迫、发闷或紧缩性，也可有烧灼感，但不像针刺或刀扎样锐痛，偶伴濒死的恐惧感觉。发作时，患者往往被迫停止正在进行的活动，直至症状缓解。

3. 诱因　发作常由体力劳动或情绪激动（如愤怒、焦急、过度兴奋等）所诱发，饱食、寒冷、吸烟、心动过速、休克等亦可诱发。疼痛多发生于劳力或激动时，而不是在劳累之后。

4. 持续时间　疼痛出现后常逐步加重，达到一定程度后持续一段时间，然后逐渐消失。一般持续数分钟至十余分钟，多为3～5分钟，很少超过半小时。

5. 缓解方式　一般在停止原来诱发症状的活动后即可缓解；舌下含用硝酸甘油也能在几分钟内使之缓解。

（二）体征

平时一般无异常体征。心绞痛发作时常见心率增快、血压升高、表情焦虑、皮肤冷或出汗，有时出现第四或第三心音奔马律。可有暂时性心尖部收缩期杂音，是乳头肌缺血以致功能失调引起二尖瓣关闭不全所致。

【实验室和其他检查】

（一）实验室检查

血糖、血脂检查可了解冠心病的危险因素；胸痛明显者须查血清肌钙蛋白 I 或 T、肌酸激酶（CK）及同工酶（CK-MB）。

（二）心电图检查

是发现心肌缺血、诊断心绞痛最常用的检查方法。

1.静息时心电图 约半数患者在正常范围，也可能有陈旧性心肌梗死的改变或非特异性 ST 段和 T 波异常，有时出现房室或束支传导阻滞或室性、房性期前收缩等心律失常。

2.心绞痛发作时心电图 绝大多数患者可出现暂时性心肌缺血引起的 ST 段移位。因心内膜下心肌更容易缺血，故常见反映心内膜下心肌缺血的 ST 段压低（≥ 0.1mV），发作缓解后恢复。有时出现 T 波倒置。在平时有 T 波持续倒置的患者，发作时可变为直立（"假性正常化"）。T 波改变虽然对反映心肌缺血的特异性不如 ST 段压低，但如与平时心电图比较有明显差别，也有助于诊断。

3.心电图负荷试验 最常用的是运动负荷试验，运动可增加心脏负荷以激发心肌缺血。运动方式主要为分级活动平板或踏车，其运动强度可逐步分期升级，以前者较为常用，让受检查者迎着转动的平板就地踏步。运动中出现典型心绞痛，心电图改变主要以 ST 段水平型或下斜型压低 ≥ 0.1mV（J 点后 60 ~ 80 毫秒）持续 2 分钟为运动试验阳性标准。运动中出现心绞痛、步态不稳，出现室性心动过速（接连 3 个以上室性期前收缩）或血压下降时，应立即停止运动。心肌梗死急性期、不稳定型心绞痛、明显心力衰竭、严重心律失常或急性疾病者禁做运动试验。

4.心电图连续动态监测 常用方法是让患者在正常活动状态下，携带慢速转动的记录装置，以双极胸导联（现已可同步十二导联）连续记录并自动分析 24 小时的心电图（又称 Holter 心电监测），然后在荧光屏上快速回放并可进行人机对话选段记录，最后打印出综合报告。可从中发现心电图 ST-T 改变和各种心律失常，出现时间可与患者的活动和症状相对照。胸痛发作时相应时间的缺血性 ST-T 改变有助于确定心绞痛的诊断。

（三）冠状动脉造影

目前冠状动脉造影仍是诊断冠心病的一种常用而且有效的方法。选择性冠状动脉造影就是利用特制定型的心导管经股动脉、桡动脉或肱动脉送到主动脉根部，分别插入左或右冠状动脉口，注入少量造影剂，使冠状动脉显影。可发现狭窄性病变的部位并估计其程度。

（四）其他检查

二维超声心动图可探测到缺血区或坏死区心室壁的运动异常。心肌超声造影可了解心肌血流灌注。多层螺旋 CT 冠状动脉成像（CTA）进行冠状动脉二维或三维重建，用于判断冠脉管腔狭窄程度和管壁钙化情况。

【诊断和鉴别诊断】

根据典型心绞痛的发作特点和体征，含用硝酸甘油后缓解，结合年龄和存在冠心病危险因素，除外其他原因所致的心绞痛，一般即可建立诊断。心绞痛发作时心电图检查可见以 R 波为主的导联中，ST 段压低，T 波平坦或倒置，发作过后数分钟内逐渐恢复。心电图无改变的患者可考虑做心电图负荷试验。心绞痛发作不典型者，诊断要依靠观察硝酸甘油的疗效和发作时心电图的改变，或做 24 小时动态心电图连续监测。必要时可考虑行选择性冠状动脉造影。

鉴别诊断要考虑下列各种情况。

（一）急性心肌梗死

疼痛部位与心绞痛相仿，但性质更剧烈，持续时间多超过 30 分钟，可长达数小时，可伴有心律失常、心力衰竭或（和）休克，含用硝酸甘油多不能使之缓解。心电图中面向梗死部位的导联 ST 段抬高，或同时有异常 Q 波（非 ST 段抬高型心肌梗死则多表现为 ST 段下移及或 T 波改变）。实验室检查示白细胞计数增高、红细胞沉降率增快，心肌坏死标记物（肌红蛋白、肌钙蛋白 I 或 T、CK-MB 等）增高。

（二）其他疾病引起的心绞痛

包括严重的主动脉瓣狭窄或关闭不全、风湿性冠状动脉炎、梅毒性主动脉炎引起冠状动脉口狭窄或闭塞、肥厚型心肌病、X 综合征等病均可引起心绞痛，要根据其他临床表现来进行鉴别。其中 X 综合征多见于女性，心电图负荷试验常阳性，但冠状动脉造影无狭窄且无冠状动脉痉挛，预后良好，被认为是冠状动脉系统毛细血管舒张功能不良所致。

（三）肋间神经痛和肋软骨炎

前者疼痛常累及 1～2 个肋间，但并不一定局限在胸前，为刺痛或灼痛，多为持续性而非发作性，咳嗽、用力呼吸和身体转动可使疼痛加剧，沿神经行径处有压痛，手臂上举活动时局部有牵拉疼痛；后者则在肋软骨处有压痛。故与心绞痛不同。

【治疗】

治疗原则是改善冠状动脉的血供和降低心肌的耗氧以改善患者症状，同时治疗动脉粥样硬化，预防心肌梗死和死亡，延长生存期。

（一）发作时的治疗

1. 休息　发作时立刻休息，一般患者在停止活动后症状即可消失。

2. 药物治疗　较重的发作，可使用作用较快的硝酸酯制剂。这类药物除扩张冠状动脉、降低阻力、增加冠状循环的血流量外，还通过对周围血管的扩张作用，减少静脉回流心脏的血量，降低心室容量、心腔内压、心排向量和血压，减低心脏前后负荷和心肌的需氧，从而缓解心绞痛。

（1）硝酸甘油。可用 0.3 ～ 0.6mg，置于舌下含化，1 ～ 2 分钟即开始起作用，约半小时后作用消失。长时间反复应用可由于产生耐受性而效力减低，停用 10 小时以上，即可恢复有效。与各种硝酸酯一样副作用有头晕、头胀痛、头部跳动感、面红、心悸等，偶有血压下降。因此第一次用药时，患者宜平卧片刻。

（2）硝酸异山梨酯。可用 5 ～ 10mg，舌下含化，2 ～ 5 分钟见效，作用维持 2 ～ 3 小时。还有供喷雾吸入用的制剂。

在应用上述药物的同时，可考虑用镇静药。

（二）缓解期的治疗

1. 生活方式的调整　宜尽量避免各种确知足以诱致发作的因素。调节饮食，特别是一次进食不应过饱；禁绝烟酒；调整日常生活与工作量；减轻精神负担；保持适当的体力活动，但以不致发生疼痛症状为度；一般不需卧床休息。

2. 药物治疗　可单独、交替或联合应用下列作用持久的药物。

（1）长期服用阿司匹林 75 ～ 100mg/d 和给予有效的降血脂治疗可促使粥样斑块稳定，减少血栓形成，降低不稳定型心绞痛和心肌梗死的发生率。

（2）β 受体阻滞剂。能抑制心脏 β 肾上腺素能受体，减慢心率、降低血压、减弱心肌收缩力，从而降低心肌耗氧量以减少心绞痛的发作。目前临床常用的 β 受体阻滞剂包括：美托洛尔，25 ～ 100mg，一日 2 次口服；阿替洛尔，12.5 ～ 25mg，一日 1 次口服；比索洛尔，2.5 ～ 5mg，一日 1 次口服；也可用纳多洛尔，40 ～ 80mg，一日 1 次口服。

注意事项：① β 受体阻滞剂与硝酸酯类合用有协同作用，因而用量应减少以免引起直立性低血压等不良反应；②停用 β 受体阻滞剂时应逐步减量，如突然停用有诱发心肌梗死的可能；③低血压、支气管哮喘以及心动过缓、二度或二度以上房室阻滞者不宜应用。

（3）硝酸酯类药。

1）硝酸异山梨酯。硝酸异山梨酯片剂或胶囊，一日 3 次口服，每次 5 ～ 20mg，服后半小时起效，持续 3 ～ 5 小时；缓释片可用 20mg，一日 2 次口服，药效可维持 12 小时。

2）长效硝酸甘油制剂。服用硝酸甘油长效片剂后半小时起效，药效可维持 8 ~ 12 小时，每 8 小时服 1 次，一次 2.5mg。2% 硝酸甘油油膏或橡皮膏贴片（含 5 ~ 10mg）涂或贴在胸前或上臂皮肤而缓慢吸收，适于预防夜间心绞痛发作。

（4）钙通道阻滞剂。本类药物抑制钙离子进入细胞内，也抑制心肌细胞兴奋 – 收缩偶联中钙离子的利用。因而抑制心肌收缩，减少心肌氧耗；扩张冠状动脉，解除冠状动脉痉挛，改善心内膜下心肌的供血；扩张周围血管，降低动脉压，减轻心脏负荷；还降低血黏度，抗血小板聚集，改善心肌的微循环。更适用于同时有高血压的患者。常用制剂如下。①维拉帕米，40 ~ 80mg，一日 3 次或缓释片 240mg/d，副作用有头晕、恶心、呕吐、便秘、心动过缓、PR 间期延长、血压下降等。②硝苯地平，其缓释片 20 ~ 40mg，一日 2 次，副作用有头痛、头晕、乏力、血压下降、心率增快、水肿等；控释片（拜新同）30mg，一日 1 次，副作用较少。③尼索地平 10 ~ 40mg，一日 1 次。④氨氯地平 5 ~ 10mg，一日 1 次等。

（5）中医中药治疗。目前以活血化瘀、芳香温通和祛痰通络法最为常用。此外，针刺或穴位按摩治疗也可能有一定疗效。

3. 介入治疗　目前所有的介入治疗方法主要是通过以下两种机制来达到疏通病变血管的目的：①管腔重塑（使病变移位、伸展或粘贴等）；②去除斑块（即斑块消蚀，将病变切除、磨碎或气化等）。

经皮球囊冠状动脉成形术（PTCA）就是通过将病变撕裂、碎裂或断裂来扩张血管，达到疏通病变血管的目的。斑块撕裂被认为是 PTCA 有效的标志。

冠状动脉支架植入术是通过支撑被扩张的血管、使撕裂片贴紧管壁、封闭夹层、防止血管弹性回缩及负性重塑等机制来更有效地疏通血管，减少并发症的发生。

4. 外科手术治疗　主要是在体外循环下施行冠状动脉旁路移植术（CABG）。CABG 通过取患者自身的大隐静脉作为旁路移植材料，一端吻合在主动脉，另一端吻合在有病变的冠状动脉段的远端；或游离内乳动脉与病变冠状动脉远端吻合，引主动脉的血流以改善病变冠状动脉所供血心肌的血流供应。

本手术主要适用于：①左冠状动脉主干病变狭窄＞ 50%；②左前降支和回旋支近端狭窄≥ 70%；③冠状动脉 3 支病变伴左心室射血分数＜ 50%；④稳定型心绞痛对内科药物治疗反应不佳，影响工作和生活；⑤有严重室性心律失常伴左主干或 3 支病变；⑥介入治疗失败仍有心绞痛或血流动力异常。

5. 运动锻炼疗法　谨慎安排进度适宜的运动锻炼有助于促进侧支循环的形成，提高体力活动的耐受量而改善症状。

三、不稳定型心绞痛

不稳定型心绞痛（unstable angina pectoris，UA）是一种冠心病的急性心脏事件，是急性冠状动脉综合征的重要组成部分，是介于慢性稳定型心绞痛和急性心肌梗死之间的中间临床综合征。

【发病机制】

与稳定型心绞痛的差别主要在于冠状动脉内不稳定的粥样斑块继发病理改变，使局部心肌血流量明显下降，如斑块内出血、斑块纤维帽出现裂隙、表面有血小板聚集及（或）刺激冠状动脉痉挛，导致缺血加重。虽然也可因劳力负荷诱发，但劳力负荷中止后胸痛并不能缓解。

【临床表现】

胸痛的部位、性质与稳定型心绞痛相似，但具有以下特点之一。

（1）原为稳定型心绞痛，在 1 个月内疼痛发作的频率增加、程度加重、时限延长、诱发因素变化，硝酸类药物缓解作用减弱。

（2）1 个月之内新发生的心绞痛，并由较轻的负荷诱发。

（3）休息状态下即出现心绞痛或较轻微活动即可诱发，发作时表现有 ST 段抬高的变异型心绞痛也属此列。

此外，由于贫血、感染、甲状腺功能亢进、心律失常等原因诱发的心绞痛称为继发性不稳定型心绞痛。

【治疗】

不稳定型心绞痛病情发展常难以预料,疼痛发作频繁或持续不缓解的患者应立即住院。

（一）一般治疗

卧床休息 1～3 天，床边 24 小时心电监测。有呼吸困难、发绀者应给予吸氧，维持 SaO_2 达到 90% 以上，烦躁不安、剧烈疼痛者可给予吗啡 5～10mg，皮下注射。如有必要应重复检测血清心肌坏死标记物。如患者未使用他汀类药物，无论血脂是否增高均应及早使用他汀类药物。

（二）缓解疼痛

不稳定型心绞痛单次含化或喷雾吸入硝酸酯类药物往往不能缓解症状，一般建议每隔

5 分钟 1 次，共用 3 次。若仍无效，再用硝酸甘油或硝酸异山梨酯持续静脉滴注或微泵输注，以 $10\mu g/min$ 开始，每 3 ~ 5 分钟增加 $10\mu g/min$，直至症状缓解或出现明显副作用，如头痛、低血压等。

硝酸酯类药物静脉滴注疗效不佳，而无低血压等禁忌证者，应及早开始口服 β 受体阻滞剂，剂量应个体化。少数情况下，如伴血压明显升高、心率增快者可静脉滴注艾司洛尔 $250\mu g/$（$kg \cdot min$），停药后 20 分钟内作用消失。

（三）抗凝治疗

阿司匹林、氯吡格雷和肝素（包括低分子量肝素）是治疗不稳定型心绞痛常用的抗凝药物，其目的在于防止血栓形成，阻止病情向心肌梗死方向发展。溶栓药物有促发心肌梗死的危险，不推荐应用。

（四）其他

对于病情极严重者，保守治疗效果不佳，心绞痛发作时 ST 段压低超过 1mm，持续时间超过 20 分钟，或血肌钙蛋白升高者，在有条件的医院可行急诊冠状动脉造影，考虑经皮冠状动脉介入术（PCI）治疗。

不稳型心绞痛经治疗病情稳定，出院后应继续强调抗凝和调脂治疗，特别是他汀类药物的应用，以促使斑块稳定。缓解期的进一步检查及长期治疗方案与稳定型心绞痛相同。

四、急性心肌梗死

急性心肌梗死（acute myocardial infarction，急性心肌梗死）是指急性心肌缺血性坏死，大多是在冠状动脉病变的基础上，发生冠状动脉血供急剧减少或中断，引起心肌严重而持久的急性缺血所致。

【发病机制】

在冠状动脉粥样硬化病变的基础上并发粥样斑块破裂出血、血管内血栓形成、动脉内膜下出血或动脉持续性痉挛，使管腔发生持久而完全的闭塞，就会导致急性心肌梗死。

（一）冠状动脉内血栓形成与心肌梗死

绝大多数的急性心肌梗死是在冠状动脉狭窄性粥样硬化病变的基础上并发管腔急性闭塞所致，而这种闭塞的主要原因是动脉血栓形成。

（二）冠状动脉痉挛与心肌梗死

冠状动脉痉挛也可因挤压粥样斑块使之破裂或内膜下出血，诱发血小板聚集及释放血栓素 A_2 和 5- 羟色胺。血小板聚集和血管痉挛可导致血栓形成，造成急性心肌梗死。

（三）粥样斑块内出血及溃疡与心肌梗死

斑块破裂后血栓形成有两种方式：一种为斑块表面糜烂，破裂处发生血栓即附着于斑块表面而阻塞血管，导致心肌缺血坏死；而另一种血栓形成是在斑块深部破裂出血形成血栓，斑块逐渐扩大而阻塞血管，引起急性心肌梗死。

（四）交感神经兴奋与心肌梗死

应激、过度劳累、精神紧张等可刺激交感神经兴奋，释放儿茶酚胺，诱发心肌梗死。

【临床表现】

（一）先兆

50% ~ 81.2% 患者在发病前数日有乏力，胸部不适，活动时心悸、气急、烦躁、心绞痛等前驱症状，其中以新发生心绞痛和原有心绞痛加重最为突出，心绞痛发作较以前频繁，硝酸甘油疗效差，应警惕心梗的可能。

（二）症状

1.疼痛　疼痛最先出现，部位和性质与心绞痛相同，但程度重，持续时间长，可达数小时或更长，休息或硝酸甘油不能缓解。患者常烦躁不安、出汗、恐惧，可伴濒死感。

2.全身症状　有发热、心动过速、白细胞增高和红细胞沉降率增快等全身症状。发热多在疼痛发生后24 ~ 48 小时出现，体温多在38℃左右，持续约1周。

3.胃肠道症状　疼痛剧烈时常伴有恶心、呕吐和上腹胀痛等胃肠道，肠胀气亦不少见，重症者有呃逆。

4.心律失常　多发生在起病1 ~ 2天，而以24 小时内最多见。以室性心律失常最多，尤其是室性期前收缩。心室颤动是心肌梗死早期，特别是入院前的主要死亡原因。

（三）体征

1.心脏体征　心脏浊音界可正常或轻至中度增大。心率多增快，少数也可减慢。心尖区第一心音减弱，可出现第四心音奔马律，少数有第三心音奔马律。

2.血压　几乎所有患者都有血压降低。起病前有高血压者，血压可降至正常。

3.其他　可有与心律失常、休克或心力衰竭相关的其他体征。

【实验室和其他检查】

（一）实验室检查

1.血清心肌坏死标记物

（1）肌酸激酶同工酶（CK-MB）。4 小时内升高，16 ~ 24 小时达峰，3 ~ 4 天恢复正常。

（2）肌钙蛋白 I 或 T。3 ~ 4 小时后升高，肌钙蛋白 I 于 11 ~ 24 小时达高峰，7 ~ 10 天降至正常，肌钙蛋白 T 于 24 ~ 48 小时达峰，10 ~ 14 天降至正常。

2. 血常规　起病 24 ~ 48 小时后白细胞可增至（10 ~ 20）× 10^9/L，中性粒细胞增多，嗜酸性粒细胞减少或消失；红细胞沉降率增快，C 反应蛋白增高，均可持续 1 ~ 3 周。

（二）心电图检查

1. ST 段抬高型心肌梗死心电图表现特点（图 2-3-1）

（1）ST 段抬高呈弓背向上型，在面向坏死区周围心肌损伤区的导联上出现。

（2）宽而深的 Q 波（病理性 Q 波），在面向透壁心肌坏死区的导联上出现。

（3）T 波倒置，在面向损伤区周围心肌缺血区的导联上出现。

在背向心肌梗死区的导联则出现相反的改变，即 R 波增高、ST 段压低和 T 波直立并增高。

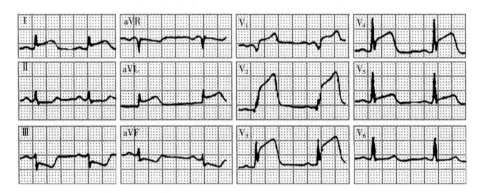

图 2-3-1　急性前壁心肌梗死

2. 非 ST 段抬高型心肌梗死心电图特点

（1）无病理性 Q 波，有普遍性 ST 段压低 ≥ 0.1mV，但 aVR 导联（有时还有 V_1 导联）ST 段抬高，或有对称性 T 波倒置为心内膜下心肌梗死所致。

（2）无病理性 Q 波，也无 ST 段变化，仅有倒置改变。

3. 急性心肌梗死心电图的定位

（1）前间壁心肌梗死时，异常 Q 波或 QS 波主要出现在 V_1 ~ V_3 导联。

（2）前壁心肌梗死时，异常 Q 波或 QS 波主要出现在 V_3 ~ V_4（V_5）导联。

（3）侧壁心肌梗死时，在 I、aVL、V_5、V_6 导联出现异常 Q 波。

（4）广泛前壁心肌梗死时，大部分胸导联（V_1 ~ V_5）都出现异常 Q 波或 QS 波。

（5）下壁心肌梗死时，II、III、aVF 导联出现异常 Q 波或 QS 波。

（6）正后壁心肌梗死时，V_7、V_8、V_9 导联记录到异常 Q 波或 QS 波，可伴有 V_1 ~ V_3 导联的 R 波增高。

（7）右室心肌梗死时，$V_4 \sim V_6$ 导联的 ST 抬高 0.1mV 以上，也可能伴有病理 Q 波。

【并发症】

（一）心力衰竭

急性心肌梗死时的心力衰竭主要与大量心肌坏死、心室重构和心脏扩大有关，也可继发于心律失常或机械并发症。心肌缺血坏死面积是决定心功能状态的重要因素，梗死面积占左心室的 20% 时即可引起心力衰竭，梗死面积超过 40% 则将导致心源性休克。ST 段抬高型心肌梗死急性期的心力衰竭往往预示近期及远期预后不良。心力衰竭的临床特点包括呼吸困难、窦性心动过速、第三心音和肺内啰音。

（二）心律失常

见于 75% ~ 95% 的急性心肌梗死患者，多发生在起病 1 ~ 2 周内，而以 24 小时内最多见，心律失常是急性心肌梗死早期死亡的重要原因之一。由于再灌注治疗和 β 受体阻滞剂的广泛应用，心肌梗死后 48 小时内室性心律失常的发生率明显降低。低血钾、低血镁等电解质紊乱是室性心律失常的重要诱发因素。

（三）低血压和休克

急性心肌梗死再灌注治疗可明显改善患者预后，心源性休克的发生率已从 20% 降至 7% 左右，而其中 90% 以上的心源性休克发生在住院期间。高龄、左心功能减退、糖尿病及再发心肌梗死和前壁大面积心肌梗死的患者易发生心源性休克，休克可单独出现或与心力衰竭合并发生。

（四）心脏破裂

心脏破裂是急性心肌梗死的主要死亡原因之一，占急性心肌梗死死亡的 10% ~ 15%。临床特征取决于受累的部位，心脏游离壁破裂较为常见，常在起病 1 周内出现，约占 ST 段抬高型心肌梗死患者院内死亡原因的 10%。冠状动脉介入治疗和早期溶栓治疗可以降低心脏破裂的发生率，并可改善远期预后，而晚期溶栓治疗则可能增加心脏破裂的发生。

（五）乳头肌功能失调或断裂

急性心肌梗死早期，10% ~ 50% 的患者发生乳头肌功能不全，心间区可闻及收缩中晚期喀喇音和吹风样收缩期杂音，第一心音可不减弱或增强。临床症状不多，缺血缓解后可消失。

（六）心肌梗死后心包炎及梗死后综合征

急性心肌梗死患者常常可发生急性心包炎，表现为胸痛、心包摩擦音，可发生于心肌梗死后的 24 小时 ~ 6 周。而梗死后综合征大多发生于心肌梗死后数日至 6 周内，为坏死物质所致的自身免疫性心包炎、胸膜炎和（或）肺炎，表现为发热、胸痛等症状。

【治疗】

（一）一般治疗

急性期卧床休息，保持环境安静。对于有呼吸困难或血氧饱和度降低者，可给予吸氧。病房内进行心电、血压和呼吸的监测，及时发现和处理心律失常、血流动力学异常和低氧血症。伴剧烈胸痛患者应迅速给予有效镇痛剂，如静脉注射吗啡 3mg，必要时，5 分钟后重复，总量不宜超过 15mg。但吗啡可引起低血压和呼吸抑制。注意保持患者大便通畅，必要时使用缓泻剂，避免用力排便引发心脏破裂、心律失常或心力衰竭。

口腔相关知识链接：高血压合并冠心病患者进行口腔护理意义重大

临床研究均表明，心血管疾病会影响患者的口腔和牙周健康，牙周感染也已经成为心血管疾病的危险因素，对高血压合并冠心病患者进行口腔护理意义重大。护理人员需在疾病护理的基础上，重视患者口腔健康，可通过选择合适的口腔护理液，采取纱球擦洗、护理液冲洗、正确刷牙等护理干预方法，改善患者口腔卫生情况，减少口臭、牙周炎等并发症。

（二）再灌注治疗

1. 溶栓治疗

（1）适应证。①两个或两个以上相邻导联 ST 段抬高或病史提示急性心肌梗死伴左束支传导阻滞，起病时间在 12 小时内，患者年龄小于 75 岁；② ST 段显著抬高的心急梗死患者年龄大于 75 岁，经慎重权衡利弊仍可考虑；③发病已达 12 ~ 24 小时，仍有进行性缺血性胸痛、广泛 ST 段抬高者，溶栓治疗是合理的。

（2）禁忌证。绝对禁忌证包括：①既往发生过出血性脑卒中，6 个月内发生过缺血性脑卒中或脑血管事件；②已知脑血管结构异常；③颅内恶性肿瘤；④ 3 ~ 6 个月内发生过缺血性脑卒中或脑血管事件；⑤可疑主动脉夹层；⑥近期活动性内脏出血或出血素质（不包括月经来潮）；⑦ 3 个月内严重头部闭合伤或面部创伤；⑧ 2 个月内颅内或脊柱内外科手术；⑨严重未控制的高血压 [收缩压高于 180mmHg 和（或）舒张压高于 110mmHg]，对紧急治疗无反应。

（3）溶栓剂剂量和用法

1）替奈普酶。30 ~ 50mg 溶于 10ml 生理盐水中，静脉推注（如体重低于 60kg，剂量为 3mg；体重每增加 10kg，剂量增加 5mg，最大剂量为 50mg）。

2）尿激酶。150 万 U 溶于 100ml 生理盐水，30 分钟内静脉滴注。溶栓结束后 12 小时皮下注射普通肝素 7500U 或低分子肝素，共 3 ~ 5 天。

3）重组人尿激酶原。20mg 溶于 10ml 生理盐水，3 分钟内静脉推注，继以 30mg 溶于 90ml 生理盐水，30 分钟内静脉滴注。

（4）血管再通的间接判定指标。包括：① 60 ~ 90 分钟内心电图抬高的 ST 段至少回落 50%；②血清 CK-MB 酶峰值提前到 14 小时内；③ 2 小时内胸痛症状明显缓解；④ 2 ~ 3 小时内出现再灌注心律失常，如加速性室性自主心律、房室或束支阻滞突然改善或消失，或下壁心肌梗死患者出现一过性窦性心动过缓、窦房传导阻滞或低血压。

上述 4 项中，心电图变化和心肌损伤标志物峰值前移最重要。

2. 经皮冠状动脉介入术（PCI）治疗

（1）直接 PCI。适应证：①所有症状发作 12 小时内并且有持续新发的 ST 段抬高或新发左束支传导阻滞的患者；②即使症状发作超过 12 小时，但仍然有进行性缺血证据，或仍然有胸痛和心电图变化。

（2）溶栓后 PCI。溶栓后尽早将患者转运到有 PCI 条件的医院，溶栓成功者于 3 ~ 24 小时进行冠状动脉造影和血运重建治疗；溶栓失败者尽早实施补救性 PCI。溶栓治疗后无心肌缺血症状或血流动力学稳定者不推荐紧急 PCI。

3. 紧急冠状动脉旁路搭桥术（CABG）　当 ST 段抬高型心肌梗死患者出现持续或反复缺血、心源性休克、严重心力衰竭，而冠状动脉解剖特点不适合行 PCI 或出现心肌梗死机械并发症需外科手术修复时可选择急诊 CABG，宜争取在 6 ~ 8 小时内施行紧急 CABG。

（三）对症支持治疗

1. 抗栓治疗　ST 段抬高型心肌梗死的主要原因是冠状动脉内斑块破裂诱发血栓性阻塞。因此，抗栓治疗（包括抗血小板治疗和抗凝治疗）十分必要。

（1）抗血小板治疗。阿司匹林通过抑制血小板环氧化酶使血栓素 A_2 的合成减少，达到抗血小板聚集的作用。所有无禁忌证的 ST 段抬高型心肌梗死患者均应立即口服水溶性阿司匹林或嚼服肠溶阿司匹林 300mg，然后以 75 ~ 100mg/d 长期维持。

（2）抗凝治疗。对于直接 PCI 患者，静脉推注普通肝素（70 ~ 100U/kg），维持活化凝血时间（ACT）在 250 ~ 300 秒，使用肝素期间应监测血小板计数，及时发现肝素诱导的血小板减少症。对于静脉溶栓患者，应至少接受 48 小时的抗凝治疗（最多 8 天或至血运重建），静脉推注普通肝素 4000U，继以 1000U/h 静脉滴注，维持 APTT 在正常值的 1.5 ~ 2.0 倍（50 ~ 70 秒）。对于溶栓后 PCI 患者，可继续静脉应用普通肝素，根据 ACT 结果及是否使用 GP Ⅱ b/ Ⅲ a 受体拮抗剂调整剂量。

2. 抗心肌缺血治疗

（1）β 受体阻滞剂。有利于缩小心肌梗死面积，减少复发性心肌缺血、再梗死、心室颤动及其他恶性心律失常，对降低急性期病死率有肯定的疗效。无禁忌证的 ST 段抬高型心肌梗死患者应在发病后 24 小时内常规口服 β 受体阻滞剂。建议口服美托洛尔，从低剂量开始，逐渐加量。若患者耐受良好，2 ~ 3 天后换用相应剂量的长效控释片。

（2）硝酸酯类药物。静脉滴注硝酸酯类药物用于缓解缺血性胸痛、控制高血压或减轻肺水肿。静脉滴注硝酸甘油应从低剂量（5 ~ 10μg/min）开始，酌情逐渐增加剂量（每 5 ~ 10 分钟增加 5 ~ 10μg），直至症状控制、收缩压降低 10mmHg（血压正常者）或 30mmHg（高血压患者）的有效治疗剂量。在静脉滴注硝酸甘油过程中应密切监测血压（尤其大剂量应用时），如出现心率明显加快或收缩压 ≤ 90mmHg，应降低剂量或暂停使用。静脉滴注二硝基异山梨酯的剂量范围为 2 ~ 7mg/h，初始剂量为 30μg/min，如滴注 30 分钟以上无不良反应则可逐渐加量。静脉用药后可过渡到口服药物维持。

（3）钙拮抗剂。不推荐 ST 段抬高型心肌梗死患者使用短效二氢吡啶类钙拮抗剂。ST 段抬高型心肌梗死后合并难以控制的心绞痛时，在使用 β 受体阻滞剂的基础上可应用地尔硫革。ST 段抬高型心肌梗死合并难以控制的高血压患者，可在血管紧张素转换酶抑制剂（ACEI）或血管紧张素 Ⅱ 受体阻滞剂（ARB）和 β 受体阻滞剂的基础上应用长效二氢吡啶类钙拮抗剂。

3. 调脂治疗　他汀类药物除调脂作用外，还具有抗炎、改善内皮功能、抑制血小板聚集的多效性，因此，所有无禁忌证的 ST 段抬高型心肌梗死患者入院后应尽早开始他汀类药物治疗，且无须考虑胆固醇水平。

4. 其他药物治疗　ACEI 主要通过改善心肌重构、减轻心室过度扩张而减少慢性心力衰竭的发生，降低死亡率。所有无禁忌证的 ST 段抬高型心肌梗死患者均应给予 ACEI 长期治疗。早期使用 ACEI 能降低死亡率，高危患者临床获益明显，前壁心肌梗死伴有左心室功能不全的患者获益最大。应从低剂量开始，逐渐加量。不能耐受 ACEI 者可考虑用 ARB 替代。

【口腔执业医师资格考试高频考点及例题】

试题1：男性，49岁，因劳累后胸痛 3 年收治入院，患者均于劳累当时发作，休息后 5 ~ 10 分钟内缓解。入院后根据其发作时的心电图诊为"心绞痛"，其发作时最可能的心电图表现是（　　）

A.T 波高大　　　　　B.左心室肥厚　　　　C.窦性心动过速

D.ST 段呈短暂性的抬高，形成单向曲线　　　　　　E.ST 段下移，T 波低平、双向、倒置

答案：E

解析：患者为典型的稳定型心绞痛，发作时心电图检查可见以 R 波为主的导联中，ST 段压低，T 波平坦或倒置，发作过后数分钟内逐渐恢复。

试题 2：一般心绞痛发作时的疼痛性质是（　　　　）

A.针扎样刺痛，反复发作　　B.闪电样抽痛，起止突然　　C.压榨样闷痛，伴窒息感

D.刀割样疼痛，辗转呻吟　　E.尖锐样刺痛，咳时加剧

答案：C

解析：须牢记典型心绞痛的发作特点，包括发作诱因、疼痛部位、性质、持续时间、缓解方式等。

试题 3：急性心肌梗死 4 小时，最适宜的治疗方案是（　　　　）

A.哌替啶　　　　　　B.静脉滴注硝酸甘油　　　　　　C.射频消融治疗

D.溶栓治疗　　　　E.糖皮质激素＋扩血管药物静脉滴注

答案：D

解析：再灌注心肌治疗是一种积极的治疗措施，最好在发病后 3～6 小时内进行，包括介入治疗、溶栓疗法和紧急冠状动脉旁路移植术。

试题 4：男性，56 岁，劳累后心前区闷痛 6 年。近 1 周常因夜间胸痛而惊醒，发作时心电图特征为 Ⅱ、Ⅲ、aVF 导联 ST 段呈单向曲线型上抬 0.2mV，缓解后上抬消失，发作时最不宜用哪一个药物（　　　　）

A.β 受体阻滞剂　　　　　　B.卡托普利　　　　　　C.硝酸甘油

D.硝苯地平　　　　　　E.丹参制剂

答案：A

解析：患者为典型的变异型心绞痛，β 受体阻滞剂可加重冠状动脉痉挛，故不宜使用。

试题 5：急性心肌梗死心电图检查显示 Ⅱ、Ⅲ、aVF 导联出现异常 Q 波，ST 段抬高，梗死部位在（　　　　）

A.前间壁　　　　B.前壁　　　　C.广泛前壁　　　　D.侧壁　　　　E.下壁

答案：E

解析：心肌梗死的心电图定位诊断为前间壁，V_1～V_3；前壁 V_3～V_5；侧壁 V_5～V_6、Ⅰ、aVL；广泛前壁 V_1～V_5 或 V_2～V_6；下壁 Ⅱ、Ⅲ、aVF；正后壁 V_7～V_9，可伴有 V_1～V_3 的 R 波增高；右室 V_4～V_6 有 ST 抬高 0.1mV 以上，也可能伴有病理 Q 波。

试题 6：急性心肌梗死时最常见的心律失常是（　　　）

A. 心房颤动　　　　B. 室性期前收缩及室性心动过速　　　　C. 房室传导阻滞

D. 预激综合征　　　E. 非阵发性交界性心动过速

答案：B

解析：急性心肌梗死并发的各种心律失常以室性心律失常最多见。频发的室性期前收缩、短阵性室性心动过速、多源性室性期前收缩或出现 RonT 现象，常是心室颤动的先兆。

【直通岗位】

病例讨论：男性，68 岁，突发胸骨后疼痛 2 分钟就诊。2 分钟前患者因上颌第二前磨牙残冠在局部麻醉下拔除，手术过程顺利，术后未离开治疗椅即出现面色苍白、四肢发冷、胸骨后疼痛不适等症状。请问应做如何处置，需做什么检查？

（许有华　李亚利）

第二节 感染性心内膜炎

学习目标

掌握：自体瓣膜感染性心内膜炎的常见致病微生物、临床表现和诊断标准。

熟悉：亚急性感染性心内膜炎的发病相关因素、抗生素治疗原则。

了解：感染性心内膜炎的血培养、超声心动图检查及其并发症。

感染性心内膜炎（infective endocarditis，IE）为心脏内膜表面的微生物感染，伴赘生物形成。瓣膜为最常受累部位，也可发生在室间隔缺损部位、腱索或心壁内膜。

根据病程，感染性心内膜炎可分为急性和亚急性。根据瓣膜材质可分为自体瓣膜心内膜炎和人工瓣膜心内膜炎。本节主要介绍自体瓣膜心内膜炎。

【病因】

链球菌和葡萄球菌是引起 IE 的主要病原微生物。急性者主要由金黄色葡萄球菌引起，少数由肺炎链球菌、淋球菌、A 族链球菌和流感杆菌等所致。亚急性者，草绿色链球菌最常见，其次为 D 族链球菌（牛链球菌和肠球菌）、表皮葡萄球菌，其他细菌较少见。

口腔相关知识链接：口腔链球菌与感染性心内膜炎的关系

链球菌作为口腔原生菌，主要存在于龈上菌斑中。大量研究表明，口腔中的链球菌与 IE 关系密切。当口腔疾病的专科治疗，甚至刷牙发生链球菌菌血症时，原有心瓣膜病的患者和老年人更易发生 IE。

【发病机制】

亚急性者占据 2/3 的病例，发病与以下因素有关。

1. 血流动力学因素 好发于器质性心脏病，首先为心脏瓣膜病，尤其是二尖瓣和主动脉瓣；其次为先天性心脏病，如动脉导管未闭、室间隔缺损、法洛四联症等。赘生物常位于低压面，如二尖瓣关闭不全时的左房面、主动脉瓣关闭不全时的左室面和室间隔缺损的室间隔右室侧。瓣膜狭窄较关闭不全少见。

2. 非细菌性血栓性心内膜炎 当内皮受损时，其下胶原纤维暴露，血小板在该处聚集，形成血小板微血栓和纤维蛋白沉着，成为结节样无菌性赘生物，成为细菌定居瓣膜表面的重要因素。

3. 暂时性菌血症　各种感染或细菌寄居的皮肤黏膜的创伤（如手术和器械操作等）常导致暂时性菌血症，如口腔组织创伤常致草绿色链球菌菌血症。

4. 细菌感染无菌性赘生物　取决于发生菌血症的频度、循环中的细菌数量和细菌的黏附能力。草绿色链球菌从口腔进入血流的机会频繁，黏附性强，因而成为造成亚急性 IE 的最常见致病菌。循环中的细菌如定居在赘生物上，即可引发 IE。

【临床表现】

（一）症状

发热是 IE 最常见的症状，除有些老年人或心、肾衰竭重症患者外，几乎均有发热。亚急性者起病隐匿，可有全身不适、乏力、食欲不振、体重减轻等非特异性症状。可有弛张性低热，一般体温低于 39℃，午后和晚上升高。头痛、背痛和肌肉关节痛常见。急性者呈暴发性败血症过程，有高热、寒战，常诉头、胸、背和四肢肌肉关节痛。突发心力衰竭或原有心力衰竭加重较常见。贫血较为常见，尤其多见于亚急性者，有苍白无力和多汗。多为轻、中度贫血，晚期患者有重度贫血。

（二）体征

1. 心脏杂音　80%～85% 患者可闻及心脏杂音，可由基础心脏病和（或）心内膜炎所致的瓣膜损害引起。急性者比亚急性者更易出现杂音强度和性质的变化，或出现新的杂音（尤以主动脉瓣关闭不全多见）。

2. 周围体征　多为非特异性，近年已不多见，包括：①瘀点，可出现于任何部位；②指（趾）甲下线状出血；③Roth 斑，为视网膜的卵圆形出血斑，其中心呈白色，多见于亚急性感染；④Osler 结节，为指和趾垫出现的豌豆大的红或紫色痛性结节，较常见于亚急性者；⑤Janeway 损害，为手掌和足底出现的直径为 1～4mm 的无痛性出血红斑，主要见于急性患者。

3. 脾大　占 15%～50%，病程超过 6 周的患者，急性者少见。

【并发症】

（一）心脏

1. 心力衰竭　为最常见的并发症。

2. 心肌脓肿　常见于急性者。

3. 急性心肌梗死　大多由冠状动脉栓塞引起。

4. 化脓性心包炎　不多见，主要发生于急性患者。

5. 心肌炎

（二）动脉栓塞

急性较亚急性者常见。栓塞可发生在机体的任何部位。在有左向右分流的先天性心血管病或右心内膜炎时，肺循环栓塞常见。

（三）细菌性动脉瘤

多见于亚急性者，受累动脉依次为近端主动脉（包括主动脉窦）、脑、内脏、四肢，一般见于病程晚期，多无症状，为可扪及的搏动性肿块，发生于周围血管时易诊断。

（四）转移性脓肿

多见于急性者，亚急性者少见，多发生于肝、脾、骨髓和神经系统。

（五）神经系统

约 1/3 患者有神经系统受累的表现：① 脑栓塞占其中 1/2；② 脑细菌性动脉瘤，除非破裂出血，多无症状；③ 脑出血；④ 中毒性脑病，可有脑膜刺激征；⑤ 脑脓肿；⑥ 化脓性脑膜炎，不常见。后三种情况主要见于急性患者，尤其是金黄色葡萄球菌性心内膜炎。

（六）肾脏

大多数患者有肾损害，包括：①肾动脉栓塞和肾梗死，多见于急性者；②免疫复合物所致继发性肾小球肾炎，常见于亚急性者；③肾脓肿不多见。

【实验室和其他检查】

（一）常规检查

1. 血液　亚急性者正常色素型正常细胞性贫血常见，白细胞计数正常或轻度升高。急性者白细胞计数升高，明显核左移。红细胞沉降率几乎均升高。

2. 尿液　镜下血尿和轻度蛋白尿常见。肉眼血尿提示肾梗死。

（二）免疫学检查

25% 的患者有高丙种球蛋白血症，80% 的患者出现循环免疫复合物，病程 6 周以上的亚急性患者中 50% 类风湿因子阳性。血清补体降低见于弥漫性肾小球肾炎。

（三）血培养

是诊断 IE 的最重要方法。对未经治疗的亚急性者，应在入院后第一日间隔 1 小时采血 1 次，共 3 次。必要时次日重复采血 3 次，然后开始抗生素治疗。已用过抗生素者，停药 2 ～ 7 日后采血。急性患者应在入院后 3 小时内，每隔 1 小时采血 1 次，共 3 次，然后开始抗生素治疗。每次取静脉血 10 ~ 20ml 做需氧和厌氧培养，至少应培养 3 周。

（四）X 线检查

发生心力衰竭时有肺淤血和肺水肿征象，有助于发现 IE 的并发症。

（五）心电图

偶可见急性心肌梗死或房室、室内传导阻滞，后者提示瓣环或室间隔脓肿。

（六）超声心动图

1. 经胸超声心动图（TTE） 经 TTE 可检出 50% ~ 75% 的赘生物。赘生物直径大于等于 10mm 时，易发生栓塞。经 TTE 未发现赘生物，不能完全排除其存在的可能，宜行 TEE 进一步检查。

2. 经食管超声心动图（TEE） TEE 可检出直径小于 5mm 的赘生物，敏感性高达 95%。但 TEE 未发现赘生物，不能排除 IE。

超声心动图检查可发现各种心脏并发症，并可评价患者的心功能。

【诊断标准】

有提示 IE 的临床表现，如发热伴新出现或有变化的心脏杂音，以及贫血、血尿、脾大等，结合血培养阳性可诊断。超声心动图检出赘生物对明确诊断有重要价值。亚急性者需与急性风湿热、系统性红斑狼疮、结核病、左房黏液瘤等相鉴别。急性者需与金黄色葡萄球菌、淋球菌、肺炎链球菌、革兰阴性杆菌败血症相鉴别。具体 IE 的诊断见表 2-3-1。

表 2-3-1　感染性心内膜炎 Duke 诊断标准（修订版）

（一）主要标准

1. 血培养阳性（符合下列至少一项标准）

（1）两次不同时间的血培养检出同一典型 IE 致病微生物（如草绿色链球菌、链球菌、金黄色葡萄球菌）。

（2）多次血培养检出同一 IE 致病微生物（两次至少间隔 12 小时以上的血培养阳性；所有 3 次血培养均为阳性，或 4 次或 4 次以上的多数血培养阳性）。

（3）Q 热病原体一次血培养阳性或其 IgG 抗体滴度＞1∶800。

2. 心内膜受累的证据（符合以下至少一项标准）

（1）超声心动图异常（赘生物、脓肿、人工瓣膜裂开）。

（2）新出现的瓣膜反流。

（二）次要标准

1. 易感因素　易患 IE 的心脏病变，或静脉药物成瘾者。

2. 发热　体温≥ 38℃。

3. 血管征象　主要动脉栓塞，化脓性肺栓塞，细菌性动脉瘤，颅内出血，结膜出血，以及 Janeway 损害。

4. 免疫性征象　肾小球肾炎、Osler 结节、Roth 斑及类风湿因子阳性等。

5. 微生物证据　血培养阳性但不符合主要标准的血培养阳性，或与 IE 一致的急性细菌感染的血清学证据。

确诊：满足 2 项主要标准，或 1 项主要标准＋ 3 项次要标准，或 5 项次要标准

疑诊：满足 1 项主要标准＋ 1 项次要标准，或 3 项次要标准

【治疗】

（一）抗微生物药物治疗

为最重要的治疗措施。

1. 用药原则　①早期应用；②足量用药；③静脉用药为主；④已分离出病原微生物时，根据药物敏感试验的结果选用抗生素；⑤致病微生物不明时，急性者选用对金黄色葡萄球菌、链球菌、革兰阴性杆菌均有效的广谱抗生素，亚急性者选用针对大多数链球菌的抗生素。

2. 已知致病微生物时的治疗　见表 2-3-2。

表 2-3-2　感染性心内膜炎致病微生物药物治疗一览表

致病微生物	抗菌药物	
	首选	替代用药
草绿色链球菌	青霉素 + 庆大霉素	头孢唑啉 + 庆大霉素
肠球菌属	青霉素或氨苄西林 + 庆大霉素	万古霉素 + 氨基糖苷类
甲氧西林敏感葡萄球菌	苯唑西林 + 庆大霉素	头孢唑啉 + 庆大霉素
甲氧西林耐药葡萄球菌	万古霉素 + 磷霉素或利福平	万古霉素 + 氨基糖苷类
革兰阴性杆菌	哌拉西林 + 氨基糖苷类	第三代头孢菌素或 β - 内酰胺类 / β - 内酰胺酶抑制剂 + 氨基糖苷类

（二）外科治疗

有严重心脏并发症或抗生素治疗无效的患者应及时考虑手术治疗。人工瓣膜置换术的适应证为：①严重瓣膜反流致心力衰竭；②真菌性心内膜炎；③虽经充分抗生素治疗，血培养持续阳性或反复复发；④超声证实赘生物直径大于等于 10mm，或赘生物活动度大、不稳定，易导致大动脉栓塞；⑤心肌或瓣环脓肿；⑥有需要纠正的先天性心脏病。

【预后】

未经治疗的急性患者几乎均在 4 周内死亡。亚急性者的自然病程多超过 6 个月，预后不良因素中以心力衰竭最为严重。对已有瓣膜损害者，单纯内科治疗对预后的改善不显著。在内科治疗（充分抗感染）的基础上，进行外科手术（瓣膜修补或置换），可显著改善患者的预后。

【预防】

（1）进行口腔、上呼吸道手术或操作前预防性应用针对草绿色链球菌的抗生素。

（2）进行泌尿、生殖和消化系统的手术或操作前预防性应用针对肠球菌的抗生素。

【口腔执业医师资格考试高频考点及例题】

试题1：亚急性感染性心内膜炎最常见于下列哪种器质性心脏病（　　）

A. 先天性心血管疾病　　　　B. 风湿性心瓣膜病　　　　C. 心脏手术后

D. 梅毒性心脏病　　　　　　E. 正常心脏

正确答案：B

解析：亚急性感染性心内膜炎好发于器质性心脏病，首先为心脏瓣膜病，尤其是二尖瓣和主动脉瓣；其次为先天性心脏病。

试题2：亚急性感染性心内膜炎预后不良因素中，最为严重的是（　　）

A. 主动脉瓣损害　　　　B. 革兰阴性杆菌或真菌致病　　　　C. 心力衰竭

D. 肾衰竭　　　　　　　E. 瓣环或心肌脓肿

答案：C

解析：亚急性者感染性心内膜炎的自然病程多超过6个月，预后不良因素中以心力衰竭最为严重。

试题3：男性，48岁，心脏杂音病史20年，发热6周住院。查体：睑结膜见瘀点，心尖部闻及双期杂音。超声心动图检查示二尖瓣增厚、回声增强，二尖瓣狭窄并关闭不全，二尖瓣叶可见赘生物。化验类风湿因子（+），血培养2次草绿色链球菌（+）。拟给予 β-内酰胺类药物治疗。此患者的诊断是（　　）

A. 确诊为感染性心内膜炎　　　　B. 疑诊感染性心内膜炎　　　　C. 心肌炎

D. 类风湿性心脏病　　　　　　　E. 结缔组织病

诊断的主要依据是（　　）

A. 发热、血培养（+）　　　　B. 发热、类风湿因子（+）　　　　C. 发热、心脏杂音

D. 血培养（+），类风湿因子（+）　　　　E.2次血培养（+），超声心动图发现赘生物

答案：A，E

解析：发热6周，心脏杂音，2次血培养（+），赘生物，可确诊为亚急性心内膜炎。

【直通岗位】

病例讨论：男性，32岁，低热1个月，心悸、胸闷加重1周就诊。1个月前因"感冒"后一直低热、咽痛，1周来心悸、胸闷较前加重，伴乏力、多汗。风湿性心脏病病史5年。查体：面色苍白，心尖部闻及乐音样收缩期杂音。口腔检查可见牙周炎。请结合患者情况，综合制定诊疗方案。

（许有华　李亚利）

第三节　高血压

学习目标

掌握：高血压的分级标准，原发性高血压的病因、临床表现、诊断和治疗原则。

熟悉：原发性高血压的病因、实验室检查及其他检查。

了解：原发性高血压的发病机制和预防。

高血压是指以体循环动脉血压升高为主要临床表现的心血管综合征。病因不明的称为原发性高血压，约占高血压的95%；由某些确定的疾病或病因引起的血压升高称为继发性高血压，约占高血压的5%。本节主要介绍原发性高血压。

【高血压的定义和分级】

目前，我国采用的血压分类和标准见表2-3-3。高血压定义为：在未使用降压药的情况下，收缩压≥140mmHg和（或）舒张压≥90mmHg。根据血压升高水平，将高血压进一步分为1～3级。

表2-3-3　血压分类和标准（单位：mmHg）

分类	收缩压		舒张压
正常血压	<120	和	<80
正常高值	120～139	和（或）	80～89
高血压	≥140	和（或）	≥90
1级高血压（轻度）	140～159	和（或）	90～99
2级高血压（中度）	160～179	和（或）	100～109
3级高血压（重度）	≥180	和（或）	≥110
单纯收缩期高血压	≥140	和	<90

注：当收缩压与舒张压分属于不同级别时，以较高级别作为标准。

【病因和发病机制】

（一）病因

原发性高血压的病因为多因素，尤其是遗传因素和环境因素共同作用的结果。

1.遗传因素　原发性高血压具有明显的家族聚集性。父母均有高血压，子女的发病概率可达46%左右。原发性高血压是一种多基因遗传病，遗传因素主要决定高血压发生的易感性，如肾脏排钠缺陷、血管平滑肌对缩血管物质的敏感性增强等。

2.饮食因素　钠盐摄入过多是公认的引起高血压的危险因素。不同地区的人群血压水平和高血压患病率和钠盐平均摄入量呈显著正相关。钾摄入量与血压呈负相关。此外，高蛋白质摄入属于升压因素。饮食中饱和脂肪酸 / 不饱和脂肪酸比值较高也属于升压因素。饮酒量与血压水平线性相关，特别是与收缩压相关性更强。叶酸缺乏导致同型半胱氨酸水平增高，也可使血压增高。

3. 精神因素 城市中脑力劳动者高血压的发病率大于体力劳动者，长期从事精神高度紧张高的职业，高血压发病率增加。长期生活在噪声环境中，高血压发病率也会增加。

4. 其他因素 吸烟可以使去甲肾上腺素增加而引起血压升高。此外，肥胖、服避孕药也与高血压的发生有关。肥胖是血压升高的重要危险因素，尤其是腹型肥胖者高血压发病率更高。服避孕药的女性高血压发生率及程度与服用时间长短有关，口服避孕药引起的高血压一般为轻度，并且可逆转，在终止使用药物 3 ~ 6 个月后血压可恢复正常。另外，睡眠呼吸暂停低通气综合征（SAHS）亦与高血压有关，50% 的 SAHS 患者有高血压，且与 SAHS 严重程度有关。

（二）发病机制

原发性高血压的发病机制目前尚无统一的认识。目前认为其是在多种因素的作用下，血压调节功能失调所引起。例如，交感神经系统活性亢进、血浆中儿茶酚胺浓度升高、阻力小动脉收缩增强均可导致血压升高。此外，肾素 – 血管紧张素 – 醛固酮系统激活、各种原因导致的钠水潴留、胰岛素抵抗、血管结构重建等因素也参与其中。

口腔相关知识链接：牙周病与高血压的关系

有研究提出，牙周感染与心血管等系统性疾病存在密切联系：①牙周感染可引起短暂的低水平菌血症；②牙周感染可引起血管损伤，增强全身炎症反应和免疫反应对动脉粥样硬化等系统性疾病的影响；③牙周病原体及其代谢产物所产生的毒素对动脉粥样硬化等系统性疾病具有特殊的影响力，可改变血管内皮细胞功能、促进心血管病的发生，炎症反应与高血压密切相关。牙周病患者患心血管疾病的危险性比未患牙周病者约高25%，高血压又是主要的心血管疾病，可见高血压与牙周炎可能互为危险因素，但是否存在因果关系还需进一步研究。

【临床表现】

（一）症状

大多数患者起病缓慢，缺乏特异性临床表现，约 20% 患者无症状，仅在测量血压或发生心、脑、肾等并发症时才被发现，导致诊治延迟。常见症状有头晕、头痛、颈项僵硬、疲劳、心悸、耳鸣等，可自行缓解，紧张或劳累后加重。随病程进展血压持续升高，可出现心、脑、肾、视网膜等靶器官受累症状，如胸闷、气促、心绞痛、短暂性脑缺血发作、多尿等。

（二）体征

高血压一般体征较少。周围血管搏动、血管杂音、心脏杂音等是重点检查项目。颈部、上腹部脐两侧、腰部肋脊处等为血管杂音重点检查部位。心脏听诊可有主动脉瓣区第二心音亢进、收缩期杂音或收缩早期喀喇音。

（三）恶性或急进型高血压

发病急骤，多见于中青年患者，舒张压持续 ≥ 130mmHg，并有头痛、视力模糊、眼底出血、渗出和视盘水肿，肾脏损害突出，持续蛋白尿、血尿和管型尿，可伴有肾功能不全。病情进展迅速，预后差，若不及时治疗常死于肾衰竭、脑出血或心力衰竭。

（四）高血压危重症

1.高血压危象　因紧张、疲劳、寒冷、突然停服降压药等诱因过度刺激导致。小动脉发生强烈痉挛，导致血压短期内明显上升，收缩压可达 260mmHg，舒张压可达 120mmHg。患者可出现剧烈头痛、烦躁、眩晕、恶心、呕吐、心悸、气促及视力模糊等严重症状，须及时处理。

2.高血压脑病　见于重症高血压患者，由于过高的血压超出脑血流自动调节范围，脑组织血流灌注过多引起脑水肿，表现为剧烈头痛、恶心、呕吐、抽搐、意识障碍、癫痫发作、昏迷等。

【实验室和其他检查】

（一）实验室检查

常规检查项目包括血常规、尿常规、血糖、血脂和肾功能。早期以上指标可正常；后期可有蛋白尿、血尿、管型尿，血尿素氮、肌酐升高，血清总胆固醇、甘油三酯升高，血糖升高。

（二）血压测量

血压测量是诊断高血压和高血压分级的主要依据。测量方法包括自测血压和动态血压监测。24 小时动态血压监测是由仪器自动定时测量血压，每隔 15 ~ 30 分钟自动测压，连续 24 小时或更长时间。正常人的血压 24 小时内呈现"双峰一谷"的昼夜节律，上午 6 ~ 10 时和下午 4 ~ 8 时各有一高峰，而夜间血压明显降低。高血压患者曲线类似但是波动幅度大，严重者昼夜节律甚至消失。通过动态血压监测可发现隐蔽高血压，诊断白大衣高血压，并且可以协助评估血压升高程度、指导治疗等。

（三）影像学检查

X线检查可出现主动脉弓迂曲、左心室增大甚至肺淤血改变；超声心动图检查可了解心室壁厚度、心腔大小及心脏收缩和舒张功能等。

（四）眼底检查

可出现视网膜动脉痉挛、狭窄、动静脉交叉性压迫、眼底出血、渗出及视盘水肿等改变。高血压眼底改变与高血压病情严重程度和预后相关。

【诊断】

（一）高血压的诊断

高血压诊断主要依靠诊室测量的血压值。采用经核准的汞柱或电子血压计，测量安静休息坐位时上臂肱动脉部位血压。一般需非同日三次血压值收缩压均 ≥ 140mmHg 和（或）舒张压 ≥ 90mmHg，即可诊断为高血压。

（二）高血压的危险分层

高血压患者的预后不仅与血压水平有关，而且与是否并发其他心血管疾病的危险因素以及靶器官损害情况有关。从指导治疗和判断预后的角度，按照危险程度，将高血压患者分为低危、中危、高危和极高危四组（表2-3-4）。

1. 心血管危险因素　①吸烟；②年龄：男性＞55岁、女性＞65岁；③高脂血症；④糖尿病；⑤早发心血管疾病家族史：一级亲属发病年龄男性＜55岁，女性＜60岁；⑥腹型肥胖；⑦血同型半胱氨酸升高。

2. 靶器官损害情况　①左心室肥厚；②蛋白尿和（或）血肌酐水平轻度升高；③动脉粥样硬化斑块，颈动脉超声内膜中层厚度 ≥ 0.9mm。

3. 临床并发症　①糖尿病；②脑血管病；③心脏疾病；④肾脏疾病；⑤周围血管病；⑥视网膜病变。

表2-3-4　高血压患者心血管危险分层标准

其他危险因素和病史	血压水平		
	1 级	2 级	3 级
无	低危	中危	高危
1 ~ 2 个其他危险因素	中危	中危	极高危
≥ 3 个其他危险因素或靶器官损害	高危	高危	极高危
临床并发症	极高危	极高危	极高危

【治疗】

（一）治疗目的与原则

原发性高血压目前无根治方法。高血压治疗原则是改善生活行为，明确降压药物治疗对象和血压控制目标值。治疗的最终目的是减少高血压患者心、脑血管病的发生率和死亡率。

1.改善生活行为　适用于所有高血压患者，包括：①减轻体重；②减少钠盐摄入，每人每日食盐摄入量以不超过 6g/d 为宜；③补充钙和钾；④减少脂肪摄入；⑤戒烟限酒；⑥增加运动及保持心态平衡；⑦必要时补充叶酸等。

2.降压药物治疗对象　①高血压 2 级及以上患者；②高血压合并糖尿病，或者已经有心、脑、肾靶器官损害或并发症的患者；③血压持续升高，通过改善生活行为血压未得到有效控制的患者。

3.血压控制目标值　一般主张血压控制目标值应＜ 140/90mmHg。对于糖尿病和肾脏疾病的患者目标值则应＜ 130/80mmHg，而老年人目标值应＜ 150/90mmHg。

（二）降压药物治疗

目前常用降压药可归纳为五大类：利尿剂、β 受体阻滞剂、钙通道阻滞剂（CCB）、血管紧张素转换酶抑制剂（ACEI）和血管紧张素 Ⅱ 受体阻滞剂（ARB）（表 2-3-5）。高血压患者需要长期降压治疗，治疗应从小剂量开始，可逐步增加剂量，达到最佳治疗效果。为了平稳降压，推荐使用每天 1 次给药且持续 24 小时作用的药物。同时为加强降压效果，降低不良反应，可以采用两种或多种降压药联合治疗。

表 2-3-5　常用降压药的作用特点

类别	代表药物	作用特点
利尿剂	氢氯噻嗪	排钠，减少细胞外容量，降低外周血管阻力。不良反应为低血钾、低血钠、血尿酸增高。痛风者禁用
	螺内酯	作用同上。不良反应为高血钾、加重氮质血症，不宜与 ACEI 合用。肾功能不全者禁用
β 受体阻滞剂	普萘洛尔	减慢心率，降低心收缩力，降低心排血量等。不良反应为心动过缓、乏力。急性心力衰竭、支气管哮喘、病态窦房结综合征、房室传导阻滞患者禁用
钙通道阻滞剂	硝苯地平	降低阻力血管收缩反应。不良反应为头痛、面部潮红、心率增快、下肢水肿等
ACEI	卡托普利	抑制血管紧张素转化酶使血管紧张素 Ⅱ 减少，从而发挥降压作用。不良反应为刺激性干咳、血管神经性水肿。高钾血症、妊娠妇女和双肾动脉狭窄患者禁用
ARB	氯沙坦	阻滞血管紧张素 Ⅱ 受体亚型 AT_1，发挥降压作用。不良反应为轻微短暂的头晕、皮疹、腹泻等。禁忌证与 ACEI 相同

（三）高血压急症的治疗

（1）卧床休息，抬高床头，给予吸氧。

（2）迅速降压。可静脉给予硝普钠、硝酸甘油、乌拉地尔、尼卡地平。

（3）镇静。有烦躁、抽搐者应用地西泮、巴比妥类药物肌内注射或水合氯醛灌肠。

（4）降低颅内压。可选用甘露醇、呋塞米静脉注射。

口腔相关知识链接：高血压患者能拔牙吗？

根据临床的观察分析，只要术前消除患者紧张情绪，控制血压、心率在安全范围内，严格掌握牙拔除术适应证，避免危险性心律失常及心功能不全等高危因素，术中减少刺激，同时做好心电监护，密切观察血压、心率及心电图变化，做好各种心血管意外的应急准备，高血压病患者拔牙的安全性是可以保障的。

【预防】

原发性高血压是常见多发病，应注意劳逸结合，适当锻炼，清淡饮食，戒烟限酒，保持心态平衡。而对临界性高血压、有家庭史或者工作紧张的人群，则应严密随访观察，以便早期发现、早期治疗。

【口腔执业医师资格考试高频考点及例题】

试题1：诊断高血压的标准是收缩压和（或）舒张压大于等于（　　　）

A.140/90mmHg　　　B.130/80mmHg　　　C.130/85mmHg　　　D.139/89mmHg　　　E.120/80mmHg

答案：A

解析：诊断高血压的标准是收缩压和（或）舒张压大于等于140/90mmHg。为考试重点。

试题2：恶性高血压与急进型高血压的区别要点是（　　　）

A.眼底有无视盘水肿　　　B.舒张压的高低程度　　　C.有无肾功能不全

D.有无心功能不全　　　E.有无脑功能障碍

答案：A

解析：根据起病的缓急和病程进展分为缓进型和急进型两类。急进型高血压是血压突然升高，并伴有视网膜病变（Ⅲ级眼底）。如呈Ⅳ级眼底、视盘水肿，则称为恶性高血压。急进型高血压（早期）和恶性高血压（晚期）是同一个发病过程的不同阶段。

试题3：合并双侧肾动脉狭窄的高血压患者降压不宜首选（　　　）

A. 钙通道阻滞剂　　　　　B. 血管紧张素转换酶抑制剂　　　　C. 利尿剂

D. β 受体阻滞剂　　　　　E. α 受体阻滞剂

答案：B

解析：血管紧张素转换酶抑制剂降低出球动脉压大于降低入球动脉压力，可使肾小球滤过压降低，减少肾脏灌注，引起氮质潴留、肾缺血坏死或肾衰竭。

试题4：男性，40 岁。近 10 年血压升高，血压最高为 160/110 mmHg（ 21.3/14.5kPa），尿常规（—），眼底有动静脉交叉压迫现象，心脏 X 线检查提示左心室肥大，应考虑诊断（　　　）

A. 急进型高血压　　　　　B. 高血压Ⅱ期　　　　C. 高血压Ⅲ期

D. 高血压危象　　　　　E. 高血压脑病

答案：B

解析：本题为理解题。本例高血压 10 年，眼底动静脉交叉压迫征和左心室肥大，属于高血压Ⅱ期，即伴器官受损，但未出现受损的临床表现和功能改变。更无短期内血压骤升、中枢神经系统功能障碍、视盘水肿、肾功能不全等表现。故不属于急进型高血压或高血压危象。

【直通岗位】

病例讨论：男性，50 岁，间断性头晕 10 年，加重伴视物模糊 2 天就诊。10 年前因头晕测血压 150/100mmHg。给予口服复方降压片，1 周后血压正常，自行停药。此后症状常在劳累、失眠、情绪激动后出现，血压波动于 140 ~ 170/95 ~ 110mmHg，不规则服用复方降压片。2 天前头晕、头胀加重，伴视物模糊，同时有牙龈出血，自服复方降压片症状缓解不满意。有吸烟史 20 年，父亲患有高血压，死于脑卒中。查体：血压 180/114mmHg；心界不大，心律齐，心率 100 次 / 分。血常规（—）。尿常规：蛋白（++），红细胞 25/ μl。超声心动图：左心室肥厚。双肾、肾上腺、肾血管（—）。口腔检查可见牙周炎，且患者从未接受口腔诊疗。请结合患者情况，综合制定诊疗方案。

（王晓燕　李亚利）

第四章　消化系统疾病

第一节　胃、十二指肠疾病

消化性溃疡

> **学习目标**
>
> 掌握：消化性溃疡的病因、发病机制、临床表现、诊断和鉴别诊断。
>
> 熟悉：消化性溃疡的定义、常用检查方法及治疗。
>
> 了解：消化性溃疡与口腔疾病的关系及治疗。

消化性溃疡（peptic ulcer）指胃肠道黏膜被自身消化而形成的溃疡，可发生于食管、胃、十二指肠、胃－空肠吻合口附近以及含有胃黏膜的 Meckel 憩室。胃、十二指肠球部最为常见，即胃溃疡（gastric ulcer，GU）和十二指肠溃疡（duodenal ulcer，DU），溃疡形成与胃酸、胃蛋白酶的侵袭作用有关。溃疡的黏膜缺损超过黏膜肌层，不同于糜烂。

【病因和发病机制】

消化性溃疡的发病机制为胃酸、胃蛋白酶的侵袭作用与黏膜的防御能力间失去平衡，胃酸对黏膜产生自我消化。

（一）幽门螺杆菌感染

确认幽门螺杆菌（Helicobacter Pylori，Hp）为消化性溃疡的重要病因主要基于以下两方面的证据。①消化性溃疡患者的 Hp 检出率显著高于对照组的普通人群，在 DU 的检出率约为90%、DU 为70%～80%；②大量临床研究肯定，成功根除 Hp 后溃疡复发率明显下降，常规抑酸治疗后愈合的溃疡年复发率为50%～70%，而根除 Hp 可使溃疡复发率降至5%以下，这就表明去除病因后消化性溃疡可获治愈，原因可能是 Hp 改变了黏膜侵袭因素与防御因素之间的平衡。

口腔相关知识链接：口腔 Hp 与胃肠内 Hp 感染的关系

口腔是除胃肠以外，Hp 在人体的第二个重要聚居地，口腔中 Hp 的检出率不仅与牙周疾病的严重程度和活动性呈正相关，而且与"Hp 相关性胃肠病"有密切的关联性，对 Hp 在口腔及胃肠道多处寄居的忽视，是造成消化道疾病及牙周病反复发作的原因。

（二）非甾体抗炎药

非甾体抗炎药（non-steroidal anti-inflammatory drugs，NSAIDs）如阿司匹林、吲哚美辛等，是引起消化性溃疡的另一个常见病因。NSAIDs 损伤胃、十二指肠黏膜的机制除了直接局部作用外，主要是抑制环氧合酶（COX），导致维持胃、肠黏膜正常再生的前列腺素 E 合成不足，从而使胃黏膜对胃酸 - 胃蛋白酶的防御作用减弱，导致黏膜损害，最终形成溃疡。

（三）胃酸和胃蛋白酶

消化性溃疡的最终形成是由于胃酸、胃蛋白酶对黏膜的自身消化所致。因胃蛋白酶活性是 pH 依赖性的，在 pH > 4 时便失去活性，因此，在探讨消化性溃疡发病机制和治疗措施时主要考虑胃酸。

（四）其他因素

吸烟、应激和心理因素、胃十二指肠运动异常可加重消化性溃疡的发病，其机制多是作为诱因加重 Hp 或 NSAIDs 对黏膜的损害。

总之，消化性溃疡是一种多因素疾病，其中 Hp 感染和服用 NSAIDs 是已知的主要病因，溃疡发生是黏膜侵袭因素和防御因素失去平衡的结果，胃酸在溃疡形成中起关键作用。

【病理】

DU 多发生在球部，以紧邻幽门环的前壁或后壁比较常见；GU 多发生在胃角和胃窦小弯。溃疡一般为单个，也可多个。两个或两个以上溃疡并存，称为多发性溃疡。胃和十二指肠均有溃疡称为复合性溃疡。溃疡呈圆形或椭圆形，直径常小于 2cm，边缘光整、底部洁净，由肉芽组织构成，上面覆盖有灰白色或灰黄色纤维渗出物。活动性溃疡周围黏膜常有炎症水肿。溃疡浅者累及黏膜肌层，深者达肌层甚至浆膜层，溃破血管时引起出血，穿破浆膜层时可引起穿孔。溃疡愈合时周围黏膜炎症、水肿消退，边缘上皮细胞增生覆盖溃疡面，其下的肉芽组织纤维转化，变为瘢痕，瘢痕收缩使周围黏膜皱襞向其集中，幽门的瘢痕收缩可导致梗阻。

【临床表现】

上腹痛是消化性溃疡的主要症状，性质多为灼痛，亦可为钝痛、胀痛、剧痛或饥饿样不适感。多数患者有轻至中度剑突下持续性疼痛。典型的消化性溃疡有如下临床特点。①慢性过程：病史可达数年至数十年。②周期性发作：发作与自发缓解相交替，发作期可为数周或数月，缓解期亦长短不一；发作常有季节性，多在秋冬或冬春之交发病，可因精神情绪不良或过劳而诱发。③节律性疼痛：约 2/3 DU 患者疼痛呈节律性，即疼痛多在餐后 2~4 小时出现，进食或服抗酸药后缓解或消失，约 50%DU 患者出现午夜痛，患者常被疼醒。GU 疼痛常在餐后 1 小时内出现，1~2 小时后逐渐缓解，直至下次进餐后再复现上述规律。④进食或服用抗酸药后缓解。

【实验室和其他检查】

（一）胃镜检查

胃镜是确诊消化性溃疡首选的检查方法。胃镜检查不仅可对胃、十二指肠黏膜直接观察、摄像，还可在直视下取活组织做病理学检查及 Hp 的检测。内镜下消化性溃疡多呈圆形或椭圆形，也有呈线形，边缘光整，底部覆有灰黄色或灰白色渗出物，周围黏膜可有充血、水肿，可见皱襞向溃疡集中，见图 2-4-1。

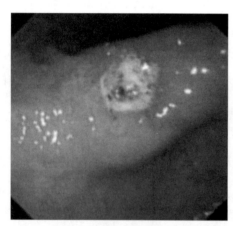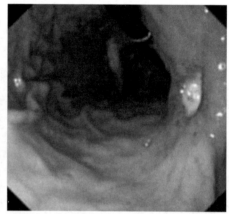

图 2-4-1　溃疡的胃镜下表现

（二）X 线钡餐检查

适用于对胃镜检查有禁忌或不愿接受胃镜检查者。溃疡的 X 线征象有直接和间接两种：龛影是直接征象，对溃疡有确诊价值；局部压痛、十二指肠球部激惹和球部畸形、胃大弯侧痉挛性切迹均为间接征象，仅提示可能有溃疡。

（三）Hp 检测

Hp 检测应列为消化性溃疡诊断的常规检查项目，因为有无 Hp 感染决定治疗方案的选择。检测方法分为侵入性和非侵入性两大类。

快速尿素酶试验是侵入性检查的首选方法，操作简便、费用低。^{13}C 或 ^{14}C 尿素呼气试验属于非侵入性检查方法，检测 Hp 灵敏度及特异性高而无须胃镜检查，可作为根除治疗后复查的首选方法。

（四）胃液分析和血促胃液素测定

一般仅在疑有促胃液素瘤时用于做鉴别诊断。

【诊断和鉴别诊断】

（一）诊断

慢性病程、周期性发作的节律性上腹疼痛，且上腹痛可为进食或抗酸药所缓解的临床表现是诊断消化性溃疡的重要临床线索。胃镜可以确诊。不能接受胃镜检查者，X 线钡餐检查发现龛影，亦有确诊价值。

（二）鉴别诊断

需与其他有上腹痛症状的疾病如肝、胆、胰、肠疾病以及胃的其他疾病相鉴别。

1.功能性消化不良 指有消化不良症状而无溃疡及其他器质性疾病者。多见于年轻女性，主要表现为餐后上腹饱胀、嗳气、反酸、恶心和食欲缺乏等，有时酷似消化性溃疡，但本病 X 线与胃镜检查均无阳性发现。

2.胃癌 内镜或 X 线检查见到胃的溃疡，必须进行良性溃疡（胃溃疡）与恶性溃疡（胃癌）的鉴别，见表 2-4-1。

表 2-4-1 胃良性溃疡与恶性溃疡的鉴别

	良性溃疡	恶性溃疡
年龄	中青年居多	多见于中年以上
病史	较长	较短
临床表现	周期性上腹痛明显，无上腹包块，全身表现轻，抗酸药可缓解疼痛，内科治疗效果良好	呈进行性发展，可有上腹部包块，全身表现（如消瘦）明显，抗酸药一般效果差，内科治疗无效或仅暂有效
粪便隐血	可暂时阳性	持续阳性
胃液分析	胃酸正常或偏低，但无真性缺酸	缺酸者较多
X 线钡餐检查	龛影直径＜25mm，壁光滑，位于胃腔轮廓之外，龛影周围胃壁柔软，可呈星状聚合征	龛影常＞25mm，边不整，位于胃腔轮廓之内；龛影周围胃壁强直，呈结节状，向溃疡聚集的皱襞有融合中断现象
胃镜检查	溃疡呈圆形或椭圆形，底光滑，边光滑，白或灰白苔，溃疡周围黏膜柔软，可见皱襞向溃疡集中	溃疡形状不规则，底凹凸不平，边缘结节隆起，污秽苔，溃疡周围因癌性浸润增厚、僵硬，质地脆，有结节，糜烂，易出血

3. Zollinger-Ellison 综合征 该综合征由促胃液素瘤或促胃液素细胞增生所致。临床以高胃酸分泌，血促胃素水平升高，多发、顽固及不典型部位消化性溃疡及腹泻为特征。多数溃疡位于十二指肠球部和胃窦小弯侧，其余分布于食管下段、十二指肠球后及空肠等非典型部位。胃液分析基础胃酸分泌值（BAO）和最大胃酸分泌量（MAO）均明显升高，且 BAO/MAO > 60%，血促胃液素 > 200pg/ml。

【并发症】

（一）消化道出血

溃疡侵蚀周围或深处的血管可引起出血。出血是消化性溃疡最常见的并发症，也是上消化道大出血最常见的病因（约占所有病因的 50%）。临床表现与出血的量和速度有关，轻者仅表现为黑便，重者可伴有呕血。出血超过 1000ml 者可出现眩晕、出汗、心悸和血压下降等周围循环衰竭的表现。若短期内出血大于 1500ml，会发生休克。

消化道溃疡引起出血应与急性胃黏膜病变、食管胃底静脉曲张破裂出血等引起的消化道出血相鉴别。

（二）穿孔

溃疡病灶向深部发展穿透浆膜层则并发穿孔。溃疡穿孔临床上可分为急性、亚急性和慢性 3 种类型，以第一种常见。急性穿孔的溃疡常位于十二指肠前壁或胃前壁，发生穿孔后胃肠的内容物漏入腹腔而引起急性腹膜炎，典型病例腹部检查可表现为腹肌紧张呈板状腹，并有压痛和反跳痛，肝浊音界消失，透视发现膈下有游离气体。十二指肠或胃后壁的溃疡深至浆膜层时已与邻近的组织或器官发生粘连，穿孔时胃肠内容物不流入腹腔，称为慢性穿孔，又称为穿透性溃疡。这种穿透性溃疡改变了腹痛规律，变得顽固而持续，疼痛常放射至背部。邻近后壁的穿孔或游离穿孔较小，只引起局限性腹膜炎时称亚急性穿孔，症状较急性穿孔轻而体征较局限，且易漏诊。

溃疡穿孔应与急性阑尾炎、急性胰腺炎、异位妊娠破裂等急腹症相鉴别。

（三）幽门梗阻

多由十二指肠球部溃疡及幽门管溃疡引起。溃疡急性发作时可因炎症水肿和幽门平滑肌痉挛而引起暂时性梗阻，可随炎症的好转而缓解；慢性梗阻主要由于瘢痕收缩或与周围组织粘连而阻塞胃流出道，呈持久性。幽门梗阻临床表现为：餐后上腹饱胀、上腹疼痛加重，伴有恶心、呕吐，大量呕吐后症状可以改善，呕吐物含发酵酸性宿食；严重呕吐可致失水和低氯低钾性碱中毒；可发生营养不良和体重减轻。体检可见胃型和胃蠕动波，清晨空腹时检查胃内有振水声。进一步做胃镜或 X 线钡餐检查可确诊。

（四）癌变

少数胃溃疡可发生癌变，十二指肠球部溃疡一般不发生癌变。胃溃疡癌变发生于溃疡边缘，据报道癌变率在 1% 左右。长期慢性胃溃疡病史、年龄在 45 岁以上、溃疡顽固不愈者应提高警惕。对可疑癌变者，可在胃镜下取多点活体组织做病理检查；在积极治疗后复查胃镜，直到溃疡完全愈合；必要时定期随访复查。

口腔相关知识链接：口腔 Hp 对胃肠 Hp 根除率的影响

口腔 Hp 感染可影响胃肠 Hp 根除治疗方案的效果，尤其是远期疗效。由于口腔中的 Hp 存在于牙菌斑、牙周袋及唾液中，特别是牙菌斑微生物具有独特的"生物膜"结构，Hp 能借此逃避抗生素的杀灭，故全身用药对其作用甚微。根除治疗后仍存留在口腔中的 Hp，可随唾液或食物不断吞咽入胃肠，并可再次在胃肠内定植，导致胃肠 Hp 复发或再感染。牙菌斑中的细菌可能还是 Hp 重要的传染源，口—口传播可能是 Hp 播散最重要的途径。因此，清除口腔中的 Hp 对提高 Hp 根除率，减少 Hp 的传播都具有重要意义。

【治疗】

治疗目标：消除病因、缓解症状、愈合溃疡、防止复发和防治并发症。针对病因的治疗如根除 Hp，有可能彻底治愈溃疡病，是近年消化性溃疡治疗的一大进展。

（一）一般治疗

生活要有规律，避免过度劳累和精神紧张。注意饮食规律，戒烟、酒，避免进食辛辣食物及浓茶、咖啡等刺激性强的饮料。服用 NSAIDs 者尽可能停用，即使未用亦要告诫患者今后慎用。

（二）药物治疗

1. 抑制胃酸分泌

（1）H_2 受体拮抗剂（H_2RA）。H_2RA 是治疗消化性溃疡的主要药物之一，疗效好，用药方便，价格适中，长期使用不良反应少。治疗胃溃疡和十二指肠球部溃疡的 6 周愈合率分别为 80% ～ 95% 和 90% ～ 95%，见表 2-4-2。

表 2-4-2　临床常用的 H_2 受体拮抗剂

药物名称	规格 /mg	治疗剂量 /mg	维持剂量 /mg
法莫替丁	20	20，一日 2 次	20，每晚 1 次
尼扎替丁	150	150，一日 2 次	150，每晚 1 次
雷尼替丁	150	150，一日 2 次	150，每晚 1 次

（2）质子泵抑制剂（PPI）。PPI作用于壁细胞胃酸分泌终末步骤中的关键酶 H^+-K^+ ATP酶，使其不可逆失活，因此，其抑酸作用比H2RA更强且作用持久。此外，PPI可增强抗Hp抗生素的杀菌作用，见表2-4-3。

表2-4-3　临床常用的质子泵抑制剂

药物名称	规格/mg	治疗剂量/mg	维持剂量/mg
埃索美拉唑	20，40	40，一日1次	20，一日1次
兰索拉唑	30	30，一日1次	30，一日1次
奥美拉唑	10，20	20，一日2次	20，一日1次
泮托拉唑	20	40，一日1次	20，一日1次
雷贝拉唑	10	20，一日1次	10，一日1次

2. 根除Hp　消化性溃疡不论活动与否，都是根除Hp治疗的主要指征之一。

常用的联合方案有：1种PPI+2种抗生素或1种铋剂+2种抗生素，疗程7或14天。由于各地抗生素的耐药情况不同，抗生素的种类及疗程应酌情选择，见表2-4-4。

表2-4-4　具有杀灭和抑制Hp作用的药物

抗生素	克拉霉素、阿莫西林、甲硝唑、替硝唑、喹诺酮类抗生素、呋喃唑酮、四环素
PPI	埃索美拉唑、奥美拉唑、兰索拉唑、泮托拉唑、雷贝拉唑
铋剂	枸橼酸铋钾、果胶铋、碱式碳酸铋

复查应在根除Hp治疗结束至少4周后进行，且在检查前停用PPI或铋剂2周，根除Hp可显著降低溃疡的复发率。但由于各种原因，部分患者胃内的Hp难以根除。

口腔相关知识链接：Hp根除的治疗推荐

现有的标准PPI三联疗法、含铋剂的四联疗法等Hp根除治疗方案，仅仅局限于胃内Hp感染的治疗，它没有涉及处理口腔内的Hp感染。Hp根除治疗方案应包含胃Hp感染的治疗和口腔Hp感染的治疗，在胃Hp感染诊治的同时诊治口腔Hp感染，应是进一步提高Hp根除率、控制Hp传染源、减少Hp传播的关键。根除Hp是一项系统工程，消化科与口腔科之间应构筑起一座桥梁，两个学科需共同做出努力，才有可能最终提高Hp的根除率。

3. 其他药物治疗　联合应用胃黏膜保护剂可提高消化性溃疡的愈合质量，有助于减少溃疡的复发。对老年人消化性溃疡、巨大溃疡、复发性溃疡建议联合应用胃黏膜保护剂。

（1）铋剂。这类药物的分子量较大，在胃酸溶液中成胶体状，与溃疡基底面的蛋白形成蛋白-铋复合物，覆于溃疡表面，阻断胃酸、胃蛋白酶对黏膜的自身消化。此外，铋剂还可以包裹Hp菌体，干扰Hp代谢，发挥杀菌作用。

（2）弱碱性抗酸药。常用的有铝碳酸镁、氢氧化铝凝胶等，这些药物可中和胃酸，短暂缓解疼痛。

（3）米索前列醇和瑞巴派特都是可以调节胃黏膜防御功能的细胞保护药物。米索前列醇对预防 NSAIDs 引起的胃肠道损害有效，是目前美国 FDA 唯一推荐用于预防 NSAIDs 相关性胃病的药物，但腹痛、腹泻等不良反应限制了它的临床应用，而且能引起子宫收缩，故妊娠妇女禁用。瑞巴派特（膜固思达）可直接针对 NSAIDs 所致胃黏膜损伤的作用机制，是具有增加前列腺素合成、清除并抑制自由基作用的胃黏膜保护剂。

【口腔执业医师资格考试高频考点及例题】

试题 1：消化性溃疡发生的决定因素是（　　　　）

A. 胃蛋白酶和胃酸　　　B. 胆盐　　　C. 乙醇　　　D.Hp 感染　　　E. 非甾体类药物

答案：A

解析：因为胃蛋白酶能够降解蛋白质分子，所以对黏膜有侵袭作用。而胃蛋白酶的生物活性取决于胃液 pH，这是因为不但胃蛋白酶原激活需要盐酸，而且胃蛋白酶活性具有 pH 依赖性，当胃液 pH 升高到 4 以上时，胃蛋白酶就失去活性。因此，胃酸的存在是溃疡发生的决定因素。

试题 2：消化性溃疡最主要的症状是（　　　　）

A. 嗳气反酸　　　　　B. 恶心呕吐　　　　　C. 节律性上腹痛

D. 无规律性上腹痛　　　E. 粪便黑色

答案：C

解析：消化性溃疡特点如下。①慢性反复发作，病史长。②发作呈周期性：发作与缓解相互交替。缓解期长短不一，可数周、数月，长者可达数年。发作多有季节性，以秋季和冬季发病较多见。③发作时上腹多呈节律性疼痛。

试题 3：男性，36 岁，进食后突发上腹刀割样疼痛 3 小时。查体：腹肌紧张，全腹压痛、反跳痛、肝浊音界消失。血常规：白细胞及中性粒细胞升高。最可能的诊断是（　　　　）

A. 胃溃疡穿孔　　　B. 急性阑尾炎　　　C. 急性胰腺炎

D. 急性胆囊炎　　　E. 急性大叶性肺炎

答案：A

解析：急性穿孔的溃疡常位于十二指肠前壁或胃前壁，发生穿孔后胃肠的内容物漏入腹腔而引起急性腹膜炎，典型病例腹部检查可表现为腹肌紧张呈板状腹，并有压痛和反跳痛，肝浊音界消失，透视发现膈下有游离气体。

【直通岗位】

病例讨论：男性，45岁，间断上腹痛5年，加重2天就诊。5年前开始无明显诱因间断上腹胀痛，餐后半小时明显，持续2~3小时，可自行缓解，经胃镜检查确诊为胃溃疡，给予抑酸治疗及Hp根除治疗，症状好转，但反复发作，复查显示Hp（＋），口腔检查可见严重牙周炎，且患者从未接受口腔洁治。请结合患者情况，综合制定诊疗方案。

（马菲菲）

第二节　肝硬化

学习目标

掌握：肝硬化的病因、发病机制、临床表现、诊断和鉴别诊断。

熟悉：肝硬化的定义、常用检查方法及治疗。

了解：肝硬化与口腔疾病的关系及治疗。

肝硬化（hepatic cirrhosis）是一种常见的由不同病因引起的慢性、进行性肝病。肝组织弥漫性纤维化，并形成再生结节和假小叶，导致肝小叶正常结构被破坏。病变逐渐进展，晚期出现肝衰竭、门静脉高压和多种并发症，死亡率高。在我国肝硬化是消化系统常见病，年发病率为 17/10 万，主要累及 20 ~ 50 岁男性。

【病因和发病机制】

（一）病因

1. 病毒性肝炎　乙型、丙型和丁型肝炎病毒引起的肝炎均可进展为肝硬化，大多数患者经过慢性肝炎阶段。急性或亚急性肝炎如有大量肝细胞坏死和纤维化可以直接演变为肝硬化。我国 50% 以上的肝硬化患者是由乙型肝炎病毒引起。慢性乙型肝炎演变为肝硬化的年发生率为 0.4% ~ 14.2%。病毒的持续存在、中至重度的肝脏坏死炎症以及纤维化是演变为肝硬化的主要原因。乙型肝炎和丙型肝炎或丁型肝炎的重叠感染常可加速肝硬化的发展。

2. 慢性酒精中毒　在欧美国家慢性酒精中毒为肝硬化最常见的原因（占 60% ~ 70%），我国较为少见（约占 10%），但近年来有升高趋势。长期大量饮酒可导致肝硬化。

3. 胆汁淤积　包括原发性胆汁性肝硬化和继发性胆汁性肝硬化。后者由各种原因引起的肝外胆道长期梗阻所致。高浓度胆酸和胆红素对肝细胞的毒性作用可导致肝细胞变性、坏死、纤维化，进而发展为肝硬化。

4. 药物或化学毒物　长期服用对肝脏有害的药物如双醋酚酊、甲基多巴等，或长期反复接触化学毒物如砷、四氯化碳等，均可引起药物性或中毒性肝炎，最后演变为肝硬化。

5. 肝脏血液循环障碍　慢性心力衰竭、慢性缩窄性心包炎和各种病因引起的肝静脉阻塞综合征、肝小静脉闭塞病可引起肝内长期淤血、缺氧，导致肝小叶中心区肝细胞坏死、纤维化，演变为肝硬化。

6. 遗传和代谢性疾病　由遗传和代谢性疾病引起的肝脏病变发展成肝硬化，又称代谢性肝硬化。如铁代谢障碍引起的血色病、由铜代谢紊乱所致的肝豆状核变性（Wilson病）。

7. 免疫性因素　自身免疫性慢性肝炎可进展为肝硬化。

8. 血吸虫感染　血吸虫卵在门静脉分支中堆积，造成嗜酸性粒细胞浸润、纤维组织增生，导致窦前区门静脉高压，在此基础上发展为血吸虫性肝硬化。

其他可能的原因包括营养不良、感染等。但是仍有 5% ~ 10% 肝硬化的病因不明，称为隐源性肝硬化。

（二）发病机制

上述各种病因均可引起肝脏的持续损伤。肝细胞广泛坏死、坏死后的再生以及肝内纤维组织弥漫增生，导致正常肝小叶结构的破坏。纤维隔血管交通吻合支的产生和再生结节的压迫以及增生的结缔组织牵拉门静脉、肝静脉分支，造成血管扭曲、闭塞，使肝内血液循环进一步发生障碍，增生的结缔组织不仅包绕再生结节，并将残存的肝小叶重新分割，形成假小叶。假小叶的肝细胞没有正常脾血流供应系统，可再发生坏死和纤维组织增生。如此病变不断进展，肝脏逐渐变形、变硬，功能进一步减退，形成肝硬化。

【病理】

（一）肝脏

病理特点为在肝细胞坏死基础上，小叶结构塌陷、肝组织弥漫性纤维化以及肝脏结构的破坏，代之以纤维包绕的异常肝细胞结节（假小叶）。1994 年国际肝病信息小组确定的肝硬化病理分类，按结节形态可以分为三类。

1. 小结节性肝硬化　酒精性肝硬化和淤血性肝硬化常属此型。肉眼见肝脏体积不同程度缩小、重量减轻、硬度增加，伴脂肪变时体积可增大。肝包膜增厚，表面高低不平，呈弥漫细颗粒状，颗粒大小相等，直径小于 3mm，结节间有纤细的灰白色结缔组织间隔。

2. 大结节性肝硬化　是在肝实质大量坏死基础上形成的，慢性乙型肝炎和丙型肝炎基础上的肝硬化、血色病、Wilson 病多属此型。肝体积大多缩小变形，重量减轻，表面上有大小不等的结节和深浅不同的塌陷区，结节直径大于 3mm，也可达 5cm 或更大，纤维间隔粗细不等。

3. 大小结节混合性肝硬化　大结节与小结节比例相同，α_1- 抗胰蛋白（α_1-AT）缺乏症属此型。部分 Wilson 病和部分乙型肝炎引起的肝硬化也属此型。

（二）脾

常中等度肿大，由于门静脉压增高后，脾慢性淤血、脾索纤维组织增生所致。镜检可见脾窦扩张、窦内的网状细胞增生和吞噬红细胞现象。

（三）胃肠道

由于门静脉高压,食管、胃底和直肠黏膜下层静脉可曲张、淤血,常发生破裂而大量出血。

【临床表现】

起病常隐匿,早期可无特异性症状、体征。根据是否出现黄疸、腹腔积液等临床表现和食管静脉出血、肝性脑病等并发症,可将肝硬化分为代偿期和失代偿期。

（一）代偿期肝硬化

大部分代偿期肝硬化患者无特异性症状。常在肝活检或手术中发现。可有食欲减退、乏力、消化不良、腹泻等非特异性症状。临床表现同慢性肝炎,鉴别常需依赖肝脏病理检查。

（二）失代偿期肝硬化

主要有肝功能减退和门静脉高压症两大类临床表现。

1. 肝功能减退

（1）全身症状。面色晦暗无光泽（肝病面容）、巩膜黄染、皮肤干枯、营养状况差、消瘦乏力。可有不规则低热、夜盲、水肿等。

（2）消化道症状。食欲不振、厌食、进食后饱胀不适、恶心、呕吐、稍食油腻即引起腹泻。上述症状与门静脉高压时胃肠道淤血水肿、肝脾大、腹腔积液和肠道菌群失调有关。

（3）出血倾向和贫血。由于肝脏合成凝血因子减少及合并脾功能亢进引起的血小板减少等原因,患者常存在凝血功能障碍,表现为牙龈、鼻腔出血,皮肤黏膜紫癜或有出血点。患者有不同程度的贫血,与脾功能亢进、肠道吸收障碍、营养不良和胃肠道失血等因素有关。

（4）内分泌紊乱。男性出现性功能减退、乳房发育、睾丸萎缩、毛发脱落等。女性患者出现月经失调、闭经、不孕等。另外,患者常有蜘蛛痣、肝掌、尿量减少、色素沉着等。

口腔相关知识链接：肝功能下降在口腔中的表现

长年患慢性肝炎的患者,如口唇、口腔内颊部黏膜失去了往日的鲜艳,表现为色泽灰暗,很可能表明肝硬化正在向其逼近;口腔突然出现龋齿,或原有的轻度龋齿病情迅速发展,也是肝病不良的兆头;出现牙周炎、牙槽溢脓,虽经反复治疗不见好转并逐渐加重,也意味着肝病在进展。由于肝硬化引起 B 族维生素明显不足,也能引发舌炎、舌萎缩、齿龈出血、口臭、腮腺肿大等口腔异常病变。

2.门脉高压　脾大、侧支循环的建立和开放、腹水是门静脉高压症的三大临床表现。

（1）脾大。因长期淤血而致脾脏轻、中度增大。晚期脾大常伴有白细胞、红细胞和血小板计数减少，称为脾功能亢进。

（2）侧支循环的建立和开放。门静脉与体静脉之间有广泛的交通支。门静脉压力增高超过 $200mmH_2O$ 时，门静脉分支与腔静脉之间建立门–体侧支循环（图2-4-2）。临床上有3支重要的侧支开放：①食管胃底静脉曲张，破裂时引起消化道出血；②腹壁静脉曲张；③痔静脉曲张。

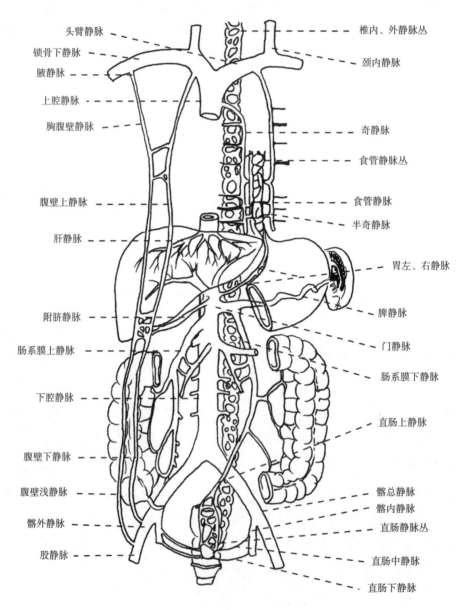

头臂静脉
锁骨下静脉
腋静脉
上腔静脉
胸腹壁静脉
腹壁上静脉
肝静脉
附脐静脉
肠系膜上静脉
下腔静脉
腹壁下静脉
腹壁浅静脉
髂外静脉
股静脉

椎内、外静脉丛
颈内静脉
奇静脉
食管静脉丛
食管静脉
半奇静脉
胃左、右静脉
脾静脉
门静脉
肠系膜下静脉
直肠上静脉
髂总静脉
髂内静脉
直肠静脉丛
直肠中静脉
直肠下静脉

图2-4-2　门静脉侧支循环

（3）腹水。是肝硬化失代偿期最突出的表现。腹水形成的机制包括：①门静脉压力增高；②低蛋白血症；③淋巴液生成过多；④继发性醛固酮增多致肾钠重吸收增多；⑤抗利尿激素分泌增多致水的重吸收增加；⑥有效循环血容量不足。大量腹水使患者腹部膨隆，状如蛙腹，患者出现端坐呼吸，可有脐疝，部分患者伴有胸水，多见于右侧。

【并发症】

（一）上消化道出血

为最常见的并发症。大多数患者因食管胃底静脉曲张破裂出血所致，部分患者由于并发消化道溃疡、急性胃黏膜病变引起。多突然发生大量呕血或黑便，常引起出血性休克，诱发肝性脑病。

（二）肝性脑病

为最严重的并发症及最常见的死亡原因。肝性脑病是一种以代谢紊乱为基础的中枢神经系统功能失调综合征，主要表现为意识障碍、行为异常、昏迷。

（三）感染

患者抵抗力低下，常并发细菌感染，如肺炎、胆道感染、大肠埃希菌败血症和自发性腹膜炎等。自发性腹膜炎的致病菌多为革兰阴性杆菌，主要表现为腹痛、腹胀、不同程度的发热、腹水增长迅速，严重者可出现中毒性休克。腹部有轻重不等的压痛和腹膜刺激征。

（四）肝肾综合征

又称功能性肾衰竭，是由于肝硬化大量腹水时，有效循环血容量不足及肾内血流重分布等因素造成。临床特征是自发性少尿或无尿、氮质血症、稀释性低钠和低尿钠。但肾脏并无重要病理改变。

（五）原发性肝癌

表现为进行性肝大，多在大结节性或大小结节混合性肝硬化基础上发生。

【实验室和其他检查】

（一）实验室检查

1. 血常规　代偿期多在正常范围。失代偿期由于出血、营养不良、脾功能亢进可发生轻重不等的贫血。有感染时白细胞可升高，脾功能亢进者白细胞和血小板均减少。

2. 尿常规　一般在正常范围。胆汁淤积引起黄疸的患者尿胆红素阳性，尿胆原阴性。肝细胞损伤引起的黄疸，尿胆原亦增加。

3. 肝功能检查 失代偿期患者，血清胆红素增高，转氨酶可轻、中度增高。肝功能明显减退时，清蛋白合成减少。凝血酶原时间延长。

4. 血清免疫学检查 肝硬化活动时，甲胎蛋白（AFP）可增高。病因为病毒性肝炎者病毒标记物呈阳性反应。自身免疫性肝病患者血清抗线粒体抗体、抗平滑肌抗体、抗核抗体可阳性。

（二）影像学检查

1. 超声检查 B超是诊断肝硬化常用而重要的方法。超声检查可发现肝表面不光滑或凸凹不平；肝叶比例失调，多呈右叶萎缩和左叶、尾叶增大；肝实质回声不均匀增强，肝静脉管腔狭窄、精细不等。

2. CT检查 肝硬化的影像学改变与B超检查所见相似，表现为肝叶比例失调、肝裂增宽和肝门区扩大，肝脏密度高低不均。此外，还可见脾大、门静脉扩张和腹腔积液等门脉高压症表现。

（三）特殊检查

1. 胃镜 可直接观察并确定食管及胃底有无静脉曲张，了解其曲张程度和范围，并可确定有无门脉高压性胃病。食管及胃底静脉曲张是诊断门静脉高压最可靠的指标，一旦出现曲张静脉即可诊断门静脉高压。

2. 腹腔镜 可见肝脏表面高低不平，有大小不等的结节和纤维间隔，边缘锐利不规则，包膜增厚，脾大。

3. 肝活检 B超指引下或腹腔镜直视下经皮肝穿刺，取肝活体组织做病理检查，对肝硬化，特别是早期肝硬化的诊断有重要价值。

4. 腹腔积液 一般为漏出液，如并发自发性腹膜炎，比重介于漏出液与渗出液之间，白细胞数增多，常在 500×10^6/L 以上。腹水呈血性应高度怀疑癌变，应做细胞学检查。

【诊断和鉴别诊断】

（一）诊断

本病的诊断主要依据如下。①病史：有助于了解肝硬化病因。应详细询问肝炎史、饮酒史、药物史、输血史、社交史及家族遗传性疾病史。②症状和体征：根据上述临床表现对患者进行检查，确定是否存在门脉高压和肝功能障碍表现。③肝功能检查：血清蛋白降低、胆红素升高、凝血酶原延长提示肝功能失代偿。④影像学检查：B超、CT检查有助于本病的诊断。完整的诊断应包括病因、病理、功能和并发症4个部分。

（二）鉴别诊断

1.肝脾大 与血液病、代谢性疾病的肝脾大相鉴别。必要时做肝活检。

2.腹腔积液的鉴别诊断 应确定腹腔积液的程度和性质，与结核性腹膜炎、肿瘤引起的腹腔积液相鉴别。

【治疗与预防要点】

（一）治疗原则

肝硬化治疗应该是综合性的。首先针对病因进行治疗，如酒精性肝硬化患者必须戒酒，乙型肝炎病毒复制活跃伴肝纤维化患者可行抗病毒治疗。忌用对肝脏有损害的药物。失代偿期主要针对并发症治疗。

（二）一般治疗

1.休息 代偿期可适当减少活动，避免体力劳动，失代偿期应以卧床休息为主，有并发症者应严格卧床休息。休息是治疗中的重要措施之一。

2.饮食 给予高热量、高蛋白质、高维生素、易消化食物。脂肪尤其是动物脂肪不宜摄入过多。避免进食粗糙、坚硬和刺激性食物。多食蔬菜水果，低钾者可补充香蕉、橘子、橙子等水果。肝功能损害严重者，应限制蛋白质摄入量，禁酒。

（三）药物治疗

避免服用对肝脏有损害的药物。适当选用保肝药物，不能种类过多以避免增加肝脏负担。

（四）并发症的治疗

1.食管胃底静脉曲张破裂出血 食管胃底静脉曲张破裂出血是肝硬化的严重并发症，也是导致患者死亡的主要原因，应给予积极抢救。

（1）重症监护。卧床、禁食、保持气道通畅、迅速建立静脉通道以维持循环血容量稳定，密切监测生命体征及出血情况，必要时行输血治疗。

（2）控制急性出血

1）药物治疗。常用药物为垂体后叶素静脉滴注。垂体后叶素可收缩内脏血管，减少门静脉血流量，达到止血效果，但由于其存在升压及诱发心绞痛等副作用，心血管疾病者禁用。生长抑素及其衍生物奥曲肽可选择性减少门脉血流及抑制胰高血糖素释放，控制急性出血成功率高于垂体后叶素，副作用小。目前临床上常用的有 14 肽生长抑素（思他宁），用法：首剂 $250\mu g$ 静脉推注，继以 $250\mu g/h$ 持续静脉滴注，半衰期短，但起效快。

2）气囊压迫术。用三腔二囊管对胃底和食管下段做气囊填塞（图 2-4-3）。常用于药物止血失败者。压迫总时间不宜超过 24 小时，否则易导致黏膜糜烂。

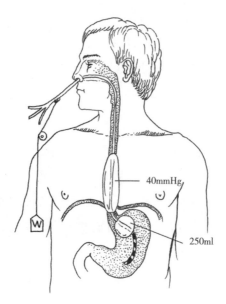

图 2-4-3　三腔二囊管置放图

3）内镜治疗。经药物治疗血流动力学稳定者应立即行急症内镜检查，以明确出血部位及原因。如仅有食管静脉曲张，仍存在活动性出血者，可予以内镜下注射硬化剂止血治疗。若曲张静脉已无活动性出血，可行套扎治疗。

2. 自发性细菌性腹膜炎　主要致病菌为革兰阴性菌（占 70%），如大肠埃希菌、克雷伯杆菌。由于其后果严重，临床一经发现应立即用抗生素行经验性治疗。

3. 肝肾综合征　治疗原则为增加动脉有效血容量和降低门静脉压力，在积极改善肝功能前提下，适当应用清蛋白及血管活性药物，提高有效循环血容量，增加肾血流。

（五）肝移植

各种原因引起的终末期肝硬化均可成为肝移植候选人。

口腔相关知识链接：肝硬化患者的口腔健康教育

肝硬化时由于肝功能下降，维生素及凝血因子合成障碍以及脾功能亢进造成白细胞、血小板、红细胞的质量下降，都会引起口腔出血、感染及黏膜异常改变，而这些又反过来促进肝硬化的发展，必须要加强患者的口腔健康教育，通常包括以下几项：

（1）选用软毛牙刷，每日早、晚各刷牙 1 次，每餐前、后要漱口。

（2）漱口液的选择相当关键。清洁舌腭时，不要触及咽部，以免引起恶心。

（3）口腔护理的用物应清洁、消毒，一次性物品只能供 1 人使用。有义齿者应取下义齿放在清水杯中保存，禁用热水浸泡。

【预后】

肝硬化的预后与病因、肝功能代偿程度及并发症有关。酒精性肝硬化、胆汁性肝硬化、肝淤血等引起的肝硬化,病因如能在肝硬化未进展至失代偿期前予以消除,则病变可趋静止,相对于病毒性肝炎肝硬化和隐源性肝硬化好。Child-Pugh 分级与预后密切相关,A 级最好,C 级最差。死亡原因常为肝性脑病、肝肾综合征、食管胃底静脉曲张破裂出血等并发症。肝移植的开展已明显改善了肝硬化患者的预后。

【口腔执业医师资格考试高频考点及例题】

试题 1:我国肝硬化最常见的病因是(　　　)

A. 慢性酒精中毒　　　　B. 乙型病毒性肝炎　　　　C. 自身免疫性肝炎

D. 丙型病毒性肝炎　　　　E. 药物中毒

答案:B

解析:乙型、丙型和丁型肝炎病毒引起的肝炎均可进展为肝硬化,大多数患者经过慢性肝炎阶段。急性或亚急性肝炎如有大量肝细胞坏死和纤维化可以直接演变为肝硬化。我国的肝硬化患者 50% 以上是由乙型肝炎病毒引起。

试题 2:肝硬化患者有出血倾向,与下列哪项因素关系最小(　　　)

A. 肝脏合成凝血因子减少　　　　B. 低清蛋白血症　　　　C. 毛细血管脆性增加

D. 脾功能亢进　　　　　　　　　E. 胃肠道黏膜炎症糜烂

答案:B

解析:由于肝脏合成凝血因子减少及合并脾功能亢进引起的血小板减少等原因,患者常存在凝血功能障碍,表现为牙龈、鼻腔出血、皮肤黏膜紫癜或有出血点。患者有不同程度的贫血,与脾功能亢进、肠道吸收障碍、营养不良和胃肠道失血等因素有关。

试题 3:关于肝硬化自发性腹膜炎,正确的描述是(　　　)

A. 一般起病急,伴高热、寒战,剧烈腹痛,出现板状腹、反跳痛

B. 致病菌多为金黄色葡萄球菌　　　　C. 易出现顽固性腹水　　　　D. 治疗时应加强利尿

E. 应进行腹水培养,待培养结果出来后有针对性地应用抗生素治疗

答案:C

解析:肝硬化自发性腹膜炎主要致病菌为革兰阴性菌(占 70%),如大肠埃希菌、克雷伯杆菌。由于其后果严重,临床一经发现应立即用抗生素行经验性治疗。另外,一定要加强口腔卫生,防止致病菌从口而入。

【直通岗位】

病例讨论：男性，45 岁，肝硬化患者因腹泻发生昏迷。血常规：血钾 2.6mmol/L，血钠 136mmol/L，血氯化物 110mmol/L，血氨 158.7μmol/L，血 pH 7.40。初步考虑诊断为什么？应采取哪些治疗措施？对于口腔护理有哪些建议？

（张　元　李亚利）

第五章 泌尿系统疾病

第一节 肾小球疾病

一、急性肾小球肾炎

> **学习目标**
> 掌握：急性肾小球肾炎的病因和临床表现。
> 熟悉：急性肾小球肾炎的治疗。
> 了解：急性性肾小球肾炎的实验室检查方法。

急性肾小球肾炎（acute glomerulonephritis，AGN）简称急性肾炎，是一组以血尿、蛋白尿、水肿、高血压和肾小球滤过率下降为典型临床表现的肾小球疾病，起病较急，也被称为急性肾炎综合征。绝大多数患者发病于链球菌感染后，而其他细菌、病毒及寄生虫等感染亦可引起。本病好发于儿童，3～8岁儿童多见，男女比例约为2：1，成人亦可发病。

【病因和发病机制】

本病常因 β–溶血性链球菌"致肾炎菌株"（常见为 A 组 12 型和 49 型等）感染所致，常见于上呼吸道感染（多为扁桃体炎）、猩红热、皮肤感染（多为脓疱疮）等链球菌感染后。但是原发感染的严重程度与急性肾炎的病情并不完全一致。本病主要是由感染所诱发的免疫反应引起。目前认为链球菌的主要致病抗原是胞质成分（内链素）或分泌蛋白（外毒素 B 及其酶原前体）。致病抗原引发免疫反应后，形成循环免疫复合物，随血液沉积于肾小球基底膜而致病，或种植于肾小球的抗原与循环中的特异抗体相结合形成原位免疫复合物而致病。不同类型免疫复合物最终激活补体，导致肾小球内皮及系膜细胞增生，吸引中性粒细胞及单核细胞浸润，导致肾脏病变。

【病理】

肾脏体积常轻度增大，病变主要累及肾小球。光镜下通常为弥漫性肾小球病变，以内皮细胞及系膜细胞增生为主要表现，急性期常伴有中性粒细胞和单核细胞浸润。病变严重时，增生和浸润的细胞可压迫毛细血管裸使管腔狭窄或闭塞。肾小管病变多不明显，但肾间质可有水肿及灶状炎症细胞浸润。免疫病理检查可见 IgG 及 C3 呈粗颗粒状沿毛细血管壁和（或）系膜区沉积。电镜检查可见肾小球上皮细胞下有驼峰状大块电子致密物沉积。

【临床表现】

急性肾炎起病较急，通常于前驱感染后 1～3 周（平均 10 天左右）发病。病情轻重不一。典型者呈急性肾炎综合征表现，重症者可发生急性肾衰竭。典型的临床表现如下。

（一）尿异常

几乎所有的患者均有肾小球源性血尿，多为镜下血尿，约 30% 患者可有肉眼血尿。但肉眼血尿常为首发症状和患者就诊原因。伴有不同程度的蛋白尿，一般为轻到中度。

（二）水肿

80% 以上的患者有水肿。典型表现为晨起眼睑水肿或伴有轻度的下肢可凹性水肿，少数严重者可波及全身，甚至出现胸腔积液和腹腔积液。

（三）高血压

约 80% 患者因水、钠潴留出现一过性轻、中度高血压，在应用利尿剂后血压可逐渐恢复正常。

（四）肾功能异常

起病早期尿量减少，少数患者甚至出现少尿或者无尿。肾功能可一过性受损，出现轻度氮质血症。这与肾小球滤过率下降及水、钠潴留有关。仅有极少数患者表现为急性肾衰竭。

（五）临床并发症

急性肾炎综合征期的并发症主要是严重的循环充血的状态，如充血性心力衰竭、高血压脑病、急性肾衰竭。水、钠严重潴留和高血压为主要的诱发因素。尤其在预后较差的老年群体中，充血性心力衰竭的发生率可高达 40%，严重危及患者生命，常须紧急处理。随着近年来防治工作的加强，其发生率和死亡率已明显下降。

【实验室检查】

（一）尿常规

尿沉渣镜检，红细胞增多，尿蛋白通常为 +～++，早期亦可有白细胞和上皮细胞稍增多，并出现颗粒管型和红细胞管型等。

（二）血常规

因水、钠潴留致血容量扩大，血液被稀释，红细胞计数和血红蛋白可稍低。白细胞计数可正常或稍高，这与体内原发感染灶的情况有关。

（三）肾功能检查

肾小球滤过率（GFR）下降。尿量减少（常在 400 ～ 700ml/d），少数患者甚出现少尿（＜ 400ml/d）。严重少尿时可出现血肌酐和尿素氮的增高。

（四）免疫学检查异常

多数病例起病 2 周内血清 C3 及总补体下降，8 周内渐恢复正常，此规律性变化对诊断本病有重要意义。患者血清抗链球菌溶血素"O"滴度可升高，提示前驱链球菌感染。另外，部分患者起病早期循环免疫复合物及血清冷球蛋白可呈阳性。

【诊断和鉴别诊断】

于链球菌感染后 1 ～ 3 周发生血尿、蛋白尿、水肿和高血压，甚至少尿及氮质血症等急性肾炎综合征表现，并伴血清 C3 的动态变化，即可做出临床诊断。

典型的急性肾炎不难诊断，常与下列疾病进行鉴别诊断。

（一）以急性肾炎综合征起病的肾小球疾病

1. 其他病原体感染后急性肾炎　多种病原体均可引起急性肾炎。目前较常见于多种病毒（如水痘 – 带状疱疹病毒、EB 病毒、流感病毒等）感染，感染极期或感染后 3 ～ 5 天发病，多数临床表现较轻，常不伴血清补体降低，少有水肿和高血压，肾功能一般正常，临床过程自限。

2. 系膜毛细血管性肾小球肾炎　临床上除表现急性肾炎综合征外，经常伴肾病综合征，病变持续无自愈倾向。

3. 系膜增生性肾小球肾炎　部分 IgA 肾病及非 IgA 系膜增生性肾小球肾炎，患者有前驱感染，可表现为急性肾炎综合征，患者血清 C3 一般正常，病情无自愈倾向。IgA 肾病患者潜伏期较短，可在感染后数小时至数日内出现肉眼血尿，部分患者血清 IgA 升高。

（二）急进性肾小球肾炎

起病过程与急性肾炎相似，但除急性肾炎综合征外，多早期出现少尿、无尿，肾功能急剧恶化为特征。重症急性肾炎呈现急性肾衰竭者与该病相鉴别困难时，应及时做肾活检以明确诊断。

（三）系统性疾病肾脏受累

可根据其他系统受累的典型临床表现和实验室检查加以鉴别。

【治疗】

本病治疗以休息及对症治疗为主。防治急性期并发症、保护肾功能，待其自然恢复。本病为自限性疾病，不宜应用糖皮质激素及细胞毒药物。

（一）一般治疗

（1）急性期应卧床休息，通常 2 ~ 3 周，待典型症状如肉眼血尿、水肿及高血压恢复正常后逐步增加活动量。

（2）限制盐、水、蛋白质的摄入。有水肿、高血压的患者应予低盐（每日 3g 以下）饮食；明显少尿者应限制液体入量；氮质血症时应限制蛋白质摄入，并以优质动物蛋白为主。

（二）治疗感染灶

以往主张病初注射青霉素或其他敏感药物 10 ~ 14 天，但其必要性目前争议较大。对于反复发作的慢性扁桃体炎，待病情稳定后（尿蛋白少于 +，尿沉渣红细胞少于 10 个 / HP）可考虑做扁桃体摘除，术前、术后 2 周需注射青霉素。

（三）对症治疗

1. 利尿消肿　经控水、限盐后症状仍然存在者可使用噻嗪类利尿剂，常用氢氯噻嗪。必要时可用袢利尿剂如呋塞米（速尿）。一般不使用潴钾利尿剂和渗透性利尿剂。

2. 降血压　经休息、低盐和利尿后高血压控制仍不满意时，可加用降压药物。首选钙通道阻滞剂如硝苯地平，可配合使用 β 受体阻滞剂如阿替洛尔。

3. 预防临床并发症的发生　重点在于纠正水、钠潴留，恢复血容量。

（四）透析治疗

少数发生急性肾衰竭而有透析指征时，应及时给予透析治疗以帮助患者度过急性期。由于本病具有自愈倾向，肾功能多可逐渐恢复，一般不需要长期维持透析。

（五）中医药治疗

中医认为急性肾小球肾炎是由于感受风寒、风热及湿邪所致。病变发展期有外感表证及水肿、尿少、血尿等症状，此期中医治疗往往采用祛风利水、清热解毒、凉血止血等方法。

【预后】

大多数病例预后良好，在数周或者数月内可完全治愈；6% ~ 18% 的病例遗留尿异常和（或）高血压而转为慢性肾炎；仅有不到 1% 的患者可因急性肾衰竭救治不当而死亡，且多为高龄患者。

二、慢性肾小球肾炎

> **学习目标**
> 掌握：慢性肾小球肾炎的临床表现和治疗原则。
> 熟悉：慢性肾小球肾炎的诊断。
> 了解：慢性肾小球肾炎的病因及发病机制。

慢性肾小球肾炎（chronic glomerulonephritis）简称慢性肾炎，是指以蛋白尿、血尿、水肿、高血压为基本临床表现，病情迁延，并有不同程度的肾功能减退的一组肾小球疾病。多发于中青年，男性多见，病程常超过 1 年，可在患病数年至数十年进展为慢性肾衰竭。

【病因和发病机制】

仅有少数慢性肾炎患者是由急性肾炎发展而来。绝大部分慢性肾炎的确切病因尚不清楚。但起始因素多为免疫介导炎症。目前认为导致慢性肾炎病情起伏、迁延不愈的机制除免疫因素外，非免疫、非炎症因素占有重要作用。

> **口腔知识链接：慢性牙周炎与肾小球肾炎存在相关性**
>
> 慢性肾小球肾炎、继发性肾小球肾炎中的糖尿病肾炎、高血压肾炎均与慢性牙周炎有密切关系。主要是通过牙菌斑中的内毒素、炎症介质、细胞因子等随血运到全身诱发疾病。
>
> 另外，肾病患者大多存在口腔异味、舌苔、口角炎等情况，同时患者口腔中有明显的菌斑堆积、龈乳头肿大等牙周炎症表现。

【病理】

慢性肾炎的病理类型较多，常见类型有系膜增生性肾小球肾炎（包括 IgA 和非 IgA 系膜增生性肾小球肾炎）、系膜毛细血管性肾小球肾炎、膜性肾病及局灶节段性肾小球硬化等。所有上述不同病理类型在疾病后期均可转化为程度不等的肾小球硬化、玻璃样变、纤维化，肾小管萎缩或消失，肾间质纤维化。肉眼观察可见肾脏体积缩小，质地变硬，肾皮质变薄，也称固缩肾。

【临床表现】

慢性肾炎多数起病缓慢、隐袭。临床表现呈多样性，多以蛋白尿、血尿、高血压、水肿为其基本临床表现，可伴有不同程度的肾功能减退。病情反复迁延，逐渐进展为慢性肾衰竭。主要临床表现如下。

（一）一般表现

早期患者可有头晕、乏力、食欲不振、疲倦、腰部疼痛、失眠健忘等全身症状。

（二）尿液改变

由于大量肾单位结构被破坏，功能丧失，可出现多尿、夜尿、低比重尿。蛋白尿是本病必有的症状，尿蛋白定量常在 1 ～ 3g/d。尿沉渣镜检可见红细胞增多，少数患者也可见肉眼血尿。

（三）水肿

水肿是慢性肾炎的常见临床表现，但是轻重程度不一。轻者可无或仅有晨起眼睑和面部水肿，严重者水肿可持续存在，出现全身普遍性水肿。水肿程度与肾脏病变的严重程度不成正比，主要是由水、钠潴留和低蛋白血症引起。

（四）高血压

大多数患者有不同程度的高血压，部分患者以高血压为首发症状。血压多持续性升高，常伴有头疼、头晕、鼻出血及视力减退等症状。高血压持续存在，也可引起高血压性心脏病、动脉硬化、脑出血等严重病变。如血压控制不好，肾功能恶化较快，预后较差。

（五）其他症状

慢性肾炎患者常出现贫血，这与肾脏分泌的促红细胞生成素减少，网织红细胞分化、成熟、释放减少有关。

【实验室和其他检查】

（一）尿常规

尿相对密度偏低，尿蛋白 + ～ +++，尿沉渣镜检可见红细胞增多及颗粒管型等。

（二）肾功能检查

早期肾功能可正常或轻度受损（轻度氮质血症，内生肌酐清除率正常或降低），这种情况可持续数年至数十年。晚期肾功能逐渐恶化（血肌酐和尿素氮明显上升，内生肌酐清除率明显下降）并出现相应的临床表现，进展为尿毒症。

（三）B超检查

双侧肾脏大小正常或缩小，肾皮质回声增强，结构紊乱。

【诊断和鉴别诊断】

凡是尿化验异常（蛋白尿、血尿、管型尿）、伴或不伴水肿及高血压病史达3个月以上，无论有无肾功能损害均应考虑此病，在除外继发性肾小球肾炎及遗传性肾小球肾炎后，临床上可诊断为慢性肾小球肾炎。慢性肾炎主要应与下列疾病鉴别。

（一）继发性肾小球疾病

如狼疮肾炎、过敏性紫癜肾炎、糖尿病肾病、高血压肾病等，依据相应原发病典型的临床表现及特异性实验室检查，一般不难鉴别。

（二）Alport综合征

又称眼-耳-肾综合征，为遗传性肾炎中最常见的一种，多为X连锁显性遗传。常起病于青少年，患者有眼（球型晶状体等）、耳（神经性耳聋）、肾（血尿、轻度和中度蛋白尿及进行性肾功能损害）异常，并有家族史。

（三）慢性肾盂肾炎

多有反复发作的尿路感染史、并有影像学及肾功能异常，尿细菌学检查阳性，尿沉渣中常有白细胞。

【治疗】

慢性肾炎的治疗应以防止或延缓肾功能进行性恶化、改善或缓解临床症状及防治严重并发症为主要目的，而不以消除血尿或微量尿蛋白为目标。可采用下列综合治疗措施。

（一）一般治疗

1.休息　症状明显者应卧床休息，避免剧烈活动。

2.饮食　肾功能不全者应限制蛋白及磷的摄入量，强调优质低蛋白饮食（富含人体必需氨基酸，如牛奶、鸡蛋、鱼、瘦肉等）及低磷饮食。

3.避免加重肾脏损害的因素　感染、劳累、妊娠及肾毒性药物（如氨基糖苷类抗生素、含马兜铃酸的中药等）均可能损伤肾脏，导致肾功能恶化，应予以避免。

（二）积极控制高血压，减少蛋白尿

高血压和尿蛋白对慢性肾炎的病情和预后影响极大，因此，积极控制高血压和减少尿蛋白是慢性肾炎治疗中的两个重要环节。高血压的治疗目标：力争把血压控制在理想水平，尿蛋白大于等于1g/d，血压应控制在125/75mmHg以下；尿蛋白低于1g/d，血压可控制在

130/80mmHg 以下。尿蛋白的治疗目标：争取低于 1g/d。

高血压患者应限盐（＜3g/d）。慢性肾炎患者常有水、钠潴留引起的容量依赖性高血压，故可选用噻嗪类利尿剂，如氢氯噻嗪 12.5 ~ 25mg/d。肾素依赖性高血压首选 ACEI，如依那普利、卡托普利；ARB，如氯沙坦、缬沙坦；β 受体阻滞剂，如普萘洛尔；钙离子拮抗剂，如硝苯地平等。当高血压难以控制时，可多种降压药联合应用。

近年来的研究证实，ACEI 或 ARB 具有降低血压、减少尿蛋白和延缓肾功能恶化的肾脏保护作用。目前是临床上治疗慢性肾炎高血压和（或）减少尿蛋白的首选药物。肾功能不全患者应用该类药物要防止高血钾，血肌酐大于 264μmol/L 时务必在严密观察下谨慎使用，尤其是对于非透析治疗患者不宜应用。

（三）应用抗血小板解聚药

大剂量双嘧达莫（300 ~ 400mg/d）、小剂量阿司匹林（40 ~ 300mg/d）有抗血小板聚集作用。

（四）糖皮质激素和细胞毒药物

此类药物一般不主张积极应用，但是如果患者肾功能正常或仅轻度受损，肾脏体积正常，病理类型较轻（如轻度系膜增生性肾炎、早期膜性肾病等），尿蛋白较多，无禁忌者可试用，但无效者应及时逐步撤去。

【预后】

慢性肾炎病情迁延，病变缓慢进展直至慢性肾衰竭。病情进展速度与病因、病理类型、机体的反应性等因素有关，但也与患者是否重视保护肾脏、是否避免恶化因素及治疗是否恰当有关。

三、肾病综合征

> **学习目标**
> 掌握：肾病综合征的临床表现、常见并发症和诊断标准。
> 熟悉：肾病综合征的实验室检查方法和治疗。
> 了解：肾病综合征的病因及发病机制。

肾病综合征（nephrotic syndrome，NS）是指多种病因引起的以大量蛋白尿、低蛋白血症、水肿、高脂血症为临床表现的一种临床综合征，可分为原发性和继发性两大类。原发性肾病综合征主要是指发生于肾脏本身的病变，在多种类型的肾小球疾病中，如急性肾炎、急进行肾炎、慢性肾炎等均可发生肾病综合征。继发性肾病综合征继发于全身性或其他系统疾病，如系统性红斑狼疮、糖尿病、过敏性紫癜及服用某些药物等。本节主要讨论原发性肾病综合征。

【病因与发病机制】

原发性肾病综合征由多种不同病理类型的肾小球疾病引起，发病群体与病理类型有关。如微小病变型肾病多见于儿童；系膜增生性肾小球肾炎、系膜毛细血管性肾小球肾炎、局灶节段性肾小球硬化多见于青少年；膜性肾病以老年人多见。目前认为，其发病机制主要是免疫介导性炎症所致的肾损害。

【临床表现】

典型的原发性肾病综合征临床表现如下。

（一）大量蛋白尿

典型病例具有大量蛋白尿，尿蛋白超过 3.5g/d 是诊断本病的主要依据。在正常生理情况下，肾小球滤过膜具有分子屏障及电荷屏障作用。当这一屏障作用受损时，肾小球对血浆蛋白的通透性增加，致使原尿中蛋白含量增多，当其增多明显超过肾小管的重吸收作用时，就形成大量蛋白尿。

（二）低蛋白血症

一般原发性肾病综合征患者血浆清蛋白量低于 30g/L，主要是因为大量清蛋白从尿中丢失。当肝脏代偿性合成清蛋白不足以克服丢失和分解时，患者就会出现低清蛋白血症。此外，患者因胃肠道黏膜水肿导致食欲不振、蛋白质摄入不足、吸收减少或丢失，也可以进一步加重低清蛋白血症。

除血浆清蛋白减少以外，血浆的某些免疫球蛋白和补体成分、抗凝及纤溶因子、金属结合蛋白及内分泌素结合蛋白也可减少。故患者易发生感染、高凝、微量元素缺乏、内分泌紊乱和免疫功能低下等并发症。

（三）水肿

水肿是肾病综合征患者最早、最突出的体征，开始多发生在眼睑及面部，逐渐累及全身，病变严重时可出现胸腔、腹腔及心包积液，并伴有尿量减少。水肿发生的主要原因是低清蛋白血症导致血浆胶体渗透压下降，使水分从血管腔内进入组织间隙。近年来的研究显示，水肿的发生也与肾内引起水、钠潴留（醛固酮和抗利尿激素分泌增多）有关。

（四）高脂血症

肾病综合征常伴有高胆固醇和（或）高甘油三酯血症、血清中低密度脂蛋白（LDL）、极低密度脂蛋白（VLDL）浓度增加，常与低蛋白血症并存。其发生与肝脏合成脂蛋白增加、脂蛋白分解减少相关，目前认为后者可能是导致高脂血症更为重要的原因。

【并发症】

（一）感染

感染是肾病综合征的常见并发症。常见感染部位是呼吸道、泌尿道及皮肤等。其发生与蛋白质营养不良、免疫功能紊乱及应用糖皮质激素治疗有关。在大剂量糖皮质激素治疗下，其感染的临床征象往往被掩盖，若治疗不及时或不彻底，感染仍是导致其复发和疗效不佳的主要原因，严重时可危及生命，应加以注意。

（二）血栓、栓塞并发症

多数患者血液处于高凝状态，易发生血栓、栓塞并发症。其中以肾静脉血栓最为常见，其次见于下肢静脉血栓。发生原因主要是有效血容量减少及高脂血症造成血液黏稠度增加。此外，肝代偿性合成蛋白增加，引起机体凝血、抗凝和纤溶系统失衡；应用利尿剂和糖皮质激素等均进一步加重高凝状态。血栓和栓塞是直接影响肾病综合征治疗效果和预后的重要因素。

（三）急性肾损伤

肾病综合征患者由于有效血容量不足而致肾血流量下降，诱发肾前性氮质血症。大多数经扩容、利尿后可得到恢复。仅少数病例出现急性肾损伤，表现为无明显诱因出现少尿或无尿，经扩容、利尿无效。该急性肾损伤的机制不明，目前认为可能与肾间质高度水肿压迫肾小管和大量管型堵塞肾小管有关，上述变化形成肾小管腔内高压，引起肾小球滤过率急剧减少，又诱发肾小管上皮细胞损伤、坏死，从而引起急性肾损伤。

（四）蛋白质及脂肪代谢紊乱

长期低蛋白血症可导致严重营养不良、小儿生长发育迟缓；免疫球蛋白减少造成机体免疫力低下，易致感染；金属结合蛋白丢失导致微量元素如铁、铜、锌等缺乏；内分泌素结合蛋白不足可诱发内分泌紊乱；高脂血症增加血液黏稠度，促进血栓、栓塞并发症的发生，还可增加心血管系统并发症，以冠状动脉粥样硬化多见。

【实验室检查】

（一）尿常规

尿蛋白定性为 +++ ～ ++++，尿蛋白定量大于 3.5g/d。尿沉渣镜检可见红细胞及各种管型等。

（二）肾功能检查

内生肌酐清除率正常或降低，血肌酐和尿素氮正常或升高。

（三）血液检查

血浆清蛋白低于 30g/L，胆固醇、甘油三酯、LDL、VLDL 浓度增加。

（四）B 超检查

早期双侧肾脏大小正常，晚期肾脏体积缩小。

【诊断】

肾病综合征的诊断标准是：①尿蛋白超过 3.5g/d；②血浆清蛋白低于 30g/L；③水肿；④血脂升高。其中①②两项为诊断所必需。诊断包括三个方面：①明确是否为肾病综合征；②确认病因；③判定有无并发症。

【治疗】

（一）一般治疗

严重水肿、低蛋白血症者需卧床休息。肾病综合征症状缓解后，可适当下床活动。给予患者高热量、低脂、高纤维素、低盐饮食，充分保证患者正常热量需要，而不加重肾脏负担。肾功能正常者可以给予正常量的优质蛋白饮食，但肾功能减退者必须限制蛋白质的摄入。

（二）主要治疗

肾病综合征的主要治疗方法是抑制免疫与炎症反应。

1. 糖皮质激素（以下简称激素）　通过抑制炎症免疫反应，抑制醛固酮和抗利尿激素分泌，影响肾小球滤过膜通透性等综合作用而达到利尿、消除尿蛋白的疗效。以常用药物泼尼松为例，使用原则和方案如下。

（1）起始段。起始用药要足，泼尼松 1mg/（kg·d），口服 8 ～ 12 周。

（2）减量段。足量治疗后，每 2 ～ 3 周减原用量的 10%，当减至 20mg/d 左右时症状易反复，应更加缓慢减量。

（3）维持段。以最小有效剂量（10mg/d）再维持 6 ～ 12 个月。

长期应用激素治疗的患者可出现感染、药物性糖尿病、骨质疏松等不良反应，少数病例甚至还可能发生无菌性股骨头缺血性坏死。为减轻激素的不良反应，可采取全日量顿服或在维持用药期间两日量隔日一次顿服。

2. 细胞毒药物　以环磷酰胺为代表的细胞毒药物可用于"激素依赖型"或"激素抵抗型"的患者，协同激素治疗。但副作用较大，一般不作为首选或单独治疗用药。

3. 环孢素　二线药物，用于治疗激素及细胞毒药物治疗无效的难治性肾病综合征。常用量为 3 ~ 5mg/（kg·d），分 2 次口服，服药期间需监测并维持其血液浓度。

4. 麦考酚吗乙酯　二线用药，近年来研究表明，其对部分难治性肾病综合征有效。但目前更广泛用于肾移植后排异反应，副作用相对小。

（三）对症治疗

1. 利尿消肿　常用利尿剂有以下几类。

（1）噻嗪类利尿剂。常用氢氯噻嗪 25mg，一日 3 次口服，长期服用不良反应为低钾、低钠血症。

（2）潴钾利尿剂。常用氨苯蝶啶 50mg，一日 3 次，或醛固酮拮抗剂螺内酯 20mg，一日 3 次。长期服用不良反应为高钾血症，对肾功能不全患者应慎用。

（3）祥利尿剂。常用呋塞米（速尿）20 ~ 120mg/d，或布美他尼（丁尿胺）1 ~ 5mg/d，分次口服或静脉注射。主要不良反应为低钠血症及低钾、低氯血症性碱中毒。

（4）渗透性利尿剂。常用不含钠的右旋糖酐 40（低分子右旋糖酐）或淀粉代血浆（706代血浆），250 ~ 500ml 静脉滴注，隔日 1 次。少尿患者应慎用。

2. 减少尿蛋白　减少尿蛋白可以有效延缓肾功能的恶化。常用药物有 ACEI（如贝那普利）、ARB（如氯沙坦）等。

（四）中医药治疗

单纯中医、中药治疗肾病综合征疗效出现缓慢，一般主张与激素及细胞毒药物联合应用。常用药物雷公藤总苷 10 ~ 20mg，一日 3 次口服，有降低尿蛋白作用，常配合激素使用。

（五）并发症防治

肾病综合征的并发症是影响患者预后的重要因素，应积极防治。

1. 感染　一旦发现感染，应及时选用对致病菌敏感、强效而且无肾毒性的抗生素积极治疗，去除明确感染灶。严重感染难控制时应考虑减少或停用激素，具体视患者情况而定。

2. 血栓及栓塞并发症　血浆清蛋白低于 20g/L 时，开始预防性抗凝治疗。可给予肝素钠或华法林。抗凝同时也可辅以抗血小板药，如双嘧达莫或阿司匹林口服。发现患者发生血栓或栓塞应尽早给予尿激酶或链激酶溶栓治疗。

3.急性肾损伤　肾病综合征并发急性肾损伤如处理不当可危及生命。一般可采取以下措施：①给予袢利尿剂；②血液透析：利尿无效，并已达到透析指征者，应给血液透析以维持生命；③原发病治疗；④碱化尿液。

4.蛋白质及脂肪代谢紊乱　调整饮食中蛋白和脂肪的量，必要时可应用药物，但肾病综合征缓解前，代谢紊乱很难得到完全纠正。

【预后】

原发性肾病综合征的预后个体差异很大。决定预后的主要因素包括：病理类型、用药疗效、是否存在反复感染、血栓栓塞等并发症。

第二节　尿路感染

急性肾盂肾炎

> **学习目标**
> 掌握：急性肾盂肾炎的主要病因、感染途径、临床表现。
> 熟悉：急性肾盂肾炎的定义、治疗方法。
> 了解：急性肾盂肾炎的诊断及常用实验室检查手段。

尿路感染（urinary tract infection，UTI）简称尿感，是指各种病原微生物在尿路中生长、繁殖而引起的炎症性疾病。

急性肾盂肾炎（acute pyelonephritis）是由细菌直接引起的肾盂、肾盏和肾实质的急性感染性炎症。

尿路感染根据感染发生部位可分为上尿路感染和下尿路感染，前者系指肾盂肾炎，后者主要指膀胱炎。尿路感染是最常见的泌尿系统疾病，多见于育龄期女性、老年人、免疫力低下及尿路畸形者。肾盂肾炎一般伴有下尿路感染，而下尿路感染可单独存在。

【病因和发病机制】

（一）病原体

最常见的致病菌是肠道革兰阴性杆菌。其中以大肠埃希菌最常见，占70%以上，其次为变形杆菌、克雷伯杆菌、产气杆菌、粪链球菌、铜绿假单胞菌和葡萄球菌等。致病菌常为一种，极少数为两种以上混合感染。厌氧菌感染罕见。近年来，因变形杆菌、铜绿假单胞菌和革兰阳性球菌引起的肾盂肾炎有增多的趋势。

（二）感染途径

1. 上行感染　最常见的感染途径。病原菌经由尿道上行至膀胱，甚至输尿管、肾盂，引起的感染称为上行感染，约占尿路感染的95%。大肠埃希菌是最常见的病原体。

2. 血行感染　指病原菌通过血行到达肾脏和尿路其他部位引起的感染。此种感染途径较少见。

3. 淋巴道感染　盆腔和下腹部的器官感染时，病原菌可从淋巴道进入肾周围淋巴管引起炎症，但罕见。

4. 直接感染　泌尿系统周围器官、组织发生感染时，病原菌偶可直接侵入泌尿系统导致感染，极其少见。

（三）机体易感因素

正常情况下，泌尿系统黏膜有一定抗感染能力，在机体易感因素作用下，机体自卫功能减弱，易发生细菌感染，常见易感因素如下。

（1）尿路梗阻。任何妨碍尿液自由流出的因素，如结石、狭窄、肿瘤等，均可导致尿液积聚，细菌不易被冲洗清除，而在局部大量繁殖引起感染。尿路梗阻合并感染可使肾组织结构快速破坏，因此，及时解除梗阻非常重要。

（2）膀胱输尿管反流。

（3）机体免疫力低下。如长期使用免疫抑制剂、严重的慢性病、长期卧床、艾滋病等。

（4）性别。女性尿道较短（约4cm）而宽，距离肛门较近，是女性容易发生尿路感染的重要因素。

（5）其他因素。尿路畸形、尿道内或尿道口附近有感染性病变、妊娠、医源性因素等。

【病理】

急性肾盂肾炎可使单侧或双侧肾脏受累，轻者仅表现为肾盂受累，重者表现为广泛的肾盂肾盏黏膜充血、水肿，表面有脓性分泌物，可见细小脓肿。病灶内可见不同程度的肾小管上皮细胞肿胀、坏死、脱落，肾小管腔中有脓性分泌物。肾间质水肿，内有白细胞浸润和小脓肿形成。肾小球一般无形态学改变。炎症剧烈时可有广泛性出血，较大的炎症病灶愈合后局部可形成瘢痕。

【临床表现】

（一）急性肾盂肾炎

可发生于各年龄段，育龄女性最多见。临床表现与感染程度有关，通常起病较急，病程小于6个月。

1. 全身症状　多为急骤起病，表现为高热、寒战、常伴全身酸痛、疲乏无力、恶心、呕吐等症状。体温多在38.0℃以上，多为弛张热。如高热持续不退，提示并存尿路梗阻、肾脓肿、败血症等。

2. 泌尿系统症状

（1）大部分患者出现腰痛和肾区不适感，腰痛程度不一，多为钝痛或酸痛。

（2）有尿频、尿急、尿痛等膀胱刺激征。

（3）体检时有一侧或两侧肋脊角或输尿管点压痛和（或）肾区叩击痛。

3.尿液变化　重者尿液外观混浊，可见脓尿或血尿。可有白细胞管型。

（二）慢性肾盂肾炎

大多数患者为急性肾盂肾炎未彻底治疗反复发作所致，患者常反复发生尿路刺激症状，有时仅表现为无症状性菌尿，全身症状相对较轻。

慢性肾盂肾炎临床表现复杂，全身及泌尿系统局部表现均可不典型。后期可出现肾小管功能受损表现，如夜尿增多、低比重尿等。病情持续可发展为慢性肾衰竭。急性发作时患者症状明显，类似急性肾盂肾炎。

【实验室和其他检查】

（一）尿液检查

1.尿常规检查　取新鲜中段尿、膀胱穿刺尿和导尿均可以。尿沉渣可有白细胞尿、血尿、蛋白尿。尿沉渣镜检白细胞多于 5 个 /HP 称为白细胞尿，对尿路感染诊断意义较大；少数患者有镜下血尿，尿沉渣镜检红细胞数多为 3 ～ 10 个 /HP，极少数出现肉眼血尿；尿蛋白少量。部分肾盂肾炎患者尿中可见白细胞管型。

2.细菌学检查

（1）涂片细菌检查。是一种快速诊断细菌尿的方法。采用清洁中段尿沉渣涂片，革兰染色用油镜观察，若细菌数大于等于 1 个 /HP，提示尿路感染。

（2）细菌培养。可采用清洁中段尿、导尿及膀胱穿刺尿做细菌培养，其中膀胱穿刺尿培养结果最可靠。中段尿细菌定量培养大于等于 10^5/ml，称为真性菌尿，可确诊尿路感染；如少于 10^4/ml，可能为污染；尿细菌定量培养 10^4 ～ 10^5/ml，为可疑阳性，需结合临床判断或重复检查。耻骨上膀胱穿刺尿细菌定性培养有细菌生长，即为真性菌尿。

（二）血常规检查

急性肾盂肾炎时血白细胞和中性粒细胞常升高，严重者中性粒细胞出现核左移。红细胞沉降率可增快。

（三）肾功能检查

急性肾盂肾炎可无改变。

（四）影像学检查

影像学检查包括 B 超、X 线腹平片、静脉肾盂造影（intravenous pyelogram，IVP）、逆行性肾盂造影等。目的是了解尿路情况，及时发现有无尿路结石、梗阻、反流、畸形等导致尿路感染反复发作的因素。

【诊断和鉴别诊断】

（一）诊断

典型的尿路感染有尿路刺激征、感染中毒症状、腰部不适等，结合尿液改变和尿液细菌学检查，诊断不难。凡是有真性细菌尿者，均可诊断为尿路感染。但不能判定是上尿路或下尿路感染，需进行定位诊断。肾盂肾炎常有发热、寒战，甚至出现毒血症症状，伴明显腰痛、输尿管点和（或）肋脊点压痛、肾区叩击痛等。而下尿路感染，常以膀胱刺激征为突出表现，一般少有发热、腰痛等。

（二）鉴别诊断

1. 下尿路感染　下尿路感染有尿路刺激征和菌尿等尿液改变，一般无全身症状、腰疼及肾区叩击痛。

2. 尿道综合征　常见于女性，患者有尿频、尿急、尿痛及排尿不适等尿路刺激症状，但尿常规多无明显异常，无真性细菌尿。

3. 肾结核　患者多有肾外结核病史或病灶存在，尿路刺激症状更为明显，一般抗生素治疗无效，尿沉渣可找到抗酸杆菌，尿培养结核分枝杆菌阳性，而普通细菌培养为阴性。

4. 慢性肾小球肾炎　慢性肾小球肾炎多为双侧肾脏受累，呈对称性缩小。且肾小球功能受损较肾小管功能受损突出，并常有较明确蛋白尿、血尿和水肿病史。

【并发症】

尿路感染如能及时治疗，并发症很少；但伴有糖尿病和（或）存在复杂因素的肾盂肾炎未及时治疗或治疗不当可出现下列并发症。

（一）肾乳头坏死

指肾乳头及其邻近肾髓质缺血性坏死，常发生于伴有糖尿病或尿路梗阻的肾盂肾炎，为其严重并发症。

（二）肾周围脓肿

为严重肾盂肾炎直接向肾包膜侵犯穿破而引起。

（三）败血症

细菌进入血液循环并生长繁殖而引起。

【治疗】

（一）一般治疗

急性期注意休息，多饮水，勤排尿，每日尿量在1500ml以上。发热者给予易消化、高热量、富含维生素饮食。对尿路刺激征明显者，可口服碳酸氢钠片1g，一日3次，从而碱化尿液、缓解症状、抑制细菌生长，以减轻尿路刺激症状。

（二）抗感染治疗

是急性肾盂肾炎的主要治疗方法，原则上应根据致病菌和药物敏感试验结果选用抗生素。具体用药原则如下。①患者首次发生急性肾盂肾炎，致病菌80%为大肠埃希菌，在留取尿细菌检查标本后应立即开始经验性治疗，首选对革兰阴性杆菌有效的药物。72小时显效者无须换药；否则应按药物敏感试验结果更换抗生素。②选用在尿和肾内的浓度高的抗生素。③选用肾毒性小，副作用少的抗生素。④在单一药物治疗失败、严重感染、混合感染、耐药菌株出现时应两种抗生素联合用药。

1.症状较轻者 可口服药物治疗，疗程10～14天，通常90%的患者可以治愈。常用药物见表2-5-1。

表2-5-1 常用口服药物

药物类别	常用药物名称	治疗剂量
喹诺酮类	氧氟沙星	0.2g，一日2次
	环丙沙星	0.25g，一日2次
半合成青霉素类	阿莫西林	0.5g，一日3次
头孢菌素类	头孢呋辛	0.25g，一日2次

2.严重感染全身中毒症状明显者 需住院治疗，静脉给药。必要时两种抗生素联合用药。对于已有肾功能不全的患者应避免使用肾毒性大的氨基糖苷类抗生素。常用药物包括：氨苄西林1.0～2.0g，每4小时1次；头孢噻肟钠2.0g，每8小时1次；头孢曲松钠1.0～2.0g，每12小时1次；左氧氟沙星0.2g，每12小时1次。

慢性肾盂肾炎急性发作时治疗同急性肾盂肾炎。

（三）疗效评定

1.治愈 症状消失，尿菌阴性，疗程结束后2周、6周复查尿菌仍阴性。

2.治疗失败 治疗后尿菌仍阳性，或治疗后尿菌阴性，但2周或6周复查尿菌转为阳性，且为同一种菌株。

（四）预防

应加强锻炼，注意营养均衡，增强抵抗力。保持良好卫生习惯，女性应经常清洗外阴。

日常多饮水，勤排尿，排尿彻底不留残尿。避免不必要的导尿操作。膀胱–输尿管反流者养成"二次排尿"习惯。

【预后】

本病积极治疗，去除诱因后，预后良好。大部分患者可治愈，少数患者会反复发作，但不一定转为慢性。

【口腔执业医师资格考试高频考点及例题】

试题1：引起急性肾小球肾炎的最常见病因是（　　　）

A. 乙型肝炎病毒感染　　　　B. 肺炎双球菌感染　　　　C. 葡萄球菌感染

D. 溶血性链球菌感染　　　　E. 草绿色链球菌感染

答案：D

解析：本病常发生于β–溶血性链球菌"致肾炎菌株"（常见为A组12型或49型等）感染后，常由上呼吸道感染（多为扁桃体炎）、猩红热、皮肤感染（多为脓疱疮）等链球菌感染引起。

试题2：急性肾小球肾炎最常见的临床表现（　　　）

A. 水肿、蛋白尿、高血压、高血脂　　　B. 血尿、蛋白尿、高血压、高血脂

C. 水肿、少尿、血尿、蛋白尿、高血压　　D. 水肿、少尿、血尿、高血脂

E. 水肿、血尿、蛋白尿、低蛋白血症

答案：C

解析：血尿见于几乎所有的患者，伴有不同程度的蛋白尿，水肿是患者最常见的症状。因水、钠潴留出现一过性轻或中度高血压，肾功能异常者表现为少尿或无尿。

【直通岗位】

病例讨论：男性，21岁，咽部不适3周，水肿、尿少1周。3周前咽部不适，轻咳，无发热，自服诺氟沙星不见好转。近1周感双腿发胀，双眼睑水肿，晨起时明显，同时尿量减少，200～500ml/d，尿色较红。于外院查：尿蛋白（++），红细胞、白细胞不详，血压增高，口服"阿莫仙""保肾康"症状无好转来诊。考虑何种疾病可能性大？应做哪些检查？治疗原则是什么？

（石文洁　李亚利）

第三节　肾功能不全

慢性肾衰竭

> **学习目标**
> 掌握：慢性肾衰竭的原因和临床表现。
> 熟悉：慢性肾衰竭的临床分期和诊断。
> 了解：慢性肾衰竭的发生机制和治疗方法。

慢性肾衰竭（chronic renal failure，CRF）为各种慢性肾脏疾病持续进展的最后结局。由于肾功能持久减退，肾脏不能维持其基本功能，出现水、电解质代谢紊乱及酸碱平衡失调、代谢产物潴留和全身系统症状。我国慢性肾衰竭发病率约为100/百万人口，高发年龄为40～50岁，男女发病率分别为55%和45%。

【病因和发病机制】

（一）病因

各种原发和继发的肾脏疾病导致肾实质进行性破坏，最终发展成为肾衰竭。

1. 肾脏疾病　以慢性肾小球肾炎为最常见，占50%～60%，为我国导致慢性肾衰竭的主要原因。其他常见的有系统性红斑狼疮、慢性肾盂肾炎、多囊肾病、肾结核、放射性肾炎等。

2. 肾血管疾病　如高血压肾小动脉硬化、糖尿病肾小动脉硬化、结节性动脉周围炎等。

3. 梗阻性肾病　如慢性尿路结石、肿瘤、前列腺增生、先天性尿路狭窄等。

（二）发病机制

慢性肾衰竭机制尚未完全明了，目前认为可能与以下因素有关。

1. 肾单位高滤过　研究发现，残余肾单位过度灌注和过度滤过刺激肾小球系膜细胞增生和基质增加；损伤血管内皮细胞，增加血小板聚集；引起炎细胞浸润等，因而肾小球硬化不断发展，肾单位功能进行性丧失。

2. 肾小管高代谢　残余肾单位肾小管处于高代谢状态，高代谢使肾小管耗氧量增加，自由基生成增多等，导致肾小管萎缩、间质纤维化，肾单位功能进行性丧失。

3. 细胞因子和生长因子的作用　慢性肾衰竭组织内一些细胞因子和生长因子（如 TGF-β_1、白细胞介素-1、血管紧张素 II、内皮素-1 等）参与了肾小球和肾小管的损伤过程，同时也促进了细胞外基质的生成。而某些生长因子如 TGF-β_1 或炎症因子可以诱导肾小管上皮细胞、肾小球上皮细胞、肾间质成纤维细胞等转化为肌成纤维细胞，在肾间质纤维化和肾小球硬化的过程中起到重要作用。

4.尿毒症毒素作用　慢性肾衰竭的过程中，功能肾单位减少，不能充分排泄体内代谢产物或者降解某些激素、肽类物质，这些物质统称为尿毒症毒素，在出现尿毒症症状的过程中起着重要的作用。尿毒症毒素可分为小分子物质（如尿素、肌酐、胺类、胍类等）、中分子物质（如甲状旁腺激素、多肽以及结合的芳香族氨基酸等）、大分子物质（如生长激素、促肾上腺皮质激素、胰岛素、胰高血糖素等）。

【发病过程】

依据肾小球滤过功能降低的程度，可将慢性肾衰竭分为 4 个阶段（表 2-5-2）。

表 2-5-2　慢性肾衰竭发病过程分期

分期	肾小球滤过率（GFR）	内生肌酐清除率（Ccr）	血肌酐（Cr）	尿素氮（BUN）
肾功能不全代偿期	降至正常的 50%～80%	下降，但＞50ml/min	＜178μmol/L	正常
肾功能不全失代偿期	降至正常的 25%～50%	25～50ml/min	178～442μmol/L	＞7.1mmol/L
肾衰竭期	降至正常的 10%～25%	10～25ml/min	442～707μmol/L	17.9～28.6 mmol/L
尿毒症期	降至正常的 10% 以下	＜10ml/min	＞707μmol/L	＞28.6 mmol/L

【临床表现】

慢性肾衰竭的早期，一般仅有原发病的表现。当残余肾单位不能调节适应机体的最低需要时，各系统会出现肾衰竭症状。

（一）水、电解质和酸碱平衡失调

1.水代谢紊乱　肾脏维持水平衡的能力大为降低。摄入大量水分时，肾脏不能相应增加排泄，因此，患者容易发生脑水肿、肺水肿、水中毒等。限制入液量或伴有呕吐、腹泻等体液丢失情况时，容易发生脱水。

2.钠代谢紊乱　表现为低钠或高钠血症。水肿患者常有稀释性低钠血症，可出现疲乏、无力、表情淡漠甚至昏迷等。如果摄入钠盐增加，则易引起高钠血症。

3.钾代谢紊乱　表现为低钾或高钾血症。患者如果出现多尿、长期使用失钾性利尿剂、呕吐、腹泻等情况时，易导致低钾血症。而在慢性肾衰竭晚期，由于少尿、保钾利尿剂的使用、酸中毒、感染等情况，患者可能会出现高钾血症。

4.钙磷代谢紊乱　慢性肾衰竭时，往往有血磷增高和血钙降低。血钙降低主要是由于肾实质破坏、1,25-（OH）$_2$D$_3$ 生成障碍、肠道对钙的吸收减少、血磷增高、酸中毒等原因引起。而血磷增高则主要由于肾小球滤过率下降所致。患者出现手足抽搐以及继发性甲状旁腺功能亢进，以及骨骼中钙游离导致骨质疏松等。

5. 代谢性酸中毒　慢性肾衰竭时，血浆中非挥发性酸如硫酸、磷酸不能由尿中排出，在体内蓄积引起代谢性酸中毒。患者出现呼吸深大、食欲不振、恶心、呕吐、软弱无力、嗜睡甚至昏迷等症状。

（二）各系统症状

1. 胃肠道症状　患者多有食欲不振、上腹饱胀、恶心、呕吐、口腔有尿味。还可出现口腔黏膜溃疡、消化性溃疡及消化道出血。

2. 心血管系统症状　心血管病变为慢性肾衰竭患者死亡的主要原因。大多数患者存在高血压，与水、钠潴留及肾素－血管紧张素分泌增多有关。长期高血压可致左心室肥厚、心律失常甚至心力衰竭。尿毒症性心包炎常为尿毒症终末期的一种表现，多为纤维蛋白性心包炎，可有胸痛症状，体检可有心包摩擦音。患者可有不同程度的心包积液，重者可发生心包填塞危及生命。

3. 呼吸系统症状　因代谢性酸中毒，患者出现深大呼吸，呼气有氨味。晚期常出现尿毒症性支气管炎、间质性肺炎（尿毒症肺）、胸膜炎、胸腔积液等。

4. 血液系统症状　以贫血最多见，是尿毒症特征性临床表现，习惯上称为"肾性贫血"。主要是由于肾脏分泌促红细胞生成素（EPO）减少、尿毒症毒素抑制红细胞生成以及体内叶酸、铁等造血物质的缺乏等因素所致。患者也因血小板功能异常而出现出血倾向，如鼻出血、牙龈出血、皮肤瘀斑、月经过多、胃肠道出血等，失血过多也加重患者贫血的严重程度。

5. 精神、神经系统症状　主要为尿毒症性脑病及周围神经病变两类。尿毒症性脑病早期多有头痛、失眠、乏力、记忆力下降等，以后出现表情淡漠、嗜睡，尿毒症时常有精神异常，可出现淡漠无欲、精神萎靡、抽搐和昏迷等。周围神经病变表现为肢体麻木、烧灼感、痛、触觉减退，肌无力等。

6. 皮肤表现　患者面色萎黄，皮肤干燥，眼皮肿胀，色素沉着，称为"尿毒症面容"。由于尿素随汗液排出，有时在皮肤可以可见到"尿素霜"，引起皮肤严重瘙痒、脱屑等。

7. 骨骼改变　尿毒症时骨骼改变统称为肾性骨营养不良，包括纤维性骨炎、肾性骨软化症、骨质疏松症及肾性骨硬化症。患者可出现自发性骨折、骨酸痛、行走不便等症状。

8. 内分泌紊乱　患者血浆肾素、催乳素、胰岛素、甲状旁腺激素等激素出现升高，而 1，25-（OH）$_2$D$_3$ 降低，EPO 等激素等减少。机体出现内分泌失调的相应临床表现。

9. 代谢紊乱　由于基础代谢率下降，患者常表现为体温过低，有些可低至 35.5℃。

10. 并发感染　患者免疫功能低下，机体抵抗力差，多数患者常有严重感染，感染为尿毒症患者死亡的主要原因之一。

【实验室和其他检查】

（一）血液检查

红细胞计数减少，血红蛋白量常低于 80g/L。白细胞数在感染或严重酸中毒时升高。血小板数偏低或正常。红细胞沉降率可增快。

（二）尿常规检查

早期尿量增多，晚期减少。尿比重减低，多在 1.018 以下，晚期尿比重常固定在 1.010 左右。尿蛋白定性一般为 + ～ +++，晚期因肾小球大部分硬化，尿蛋白反而减少，甚至阴性。尿沉渣检查可见红细胞、白细胞、上皮细胞、颗粒管型和蜡样管型。

（三）血生化检查

血清蛋白减低，常低于 30g/L，血钙降低（＜ 2.0mmol/L），血磷升高（＞ 1.7mmol/L），pH 减低。血钾、血钠、血镁的浓度随病情而定。

（四）肾功能检查

肾小球滤过率下降及血尿素氮、肌酐升高是判断肾衰竭程度的重要指标。

（五）其他检查

尿路 X 线平片、肾脏 B 超、CT、放射性核素肾图检查、肾组织活检，有助于明确病因及鉴别诊断。

【诊断和鉴别诊断】

（一）诊断

根据病史、临床表现以及实验室检查基本可以诊断。少数无明确的肾损害病史，肾衰竭表现严重而且突出，掩盖原发病症状与体征，应做有关检查，明确原发病。

（二）鉴别诊断

慢性肾衰竭需与急性肾衰竭相鉴别，也应与原发于各系统疾病的症状及导致昏迷的疾病相鉴别。

【治疗】

慢性肾衰竭应依据病程不同分期，采取不同的治疗措施。肾衰竭晚期只能依靠透析疗法或肾移植来维持生命，因此，慢性肾衰竭早期治疗非常重要。其基本治疗原则为积极治疗原发疾病，去除诱因，调整饮食，纠正水、电解质、酸碱平衡失调，缓解尿毒症症状，延缓肾衰竭发展。

（一）积极治疗原发疾病，去除诱因

积极治疗原发病和去除诱因是延缓慢性肾衰竭发展的关键。特别是要注意某些诱因可能会使患者短期内肾功能急剧恶化，因此，去除诱因具有重要的意义。例如患者应避免过度劳累、受凉、慎重使用肾毒性药物等。

（二）调整饮食

应采用低蛋白、低磷、高热量、富含维生素的饮食。限制蛋白质摄入是治疗的重要环节，因减少蛋白质摄入能降低血尿素氮水平，延缓残余肾单位破坏。为了维持患者的氮平衡，应给予富含必需氨基酸的优质低蛋白饮食，如蛋、鱼、牛奶等。同时食物应富含B族维生素、维生素C、钙和叶酸等，禁食含磷高的动物内脏。

（三）纠正水、电解质和酸碱平衡失调

对脱水者，应及时补液，轻度可以口服补液，重度可以静脉补液，但要注意补液的速度和补液量。有严重高血压、少尿、水肿、心力衰竭者，应严格限制钠、水摄入量。低血钾可口服或静脉补钾。高血钾时应限制钾摄入，同时可先用排钾性利尿药、钙剂等加速钾的排泄。如果血钾浓度高于6.5mmol/L，必须紧急处理，静脉推注10%葡萄糖酸钙10ml，或静脉注射碳酸氢钠、乳酸钠以拮抗，也可用葡萄糖联合胰岛素静脉滴注。最有效的治疗方法是血液透析。轻度酸中毒，可口服碳酸氢钠，严重酸中毒时，尤其伴有昏迷或深大呼吸时，应静脉补碱。

（四）对症治疗

1.消化道症状　恶心、呕吐者可口服胃动力药多潘立酮；有上消化道出血者，可用H2受体拮抗剂或质子泵抑制剂如奥美拉唑等药物。

2.高血压　应限制钠盐摄入，使用呋塞米等利尿剂减少血容量，降压首选ACEI。尿毒症性心包炎和胸膜炎主要依靠透析治疗。

3.其他　重组人促红细胞生成素（rHuEPO）治疗贫血有明显疗效，同时也应补充铁剂和叶酸等造血所需营养物质。皮肤黏膜出血除用止血药外，严重者可输血小板。如合并感染时应及时使用有效抗生素，抗生素的选择和使用原则与一般感染相同，但应避免使用肾毒性药物。

（五）透析疗法

透析疗法为目前最常用的肾替代疗法，即采用人工方法替代肾排泄功能，使血液得到净化。透析指征为：慢性肾衰竭患者出现尿毒症症状，应开始透析。终末期尿毒症以及存

在难以纠正的水肿、高血压、心力衰竭、严重代谢性酸中毒和高钾血症等，均应马上透析。透析方法包括血液透析、腹膜透析及其他血液净化学治疗法。

（六）肾移植

同种肾移植为目前治疗终末期肾衰竭最有效、最理想的治疗方法。肾移植前需进行组织配型，包括 ABO 血型系统、HLA 系统等，以选择肾脏供体。移植后需长期使用免疫抑制剂预防排异反应。

【口腔执业医师资格考试高频考点及例题】

试题1：我国现在引起慢性肾衰竭的最常见病因是（　　　）

A. 慢性肾盂肾炎　　　　　B. 肾结核　　　　　C. 肾结石

D. 肾小动脉硬化　　　　　E. 慢性肾小球肾炎

答案：E

解析：我国现在引起慢性肾衰竭的最常见病因是慢性肾小球肾炎，其次为糖尿病肾病、高血压肾病、多囊肾病、梗阻性肾病等。

试题2：尿毒症患者高血压最主要的原因是（　　　）

A. 肾素增多　　　　　B. 促红细胞生成素减少　　　　　C. 水、钠潴留

D. 血管加压素增多　　　　　E. 交感神经兴奋

答案：C

解析：尿毒症患者高血压最主要的原因是水、钠潴留。

【直通岗位】

病例讨论：男性，48 岁，间断性眼睑水肿 3 年，血压持续升高 2 年，多尿、夜尿 2 个月，尿量减少 3 天入院。自述 10 岁时曾患"肾炎"，经住院治疗痊愈。体格检查：血压 180/125 mmHg，血红蛋白 70g/L，尿比重 1.018，尿蛋白（+++），颗粒管型（+），尿素氮（BUN）28.6 mmol/L。应考虑何种疾病？还应做哪些检查？治疗原则是什么？

（王晓燕　李亚利）

第六章 血液系统疾病

第一节 贫 血

一、概论

> **学习目标**
>
> 掌握：贫血的病因和发病机制、临床表现、诊断和鉴别诊断。
>
> 熟悉：贫血的定义、常用检查方法及治疗。
>
> 了解：贫血与口腔疾病的关系及治疗。

贫血（anemia）是指人体外周血红细胞容量减少，低于正常范围下限，不能运输足够的氧至组织而产生的综合征。由于红细胞容量测定较复杂，临床上常以血红蛋白来代替。血红蛋白正常值因年龄、性别、妊娠及地区而有差异。在我国海平面地区：成年男性低于120g/L，成年女性低于110g/L，孕妇低于100g/L，可诊断为贫血。

贫血常常是一个症状，而不是一个独立的疾病，各个系统疾病均可引起贫血，如慢性肾病、恶性肿瘤、各种病原所致慢性感染等，故诊断贫血时，首先应考虑其发生的原因。

【分类】

（一）根据红细胞形态分类

主要是根据红细胞平均体积（MCV）、红细胞平均血红蛋白浓度（MCHC）和红细胞平均血红蛋白含量（MCH）将贫血分为三类（表 2-6-1）。

1. 大细胞性贫血　如营养性巨幼细胞贫血。

2. 正常细胞性贫血　如再生障碍性贫血、急性失血性贫血、溶血性贫血。

3. 小细胞低色素性贫血　如缺铁性贫血、珠蛋白生成障碍性贫血、铁粒幼细胞性贫血。

表 2-6-1　贫血的细胞学分类

类型	MCV/fl	MCH/pg	MCHC/%	常见疾病
大细胞性贫血	> 100	> 32	32 ~ 35	巨幼细胞贫血、伴网织红细胞大量增生的溶血性贫血、骨髓增生异常综合征、肝脏疾病
正常细胞性贫血	80 ~ 100	27 ~ 32	32 ~ 35	再生障碍性贫血、急性失血性贫血、溶血性贫血、骨髓病性贫血
小细胞低色素性贫血	< 80	< 27	< 32	缺铁性贫血、铁粒幼细胞性贫血、珠蛋白生成障碍性贫血

（二）按病因和发病机制分类

根据病史、临床表现和实验室检查来推断病因，结合发病机制可将贫血分为三大类。

1. 红细胞生成减少

（1）造血物质缺乏。缺乏铁质可致缺铁性贫血，缺乏叶酸或维生素 B_{12} 可致巨幼细胞贫血，维生素 B_6 代谢异常引起原卟啉减少，发生维生素 B_6 反应性贫血。

（2）骨髓造血功能障碍。造血干细胞病如再生障碍性贫血、骨髓增生异常综合征等，骨髓被异常组织浸润伴发贫血，如白血病、淋巴瘤、多发性骨髓瘤等。

2. 红细胞破坏过多

（1）红细胞内在缺陷。如遗传性球形细胞增多症、葡萄糖 -6- 磷酸脱氢酶缺乏症、镰形细胞贫血等。

（2）红细胞外因素。如免疫、理化因素等所致的溶血性贫血。

3. 红细胞丢失过多　如急性失血性贫血和慢性失血性贫血。

【贫血的临床表现】

贫血的病理生理基础是血红蛋白减少，血液携氧能力下降，使全身组织器官缺氧。临床表现主要是各种组织、器官缺氧及由于缺氧而引起的各种组织、器官功能代偿和失代偿。具体表现与贫血的程度、贫血发生的速度、有无循环血量的改变、年龄及心血管代偿功能等有关。血红蛋白含量与临床症状有较大关系，但不是绝对关系。

（一）一般表现

疲乏、倦怠、软弱无力是最常见和最早出现的症状。皮肤黏膜苍白是最常见的体征，尤其以睑结膜、口唇及甲床最明显。检查皮肤黏膜苍白应排除皮肤色素沉着、皮下组织及血管舒缩的影响。

（二）循环系统

活动后心悸、气促最常见，检查可见脉搏加快、脉压增宽、毛细血管搏动及心脏功能性杂音等。长期严重贫血可出现心绞痛、全心扩大，晚期可出现心力衰竭。心电图可显示低电压、ST 段下降、T 波平坦或倒置。这些表现在贫血治愈后多可恢复正常。

（三）呼吸系统

主要表现为呼吸困难。系因血氧不足、二氧化碳潴留，刺激呼吸中枢的结果。中度贫血表现为活动量增多或情绪激动时，呼吸频率加快、呼吸困难；重度贫血在卧床时也有呼吸困难。

（四）中枢神经系统

常见症状为头痛、头晕、眼花、耳鸣、注意力不集中及嗜睡，贫血严重或发病急骤时可有晕厥，但这些症状并非贫血的特异性表现。

（五）消化系统

由于胃肠道黏膜缺氧、消化液分泌不足、胃肠蠕动功能失调而出现食欲不振、消化不良、恶心、腹胀、腹泻等。

（六）泌尿生殖系统

可有轻度的蛋白尿、尿浓缩功能减退、低比重尿等。男性可有性功能减退，女性可有月经不调。

【诊断】

诊断贫血时，不仅要确定贫血本身及其程度与类型，还要确定导致贫血的原因。步骤为：①有无贫血的存在，检测红细胞计数和血红蛋白含量，如结果低于正常参考值，即可诊断；②根据血红蛋白量进行分度，轻度贫血血红蛋白为 91 ~ 120g/L，中度贫血为 61 ~ 90g/L，重度贫血为 31 ~ 60g/L，极重度贫血为低于 30g/L；③测定 MCV、MCH 及 MCHC，进行贫血的形态学分类；④根据详细病史、体格检查、必要的实验室检查和其他检查，做出病因诊断。

【贫血的治疗】

贫血的治疗原则是：①去除病因；②合理使用抗贫血药物；③对症支持治疗；④脾切除和骨髓移植。

（一）病因治疗

治疗贫血的首要原则是去除病因，贫血病因的性质决定了贫血的治疗效果。如慢性失血，只有控制出血才能彻底纠正贫血。在病因诊断明确前，不应随便用药，以防情况复杂化，增加诊断困难，延误病情。

（二）药物治疗

应根据贫血的发病原因和机制，合理使用抗贫血药物，常用药物如下。

1. 铁剂　仅对缺铁性贫血有效，对非缺铁性贫血长期应用是有害的。体内铁负荷过重可引起心、肝、胰等的损害。

2. 叶酸和维生素 B_{12}　仅对巨幼细胞贫血有效，对其他贫血无效。

3. 维生素 B_6　大剂量服用对部分铁粒幼细胞贫血有效。

4. 糖皮质激素及免疫抑制剂　对自身免疫性溶血性贫血有较好的疗效，亦可用于再生障碍性贫血。

5. 雄激素　用于再生障碍性贫血，对一些慢性疾病伴发的贫血也有一定疗效。

（三）对症支持治疗

加强营养，给予富含蛋白质和维生素的饮食，注意休息以减少机体对氧的消耗。贫血合并出血者，应根据出血机制的不同采取不同的止血治疗。合并感染者，应酌情抗感染治疗。输血是支持治疗的一项重要措施，但它只是对症治疗，且可能引起各种不良反应，故应严格掌握适应证，多用于急性失血且贫血严重者。

（四）脾切除和骨髓移植

脾是破坏红细胞的主要器官，并与抗体产生有关。脾切除主要用于某些溶血性贫血，对脾功能亢进导致的贫血，脾切除有显著疗效。同种异体骨髓移植对各种难治性贫血，如重型再生障碍性贫血、重症珠蛋白生成障碍性贫血等已取得较好效果，有些患者可获得长期缓解。

二、缺铁性贫血

> **学习目标**
> 掌握：缺铁性贫血的病因和发病机制、临床表现、诊断和鉴别诊断。
> 熟悉：缺铁性贫血的定义、常用检查方法及治疗。
> 了解：缺铁性贫血与口腔疾病的关系及治疗。

缺铁性贫血（iron deficiency anemia，IDA）是指当机体对铁的需求与供给失衡，导致体内贮存铁耗尽，致使血红蛋白合成减少而引起的贫血，是贫血中最常见的一种，其特点为小细胞低色素性贫血。本病多见于婴幼儿、儿童和生育年龄妇女。

【铁代谢】

铁是人体必需的元素之一，健康成人体内含铁总量为 3.0 ～ 4.5g，其中 65% 组成血红蛋白，30% 以铁蛋白和含铁血黄素两种形式贮存于脾、肝、骨髓等组织的单核巨噬细胞中，称为贮存铁。其余 5% 分布在肌红蛋白、细胞色素及细胞内的氧化还原酶中，称为组织铁。循环血液中转运的铁仅占体内总铁量的 0.1% 左右。

铁的来源：①内源性，自身红细胞破坏后，血红蛋白分解释放出的铁被重新利用；②外源性，来自食物，含铁丰富的食物有瘦肉、肝、动物血、蛋黄、紫菜、海带、香菇、豆类等。

动物食品中的铁，人体能吸收 10% ～ 25%，而植物食品中的铁，仅能吸收 1%。动物食品中的血红蛋白或肌红蛋白中的血红素，可以完整的分子形式直接被肠道吸收；大多数其他形式的含铁食物，如植物中的铁，必须先在胃、十二指肠内转变成游离铁后才能被吸收。铁吸收的部位主要在十二指肠和空肠上段。胃酸能使食物中的铁离子化，使铁盐的溶解度增加；维生素 C 和一些还原物质能使高价铁还原成低价铁，均有利于铁的吸收。肠黏膜可根据体内铁的储存量调节铁的吸收。

铁吸收后大部分被氧化成高价铁，并与血浆中的转铁蛋白结合成转铁蛋白复合体，然后输送至各组织，主要是骨髓内的幼红细胞参与合成血红蛋白。多余的铁以铁蛋白和含铁血黄素形式贮存于肝、脾、骨髓等器官的单核 – 巨噬细胞系统，待铁需要增加时动用。

正常情况下，每日仅排出极少量的铁，成年男性每天排泄 0.5 ～ 1mg，女性每天排泄 1 ～ 2mg。70% 的铁通过肠道排泄，20% 从皮肤排泄，10% 从尿排泄，妇女因为月经和哺乳可损失较多的铁。

【病因和发病机制】

正常情况下，铁的吸收和排泄保持动态平衡，主要通过吸收量来调节。由于体内有一定的铁贮备量，所以短时性食物铁的缺乏或失铁增多，很少成为缺铁的原因。多种原因及机制可致铁缺乏而形成缺铁性贫血，概括如下。

（一）慢性失血

慢性失血是缺铁性贫血最常见的原因。常由月经过多、钩虫病、长期肛痔出血和消化性溃疡反复出血等引起。

（二）需铁量增加而摄入不足

婴幼儿、育龄妇女、妊娠、哺乳等生理情况下，对铁的需要量增加，如不能补充更多的铁以满足需要，则可引起缺铁性贫血。早产儿、孪生儿不仅生长快速，而且都有铁贮存量不足，更易发生本病。

（三）铁的吸收障碍

萎缩性胃炎、胃切除术可致胃酸缺乏，胃空肠吻合术后致食物不经过十二指肠而影响铁吸收，久之引起缺铁；此外，小肠黏膜病变及各种原因的慢性腹泻，都可影响铁的吸收。

【临床表现】

缺铁性贫血起病隐匿，症状进展缓慢，患者在慢性进行性贫血的过程中逐渐适应，早期多无症状，贫血发展到一定程度时才出现贫血的症状以及缺铁的相应表现。

（一）贫血表现

一般有面色苍白、头晕、耳鸣、眼花、疲乏、心悸、气促等常见贫血表现。

（二）缺铁的特殊表现

由于缺铁时细胞内含铁酶的活性下降，常引起一些特殊表现。

（1）黏膜组织损害。表现为舌炎、口角炎、萎缩性胃炎、胃酸缺乏、吞咽困难。

（2）皮肤干燥、毛发干枯及脱落、指甲扁平、反甲等。

（3）神经精神症状。容易兴奋、烦躁、头痛等，少数病例有异食癖，如嗜食生米、泥土等。

（三）原发病的表现

如消化性溃疡、肿瘤或痔疮导致的黑便、血便或腹部不适；妇女月经过多；肿瘤性疾病的消瘦等。

【实验室和其他辅助检查】

（一）血象

呈小细胞低色素性贫血。血红蛋白减少比红细胞明显。血涂片可见红细胞大小不等、中央淡染区扩大。网织红细胞计数的正常或略升高。白细胞和血小板计数可正常或减低。

（二）骨髓象及铁染色检查

骨髓增生活跃或明显活跃。以红系增生为主，红系中以中、晚幼红细胞为主，其体积小，胞质少，核染色质致密；粒系及巨核系多无明显改变。由于缺铁，骨髓铁被充分利用，骨髓涂片染色后骨髓小粒中含铁血黄素呈阴性反应，且极少找到铁粒幼细胞。

（三）血清铁、总铁结合力和铁蛋白

血清铁是循环中与转铁蛋白结合的铁，缺铁性贫血时，血清铁常低于 $8.95\,\mu mol/L$；血浆中能够与铁结合的转铁蛋白总量称为总铁结合力，生理状态下仅有 1/3 的转铁蛋白与铁结合，缺铁时由于肝合成转铁蛋白加速，故总铁结合力增高，常大于 $64.44\,\mu mol/L$；血清

铁蛋白与组织中贮存铁呈正相关，因此，是一项能正确反映体内贮存铁多少的敏感指标，正常值为 20 ~ 200 μg/L，低于 14 μg/L 可作为缺铁性贫血的诊断指标。

（四）红细胞内游离原卟啉测定

正常值为 0.27 ~ 0.63 μmol/L。缺铁时由于没有足够的铁与原卟啉结合生成血红素，造成红细胞内游离原卟啉增加，通常大于 0.9 μmol/L。

【诊断和鉴别诊断】

（一）诊断

典型病例诊断不难，可根据病史、红细胞形态、骨髓检查和骨髓铁染色做出诊断，必要时需借助一些有关铁的生化指标辅助或确定诊断。铁剂治疗有效亦是确立诊断的方法之一，一般服用铁剂 5 ~ 10 天后网织红细胞升高，随后血红蛋白增高。

确诊后还要查明原因，以便有效地防治缺铁性贫血，如成年男性常见的原因是胃肠道慢性失血，应多次检测大便潜血，必要时可做内镜及 X 线检查；对育龄妇女要了解月经量、生育次数等；婴儿要注意喂养情况。

（二）鉴别诊断

小细胞低色素性贫血亦可见于慢性病性贫血、铁粒幼细胞性贫血。珠蛋白生成障碍性贫血等，须注意鉴别。

1. 慢性病性贫血　是慢性感染或慢性炎症所引起的小细胞低色素性贫血。由于慢性疾病时单核-巨噬细胞系统对铁的摄取速度增加，而释放到血循环的铁减少，故表现为血清铁蛋白和骨髓细胞外铁增高，而血清铁减少，总铁结合力降低。

2. 铁粒幼细胞性贫血　遗传或不明原因导致的红细胞铁利用障碍性贫血。由于铁不能被利用，血红蛋白合成减少，非血红素铁在环核分布的线粒体内积存，骨髓铁染色时出现铁粒幼细胞，血清铁增高，总铁结合力降低。如已确诊禁用铁剂。

3. 珠蛋白生成障碍性贫血　是珠蛋白合成障碍致使血红蛋白合成减少而出现的小细胞低色素性贫血，是一种先天遗传性疾病，常有家族史、脾大、血红蛋白电泳异常等表现。无铁缺乏的实验室指标。

【治疗】

缺铁性贫血的治疗原则是：①去除病因；②补足贮存铁。

（一）病因治疗

既是治疗的关键，又是预防缺铁性贫血和防止复发的重要措施。病因治疗的关键在于明确病因，如月经过多、消化性溃疡、痔疮、钩虫病等，大多数缺铁性贫血均可查出病因，对少数原发病隐匿者应持续观察。

（二）补铁治疗

目的是使血红蛋白恢复正常及补充贮存铁。口服铁剂是治疗本病的主要方法。常用铁剂有：硫酸亚铁 0.3g，一日 3 次；右旋糖酐铁 50mg，一日 2～3 次；富马酸亚铁 0.2g，一日 3 次等。餐后服用胃肠道反应小且易耐受。茶水、牛奶、碱性药物等会抑制铁剂的吸收，应避免同时服用。鱼、肉类、维生素 C 可加强铁剂的吸收。口服铁剂有效的表现为先是外周血网织红细胞增多，常于 5～10 天达高峰，2 周后血红蛋白浓度上升，一般 2 个月左右恢复正常。在血红蛋白恢复正常后，应以小剂量铁剂继续治疗 3～6 个月，以便补充足够的贮存铁。

若口服铁剂不能耐受或胃肠道对铁剂吸收不良以及需迅速纠正的贫血，可用铁剂肌内注射。最常用的注射铁剂是右旋糖酐铁，需深部肌内注射。所需铁剂量要计算准确，血红蛋白每升高 1.0g/L，需铁 30mg。铁总量（mg）= 30 ×（150 −患者血红蛋白 g/L）+500（补充贮存铁）。成人首次剂量为 50mg，如无不良反应，以后每日或隔日给 100mg，直到补足总量为止。

【预防】

预防本病的重点应放在婴幼儿、青少年和妇女的营养保健上。婴幼儿应及时添加含铁丰富的辅食，如蛋黄、猪肝等；青少年应纠正偏食，定期查、治寄生虫感染；妇女在妊娠期及哺乳期宜补充含铁丰富的食物或预防性服药（每日服硫酸亚铁 0.2～0.3g）。做好肿瘤性疾病和慢性出血性疾病的人群防治。

【口腔执业医师资格考试高频考点及例题】

试题 1：诊断成年女性贫血的标准为血红蛋白浓度低于（　　　）

A.140g/L　　　B. 130g/L　　　C.120g/L　　　D. 110g/L　　　E. 100g/L

答案：D

解析：诊断贫血的标准为成年女性血红蛋白浓度低于 110g/L，男性低于 120g/L。

试题 2：缺铁性贫血最常见的病因是（　　　）

A. 慢性胃炎　　B. 慢性肝炎　　C. 慢性溶血　　D. 慢性感染　　E. 慢性失血

答案：E

解析：缺铁性贫血的病因包括：摄入不足而需要量增加、慢性失血和吸收不良。在题中给出的 5 种情况中以慢性失血最常见。

【直通岗位】

病例讨论：女性，22 岁，面色苍白、头晕、乏力 1 年余，加重伴心慌 1 个月来诊。1 年前无明显诱因出现头晕、乏力、面色苍白，但仍坚持上班。近 1 个月来加重伴活动后心慌，曾口服硫酸亚铁 1 天，因胃疼停用。病后饮食正常，无便血、尿色异常及齿龈出血，近 2 年月经量增多，近半年加重。应考虑何种疾病？应做哪些检查？治疗原则是什么？

（李　巍　李亚利）

第二节　白血病

急性白血病

> **学习目标**
>
> 掌握：急性白血病的临床表现、诊断和鉴别诊断，特别是口腔中的表现，与其他口腔疾病的鉴别。
>
> 熟悉：急性白血病的定义和治疗原则。
>
> 了解：急性白血病的病理分类。

白血病（leukemia）是一类造血干细胞的恶性克隆性疾病，因白血病细胞自我更新增强、增殖失控、分化障碍、凋亡受阻，而停滞在细胞发育的不同阶段。在骨髓和其他造血组织中，白血病细胞大量增生累积，使正常造血受抑制并浸润其他器官和组织。

外周血中白细胞有质和量的异常，红细胞与血小板数量减少，导致贫血、出血、感染和浸润等征象，而且经常有牙龈出血、拔牙出血不止以及口腔黏膜病变等表现，应引起口腔科医师的关注。人类白血病的病因尚不完全清楚，普遍认为与生物因素、物理因素、化学因素、遗传因素有关。

【临床分类】

根据白血病细胞的成熟程度和自然病程，将白血病分为急性和慢性两大类。急性白血病（acute leukemia，AL）的细胞分化停滞在较早阶段，多为原始细胞及早期幼稚细胞，病情发展迅速，自然病程仅几个月。慢性白血病（chronic leukemia，CL）的细胞分化停滞在较晚的阶段，多为较成熟幼稚细胞和成熟细胞，病情发展缓慢，自然病程为数年。

本章将主要介绍 AL。AL 是造血干祖细胞的恶性克隆性疾病，发病时骨髓中异常的原始细胞及幼稚细胞（白血病细胞）大量增殖并抑制正常造血，广泛浸润肝、脾、淋巴结等各种脏器，表现为贫血、出血、感染和浸润等征象。

根据主要受累的细胞系列可将 AL 分为急性淋巴细胞白血病（简称急淋白血病或急淋，acute lymphoblastic leukemia，ALL）和急性髓细胞白血病（简称急粒白血病或急粒，acute myeloid leukemia，AML）。CL 则分为慢性髓系白血病（CML）和慢性淋巴细胞白血病（CLL）。在我国，AL 比 CL 多见（约 7：1），且成人以 AML 最多见，儿童以 ALL 多见。

【病理分型】

国际上常用的法美英 FAB 分类法将 AL 分为 ALL 及 AML 两大类，AML 共分 8 型，ALL 共分 3 型，见表 2-6-2。

表 2-6-2　急性白血病 FAB 分类法

AL 分类	分型	特点
AML	M_0	急性髓细胞白血病微分化型，骨髓中原始细胞＞30%，无嗜天青颗粒及 Auer 小体，电镜下 MPO 阳性
	M_1	急性粒细胞白血病未分化型，原粒细胞占骨髓非红系有核细胞的 90％以上，其中至少 3％以上的细胞为过氧化物酶（MPO）阳性
	M_2	急性粒细胞白血病部分分化型
	M_3	急性早幼粒细胞白血病
	M_4	急性粒－单核细胞白血病
	M_5	急性单核细胞白血病
	M_6	红白血病
	M_7	急性巨核细胞白血病
ALL	L_1	原始和幼淋巴细胞以小细胞为主，儿童多见，预后好
	L_2	原始和幼淋巴细胞以大细胞为主，大小不一致，成人多见，预后较差
	L_3	原始和幼淋巴细胞以大细胞为主，大小较一致，少见，预后差

【临床表现】

AL 患者起病急缓不一，骨髓中白血病细胞大量增殖并浸润各组织、器官，正常造血受抑制。起病急骤者常有高热、贫血、出血倾向等。起病缓慢者常因脸色苍白、皮肤紫癜、牙龈出血、月经过多或拔牙后出血难止而在就医时被发现。

（一）正常骨髓造血功能受抑制表现

1. 发热　超过 50% 的患者以发热为早期表现。发热程度不同，多因感染引起。感染以咽峡炎、口腔炎最多见，肺部感染、肛周炎及皮肤感染也较常见。严重感染可致菌血症或败血症，是 AL 最常见的死亡原因之一。

2. 出血　以出血为早期表现者近 40%。出血可发生在全身各部位，以皮肤瘀点、瘀斑、鼻出血、牙龈出血、月经过多为多见。眼底出血可致视力障碍。颅内出血时会发生头痛、呕吐、瞳孔大小不对称，甚至昏迷而死亡。有资料表明，AL 死于出血者占 62.24％，其中 87％为颅内出血。大量白血病细胞在血管中淤滞及浸润、血小板减少、凝血异常以及感染是出血的主要原因。

3. 贫血　部分患者因病程短，可无贫血。引起贫血的主要机制主要是幼红细胞发育被异常增生的白血病细胞所干扰。

（二）白血病细胞增殖浸润的表现

1.淋巴结和肝脾肿大 淋巴结肿大以 ALL 较多见。多为全身浅表淋巴结肿大，质地中等，无压痛。肝脾肿大一般为轻至中度，除 CML 急性变外，巨脾罕见。

2.骨骼和关节 常有胸骨下段局部压痛。可出现关节、骨骼疼痛，尤以儿童多见。发生骨髓坏死时，可引起骨骼剧痛。

3.眼部 部分 AML 可伴粒细胞肉瘤，或称绿色瘤（chloroma），常累及骨膜，以眼眶部位最常见，可引起眼球突出、复视或失明。

4.口腔和皮肤 AL 尤其是 M_4 和 M_5，由于白血病细胞浸润可使牙龈增生、肿胀；皮肤可出现蓝灰色斑丘疹，局部皮肤隆起、变硬，呈紫蓝色结节。

5.中枢神经系统白血病 中枢神经系统白血病（CNSL）以脑膜浸润最多见。症状多出现于缓解期。CNSL 以儿童 ALL 最多见。主要临床表现为头痛、头晕，重者有呕吐、颈项强直，甚至抽搐、昏迷。

6.睾丸 睾丸出现无痛性肿大，多为一侧性，睾丸白血病多见于 ALL 化学治疗缓解后的幼儿和青年，是仅次于 CNSL 的白血病髓外复发的部位。

此外，白血病可浸润其他组织器官。肺、心、消化道、泌尿生殖系统等均可受累。

口腔相关知识链接（一）： 白血病的牙龈病损

白血病的牙龈病损可波及牙龈乳头、龈缘和附着龈。主要表现如下。

（1）牙龈肿胀，颜色暗红发绀或苍白，组织松软脆弱或中等硬度，表面光亮。牙龈肿胀常为全口性，且可覆盖部分牙面。由于牙龈肿胀、菌斑堆积，牙龈一般有明显的炎症。

（2）龈缘处组织坏死、溃疡和假膜形成，状如坏死性溃疡性龈炎，严重者坏死范围广泛，有口臭。主要是由于牙龈中大量幼稚血细胞浸润积聚，造成末梢血管栓塞，局部组织对感染的抵抗力降低所致。

（3）牙龈有明显的出血倾向，龈缘常有渗血，且不易止住，牙龈和口腔黏膜上可见出血点或瘀斑。患者常因牙龈肿胀、出血不止或坏死疼痛而首先到口腔科就诊。及时检查血常规有助于诊断。

（4）严重的患者还可出现口腔黏膜的坏死或剧烈的牙痛（牙髓腔内有大量幼稚血细胞浸润引起）、发热、局部淋巴结肿大以及疲乏、贫血等症状。

【实验室检查】

（一）血象

大多数患者白细胞计数多数增高，也有部分患者正常或低于正常范围。白细胞计数低于 $1.0 \times 10^9/L$，称为白细胞不增多性白血病。白细胞计数高于 $10 \times 10^9/L$，称为白细胞增多性白血病，白细胞增多性白血病患者血涂片中易找到原始和早期幼稚细胞，数量不等，最高可达95%以上。

（二）骨髓象

是诊断 AL 的主要依据和必做检查。FAB 协作组提出，原始细胞大于等于骨髓有核细胞（ANC）的30%作为 AL 的诊断标准；WHO 分型将这一比值下降至大于等于20%作为 AL 的诊断标准。Auer 小体仅见于 AML，有独立诊断意义。

（三）细胞化学

主要用于协助形态鉴别各类白血病。常用的指标有：MPO、糖原染色（PAS）、非特异性酯酶（NSE）、中性粒细胞碱性磷酸酶（NAP）等。例如，急粒：MPO（＋）；急淋：PAS（＋）；急单：NSE（＋）。

（四）血液生化改变

血清尿酸浓度增高，特别在化学治疗期间。尿酸排泄量增加，甚至出现尿酸结晶。患者发生 DIC 时可出现凝血象异常。M_5 和 M_4 血清和尿溶菌酶活性增高，而其他类型的 AL 不增高。出现 CNSL 时，脑脊液压力升高，白细胞数增加，蛋白质增多，而糖定量减少，涂片中可找到白血病细胞。

【诊断和鉴别诊断】

根据出血、发热、贫血等症状，皮肤瘀斑、牙龈出血、淋巴结、肝脾大及胸骨压痛等体征，外周血有原始细胞，骨髓细胞形态学及细胞化学染色显示其某一系列原始细胞超过30%，可有助于诊断。并注意排除下述疾病。

（一）再生障碍性贫血

易与白细胞不增多性白血病相混淆。再生障碍性贫血骨髓活检显示造血组织均匀减少，脂肪组织增加；AL 骨髓象显示原始粒细胞、单核细胞或原始淋巴细胞明显增多。

（二）类白血病反应

有原发病史，如感染、组织损伤等；一般无明显贫血及出血；骨髓各系细胞形态及比例无明显异常。

（三）巨幼细胞贫血

巨幼细胞贫血有时可与红白血病混淆。但前者骨髓中原始细胞不增多，幼红细胞 PAS 反应常为阴性，予以叶酸、维生素 B_{12} 治疗有效。

【治疗】

白血病确诊后，医师应权衡患者知情权和保护性医疗制度，以适当的方式告知患者和家属。近些年，白血病的治愈率和缓解率都在提高，治疗措施包括几个方面：一般治疗，以保证化学治疗顺利进行，防止并发症；化学治疗，是当前主要的治疗措施，可使白血病缓解，延长患者生存时间；骨髓移植是当前治愈白血病最有希望的措施。

（一）一般治疗

1. 紧急处理高白细胞血症　当循环血液中白细胞计数高于 $200 \times 10^9/L$，患者可产生白细胞淤滞，表现为呼吸困难、低氧血症、反应迟钝、颅内出血等。因此，当血中白细胞计数高于 $100 \times 10^9/L$ 时，就应紧急使用血细胞分离机，单采清除过高的白细胞（ M_3 型不首选），同时给以化学治疗和水化。

2. 防治感染　严重感染是 AL 主要的死亡原因。要注意口腔、鼻腔、皮肤的清洁和消毒。食物和食具也要先灭菌。已有感染或发热，应速做有关培养、药物敏感试验和胸部 X 线等检查，以查明感染所在部位和性质，并给予适当的抗生素治疗。对感染难以控制者，如有条件可考虑粒细胞输注，连续 4 天才能显效。

3. 成分输血支持　维持血红蛋白高 80g/L；输注单采血小板悬液是最有效的止血措施。DIC 患者，则须进行适当的抗凝治疗。

4. 防治高尿酸血症肾病　尿酸阻塞肾小管可出现少尿或无尿，甚至急性肾衰竭。可使用降尿酸的药物，如别嘌醇。

5. 营养支持　应注意补充营养，维持水、电解质平衡，给患者高蛋白、高热量、易消化食物，必要时经静脉补充营养。

（二）抗白血病治疗

AL 的化学治疗可分诱导缓解和缓解后治疗两个阶段。第一阶段是诱导缓解，其目的是迅速消灭尽量多的白血病细胞，使骨髓的造血功能恢复正常，达到完全缓解的标准。所谓完全缓解即白血病的症状、体征完全消失，血象和骨髓象基本恢复正常（骨髓中原始细胞小于等于 5%）。第二阶段是缓解后治疗，主要方法为化学治疗和造血干细胞移植。此时，体内仍有残留的白血病细胞，数量由发病时的 $10^{10} \sim 10^{12}$ 降至 $10^8 \sim 10^9$；同时中枢神经系统、眼眶、睾丸及卵巢等髓外组织器官中，由于常规化学治疗药物不易渗透，也仍可有白血病细胞浸润。为争取患者长期无病生存和痊愈，必须对微小残留病灶进行完全缓解后治疗，以清除这些复发和难治的根源。

1. 诱导缓解治疗

（1）ALL 治疗。长春新碱（VCR）和泼尼松（P）简称 VP 方案，是 ALL 诱导缓解的基本方案。

（2）AML 治疗。DA（3＋7）方案，即柔红霉素（DNR）静脉注射，第 1～3 天；阿糖胞苷（Ara-C），持续静脉滴注，第 1～7 天。

2. 缓解后治疗

（1）原诱导方案巩固 4～6 个疗程。

（2）以中剂量阿糖胞苷为主的强化治疗。

（3）用与原诱导方案无交叉耐药的新的方案，每 1～2 个月化学治疗 1 次，共计 2 年。

（4）密切随访。

3. 髓外白血病的治疗　髓外白血病中以 CNSL 最常见。对 CNSL 预防和治疗包括颅脊椎照射和腰穿鞘注两种方法。目前多采用早期强化全身治疗和甲氨蝶呤鞘内注射预防和治疗 CNSL。对于睾丸白血病患者，即使仅有单侧睾丸白血病也要进行双侧照射和全身化学治疗。

（三）骨髓移植

骨髓移植是 AL 治疗的一大进展，如移植成功患者可望获得长期生存或治愈。治疗方法的原理是选用全身放射和强烈化学治疗尽量杀灭患者体内所有的白血病细胞，同时充分抑制患者的免疫功能，接着移植入正常人的骨髓（造血干细胞）。进行骨髓移植的时间应在第一次完全缓解时。

口腔相关知识链接（二）：　白血病牙龈病损的治疗

（1）在可疑或已确诊为白血病时，应及时与内科医师配合进行治疗。

（2）牙周的治疗以保守为主，切忌进行手术或活体组织检查，以免造成出血不止或感染、坏死。遇出血不止时，可采用局部压迫方法或药物止血，必要时可放牙周塞治剂。

（3）有牙龈坏死时，在无出血情况下，可用 3% 过氧化氢溶液轻轻清洗坏死龈缘，然后敷以消炎药或碘制剂。

（4）用 0.12%～0.2% 氯己定溶液含漱有助于减少菌斑、消除炎症。

（5）对 AL 患者一般不做洁治，若全身情况允许，必要时可进行简单的洁治术，但应特别注意动作轻柔，避免引起出血和组织创伤。

（6）对患者进行口腔卫生指导，加强口腔护理，防止菌斑堆积，减轻炎症。

【预后】

未经治疗者平均生存期仅 3 个月左右，但经现代治疗，很多患者可获得完全缓解，生存期明显延长，甚至长期生存或治愈。一般说来儿童 ALL 疗效最好。影响疗效的因素包括年龄、细胞类型、染色体异常、伴有全身疾病等。

【口腔执业医师资格考试高频考点及例题】

试题 1：白血病的牙龈病损的主要病理表现是（　　　　）

A. 牙龈中充满大量幼稚白细胞　　　　B. 牙龈中有大量毛细血管增生

C. 牙龈中有大量胶原纤维增生　　　　D. 牙龈上皮增生

E. 以上都是

答案：A

解析：白血病主要影响白细胞，表现白细胞幼稚化，数量多，但功能低下。

试题 2：白血病患者口腔表现不包括（　　　　）

A. 牙龈苍白或暗红、无弹性　　　　B. 牙龈有出血倾向，不易止血

C. 牙龈缘常有坏死　　　　D. 常见牙齿松动移位

E. 牙龈肿胀波及全口牙

答案：D

解析：见"口腔相关知识链接（一）"

试题 3：女性，患急性白血病，牙龈和口腔黏膜有瘀点，为该患者做口腔护理时不妥的是（　　　　）

A. 耐心解释护理目的　　　　B. 先取下活动义齿

C. 每次夹紧 1 个棉球擦拭　　　　D. 等渗盐水棉球不宜过湿

E. 用棉球轻轻擦去瘀点

答案：E

解析：急性白血病患者口腔护理注意事项如下。①擦洗时动作要轻，特别对凝血功能差者，要防止碰伤黏膜及牙龈。②昏迷患者禁忌漱口，需要张口器时，应从白齿处放入（牙关紧闭者不可暴力助其张口）。擦洗时须用血管钳夹紧棉球，每次 1 个，防止棉球遗留在口腔内，棉球不可过湿以防病员将溶液吸入呼吸道，发现痰多时要及时吸出。③对长期使用抗生素者，应观察口腔黏膜有无真菌感染。④假牙不可浸泡在酒精或热水中，以防变色、变形或老化。⑤传染病患者用物按隔离消毒原则处理。

【直通岗位】

病例讨论：女性，16岁，因"反复发热1个月，加重伴皮下、牙龈出血10天"入院。入院前1个月发热、咽痛。当地医院治疗无效。后转至某院经外周血和骨髓穿刺诊断为AML-M5，治疗效果不佳，遂转入我院治疗。请结合患者情况，综合制定诊疗方案。

（马菲菲　李　洁）

第三节　淋巴瘤

学习目标

掌握：淋巴瘤的病理分类、临床分期和临床表现。

熟悉：淋巴瘤的定义、诊断和常用的化学治疗方案。

了解：淋巴瘤的流行病学及预后。

淋巴瘤（lymphoma）起源于淋巴结和其他淋巴组织，其发生大多与免疫应答过程中淋巴细胞增殖分化产生的某种免疫细胞恶变有关，是免疫系统的恶性肿瘤。临床表现复杂，常有无痛性、进行性淋巴结肿大伴全身症状，晚期可侵犯身体的任何部位引起相应症状及恶病质。按组织病理学改变，淋巴瘤可分为霍奇金淋巴瘤（Hodgkin lymphoma，HL）和非霍奇金淋巴瘤（non-Hodgkin lymphoma，NHL）两大类。

【流行病学】

全世界有淋巴瘤患者450万以上。我国淋巴瘤的总发病率男性为1.39/10万，女性为0.84/10万，男性发病率明显高于女性，发病率明显低于欧美各国及日本，85%~90%患者发病年龄超过16岁。我国淋巴瘤的死亡率为1.5/10万，排在恶性肿瘤死亡原因的第11~13位。

【病因和发病机制】

一般认感染及免疫因素起重要作用，但病毒学说颇受重视。

（一）病毒

1.EB病毒　80%以上的Burkitt淋巴瘤患者血清中EB病毒抗体滴定度明显增高，而非Burkitt淋巴瘤患者滴定度增高者仅占14%。

2.人类T淋巴细胞病毒Ⅰ型（HTLV-Ⅰ）　被证明是成人T细胞白血病/淋巴瘤的病因。

3.人类T淋巴细胞病毒Ⅱ型（HTLV-Ⅱ）　近来被认为与T细胞皮肤淋巴瘤（蕈样肉芽肿）的发病有关。

（二）细菌

Hp抗原的存在与胃黏膜相关性淋巴样组织结外边缘区淋巴瘤（胃MALT淋巴瘤）发病有密切的关系，抗Hp治疗可改善其病情，Hp可能是该类淋巴瘤的病因。

其他可能还与电离辐射、基因变异、遗传因素、宿主免疫缺陷有关。

【病理分类】

（一）霍奇金淋巴瘤

典型的病理特征是 R-S 细胞存在于不同类型反应性炎细胞的特征背景中，并伴不同程度纤维化。HL 病理特点具有较高的一致性来源，表现典型，生物学表现类似，通常从原发部位向邻近淋巴结依次转移，呈现蔓延性播散，很少越过邻近淋巴结向远处淋巴结区的跳跃性播散。

目前普遍采用 2001 年 WHO 分型方案，分为结节性淋巴细胞为主型霍奇金淋巴瘤（NLPHL）和经典霍奇金淋巴瘤（CHL），在国内，CHL 中以混合细胞型最常见，结节硬化型次之，其他各型均较少见，HL 的组织分型与预后有密切关系，见表 2-6-3。

表 2-6-3　霍奇金淋巴瘤分型（1965 年 Rye 会议）

分型	特点
富于淋巴细胞型（LPHL）	淋巴细胞为主，大量淋巴细胞浸润，少见 R-S 细胞，可转化，预后最好
结节硬化型（NSHL）	纤维细胞为主，淋巴样细胞被纤维束分隔，可见 R-S 细胞，预后较好
混合细胞型（MCHL）	两者兼有，R-S 多见，有嗜酸性粒细胞、浆细胞等多种细胞浸润，预后较差，中国 HL 最常见类型
淋巴细胞消减型（LDHL）	R-S 细胞为主，淋巴细胞少，怪异 R-S 细胞多见，弥漫性纤维化，预后最差

（二）非霍奇金淋巴瘤

NHL 病理特点具有高度异质性，细胞来源广泛（T 细胞、B 细胞、NK 细胞），病理类型复杂，生物学表现多样，侵犯范围广，跨越淋巴器官及实体器官播散，即跳跃性播散。

NHL 分型方法较多，普遍采用 WHO（2008）分型方案，主要淋巴瘤亚型包括：边缘区淋巴瘤、滤泡性淋巴瘤、套细胞淋巴瘤、弥漫性大 B 细胞淋巴瘤、Burkitt 淋巴瘤 / 白血病、血管免疫母细胞性 T 细胞淋巴瘤、间变性大细胞淋巴瘤、外周 T 细胞淋巴瘤和蕈样肉芽肿 / Sézary 综合征。

【临床表现】

无痛性进行性的淋巴结肿大或局部肿块是淋巴瘤共同的临床表现。NHL 具有以下两个特点。①全身性：淋巴结和淋巴组织遍布全身且与单核 - 巨噬细胞系统、血液系统相互沟通，故淋巴瘤可发生在身体的任何部位。其中淋巴结、扁桃体、脾及骨髓是最易受到累及的部位。此外，常伴全身症状，如发热、消瘦、盗汗，最后出现恶病质。②多样性：组织器官不同，受压迫或浸润的范围和程度不同，引起的症状也不同。当淋巴瘤浸润血液和骨髓时可形成淋巴细胞白血病，如浸润皮肤时则表现为蕈样肉芽肿或红皮病等。HL 和 NHL 的病理组织学变化不同也形成了各自特殊的临床表现。

（一）霍奇金淋巴瘤

多见于青年，儿童少见。首发症状常是浅表淋巴结（颈部、锁骨上）无痛性进行性肿大。中度硬度，活动或粘连；从一侧淋巴结肿大开始，逐渐蔓延；深部淋巴结肿大可引起压迫症状。少部分 HL 患者发生带状疱疹。饮酒后引起的淋巴结疼痛是 HL 所特有，但并非每一个 HL 患者都是如此。发热、盗汗、瘙痒及消瘦等全身症状较多见。可有局部及全身皮肤瘙痒，多为年轻女性。瘙痒可为 HL 的唯一全身症状。

（二）非霍奇金淋巴瘤

随年龄增长而发病增多，男性较多见；除惰性淋巴瘤外，一般发展迅速。NHL 有远处扩散和结外侵犯倾向；对各器官的压迫和浸润较 HL 多见，常以高热或各器官、系统症状为主要临床表现。①侵及咽淋巴环，临床可有吞咽困难、鼻塞、鼻出血及颌下淋巴结肿大。②胸部以肺门及纵隔受累最多，半数有肺部浸润或胸腔积液。可致咳嗽、胸闷、气促、肺不张及上腔静脉压迫综合征等。③累及胃肠道的部位以回肠为多，其次为胃。临床表现有腹痛、腹泻和腹块，常因肠梗阻或大量出血施行手术而确诊。④腹膜后淋巴结肿大可压迫输尿管，引起肾盂积水。肾损害主要为肾肿大、高血压、肾功能不全及肾病综合征。⑤肝大、黄疸仅见于较晚期的病例。原发于脾的 NHL 较少见。⑥中枢神经系统病变累及脑膜、脊髓为主。硬膜外肿块可导致脊髓压迫症。骨骼损害以胸椎及腰椎最常见。表现为骨痛，腰椎或胸椎破坏，脊髓压迫症等。约 20% 的 NHL 患者在晚期累及骨髓，发展成淋巴瘤白血病。⑦皮肤受累表现为肿块、皮下结节、浸润性斑块、溃疡等。

【实验室和其他检查】

（一）血液和骨髓检查

HL 常有轻或中度贫血，部分患者嗜酸性粒细胞升高。骨髓被广泛浸润或发生脾功能亢进时，血细胞减少。骨髓涂片找到 R-S 细胞是 HL 骨髓浸润的依据，阳性率仅 3%，活检可提高阳性率。

NHL 白细胞数多正常，伴有淋巴细胞绝对和相对增多。部分患者的骨髓涂片中可找到淋巴瘤细胞。晚期并发淋巴瘤白血病时，可呈现白血病样血象和骨髓象。

（二）实验室检查

疾病活动期有红细胞沉降率加快，血清乳酸脱氢酶升高提示预后不良。如血清碱性磷酸酶活力或血钙增加，提示累及骨骼。B 细胞 NHL 可并发抗人球蛋白试验阳性或阴性的溶血性贫血，少数可出现单株 IgG 或 IgM。中枢神经系统受累时脑脊液中蛋白升高。

（三）影像学检查

1. 浅表淋巴结的检查　B 超检查和放射性核素显像，可以发现体检时触诊的遗漏。

2. 纵隔与肺的检查　胸部摄片可了解纵隔增宽、肺门增大、胸水及肺部病灶等情况，胸部 CT 可确定纵隔与肺门淋巴结肿大。

3. 腹腔、盆腔淋巴结的检查　CT 是腹部检查的首选方法。CT 阴性而临床上怀疑时，才考虑做下肢淋巴造影。

4. 肝、脾的检查　CT、B 超、放射性核素显像及 MRI 只能查出单发或多发结节，难以发现弥漫性浸润或粟粒样小病灶。一般认为有 2 种以上影像学诊断同时显示实质性占位病变时，才能确定肝、脾受累。

5. 正电子发射计算机体层显像 CT（PETCT）　可以显示淋巴瘤病灶及部位。是一种根据生化影像来进行肿瘤定性定位的诊断方法。

（四）病理学检查

组织活检是诊断淋巴瘤最重要的确诊手段。选取较大的淋巴结做细胞病理形态学检查和组织病理学检查。深部淋巴结可依靠 B 超或 CT 引导下细针穿刺活检，做细胞病理形态学检查。免疫酶标和流式细胞仪测定淋巴瘤细胞的分化抗原，对淋巴瘤的细胞表型进行分析，可为淋巴瘤进一步分型诊断提供依据。

（五）剖腹探查

一般不易接受。但必须为诊断及临床分期提供可靠依据时，如发热待查病例、临床高度怀疑淋巴瘤、B 超发现有腹腔淋巴结肿大但无浅表淋巴结或病灶可供活检的情况下，为肯定诊断，或准备单用扩大照射治疗 HL 前，为明确分期诊断，有时需要剖腹探查，同时切除脾并做活检。

【诊断】

进行性、无痛性淋巴结肿大者，应做淋巴结印片及病理切片或淋巴结穿刺物涂片检查。疑皮肤淋巴瘤时可做皮肤活检及印片。伴有血细胞数量异常、血清碱性磷酸酶增高或有骨骼病变时，可做骨髓活检和涂片寻找 R–S 细胞或 NHL 细胞，了解骨髓受累的情况。根据组织病理学检查结果，做出淋巴瘤的诊断和分类分型诊断。

根据组织病理学做出淋巴瘤的诊断和分类分型诊断后，还需根据淋巴瘤的分布范围，按照 Ann Arbor 分期系统（1966 年）提出的 HL 临床分期方案进行分期。

该分期系统主要是根据膈面上、下淋巴结的侵犯情况以及结外淋巴器官的侵犯情况而制定，见表2-6-4。

表 2-6-4　淋巴瘤 Ann Arbor 分期系统（1966 年）

分期	特点
Ⅰ期	病变仅限于 1 个淋巴结区（Ⅰ）或单个结外器官局部受累（Ⅰ$_E$）
Ⅱ期	病变累及横膈同侧两个或更多的淋巴结区（Ⅱ），或病变局限侵犯淋巴结以外器官及横膈同侧 1 个以上淋巴结区（Ⅱ$_E$）
Ⅲ期	横膈上下均有淋巴结病变（Ⅲ）。可伴脾累及（Ⅲ$_S$）、结外器官局限受累（Ⅲ$_E$），或脾与局限性结外器官受累（Ⅲ$_{SE}$）
Ⅳ期	1 个或多个结外器官受到广泛性或播散性侵犯，伴或不伴淋巴结肿大。肝或骨髓只要受到累及均属Ⅳ期

累及的部位可采用下列记录符号：E，结外；X，直径 10cm 以上的巨块；M，骨髓；S，脾；H，肝；O，骨骼；D，皮肤；P，胸膜；L，肺。每一个临床分期按全身症状的有无分为 A、B 两组。无症状者为 A，有症状者为 B。全身症状包括 3 个方面：①发热 38℃以上，连续 3 天以上，且无感染原因；② 6 个月内体重减轻 10%以上；③盗汗，即入睡后出汗。

【治疗】

（一）治疗原则

不同年龄段患者的治疗策略不同。青年人，以最佳的疾病缓解、尽可能延长生存期为目的，治疗通过高剂量化学治疗和骨髓移植获得治愈；中年人提高生活质量，延长生存时间，治疗上低强度化学治疗＋支持治疗；75 岁以上的老年人，疾病进展相对缓慢，给予最佳支持治疗，以提高其生活质量。

（二）治疗方法

1. 以化学治疗为主的化、放疗结合的综合治疗

（1）霍奇金淋巴瘤（HL）。HL 一般从原发部位向邻近淋巴结依次转移，但少数病例肿大的淋巴结区间有跳跃。因此，放射治疗区域除累及的淋巴结和组织以外，还应包括可能侵及的淋巴结和组织，实施扩大照射。病变在膈上采用斗篷式，照射部位包括两侧从乳突端至锁骨上下、腋下、肺门、纵隔至横膈的淋巴结。要保护肱骨头、喉部及肺部免受照射。膈下采用倒"Y"字照射，包括从膈下淋巴结到腹主动脉旁、盆腔及腹股沟淋巴结，同时照射脾区。现用扩大照射治疗 HL 的ⅠA 或ⅡA 期。中晚期 HL 治疗以化学治疗为主，有 MOPP（氮芥、长春新碱、丙卡苄肼、泼尼松）方案和 ABVD（阿霉素、博来霉素、长春新碱、达卡巴嗪）方案。

（2）非霍奇金淋巴瘤（NHL）。

1）惰性淋巴瘤。B 细胞惰性淋巴瘤包括小淋巴细胞淋巴瘤、浆细胞样淋巴细胞淋巴瘤、

边缘区淋巴瘤和滤泡性淋巴瘤等。T 细胞惰性淋巴瘤指蕈样肉芽肿 /Sézary 综合征。惰性淋巴瘤发展较慢，化、放疗有效，Ⅰ期和Ⅱ期放射治疗或化学治疗后存活可达 10 年，部分患者有自发性肿瘤消退。Ⅲ期和Ⅳ期患者化学治疗后虽会多次复发，但中位生存时间也可达10 年。故主张尽可能推迟化学治疗。

2）侵袭性淋巴瘤。B 细胞侵袭性淋巴瘤包括原始 B 淋巴细胞淋巴瘤、原始免疫细胞淋巴瘤、套细胞淋巴瘤、弥漫性大 B 细胞淋巴瘤和 Burkitt 淋巴瘤等。T 细胞侵袭性淋巴瘤包括原始 T 淋巴细胞淋巴瘤、血管免疫母细胞性 T 细胞淋巴瘤、间变性大细胞淋巴瘤和外周T 细胞淋巴瘤等。侵袭性淋巴瘤不论分期均应以化学治疗为主，化学治疗首选 CHOP（环磷酰胺、阿霉素、长春新碱、泼尼松）方案。

对化学治疗残留肿块、局部巨大肿块或中枢神经系统受累者，可行局部放射治疗扩大辐射（25Gy）作为化学治疗的补充。

2. 生物治疗　包括肿瘤单克隆抗体（如针对 B 细胞淋巴瘤表面的 CD20 抗原）、干扰素、抗 Hp 的药物。

3. 骨髓或造血干细胞移植　适应证：①55 岁以下；②重要脏器功能正常；③中高度恶性或难治复发者可考虑全淋巴结放射治疗（即斗篷式合并倒"Y"字式扩大照射）及大剂量联合化学治疗后进行异基因或自身骨髓（或外周造血干细胞）移植，以期最大限度地杀灭肿瘤细胞，达到较长期缓解和无病存活。

4. 手术治疗　合并脾功能亢进者如有切脾指征，可行脾切除术以提高血象，为以后化学治疗创造有利条件。

【预后】

淋巴瘤的治疗已取得了很大进步，HL 已成为化疗可治愈的肿瘤之一，治疗效果优于NHL。HL 中富于淋巴细胞型预后最好，5 年生存率为 94.3%；其次是结节硬化型，混合细胞型较差，而淋巴细胞消减型最差，5 年生存率仅为 27.4%。有全身症状者较无全身症状者为差；儿童及老年人的预后一般比中青年为差；女性治疗的预后较男性为好，侵袭性、难治复发性 NHL 治疗效果差。

【口腔执业医师资格考试高频考点及例题】

试题1：淋巴瘤最有诊断意义的临床表现是（ 　　 ）

A.肝脾大　　　　　　B.长期周期性发热　　　　　C.盗汗、体重减轻

D.无痛性淋巴结肿大　　　　　　E.局限性淋巴结肿大并有粘连

答案：D

解析：题中A、B、C、E项都可为淋巴瘤的临床表现，但其最有诊断意义的临床表现是无痛性淋巴结肿大。

试题2：霍奇金病最有诊断意义的细胞是（ 　　 ）

A.R-S细胞　　　　　　　　　B.霍奇金细胞　　　　　　　C.陷窝细胞

D.多形性瘤细胞　　　　　　　　E.嗜酸性细胞

答案：A

解析：病理组织学检查发现R-S细胞是霍奇金病的特点，具有诊断意义。

【直通岗位】

病例讨论：女性，22岁，左颈下及腋下出现无痛性肿块3个月余。查体：左颈下及腋下可触及多个淋巴结，质中，部分融合，较大的如枣状，无压痛。应考虑何种疾病？应做哪些检查？治疗原则是什么？

（马菲菲　　李亚利）

第四节 出血性疾病

特发性血小板减少性紫癜

> **学习目标**
>
> 掌握：特发性血小板减少性紫癜的定义、发病机制、诊断和鉴别诊断，以及口腔中的表现。
>
> 熟悉：特发性血小板减少性紫癜的临床表现、治疗。
>
> 了解：特发性血小板减少性紫癜的流行病学。

特发性血小板减少性紫癜（idiopathic thrombocytopenic purpura，ITP）又称原发免疫性血小板减少性紫癜，是由于血小板受到免疫性破坏，导致外周血中血小板数目减少的出血性疾病。以自发性皮肤、黏膜及内脏出血，血小板计数减少、生存时间缩短，抗血小板自身抗体形成，骨髓巨核细胞发育、成熟障碍等为特征。

【流行病学】

ITP 是最为常见的血小板减少性紫癜。发病率为 5～10/10 万人口，65 岁以上老年发病率有升高趋势。临床可分为急性型和慢性型，前者好发于儿童，后者多见于成人。男女发病率相近，育龄期女性发病率高于同年龄段男性。

【病因】

ITP 的病因迄今未明。与发病相关的因素如下。

（一）感染

细菌或病毒感染与 ITP 的发病密切相关：①约 80% 的急性 ITP 患者，在发病前 2 周有上呼吸道感染史；②慢性 ITP 患者，常因感染而致病情加重；③病毒感染后发生的 ITP 患者，血中可发现抗病毒抗体或免疫复合物。

（二）免疫因素

免疫因素的参与可能是 ITP 发病的重要因素：①正常血小板输入 ITP 患者体内其生存期明显缩短，ITP 患者血小板在正常血清或血浆中存活时间正常；② 80% 以上的 ITP 患者可检测血小板相关抗体；③免疫抑制治疗有效。

（三）肝、脾的作用

（1）肝、脾与骨髓是抗血小板抗体产生的主要部位。

（2）血小板与抗体结合后因其表面形状发生改变易在脾窦中滞留被破坏。

（3）肝在血小板的破坏中有类似脾的作用。

（四）其他因素

（1）慢性型ITP多见于女性，可能与体内雌激素有关。

（2）雌激素可增加自身免疫反应，促进免疫性疾病的发生与发展。

（3）雌激素可抑制血小板生成及促进血小板的破坏。

【临床分类】

（一）急性型

半数以上发生于儿童。

1.起病方式　多数患者发病前1～2周有上呼吸道等感染史，特别是病毒感染史。起病急骤，部分患者可有畏寒、寒战、发热。

2.出血

（1）皮肤、黏膜出血。全身皮肤瘀点、紫癜、瘀斑，严重者可有血疱及血肿形成。鼻出血、牙龈出血、口腔黏膜及舌出血常见，损伤及注射部位可渗血不止或形成大小不等的瘀斑。

（2）内脏出血。当血小板低于 $20 \times 10^9/L$ 时，可出现内脏出血，如呕血、黑便、咯血、尿血、阴道出血等，颅内出血（含蛛网膜下腔出血）可致剧烈头痛、意识障碍、瘫痪及抽搐，是本病致死的主要原因。

（3）其他。出血量过大，可出现程度不等的贫血、血压降低甚至失血性休克。

（二）慢性型

主要见于成人，40岁以下女性多见。

1.起病方式　起病隐匿，多在常规查血时偶然发现。

2.出血倾向　多数较轻而局限，但易反复发生。可表现为皮肤、黏膜出血，如瘀点、紫癜、瘀斑及外伤后止血不易等，鼻出血、牙龈出血亦很常见。严重内脏出血较少见，但月经过多较常见，在部分患者可为唯一的临床症状。患者病情可因感染等而骤然加重，出现广泛、严重的皮肤黏膜及内脏出血。

3.其他　长期月经过多可出现失血性贫血。病程半年以上者，部分可出现轻度脾大。

【实验室检查】

（一）外周血象

（1）血小板改变。①血小板计数减少，急性型一般在 $20 \times 10^9/L$ 以下，慢性型一般为 $50 \times 10^9/L$ 左右；②血小板平均体积偏大；③出血时间延长；④血块收缩不良，血小板的功能一般正常。

（2）反复出血者红细胞和血红蛋白可有不同程度的下降，白细胞多正常。

（二）骨髓象

（1）急性型骨髓巨核细胞数量轻度增加或正常，慢性型骨髓象中巨核细胞显著增加。

（2）巨核细胞发育成熟障碍，急性型者尤为明显，表现为巨核细胞体积变小，胞质内颗粒减少，幼稚巨核细胞增加。

（3）有血小板形成的巨核细胞显著减少（＜30%）。

（4）红系及粒、单核系正常。

（三）血小板生存时间

90%以上的患者血小板生存时间明显缩短。

（四）其他

可有程度不等的正常细胞或小细胞低色素性贫血。80%患者抗血小板抗体及血小板相关补体增高，少数可发现自身免疫性溶血的证据（Evans综合征）。

【诊断和鉴别诊断】

（一）诊断要点

（1）反复出现或首次出现程度不等的出血症状累及皮肤、黏膜及内脏。

（2）多次检验血小板计数减少。

（3）脾不大或轻度大。

（4）骨髓巨核细胞增多或正常，有成熟障碍。

（二）鉴别诊断

本病的确诊需排除继发性血小板减少症，如再生障碍性贫血、脾功能亢进、骨髓增生异常综合征、白血病、系统性红斑狼疮、药物性免疫性血小板减少等。本病与过敏性紫癜不难鉴别。

【治疗】

（一）一般治疗

出血严重者应注意休息。血小板低于 $20 \times 10^9/L$ 者，应严格卧床，避免外伤。

（二）糖皮质激素

一般情况下为首选治疗，近期有效率约为 80%。

1. 作用机制

（1）减少自身抗体生成及减轻抗原抗体反应。

（2）抑制单核 – 巨噬细胞系统对血小板的破坏。

（3）改善毛细血管通透性。

（4）刺激骨髓造血及血小板向外周血的释放。

2. 剂量与用法　常用泼尼松 $1mg/（kg \cdot d）$，分次或顿服，病情严重者用等效量地塞米松或甲泼尼龙静脉滴注，好转后改口服。待血小板升至正常或接近正常后，逐步减量（每周减 5mg），最后以 5 ～ 10mg/d 维持治疗，持续 3 ～ 6 个月。国外学者多认为，ITP 患者如无明显出血倾向，血小板计数高于 $30 \times 10^9/L$ 者，可不予治疗。

（三）脾切除

1. 适应证

（1）正规糖皮质激素治疗无效，病程迁延 3 ～ 6 个月。

（2）糖皮质激素维持量需大于 30mg/d。

（3）有糖皮质激素使用禁忌证。

（4）^{51}Cr 扫描脾区放射指数增高。

2. 禁忌证

（1）年龄小于 2 岁。

（2）妊娠期。

（3）因其他疾病不能耐受手术。脾切除治疗的有效率为 70% ～ 90%，无效者对糖皮质激素的需要量亦可减少。

（四）免疫抑制剂治疗

不宜作为首选。

1. 适应证

（1）糖皮质激素或脾切除疗效不佳者。

（2）有使用糖皮质激素或脾切除禁忌证。

（3）与糖皮质激素合用以提高疗效及减少糖皮质激素的用量。

2. 常用药物　长春新碱、环磷酰胺、硫唑嘌呤、环孢素、霉酚酸酯、骁悉、利妥昔单克隆抗体等。

（五）其他

1. 达那唑　为合成的雄性激素，300 ~ 600mg/d，口服，与糖皮质激素有协同作用。作用机制与免疫调节及抗雌激素有关。

2. 氨肽素　1g/d，分次口服。有报道其有效率可达40%。

（六）急症的处理

1. 适应证

（1）血小板低于 20×10^9/L 者。

（2）出血严重、广泛者。

（3）疑有或已发生颅内出血者。

（4）近期将实施手术或分娩者。

2. 血小板输注　成人按 10 ~ 20 单位 / 次给予，根据病情可重复使用（从 200ml 循环血中单采所得的血小板为 1 单位血小板）。有条件的地方尽量使用单采血小板。

3. 静脉注射免疫球蛋白　免疫球蛋白 0.4mg/（kg·d），静脉滴注，4 ~ 5 天为 1 个疗程。1 个月后可重复。作用机制与单核巨噬细胞 Fc 受体封闭、抗体中和及免疫调节等有关。

4. 大剂量甲泼尼龙　甲泼尼龙，1g/d，静脉注射，3 ~ 5 次为 1 个疗程，可通过抑制单核 –巨噬细胞系统而发挥治疗作用。

5. 血浆置换　连续 3 次以上，每次置换 3000ml 血浆，也有一定的疗效。

【口腔执业医师资格考试高频考点及例题】

试题1：关于特发性血小板减少性紫癜（ITP）的概念，哪一种描述是错误的（　　　）

A. 急性型 ITP 与感染因素有关　　　　B. 血小板寿命缩短

C. 骨髓巨核细胞总数减少　　　　D. 是临床上较常见的一种出血性疾病

E. 急性型 ITP 多见于儿童

答案：C

解析：发生 ITP 时骨髓巨核细胞总数常增加，而不是减少，题中其他几项关于 ITP 的描述都是正确的。

试题 2：特发性血小板减少性紫癜的诊断依据不包括（　　　　）

A. 血小板寿命缩短　　　　　　B. 血小板减少　　　　　　C.APTT 延长

D. 骨髓巨核细胞增多并成熟障碍　　　　　　　　　E. 脾不大或轻度增大

答案：C

解析：ITP 患者无凝血功能障碍，所以不会出现 APTT 延长，而其余四项都是典型的 ITP 的诊断依据。

【直通岗位】

病例讨论：女性，16 岁，双下肢伸侧出现紫癜伴腹痛及关节痛 3 天。查体：紫癜位于双下肢伸侧，对称，颜色鲜红。应考虑何种疾病？应做哪些检查？治疗原则是什么？

（马菲菲　李亚利）

第五节　血友病

学习目标

掌握：血友病的病因和发病机制、临床表现、诊断和鉴别诊断。

熟悉：血友病的定义、常用检查方法及治疗。

了解：血友病与口腔疾病的关系及治疗。

血友病（hemophilia）是一组因遗传性凝血活酶生成障碍引起的出血性疾病，包括血友病 A 和血友病 B，其中以血友病 A 较为常见。血友病以阳性家族史、幼年发病、自发或轻度外伤后出血不止、血肿形成及关节出血为特征。血友病的社会人群发病率为（5 ~ 10）/10 万。我国血友病登记信息管理系统显示，国内血友病 A 患者约占 85%，血友病 B 约占 12%。

【病因与遗传规律】

（一）病因

血友病 A 又称 F Ⅷ 缺乏症，是临床上最常见的遗传性出血性疾病。F Ⅷ 基因位于 X 染色体长臂末端，当其因遗传或突变而出现缺陷时，人体不能合成足量的 F Ⅷ，导致内源性途径凝血障碍及出血倾向的发生。

血友病 B 又称 F Ⅸ 缺乏症，F Ⅸ 基因位于 X 染色体长臂末端。遗传或突变而出现缺陷时，人体不能合成足量的 F Ⅸ，导致内源性途径凝血障碍及出血倾向的发生。

（二）遗传规律

血友病 A、B 均属 X 连锁隐性遗传性疾病。

【临床表现】

（一）出血

出血的轻重与血友病类型及相关因子缺乏程度有关。血友病 A 出血较严重，血友病 B 则较轻。按血浆 F Ⅷ：C 的活性，可将血友病 A 分为 3 型。①重型：F Ⅷ:C 活性低于 1%；②中性：F Ⅷ:C 活性为 1% ~ 5%；③轻型；F Ⅷ：C 活性为 6% ~ 30%。

血友病的出血多为自发性或轻度外伤、小手术后（如拔牙、扁桃体切除）出血不止，且具备下列特征：①与生俱来，伴随终身；②常表现为软组织或深部肌肉内血肿；③负重关节如膝盖、踝关节等反复出血甚为突出，最终可致关节肿胀、僵硬、畸形，可伴骨质疏松、关节骨化及相应肌肉萎缩（血友病关节）。

（二）血肿压迫症状及特征

血肿压迫周围神经可致局部疼痛、麻木及肌肉萎缩；压迫血管可致相应供血部位缺血性坏死或淤血、水肿；口腔底部、咽后壁、喉及颈部出血可致呼吸困难甚至窒息；压迫输尿管致排尿障碍；腹膜后出血可引起麻痹性肠梗阻。

【实验室检查】

（一）筛选试验

出血时间、凝血酶原时间、血小板计数、血小板聚集功能正常，APTT 延长，但 APTT 不能鉴别血友病的类型。

（二）临床确诊实验

F Ⅷ活性测定辅以 F Ⅷ；Ag 测定和 F Ⅸ：Ag 测定可以确诊血友病 A 和血友病 B，同时根据结果对血友病进行临床分类；同时应行 vWF：Ag 测定（血友病患者正常），可与血管性血友病鉴别。

（三）基因诊断试验

主要用于携带着检测和产前诊断，目前用于基因分析的方法主要有 DNA 印迹法、限制性内切霉片段长度多态性等。产前诊断可在妊娠 10 周左右进行绒毛膜活检确定胎儿的性别及通过胎儿的 DNA 检测致病基因；在妊娠第 16 周左右进行羊水穿刺检查。

【诊断和鉴别诊断】

（一）诊断参考标准

1. 血友病 A

（1）临床表现。①男性患者，有或无家族史，有家族史者符合 X 连锁隐性遗传规律；②关节、肌肉、深部组织出血，可呈自发性，或发生于轻度损伤、小型手术后，易引起血肿及关节畸形。

（2）实验室检查。①出血时间、血小板计数及 PT 正常；② APTT 重型明显延长；③ F Ⅷ：C 水平明显低下；④ VWF：Ag 正常。

2. 血友病 B

（1）临床表现。基本同血友病 A，但程度较轻。

（2）实验室检查。出血时间、血小板计数及 PT 正常；APTT 重型延长，轻型可正常；F Ⅸ抗原及活性减低或缺乏。

（二）鉴别诊断

主要应与血管性血友病鉴别。

【治疗与预防】

治疗原则是以替代治疗为主的综合治疗：①加强自我保护、预防损伤出血极为重要；②尽早有效地处理患者出血，避免并发症的发生和发展；③禁用阿司匹林、非甾体类抗炎药及其他可能干扰血小板聚集的药物；④家庭治疗及综合性血友病治疗中心的定期随访；⑤出血严重患者提倡预防治疗。

（一）替代疗法

目前血友病的治疗仍以替代疗法为主，及补充缺失的凝血因子，它是防止血友病出血最重要的措施。主要制剂有基因重组的纯化 F Ⅷ、F Ⅷ浓缩制剂、新鲜冰冻血浆、冷沉淀物（F Ⅷ浓度较血浆高 5 ~ 10 倍以及凝血酶原复合物等。

F Ⅷ及 F Ⅸ的半衰期分别为 8 ~ 12 小时及 18 ~ 24 小时，故补充 F Ⅷ需连续静脉输注或一日 2 次；F Ⅸ一日 1 次即可。

F Ⅷ及 F Ⅸ剂量：每千克体重输注 1U F Ⅷ能使体内 F Ⅷ：C 水平提高 2%；每千克体重输注 1U F Ⅸ 能使体内 F Ⅸ :C 水平提高 1%。最低止血要求 F Ⅷ: C 或 F Ⅸ水平达 20% 以上，出血严重或行中型以上手术者，应使用 F Ⅷ或 F Ⅸ活性水平达 40% 以上。

凝血因子的补充一般可采取下列公式计算

F Ⅷ剂量（U）= 体重（kg）× 所需提高的活性水平（%）÷ 2。

F Ⅸ剂量（U）= 体重（kg）× 所需提高的活性水平（%）。

血友病患者反复输注血液制品后会产生 F Ⅷ或 F Ⅸ抑制物，其发生率大约为 10%。通过检测患者血浆 F Ⅷ或 F Ⅸ抑制物滴度可确定，主要通过免疫抑制治疗（包括糖皮质激素、静脉注射人免疫球蛋白等）及旁路治疗来改善出血，后者包括使用凝血酶原复合物及重组人活化因子Ⅶ（rF Ⅶ a）。rF Ⅶ a 具有很好的安全性，常用剂量为 90 μ g/kg，每 2 ~ 3 小时静脉注射，直至出血停止。

（二）其他药物治疗

1. 去氨加压素（desmopressin，DDAVP） 是一种半合成的抗利尿激素，可促进内皮细胞释放缓存的 vWF 和 F Ⅷ。常用剂量为 0.3 μ g/kg，，置于 30 ~ 50ml 生理盐水快速滴入，每 12 小时 1 次。

2. 抗纤溶药物 通过保护已形成的纤维蛋白凝块不被溶解而发挥止血作用。常用的有氨基己酸和氨甲环酸等。但有泌尿系出血和休克、肾功能不全时慎用或禁用纤溶抑制品。

（三）家庭治疗

血友病患者的家庭治疗在国外已广泛应用。除有抗 F Ⅷ :C 抗体、病情不稳定，小于 3 岁的患儿除外，均可安排家庭治疗。血友病患者及其家属应接受有关疾病的病理、生理、诊断及治疗知识的教育、家庭治疗最初应在专业医师的指导下进行。除传授注射技术外，还包括血液病学、矫形外科、精神、心理学、物理治疗，以及艾滋病与病毒性肝炎的预防知识等。

（四）外科治疗

有关节出血者应在替代治疗的同时，进行固定及理疗等处理。对反复关节出血而致关节强直及畸形的患者，可在补充足量 F Ⅷ或 F Ⅸ 的前提下，行关节成形或人工关节置换术。

（五）基因疗法

已有实验研究成功将 F Ⅷ及 F Ⅸ 合成的正常基因，通过载体以直接或间接方式转导入动物模型体内，以纠正血友病的基因缺陷，生成具有生物活性的 F Ⅷ或 F Ⅸ。但应用于临床尚待进一步的探究和研究。

【预防】

由于本病目前尚无根治方法，因此，预防更为重要。血友病的出血多数与损伤有关，预防损伤是防止出血的重要措施之一，医务人员应向患者家属、学校、工作单位及本人介绍有关血友病出血的预防知识。对活动性出血的患者，应限制其活动范围和活动强度。一般血友病患者，应避免剧烈或抑制损伤的活动、运动及工作，减少出血的危险；建立遗传咨询，严格婚前检查，加强产前诊断，是减少血友病发生的重要方法。

【口腔执业医师资格考试高频考点及例题】

试题 1：常见的血友病类型是（　　　）

A. 血友病 A　　　　　　B. 血友病 B　　　　　　C. 遗传性 F ⅩⅠ缺乏症

D. 血管性血友病　　　　E. 血友病 B 和遗传性 F ⅩⅠ缺乏症

答案：A

解析：血友病包括血友病 A、血友病 B 和遗传性 F ⅩⅠ缺乏症，其中以血友病 A 最为常见，约占先天性出血性疾病的 85%。

试题 2：血友病 A 患者缺乏的凝血因子是（　　　）

A.F Ⅶ　　　　　B. F Ⅷ　　　　　C.F Ⅸ　　　　　D.F ⅩⅠ　　　　　E. vWF

答案：B

解析：血友病 A 又称 F Ⅷ缺乏症，人体不能合成足量 F Ⅷ时，导致内源性途径凝血障碍及出血倾向的发出。

（李 巍 李亚利）

第七章 内分泌系统和营养代谢性疾病

第一节 甲状腺功能亢进症

> **学习目标**
>
> 掌握：甲状腺功能亢进症的临床表现。
>
> 熟悉：甲状腺功能亢进症的实验室检查和鉴别诊断。
>
> 了解：甲状腺功能亢进症的治疗。

甲状腺功能亢进症（hperthyroidism），简称甲亢，系指由多种原因导致体内甲状腺激素（TH）分泌过多，以高代谢症候群为主的一组临床综合征。其中 80% 以上的甲亢是由 Graves 病引起。

Graves 病（Graves disease，GD）亦称弥漫性毒性甲状腺肿，是一种伴甲状腺激素分泌增多的器官特异性自身免疫性疾病。典型临床表现主要有：①甲状腺毒症；②弥漫性甲状腺肿；③眼征；④胫前黏液性水肿。

【病因和发病机制】

本病病因和发病机制尚未安全阐明。目前一般认为：本病是在有遗传易感性的基础上因感染、精神刺激、应激等诱发体内免疫功能紊乱。抑制性 T 淋巴细胞（TS）数目减少或功能缺陷，导致辅助 T 淋巴细胞（Th）的不适当致敏，使 B 淋巴细胞产生抗甲状腺抗体即 TSH 受体抗体（TRAb），TRAb 可分为兴奋型和封闭型两类。兴奋型抗体与 TSH 受体结合后，促进 TH 合成，甲状腺细胞增生，称为甲状腺受体刺激性抗体（TSAb）；封闭型抗体与 TSH 受体结合，阻断或抑制甲状腺功能，称 TSH 受体刺激阻断性抗体（TSHR stimulation-blocking antibody，TSBAb）。

甲状腺相关性眼病主要与细胞免疫有关。被激活的 T 细胞与球后成纤维细胞或眼外肌细胞作用，释放出淋巴因子，使黏多糖、胶原、糖蛋白分泌增多，特别是黏多糖具有较强的吸水性，进而使脂肪组织、眼外肌间质水肿。TRAb 或其他自身抗体亦可作用于球后成纤维细胞和眼外肌细胞。

【临床表现】

本病多见于女性，男女之比为1:（4～6），可发生于任何年龄，但20～40岁较多见。起病一般较缓慢，少数可在精神刺激和感染等应激后急性起病，或因妊娠而诱发本病，老年人临床表现常不典型。

（一）常见临床表现

1.甲状腺毒症表现

（1）高代谢综合征。由于TH分泌过多和交感神经兴奋性增高，患者常有疲乏无力、怕热、多汗、皮肤温暖潮湿、体重锐减、低热等；TH促进肠道糖吸收、加速糖氧化利用和肝糖原分解，导致糖耐量减低或使糖尿病加重；蛋白质代谢加速致负氮平衡，体重下降；血清总胆固醇降低。

（2）神经精神症状。患者易激动、精神过敏，舌或双手平举向前有细震颤、善言多动、失眠紧张、焦虑烦躁，有时出现幻觉，甚至躁狂症，少数抑郁淡漠，以老年人多见，腱反射亢进。

（3）心血管系统。心悸气促、心音增强、心率增快，心率多在90～120次/分，睡眠和休息时仍高于正常。常伴房性期前收缩、阵发性或持续性心房颤动，也可见室性交界性期前收缩，偶见房室传导阻滞。心尖部第一心音亢进，常有收缩期杂音。心脏扩大多见于久病及老年患者，当心脏负荷加重，合并感染，可诱发心力衰竭。收缩压上升、舒张压下降和脉压增大为甲亢的较特征性表现之一，可出现毛细血管搏动、水冲脉等周围血管征。严重者发生甲亢性心脏病，其表现为甲亢伴明显心律失常、心脏扩大和心力衰竭，其特点为甲亢完全控制后心脏功能恢复正常。

（4）消化系统。多食易饿。胃肠蠕动增快而大便次数增多，不成形。少数可有食欲减退或厌食。可伴肝脏损害，转氨酶升高。

（5）血液和造血系统。白细胞总数偏低，粒细胞减少，淋巴细胞相对增多，可伴贫血和血小板减少。

（6）生殖系统。女性患者常有月经稀少，甚至闭经。但大部分患者仍能妊娠、生育。男性常有勃起功能障碍，偶有乳房发育。

2.甲状腺肿大　大多患者以甲状腺肿大为主诉。甲状腺呈弥漫性、对称性肿大，质软或韧，吞咽时上下移动，程度与甲亢轻重无关。少数患者甲状腺肿大不对称或肿大不明显，甲状腺上、下极可听到收缩期或连续杂音，可触及震颤，血管杂音和震颤为本病的典型而较特异性体征。

3. 突眼　25%～50% 的 GD 患者伴有突眼，多与甲亢同时发生，也可在甲亢发生前或治疗后出现。个别患者仅有突眼，称为内分泌性突眼。突眼分单纯性和浸润性突眼两种。

（1）单纯性突眼。又称良性突眼，主要表现如下。①上眼睑挛缩；②眼裂增宽；③上眼睑活动滞缓（von Graefe 征）：眼睛向下看时，上眼睑不能及时随眼球向下移动；④瞬目减少（Stellwag 征）；⑤向上看时，前额皮肤不能皱起（Joffroy 征）；⑥辐辏反射不良（Mobius 征）。良性突眼约占 GD 的 50%，可两侧对称或不对称，亦或单侧出现。

（2）浸润性突眼。又称恶性突眼。患者有明显的自觉症状，如畏光、流泪、复视、视力减退、眼部刺痛、异物感等。突眼度超过正常上限的 3mm 以上，两侧多不对称。严重者眼睛不能闭合，角膜外露发生炎症或溃疡，甚至出现全眼球炎、失明。

4. 其他表现

（1）胫前黏液性水肿　约 5% 患者有典型的对称性皮肤损害，多见于胫前下 1/3 部位，是本病的特异性表现之一。

（2）指（趾）甲改变。指（趾）甲脆软，末端与甲床分离。

（二）特殊临床表现

1. 淡漠型甲亢　主要表现为淡漠无欲、反应迟钝、消瘦、乏力等。有时仅有腹泻、厌食等消化系统症状或表现为原因不明的心房颤动。甲状腺不大。多见于老年患者，可合并心绞痛、心肌梗死。

2. 甲亢性肌肉病变　急性甲亢性肌肉病变罕见。慢性甲亢性肌肉病变早期多累及近端肌群和骨或髋部肌群，其次是远端肌群，呈进行性肌无力、消瘦甚至肌萎缩。

甲亢伴周期性瘫痪多见于年轻男性患者，发作时血钾过低，劳累及葡萄糖输注可诱发本症，其症状和家族周期性瘫痪相似。甲亢伴重症肌无力主要累及眼部肌群，出现眼睑下垂、眼球运动障碍和复视，朝轻暮重。

3. T_3 型和 T_4 型甲亢　特征为前者血三碘甲腺原氨酸（T_3）及激离三碘甲腺原氨酸（FT_3）均升高，而甲状腺素（T_4）、激离甲状腺素（FT_4）正常；后者血 T_4、FT_4 升高，T_3、FT_4 正常或减低。

4. 亚临床甲亢　患者无症状或有甲亢的一些表现，可能是发生于甲亢早期或甲亢经治疗后暂时的临床现象。其特点为血 T_3、T_4 正常而 TSH 降低。一般不需治疗，但应定期追踪。

5. 妊娠期甲亢　有两种情况。一是妊娠合并甲亢，妊娠时由于分泌胎盘激素，可有高代谢症候群表现，甲状腺激素结合球蛋白（TBG）升高，血 TT_3、TT_4 相应升高，易与甲亢混淆。若体重不随妊娠月数相应增加或休息时心率高于 100 次 / 分，应疑及甲亢。FT_3、FT_4

增高，TSH 降低，可诊断为甲亢。若同时伴眼征、甲状腺区震颤或血管杂音，血 TRAb 阳性，可确诊为甲亢。二是人绒毛膜促性腺激素（HCG）相关性甲亢，HCG 与 TSH 的亚基相同，故 HCG 和 TSH 与 TSH 受体结合存在交叉反应。当 HCG 显著增多时可刺激 TSH 受体而出现甲亢。血 FT_3、FT_4 升高，TSH 降低，HCG 显著升高，TRAb 阴性。终止妊娠或分娩后可消失。

6.甲状腺危象　系本病的严重表现，可危及生命。主要诱因：①甲状腺术前准备不充分；② ^{131}I 治疗较重的甲亢；③精神刺激、感染、创伤等。早期表现为原有的症状加剧，伴高热（体温可达 40℃或更高），心率常在 100 次 / 分以上，大汗、腹痛、腹泻，甚至谵妄、昏迷。死亡原因多为高热虚脱、心力衰竭、肺水肿或严重水、电解质代谢紊乱等。

学习提示：大多数甲亢患者具有甲亢的一般临床表现，但也有部分患者以甲亢的特殊临床表现为首发症状，熟悉和掌握甲亢的特殊临床表现，可以减少本病的误诊。

【实验室和其他检查】

（一）血清 TH

1.TT_3、TT_4、FT_3、FT_4　血总三碘甲腺原氨酸（TT_3）和总甲状腺素（TT_4）（用放射免疫法成人正常值 TT_3 为 1.8 ~ 2.9nmol/L、TT_4 为 65 ~ 156nmol/L）是判定甲状腺功能最基本的筛选指标，在甲亢初期与复发早期，TT_3 上升往往较快（约 4 倍于正常水平），TT_3 为早期 GD、治疗中疗效观察及停药后复发的敏感指标。但两者均受 TBG 的影响。FT_3、FT_4（放射免疫法成人正常值 FT_3 为 2.1 ~ 5.4pmol/L、FT_4 为 9 ~ 25pmol/L）不受血 TBG 影响，敏感性和特异性均明显高于 TT_3、TT_4。

2.rT_3　无生物活性，是 T_4 在外围组织的降解产物，其血浓度的变化与 T_3、T_4 维持一定比例，可作为了解甲状腺功能的指标之一。GD 初期或复发早期可仅有 rT_3 升高。

（二）血清 TSH

血清 TSH 浓度变化是反映下丘脑 – 垂体 – 甲状腺轴功能的敏感指标，尤其对亚临床型甲亢和亚临床型甲减的诊断有重要意义。其测定方法较多，放射免疫法的灵敏度有限，难以区别甲亢者和正常人，免疫放射法（IRMA）测定 TSH 最低检出值为 0.001mU/L，成人正常值为 0.3 ~ 4.8mU/L，90% 以上的甲亢患者低于正常。免疫化学发光法（ICMA）的灵敏度进一步提高，简便、快速、可靠，无须担心放射污染。

（三）TSH 受体抗体（TRAb）

未经治疗的 GD 患者，TRAb 阳性率达 80% ~ 100%，TSAb 对早期诊断、病情判断、治疗后停药以及是否复发具有重要意义。

（四）促甲状腺激素释放激素（TRH）兴奋试验

甲亢时血 T_3、T_4 增高，反馈抑制 TSH，故 TSH 不受 TRH 兴奋。如 TRH 兴奋试验正常，可排除 GD，如 TSH 不增高则支持 GD 的诊断。但因 TSH 的测定方法越来越灵敏及 TRAb 测定的推广，此试验较少用。

（五）^{131}I 摄取率

诊断甲亢的准确率达 90%，缺碘性甲状腺肿 ^{131}I 摄取率也可升高，但一般无高峰前移。含碘食物和药物、抗甲状腺药物、糖皮质激素等均可使 ^{131}I 摄取率降低。长期使用女性避孕药使可使 ^{131}I 摄取率升高，故测定前应停用此类药物 1～2 个月，孕妇和哺乳期禁用此项检查。

（六）T_3 抑制试验

用于鉴别诊断单纯性甲状腺肿和甲亢，两者均有甲状腺肿和 ^{131}I 摄取率增高。服用 T_3 后前者 ^{131}I 摄取率下降 50% 以上，后者不被抑制或抑制率小于 50%。但要注意，冠心病、甲亢性心脏病和严重甲亢患者禁用本试验。

（七）病理检查

如 GD 与慢性淋巴细胞性甲状腺炎或甲状腺癌伴甲亢难以鉴别时，可利用细针穿刺活检区别。

【诊断和鉴别诊断】

典型病例根据临床表现即可诊断，不典型病例需要借助实验室检查确立诊断。在确诊甲亢的基础上应注意排除其他原因所致甲亢，有条件时可检测 TSAb，若为阳性可诊断为 GD，但应与下列疾病鉴别。

（一）单纯性甲状腺肿

甲状腺肿大，无甲亢症状与体征，T_3、T_4、TSH 正常，甲状腺 ^{131}I 摄取率可增高，但高峰不前移，可被 T_3 控制。

（二）神经症

有心悸、出汗、手抖，但休息时心率正常，无甲状腺肿大、突眼，甲状腺功能检查正常。

（三）单侧突眼

需注意与眶内肿瘤、炎症假瘤相鉴别，眼球后超声或 CT 检查可明确诊断。

（四）亚急性甲状腺炎

可伴一过性甲亢表现，T_3、T_4 升高，TSH 降低，但甲状腺 ^{131}I 摄取率降低，红细胞沉降率增快。

（五）慢性淋巴细胞性甲状腺炎

早期 T_3、T_4 升高，TSH 降低，但甲状腺较硬，^{131}I 摄取率低，甲状腺球蛋白抗体（TgAb）持续阳性。鉴别有困难时可做甲状腺细针穿刺活检以明确诊断。

（六）心血管疾病

老年甲亢患者常以心脏症状为主，易被误诊为冠心病或高血压病。年轻患者尚注意与风湿性心脏病、心肌炎等相鉴别。

【治疗】

（一）一般治疗

适当休息，注意补充足够热量和营养，禁食高碘食物和药物。精神紧张、失眠较重者，可给予镇静药。

（二）甲亢的治疗

三种疗法被普遍采用，即抗甲状腺药物、^{131}I 及手术治疗。应根据患者的病情、意愿、医疗条件和医师的经验选用适当的治疗方案。

1.抗甲状腺药物治疗 该方法是甲亢的基础疗法，但仅能获得 40% ~ 60% 治愈率。其优点是疗效肯定，不致永久性甲减，方便、经济、安全；缺点是疗效长（1.5 ~ 2 年），停药后复发率高，可伴发粒细胞减少症或肝损害等。常用的药物分硫脲类和咪唑类两类，前者包括甲硫氧嘧啶（MTU）和丙硫氧嘧啶（PTU），后者包括甲巯咪唑（MMI）、卡比马唑（CMZ）。

（1）作用机制。上述药物作用机制基本相同：抑制甲状腺过氧化物酶活性，抑制碘的活化、酪氨酸残基碘化及碘化酪氨酸的偶联而抑制 TH 合成；抑制免疫球蛋白生成，血 TRAb 下降；PTU 尚可抑制 T_4 转变成生物活性更高的 T_3。

（2）剂量与疗程。为提高治愈率，应连续服药 1.5 ~ 2 年。长程治疗分初治期、减量期及维持期。初治期：MTU 或 PTU 300 ~ 450mg/d，MMI 或 CMZ 30 ~ 45mg/d，分 2 ~ 3 次口服，至症状缓解或血 TH 恢复正常减量。减量期：每 2 ~ 4 周减量 1 次，MTU 或 PTU 每次减 50 ~ 100mg，MMI 或 CMZ 每次减 5 ~ 10mg，至症状消失、体征正常减至维持量。维持期：MTU 或 PTU 50 ~ 100mg/d，MMI 或 CMZ 5 ~ 10mg/d，总疗程 1.5 ~ 2 年。

（3）副作用。粒细胞减少较常见（MTU 多见，MMI 次之，PTU 最少），严重者可致粒细胞缺乏症。多发生在用药前 2 ~ 3 个月，也可见于任何时期。外周血白细胞低于 $3.5 \times 10^9/L$ 或中性粒细胞低于 $1.5 \times 10^9/L$ 应停药，试用升白细胞药物。疑为粒细胞缺乏症须停药抢救，可采用糖皮质激素、粒细胞 - 巨噬细胞集落刺激因子（GM-CSF）、预防和控制感染。此外皮疹较常见，轻者不必停药，可予抗组胺药或试换另一种剂型，两者药物间无交叉过敏，但有对两类药物均过敏者。严重皮疹应停药，以免发生剥脱性皮炎。如发生中毒性肝炎应立即停药抢救。

（4）停药与复发。疗程达 1 年半以上，临床症状全部消失，甲状腺体积变小，药物维持量很小，TRAb 阴性可考虑停药。复发是指甲亢完全缓解，停药半年后又有反复者。主要发生于停药后第 1 年，3 年后明显减少。对药物有严重过敏或其他副作用或长期治疗效果不佳或反复发作者，可考虑改用其他方法治疗。

（5）联合用药。① β 受体阻滞剂：有多种药物可供选择，治疗期可配合应用，可减慢心率，改善震颤，亦可抑制 T_4 转化为 T_3。此药可与碘剂合用于术前准备、^{131}I 治疗前后及甲状腺危象时，哮喘、房室传导阻滞及明显心力衰竭时禁用。②碳酸锂：白细胞过低或对抗甲状腺药物严重过敏可用，亦可用于提高 ^{131}I 摄取率（采用 ^{131}I 治疗时），1.0g/d，分次服用。因疗效差、副作用多，现较少应用。

2. ^{131}I 治疗　^{131}I 摄入后高度聚集于甲状腺，释放 β 射线（射程约 2mm，不累及毗邻组织）产生生物效应，破坏滤泡上皮减少 TH 分泌。

（1）适应证。①甲状腺 Ⅱ 度肿大，年龄 25 岁以上；②对抗甲状腺药物过敏或出现副作用不宜继续应用，或长期治疗无效，或治疗后复发者；③合并心、肝、肾疾病不宜手术或术后复发，或不愿手术者；④某些高功能结节的甲亢患者。

（2）禁忌证。①妊娠、哺乳期妇女及年龄 25 岁以下者；②严重心、肝、肾疾患或活动性结核者；③血白细胞低于 $3.0 \times 10^9/L$ 或中性粒细胞低于 $1.5 \times 10^9/L$；④严重突眼者。

（3）剂量及疗程。根据甲状腺重量及最高 ^{131}I 摄取率推算剂量，一般每克甲状腺组织一次给予 2.6 ~ 3.7MBq（70 ~ 100μci），严重者需先给予抗甲状腺药物治疗，症状减轻后，停药 1 ~ 2 周再给予 ^{131}I。2 ~ 4 周见效，3 个月后多数可治愈。如半年仍未缓解可给予第二次治疗。

（4）并发症。①甲减，逐年增加，分暂时性和永久性。前者 2 ~ 6 个月可恢复，后期需 TH 替代治疗；②突眼恶化，见于极少数患者；③放射性甲状腺炎。

3. **手术治疗**　甲状腺次全切除术，治愈率达 70% 以上。

（1）适应证。①长期服药无效，停药后复发或不愿长期服药者；②巨大甲状腺有压迫症状者；③胸骨后甲状腺肿伴甲亢；④结节性甲状腺肿伴甲亢。

（2）禁忌证。①严重突眼；②合并严重心、肝、肾、肺疾病不能耐受手术者；③妊娠早期或晚期；④轻症甲亢。

（3）术前准备。用抗甲状腺药物至症状控制，心率低于 80 次 / 分，T_3、T_4 正常。术前此2周服复方碘溶液，以减少术中出血。

（4）并发症。伤口出血、呼吸道阻塞、感染、甲状腺危象、喉上及喉返神经损伤、甲减、甲状旁腺功能减退、突眼恶化等。

（三）甲状腺危象的治疗

1.抑制TH合成　在确诊后立即进行。首选PTU，首次剂量600mg口服或经胃管注入（无PTU可用MTU 600mg或MMI或CMZ 60mg）。继用PTU 200mg，一日3次，口服，症状减轻后改为一般治疗量。

2.抑制TH释放　口服PTU后1～2小时加用复方碘溶液，首剂30～60滴，以后每6～8小时5～10滴。或用碘化钠0.5～1.0g静脉滴注，以后逐渐减量，用3～7天停药。

3.β受体阻滞剂　无哮喘或心功能不全可用普萘洛尔30～50mg，每6～8小时口服1次，或1mg经稀释后缓慢静脉注射，视病情间歇给药3～5次。

4.糖皮质激素　氢化可的松200～400mg/d，好转后逐渐减量至停用。

5.对症治疗　供氧，防治感染，物理降温及药物降温（乙酰水杨酸类可使FT_3、FT_4升高，避免应用）。

6.支持治疗　迅速纠正水、电解质和酸碱平衡紊乱，补充足够的葡萄糖、热量和多种维生素。

7.降低血TH浓度　在常规治疗效果不佳时，可采用血液透析、腹膜透析或血液置换等。

（四）浸润性突眼的治疗

（1）一般治疗与眼睛保护。患者应采用低盐饮食，高枕卧位减轻水肿；少食辛辣食物；戴有色眼镜防止强光和灰尘刺激；睡眠时涂抗生素眼膏及遮眼睛。

（2）糖皮质激素。泼尼松10～20mg，一日3次。1个月后逐渐减量，总疗程不少于3个月。亦可采用球后或结膜下注射治疗。

（3）应用利尿剂。

（4）行眶部放射治疗。

（5）给予眼眶减压治疗。

【口腔执业医师资格考试高频考点及例题】

试题1：Graves病最重要的体征是（　　　　）

A.皮肤湿润多汗，手颤　　　　　　　B.眼裂增大，眼球突出

C.弥漫性甲状腺肿大伴血管杂音　　　D.收缩压升高，舒张压降低

E. 心脏扩大，心律不齐

答案：C

解析：Graves 病是一种最常见的甲状腺功能亢进症，又称弥漫性毒性甲状腺肿，题中的五个选项均为 Graves 病的体征，但最重要的体征是弥漫性甲状腺肿大伴血管杂音。

试题 2：下列不符合甲状腺危象表现的是（　　　　）

A. 高热达 39℃以上　　　　B. 心率快，＞ 140 次 / 分　　　　C. 厌食

D. 恶心、呕吐、腹泻　　　　E. 白细胞总数和中性粒细胞常减低

答案：E

解析：甲状腺危象属甲亢恶化时的严重表现，题中所列五项除白细胞总数和中性粒细胞常升高而不是减低外，其余四项均是甲状腺危象的临床表现。

【直通岗位】

病例讨论：女性，36 岁，多食、消瘦伴怕热、多汗及心悸 3 年就诊。查体：双侧甲状腺对称性Ⅱ度肿大，质中，无压痛，表面光滑，可听到收缩期吹风样血管杂音。应考虑何种疾病？还应做哪些检查？治疗原则是什么？

（徐　蓉　蔡凤英）

第二节　原发性慢性肾上腺皮质功能减退症

学习目标

掌握：原发性慢性肾上腺皮质功能减退症的临床表现。

熟悉：原发性慢性肾上腺皮质功能减退症的实验室检查。

了解：原发性慢性肾上腺皮质功能减退症的治疗。

原发性慢性肾上腺皮质功能减退症（chronic primary adrenal insufficiency）又称 Addison 病，由于双侧肾上腺的绝大部分被毁所致。继发性者由下丘脑 – 垂体病变引起。

【病因】

（一）感染

肾上腺结核为常见病因，常先有或同时有其他部位结核病灶如肺、肾、肠等。肾上腺被上皮样肉芽肿及干酪样坏死病变所替代，继而出现纤维化病变，肾上腺钙化常见。肾上腺真菌感染的病理过程与结核性者相近。艾滋病后期可伴有肾上腺皮质功能减退，多为隐匿性，一部分可有明显临床表现。坏死性肾上腺炎常由巨细胞病毒感染引起。严重脑膜炎球菌感染可引起急性肾上腺皮质功能减退症。严重败血症，尤其于儿童可引起肾上腺内出血伴功能减退。

（二）自身免疫性肾上腺炎

两侧肾上腺皮质被毁，呈纤维化，伴淋巴细胞、浆细胞、单核细胞浸润，髓质一般不受毁坏。大多数患者血中可检出抗肾上腺的自身抗体。近半数患者伴其他器官特异性自身免疫病，称为自身免疫性多内分泌腺综合征（autoimmune polyglandular syndrome，APS），多见于女性；而不伴其他内分泌腺病变的单一性自身免疫性肾上腺炎多见于男性。APS I 型见于儿童，主要表现为肾上腺功能减退，甲状旁腺功能减退及黏膜皮肤白念珠菌病，性腺（主要是卵巢）功能低下，偶见慢性活动性肝炎、恶性贫血。此综合征呈常染色体隐性遗传。APS II 型见于成人，主要表现为肾上腺功能减退、自身免疫性甲状腺病（慢性淋巴细胞性甲状腺炎、甲状腺功能减退症、Graves 病）、1 型糖尿病，呈显性遗传。

（三）其他较少见病因

恶性肿瘤转移，淋巴瘤，白血病浸润，淀粉样变性，双侧肾上腺切除，放射治疗破坏，肾上腺酶系抑制药如美替拉酮、氨鲁米特、酮康唑或细胞毒药物如米托坦的长期应用，血管栓塞等。

肾上腺脑白质营养不良症（adrenolelacodystrophy）为先天性长链脂肪酸代谢异常疾病，脂肪酸 β - 氧化受阻，累及神经组织与分泌类固醇激素的细胞，致肾上腺皮质及性腺功能低下，同时出现神经损害。

【临床表现】

（一）特征性全身症状

最具特征性者为全身皮肤色素加深，暴露处、摩擦处乳晕、瘢痕等处尤为明显，黏膜色素沉着见于齿龈、舌部、颊黏膜等处，系垂体 ACTH、黑素细胞刺激素分泌增多所致。

（二）其他症状

（1）神经、精神系统。乏力，淡漠，疲劳，重者嗜睡、意识模糊，可出现精神失常。

（2）胃肠道。食欲减退，嗜咸食，胃酸过少，消化不良；有恶心、呕吐、腹泻者，提示病情加重；

（3）心血管系统。血压降低，心脏缩小，心音低钝；可有头昏、眼花、直立性昏厥。

（4）代谢障碍。糖异生作用减弱，肝糖原耗损，可发生低血糖症状。

（5）肾。排泄水负荷的能力减弱，在大量饮水后可出现稀释性低钠血症；糖皮质激素缺乏及血容量不足时，抗利尿激素的释放增多，也是造成低血钠的原因。

（6）生殖系统。女性阴毛、腋毛减少或脱落、稀疏，月经失调或闭经，但病情轻者仍可生育；男性常有性功能减退。

（7）对感染、外伤等各种应激的抵抗力减弱，在发生这些情况时，可出现肾上腺危象。

（8）如病因为结核且病灶活跃或伴有其他脏器活动性结核者，常有低热、盗汗等症状，体质虚弱，消瘦更严重。本病与其他自身免疫病并存时，则伴有相应疾病的临床表现。

（三）肾上腺危象

危象为本病急骤加重的表现。常发生于感染、创伤、手术、分娩、过劳、大量出汗、呕吐、腹泻、失水或突然中断肾上腺皮质激素治疗等应激情况下。表现为恶心、呕吐、腹痛或腹泻、严重脱水、血压降低、心率快、脉细弱、精神失常，常有高热、低血糖症、低钠血症，血钾可低可高。如不及时抢救，可发展至休克、昏迷、死亡。

【实验室检查】

（一）血液生化

可有低血钠、高血钾。脱水严重时低血钠可不明显，高血钾一般不重，如特别明显需考虑肾功能不全或其他原因。少数患者可有轻度或中度高血钙（糖皮质激素有促进肾、肠排钙作用），如有低血钙和高血磷则提示同时合并有甲状旁腺功能减退症。脱水明显时有氮质血症，可有空腹低血糖，糖耐量试验示低平曲线。

（二）血常规检查

常有正细胞正色素性贫血，少数患者合并有恶性贫血。白细胞分类示中性粒细胞减少，淋巴细胞相对增多，嗜酸性粒细胞明显增多。

（三）激素检查

1. 基础血、尿皮质醇、尿 17- 羟皮质类固醇测定　常降低，但也可接近正常。

2. ACTH 兴奋试验　静脉滴注 ACTH 25U，维持 8 小时，观察尿 17- 羟皮质类固醇和（或）皮质醇变化，正常人在兴奋第一天较对照日增加 1 ~ 2 倍，第二天增加 1.5 ~ 2.5 倍。快速法适用于病情较危急，需立即确诊，补充糖皮质激素的患者。在静脉注射人工合成 ACTH（1-24）0.25mg 前及后 30 分钟测血浆皮质醇，正常人血浆皮质醇增加 276 ~ 552nmol/L。对于病情较严重，疑有肾上腺皮质功能不全者，同时用静脉注射（或静脉滴注）地塞米松及 ACTH，在注入 ACTH 前、后测血浆皮质醇，如此既可进行诊断检查，又可同时开始治疗。

3. 血浆基础 ACTH 测定　明显增高，超过 55pmol/L，常介于 88 ~ 440pmol/L。（正常人低于 18pmol/L），而继发性肾上腺皮质功能减退者，ACTH 浓度降低。

（四）影像学检查

X 线摄片、CT 或 MRI 检查于结核病患者可示肾上腺增大及钙化阴影。其他感染、出血、转移性病变在 CT 扫描时也示肾上腺增大，而自身免疫病所致者肾上腺不增大。

【诊断和鉴别诊断】

本病需与一些慢性消耗性疾病相鉴别。最具诊断价值者为 ACTH 兴奋试验，本病患者示储备功能低下，而非本病患者，经 ACTH 兴奋后，血、尿皮质类固醇明显上升（有时可连续兴奋 2 ~ 3 天）。

对于急症患者有下列情况应考虑肾上腺危象：所患疾病不太重而出现严重循环虚脱、脱水、休克、衰竭，不明原因的低血糖，难以解释的呕吐，体检时发现色素沉着、白斑病、体毛稀少、生殖器发育差。

【治疗】

（一）基础治疗

使患者明了疾病的性质，应终身使用肾上腺皮质激素。

1. 糖皮质激素替代治疗　根据身高、体重、性别、年龄、体力劳动强度等，确定一合适的基础量。宜模仿激素分泌昼夜节律在清晨睡醒时服全日量的 2/3，下午 4 时前服余下 1/3。于一般成人，每日剂量开始时氢化可的松 20 ~ 30mg 或可的松 25 ~ 37.5mg，以后可逐渐减量，氢化可的松 15 ~ 20mg 或相应量可的松。在有发热等并发症时适当加量。

2. 食盐及盐皮质激素　食盐的摄入量应充分，每日至少 8 ~ 10g，如有大量出汗、腹泻时应酌情加食盐摄入量，大部分患者在服用氢化可的松和充分摄盐下即可获满意效果。有的患者仍感头晕、乏力、血压偏低，则需加用盐皮质激素，可每日口服 9α-氟氢可的松，上午 8 时一次口服 0.05 ~ 0.1mg。如有水肿、高血压、低血钾减量。

（二）病因治疗

如有活动性结核者，应积极给予抗结核治疗。补充替代剂量的肾上腺皮质激素并不影响对结核病的控制。如病因为自身免疫病者，则应检查是否有其他腺体功能减退，如存在，则需做相应治疗。

（三）肾上腺危象治疗

为内科急症，应积极抢救。

1. 补充液体　典型的危象患者液体损失量约达细胞外液的 1/5，故于初治的第 1、2 日内应迅速补充生理盐水每日 2000 ~ 3000ml。对于以糖皮质激素缺乏为主、脱水不甚严重者补盐水量适当减少。补充葡萄糖液以避免低血糖。

2. 糖皮质激素　立即静脉注射氢化可的松或琥珀酸氢化可的松 100mg，使血皮质醇浓度达到正常人在发生严重应激时的水平。以后每 6 小时加入补液中静脉滴注 100mg，第 2、3 天可减至每日 300mg，分次静脉滴注。如病情好转，继续减至每日 200mg，继而 100mg。呕吐停止，可进食者，可改为口服。

3. 积极治疗感染及其他诱因。

（四）外科手术或其他应激时治疗

在发生严重应激时，应每天给予氢化可的松总量约 300mg。大多数外科手术应激为时短暂，故可在数日内逐步减量，直到维持量。较轻的短暂应激，每日给予氢化可的松 100mg 即可，以后按情况递减。

【口腔执业医师资格考试高频考点及例题】

试题 1：对原发性慢性肾上腺皮质功能减退症的诊断，最有意义的血检结果是（　　）

A. 胆固醇↓　　　B. 血糖↓　　　C. 血钠↓　　　D. 皮质醇↓　　　E.ACTH↓

答案：D

解析：原发性慢性肾上腺皮质功能减退症是由于双侧肾上腺皮质因结核病或自身免疫性肾上腺炎破坏所致，其实验室检查可见血浆总皮质醇水平明显降低，同时血浆 ACTH 水平明显升高。A、B、C 也可见于原发性慢性肾上腺皮质功能减退症，但不是用于诊断的最有意义的血检结果。

试题 2：原发性慢性肾上腺皮质功能减退症的典型体征是（　　　）

A.皮肤紫纹　　　　B.轻度肥胖　　　　C.皮肤黏膜色素沉着

D.皮肤多汗及低热　　　　E.脉率增快

答案：C

解析：原发性慢性肾上腺皮质功能减退症的典型体征是皮肤黏膜色素沉着，系垂体 ACTH、黑素细胞刺激素（MSH）、促脂素（LPH）分泌增多所致。

【直通岗位】

病例讨论：女性，33 岁，恶心、厌食、体重下降半年就诊。查体：血压 90/60mmHg，皮肤色黑，口腔黏膜可见蓝褐色色素斑。实验室检查：血糖 3.0mmol/L，血钾 5.8mmol/L。最可能的诊断是什么？还应做哪些检查？治疗原则是什么？

（徐　蓉　　蔡凤英　　李亚利）

第三节　糖尿病

> **学习目标**
>
> 掌握：糖尿病的临床表现、诊断标准、综合治疗原则和降血糖治疗。
>
> 熟悉：糖尿病的鉴别诊断。
>
> 了解：糖尿病的病因、发病机制、分类，糖尿病酮症酸中毒和高渗性非酮症糖尿病昏迷的诊断和治疗原则。

糖尿病（diabetes mellitus，DM）是一组由于胰岛素分泌和（或）作用缺陷所引起的以慢性高血糖为特征的代谢疾病群。病情严重或应激时可发生急性严重代谢紊乱，如糖尿病酮症酸中毒（DKA）、高渗高血糖综合征；长期碳水化合物以及脂肪、蛋白质代谢紊乱可引起多系统损害，导致微血管、大血管病变以及神经系统并发症，严重影响患者的健康和生活质量。据国际糖尿病联盟（International Diabetes Federation，简称 IDF）统计，2011 年全球糖尿病患者人数已达 3.7 亿，其中 80% 在发展中国家，估计到 2030 年，全球将有近 5.5 亿糖尿病患者。2011 年全球共有 460 万人死于糖尿病，当年糖尿病的全球医疗花费达 4650 亿美元。我国 2008 年的调查结果显示，在 20 岁以上的成人中，年龄标化的糖尿病患病率为 9.7%，而糖尿病前期的比例更高达 15.5%，相当于每 4 个成年人中就有 1 个高血糖状态者。更为严重的是，糖尿病患者中仅有 40% 获得诊断。

【糖尿病分型】

目前我国采用 WHO（1999 年）糖尿病分型标准：即 1 型糖尿病、2 型糖尿病、其他特殊类型糖尿病和妊娠糖尿病。

（一）1 型糖尿病（T1DM）

胰岛 β 细胞破坏，常导致胰岛素绝对缺乏。

1. 免疫介导性（1A）　急性型及缓发型。

2. 特发性（1B）　无自身免疫证据。

（二）2 型糖尿病（T2DM）

从以胰岛素抵抗为主伴胰岛素进行性分泌不足到以胰岛素进行性分泌不足为主伴胰岛素抵抗。

（三）其他特殊类型的糖尿病

包括一系列病因比较明确的高血糖状态。

1. 胰岛 β 细胞功能的基因缺陷 ①青年人中的成年型糖尿病（maturity-onset diabetes mellitus in young，MODY）；②线粒体基因突变糖尿病；③其他。

2. 胰岛素作用的基因缺陷 包括 A 型胰岛素抵抗、妖精貌综合征、Rabson-Mendenhall 综合征、脂肪萎缩性糖尿病等。

3. 内分泌疾病 包括肢端肥大症、库欣综合征、甲状腺功能亢进症、胰高血糖素瘤、嗜铬细胞瘤、生长抑素瘤、醛固酮瘤等。

4. 胰腺外分泌疾病 肿瘤、胰腺炎、纤维钙化胰腺病、外伤或胰腺切除、囊性纤维化病、血色病等。

5. 药物或化学制剂所致的糖尿病 如糖皮质激素、甲状腺素、β-受体激动剂、噻嗪类利尿剂、苯妥英钠、α-干扰素、烟酸、二氮嗪等。

6. 感染 先天性风疹及巨细胞病毒感染等。

7. 不常见的免疫介导糖尿病 如僵人综合征、抗胰岛素受体抗体等。

8. 其他遗传病伴糖尿病 Down 综合征、Turner 综合征、Prader-Willi 综合征、Huntington 舞蹈病、Friedreich 共济失调、强直性肌营养不良症、卟啉病等。

（四）妊娠糖尿病（GDM）

指妊娠期间发生的不同程度的糖代谢异常，不包括孕前已诊断或已患糖尿病的患者，后者称为糖尿病合并妊娠。GDM 在临床上的重点在于有效处理高危妊娠，从而降低许多与之相关的围生期疾病的患病率和病死率。

在我国患者群中，以 2 型糖尿病为主，T2DM 占 90.0% 以上，T1DM 约占 5.0%，其他类型糖尿病仅占 0.7%；城市妊娠糖尿病的患病率接近 5.0%。

【病因和发病机制】

糖尿病的病因和发病机制极为复杂，目前认为遗传因素及环境因素共同参与其发病过程。不同类型糖尿病的病因不尽相同，即使在同一类型中也存在着异质性。

（一）1 型糖尿病

绝大多数 T1DM 是自身免疫性疾病，某些外界因素作用于有遗传易感性的个体，激活 T 淋巴细胞介导的一系列自身免疫反应，引起选择性胰岛 β 细胞破坏和功能衰竭，体内胰岛素分泌不足进行性加重，最终导致免疫介导性糖尿病。极少数 T1DM 患者无自身免疫性反应的证据，称特发性糖尿病。

1. 遗传因素 与 T1DM 有关的基因座超过 40 多个，易感基因至少有 17 个，分别定位在不同的染色体。位于 6 号染色体短臂的 HLA 基因为主效基因，HLA- Ⅰ 、Ⅱ 类分子均为抗原递呈分子，可选择性结合抗原肽段，转移到细胞表面，被 T 淋巴细胞受体所识别，参与了 T 淋巴细胞的免疫耐受，从而参与了 T1DM 的发病。其他的为次效基因，如 *INS*（胰岛素基因）、*CTLA4*（细胞毒性淋巴细胞抗原 A 基因）、*PTPN22*（非受体型蛋白酪氨酸磷酸酶 N22 基因）等。

2. 环境因素

（1）病毒感染。据报道与 T1DM 有关的病毒包括柯萨奇病毒、巨细胞病毒、风疹病毒、腮腺炎病毒和脑心肌炎病毒等。病毒感染可损伤胰岛 β 细胞而暴露其抗原成分、启动自身免疫反应，这是病毒感染导致胰岛 β 细胞损伤的主要机制。

（2）化学毒性物质和饮食因素。链脲佐菌素和四氧嘧啶糖尿病动物模型以及灭鼠剂吡甲硝苯脲所造成的人类糖尿病属于非自身免疫性胰岛 β 细胞破坏（急性损伤）或免疫介导性胰岛 β 细胞破坏（小剂量、慢性损伤）。母乳喂养期短或缺乏母乳喂养的儿童 T1DM 发病率增高，可能与肠道免疫失衡有关。

3. 自身免疫　许多证据提示 T1DM 为自身免疫性疾病：①遗传易感性与 HLA 区域密切相关，而 HLA 区域与免疫调节以及自身免疫性疾病的发生有密切关系；②常伴发其他自身免疫性疾病，如桥本甲状腺炎、艾迪生病等；③早期病理改变为胰岛炎，表现为淋巴细胞浸润；④ 90% 新诊断患者存在各种胰岛细胞抗体；⑤动物研究表明，免疫抑制治疗可预防小剂量链脲佐菌素所致动物糖尿病；⑥同卵双生子中有糖尿病的一方从无糖尿病一方接受胰腺移植后迅速发生胰岛炎和 β 细胞破坏。在遗传的基础上，病毒感染或其他环境因素启动了自身免疫过程，造成胰岛 β 细胞破坏和 T1DM 的发生。

（二）2 型糖尿病

目前对 T2DM 的病因和发病机制仍然认识不足，认为是由遗传因素和环境因素共同作用而形成的多基因遗传性复杂病。有更强的遗传基础及明显的家族聚集现象。

1. 遗传因素与环境因素　现有研究表明，遗传因素主要影响 β 细胞的功能，而环境因素包括人口老龄化、现代生活方式、体力活动不足、营养过剩、子宫内环境以及应激、化学毒物等。在遗传因素和上述环境因素共同作用下所引起的肥胖，特别是中心性肥胖，与胰岛素抵抗和 T2DM 的发生有密切关系。

2. 胰岛素抵抗和 β 细胞的功能缺陷　胰岛素抵抗是指胰岛素作用的靶器官（主要是肝脏、肌肉和脂肪组织）对胰岛素作用的敏感性降低。β 细胞的功能缺陷表现为静脉滴注葡萄糖所诱导的胰岛素早期分泌相（第一时相）缺如或减弱，第二时相胰岛素高峰延迟，因而有些患者在此阶段可表现为餐后反应性低血糖。影响胰岛 β 细胞分泌胰岛素的生物学过程主要包括 β 细胞胰岛素合成及分泌过程、损伤过程以及再生、修复过程。影响上述过程的遗传因素、各种原因引起的 β 细胞数量减少、胰岛淀粉样沉积物等均可导致 β 细胞功能缺陷。胰岛素抵抗和胰岛素分泌缺陷是 T2DM 发病机制的两个要素。

3. 胰岛 α 细胞功能异常和胰高血糖素样肽 –1（GLP–1）分泌缺陷 胰岛中 α 细胞分泌胰高血糖素，在保持血糖稳态中起重要作用。正常情况下，进餐后血糖升高刺激早时相胰岛素分泌和 GLP–1 分泌，抑制 α 细胞分泌胰高血糖素，从而使肝糖输出减少，防止出现餐后高血糖。T2DM 患者由于胰岛 β 细胞数量明显减少，α/β 细胞比例显著增加；另外 α 细胞对葡萄糖敏感性下降，从而导致胰高血糖素水平升高，肝糖输出增加。GLP–1 由肠道 L 细胞分泌，主要生物作用包括刺激 β 细胞葡萄糖介导的胰岛素合成和分泌、抑制胰高血糖素分泌。

【病理生理】

糖尿病代谢紊乱主要由于胰岛素绝对或相对不足或胰岛素抵抗所致。葡萄糖在肝、脂肪和肌肉组织中利用减少以及肝糖输出量增多，是发生高血糖的主要原因。脂肪组织摄取葡萄糖以及从血浆中移除甘油三酯减少，脂肪合成减少；脂蛋白脂肪酶活性降低，血甘油三酯游离脂肪酸升高；胰岛素极度缺乏时脂肪组织大量动员分解产生大量酮体，超过机体氧化利用能力时，大量酮体堆积形成酮症或发展为酮症酸中毒。蛋白质合成减弱、分解加速，导致负氮平衡。

【临床表现】

（一）代谢紊乱综合征

血糖升高后因渗透性利尿引起多尿，继而因失水口渴而多饮；因葡萄糖利用障碍，蛋白质与脂肪分解代谢加速，体重逐渐减轻，疲乏无力，儿童生长发育受阻；患者易饥饿、多食。故糖尿病的表现常被描述为"三多一少"，即多尿、多饮、多食和体重减轻。患者可有皮肤瘙痒，尤其是外阴瘙痒，高血糖使眼房水压、晶体渗透压改变引起屈光不正而致视力模糊等。许多患者无任何症状，仅于健康检查或因各种疾病就诊时发现高血糖。

（二）并发症和（或）伴发病

1. 急性并发症 常见的有酮症酸中毒（DKA），其次为高渗性糖尿病昏迷，乳酸性酸中毒少见。

2. 感染 常表现为疖、痈等皮肤化脓性感染，足癣、甲癣、体癣等皮肤真菌感染；女性外阴瘙痒、白带增多等念珠菌性外阴道炎；膀胱炎、肾盂肾炎等泌尿系感染，严重者可出现肾乳头坏死，表现为高热、肾绞痛、血尿、尿中排出坏死组织，病死率较高。糖尿病合并肺结核的发生率较非糖尿病者高，病灶多呈渗出干酪性，易扩展、播散，形成空洞，且下叶病灶也较多见。

3. 慢性并发症　糖尿病慢性并发症可遍及全身各重要脏器，主要是血管病变和神经病变，可单独或同时或先后出现，也可发生在糖尿病诊断之前。大多数糖尿病患者死于心、脑血管动脉粥样硬化或糖尿病肾病。

（1）微血管病变。微血管病变是糖尿病的特异性并发症，微循环障碍和微血管基底膜增厚是糖尿病微血管病变的典型改变。全身各组织器官均可累及，主要表现在视网膜、肾、神经、心肌等组织，尤以糖尿肾病、糖尿病视网膜病变为主。

1）糖尿病肾病。常见于病史超过 10 年的患者，是 T1DM 的主要死因。糖尿病肾病的发生发展可分为 5 期。① I 期：糖尿病初期，肾体积增大，肾小球滤过率升高，肾小球入球小动脉扩张，肾小球内压增加，肾小球超滤过是此期最突出的特征；② II 期：无症状或间歇性（如运动后、应激状态）蛋白尿期，肾小球结构损害；③ III 期：早期糖尿病肾病期，小动脉壁出现玻璃样病变，出现持续微量蛋白尿；④ IV 期：临床糖尿病肾病期，尿蛋白总量大于 0.5g/24h，肾小球滤过率下降，可伴有水肿、高血压、肾功能逐渐减退；⑤ V 期：尿毒症期。美国糖尿病协会（American Diabetes Association，ADA）（2012）推荐筛查和诊断微量清蛋白尿采用测定即时尿标本的清蛋白 / 肌酐比率，$< 30 \mu g/mg$、$30 \sim 299 \mu g/mg$ 和 $\geqslant 300 \mu g/mg$ 分别为正常、微量清蛋白尿和大量清蛋白尿。在诊断糖尿病肾病时需排除其他肾脏疾病，必要时需做肾穿刺病理检查进行鉴别。

2）糖尿病视网膜病变。病程超过 10 年的患者多合并程度不等的视网膜病变，是糖尿病患者失明的主要原因之一。可分以下 6 期。① I 期：微血管瘤、小出血点；② II 期：出现硬性渗出；③ III 期：出现棉絮状软性渗出；④ IV 期：新生血管形成，玻璃体积血；⑤ V 期：纤维血管增殖、玻璃体机化；⑥ VI 期：牵拉性视网膜脱离，失明。I ～ III 期为非增殖期视网膜病变（NPDR），IV ～ VI 期为增殖期视网膜病变（PDR）。当眼底出现增殖期视网膜病变时常伴有糖尿病肾病和神经病变。严格控制糖尿病是防治视网膜病变的基本措施。

3）其他。心脏微血管病变和心肌代谢紊乱可引起心肌广泛性坏死等损害，称为糖尿病心肌病，可诱发心力衰竭、心律失常、心源性休克和猝死。

（2）大血管病变。动脉粥样硬化的某些易患因素如肥胖、高血压、血脂异常在糖尿病（主要是 T2DM）人群中的发生率均高于相应的非糖尿病人群。大、中动脉粥样硬化可引起冠心病、缺血性或出血性脑血管病、肾动脉硬化、肢体动脉硬化等。

（3）神经病变。病变部位以周围神经为最常见，通常为对称性，下肢较上肢严重，病情进展缓慢。临床上先出现肢端感觉异常，分布如袜子或手套状。后期可有运动神经受累，出现肌张力减弱、肌力减弱以致肌萎缩和瘫痪。单一外周神经损害不常发生，主要累及脑神经，其中以动眼神经麻痹较常见，其次为展神经麻痹，有自发缓解趋向。自主神经病变也较常见，并可较早出现，影响胃肠、心血管、泌尿生殖系统等功能。

（4）糖尿病足。指下肢远端神经异常和不同程度的周围血管病变相关的足部（踝关节或踝关节以下的部分）感染、溃疡和深部组织破坏。是糖尿病非外伤性截肢、致残的主要原因。轻者表现为足部畸形、皮肤干燥和发凉、胼胝（高危足）；重者可出现足部溃疡、坏疽。

（5）其他病变。糖尿病还可引起白内障、青光眼、屈光改变、黄斑病、虹膜睫状体病变等。牙周病是最常见的糖尿病口腔并发症。皮肤病变也很常见，某些为糖尿病特异性，大多数为非特异性。此外，抑郁、焦虑和认知功能损害等也较常见。

【实验室检查】

（一）尿糖测定

尿糖阳性是诊断糖尿病的重要线索。尿糖阳性只是提示血糖值超过肾糖阈（大约10mmol/L），因而尿糖阴性不能排除糖尿病可能。并发肾脏病变时，肾糖阈升高，虽然血糖升高，但尿糖阴性。妊娠期肾糖阈降低时，虽然血糖正常，尿糖可阳性。

（二）血糖测定

血糖升高是诊断糖尿病的主要依据，也是判断病情的控制情况的主要指标。①空腹血糖 $\geq$ 7.0mmol/L；②餐后 2h 血糖 $\geq$ 11.1 mmol/L。

（三）葡萄糖耐量试验

当血糖高于正常范围而又未达到诊断糖尿病标准者，须进行口服葡萄糖耐量试验（OGTT）。OGTT 应在无摄入任何热量 8 小时后，清晨进行，WHO 推荐成人口服 75g 无水葡萄糖，溶于 250 ～ 300ml 水中，5 分钟内饮完，2 小时后再测静脉血浆糖量；儿童按每千克体重 1.75g 计算，总量不超过 75g。IFG 者应做 OGTT 后再归类。

（四）糖化血红蛋白（GHbA1）和糖化清蛋白测定

作为糖尿病控制情况的监测指标之一，不作为诊断依据。GHbA1 是葡萄糖或其他糖与血红蛋白的氨基发生非酶催化反应（一种不可逆的蛋白糖化反应）的产物，其量与血糖浓度呈正相关。GHbA1 有 a、b、c 三种，以 GHbA1c（HbA1c）最为重要。正常人 HbA1c 占血红蛋白总量的 3% ～ 6%，可反映近 8 ～ 12 周平均血糖水平。血浆清蛋白也可与葡萄糖发生非酶化反应形成果糖胺（fructosamine，FA），正常范围 1.7 ～ 2.8mmol/L，可反映糖尿病患者近 2 ～ 3 周内的平均血糖水平。

（五）血浆胰岛素和 C 肽测定

有助于了解胰岛 β 细胞的储备功能和指导治疗，不作为诊断依据。正常人基础血浆胰岛素水平为 35 ～ 145pmol/L（5 ～ 20mU/L）；正常人基础血浆 C 肽水平约为 400pmol/L。正常人口服75g 葡萄糖后，血浆胰岛素水平在 30 ～ 60 分钟上升至高峰，可达基础值的 5 ～ 10 倍，3 ～ 4 小时恢复到基础水平；C 肽升高 5 ～ 6 倍。胰岛素测定受血清中胰岛素抗体和外源性胰岛素干扰，而 C 肽不受影响。

（六）自身免疫标记物测定

如胰岛细胞自身抗体（ICA）、谷氨酸脱羧酶自身抗体（GAD65）、胰岛素自身抗体（IAA）在 T1DM 患者中常呈阳性。

（七）并发症检查

根据病情需要选用血脂、肝肾功能等常规检查；急性严重代谢紊乱时的酮体、电解质、酸碱平衡检查，心、肝、肾、脑、眼科以及神经系统的各项辅助检查等。

【诊断和鉴别诊断】

（一）诊断标准

目前国际上通用 WHO 糖尿病专家委员会提出的诊断标准（1999），要点见表 2-7-1。

表 2-7-1　糖尿病及其他类型高血糖的诊断标准
（WHO 专家委员会报告，1999 年）

诊断标准	静脉血浆葡萄糖 /（mmol/L）
糖尿病	
空腹	≥ 7.0
服糖后 2 小时	≥ 11.1
糖耐量减低（IGT）	
空腹（如有检测）	< 7.0
服糖后 2 小时	7.8 ～ 11.0
空腹血糖调节受损（IFG）	
空腹	6.1 ～ 6.9
服糖后 2 小时	< 7.8

1. 空腹血浆葡萄糖（FPG）的分类　3.9 ～ 6.0mmol/L 为正常；6.1 ～ 6.9mmol/L 为 IFG；≥ 7.0 mmol/L 应考虑糖尿病。空腹是指至少 8 小时没有热量的摄入。

2. OGTT 中 2 小时血浆葡萄糖（2h PG）的分类　< 7.8mmol/L 为正常；7.8 ～ 11.0mmol/L 为 IGT；≥ 11.1mmol/L 应考虑糖尿病。

3. 糖尿病的诊断标准　症状 + 随机血糖 ≥ 11.1mmol/L，或 FPG ≥ 7.0mmol/L，或 OGTT 2h PG ≥ 11.1mmol/L。无症状者需另一天再次证实。随机是指一天当中任意时间。

以上均为静脉血浆葡萄糖值。在做出糖尿病诊断时，应能充分肯定依据的准确性和重复性。无症状者必须有两次血糖异常才能做出诊断。

（二）鉴别诊断

主要排除其他原因引起的尿糖阳性、血糖升高或糖耐量降低。

甲亢、胃空肠吻合术后，因碳水化合物在肠道吸收快，可引起进食后 0.5 ~ 1 小时血糖过高，出现糖尿，但 FPG 和 2h PG 正常。严重肝病患者，葡萄糖转化为肝糖原功能减弱，肝糖原贮存减少，进食后 0.5 ~ 1 小时血糖过高，出现糖尿，但 FPG 偏低，餐后 2 ~ 3 小时血糖正常或低于正常。急性应激状态时，胰岛素拮抗激素（如肾上腺素、促肾上腺皮质激素、肾上腺皮质激素和生长激素）分泌增加，可使糖耐量减低，出现一过性血糖升高、尿糖阳性，应激过后可恢复正常。

【治疗】

目前尚缺乏针对糖尿病病因的有效治疗手段。强调早期治疗、长期治疗、综合治疗和治疗措施个体化。治疗目的：使血糖达到或接近正常水平；防止出现急性严重代谢紊乱；通过良好的代谢控制防止或延缓并发症；维持良好健康和正常的社会活动，保障儿童正常生长发育；提高患者的生活质量、降低病死率和延长寿命。国际糖尿病联盟（IDF）提出了糖尿病治疗的 5 个要点，分别为：糖尿病教育、医学营养治疗、运动疗法、血糖监测和药物治疗。

（一）糖尿病的控制目标（表 2-7-2）

表 2-7-2　糖尿病控制目标（2010 年中国 2 型糖尿病防治指南）

检测指标	目标值
血浆葡萄糖 /（mmol/L）	
空腹	3.9 ~ 7.2
非空腹	≤ 10.0
HbA1c/（%）	< 7.0
血压 /（mmHg）	< 130/80
体重指数（BMI）/（kg/m²）	< 24
总胆固醇 /（mmol/L）	< 4.5
HDL-C/（mmol/L）	
男	> 1.0
女	> 1.3
甘油三酯 /（mmol/L）	< 1.7
LDL-C/（mmol/L）	
未合并冠心病	< 2.6
合并冠心病	< 2.07
尿清蛋白 / 肌酐比值 /（mg/mmol）	
男性	< 2.5
女性	< 3.5
主动有氧活动 /（分钟 / 周）	≥ 150

（二）治疗措施

1. **糖尿病健康教育**　健康教育包括糖尿病防治专业人员的培训，医务人员的继续医学教育，患者及其家属和公众的卫生保健教育。提高患者及家属对糖尿病的认识，掌握糖尿病防治基本知识，提高患者的信心和自觉性，在医务人员指导下，积极主动参与治疗。

2. **饮食治疗**　所有糖尿病患者，无论使用降糖药与否，均须控制饮食，此系基础治疗之一。

（1）总热量。按性别、年龄、身高查表或用简易公式计算理想体重 [理想体重（kg）= 身高（cm）–105]，按理想体重和工作性质，参照生活习惯等，计算总热量。成年人每日每千克理想体重休息状态下给予热量 105 ~ 125.5kJ（25 ~ 30kcal），轻体力劳动125.5 ~ 146kJ（30 ~ 35kcal），中体力劳动 146 ~ 167kJ（35 ~ 40kcal），重体力劳动167kJ（40kcal）以上。儿童、孕妇、乳母、营养不良和消瘦以及伴有消耗性疾病者应酌情增加，肥胖者酌减，使体重逐渐恢复至理想体重的 ±5% 左右。

（2）合理分配。碳水化合物占总热量 50% ~ 60%。蛋白质不超过总热量的 15%，成人 0.8 ~ 1.2g/（kg·d），儿童、孕妇、乳母、营养不良、消瘦或伴消耗性疾病者宜增至 1.5 ~ 2.0g，伴糖尿病肾病而肾功能正常者应限制在 0.8g，血尿素氮升高者应限制在 0.6g。蛋白质至少有 1/3 来自动物蛋白质。脂肪量每日每千克体重 0.6 ~ 1.0g，约占总热量 30%。确定每日饮食总热量及碳水化合物、蛋白质、脂肪的组成后，将热量换算为食物重量制定食谱，根据生活习惯、病情，配合药物治疗的需要合理安排。可按每日三餐 1/5、2/5、2/5 分配，也可按 4 餐 1/7、2/7、2/7、2/7 分配。多食富含可溶性食用纤维的食品有助于降低餐后高血糖和血胆固醇水平。

3. **运动治疗**　合理的运动可增加胰岛素敏感性，改善血糖和血脂水平，改善心血管功能，改善生活质量，降低胰岛素抵抗。血糖高于 14 ~ 16mmol/L、明显的低血糖症或者血糖波动较大、有糖尿病急性并发症和严重心、脑、眼、肾等慢性并发症者暂不适宜运动。

4. **糖尿病监测**　监测血糖、血脂、血压及心、肾、眼底、神经功能等状况。血糖监测基本指标包括空腹血糖、餐后血糖和 HbA1c。并建议患者应用便携式血糖计进行自我监测血糖（SMBG）。

5. **口服药物治疗**　目前临床上使用的口服降糖药物主要有 5 类。

（1）磺脲类（sulfonylureas，SUs）。属于促胰岛素分泌剂。SUs 作用的主要靶部位是ATP 敏感型钾通道（K_{ATP}），两者结合后，促进钙离子内流及细胞内钙离子浓度增高，刺激含有胰岛素的颗粒外移和胰岛素释放，使血糖下降。其降血糖作用有赖于尚存 30% 以上有功能胰岛 β 细胞组织。

适应证及服用方法：单药治疗主要用于新诊断的 T2DM 非肥胖患者经饮食和运动治疗血糖控制不理想时。随着疾病的进展，需与其他作用机制不同的口服降糖药或胰岛素联合应用。不适于 T1DM 及 T2DM 合并产生严重感染、酮症酸中毒、高渗性昏迷、进行大手术、肝肾功能不全、妊娠及对 SUs 类药物过敏的患者。SUs 类药物应从小剂量开始，且均应在餐前 15 ~ 30 分钟服用。

SUs 的不良反应主要是低血糖，尤其多见于肝、肾功能不全和老年患者。其他不良反应有胃肠道反应、肝功能损害、白细胞减少、再生障碍性贫血、溶血性贫血、血小板减少、过敏反应等。这些反应虽少见，一旦出现，应立即停药，并积极给予相应治疗。

药物相互作用：一些药物如水杨酸类、磺胺类、保泰松、氯霉素、胍乙啶、利血平、β 受体阻滞剂等可增强 SUs 的降血糖效应。而另一些药物如噻嗪类利尿剂、呋塞米、依地尼酸、糖皮质激素可降低 SUs 的降血糖作用。

常用药物见表 2-7-3。

表 2-7-3　常用磺脲类制剂及用法

药名	片剂量 /mg	一日剂量 /（mg/d）	口服次数	作用时间 /h	肾脏排泄 /%
第一代					
甲苯磺丁脲	500	500 ~ 3000	2 ~ 3	6 ~ 12	100
氯磺丙脲	250	100 ~ 500	1	60	60
第二代					
格列本脲	2.5 ~ 5	1.25 ~ 20	1 ~ 2	16 ~ 24	50
格列吡嗪	5	2.5 ~ 30	1 ~ 2	12 ~ 24	89
格列齐特	80	40 ~ 240	1 ~ 2	12 ~ 24	80
格列波脲	25	12.5 ~ 100	1 ~ 2	12 ~ 24	70
格列喹酮	30	30 ~ 180	1 ~ 2	6 ~ 12	5
格列美脲	1	1 ~ 8	1	10 ~ 20	60

第二代 SUs 降血糖优点：①剂量小、作用强；②尚有防止动脉硬化和微血栓形成的作用；③不良反应小，适用范围大；④血浆中游离药物浓度较稳定，不易致低血糖；⑤失效率低，使用第一代 SUs 继发失效者，换用第二代往往有效。

（2）双胍类（biguanides）。目前广泛应用的是二甲双胍。其作用机制主要为增加外周组织对葡萄糖的摄取和利用，促进无氧糖酵解，抑制肝糖异生及糖原分解，改善胰岛素敏感性，减轻胰岛素抵抗。可作为症状轻、肥胖或超重的 T2DM 的第一线药物。单用，也可与 SUs 合用。T1DM 应用胰岛素治疗，如血糖波动较大可加用双胍类。二甲双胍治疗 T2DM 尚伴有体重减轻、血脂谱改善、纤溶系统活性增加、血小板聚集性降低、动脉壁平滑肌细胞和成纤维细胞生长受抑制等，被认为可能有助于延缓或改善糖尿病血管并发症。

适应证：① T2DM，尤其是无明显消瘦的患者以及伴血脂异常、高血压或高胰岛素血症的患者，作为一线用药，可单用或联合应用其他药物；② T1DM，与胰岛素联合应有可能减少胰岛素用量和血糖波动。

不良反应：胃肠道反应（饭后服药及从小剂量开始可减轻此反应）、过敏反应、乳酸性酸中毒等。肝肾功能不全、低血容量性休克、心力衰竭者忌用。单用不引起低血糖反应，与 SUs 合用则可增强其降血糖作用。

临床应用：儿童不宜服用本药，除非明确为肥胖的 T2DM 及存在胰岛素抵抗。年老患者慎用，药量酌减，并监测肾功能。准备做静脉注射碘造影剂检查的患者应事先暂停服用双胍类药物。现有两种制剂：①二甲双胍（metformin），500 ~ 1500mg/d，分 2 ~ 3 次口服，最大剂量不超过 2g/d；②苯乙双胍（phenformin）：50 ~ 150mg/d，分 2 ~ 3 次服用，此药现已少用，有些国家禁用。

（3）α – 葡萄糖苷酶抑制剂（α –glucosidase inhibitor）。作用机制为抑制小肠黏膜上皮细胞表面的 α – 葡萄糖苷酶而延缓碳水化合物的吸收降低餐后高血糖。可作为症状轻、空腹血糖正常（或稍高）而餐后血糖明显升高的 T2DM 患者第一线用药。可单用，亦可与 SUs、双胍类或胰岛素合用。

常见不良反应为胃肠反应如腹胀、肠鸣。忌用于胃肠功能障碍者、孕妇、乳母及儿童。单用此类药物不引起低血糖，与 SUs 或胰岛素合用可发生低血糖，应直接应用葡萄糖处理。

常用药物有：①阿卡波糖（acarbose），每次 50mg（最大剂量可增加到 100mg），一日 3 次；②伏格列波糖（voglibose）：每次 0.2μg，一日 3 次。此类药物应在进食第一口食物后服用。

（4）噻唑烷二酮（thiazolidinediones，TZDs，格列酮类）类。为高选择性过氧化物酶体增殖物激活受体 γ（PPARγ）激动剂。主要作用是增强组织对胰岛素的敏感性，减轻胰岛素抵抗，故被称为胰岛素增敏剂。可单独或联合其他口服降糖药物治疗 T2DM 患者，尤其有胰岛素抵抗患者。但不宜用于治疗 T1DM、孕妇、哺乳期妇女和儿童。单用或与 SUs 或与胰岛素合用。

常用药物：①罗格列酮（rosiglitazone），4 ~ 8mg/d，一日 1 ~ 2 次口服；②吡格列酮（pioglitazone），15 ~ 30mg/d，一日 1 次口服。本类药物的主要不良反应为水肿，有心力衰竭倾向或肝病者不用或慎用。

（5）非磺脲类促胰岛素分泌剂。此类药物也作用于胰岛 β 细胞膜上的 K_{ATP}，但结合位点与 SUs 不同，降血糖快而短，主要促进胰岛素在第一时相分泌，又称餐时血糖调节剂，主要用于控制餐后高血糖，单独或与二甲双胍、胰岛素增敏剂联合使用。

常用的有两种制剂：①瑞格列奈，为苯甲酸衍生物，餐前或餐时口服，每次 0.5 ~ 1.5mg，小剂量开始，视病情逐渐调整剂量，不进餐不服药；②那格列奈，为 D- 苯丙氨酸衍生物，常用剂量为每次 120mg，餐前口服，低血糖发生率低（因其作用有赖于血糖水平）。

6. 胰岛素治疗

（1）适应证。①T1DM；②各种严重的糖尿病急性或慢性并发症；③手术、妊娠和分娩；④新发病且与 T1DM 鉴别困难的消瘦糖尿病患者；⑤新诊断的 T2DM 伴有明显高血糖；或在糖尿病病程中无明显诱因出现体重显著下降者；⑥ T2DM β 细胞功能明显减退者；⑦某些特殊类型糖尿病，如全胰腺切除引起的继发性糖尿病。

（2）类型。根据来源和化学结构的不同，可分为动物胰岛素、人胰岛素和胰岛素类似物。按作用起效快慢和维持时间，胰岛素（包括人和动物）又可分为短效、中效、长效和预混胰岛素。胰岛素类似物分为速效、长效和预混胰岛素类似物。几种制剂的特点见表 2-7-4。

表 2-7-4　常用胰岛素制剂的特点（皮下注射）

胰岛素制剂	皮下注射作用时间		
	起效时间	峰值时间	作用持续时间
胰岛素			
短效（RI）	15 ~ 60 分钟	2 ~ 4 小时	5 ~ 8 小时
中效胰岛素（NPH）	2.5 ~ 3 小时	5 ~ 7 小时	13 ~ 16 小时
长效胰岛素（PZI）	3 ~ 4 小时	8 ~ 10 小时	长达 20 小时
预混胰岛素（HI 30R，HI 70/30）	0.5 小时	2 ~ 12 小时	14 ~ 24 小时
预混胰岛素（50R）	0.5 小时	2 ~ 3 小时	10 ~ 24 分钟
胰岛素类似物			
速效胰岛素类似物（门冬胰岛素）	10 ~ 15 分钟	1 ~ 2 小时	4 ~ 6 小时
速效胰岛素类似物（赖脯胰岛素）	10 ~ 15 分钟	1 ~ 1.5 小时	4 ~ 5 小时
长效胰岛素类似物（甘精胰岛素）	2 ~ 3 小时	无峰	长达 30 小时
长效胰岛素类似物（地特胰岛素）	3 ~ 4 小时	3 ~ 14 小时	长达 24 小时
预混胰岛素类似物（预混门冬胰岛素 30）	10 ~ 20 分钟	1 ~ 4 小时	14 ~ 24 小时
预混胰岛素类似物（预混赖脯胰岛素 25）	15 分钟	30 ~ 70 分钟	14 ~ 24 小时
预混胰岛素类似物（预混赖脯胰岛素 50）	15 分钟	30 ~ 70 分钟	16 ~ 24 小时

注：因受胰岛素剂量、吸收、降解等多因素影响，且个体差异大，作用时间仅供参考。

（3）使用原则。①胰岛素治疗应在综合治疗基础上进行。②胰岛素治疗方案应力求模拟生理性胰岛素分泌模式。③从小剂量开始，根据血糖水平逐渐调整至合适剂量。通常采用皮下注射方法，肌内注射较皮下注射吸收快。在一些危重状况时胰岛素应静脉使用。胰岛素不能冰冻保存，制剂 2 ~ 8℃可保存 2 年，应避免温度过高、过低及剧烈晃动。胰岛素注射可使用胰岛素注射器、胰岛素泵、无针注射器等。

胰岛素治疗时空腹高血糖的原因如下。①夜间胰岛素作用不足；②"黎明现象"：即夜间血糖控制良好，也无低血糖发生，仅于黎明一段短时间出现高血糖，其机制可能为皮质醇、生长激素等胰岛素拮抗激素分泌增多所致；③ Somogyi 效应：即在夜间睡眠时曾有低血糖未被察觉，但导致体内升血糖的激素分泌增加，继而发生低血糖后的反应性高血糖。夜间多次（于 0、2、4、6、8 时）测血糖，有助于鉴别清晨高血糖的原因，避免发生胰岛素剂量调节上的错误。

（4）胰岛素的抗药性和不良反应。胰岛素抗药性是指在无酮症酸中毒，也无拮抗胰岛素因素存在的情况下，胰岛素每日需要量超过 100 ~ 200U。此时应改用单组分人胰岛素速效制剂或加大胰岛素用量，或加用糖皮质激素及口服降糖药治疗。

胰岛素的主要不良反应是低血糖，与剂量过大和（或）饮食失调有关。治疗初期可因水钠潴留而发生轻度水肿，可自行缓解；部分患者出现视力模糊，为晶体状屈光改变所致；注射局部脂肪营养不良，应经常更换注射部位；胰岛素过敏反应由 IgE 引起，多为局部过敏反应。

7. GLP-1 受体激动剂和 DPP-Ⅳ抑制剂　GLP-1 由肠道 L 细胞分泌，其主要活性形式为 GLP-1（7-36）酰胺，可使 T2DM 患者血糖降低，作用机制如下：①刺激胰岛 β 细胞葡萄糖介导的胰岛素分泌；②抑制胰升糖素分泌，减少肝葡萄糖输出；③延缓胃内容物排空；④改善外周组织对胰岛素的敏感性；⑤抑制食欲及摄食。此外，GLP-1 还可促进胰岛 β 细胞增殖、减少凋亡，增加胰岛 β 细胞数量。GLP-1 在体内迅速被二肽基肽酶Ⅳ（DPP-Ⅳ）降解而失去生物活性，其半衰期不足 2 分钟。采用 GLP-1 受体激动剂或 DPP-Ⅳ抑制剂可延长其作用时间。GLP-1 受体激动剂有艾塞那肽及其长效制剂和利拉鲁肽等，须注射给药；DPP-Ⅳ抑制剂有维格列汀、西格列汀和沙格列汀等，可口服给药。

8. 胰腺移植和胰岛细胞移植　单独胰腺移植可解除对胰岛素的依赖，合并糖尿病肾病肾功能不全是进行胰、肾联合移植的适应证，治疗对象主要是 T1DM 患者。T2DM 患者，因其发病基础主要在胰岛 β 细胞外，故一般不主张采用移植治疗。目前抗免疫排斥反应尚不够理想，移植效果有待进一步提高。

9. 糖尿病慢性并发症的防治原则　糖尿病慢性并发症是患者致残、致死的主要原因，强调早期防治。防治策略首先应该是全面控制共同危险因素，包括积极控制高血糖、严格控制血压、纠正脂代谢紊乱、抗血小板治疗（如阿司匹林）、控制体重、戒烟和改善胰岛素敏感性等。

10. 糖尿病合并妊娠的治疗　饮食治疗原则同非妊娠患者，药物治疗选用速效和中效胰岛素，忌用口服降糖药。

【预防】

预防工作分为三级：一级预防是避免糖尿病发病；二级预防是及早检出并有效治疗糖尿病；三级预防是延缓和（或）防治糖尿病并发症。提倡不吸烟、少饮酒、少吃盐、合理膳食、适当运动、防止肥胖。

【附一】糖尿病酮症酸中毒

糖尿病酮症酸中毒（diabetic ketoacidosis，DKA）是指在各种诱因作用下，体内胰岛素严重缺乏和拮抗胰岛素激素过多共同作用，引起糖、脂肪、蛋白质及水、电解质、酸碱平衡进一步紊乱，以高血糖、酮症和酸中毒为主要表现的临床综合征。是糖尿病最常见急性并发症，也是内科常见急症之一。多发生在 1 型和 2 型严重阶段。最常见诱因为感染，其他诱因包括胰岛素治疗不当、饮食失调、创伤、手术、妊娠和分娩等，有时无明显诱因。

【病理生理】

（一）高血酮

脂肪酸在肝脏经 β 氧化产生大量乙酰辅酶 A，由于糖代谢紊乱，导致乙酰乙酸、β-羟丁酸和丙酮生成增多，三者统称为酮体。这些产物在体内堆积超过组织利用和肾脏排泄能力，从而引起高血酮，是造成 DKA 的主要机制。酮体中酸基积聚而发生代谢性酸中毒，称为糖尿病酮症酸中毒。

（二）高血糖

血糖多呈中等程度升高，渗透性利尿、脱水等导致高渗状态。

（三）电解质平衡紊乱

渗透性利尿同时电解质丢失多，厌食、恶心、呕吐、电解质摄入少，引起电解质代谢紊乱，但因血液浓缩，血电解质水平可高、可低或在正常范围。

【临床表现】

早期有多尿、多饮和乏力，随后出现纳差、恶心、呕吐或有腹痛，常伴有头痛、烦躁、嗜睡，呼吸深大，称酸中毒大呼吸，呼气中有烂苹果味（丙酮）；后期严重失水，尿量减少、眼眶下陷、皮肤黏膜干燥，血压下降、心率加快、四肢厥冷；晚期各种反射迟钝甚至消失，嗜睡以致昏迷。少数患者表现为腹痛，酷似急腹症。感染等诱因引起的临床表现可被 DKA 的表现所掩盖。部分患者可以 DKA 为首发表现而就诊。

【实验室检查】

（一）尿常规检查

尿糖强阳性、尿酮阳性，可有蛋白尿和管型尿。

（二）血液检查

血糖多在 16.7 ~ 33.3mmol/L。血酮体升高，正常值为低于 0.6mmol/L，高于 1.0mmol/L 为高血酮，高于 3.0mmol/L 提示酸中毒。$PaCO_2$ 降低，pH < 7.35。血钾正常、偏低或偏高，血钠、血氯降低，血尿素氮、血肌酐常偏高，部分患者血淀粉酶升高。血浆渗透压可轻度升高，白细胞无感染时也可升高。即使无合并感染，中性粒细胞比例升高。

【诊断和鉴别诊断】

对昏迷、酸中毒、失水、休克的患者，均应考虑DKA的可能，尤其对原因不明的意识障碍、呼气有烂苹果味、血压低而尿量仍多者，立即查末梢血糖、血酮、尿糖、尿酮，同时抽血查血糖、血酮、β‑羟丁酸、尿素氮、肌酐、电解质、血气分析等以肯定或排除本病。鉴别诊断主要是与糖尿病并发的各种昏迷鉴别。见表 2-7-5。

表 2-7-5　糖尿病并发昏迷的鉴别

	病史	体征	实验室检查
酮症酸中毒	起病慢，糖尿病症状加重	轻中度脱水，Kussmaul 呼吸	血糖 16.7 ~ 33.3mmol/L、尿糖、尿酮体强阳性、血 pH 下降、CO_2CP 下降
低血糖昏迷	起病急，冷汗、乏力、手抖、饥饿	心动过速，皮肤潮湿多汗	血糖常低于 2.8 mmol/L、尿糖阴性
高渗性昏迷	起病慢，老年，常无糖尿病史，有感染、呕吐、腹泻等病史	重度脱水，血压下降，抽搐，昏迷	血糖常高于 33.3 mmol/L、尿糖强阳性，血浆渗透压常高于 350 mmol/L
乳酸性酸中毒	有肝、肾疾病、休克、心力衰竭、饮酒、服苯乙双胍等病史	皮肤潮红、呼吸深大、发热、深昏迷	血乳酸显著升高、阴离子间隙增大

【治疗】

（一）补液

是抢救 DKA 首要的、极其关键的措施，在有效组织灌注后，胰岛素才能有效发挥其生物效应。开始选用生理盐水，如无心力衰竭，在 2 小时内应快速输入 1000 ~ 2000ml，一般第一个 24 小时输液总量为 4000 ~ 5000ml，待血糖下降至 13.9mmol/L 左右时，可改用 5% 葡萄糖液，并加入速效胰岛素（每 3 ~ 4g 葡萄糖加 1U 普通胰岛素）静脉滴注。补液速度先快后慢，根据年龄、心肺功能调整速度。

（二）胰岛素治疗

目前均采用小剂量（短效）胰岛素治疗方案，即每小时给予每千克体重 0.1U 胰岛素，使血清胰岛素浓度恒定达到 100 ~ 200μU/ml，这已有抑制脂肪分解和酮体生成的最大效应以及相当强的降低血糖效应，而促进钾离子运转的作用较弱。用药过程中应严密监测血糖，若效果不明显可加倍。该疗法的优点是可减少大剂量胰岛素引起的脑水肿、低血糖、低血钾的出现。血糖下降速度一般以每小时降低 3.9 ~ 6.1mmol/L 为宜。每 1 ~ 2 小时复查血糖，若在补足液量的情况下 2 小时后血糖下降不理想或反而升高，提示患者对胰岛素敏感性较低，胰岛素剂量应加倍。

（三）纠正电解质紊乱及酸碱失调

DKA 患者体内有不同程度失钾，治疗前的血钾水平不能真实反映体内缺钾程度，补钾应根据血钾和尿量。开始治疗时，血钾低或正常，有尿即可补钾；血钾高者暂不补钾。治疗过程中，须监测血钾和心电图。血钾恢复正常后仍需酌情补钾数日。钠和氯的补充可通过输注生理盐水而实现。随着补液和胰岛素的使用，酸中毒可逐渐缓解，故轻、中度酸中毒可不必补碱，补碱过快过早，血 pH 上升，而脑脊液 pH 尚为酸性，引起脑细胞酸中毒，加重昏迷。又因回升的 pH 可加强血红蛋白和氧的亲和力，不利于氧的释放，造成组织缺氧。如 pH 降到 7.1，血 HCO_3^- 降至 5mmol/L（相当于 CO_2CP 4.5 ~ 6.7 mmol/L），可用 5% 碳酸氢钠 84ml 加注射用水至 300ml 配成 1.4% 溶液静脉滴注。

（四）去除诱因和防治并发症

针对感染、心力衰竭、心律失常、脑水肿等治疗。并应有良好的护理、细致地观察及准确的记录。

【预防】

主要在于规范糖尿病治疗，良好控制血糖，及时防治感染等诱因和各种并发症。

【附二】高渗高血糖综合征

高渗高血糖综合征（hyperglycemic hyperosmolar syndrome，HHS）是指高血糖引起高血浆渗透压、严重脱水和进行性意识障碍的临床综合征。是糖尿病急性代谢紊乱的另一临床类型。多见于老年 T2DM 患者，男女发病率大致相同，超过 2/3 的患者于发病前无糖尿病史。

常见诱因有：急性感染、外伤、手术、脑血管意外等应激状态，使用糖皮质激素、免疫抑制剂、利尿剂、甘露醇等药物，水摄入不足或失水，透析治疗，静脉高营养疗法等。有时在病程早期因误诊而输入大量葡萄糖液或因口渴而摄入大量含糖饮料可诱发本病或使病情恶化。

【临床表现】

起病较慢，通常需数天甚至数周。常先有多尿、多饮，多食不明显。随着失水程度逐渐加重，逐渐出现神经精神症状，表现为嗜睡、幻觉、定向障碍、偏盲、上肢拍击样粗震颤、癫痫样抽搐（多为局限性发作）等。本症易并发脑血管意外、心肌梗死或肾功能不全等。

【实验室检查】

血糖达到或超过 33.3mmol/L（一般为 33.3 ~ 66.8mmol/L），有效血浆渗透压达到或超过 320mOsm/L（一般为 320 ~ 430mOsm/L）可诊断本病。血钠正常或增高。尿酮体阴性或弱阳性，一般无明显酸中毒（CO_2CP 高于 15mmol/L），借此与 DKA 鉴别。

【治疗】

（一）补液

因严重失水，应积极补液，降低高渗透压，此为治疗的关键。补液量按脱水量为实际体重的 10% ~ 12% 估计，24 小时补液量可达 6000 ~ 8000ml。血压正常，可考虑用 0.45% 低渗盐水，在中心静脉压监护下调整输注速度，当血浆渗透压降至 330mmol/L 时改输等渗溶液。如治疗前血压较低，宜先输生理盐水和胶体溶液，尽快纠正休克。补液速度应先快后慢。未昏迷者鼓励多饮水。

（二）胰岛素

当血糖在 33.3mmol/L 左右时，可先静脉注射胰岛素首次负荷量，即短效胰岛素 0.2U/kg，然后继续以每小时 0.1U/kg 的速度静脉滴注胰岛素，当血糖降至 16.7mmol/L 时，可改用 5% 葡萄糖液，并加入对抗量的胰岛素，同时注意补钾。

（三）补钾

在输注生理盐水和应用胰岛素后，应参考每小时尿量适当补钾。

（四）消除诱因、治疗并发症

如控制感染、纠正心力衰竭、改善肾功能、治疗脑水肿等。

【预防】

早期发现并及时控制糖尿病，防治各种诱因，避免使用影响糖代谢的药物，如噻嗪类利尿剂、糖皮质激素、甲状腺素等。

口腔相关知识链接：糖尿病与牙周病的关系

糖尿病与牙周病相互影响。虽然糖尿病本身并不引起牙周炎，但由于血糖偏高，唾液、龈沟液葡萄糖浓度升高，唾液分泌量会减少，相对来说对口腔内杂物的清洁效果也会降低，易引起致病菌繁殖。同时，糖尿病患者免疫防御功能障碍，影响机体对入侵微生物的清除功能。牙周疾病由遗留在牙齿和牙龈间累积的食物碎屑造成。若糖尿病控制不理想，口腔的感染也较难控制，牙周炎的症状可进一步加重，加速牙周骨质的流失，牙齿松动、移位程度逐渐加重，造成咬合困难，吃饭时咬合无力，牙龈萎缩，牙根暴露，严重者牙齿丧失。患糖尿病的患者在施行口腔手术时，应尽量少用含肾上腺素的麻醉剂，因肾上腺素能使血糖升高，并使伤口局部缺血，引起感染。此外，注射胰岛素的患者拔牙时间应在2小时内完成，以防禁食时间过长，出现低血糖反应。

【口腔执业医师资格考试高频考点及例题】

试题1：糖尿病型牙周病的特征为（　　　）

A. 牙龈质地韧　　　　B. 常有咬合创伤　　　　C. 病变发展较快

D. 易有牙髓并发病变　　E. 中性粒细胞趋化功能增强

答案：C

解析：伴有糖尿病的牙周炎患者常反复出现牙周脓肿、牙齿松动等牙周病症状。糖尿病患者对感染的抵抗力低，牙周组织内的小血管壁和基底膜增厚，管腔闭塞，导致牙周组织供氧不足和代谢废物堆积，从而使糖尿病时的牙周病变加重，并且手术后愈合差。

试题2：关于糖尿病牙周炎的治疗，正确的是（　　　）

A. 立刻进行彻底的洁、刮治治疗，以尽快消除局部刺激

B. 请内科医师全面检查、治疗糖尿病，待血糖控制后再做牙周治疗

C. 先做应急处理，再做必要的内科检查及治疗。血糖控制后进一步牙周治疗

D. 牙周炎患者治疗前应常规查血糖

E. 糖尿病患者应常规做牙周治疗

答案：C

解析：对于糖代谢控制不佳或有严重并发症（如肾病）的糖尿病患者，一般只进行应急的牙周治疗，如急性牙周脓肿等，同时给予抗生素以控制感染。对经过积极治疗已控制血糖的糖尿病患者，可按常规施以牙周治疗。

试题3：糖尿病与牙周病的可能关系是（　　　）

A. 糖尿病是牙周病的危险因素之一　　　　B. 牙周病不会影响糖尿病

C. 糖尿病与牙周病之间存在双向关系　　　D.A+B　　　　　　　　E.A+C

答案：E

解析：牙周病与糖尿病相互影响。

【直通岗位】

病例讨论：男性，患糖尿病7年，自我感觉血糖控制得还不错。最近自觉牙龈容易"上火"，刷牙出血的现象越来越重，还感觉到有几颗大牙松动，吃饭好像用不上劲。他想到同样是糖尿病的几个兄长和姐姐掉了不少牙齿，就到广东省口腔医院就诊。经检查确诊为"慢性牙周炎"，而且病情已经进展到中晚期了。"我一不抽烟，二不喝酒，每天早晚都认真刷牙，怎么会突然得了这个牙周炎呢？"陈先生怎么也想不通。然而，经检查发现陈先生的空腹血糖高达9.51mmol/L，远超6.1mmol/L的正常值上限。"这段时间我工作忙、应酬多，没太注意控制血糖，牙龈也就经常发炎了。"陈先生这才恍然大悟。请结合患者情况，综合制定诊疗方案。

（蔡凤英　徐蓉　李洁）

第八章　传染性疾病

第一节　总　论

> **学习目标**
> 掌握：传染病的基本特征、感染表现及流行过程。
> 熟悉：影响传染病流行过程的因素和治疗原则。
> 了解：传染病的主要预防方法。

感染（infection）是指病原体侵入机体，削弱机体防御功能，破坏机体内环境的相对稳定性，且在一定部位生长繁殖，引起不同程度的病理生理改变的过程。感染性疾病（infection disease）是指由病原体感染所致的疾病，包括传染病和非传染性感染性疾病。传染病（communicable disease）是指由病原微生物，如朊粒、病毒、衣原体、立克次体、支原体、细菌、真菌、螺旋体和寄生虫等感染人体后产生的有传染性、在一定条件下可造成流行的疾病。

一、传染病感染过程的表现

病原体通过各种途径进入人体后就开始了感染的过程。传染病在机体内的发生、发展与转归的过程，称为传染过程。在一定的环境条件下，根据机体防御能力的强弱和病原体致病力的强弱，感染过程可以出现五种不同的结局。这些表现可以移行或转化，呈现动态变化。

（一）清除病原体

病原体侵入人体后，可被机体的非特异性免疫屏障所清除，在入侵部位即被消灭，如皮肤黏膜的屏障作用、胃酸的杀菌作用、组织细胞的吞噬及体液的溶菌作用。或者由事先存在于体内的特异性的体液免疫和细胞免疫将相应的病原菌清除。特异性免疫功能可通过疫苗接种或自然感染而获得主动免疫，也可通过胎盘屏障从母体获得或注射免疫球蛋白而获得被动免疫。

（二）隐性感染

隐性感染（covert infection）又称亚临床感染（sub-clinical infection），是指病原体侵袭人体后，仅诱导机体产生特异性的免疫应答，而不引起或只引起轻微的组织损伤，因而不出现或出现不明显的临床症状、体征甚至生化改变，只能通过免疫学检查才能发现。在大多数病毒性传染病中，隐性感染是最常见的表现，其数量远远超过显性感染（10倍以上）。隐性感染过程结束以后，大多数人获得不同程度的特异性免疫，病原体被清除。少数人转变为病原携带状态，病原体持续存在于体内，成为无症状携带者，如伤寒沙门菌、志贺菌和乙型肝炎病毒感染等。

（三）显性感染

显性感染（apparent infection）又称临床感染，指病原体侵入人体后，不但诱导机体发生免疫应答，而且通过病原体本身的作用或者机体的变态反应，导致组织损伤，引起病理生理改变，出现临床表现。在大多数传染病中，显性感染仅占全部感染者的小部分。但在某些传染病中，大多数感染者为显性感染，如水痘、麻疹等。显性感染过程结束后，病原体可被清除，感染者可获得较为稳固的免疫力，不易再受感染，如麻疹、甲型肝炎、伤寒等。但有些传染病病后的免疫力并不牢固，可以再受感染而发病，如细菌性痢疾、阿米巴痢疾等。小部分显性感染者亦可成为慢性病原携带者。

（四）病原携带状态

病原携带状态（carrier state）指病原体侵入人体后，可以停留在入侵部位或侵入较远的脏器继续生长、繁殖，而人体不出现任何疾病状态，但能携带并排出病原体，成为传染病流行的传染源。按照病原体种类不同，病原携带者可分为带菌者、带病毒者及带虫者等。按其发生和持续时间的长短可分为潜伏期携带者、恢复期携带者或慢性携带者。一般而言，若其携带病原体的持续时间短于3个月，称为急性带菌者；若长于3个月，则称为慢性携带者，其中对于乙型肝炎病毒感染，超过6个月才算慢性携带者。由于携带者向外排出病原体，成为具有传染性的重要传染源。但并非所有传染病都有慢性病原携带者，如恙虫病、甲型病毒性肝炎、登革热和流行性感冒等，慢性病原携带者极为罕见。

（五）潜在性感染

潜在性感染（latent infection）是指病原体感染人体后寄生于某些部位，由于机体免疫功能足以将病原体局限化而不引起显性感染，但又不足以将病原体清除时，病原体便长期潜伏起来，待机体免疫功能下降时，则可引起显性感染。常见的潜伏性感染有单纯疱疹病毒、水痘病毒、疟原虫和结核分枝杆菌等。潜伏性感染期间，病原体一般不排出体外，这是与病原携带状态不同之处。潜伏性感染也不是在每种传染病中都存在。

二、传染病的流行过程及影响因素

传染病的流行过程就是传染病在人群中发生、发展和转归的过程。流行过程的发生有3个基本条件：传染源、传播途径和易感人群。这三个环节必须同时存在，方能构成传染病流行，缺少其中的任何一个环节，流行即告终止。

（一）流行过程的基本条件

1.传染源 是指体内有病原体生存、繁殖，并不断向体外排出病原体的人和动物。通常包括以下四个方面。

（1）患者。是大多数传染病重要的传染源，然而在不同病期的患者，传染性的强弱有所不同，一般情况下，在发病早期传染最强。慢性感染者可长期排出病原体，成为长期传染源。

（2）隐性感染者。在某些传染病中，隐性感染者在病原体被清除前是最重要的传染源，如流行性脑脊髓膜炎、脊髓灰质炎等。

（3）病原携带者。包括病后病原携带和无症状病原携带，病后病原携带称为恢复期病原携带者，3个月内排菌的为暂时病原携带，超过3个月的为慢性病原携带。病原携带不易发现，具有重要的流行病学意义。

（4）感染动物。以啮齿动物最常见，其次是家畜、家禽。以动物为传染源传播的疾病为动物源性传染病，如狂犬病、布鲁菌病等；野生动物为传染源的传染病，称为自然疫源性传染病，如鼠疫、钩端螺旋体病、肾综合征出血热等。动物传染源受地理、气候等自然因素影响较大，因此常存在于一些特定的地区，并有严格的季节性等特点。

2.传播途径 病原体离开传染源到达另外一个易感者的途径称之为传播途径，同一种传染病可以有多种传播途径。

（1）呼吸道传播。病原体存在于空气中的飞沫或气溶胶中，易感人群吸入时获得感染，如麻疹、白喉、结核病、禽流感和严重性呼吸综合征。

（2）消化道传播。病原体经污染的食物、水源或餐具，易感者于进食时获得感染，如伤寒、细菌性痢疾和霍乱等。

（3）接触传播。易感者与被病原体污染的水或土壤接触时获得感染，如钩端螺旋体病、血吸虫病和钩虫病等。伤口被污染，有可能得破伤风。日常生活的密切接触也有可能获得感染，如麻疹、白喉、流行性感冒等。不洁性接触可传播 HIV、HBV、HCV、梅毒螺旋体、淋病奈瑟菌等。

（4）虫媒传播。病原体在昆虫体内繁殖，完成其生活周期，通过不同的侵入方式使病原体进入易感者体内。蚊、蚤、蝉、恙虫、蝇等昆虫为重要传播媒介。如蚊传疟疾、丝虫病、乙型脑炎、蜱传回归热、虱传斑疹伤寒、蚤传鼠疫、恙虫传恙虫病。由于病原体在昆虫体内的繁殖周期中的某一阶段才能造成传播，故称生物传播。病原体通过蝇机械携带传播于易感者称机械传播。如菌痢、伤寒等。根据节肢动物的生活习性，往往有严格的季节性，有些病例还与感染者职业及地区相关。

（5）血液、体液传播。病原体存在于携带者或者患者的血液或体液中，通过应用血制品、分娩或性交等方式传播，如疟疾、乙型病毒性肝炎、丙型病毒性肝炎和艾滋病等。

上述途径传播统称为水平传播（horizontal transmission），母婴传播属于垂直传播（vertical transmission）。婴儿出生前已从母亲或父亲获得的感染称为先天性感染（congenital infection），如梅毒、弓形虫病。

3. 人群易感性　对某种传染病缺乏特异性免疫力的人称易感者，他们都对该病原体具有易感性。当易感者在某一特定人群中的比例达到一定水平，若又有传染源和合适的传播途径时，则很容易发生该传染病流行。某些病后免疫力很巩固的传染病（如麻疹、水痘、乙型脑炎），经过一次流行之后，需待几年当易感者比例再次上升至一定水平时，才会发生另一次流行，这种现象称为传染病流行的周期性。在普遍推行人工主动免疫的情况下，可把某种传染病的易感者水平始终保持很低，从而阻止其流行周期性的发生。有些传染病还有可能通过全民长期坚持接种疫苗而被消灭，如天花、脊髓灰质炎、乙型脑炎和麻疹等。

（二）影响流行过程的因素

1. 自然因素　自然环境中的各种因素，包括地理、气象和生态等方面对传染病流行过程的发生和发展都有重要影响。寄生虫病和由虫媒传播的传染病对自然条件的依赖尤为明显。传染病的地区性和季节性与自然因素（natural factors）有密切关系，如我国北方有黑热病地方性流行区，南方有血吸虫病地方性流行区，疟疾的夏秋季发病率较高等都与自然因素有关。自然因素可直接影响病原体在外环境中的生存能力，如钩虫病少见于干旱地区。自然因素也可通过降低机体的非特异性免疫力而促进流行过程的发展，如寒冷可减弱呼吸道抵抗力，炎热可减少胃酸的分泌等。某些自然生态环境为传染病在野生动物之间的传播创造了良好条件，如鼠疫、恙虫病和钩端螺旋体病等，人类进入这些地区时亦可受感染，称为自然疫源性传染病或人畜共患病（zoonosis）。

2. 社会因素　社会因素包括社会制度、经济状况、生活条件和文化水平等，对传染病流行过程有决定性的影响。新中国成立后，社会制度使人民生活、文化水平不断提高，施行计划免疫，已使许多传染病的发病率明显下降或接近被消灭。由于改革开放、市场化经济政策的实施，在国民经济日益提高的同时，因人口流动、生活方式、饮食习惯的改变和环境污染等，有可能使某些传染病的发病率升高，如结核病、艾滋病、并殖吸虫病和疟疾等。

这应引起我们的重视。

三、传染病的基本特征

传染病与其他疾病的主要区别在于其具有下列四个基本特征。

（一）病原体

每种传染病都是由特异性病原体（pathogen）引起的。病原体可以是微生物或寄生虫。近年还证实一种不同于微生物和寄生虫，缺乏核酸结构的具有感染性的变异蛋白质，称为朊粒，是人类几种中枢神经系统退行性疾病——克雅病（CJD）、库鲁病及变异性克雅病（VCJD）即人类疯牛病等的病原。历史上许多传染病都是先认识其临床和流行病学特征，然后才认识其病原体。随着研究水平的不断提高和深入，对各种传染病病原体的认识也逐渐加深。特定病原体的检出在确定传染病的诊断和流行中有着重大意义。由于新技术的应用，有可能发现新的传染病病原体。

（二）传染性

传染性是传染病与其他感染性疾病的主要区别。例如，耳源性脑膜炎和流行性脑脊髓膜炎，在临床上都表现为化脓性脑膜炎，但前者无传染性，无须隔离，后者则有传染性，必须隔离。传染性意味着病原体能通过某种途径感染他人。传染病患者有传染性的时期称为传染期。在每一种传染病中都相对固定，可作为隔离患者的依据之一。

（三）流行病学特征

传染病的流行过程在自然和社会因素的影响下，表现出各种流行病学特征。

1. 流行性　可分为散发、暴发、流行和大流行。散发是指某传染病在某地的常年发病情况或常年一般发病率水平，可能是由于人群对某病的免疫水平较高，或某病的隐性感染率较高，或某病不容易传播等。暴发是指在某一局部地区或集体单位中，短期内突然出现许多同一疾病的患者，大多是同一传染源或同一传播途径，如食物中毒、流行性感等。流行是指某病发病率显著超过该病常年发病率水平或为散发发病率的数倍。当某病在一定时间内迅速传播，波及全国各地，甚至超出国界或洲境时称为大流行或称世界性流行，如2003年的传染性非典型肺炎大流行、2009年的甲型H_1N_1流感大流行。

2. 季节性　不少传染病的发病率每年都有一定的季节性升高，主要是受气温的高低和有无昆虫媒介的影响。如呼吸道传染病常发生在寒冷的冬、春季节，肠道传染病及虫媒传染病好发于炎热的夏、秋季节。

3. 地方性　有些传染病或寄生虫病由于中间宿主的存在、地理条件、气温条件、人民生活习惯等原因，常局限在一定的地理范围内发生，如恙虫病、疟疾血吸虫病、丝虫病、黑热病等。以野生动物为主要传染源的自然疫源性疾病也属于地方性传染病。

4.外来性 指在国内或地区内原来不存在，而从国外或外地通过外来人口或物品传入的传染病，如霍乱。

四、传染病的治疗

（一）治疗原则

传染病的治疗要与预防相结合，一旦确诊就应早期彻底治疗，防止转为慢性。治疗目的不仅在于促进患者康复，而且还在于控制传染源，防止病情进一步传播。要坚持综合治疗的原则，在治疗患者的同时，必须做好隔离、消毒、疫情报告、接触者的检疫与流行病学的调查。

（二）治疗方法

1.一般治疗 是指非针对病原而对机体具有支持和保守的治疗。

（1）隔离和消毒。根据所患传染病的传染性的强弱、传播途径和病原体的排出方式及时间，隔离分为严密隔离、呼吸道隔离、消化道隔离、接触隔离等，并应随时做好消毒工作。

（2）护理。注意周围环境，保持病室安静清洁，空气流通，光线充沛（注意破伤风、狂犬病患者除外），温度适宜，使患者保持良好的休息状态。对于合并有休克、出血、昏迷、窒息、呼吸衰竭、循环障碍等患者要有专项护理，对降低病死率，防止各种并发症发生有重要意义。

（3）心理治疗。医护人员良好的服务态度、工作作风、对患者的关心和鼓励等是心理治疗的重要组成部分，这一治疗有助于患者提高战胜疾病的信心。

2.病原治疗 也称为特异性治疗，是针对病原体的治疗措施，具有抑杀病原体的作用，达到根治和控制传染源的目的，常用药物有抗生素、化学治疗制剂、血清免疫制剂等。

（1）抗菌治疗。针对细菌和真菌的药物主要是抗生素及化学制剂。应及早确立病原学诊断，并按药物敏感试验结果选药；熟悉所选药物的适应证、抗菌活性、药代动力学特点和不良反应；结合患者的生理、病理、免疫等状态合理用药。常用的抗生素如下。

1）青霉素类。青霉素 G 主要用于溶血性链球菌、肠球菌、金黄色葡萄球菌、肺炎链球菌、脑膜炎球菌、炭疽杆菌等引起的感染；半合成耐酶青霉素的氟氯西林、苯唑西林、双氯西林、氯唑西林等用于耐青霉素 G 的金黄色葡萄球菌引起的感染；氨苄西林用于流感嗜血杆菌、奇异变形杆菌、沙门菌等；羧苄西林用于铜绿假单胞菌、变形杆菌、大肠埃希菌、其他革兰阴性杆菌等引起的感染。

2）头孢菌素类。主要用于耐青霉素 G 的金黄色葡萄球菌、溶血性链球菌、肺炎链球菌及肠道内各种革兰阴性杆菌等引起的感染。

3）氨基糖苷类抗生素。主要用于肠杆菌、产气杆菌、变形杆菌、结核杆菌等引起的感染。

4）四环素类。主要用于立克次体病、布鲁菌病、霍乱、支原体肺炎等。

5）氯霉素类。用于伤寒、副伤寒、沙门菌感染、流杆菌感染、厌氧菌感染、立克次体病等。

6）大环内酯类。用于金黄色葡萄球菌、溶血性链球菌、肺炎链球菌、肠球菌感染。

7）多黏菌素类。用于铜绿假单胞菌、大肠埃希菌、产气杆菌引起的感染。

8）林可霉素和克林霉素。对革兰阳性球菌及厌氧菌引起的感染有效。

9）抗真菌抗生素和制霉菌素、两性霉素 B、酮康唑、咪康唑、益康唑、球红霉素用于各种真菌感染。

（2）抗病毒治疗。目前抗病毒药物尚不多，按病毒类型可分为三类。

1）广谱抗病毒药物。如利巴韦林，可用于病毒性呼吸道感染、疱疹性角膜炎、肾综合征出血热以及丙型肝炎的治疗。

2）抗 RNA 病毒药物。如奥司他韦，对甲型 H_5N_1 及 H_1N_1 流感病毒感染均有效。

3）抗 DNA 病毒药物。如阿昔洛韦常用于疱疹病毒感染，更昔洛韦对巨细胞病毒感染有效，核苷酸类药物（包括拉米夫定、替比夫定、恩替卡韦、阿德福韦酯、替诺福韦酯等）抑制病毒反转录酶活性，是目前常用的抗乙型肝炎病毒药物，后两种对拉米夫定耐药的乙型肝炎病毒仍有作用。

（3）抗寄生虫治疗。原虫及蠕虫感染的病原治疗常用化学制剂，如甲硝唑、吡喹酮和伯氨喹等。氯喹是控制疟疾发作的传统药物，自从发现抗氯喹恶性疟原虫以来，青蒿素类药物受到广泛关注。阿苯达唑、甲苯达唑是目前治疗肠道线虫病的有效药物。乙胺嗪及呋喃嘧酮用于治疗丝虫病。吡喹酮是最主要的抗吸虫药物，对血吸虫病有特效。

（4）免疫治疗。抗毒素用于治疗白喉、破伤风、肉毒中毒等外毒素引起的疾病，治疗前需做皮肤试验，因其属于动物血清制剂，容易引起过敏反应，对抗毒素过敏者必要时可用小剂量逐渐递增的脱敏方法。干扰素等免疫调节剂可调节宿主免疫功能，用于乙型肝炎、丙型肝炎的治疗。胸腺素作为免疫增强剂也在临床使用。免疫球蛋白作为一种被动免疫制剂，通常用于严重病毒或细菌感染的治疗。

3. 对症与支持治疗　其不但减轻患者痛苦的作用，而且可以通过调节患者各系统的功能，达到减少机体消耗、保护重要器官、使损伤降至最低的目的。

（1）饮食。保证充足的热量供应，根据患者的病情给予流质、半流质软食等，并补充各种维生素。对进食困难的患者，通过喂食、鼻饲或静脉补给必要的营养成分。

（2）补充液体及盐类。适量补充液体及盐类对有发热、吐泻症状的患者尤为重要，以避免脱水，维持患者水、电解质和酸碱平衡。

（3）给氧。危重者如有循环衰竭或呼吸困难出现发绀时，应及时给氧。这些措施对调节患者机体的防御和免疫功能起着重要的作用。

（4）其他。在高热时采取适当的降温措施，颅内压升高时采取脱水疗法，抽搐时采取镇静措施，昏迷时采取恢复苏醒措施，心力衰竭时采取强心措施，休克采取改善微循环措施，严重毒血症时采用肾上腺糖皮质激素疗法等，能使患者度过危险期，促进康复。

4. 康复治疗　某些传染病，如脊髓灰质炎、脑炎和脑膜炎等可引起某些后遗症，需要采取针灸治疗、理疗、高压氧等康复治理措施，以促进机体恢复。

5. 中医药治疗　中医的辨证治疗对调节患者各系统的功能起着相当重要的作用，某些中医如黄连、大蒜、鱼腥草、板蓝根和山豆根等均有一定的抗微生物作用。

五、传染病的预防

传染病的预防也是传染病医务工作者的一项重要任务。作为传染源的传染病患者总是由临床工作者首先发现，因而及时报告和隔离患者就成为临床工作者不可推卸的责任。同时，应当针对构成传染病流行过程的三个基本环节采取综合性措施，并且根据各种传染病的特点，针对传播的主导环节，采取适当的措施，防止传染病继续传播。

（一）管理传染源

早期发现传染源才能及时进行管理，这对感染者个体及未感染的群体均很重要。

传染病报告制度是早期发现、控制传染病的重要措施，可使防疫部门及时掌握疫情，采取必要的流行病学调查和防疫措施。根据《中华人民共和国传染病防治法》以及《突发公共卫生应急事件与传染病监测信息报告》，将法定传染病分为甲类、乙类和丙类。

甲类包括：①山鼠疫；②霍乱。为强制管理的烈性传染病，城镇要求发现后 2 小时内通过传染病疫情监测信息系统上报，农村不超过 6 小时。

乙类包括：传染性非典型性（严重急性呼吸综合征）、艾滋病、病毒性肝炎；脊髓灰质炎、人感染高致病性禽流感、麻疹、流行性出血热、狂犬病、流行性乙型脑炎、登革热、炭疽、细菌性和阿米巴痢疾、肺结核、伤寒和副伤寒、流行性脑脊髓膜炎、百日咳、白喉、新生儿破伤风、猩红热、布氏杆菌病、淋病、梅毒、钩端螺旋体病、血吸虫病、疟疾、人感染猪链球菌病，2009 年增加了甲型 H_1N_1 流感。为严格管理的传染病，城镇要求发现后 6 小时内网络直报，农村不超过 12 小时。

丙类包括：流行性感冒、流行性腮腺炎、风疹、急性出血性结膜炎、麻风病、流行性和地方性斑疹伤寒、黑热病、棘球蚴病、丝虫病、除霍乱、痢疾、伤寒和副伤寒以外的感染性腹泻病，2008年增加了手足口病。为监测管理传染病，要求发现后24小时内上报。

值得注意的是在乙类传染病中，传染性非典型肺炎、炭疽中的肺炭疽、人感染高致病性禽流感和脊髓灰质炎，必须采取甲类传染病的报告、控制措施。

对传染病的接触者，应分别按具体情况采取检疫措施，密切观察，并适当做药物预防或预防接种。

应尽可能地在人群中检出病原携带者，进行治疗、教育、调整工作岗位和随访观察。特别是对食品制作供销人员、炊事员、保育员，应做定期带菌检查，及时发现，及时治疗及调换工作。

对动物传染源，如属有经济价值的家禽、家畜，应尽可能加以治疗，必要时宰杀后加以消毒处理；如属无经济价值的野生动物则予以捕杀。

（二）切断传播途径

对于各种传染病，尤其是消化道传染病、虫媒传染病和寄生虫病，切断传播途径通常是起主导作用的预防措施。其主要措施包括隔离和消毒。

1.隔离　　是指将患者或病原携带者妥善地安排在指定的隔离单位，暂且与人群隔离，积极进行治疗、护理，并对具有传染性的分泌物、排泄物、用具等进行必要的消毒处理，防止病原体向外扩散的医疗措施。隔离的种类有以下几种。

（1）严密隔离。对传染性强、病死率高的传染病，如霍乱、鼠疫、狂犬病等，应住单人房，严密隔离。

（2）呼吸道隔离。对由患者的飞沫和鼻咽分泌物经呼吸道传播的疾病，如传染性非典型肺炎、流感、流脑、麻疹、白喉、百日咳、肺结核等，应做呼吸道隔离。

（3）消化道隔离。对由患者的排泄物直接或间接污染食物、食具而传播的传染病，如伤寒、菌痢、甲型肝炎、戊型肝炎、阿米巴病等，最好能在一个病房中收治同一个病种，否则应特别注意加强床边隔离。

（4）血液-体液隔离。对于直接或间接接触感染的血及体液而发生的传染病，如乙型肝炎、丙型肝炎、艾滋病、钩端螺旋体病等，在一个病房中只住由同种病原体感染的患者。

（5）接触隔离。对病原体经体表或感染部位排出，他人直接或间接与破损皮肤或黏膜接触感染引起的传染病，如破伤风、炭疽、梅毒、淋病和皮肤的真菌感染等，应做接触隔离。

（6）昆虫隔离。对以昆虫作为媒介传播的传染病，如乙脑、疟疾、斑疹伤寒、回归热、丝虫病等，应做昆虫隔离。病室应有纱窗、纱门，做到防蚊、防蝇、防螨、防虱和防蚤等。

（7）保护性隔离。对抵抗力特别低的易感者，如长期大量应用免疫抑制剂者、严重烧伤患者、早产婴儿和器官移植患者等，应做保护性隔离。在诊断、治疗和护理工作中，尤其应注意避免医源性感染。

2. 消毒　是切断传播途径的重要措施。狭义的消毒是指消灭污染环境的病原体而言。广义的消毒则包括消灭传播媒介在内。消毒有疫源地消毒（包括随时消毒与终末消毒）及预防性消毒两大类。消毒方法包括物理消毒法和化学消毒法等，可根据不同的传染病选择采用。

（三）保护易感人群

保护易感人群的措施包括特异性和非特异性两个方面。非特异性保护易感人群的措施包括改善营养、锻炼身体和提高生活水平等，可提高机体的非特异性免疫力。在传染病流行期间，应保护好易感人群，避免与患者接触。对有职业性感染可能的高危人群，及时给予预防性措施，一旦发生职业性接触，立即进行有效的预防接种或服药。

特异性保护易感人群的措施是指采取有重点有计划的预防接种，提高人群的特异性免疫水平。人工自动免疫是有计划地对易感者进行疫苗、菌苗、类毒素的接种，使人体在 1 ~ 4 周内主动产生免疫力，维持数月至数年，免疫次数 1 ~ 3 次，主要用于预防传染病。

【口腔执业医师资格考试高频考点及例题】

试题 1：传染病的流行过程发生有三个基本条件是（　　　）

A. 传染源、传播途径和易感人群　　　B. 传染源、自然因素和易感人群

C. 传染源、传播途径和社会因素　　　D. 环境、传播途径和易感人群

E. 传染源、社会因素和易感人群

答案：A

解析：传染病的流行过程就是传染病在人群中发生、发展和转归的过程。流行过程的发生有三个基本条件：传染源、传播途径和易感人群。

试题 2：感染过程的各种表现哪个最常见（　　　）

A. 病原体被清除　　　　B. 隐性感染　　　　C. 显性感染

D. 病原携带状态　　　　E. 潜伏性感染

答案：B

解析：隐性感染又称亚临床感染，是指病原体侵袭人体后，仅诱导机体产生特异性的免疫应答，而不引起或只引起轻微的组织损伤，因而不出现或出现不明显的临床症状、体征甚至生化改变，只能通过免疫学检查才能发现。在大多数传染病中，隐性感染是最常见的表现，其数量远远超过显性感染（10 倍以上）。

（綦 兵　李亚利）

第二节　病毒性肝炎

学习目标

掌握：病毒性感染的临床表现、诊断和预防。

熟悉：各型病毒性肝炎的流行病学特点。

了解：肝炎病毒的病原学特征。

病毒性肝炎（viral hepatitis）是由多种肝炎病毒引起的，以肝脏损害为主的一组全身性传染病。目前按病原学明确分类的有甲型、乙型、丙型、丁型、戊型五型肝炎病毒。各型病毒性肝炎临床表现相似，以食欲减退、疲乏无力、肝脏肿大及肝功能异常为主，部分病例出现发热及黄疸，但多数为无症状性感染。甲型和戊型主要表现为急性感染，经粪—口途径传播；乙型、丙型、丁型多呈慢性感染，少数病例可发展为肝硬化或肝细胞癌，主要经血液、体液等胃肠外途径传播。

【病原学】

病毒性肝炎的病原体是肝炎病毒，目前已经证实甲、乙、丙、丁、戊五型肝炎病毒是病毒性肝炎的致病因子。庚型肝炎病毒（HGV/GBV-C）、输血传播病毒（TTV）等是否引起肝炎尚未有定论。不排除还有未发现的肝炎病毒。一些病毒，如 EB 病毒、巨细胞病毒、埃可病毒（ECHO）、柯萨奇病毒、风疹病毒、单纯疱疹病毒等感染也可引起肝脏炎症，但主要引起肝以外的临床表现，故不在本病范畴内。

（一）甲型肝炎病毒

甲型肝炎病毒（hepatitis A virus，HAV）是一种 RNA 病毒，属微小 RNA 病毒科。HAV 呈球形，直径为 27 ~ 32nm，由 32 个壳粒组成 20 面对称体颗粒，电镜下见实心和空心两种颗粒，实心颗粒为完整的 HAV，有传染性；空心颗粒为未成熟的不含 RNA 的颗粒，具有抗原性，但无传染性。

HAV 基因组为单股线状 RNA，根据核苷酸序列的同源性，可分为 7 个基因型，其中 Ⅰ、Ⅱ、Ⅲ、Ⅶ型来自人类，Ⅳ、Ⅴ、Ⅵ型来自猿猴。实验动物中，猴与黑猩猩均易感，且可传代。体外细胞培养已成功，可在人及猴的某些细胞株中生长、增殖和传代。目前我国分离的 HAV 均为 Ⅰ 型。在血清型方面，能感染人类的血清型只有 1 个，因此只有 1 个抗原抗体系统。HAV 存在于患者的血液、粪便及肝胞质中。感染后早期产生 IgM 型抗体，是近期感染的标志，一般持续 8 ~ 12 周，少数可延续 6 个月左右；IgG 型抗体则是既往感染或免疫接种后的标志，可长期存在，具有保护性。

HAV 对外界抵抗力较强，耐酸碱。在室温下可存 1 周；在 –20℃条件下保存数年，其传染性不变；在甘油内 –80℃可长期保存；能耐受 60℃ 30 分钟，80℃ 5 分钟或加热煮沸（100℃）1 分钟才能完全使之灭活。对有机溶剂较为耐受，在 4℃ 20% 乙醚中放置 24 小时仍稳定。对紫外线、氯、甲醛等敏感。

（二）乙型肝炎病毒

乙型肝炎病毒（hepatitis B virus，HBV）是一种 DNA 病毒，属嗜肝 DNA 病毒科，HBV 呈球形，由包膜和核心两部分组成。

HBV 感染者血清在显微镜的观察下可查见 3 种颗粒：①直径 22nm 的小球形颗粒；②丝状或核状颗粒，长 100 ~ 1000nm，直径 22nm；③直径为 42nm 的大球形颗粒，为完整的 HBV 颗粒，又名 Dane 颗粒。前两种颗粒由 HBsAg 组成，为空心包膜，不含核酸，无感染性。

对 HBV 易感的动物很局限，体外培养尚未取得满意效果。HBV 的体外抵抗力很强，对热、低温、干燥、紫外线及一般浓度的消毒剂均能耐受。在 37℃可存活 7 天，在血清中 30 ~ 32℃可保存 6 个月，–20℃可保存 15 年。煮沸（100℃）10 分钟、65℃ 10 小时或高压蒸汽（122℃）消毒可被灭活，对 0.2% 苯扎溴铵及 0.5% 过氧乙酸敏感。

1.基因结构　HBV 的 DNA 基因组约含 3200 个碱基对。长链的长度固定，有一缺口（nick）此处为 DAN 聚合酶；短链的长度不定。当 HVB 复制时，内源性 DNA 聚合酶修补短链，使之成为完整的双链结构，然后进行转录。HBV DNA 的长链有 4 个开放读码框（ORF），即 S 区、C 区、P 区和 X 区。S 区包括前 S1、前 S2 和 S 三个编码区，分别编码前 S1 蛋白、前 S2 蛋白和 HBsAg；C 区由前 C 基因和 C 基因组成，编码 HBeAg 和 HBcAg；P 区是最长的读码框，编码多种功能蛋白，包括 DNA 聚合酶、RNA 酶 H 等；X 区编码 X 蛋白，其功能尚不清楚。HBV DNA 的短链不含开放读框，因此不能编码蛋白，见图 2-8-1。

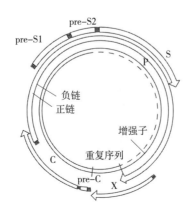

图 2-8-1　HBV 基因组结构及编码蛋白

2.抗原抗体系统　HBV 抗原复杂，其包膜中含表面抗原（HBsAg），核心成分中有核心抗原和 e 抗原，感染后可引起机体的免疫反应，产生相应的抗体。

（1）HBsAg 与抗 HBs。成人感染 HBV 后最早 1 ~ 2 周，最迟 11 ~ 12 周血中首先出现 HBsAg。急性自限性 HBV 感染时血中 HBsAg 大多持续 1 ~ 6 周，最长可达 20 周。无症状携带者和慢性患者 HBsAg 可持续存在多年，甚至终身。HBsAg 本身只有抗原性，无传染性。抗 HBs 是一种保护性抗体，在急性感染后期，HBsAg 转阴后一段时间开始出现，在 6 ~ 12 个月内逐步上升至高峰，可持续多年。但滴度会逐步下降；约半数病例抗 HBs 在 HBsAg 转阴后数月才可检出；少部分病例 HBsAg 转阴后始终不产生抗 HBs。抗 HBs 阳性表示对 HBV 有免疫力，见于乙型肝炎恢复期、既往感染及乙肝疫苗接种后。

（2）pre-S1 与抗 pre-S1。pre-S1 在感染早期紧接着 HBsAg 出现于血液中，在急性期很快转阴提示病毒清除和病情好转。pre-S1 是 HBV 存在和复制的标志，如果 pre-S1 持续阳性，提示感染慢性化。抗 pre-S1 被认为是一种保护性抗体，在感染早期即可出现。

（3）pre-S2 与抗 pre-S2。pre-S2 可作为判断 HBV 复制的一项指标。抗 pre-S2 在急性肝炎恢复早期出现，并发挥其保护性抗体作用，抗 pre-S2 也可作为乙肝疫苗免疫效果的观察指标。Pre-S1、pre-S2 与抗 pre-S1、抗 pre-S2 还未作为一项常规诊断指标应用于临床。

（4）HBeAg 与抗 HBe。HBeAg 是一种可溶性蛋白，一般仅见于 HBeAg 阳性血清。急性 HBV 感染时 HBeAg 的出现时间略晚于 HBsAg。HBeAg 的存在表示患者处于高感染低应答期。HBeAg 消失而抗 HBe 产生称为抗原血清转换。每年有 10% 左右的病例发生自发血清转换。转换过程通常意味着机体由免疫耐受转为免疫激活，此时常有病变活动的激化。抗 HBe 阳转后，多代表病毒正处于静止状态，传染性降低。部分患者仍有病毒复制，处于肝炎活动期。

（5）HBcAg 与抗 HBc。血液中 HBcAg 主要存在于 Dane 颗粒的核心，游离的 HBcAg 极少，故较少用于临床常规检测。肝组织中 HBcAg 主要存在于受感染的肝细胞核内。HBcAg 有很强的免疫原性，HBV 感染者几乎均可以检测到 HBc。抗 HBc IgM 是 HBV 感染后较早出现的抗体，绝大多数出现在发病第一周，多数在 6 个月内消失，因此抗 HBc IgM 阳性提示急性期或慢性肝炎急性发作。HBc IgG 出现较迟，但可保持多年甚至终身。

（三）丙型肝炎

丙型肝炎病毒（hepatitis C virus，HBV）是一种具有脂质外壳的 RNA 病毒，直径 30 ~ 60nm，其基因组为 10kb 单链 RNA 分子。HCV 的基因编码区可分为结构区与非结构区两部分，其非结构区易发生变异。

本病毒经加热 100℃ 10 分钟或 60℃ 10 小时或甲醛 1 : 1000 37℃ 96 小时可灭活。

HCV 细胞培养尚未成功，但 HCV 克隆已获成功。HCV 感染者血中的 HCV 含量很低，检出率不高。抗 HCV 不是保护性抗体，而是 HCV 感染的标志。血清抗 –HCV 在感染后平均 18 周阳转，至肝功能恢复正常时消退，而慢性患者抗 –HCV 可持续多年。

（四）丁型肝炎病毒

丁型肝炎病毒（hepatitis D virus，HDV）是一种缺陷病毒，需要 HBV 的辅助才能进行复制。HDV 可与 HBV 同时感染人体，但大部分情况是在 HBV 感染的基础上引起重叠感染。HDV 是直径 35 ~ 37nm 的小圆球状颗粒，其包膜为 HBsAg，内部由 HDVAg 和一个 1.7kb 的 RNA 分子组成。HDVAg 具有较好的抗原特异性。感染 HDV 后，血液中可出现抗 –HDV。

急性患者中抗 –HDV IgM 一过性升高，以 19S 型占优势，仅持续 10 ~ 20 天，无继发性抗 –HDV IgG 产生；而在慢性患者中抗 –HDV IgM 升高多为持续性，以 7 ~ 8 型占优势，并有高滴度的抗 –HDV IgG。急性患者若抗 –HDV IgM 持续存在预示丁型肝炎的慢性化，且表明 HDV Ag 仍在肝内合成。目前已知 HDV 只有一个血清型。HDV 有高度的传染性及很强的致病力。HDV 感染可直接造成肝细胞损害，实验动物中黑猩猩和美洲旱獭可受染，我国已建立东方旱獭 HDV 感染实验动物模型。

（五）戊型肝炎病毒

戊型肝炎病毒（hepatitis E virus，HEV）为直径 27 ~ 34nm 的小 RNA 病毒。在氯化铯中不稳定，在蔗糖梯度中的沉降系数为 183S。HDV 对氯仿敏感，在 4℃或 –20℃下易被破坏，在镁或锰离子存在下可保持其完整性，在碱性环境中较稳定。HDV 存在于潜伏末期及发病初期的患者粪便中。实验动物中恒河猴易感，国产猕猴感染已获成功。

【流行病学】

我国是病毒性肝炎的高发区。甲型肝炎人群流行率（抗 HAV 阳性）约 80%。全世界 HBsAg 携带者约 3.5 亿，其中我国 1 亿左右。全球 HCV 感染者约 1.7 亿，我国人群抗 HCV 阳性者占 1% ~ 3%，约 3000 万。丁型肝炎人群流行率约 1%，戊型肝炎约 20%。

（一）甲型肝炎

1.传染源　甲型肝炎无病毒携带状态，传染源为急性期患者和隐性感染者，后者数量远较前者多。粪便排毒期在起病前 2 周至血清丙氨酸氨基转移酶（ALT）高峰期后 1 周，少数患者可延长至病后 30 天。当血清抗 HAV 出现时，粪便排毒基本停止。某些动物如长臂猿、黑猩猩等曾分离到 HAV，但作为传染源意义不大。

2.传播途径　HAV 主要由粪—口途径传播。粪便污染饮用水源、食物、蔬菜、玩具等，可引起流行，水源或食物污染可致暴发流行，日常生活接触史多为散发性发病，输血后甲型肝炎极其罕见。

3.易感人群　抗 HAV 阴性者均为易感人群。6 个月以下的婴儿有来自母亲的抗 HAV 抗体而不易感，6 个月龄后，血中抗 –HAV 逐渐消失而成为易感者。在我国，大多在幼儿、儿童、青少年时期获得感染，以隐性感染为主，成人抗 HAV IgG 的检出率达 80%。甲型肝炎的流行率与居住条件、卫生习惯及教育程度有密切关系，农村高于城市，发展中国家高于发达国家。随着社会发展和卫生条件改善，感染年龄有后移的趋向。感染后可产生持久免疫。

（二）乙型肝炎

1.传染源　主要是急、慢性乙型肝炎患者和病毒携带者。急性患者在潜伏期末及急性期有传染性。慢性患者和病毒携带者作为传染源的意义最大，其传染性与体液中 HBV DNA 含量成正比关系。

2.传播途径　人类因含 HBV 体液或血液进入机体而获得感染，具体传播途径主要有下列几种。

（1）母婴传播。包括宫内感染、围生期传播、分娩后传播。宫内感染主要经胎盘获得，约占 HBsAg 阳性母亲的 5%，可能与妊娠期胎盘轻微剥离有关。经精子或卵子传播的可能性未被证实。围生期传播或分娩过程是母婴传播的主要方式，婴儿因破损的皮肤或黏膜接触母血、羊水或阴道分泌物而传染。分娩后传播主要由于母婴间密切接触。在我国，母婴传播显得特别重要，人群中 HBsAg 阳性的 HBV 携带者中 30% 以上是由其传播积累而成。

（2）血液、体液传播。血液中 HBV 含量很高，微量的污染血进入人体即可造成感染，如输血及血制品、注射、手术、针刺、共用剃刀和牙刷、血液透析、器官移植等均可传播。目前经血液、注射传播仍将占重要地位。随着一次性注射用品的普及，医源性传播有下降趋势。虽然对供血者进行严格筛选，但不能筛除 HBsAg 阴性的 HBV 携带者。现已证实唾液、汗液、精液、阴道分泌物、乳汁等体液含有 HBV，密切的生活接触、性接触等亦是获得 HBV 感染的可能途径。

（3）其他传播途径。虽然经破损的消化道、呼吸道黏膜或昆虫叮咬在理论上有可能，但实际意义未必重要。

3.易感人群　抗 HBs 阴性者均为易感人群。婴幼儿是获得 HBV 感染的最危险时期。新生儿通常不具有来自母体的先天性抗 HBs，因而普遍易感。高危人群包括 HBsAg 阳性母亲的新生儿、HBsAg 阳性者的家属、反复输血及血制品者（如血友病患者）、血液透析患者、多个性伴侣者、静脉药瘾者、接触血液的医务工作者等。感染后或疫苗接种后出现抗 HBs 者有免疫力。

4. 流行特征　①有地区性差异：南部高于北部，西部高于东部，乡村高于城市；②有性别差异：男性高于女性，男女比例约为 1.4∶1；③有家庭聚集现象；④婴幼儿感染多见；⑤以散发为主；⑥无明显季节性。

（三）丙型肝炎

1. 传染源　主要是急、慢性患者和无症状病毒携带者。特别是献血的病毒携带者危害性最大。

2. 传播途径　类似乙型肝炎，由于体液中 HCV 含虽较少，且为 RNA 病毒，外界抵抗力较低，其传播较乙型肝炎局限。主要通过肠道外途径传播。

（1）输血及血制品。曾是最主要的传播途径，输血后肝炎 70% 以上是丙型肝炎。随着筛查方法的改善，此传播方式已得到明显控制，但抗 HCV 阴性的 HCV 携带供血者尚不能筛除，输血仍有传播丙型肝炎的可能，特别是反复输血、血制品者。

（2）注射、针刺、器官移植、骨髓移植、血液透析。如静脉注射毒品、使用非一次性注射器和针头等。器官移植、骨髓移植及血液透析患者亦是高危人群。

（3）生活密切接触传播。散发的 HCV 感染者中约 40% 无明确的输血及血制品注射史，称为社区获得性，其中的大部分由生活密切接触传播。

（4）性传播。多个性伴侣及同性恋者属高危人群。

（5）母婴传播。HCV RNA 阳性母亲传播给新生儿的概率为 4% ~ 7%。

3. 易感人群　人类对 HCV 普遍易感。抗 HCV 并非保护性抗体，感染后对不同株无保护性免疫。

（四）丁型肝炎

传染源和传播途径与乙型肝炎似。与 HBV 以重叠感染或同时感染形式存在。我国西南地区感染率较高，在 HBsAg 阳性人群中超过 3%。人类对 HDV 普遍易感。抗 HDV 不是保护性抗体。

（五）戊型肝炎

传染源和传播途径与甲型肝炎相似，但有如下特点。

（1）暴发流行均由于粪便污染水源所致，散发多由于不洁食物或饮品所引起。

（2）隐性感染多见，显性感染主要发生于成年。

（3）原有慢性 HBV 感染者或晚期孕妇感染 HEV 后病死率高。

（4）有春、冬季高峰。

（5）抗 HEV 多在短期内消失，少数可持续 1 年以上。

【临床表现】

各型肝炎的潜伏期长短不一。甲型肝炎为 2 ~ 6 周（平均 1 个月）；乙型肝炎为 1 ~ 6 个月（平均 3 个月）；丙型肝炎为 2 周 ~ 6 个月（平均 40 天）；丁型肝炎 4 ~ 20 周；戊型肝炎 2 ~ 9 周（平均 6 周）。

（一）急性肝炎

包括急性黄疸型肝炎和急性无黄疸性肝炎。各型病毒均可引起，甲、戊型不转为慢性，成年急性乙型肝炎约 10% 转为慢性，丙型超过 50%，丁型约 70% 转为慢性。

1.急性黄疸型肝炎　临床经过的阶段性较明显，可分为以下 3 个阶段，病程 2 ~ 4 个月。

（1）黄疸前期。甲、戊型肝炎起病较急，约 80% 患者有发热伴畏寒。乙、丙、丁型肝炎起病相对较缓，仅少数有发热。此期主要症状有全身乏力、食欲减退、恶心、呕吐、厌油、腹胀、肝区痛、尿色加深等，肝功能改变主要为 ALT、AST 升高，本期持续 5 ~ 7 天。

（2）黄疸期。自觉乏力及消化道症状稍减轻，发热减退，尿色加深，巩膜及皮肤出现黄染，且逐日加深，多于 1 ~ 3 周内达高峰，然后逐渐下降。可有一过性粪色变浅、皮肤瘙痒及心动过速等梗阻性黄疸表现。约 80% 的患者有肝脏肿大、质较软，边缘锐利，有压痛和叩痛。约 10% 的患者有轻度脾肿大。肝功能检查 ALT 和胆红素升高，尿胆红素阳性。本期持续 2 ~ 6 个月。

（3）恢复期。精神及食欲好转，乏力缓解，消化道症状减轻或消失。黄疸消退，肝脾回缩，肝功能逐渐恢复正常，本期约持续 1 ~ 2 个月。

2.急性无黄疸型肝炎　除无黄疸外，其他临床表现与黄疸型相似。发病率远高于黄疸型。起病大多缓慢，临床症状较轻，主要表现为全身乏力、食欲不振、恶心、腹胀和肝区痛等，多无发热，肝常肿大，伴触痛及叩痛，脾肿大较少见。肝功能轻、中度异常。恢复快，病程多在 3 个月。不少病例并无明显症状，易被漏诊，仅在普查时被发现。

急性丙型肝炎的临床表现一般较轻。多无明显症状，少数病例有低热，血清 ALT 轻、中度升高。无黄疸型占 2/3 以上，即使是急性黄疸型病例，黄疸亦属轻度。

急性丁型肝炎可与 HBV 感染同时发生或继发于 HBV 感染者中，其临床表现部分取决于 HBV 感染状态。同时感染者临床表现与急性乙型肝炎相似，大多数表现为黄疸型，有时可见双峰型 ALT 升高，分别表示 HBV 和 HDV 感染，预后良好，极少数可发展为重型肝炎。重叠感染者病情常较重，ALT 升高可达数月之久，部分可进展为急性重型肝炎，此种类大多会向慢性化发展。

戊型肝炎与甲型肝炎相似，但起病急，黄疸前期症状重且持续时间长，平均 10 天，与甲型肝炎不同的是：黄疸前期各种症状尤其是消化道症状持续至黄疸出现后 4 ~ 5 天才开始缓解，病程较长。目前认为戊型肝炎无慢性化也无慢性携带状态，但 3% ~ 10% 的急性戊肝患者可有病程超过 6 个月的迁延现象。成人感染多表现为临床型，儿童多为亚临床型，因此，戊型肝炎的发病率常表现为青壮年高、儿童低的流行病学特点。孕妇感染 HEV 病情重，容易发生肝衰竭，尤其妊娠晚期病死率高，原因可能是与其血清免疫蛋白水平低有关。老年患者通常有慢性黄疸且持续不退，通常病情重、病程长、病死率高。HBsAg 阳性者重叠感染 HEV 时病情较重，病死率高。

（二）慢性肝炎

急性肝炎病程超过半年，或原有乙、丙、丁型肝炎病毒感染，本次因同一种病原再次出现肝炎症状、体征、肝功能异常者，可诊断为慢性肝炎。对发病日期不明确或无肝炎病史，但根据肝组织病理学或根据流行病学资料、临床表现及相关检查综合分析符合慢性肝炎表现者也可诊断慢性肝炎。临床表现有乏力、食欲不振、恶心、腹胀、肝区不适等症状；肝大，质地呈中等硬度，有轻触痛，可有脾肿大。病情严重者可伴有肝性面容、肝掌、蜘蛛痣，肝功能指标检查异常。

根据病情轻重可分为轻、中、重三度，根据 HBeAg 阳性与否可分为 HBeAg 阳性或阴性的慢性乙型肝炎，分型有助于判断预后和指导抗病毒治疗。

1. 轻度　临床症状、体征轻微或缺如，肝功能指标仅 1 或 2 项轻度异常。

2. 中度　症状、体征、实验室检查居于轻度和重度之间。

3. 重度　有明显或持续的肝炎症状，如乏力、食欲不振、腹胀、尿黄、便溏等，伴有肝病面容、肝掌、蜘蛛痣、脾大并排除其他原因，且无门脉高压症者。实验室检查血清 ALT 和（或）AST 反复或持续升高，清蛋白降低或 A/G 比值异常，丙种球蛋白明显升高。除前述条件外，凡清蛋白 ≤ 32g/L、胆红素大于 5 倍正常值上限、凝血酶原活动度 40% ~ 60%、胆碱酯酶 < 2500U/L，四项检测中有一项上述程度者即可诊断为重度慢性肝炎。

（三）重型肝炎

重型肝炎亦称肝衰竭，病因和诱因复杂，且往往是多因素共同参与。包括过度疲劳、营养不良、精神刺激、饮酒、应用肝损害药物、重叠感染（如乙型肝炎重叠其他肝炎病毒感染）、合并细菌感染、妊娠、不适时的手术、并发其他急慢性疾病（如甲状腺功能亢进、糖尿病）等。临床上表现为一系列肝衰竭的症候群：极度疲劳、严重消化道症状、神经精神症状（嗜睡、性格改变、烦躁不安、昏迷等）、明显出血倾向。可出现肝臭、中毒性鼓肠、肝肾综合征等。黄疸迅速加深，肝浊音界迅速缩小。可见扑翼样震颤和病理反射等肝性脑病体征。肝功能异常，多数患者出现胆 – 酶分离现象（转氨酶轻度增高或正常，而胆红素明显增高）

和凝血酶原时间（PT）显著延长及凝血酶原活动度（PTA）明显降低（＜40%）。胆红素每日上升≥17.1μmol/L或大于正常值10倍。血氨升高。

1. 分类　根据病理组织学特征和病情发展速度，重型肝炎可分为以下四类。

（1）急性重型肝炎。亦称暴发型肝炎。特点是：起病急，发病2周内出现Ⅱ度以上肝性脑病为特征的肝衰竭症候群。多存在诱因，病死率高，常因肝肾功能衰竭、大出血及脑水肿、脑疝等死亡。病程一般不超过3周。

（2）亚急性重型肝炎。起病较急，发病2～26周内出现肝衰竭症候群。首先出现Ⅱ度以上肝性脑病者，为脑病型；首次出现腹水及其他相关症状（包括胸腔积液等），称为腹水型。晚期可出现难治性并发症，如消化道大出血、严重感染、脑水肿、电解质紊乱及酸碱平衡失调等。白细胞升高，血红蛋白下降，低血糖，低胆固醇，低胆碱酯酶。一旦出现肝肾综合征，预后极差。病程较长，常达3周至数月，易转化为慢性肝炎及肝硬化。

（3）慢加急性（亚急性）重型肝炎。在慢性肝病基础上出现急性或亚急性肝功能失代偿的临床症候群。

（4）慢性重型肝炎。在肝硬化的基础上，肝功能进行性减退导致的以腹水或门静脉高压、凝血功能障碍和肝性脑病等为主要表现的慢性肝功能失代偿，预后极差，病死率高。

2. 分期　根据临床表现的严重程度，亚急性重型肝炎和慢加急性（亚急性）重型肝炎可分为早、中、晚三期。实际上肝炎整个发病过程是连贯的，临床上进行重型肝炎的临床分型、分期有利于及时判断病情、采取有效治疗、科学判断预后、显著降低病死率。

（1）早期。①严重乏力并有明显厌食、呕吐和腹胀等严重消化道症状；②黄疸迅速加深[血清总胆红素（TBil）≥171μmol/L或每日上升≥17.1μmol/L]；③有出血倾向，PTA≤40%；④未发生肝性脑病和（或）其他并发症。

（2）中期。在肝衰竭早期表现基础上，病情进一步发展，出现以下两条之一者：①有Ⅱ度肝性脑病或明显腹水、感染；②有出血倾向（出血点及瘀斑），且20%＜PTA≤30%。

（3）晚期。在肝衰竭中期基础上，病情进一步加重，出现以下三条之一者：①有严重出血倾向（注射部位瘀斑等），PTA≤20%；②有难治性并发症，如肝肾综合征、上消化道出血、严重感染和难以纠正的电解质紊乱等；③出现Ⅲ度以上肝性脑病。

考虑到一旦发生肝衰竭治疗及其困难，病死率高，故对于出现以下肝衰竭前期临床特征的患者，须引起高度的重视，进行积极处理：①极度乏力，并有明显厌食、呕吐和腹胀等严重消化道症状；②黄疸升高（TBil≥51μmol/L，但≤171μmol/L），且每日上升≥17.1μmol/L；③有出血倾向，40%＜PTA≤50%。

（四）淤胆型肝炎

亦称毛细胆管炎型肝炎或胆汁瘀积型肝炎。是以肝内胆汁淤积为主要表现的一种临床类型。表现为梗阻性黄疸的特点：肝大、皮肤瘙痒、粪色变浅、黄疸深，但消化道症状较轻。肝功能检查血清 TBil 增加，以直接胆红素为主。GGT、ALP、总胆汁酸（TBA）及胆固醇（CHO）等升高，而 ALT、AST 可无明显升高，PT 无明显延长，PTA > 60%。诊断须排除其他原因引起的肝内外梗阻性黄疸。

临床上分为两型：急性淤胆型肝炎和慢性淤胆型肝炎。急性淤胆型肝炎起病类似急性黄疸型肝炎，大多数患者可恢复；在慢性肝炎、肝硬化基础上发生以上临床表现者可诊断为慢性淤胆型肝炎。

（五）肝炎肝硬化

按肝脏炎症活动情况分为活动性与静止性两型。

1.活动性肝硬化　有慢性肝炎活动的表现，乏力、消化道症状明显。ALT 升高，黄疸，清蛋白下降。肝缩小质地变硬，脾进行性增大。伴有腹壁、食管静脉曲张，门静脉、脾静脉增宽等门脉高压症表现。

2.静止性肝硬化　无肝脏炎症活动表现，症状轻或无不适，可有上述体征。根据肝组织病理和临床表现可分为代偿性肝硬化和失代偿性肝硬化。

（1）代偿性肝硬化。指早期肝硬化，属 Child-Pugh A 级。ALB ≥ 35g/L，TBil < 35μmol/L，PTA > 60%，可有门脉高压，但无腹水、上消化道出血、肝性脑病。

（2）失代偿性肝硬化。指中、晚期肝硬化，属 Child-Pugh B、C 级。有明显的肝功能异常和失代偿征象，如 ALB < 35g/L，A/G < 1.0，TBil > 35μmol/L，PTA < 60%。可有腹水、肝性脑病或门静脉高压引起的食管、胃底静脉曲张或破裂出血。未达到肝硬化标准，但肝组织纤维化表现明显者，称为肝炎肝纤维化。主要根据组织病理学做出诊断，肝脏影像学检查、肝瞬时弹性波扫描及血清学指标如透明质酸、层粘连蛋白等也可供参考。

【实验室检查】

（一）血常规检查

急性肝炎初期白细胞总数正常或增高，黄疸期正常或降低，淋巴细胞相对增多，偶见异型淋巴细胞，重型肝炎时白细胞可升高，红细胞、血红蛋白可下降。肝炎肝硬化合并脾功能亢进者可出现红细胞、白细胞、血小板均减少的现象。

（二）尿常规检查

尿胆红素和尿胆原检测有助于黄疸病因的诊断。肝细胞性黄疸时两者均为阳性；溶血性黄疸以尿胆原升高为主；梗阻性黄疸以尿胆红素升高为主。

（三）肝功能检查

1. 血清酶学检测

（1）丙氨酸氨基转移酶（ALT）。ALT 是目前临床上判定肝细胞损伤最特异、最灵敏、最常用的重要指标。急性肝炎时 ALT 明显升高，AST/ALT 常小于 1，黄疸出现后 ALT 开始下降。慢性肝炎和肝硬化时，ALT 轻度升高或中度升高或反复异常，AST/ALT 常大于 1。重型肝炎时由于大量肝细胞坏死，ALT 随黄疸加深反而下降，出现胆 - 酶分离现象，提示肝细胞大量坏死。ALT 可反映肝细胞的炎症活动程度，一般情况下，ALT 在正常值 3 倍以内为轻度升高，3 ~ 10 倍为中度，10 倍以上为重度。

（2）天冬氨酸氨基转移酶（AST）。在肝细胞炎症时升高，诊断特异性稍次于 ALT。在肝脏，AST 80% 存在于肝细胞线粒体中，20% 存在胞质。肝病时 AST 升高提示线粒体受损，病情持久且严重，常与肝病严重程度呈正相关。急性肝炎时如果 AST 持续在高水平，提示转为慢性肝炎的可能性较大。

（3）γ - 谷氨酰胺转移酶（GGT）。肝炎和肝癌患者可有不同程度的升高，脂肪性肝病、酒精性肝损害时可有明显异常，在胆管炎症、阻塞时可显著升高。

（4）碱性磷酸酶（ALP 或 AKP）。主要用于肝病和骨病的临床诊断。当肝内外胆汁排泄受阻时，肝组织表达的 ALP 不能排出体外而回流入血，出现 ALP 升高。

（5）乳酸脱氢酶（LDH）。广泛存在于机体各组织，肝病时可显著升高，但肌病时也可升高，缺乏特异性，需结合临床资料。

（6）胆碱酯酶（CHE）。由肝细胞合成，随肝损伤加重而降低，提示肝脏合成功能减弱。其值越低，病情越重。

2. 血清胆红素检测　血清胆红素含量是判定肝损伤严重程度的重要指标之一，直接胆红素在总胆红素（TBil）的比例可反映淤胆的程度。肝衰竭患者血清胆红素呈进行性升高，每日上升 ≥ 1 倍正常值上限（ULN），且常 ≥ 10 × ULN；也可出现胆 - 酶分离现象。

3. 血清蛋白检测　清蛋白主要由肝细胞合成，半衰期较长，约 21 天。球蛋白由浆细胞合成。急性肝炎时，血清蛋白质和量可在正常范围内。慢性肝炎（中度和重度）、肝硬化、亚急性及慢性肝衰患者常有血清清蛋白减少和球蛋白增加，清蛋白 / 球蛋白（A/G）比值下降甚至倒置。

4. 凝血酶原活动度（PTA）检测　其值越低，肝损伤越重。PTA < 40% 是判断重型肝炎（肝衰竭）的重要依据。PTA 也是判断其预后的敏感指标，PTA < 20% 者提示预后不良。

5. 血氨　肝衰竭时清除氨的能力下降，导致血氨升高，常见于重型肝炎和肝性脑病患者。

6. 血糖 超过 40% 的重型肝炎可有血糖降低。临床上应注意低血糖昏迷和肝性脑病相鉴别。

7. 血浆胆固醇 60% ~ 80% 的血浆胆固醇由肝细胞合成。肝细胞损伤严重时，血浆胆固醇合成减少，故胆固醇明显下降，其值愈低，预后愈差。梗阻性黄疸时胆固醇可升高。

8. 胆汁酸 鉴别胆汁淤积和高胆红素血症的指标。正常血清中含量很低，当肝炎活动时胆汁酸升高。

（四）甲胎蛋白

甲胎蛋白（AFP）含量的检测是筛查和早期诊断 HCC 的特异指标。明显升高应监测 HCC 的发生；AFP 轻度升高可提示大量肝细胞坏死后的肝细胞再生，为预后良好的标志。但应注意 AFP 升高的幅度、持续时间、动态变化及其与 ALT、AST 的关系，并结合临床表现和 B 超等影像学检查进行综合分析。

（五）肝纤维化指标

透明质酸、层粘连蛋白、Ⅲ型前胶原和Ⅳ型胶原等对肝纤维化的诊断具有一定意义，但缺乏特异性。

（六）病原学检查

1. 甲型肝炎

（1）抗 –HAV IgM。是现症感染的证据，是早期诊断甲型肝炎最简便和最可靠的指标。发病数天即可阳性，3 ~ 6 个月后转阴。

（2）抗 –HAV IgG。为保护性抗体，是具有免疫力的标志。出现稍晚，于 2 ~ 3 个月达到高峰，持续多年或终身。阳性表示既往 HAV 感染或疫苗接种后反应，现已产生免疫。如果急性期或恢复期双份血清抗 –HAV IgG 滴度有 4 倍以上增长，也是诊断甲型肝炎的依据。

（3）HAV 颗粒。是现症感染的证据。用 RIA 法或免疫电镜（IEM）法可从患者粪便中检出 HAV 颗粒，临床少用。

2. 乙型肝炎

（1）HBsAg 与抗 –HBs。常用 ELISA 法检测。HBsAg 阳性表示有现症 HBV 感染，阴性不能排除 HBV 感染，如 HBV 的 S 区基因发生变异或 HBV 表达量太低时，HBsAg 可呈阴性。抗 –HBs 阳性表示对 HBV 有保护作用，阴性说明对 HBV 易感。HBsAg 和抗 –HBs 同时阳性可出现在 HBV 感染恢复期；或 S 基因发生变异，原型抗 –HBs 不能将其清除；或抗 –HBs 阳性者感染免疫逃避株。

（2）HBeAg 与抗 –HBe。常用 ELISA 法检测。HBeAg 阳性表示 HBV 复制活跃且有较强的传染性，持续阳性易转为慢性肝炎。HBeAg 消失而抗 –HBe 产生称为血清转换。

抗 –HBe 阳转后，病毒复制多处于静止状态，复制减弱、传染性减低。但也有可能是 HBV DNA 与宿主 DNA 整合，并长期潜伏于体内的一种现象。长期抗 –HBe 阳性不能说明没有传染性，20% ~ 50% 患者 HBV DNA 检测阳性，部分可能由于前 C 区基因变异，导致不能形成 HBeAg。

（3）HBcAg 与抗 –HBc。HBcAg 主要存在于 HBV 的核心，其阳性是 HBV 存在且处于复制状态的直接证据，在血清中游离的极少，故常规方法不易在血液中检出 HBcAg。抗 –HBc IgM 阳性提示 HBV 现症感染，抗 –HBc IgG 在血清中可长期存在。高滴度抗 –HBc IgG 阳性提示 HBV 现症感染，常与 HBsAg 并存；低滴度抗 –HBc IgG 阳性提示既往曾有 HBV 感染，常与抗 –HBs 并存；单一抗 –HBc IgG 阳性可以是过去感染，而在高滴度时往往是现症低水平感染。抗 –HBc 常用 ELISA 法检测。

（4）HBV DNA。是反映病毒复制和传染性的直接指标。定量检测对判断 HBV 复制程度、传染性强弱、抗病毒疗效有重要意义。荧光实时 PCR（RT-PCR）法还可用于检测 HBV 基因型、突变株和基因耐药变异位点等，要注意假阳性。

（5）组织中 HBV 标志物的检测。对 HBV 标志物阴性患者的诊断具有很大意义。可用免疫组织化学方法检测肝组织中 HBsAg、HBcAg 的存在及分布，原位杂交或原位 PCR 方法可检测组织中 HBV DNA 存在及分布，但由于需要肝组织活检且方法烦琐，临床应用受到一定限制。

3. 丙型肝炎

（1）抗 –HCV IgM 和抗 –HCV IgG。常用 ELISA 法检测。HCV 抗体是 HCV 感染的标志，不是保护性抗体。抗 –HCV IgM 出现于丙型肝炎急性期，一般持续 4 ~ 12 周，因此，抗 –HCV 阴转与否不能作为抗病毒疗效的指标。

（2）HCV RNA。HCV RNA 阳性是病毒感染和复制的直接标志，常用 RT-PCR 法在血液中检出 HCV RNA。定量监测有助于了解病毒复制的程度、抗病毒治疗的选择和疗效的评估。

（3）HCV 基因分型。有助于判断治疗的难易程度和确定个体化治疗方案。

（4）组织中 HCV 标志物的检测。可检测到组织中的 HCV 抗原或 HCV RNA。

4. 丁型肝炎

（1）HDVAg、抗 –HDV IgM 和抗 –HDV IgG。常用 ELISA 法或 RIA 法检测。HDVAg 是 HDV 的颗粒成分，阳性是诊断 HDV 感染的直接证据，但持续时间较短。急性感染时 HDVAg 在血中持续 20 余天后出现抗 –HDV IgM，抗 –HDV IgM 是现症感染标志。慢性 HDV 感染时抗 –HDV IgG 可持续升高。抗 –HDV IgG 不是保护性抗体，高滴度提示感染持续存在；

低滴度提示感染静止或终止。

（2）HDV RNA。血清或肝组织中 HDV RNA 阳性是病毒感染和复制的直接标志。常用 RT–PCR 法检测。

5. 戊型肝炎　常用 ELISA 法检测抗 –HEV IgM 或抗 –HEV IgG。由于两种抗体持续时间不超过 1 年，故均可作为近期感染的标记。但两种抗体均阴性不能完全排除戊型肝炎，因少数戊型肝炎患者始终不产生抗 –HEV IgM 或抗 –HEV IgG。

（七）影像学检查

可对肝脏、胆囊、脾脏进行 B 超、CT、MRI 等检查，对肝炎、肝硬化有较高的诊断和鉴别诊断价值，并可排除肝脏的占位性病变如 HCC 等疾病。

【诊断】

多数患者依据流行病学资料和临床表现，并结合病原学、生化检测及影像学检查可明确诊断。疑难病例可行肝活检。

（一）流行病学

夏秋、秋冬出现肝炎流行高峰，或出现食物和水型暴发流行，有助于甲型肝炎和戊型肝炎的诊断。有与乙型肝炎、丙型肝炎患者密切接触史，特别是 HBV 感染的母亲所生婴儿，或有输血、血制品病史、血液透析、静脉吸毒、多个性伴侣，对乙型肝炎、丙型肝炎的诊断有参考价值。

（二）临床表现

1. 急性肝炎　发病初常有畏寒、发热、乏力、周身不适、头痛、食欲缺乏、恶心等急性感染症状，并伴腹胀、腹泻、肝区疼痛不适等症状。部分患者出现黄疸、肝大。血清 ALT 显著升高，A/G 比值正常，黄疸型肝炎时血清胆红素 > 17.1 μmol/L，尿胆红素阳性。病程不超过 6 个月。

2. 慢性肝炎　肝炎病程持续半年以上，或发病日期不明确但有慢性肝病临床表现，符合慢性肝炎的实验室检查和肝组织病理学改变者。常有乏力、食欲缺乏、腹胀及肝区不适等症状，可有慢性肝病面容、蜘蛛痣、肝掌、肝大质地较硬、脾大体征。有些患者可出现黄疸。血清 ALT 反复或持续升高。

3. 重型肝炎（肝衰竭）　出现肝衰竭症候群表现。急性黄疸型肝炎病情迅速恶化，2 周内出现 II 度以上肝性脑病或其他重型肝炎表现者，为急性肝衰竭；发病 2 ~ 26 周内出现极度乏力、厌食、腹胀或呃逆等消化道症状，肝功能损害严重，黄疸迅速加深，出血倾向明显，发生腹水及肝性脑病，为亚急性重型肝炎；在慢性肝病基础上出现急性或亚急性肝功能失代偿为慢加急性（亚急性）肝衰竭；在肝硬化基础上出现的重型肝炎为慢性肝衰竭。

4.淤胆型肝炎　起病类似急性黄疸型肝炎，症状轻，但黄疸持续时间长，有粪色变浅、皮肤瘙痒及血清 ALP 升高、尿胆红素明显增多、尿胆原减少或缺如等梗阻性黄疸表现。

5.肝炎肝硬化　多有慢性乙型或丙型肝炎病史，食欲缺乏、腹胀等消化道症状明显，肝功能受损引起清蛋白下降、A/G 倒置，有脾大、双下肢水肿及食管静脉曲张等门静脉高压表现。

（三）病原学诊断

1.甲型肝炎　有急性肝炎临床表现，并具备下列任何一项均可诊断为甲型肝炎：①抗 –HAV IgM 阳性；②抗 –HAV IgG 急性期阴性，恢复期阳性；③在粪便中检出 HAV 颗粒、HAV Ag 或 HAV RNA。

2.乙型肝炎　急性乙型肝炎现已少见，慢性 HBV 感染分型如下。

（1）慢性乙型肝炎。

1）HBeAg 阳性慢性乙型肝炎。血清 HBsAg、HBeAg 阳性及 HBV DNA 阳性，抗 –HBe 阴性，血清 ALT 持续或反复升高，或肝组织学检查有肝炎病变。

2）HBeAg 阴性慢性乙型肝炎。血清 HBsAg 及 HBV DNA 阳性，HBeAg 持续阴性，抗 –HBe 阳性或阴性，血清 ALT 持续或反复升高，或肝组织学检查有肝炎病变。

根据临床表现及生化检查，可进一步将上述两型慢性乙型肝炎分为轻、中、重三度。

口腔相关知识链接：乙肝病毒与口腔科感染

人群中 HBV 感染者多数为健康携带者，没有明显的临床表现和发病症状与体征，这些人到医院门诊就诊时并不知道或不认为自己是 HBV 的携带者。在口腔科门诊，外伤、拔牙、洁牙等操作极易引起龈周出血，且高速手机、汽枪、超声波洁牙机都会产生气沫，形成携带病原微生物的气溶胶。因此，必须做好医师个人防护和患者防护。包括：穿好工作服，戴好口罩、帽子，洗手，必要时戴防护镜，严格分区和消毒等。

（2）HBV 携带者。

1）慢性 HBV 携带者。血清 HBsAg 和 HBV DNA 阳性，HBeAg 或抗 –HBe 阴性，但 1 年内连续随访 3 次以上，血清 ALT 和 AST 均在正常范围，肝组织学检查无明显异常或轻度异常。

2）非活动性 HBsAg 携带者。血清 HBsAg 阳性、HBeAg 阴性、抗 –HBe 阳性或阴性，HBV DNA 检测不到或低于最低检测限，1 年内连续随访 3 次以上，ALT 均在正常范围。肝组织学检查显示 Knodell 肝炎活动指数（HAI）< 4 或其他的半定量计分系统病变轻微。

3）隐匿性慢性乙型肝炎。血清 HBsAg 阴性，但血清和（或）肝组织中 HBV DNA 阳性，并有慢性肝炎的临床表现。患者可伴有血清抗 HBs、抗 HBe 和（或）抗 HBc 阳性。另约 20% 隐匿性慢性乙型肝炎患者除 HBV DNA 阳性外，其余 HBV 血清学标志均为阴性。诊断需排除其他病毒及非病毒因素引起的肝损伤。

3. 丙型肝炎　抗 –HCV IgM 和（或）IgG 阳性，HCV RNA 阳性可诊断为慢性丙型肝炎。无任何症状和体征，肝功能和肝组织学正常者为无症状 HCV 携带者。

4. 丁型肝炎　有现症 HBV 感染，同时血清 HDVAg 或抗 –HDV IgM 或高滴度抗 –HDV IgG 或 HDV RNA 阳性，或肝内 HDV Ag 或 HDV RNA 阳性，可诊断为丁型肝炎。低滴度抗 –HDV IgG 阳性可能为既往感染。无任何症状和体征，仅 HBsAg 和 HDV 血清学指标阳性为无症状 HDV 携带者。

5. 戊型肝炎　急性肝炎患者抗 –HEV IgG 高滴度，或由阴性转为阳性，或由低滴度到高滴度，或由高滴度到低滴度甚至阴转，或血清 HEV RNA 阳性，或粪便 HEV RNA 阳性或检出 HEV 颗粒，均可诊断为戊型肝炎。抗 –HEV IgM 可作为诊断参考，但须排除假阳性。

【鉴别诊断】

（一）感染中毒性肝病

应与各种非肝炎病毒（汉坦病毒、EB 病毒、巨细胞病毒等）、某些细菌（伤寒杆菌）、钩端螺旋体、原虫（疟原虫、溶组织阿米巴等）、蠕虫（血吸虫、华支睾吸虫）等感染引起的感染中毒性肝病进行鉴别诊断。根据原发病不同的流行病学史、临床表现、病原学、血清学、影像学等检查则易于鉴别。

（二）酒精性肝病

一般男性平均饮酒折合乙醇量 ≥ 40g，女性 ≥ 20g，连续 5 年；或 2 周内有每日 ≥ 80g 的大量饮酒史，即可发病。终止酗酒后，经治疗肝损害可减轻。肝炎病毒标志物为阴性。

（三）药物性肝损害

有应用能引起肝损害药物病史，停药后肝功能大多可逐渐恢复。肝炎病毒标志物阴性。

（四）自身免疫性肝病

主要有自身免疫性肝炎（AIH）和原发性胆汁性肝硬化（PBC）。诊断主要依靠自身抗体的检测和病理组织检查。

（五）肝外梗阻性黄疸

常由胆囊炎、胆石症、寄生虫病变或肝、胆、胰等处肿瘤所致。有原发症状、体征，肝功能损害轻，以直接胆红素升高为主。肝内外胆管扩张。可根据原发病表现和 X 线、超声波、胰胆管逆行造影或 CT、MRI 等检查诊断。

（六）脂肪肝及妊娠急性脂肪肝

脂肪肝大多继发于肝炎后或身体肥胖者，血中甘油三酯多升高，B 超有特异性表现。妊娠急性脂肪肝多以急性腹痛起病或并发急性胰腺炎，重度黄疸，肝脏缩小，严重低血糖及低蛋白血症，尿胆红素阴性。

【治疗】

病毒性肝炎的治疗应根据不同病原、临床类型、病情轻重、发病时期及组织学损害区别对待。治疗原则以注意身心休息、给予合理营养、保持心理平衡、辅以适当药物，忌酒和避免使用损害肝脏药物。

（一）急性肝炎

急性肝炎多为自限性，一般可完全恢复。以一般治疗和对症治疗为主。急性期注意隔离。症状明显及有黄疸者应卧床休息，恢复期再逐渐增加活动，但应避免劳累。饮食宜给予适合患者口味的清淡易消化食物，并保证摄入足够的热量。适当补充维生素，摄入适量蛋白质 [1.0 ～ 2.0g/（kg·d）]。食欲较差者可静脉补充葡萄糖液和维生素。辅以药物对症治疗以恢复肝功能。药物不宜太多，以免加重肝脏负担。

一般无须抗病毒治疗，但急性丙型肝炎例外。急性丙型肝炎易转为慢性，为降低发展为慢性丙型肝炎的危险，早期须进行抗病毒治疗。可选用干扰素或长效干扰素治疗 24 周，同时加用利巴韦林治疗。

（二）慢性肝炎

慢性肝炎根据患者具体情况采用以抗病毒治疗为核心的综合性治疗方案，包括合理的休息和营养，心理平衡，改善和恢复肝功能，调节免疫，抗病毒，抗纤维化等综合性治疗措施。

1. 一般治疗

（1）适当休息。病情较重或症状明显者必须卧床休息，卧床可增加肝脏血流量，有助尽快恢复肝功能。病情轻者以活动后不觉疲乏为度。

（2）合理营养。高蛋白、高热量、高纤维素的易消化食物有利于肝脏修复，但应避免高糖和过高热量膳食，以防诱发糖尿病和脂肪肝，严禁饮酒。

（3）心理平衡。给予心理治疗，使患者树立正确的疾病观，对肝炎治疗应有耐心和信心。

2. 药物治疗

（1）改善和恢复肝功能。①非特异性护肝药：维生素类、葡醛内酯、还原性谷胱甘肽等；②降酶药：五味子类（联苯双酯等）、甘草提取物、垂盆草等；③退黄类药物：腺苷蛋氨酸、熊去氧胆酸、门冬氨酸钾镁、前列腺素 E_1、丹参、茵栀黄、低分子右旋糖酐、苯巴比妥、皮质激素等。皮质激素须慎用，全身症状较轻、肝内淤胆严重、其他退黄药物无效、无禁忌证时可选用。

（2）免疫调节。如胸腺肽或胸腺素、转移因子、特异性免疫核糖核酸等。某些中草药提取物如猪苓多糖、香菇多糖、云芝多糖等亦有免疫调节效果。

（3）抗纤维化。目前已证实肝纤维化可逆转。临床常用抗纤维化药物有：丹参、冬虫夏草、核仁提取物、γ - 干扰素等。

（4）抗病毒治疗。抗病毒治疗的目的：①抑制病毒复制，减少传染性；②改善肝功能；③减轻肝组织病变；④减少和延缓肝脏失代偿、肝硬化、肝衰竭、肝癌及其并发症的发生，从而提高生活质量，延长存活时间。在慢性乙型肝炎和丙型肝炎的治疗方案中，抗病毒治疗是核心和关键，只要有适应证，且条件允许，就应进行规范的抗病毒治疗。

目前抗病毒药物主要有两类：干扰素和核苷（酸）类似物。

1）干扰素 - α（IFN-α）。可用于慢性乙肝和丙型肝炎的抗病毒治疗，主要通过诱导宿主产生细胞因子起作用，在多个环节抑制病毒复制。目前已批准使用的干扰素包括普通干扰素 α 和聚乙二醇化干扰素 α（PEG-INF-α），多数专家认为后者优于前者。

A. 有利于干扰素取得较好疗效的预测因素。①治疗前高 ALT 水平；②HBV DNA $< 2 \times 10^8$ 拷贝 /ml，HCV RNA $< 2 \times 10^6$ 拷贝 /ml；③病毒基因型：HBV A 基因型、HCV 非 1b 基因型；④肝组织炎症坏死较重，纤维化程度轻；⑤病程短；⑥非母婴传播；⑦对治疗的依从性好；⑧无 HCV、HDV 或 HIV 合并感染者；⑨女性。治疗 12 周时的早期病毒学应答对预测疗效也很重要。

B. 干扰素治疗的禁忌证。①妊娠；②失代偿期肝硬化；③未经控制的自身免疫性疾病；④有重要器官病变如：精神病史（严重抑郁症）、未能控制的癫痫、有症状的心脏病、甲状腺疾病；⑤治疗前中性粒细胞计数 $< 1.0 \times 10^9/L$ 和血小板计数 $< 50 \times 10^9/L$；⑥血清胆红素高于正常 3 倍（特别是以间接胆红素为主者）。

C. INF-α 治疗方案。① INF-α 治疗慢性乙型肝炎。（成人）普通 INF 每次 3M ～ 5MU，推荐 5MU，皮下注射，隔日一次，疗程至少 48 周。PEG-INF-α，皮下注射，每周 1 次，疗程 48 周，剂量应根据患者耐受性等因素决定。② INF-α 治疗慢性丙型肝炎。只要血液中 HCV RNA 阳性均应给予 INF-α 治疗，联合利巴韦林可提高疗效。普通干扰素每次 3M ~ 5MU，皮下注射，隔日一次，或 PEG-INF-α，每周 1 次，皮下注射，疗程 24 ~ 48 周。同时服用利巴韦林 800 ~ 1200mg/d。利巴韦林可致畸胎甚至流产故孕妇禁用，用药期间或治疗结束后应至少避孕 6 个月；少数病例可发生溶血性贫血，用药期间应注意监测。

D. 抗病毒治疗的检测和随访。治疗前应检测：①生化指标，包括 ALT、AST、胆红素、清蛋白及肾功能；②血常规、甲状腺功能、血糖及尿常规；③病毒学标志，包括 HBsAg、HBeAg、抗 -HBe 和 HBV DNA 的基线状态或水平，HCV DNA 载量；④对于中年以上患者，应做心电图检查和测血压；⑤排除自身免疫性疾病；⑥检测尿人绒毛膜促性腺激素（HCG）以排除妊娠。治疗过程中应：①开始治疗后的第一个月，应每周查一次血常规，以后每月检查一次，直至治疗结束；②生化指标，包括 ALT、AST 等，治疗开始后每月检查一次，连续 3 次，以后随病情改善可每 3 个月检测一次；③病毒学标志，乙型肝炎每 3 个月检测一次 HBsAg、HBeAg、抗 -HBe 和 HBV DNA；丙型肝炎治疗开始后应在第 4 周、第 12 周结束时检测 HCV RNA，如低于检测下限则以后每 3 个月检测一次；④其他，每 3 个月检测一次甲状腺功能、血糖和尿常规等指标；如治疗前已存在甲状腺功能异常或已患糖尿病，最好先用药物控制甲状腺功能异常或糖尿病，然后再开始干扰素治疗，同时应每月检查甲状腺功能等；⑤应定期评估精神状态，尤其是对出现明显抑郁症和自杀倾向的患者，应立即停药并严密监护。

E. 治疗结束后随访。无论有无应答，停药后 6 个月内每 2 个月检测一次 ALT、AST、HBV 血清学标志和 HBV DNA、HCV RNA 载量，以后每 3 ~ 6 个月检测一次，如有病情变化，应缩短检测间隔时间。

F. 常见不良反应及临床处理。①流感样症候群：表现为寒战、发热、头痛、肌肉酸痛和乏力等，可给予解热镇痛药对症处理，不用停用干扰素。随疗程进展，此类症状可逐渐减轻或消失。②一过性骨髓抑制：主要表现为外周血白细胞（中性粒细胞）和血小板减少。如中性粒细胞计数 ≤ 0.75×10^9/L，小板计数 < 50×10^9/L，应降低干扰素剂量；1 ~ 2 周后复查，如恢复，则逐渐增加至原量。如中性粒细胞计数 ≤ 0.5×10^9/L，血小板计数 < 30×10^9/L，则应停药。对中性粒细胞明显降低者，可试用粒细胞集落刺激因子（G-CSF）或粒细胞 - 巨噬细胞集落刺激因子（GM-CSF）治疗。③精神异常：出现抑郁、妄想、重度焦虑等精神症状应停药。④诱导自身免疫性病：如出现甲状腺功能减退或亢进、糖尿病、血小板减少、银屑病、白斑、类风湿关节炎和系统性红斑狼疮样综合征等，严重者应停药。

2）核苷（酸）类似物治疗。仅用于慢性乙型肝炎的抗病毒治疗。主要通过作用于 HBV 的聚合酶区，通过取代病毒复制过程中延长聚合酶链所需的结构相似的核苷，终止链的延长，从而抑制病毒复制。

A. 目前已批准临床使用或正在进行临床试验即将进入临床使用的药物有以下几种。①拉米夫定（lamivudine）：剂量为一日 100mg，顿服。耐受性较好，不良反应发生率低，仅部分患者出现全身乏力、头痛、胃痛及腹泻，部分患者可出现过敏。随用药延长，患者耐药比率增加，部分病例会出现 YMDD 变异，病情加重，少数甚至发生肝衰竭。②阿德福韦酯（adefovir dipivoxil）：剂量为一日 10mg，顿服。在较大剂量时有一定肾毒性，主要表现为血清肌酐升高和血磷下降。但每天 10mg 剂量对肾功能影响较小。应定期监测血清肌酐和血磷。本药尤其适合于需长期用药或已发生拉米夫定耐药者。③恩替卡韦（entecavir）：剂量为一日 0.5mg，顿服。具有较强低耐药的特点，可较强地抑制 HBV 复制，使 HBV DNA 水平迅速下降或阴转、ALT 复常、肝组织改善。对初治患者治疗 1 年时耐药发生率为 0，4 ~ 5 年的耐药发生率不足 1.2%。但对已发生 YMDD 变异患者治疗 1 年时耐药发生率为 5.8%。④替比夫定（telbivudine）：剂量为一日 600mg，顿服。具有迅速降低 HBV DNA 水平，同时提高 HBeAg 血清转换率的特点。为 B 级妊娠安全性药物，无动物致畸作用。服用不受进食影响，肾功能不全应减量。具有较好的安全性和耐受性。替比夫定常见不良反应有：头晕、头痛、疲劳、乏力、腹泻、恶心、皮疹、血淀粉酶升高。

B. 应用核苷（酸）类似物治疗时的监测和随访如下。①治疗前检查：生化指标包括 ALT、AST、胆红素、清蛋白等；病毒学标志包括 HBeAg、抗 –HBe 和 HBV DNA 的基线状态或水平；根据病情检测血常规、磷酸肌酸激酶和血清肌酐等。另外，有条件医院在治疗前后可行肝组织学检查。②治疗过程中应对相关指标定期监测和随访，以评价疗效和提高依从性：生化学指标治疗开始后每月 1 次，连续 3 次，以后随病情改善可每 3 个月 1 次；病毒学标志治疗开始后每 3 个月检测 1 次 HBsAg、HBeAg、抗 –HBe 和 HBV DNA；根据病情检测血常规、血清磷酸肌酸激酶和肌酐等指标。

3）特殊情况 HBV 感染者的抗病毒治疗。

A. 应用免疫抑制剂和细胞毒性药物的 HBsAg 携带者。无论 HBV DNA 载量如何，在用药前 2 ~ 4 周均应服用核苷（酸）类似物预防治疗。预防用药应该选择抑制 HBV DNA 作用迅速的药物，如拉米夫定、替比夫定与恩替卡韦，且尽可能选用耐药发生率较低的药物。因 IFN–α 具有骨髓抑制的作用，故不用于此类患者的预防治疗。细胞毒性药物和免疫抑制剂治疗停止后，应根据患者病情、初始治疗时 HBV DNA 载量决定核苷（酸）类似物停药时间。过早停药后可出现复发，甚至病情恶化。

B.HBV 相关肝移植患者。对 HBV 相关终末肝病或肝癌等待肝移植的患者应使用抑制 HBV 作用强且耐药发生率低的核苷（酸）类似物治疗，或采用核苷（酸）类似物联合治疗，以获得尽可能低的病毒载量，防止移植肝再感染。拉米夫定和（或）阿德福韦酯联合免疫球蛋白（HBIG）可安全有效地预防移植肝再感染，可将移植肝再感染率降至10%以下。HBV相关肝移植患者需要终身应用抗病毒药物以预防乙型肝炎复发。

C.妊娠患者。处于妊娠期的慢性乙型肝炎患者应尽可能妊娠前6个月完成抗病毒治疗。采用干扰素抗病毒治疗期间意外妊娠的患者需终止妊娠。采用拉米夫定抗病毒期间意外妊娠的患者，可在与患者充分沟通的情况下，继续应用拉米夫定抗病毒治疗。采用替比夫定、阿德福韦酯与恩替卡韦抗病毒治疗的患者，可考虑换用拉米夫定继续抗病毒治疗。对HBV DNA载量高的孕妇，可于孕期28～34周采用拉米夫定或替比夫定进行母婴传播阻断。

（5）中药治疗。宜结合病情、辨证选用。

（三）重型肝炎（肝衰竭）

目前重型肝炎的内科治疗尚缺乏特效药物和手段。治疗原则为：强调早期诊断、早期治疗，针对不同病因和诱因采取相应的治疗措施和综合治疗措施，并积极防治各种并发症。有条件者早期进行人工肝治疗，视病情进展情况进行肝移植前准备。

1.一般支持治疗　绝对卧床、情绪安定是治疗的重要环节。应实施重症监护，加强病情监测和病情评估，注意消毒隔离，加强口腔护理及肠道管理，预防医院感染发生。鼓励摄入清淡易消化饮食，推荐肠道内营养，包括高碳水化合物、低脂、适量蛋白饮食，提供每千克体重35～40kcal的总热量，肝性脑病患者需减少膳食中蛋白质含量，控制肠内氨的产生。进食不足者，每日静脉补给足够的热量、液体和维生素。进行血气监测，注意纠正水、电解质及酸碱平衡紊乱，特别要注意纠正低钠、低氯、低镁、低钾血症，保持机体内环境稳定。积极纠正低蛋白血症，补充清蛋白或新鲜血浆，并酌情补充凝血因子。禁用对肝肾有损害的药物。

2.抗病毒治疗　对HBV相关的重型肝炎(肝衰竭)患者应用核苷(酸)类似物抗病毒治疗，可改善患者病情、提高生存率、降低肝衰竭相关并发症的发生率和肝移植后乙型肝炎复发的风险。对HBsAg阳性或HBV DNA阳性的重型肝炎（肝衰竭）者应尽早进行抗病毒治疗，建议应用拉米夫定、恩替卡韦与替比夫定等抑制病毒作用强且迅速的核苷（酸）类似物。一般不主张使用干扰素。

3.微生态调节治疗　重型肝炎（肝衰竭）患者存在肠道微生态失衡，肠道益生菌减少，肠道有害菌增加，而应用肠道微生态制剂可改善重型肝炎(肝衰竭)患者预后。根据这一原理，可应用肠道微生态调节剂、乳果糖或拉克替醇，以减少肠道细菌易位或降低内毒素血症及肝性脑病的发生。

4.促进肝组织修复治疗　为减少肝细胞坏死，促进肝细胞再生，可酌情使用促肝细胞生长因子（120 ~ 200mg/d）和前列腺素 E_1 脂质体（10 ~ 20μg/d）静脉滴注，但疗效尚需进一步确定。

5. 免疫调节剂　重型肝炎（肝衰竭）发生、发展过程中，机体免疫变化明显。早期多以免疫亢进为主，后期则以免疫抑制为主。故重型肝炎（肝衰竭）前期或早期，若病情发展迅速且无严重感染、出血等并发症者，也可酌情使用肾上腺皮质激素，而后期使用免疫增强药物是有益的。

6. 防治并发症

（1）肝性脑病。去除诱因，如严重感染、出血及电解质紊乱等；限制蛋白饮食；应用乳果糖，一日 30 ~ 60ml，口服或高位灌肠，可酸化肠道，促进氨的排出，调节微生态，减少肠源性毒素吸收；视患者的电解质和酸碱平衡情况酌情选用精氨酸、门冬氨酸、鸟氨酸等降氨药物；对慢性肝衰竭或慢加急性肝衰竭患者可酌情使用支链氨基酸或支链氨基酸与精氨酸混合剂以纠正氨基酸失衡；有颅内压增高者，应及早快速静滴甘露醇 0.5 ~ 1.0g/kg。

（2）上消化道出血，可常规使用 H_2 受体阻滞剂（雷尼替丁或法莫替丁）或质子泵抑制剂（奥美拉唑）预防出血。重型肝炎（肝衰竭）患者常合并维生素 K 缺乏，应常规使用维生素 K（5 ~ 10mg）。对显著凝血障碍患者，可给予输入新鲜血浆、凝血酶原复合物和纤维蛋白原等补充凝血因子，血小板显著减少者可输注血小板；对门静脉高压性出血患者，为降低门静脉压力，首选生长抑素类似物（奥曲肽、施他宁），也可使用垂体后叶素（或联合应用硝酸酯类药物）；食管胃底静脉曲张所致出血者可用三腔二囊管压迫止血；或行内镜下硬化剂注射或套扎治疗止血；也可行介入治疗，如 TIPS 治疗。对 DIC 者可酌情给予小剂量低分子肝素或普通肝素，对有纤溶亢进证据者可应用氨甲环酸或氨甲苯酸等抗纤溶药物。上消化道出血时，除采取以上措施外，可口服凝血酶、去甲肾上腺素、云南白药，静脉滴注巴曲酶、酚磺乙胺等治疗。出血抢救时应消除患者紧张情绪，并给予吸氧。

（3）肝肾综合征。目前尚无有效治疗方法。在重型肝炎（肝衰竭）的治疗过程中，应注意：避免使用各种肾损害药物，避免引起血容量降低的各种因素。保持有效循环血容量，低血压初始治疗建议静脉输注生理盐水；保持平均动脉压 ≥ 75mmHg；限制液体入量，24 小时总入量不超过尿量加 500 ~ 700ml；顽固性低血压患者可使用系统性血管活性药物，如特利加压素或去甲肾上腺素加清蛋白静脉输注，但在有颅内高压的严重脑病患者中应谨慎使用，以免因脑血流量增加而加重脑水肿；可应用前列腺素 E 和多巴胺静脉滴注并配合使用利尿剂，使 24 小时尿量不低于 1000ml。积极行人工支持治疗，大多不宜透析。

（4）继发感染。必须加强护理、严格消毒隔离、常规进行血液和其他体液的病原学检测；除了慢性肝衰竭时可酌情口服喹诺酮类作为肠道感染的预防以外，一般不需常规预防性使用抗菌药物；一旦出现感染，应首先根据经验选择抗菌药物，并及时根据培养及药物敏感试验结果调整用药。胆系、腹膜感染选择头孢菌素、喹诺酮类；肺部感染选择去加万古霉素；厌氧菌感染选择甲硝唑；真菌感染选择氟康唑；严重感染选择广谱抗生素或联合用药。使用强效或联合抗菌药物、激素等治疗时，应同时注意防治真菌二重感染。

7. 人工肝支持系统　人工肝支持系统是治疗重型肝炎（肝衰竭）有效的方法之一，通过体外的机械、理化和生物装置，清除各种有害物质，补充必需物质，改善内环境，暂时替代衰竭肝脏的部分功能，为肝细胞再生及肝功能恢复创造条件或为等待进行肝移植创造机会。目前非生物型人工肝已在临床广泛应用并被证明有一定疗效；对未达到肝衰竭诊断标准，但有肝衰竭倾向者，可行早期干预；对晚期肝衰竭患者亦可进行治疗，但并发症多见，治疗风险较大。生物性人工肝是人工肝发展的方向，但进展缓慢。

8. 肝移植　对经积极内科综合治疗和（或）人工肝治疗疗效欠佳的中晚期肝衰竭患者，肝移植是最有效的挽救性治疗手段，目前该技术基本成熟。对感染 HBV 所致的肝衰竭患者采用核苷（酸）类似物、高效价抗乙肝免疫球蛋白进行移植前抗病毒治疗，显著提高了肝移植的成功率；对晚期丙型肝炎患者进行肝移植治疗，术后 5 年生存率也可达 30% ~ 40%。目前由于肝移植价格昂贵、供肝来源困难、排异反应、继续感染阻碍其临床广泛使用。

（四）淤胆型肝炎

早期治疗同急性黄疸型肝炎。在保肝治疗的基础上，黄疸持续不退时，可加用泼尼松（一日 40 ~ 60mg，分次口服）或地塞米松（一日 10 ~ 20mg，静脉滴注），2 周后如血清胆红素显著下降，可逐步减量，并于 1 ~ 2 周后停药。如果经 2 周激素治疗后胆红素无明显下降则停用。

（五）肝炎后肝硬化

可参照慢性肝炎和重型肝炎的治疗。有门静脉高压显著伴脾功能亢进明显时可考虑手术或介入治疗。

【预防】

（一）控制传染源

肝炎患者和病毒携带者是本病的传染源。急性患者应隔离治疗至病毒消失。慢性患者和携带者可根据病毒复制指标评估传染性大小。抗病毒治疗是有效控制传染性的重要措施，因此符合抗病毒治疗情况的尽可能予抗病毒治疗。凡现症感染者不能从事食品加工、饮食服务、饮水供应、托幼保育等工作。对献血者进行严格筛选，不合格者不得献血。

（二）切断传播途径

1. 甲型和戊型肝炎 搞好环境卫生和个人卫生，养成良好的卫生习惯，接触患者后、饭前、便后用肥皂和流动水洗手，防止"病从口入"。加强水源管理和粪便管理，做好饮水消毒和食品卫生工作。

2. 乙、丙、丁型肝炎 加强托幼单位和服务行业的卫生监督和管理，严格执行餐饮用具消毒制度。理发、美容、洗浴用具应按规定进行消毒处理。儿童实行"一人一巾一杯"制。使用一次性注射器材，实行"一人一针一管"制。各种医疗器械和患者用具应实行"一人一用一消毒"制。对脓、血、分泌物及其污染物品必须严格消毒处理。严防血液透析、介入性诊疗、脏器移植时感染肝炎病毒。加强血制品管理，每一个献血员和每一单元血液都要经过最敏感方法检测 HBsAg 和抗－HCV，有条件时应同时检测 HBV DNA 和 HCV RNA。采取主动和被动免疫阻断母婴传播。

（三）保护易感人群

1. 甲型肝炎

（1）主动免疫。凡血清抗－HAV IgG 阴性者均为易感人群，均可接种疫苗。婴幼儿、儿童为主要接种对象。现国内使用的甲肝疫苗有甲肝纯化灭活疫苗和减毒活疫苗两种类型。前者为灭活后纯化的全病毒颗粒，后者以减毒的活病毒为主。减毒活疫苗水针剂，价格低廉，保护期达 5 年以上，但稳定性差。近年冻干减毒活疫苗已问世。灭活疫苗抗体滴度高，保护期可持续 20 年以上，安全性高，目前国内外均使用。在接种程序上减毒活疫苗接种 1 针，灭活疫苗接种 2 针（0、6 个月），于上臂三角肌处皮下注射，一次 0.1ml。甲肝减毒活疫苗应冷藏条件下运输，2 ~ 8℃保存有效期为 5 个月。

（2）被动免疫。对于近期与甲型肝炎患者有密切接触的易感儿童可用免疫球蛋白肌内注射，注射时间越早越好，不应迟于接触后 7 ~ 14 天，免疫期 2 ~ 3 个月。

2. 乙型肝炎

（1）主动免疫。凡 HBsAg、抗－HBs 阴性者均为易感人群，均可接种乙肝疫苗。接种乙肝疫苗是预防和控制乙肝流行最关键的措施和最有效的方法。在我国乙肝疫苗为计划免疫接种内容，婴幼儿和高危人群（如医务人员、经常接触血液的人员、托幼机构工作人员、器官移植患者、免疫功能低下者、经常接触输血或血液制品者、易发生外伤者、HBsAg 阳性者的家庭成员、同性恋或有多个性伴侣及静脉吸毒者等）是主要接种对象。普遍采用 0、1、6 个月的接种程序，即接种第 1 针疫苗后，间隔 1 个月及 6 个月注射第 2 和第 3 针疫苗。接种部位：新生儿为臀前部外侧肌内注射，儿童和成人为上臂三角肌中部肌内注射，每次 10 ~ 20μg（基因工程疫苗），高危人群可适当加大剂量，抗－HBs 低于 10mU/ml，可给予加强免疫。对于免疫功能低下或无应答者，应增加疫苗的接种剂量（60μg）和针次。

（2）被动免疫。HBV慢性感染母亲的新生儿和暴露于HBV的易感者应尽早注射乙型肝炎免疫球蛋白，保护期约3个月。

3.戊型肝炎　世界上第一个用于预防戊型肝炎的疫苗——"重组戊型肝炎疫苗（大肠埃希菌）"，由我国厦门大学夏宁邵教授带领的研究小组于2012年研制成功，采用0、1、6个月的接种程序，每次肌内注射30μg/0.5ml，保护率达到100%。

目前丙型、丁型肝炎尚缺乏特异性免疫预防措施。

【预后】

（一）急性肝炎

急性肝炎患者多在3个月内临床康复。甲型肝炎预后良好，病死率约为0.01%；戊型肝炎病死率一般为1%～5%，妊娠后期患戊型肝炎的病死率可高达10%～40%；急性乙型肝炎60%～90%可完全恢复，10%～40%可转为慢性或携带者；急性丙型肝炎60%～85%转为慢性肝炎或携带者；急性丁型肝炎重叠HBV感染时约70%转为慢性。

（二）慢性肝炎

轻度慢性肝炎一般预后良好；重度慢性肝炎预后较差，约80%5年内可发展为肝硬化，少数发展为肝癌；中度慢性肝炎在轻度和重度之间。慢性丙型肝炎较慢性乙型肝炎预后稍好。

（三）重型肝炎

重型肝炎（肝衰竭）预后差，病死率为50%～70%。年龄较小、治疗及时、无并发症者死亡率较低。急性重型肝炎（肝衰竭）存活者远期预后较好，多不发展为慢性肝炎及肝硬化；亚急性重型肝炎（肝衰竭）存活者大多发展为慢性肝炎及肝硬化；慢性重型肝炎（肝衰竭）预后最差，病死率可达80%以上，存活者可有病情多次反复。

（四）淤胆型肝炎

急性淤胆型肝炎预后较好，基本都能康复。慢性淤胆型肝炎预后差，容易发展为胆汁性肝硬化。

（五）肝炎肝硬化

静止性肝硬化可长时间维持生命，活动性肝硬化预后不良。部分肝炎肝硬化可演变为肝细胞癌（HCC）。

甲型肝炎主要表现为急性肝炎，一般临床经过顺利。以往认为甲型肝炎不转为慢性，但近有报道认为8%～10%的甲型肝炎可迁延至12～15个月，亦可复发，或粪内长期携带HAV。乙型肝炎中急性无黄疸型肝炎远多于急性黄疸型且易于演变为慢性肝炎。HBV无症状携带多属在婴幼儿期感染者。HBV 慢性感染与原发性肝细胞性肝癌的发生密切相关。急性丙型肝炎的临床表现一般较乙型肝炎为轻，仅 20% ~ 30% 病例出现黄疸，演变为慢性肝炎的比例亦高于乙型肝炎，尤以无黄疸型为甚。HCV 携带者较普遍。慢性 HCV 感染亦与原发性肝细胞性肝癌密切相关。HDV 与 HBV 同时感染称为联合感染，多表现为一般的急性肝炎，有时可见双峰型血清 ALT 升高，病情多呈良性自限性经过。在 HBsAg 无症状携带者重叠感染 HDV，常使患者肝脏产生明显病变，且易于发展为慢性丁型肝炎；HDV 重叠感染若发生于慢性乙型肝炎患者，则常使原有病情加重，可迅速发展为慢性活动型肝炎或肝硬化甚至可能发生重型肝炎。戊型肝炎多表现为急性黄疸型肝炎，很少发展为慢性肝炎。儿童多为亚临床型，老年患者黄疸重且持久，孕妇病死率高。

【口腔执业医师资格考试高频考点及例题】

试题 1：多在秋、冬季发病的病毒性肝炎是（　　　　）

A. 甲型病毒性肝炎　B. 乙型病毒性肝炎　C. 丙型病毒性肝炎

D. 丁型病毒性肝炎　E. 非甲非乙型病毒性肝炎

答案：A

解析：考查病毒性肝炎的临床表现。甲型病毒性肝炎又称短潜伏期肝炎，是由甲型肝炎病毒（HAV）引起的以肝脏损害为主的传染病。传染源主要为患者和带病毒者，经粪—口传播，多在秋、冬季发病。HAV 经口进入体内后，经肠道进入血流，引起病毒血症，约 1 周后到达肝脏，随即通过胆汁排入肠道并出现于粪便中。

试题 2：对乙型肝炎病毒感染具有保护作用的是（　　）

A. 抗 HBE　B. 抗 HBs　C.DNA 聚合酶　D. 抗核抗体　E. 抗 HBc

答案：B

解析：抗 –HBs 阳性表示对 HBV 有保护作用，阴性说明对 HBV 易感。

试题 3：乙型肝炎可以采用下列哪种生物制品进行人工被动免疫（　　）

A. 抗毒素　B. 丙种球蛋白　C. 胎盘球蛋白　D. 特异性高效价免疫球蛋白　E. 乙型肝炎疫苗

答案：D

解析：HBV 慢性感染母亲的新生儿和暴露于 HBV 的易感者应尽早注射乙型肝炎免疫球蛋白，进行被动免疫，保护期约 3 个月。

试题 4：下列哪项是乙肝病毒复制指标（　　）

A. HBsAg　B. 抗 HBE　C. 抗 HBs　D.HBeAg　E. 抗 HBc IgG

答案：D

解析：HBeAg 阳性表示 HBV 复制活跃且有较强的传染性，持续阳性易转为慢性肝炎。

【直通岗位】

病例讨论：男性，42 岁，病毒性乙型肝炎 10 年，因意外摔伤造成右上颌中切牙脱位，需拔牙治疗，无骨折。请结合患者情况，制定诊疗及综合处理方案（主要从病原学和流行病学方面制定综合处理方案）。

（綦 兵 李亚利）

第三节 细菌性痢疾

学习目标

掌握：急性普通型菌痢的临床表现、诊断及鉴别诊断和预防。

熟悉：细菌性痢疾的流行病学特点。

了解：细菌性痢疾的病原学特征。

细菌性痢疾（bacillary dysentery）简称菌痢，是由志贺菌（也称痢疾杆菌）引起的肠道传染病。主要临床表现为腹痛、腹泻、里急后重和黏液脓血便，可伴有发热及全身毒血症状，严重者可有感染性休克和（或）中毒性脑病。

【病原学】

志贺菌属肠杆菌科志贺菌属，革兰染色阴性，无鞭毛及荚膜，不形成芽孢，有菌毛，为兼性厌氧菌，在普通培养基上生长良好。

志贺菌属的抗原有菌体（O）抗原、表面（K）抗原和菌毛抗原。O抗原有群和型特异性，根据抗原结构和生化反应不同，目前将志贺菌属分为4群，即A群痢疾志贺菌、B群福氏志贺菌、C群鲍氏志贺菌、D群宋内志贺菌，又进一步分为47个血清型（表2-8-1）。各群、型之间多无无交叉反应。各型志贺菌死亡后均能释放内毒素，进而引起全身反应如发热、毒血症、休克等表现。A群痢疾志贺菌还可产生外毒素，该毒素又称志贺毒素，具有细胞毒性、肠毒性和神经毒性等活性，因此，A群痢疾志贺菌引起的临床症状最重。

表 2-8-1 志贺菌属的分型

菌名	群别	甘露糖	葡萄糖	血清型和亚型
痢疾志贺菌	A	−	+	15 个
福氏志贺菌	B	+	+	13 个
鲍氏志贺菌	C	+	+	18 个
宋内志贺菌	D	+	+	1 个

志贺菌每20～30年即发生一次菌群交替变迁。目前，发达国家流行以D群宋内志贺菌为主，发展中国家以B群福氏志贺菌为主。我国大多数地区以B群福氏志贺菌为主，尤以2a亚型、3型为多；其次为D群宋内志贺菌，且有不断上升之趋势，再次为C群鲍氏志贺菌。但近年来，河南、云南等少数地区有A群痢疾志贺菌流行趋势。了解菌群分布特点及菌型变迁情况，对制备菌苗、预防细菌性痢疾有重要意义。

志贺菌在外界环境中生存力较强，在水果、蔬菜及患者接触的物品上能生存 1 ~ 2 周，在牛奶中存活 20 天。温度越低，志贺菌生存时间越长。在各群志贺菌中，抵抗力由强至弱依次为 D 群宋内志贺菌、B 群福氏志贺菌、A 群痢疾志贺菌。志贺菌对理化因素敏感，日光照射 30 分钟即可杀灭，加热 60℃ 15 分钟死亡。对各种化学消毒剂，如苯扎溴铵、过氧乙酸、升汞、苯酚以及含氯消毒剂等均敏感。

【流行病学】

（一）传染源

传染源包括急、慢性菌痢患者及带菌者。其中非典型患者、慢性菌痢患者及无症状带菌者由于症状不典型而易被忽略，因此，在流行病学上具有重要意义。

（二）传播途径

经粪—口途径传播。志贺菌随传染源的粪便排出体外，污染食物、水源、生活用品，经口使人感染；苍蝇、蟑螂等污染食物通过间接方式传播，引起感染。在流行季节因食入污染的食物、饮用水，则可引起食物或水型暴发流行，常发生于夏秋季；生活接触传播是非流行季节散发病例的主要传播途径。

（三）人群易感性

人群普遍易感，学龄前儿童发病率高，其次为青壮年。病后所产生的免疫力短暂而且不稳定，不同菌群和血清型之间无交叉免疫，故易于反复感染而多次发病。

（四）流行特征

本病全年均可发生，但有明显的季节性，以夏秋季居多，一般为散发，也可流行。夏秋季节发病率升高的原因除与降雨量多、苍蝇活动有关外，还与夏季人们喜食冷饮、凉菜、瓜果的机会多有关。感染者中儿童及中青年较多，这与他们生活的特点以及接触病原菌机会较多有关。

【发病机制及病理解剖】

（一）发病机制

志贺菌进入人体后的发病过程取决于细菌的数量、致病力和人体抵抗力。其致病力取决于对肠黏膜上皮细胞的吸附和侵袭力。具有强侵袭力的菌株可以引起病变。该菌进入消化道后，大部分被胃酸杀死，少量进入下消化道的细菌也可因肠道内的正常菌群拮抗作用以及肠黏膜分泌型 IgA 阻止其对肠黏膜上皮的黏附作用而无法致病。当人体免疫力下降时，致病菌可侵入结肠黏膜上皮细胞，通过基底膜进入固有层，并在其中繁殖、产生毒素，引起肠黏膜的炎症反应和循环障碍，导致肠黏膜出现炎症、坏死和溃疡，临床上出现腹痛、腹泻和黏液脓血便。直肠括约肌受刺激后可产生里急后重。由于志贺菌在人体内被吞噬细胞吞噬，且很少侵入黏膜下层，一般不侵入血流，故极少引起菌血症或败血症，只有在人体防御能力很差时，尤其是儿童、老年人及 HIV 感染者，才会偶尔发生败血症。

各种志贺菌菌体裂解时均释放内毒素，部分菌株可产生外毒素。内毒素可以作用于肠壁，使其通透性增加，促进内毒素吸收入血，引起发热及毒血症症状；另外，内毒素可以破坏肠黏膜，形成炎症、溃疡，表现为典型的脓血便；其也可直接刺激肠壁自主神经系统，导致肠功能紊乱、蠕动失调和痉挛加重，尤以直肠括约肌痉挛最明显，引起腹痛、腹泻及里急后重。外毒素可引起肠黏膜的炎症和破坏，表现为病初的水样腹泻和神经系统症状。

（二）病理解剖

菌痢的病理变化主要见于乙状结肠和直肠，严重者可累及整个结肠，甚至回肠末段。急性菌痢的典型病理变化变为弥漫性纤维蛋白渗出性炎症，肠黏膜表面有大量黏液脓性渗出物覆盖。严重者大片坏死的肠黏膜上皮细胞与黏液脓性渗出物共同形成灰白色假膜，脱落后可见黏膜溃疡。由于病变仅累及肠道黏膜固有层，故很少并发肠穿孔及大量肠出血。

慢性菌痢可有肠黏膜水肿和肠壁增厚，黏膜溃疡反复形成和修复，引起肠壁息肉样增生及瘢痕形成，少数病例因肠壁纤维瘢痕组织收缩而引起肠腔狭窄。

中毒性菌痢肠道病变轻微，很少有溃疡，多数仅见肠黏膜充血、水肿，但全身病变重，其发病原因不明确，除志贺菌内毒素作用外，还可能与患者的特异体质有关。具有特异体质的患者对内毒素呈现异常强烈反应，血中儿茶酚胺等多种血管活性物质的释放，引起全身小血管活性物质的释放，引起全身小血管痉挛，从而引起急性微循环障碍，出现休克、重要脏器功能衰竭、脑水肿和脑疝。

【临床表现】

潜伏期一般为 1 ~ 3 天，短者数小时，长者可达 7 天。患者潜伏期的长短和病情的轻重主要取决于患者的年龄、抵抗力、细菌的数量、毒力以及菌型等因素。痢疾志贺菌感染引起菌痢的症状较重，发热、腹泻、脓血便持续时间较长，但预后大多良好；宋内志贺菌感染症状较轻，且非典型病例多；福氏志贺菌感染介于两者之间，但排菌时间较长，且易转为慢性。根据病程长短和病情轻重将菌痢分为以下临床类型。

（一）急性菌痢

1.普通型（典型）　起病急，畏寒、高热，体温高达 39℃，可伴头痛、乏力、食欲减退，并出现腹痛、腹泻及里急后重。大便每天 10 ~ 20 次或以上，初为稀便或水样便，量多，

1～2天后转为黏液或黏液脓血便，每次量少，里急后重更明显。体检时可有左下腹压痛，肠鸣音亢进。急性典型菌痢的自然病程为1～2周，大多数可缓解或恢复，部分患者可转为慢性。少数重症患者，尤其是体弱儿童及老年人，每日腹泻可达数十次，甚至大便失禁，且常伴有脱水、电解质平衡失调及酸中毒。

2. 轻型（非典型）　全身毒血症状轻或无，可无发热或仅有低热。急性腹泻，大便每日不超过10次，常无脓血，轻微腹痛而无明显里急后重。3～7天即可痊愈，少数患者可转为慢性。

3. 中毒性菌痢　多见于2～7岁、体质较好儿童，起病急骤，病情凶险，突起畏寒、高热，体温可高达40℃以上，伴精神萎靡、面色青灰、四肢厥冷、烦躁、反复惊厥、昏迷及抽搐，可迅速发生循环及呼吸衰竭。临床上主要表现为严重毒血症、休克和（或）中毒性脑病，而局部消化道症状轻，甚至患者无腹痛、腹泻症状，用直肠拭子或生理盐水灌肠后才能发现黏液便，显微镜下可见红、白细胞。根据中毒症状的临床表现，又分为以下三型。

（1）休克型（周围循环衰竭型）。此型较多见，主要为中毒性休克的表现。由于全身微血管痉挛，微循环障碍，早期患者表现为精神萎靡、面色苍白、四肢厥冷、脉搏细数、血压正常或稍低，脉压小，此时神志清楚。后期患者则出现皮肤花斑，血压下降或测不出，脉搏难触及，少尿或无尿，不同程度意识障碍等。

（2）脑型（呼吸衰竭型）。由于脑血管痉挛而引起脑缺血、缺氧、脑水肿及颅内压增高，严重者可发生脑疝。临床表现主要为中枢神经系统症状，患者可出现烦躁不安、惊厥、嗜睡、昏迷、瞳孔不等大及对光反射消失等，严重者出现中枢性呼吸衰竭，表现为呼吸节律不齐、深浅不一、双吸气、叹息样呼吸、下颌呼吸及呼吸暂停。此型较为严重，病死率高。

（3）混合型。兼有以上两型的临床表现，开始表现为高热、惊厥，如抢救不及时，则迅速发展为呼吸、循环衰竭。此型病情最为凶险，病死率最高。

（二）慢性菌痢

指急性菌痢病程超过2个月未愈者，即为慢性菌痢。其发生可能与下列因素有关。①细菌因素：如福氏志贺菌易致慢性感染；②耐药菌株感染引起慢性化；③因胃肠道慢性疾病、原有营养不良及肠道分泌型IgA减少而致患者抵抗力下降；④急性期未及时诊断及抗菌治疗不彻底者。根据临床表现将慢性菌痢分为3型，其中慢性迁延型最为常见，急性发作型次之，慢性隐匿型少见。

（1）慢性迁延型。发生率约10%，急性菌痢后，长期反复发作或迁延不愈，时轻时重，常有腹痛、腹泻、腹胀等症状。大便不成形或稀便，常带有黏液，偶有脓血，或者便秘与腹泻交替出现。左下腹可有压痛，部分患者可扪及增粗或呈条索状的乙状结肠。长期腹泻者可有乏力、贫血、营养不良及维生素缺乏等表现。

（2）急性发作型。发生率约5%，有慢性菌痢病史，间隔一段时间又发生急性菌痢的表现。常因受凉、进食生冷食物或劳累等诱因而引起急性发作。患者有腹痛、腹泻和脓血便，而发热等毒血症状较轻。应做粪便细菌培养与再感染相鉴别。

（3）慢性隐匿型。发生率为2%～3%，1年内有菌痢病史，临床症状消失2个月以上，但乙状结肠镜检查可发现肠黏膜炎症甚至溃疡等病变，粪便培养可检出志贺菌。

【实验室检查】

（一）血常规检查

急性期患者血白细胞总数增高，多在（10～20）×10^9/L，中性粒细胞也有升高。慢性患者可有轻度贫血。

（二）粪便常规

急性典型菌痢粪便每次量少，常只有黏液脓血便而无粪质。镜检可见白细胞（≥15个/高倍视野）及少量红细胞，查出吞噬细胞有辅助诊断价值。

（三）病原学检查

1.细菌培养　菌痢的确诊有赖于粪便培养出志贺菌，同时通过药物敏感试验指导临床抗菌药物的选择。为提高细菌培养的阳性率，应在抗菌药物使用之前采集新鲜标本，取粪便脓血部分及时送检，且早期多次送检。

2.特异性核酸检测　采用聚合酶链反应（PCR）或核酸杂交可直接检查粪便中的志贺菌的核酸。尤其是PCR方法不仅能缩短检测时间，而且适用于检测使用抗菌药物后患者标本中死亡的志贺菌DNA，对于细菌培养阴性的患者亦是较好的检测方法，具有灵敏度高、特异性强、快速简便等优点，但因上述检测方法的条件要求较高，目前尚未广泛应用。

3.免疫学检查　应用免疫学方法检测志贺菌或抗原，与细菌培养比较，具有早期、快速的优点，对细菌性痢疾的早期诊断有一定帮助。但由于粪便中抗原成分复杂，易出现假阳性反应，故临床上尚未推广。

（四）乙状结肠镜或纤维肠镜检查

常用于慢性腹泻且病因不明者。由于慢性菌痢结肠黏膜充血、水肿，呈粗糙颗粒状，肠镜下可见溃疡、瘢痕及息肉，故在肠镜直视下取溃疡部位渗出物做细菌培养，阳性率比粪便培养高。

（五）钡餐灌肠X线检查

常用于慢性菌痢检查。可见肠黏膜纹理紊乱、肠壁增厚、肠道痉挛、袋形消失及肠腔狭窄等变化。

【诊断和鉴别诊断】

（一）诊断

1. 流行病学资料　发病在夏秋季，病前有不洁饮食、不良卫生习惯或与患者接触史。

2. 临床表现　急性菌痢临床表现为发热、腹痛、腹泻、黏液脓血便以及里急后重，左下腹部有明显压痛。中毒性菌痢以儿童多见，临床表现有高热、惊厥、意识障碍及循环、呼吸衰竭，而胃肠道症状轻微，甚至无腹痛、腹泻，常需盐水灌肠取便或直肠拭子采便送检方可诊断。慢性菌痢患者则有急性菌痢史，病程超过 2 个月而病情未痊愈。

3. 粪便镜检　镜检可见大量白细胞、红细胞和吞噬细胞者即可诊断。但确诊有赖于粪便培养出志贺菌。

4. 其他　慢性腹泻原因不明者，可行乙状结肠镜检查以辅助诊断。免疫学及 PCR 方法需具备一定的检测条件，而且由于粪便中抗原成分复杂，易出现假阳性反应，故目前尚未广泛使用。

（二）鉴别诊断

菌痢应与多种感染性腹泻进行鉴别。

1. 急性菌痢

（1）急性阿米巴痢疾。菌痢与急性阿米巴痢疾的鉴别要点见表 2-8-2。

表 2-8-2　菌痢与急性阿米巴痢疾的鉴别

鉴别要点	菌痢	急性阿米巴痢疾
病原及流行病学	志贺菌，散发性，可引起流行	溶组织内阿米巴滋养体，散发性
潜伏期	数小时至 7 天	数周至数月
全身症状	多有发热及毒血症症状	多不发热，少有毒血症症状
胃肠道症状	腹痛重，有里急后重，腹泻每日 10 余次或数十次	腹痛轻，无里急后重，腹泻每日数次
腹部压痛部位	多为左下腹压痛	多为右下腹压痛
粪便检查	量少，黏液脓血便，镜检有多数白细胞和红细胞，可见吞噬细胞，粪便培养有志贺菌	便量多，暗红色果酱样便，腥臭味浓，镜检白细胞少，红细胞多，有夏科－莱登晶体。可找到溶组织内阿米巴滋养体
乙状结肠镜检查	龛影直径＜25mm，壁光滑，位于胃腔轮廓之外，龛影周围胃壁柔软，可呈星状聚合征	有散发溃疡，边缘深切，周围有红晕，病变主要在盲肠、升结肠
血白细胞	急性期白细胞总数及中性粒细胞增多	早期稍增多

（2）其他细菌性肠道感染。如肠侵袭性大肠埃希菌、空肠弯曲菌及产气单胞菌等，其

临床表现与急性菌痢类似，也表现为发热、腹痛、腹泻、黏液便等。确诊有赖于粪便培养出不同的病原菌。

（3）细菌性胃肠型食物中毒。因进食被沙门菌、变形杆菌、大肠埃希菌及金黄色葡萄球菌等病原体或它们产生的毒素污染的食物引起。有集体进食同一食物及在同一潜伏期内集体发病的病史。呕吐明显，有腹痛、腹泻，大便多为稀水便，黏液脓血便及里急后重少见，腹部压痛多在脐周。粪便镜检白细胞一般不超过 5 个 /HP。确诊有赖于从患者呕吐物、粪便以及可疑食物中检出同一病原菌。

（4）急性坏死性出血性小肠炎。主要见于青少年，有发热、腹痛及腹泻，且毒血症状严重，短期内出现休克。粪便镜检主要为红细胞。常有全腹压痛及严重腹胀，粪便培养无志贺生长。

（5）其他。急性菌痢尚需与霍乱、病毒性肠炎及肠套叠相鉴别。

2. 中毒性菌痢

（1）休克型。需与其他细菌引起的感染性休克相鉴别。如败血症及暴发性流行性脑脊髓膜炎也可有发热及休克。血及粪便培养检出不同病原菌有助于鉴别。

（2）脑型。由于发病季节、年龄及高热、惊厥等均和流行性乙型脑炎（简称乙脑）相似，故须与其进行鉴别。乙脑起病后发展相对缓慢，中枢神经系统症状常在发热数日后出现，循环衰竭少见。常有脑膜刺激征和意识障碍，脑脊液检查有蛋白及白细胞增高，粪便检查无异常。乙脑特异性抗体 IgM 阳性可有助于鉴别。

3. 慢性菌痢

（1）直肠癌与结肠癌。多发生于中老年人。直肠癌与结肠癌常合并有肠道感染，患者常因继发感染而出现腹痛、腹泻、黏液脓血便，应用抗生素治疗后症状可缓解，极易误诊为慢性菌痢。因此凡遇到慢性腹泻、久治无效且伴进行性消瘦者，均应做肛门指检、钡餐X 线检查、乙状结肠镜或纤维肠镜检查，可有助于鉴别。

（2）慢性非特异性溃疡性结肠炎。为自身免疫性疾病，病程长，反复发作，有腹痛、黏液脓血便或伴发热，多次粪便培养无病原菌生长，抗菌治疗无效。乙状结肠镜检查见肠黏膜弥漫充血、水肿及溃疡形成，黏膜轻触易出血。晚期患者钡餐灌肠 X 线检查可见结肠袋形消失、肠管呈铅管样改变。常伴有其他自身免疫性疾病。

（3）慢性血吸虫病。部分患者也可有腹泻与脓血便，但有流行区疫水接触史，肝、脾肿大及血中嗜酸性粒细胞增多，确诊有赖于粪便孵化出血吸虫毛蚴，直肠镜黏膜活检压片检出血吸虫卵可确诊。

（4）肠结核。多继发于肺结核，可伴有乏力、盗汗、消瘦等结核毒血症状，病变部位主要位于回盲部，右下腹压痛或扪及包块，X 线钡餐检查有助于诊断。

【治疗】

（一）急性菌痢

1. 一般治疗　症状明显的患者必须卧床休息，忌疲劳。按照消化道传染病隔离。以易消化的流质或半流质饮食为宜，忌食油腻、生冷及不易消化的食物，少进食牛乳、蔗糖、豆制品等易产气和增加腹胀的食物。注意维持水、电解质及酸碱平衡，高热、呕吐、失水者可根据病情给予口服或静脉补液。腹痛明显者，可用解痉药物，如阿托品、山莨菪碱等，但由于延缓了细菌及毒素的排泄，故此类药物要慎用。

2. 抗菌治疗　自广泛应用抗生素以来，志贺菌属不断出现耐药菌，且呈多重耐药，给菌痢的防治工作带来很大困难。对既往常用的药物如氯霉素、链霉素、磺胺药、呋喃唑酮等普遍耐药，临床疗效降低。为了取得临床满意效果，也为了控制菌痢流行，经验性用药应根据当地流行菌株耐药情况和趋势，选用敏感抗菌药物；条件允许者最好先做粪便培养，根据药物敏感试验结果选用有效抗生素；抗菌药物疗效的考核应以粪便培养转阴率为主，治疗结束时转阴率应达 90% 以上。常用药物包括以下几种。

（1）喹诺酮类药物。属于半合成抗菌药物，对多种肠道感染有效，如志贺菌、沙门菌、弯曲菌、弧菌等。此药口服吸收好，耐药菌株相对少，毒副作用小，可作为首选药物。常用有诺氟沙星（氟哌酸），成人每次口服 200 ~ 300mg，一日 2 ~ 4 次；环丙沙星，成人 500mg，一日 2 次，疗程 3 ~ 5 天。其他喹诺酮类，如加替沙星、左氧氟沙星等也可酌情使用，不能口服者可静脉给药。由于本类药物影响骨骼发育，故孕妇、儿童及哺乳期妇女如非必要不宜使用。

（2）复发磺胺甲噁唑（SMZ-TMP）。每片含有 SMZ 400mg 和 TMP 80mg，成人每次 2 片，一日 2 次，首剂加倍，儿童酌情减量，疗程 3 ~ 5 天。对磺胺类药物过敏者、孕妇及严重肝肾功能不全者慎用。用药期间应注意观察血象。

（3）氨基糖苷类。庆大霉素，成人一日 16 万 ~ 24 万 U；或阿米卡星（丁胺卡那霉素），一日 1 ~ 1.5g，分 2 ~ 3 次肌内注射或静脉滴注，应注意观察可能发生的不良反应。

（4）头孢菌素类。第三代头孢菌素抗菌谱广，对肠道杆菌科细菌有良好的作用，常用头孢噻肟，每次 2g，一日 2 ~ 3 次，静脉滴注。亦可选用头孢他啶、头孢曲松、头孢哌酮等。

（5）其他。阿奇霉素、多西环素、庆大霉素、氨苄西林等药物也可根据药物敏感试验结果选用。

（二）中毒性菌痢

病情较凶险，变化迅速，故必须密切观察病情变化，如意识状态、脉搏、血压、呼吸及瞳孔变化，应早期诊断及时采取综合抢救措施。

1. 抗菌治疗　应用有效的抗菌药物静脉滴注。成人可选用环丙沙星，0.2～0.4g，静脉滴注，一日2次；或氧氟沙星静脉滴注，病情好转后转为口服。儿童可选用第三代头孢菌素如头孢哌酮、头孢他啶、头孢噻肟等。

2. 对症治疗

（1）降温镇静。高热患者应积极给予物理降温，以降低氧耗或减轻脑水肿，必要时可给予退热药。对于高热及惊厥者，可用亚冬眠疗法，给予氯丙嗪和异丙嗪每次各1～2mg/kg，肌内注射，反复惊厥者可给予地西泮、苯巴比妥钠肌内注射或水合氯醛灌肠。

（2）休克型治疗。①扩充血容量，早期快速静脉滴注低分子右旋糖酐（成人500ml，儿童10～15ml/kg）或输注平衡盐液，尽可能在数小时内改善微循环。待休克好转后则继续进行静脉输液维持。全日补液量及成分应根据患者心、肺功能和尿量而定。②改善微循环障碍，本病为高阻低排性休克，可应用血管活性药物，常用有山莨菪碱接触微血管痉挛，成人每次20～60mg，儿童每次0.5～2mg/kg；或用阿托品，成人每次1～2mg，儿童每次0.03～0.05mg/kg静脉注射，每5～15分钟静脉注射1次，至面色红润、四肢温暖、尿量增多及血压回升后减量或停用。如血压仍不回升，可用多巴胺及间羟胺或酚妥拉明等，以改善重要脏器的血流灌注。③纠正酸中毒，可用5%碳酸氢钠3～5ml/kg静脉滴注，以后参照血液生化结果酌情补充碱溶液。④保护重要器官功能：有心功能不全者，可用西地兰，成人每次0.2～0.4mg，儿童每次10～15μg/kg，稀释后缓慢静脉注射，必要时6～12小时重复使用。⑤肾上腺皮质激素应用，可短期静脉滴注，有利于缓解毒血症状及纠正休克。

（3）脑型治疗。脑水肿时，可用20%甘露醇，每次1～2g/kg，快速静脉推注，每6～8小时重复1次；可用血管活性药物以改善脑部微循环，同时给予肾上腺皮质激素有助于减轻脑水肿。呼吸衰竭时，保持呼吸道通畅、吸氧，可给予呼吸兴奋剂，必要时行气管切开及应用人工呼吸器辅助呼吸。

（三）慢性菌痢

治疗慢性菌痢应采取以抗菌治疗与增强机体免疫力和调节肠道功能相结合的综合性措施。

1. 抗菌治疗　选患者未用过的或急性期用之有效的抗菌药物，最好根据粪便培养和药物敏感试验结果选用抗生素。必要时联合应用两种不同类型的抗菌药物，疗程需适当延长，10～14天为一个疗程，一般需要2～3个疗程。亦可用药物保留灌肠疗法，常用0.5%庆大霉素、阿米卡星溶液、0.3% 小檗碱、5% 大蒜素溶液、0.5% ~ 1% 新霉素液或 2% 磺胺嘧啶银悬液等灌肠液，每次 100 ~ 200ml，每晚 1 次，10 ~ 14 日为一疗程。如有效可重复使用。可于灌肠液内加 0.25% 普鲁卡因以减轻症状，添加少量肾上腺皮质激素可增加药物渗透作用和减轻肠道过敏。

2. 增强机体抵抗力　避免过度劳累及情绪紧张，生活要有规律，加强锻炼，增强体质。进食易消化、富营养、少刺激性的食物，忌食生冷、油腻及刺激性食物。积极治疗胃肠道慢性疾病或肠道寄生虫病。体弱者可用免疫调节剂。

3. 肠道菌群失调和肠功能紊乱治疗　慢性菌痢患者由于长期使用抗菌药物治疗，常有肠道菌群失调，出现腹胀、腹痛、不消化和腹泻与便秘交替等肠功能紊乱现象，应根据情况给予调整。对于肠道发酵过盛者应限制乳类及豆制品。可用微生态制剂如乳酸杆菌或双歧杆菌制剂治疗，可促进肠道菌群恢复正常。有肠功能紊乱者，可给予镇静及解痉药物。

【预防】

菌痢的预防应采取综合措施，重点是切断传播途径，同时做好传染源的管理。

（一）管理传染源

主要针对急、慢性患者及带菌者。早期发现患者和带菌者，并隔离及彻底治疗，直至粪便培养阴性。急性期患者应住院或在家中隔离治疗，隔日做一次粪便培养，连续 2 次阴性才能解除隔离。对从事饮食行业、托儿所和水源管理等重点行业人群，必须定期做粪便培养，发现带菌者应立即调离原工作岗位并给予彻底治疗。

（二）切断传播途径

养成良好的卫生习惯。应抓好"三管一灭"，即饮水、食物、粪便的卫生管理及灭苍蝇。饭前、饭后要洗手，不要喝生水，不吃生冷、变质、不洁食物，不随地大小便。

（三）保护易感人群

我国主要采用口服活菌苗，如 F2α 型"依链"株活菌苗，能刺激肠黏膜产生分泌型 IgA 及细胞免疫而获得免疫性，可防止志贺菌附着于肠上皮，保护期可达 6 ~ 12 个月，但不同菌型之间无交叉免疫作用。目前国内已研制出基因工程福氏志贺菌和宋内志贺菌口服双价活菌苗 FS，对福氏志贺菌和宋内志贺菌的保护率分别为 61% 和 82%，有效保护期约 1 年。

【预后】

菌痢在多数情况下属于自限性疾病，大多数在 1 ~ 2 周内痊愈，少数转为慢性或慢性带菌者。预后与下列因素有关：①痢疾志贺菌感染症状较重，宋内志贺菌感染症状常较轻，福氏志贺菌感染易转为慢性；②年老体弱、婴幼儿及免疫功能低下者，并发症多，且预后较差；③中毒型菌痢患者预后差，以脑型和混合型最为严重，如未及时、有效治疗，病死率高；④治疗及时且合理者预后好。

【口腔执业医师资格考试高频考点及例题】

试题1：菌痢的主要病变部位是（　　）

A. 乙状结肠与直肠　　　B. 降结肠　　　　C. 回肠末端

D. 升结肠　　　　　E. 小肠

　答案：A

解析：菌痢的肠道病变主要见于乙状结肠和直肠，严重者可累及整个结肠。

试题2：慢性菌痢的病程时限是（　　）

A. 超过2个月　　　　　B. 超过1年　　　　C. 超过6个月

D. 时限不定，反复发作　　　E. 超过2周

　答案：A

解析：急性菌痢病程超过2个月未愈者，即为慢性菌痢。

试题3：目前菌痢的病原治疗首选（　　）

A．氯霉素　　　　B. 磺胺类药物　　　　C. 四环素

D. 氟喹诺酮类　　　E. 呋喃唑酮

答案：D

解析：喹诺酮类属于半合成抗菌药物，对多种肠道感染有效，如志贺菌、沙门菌、弯曲菌、弧菌等。此药口服吸收好，耐药菌株相对少，毒副作用小，可作为首选药物。

【直通岗位】

病例讨论：男性，25岁，发热伴腹痛腹泻、黏液脓血便1天就诊。1天前因吃不洁饮食后开始出现发热、畏寒，同时伴有下腹部阵发性疼痛和腹泻，大便有10余次，有少量的脓血，有里急后重感，无恶心呕吐。腹部检查：下腹部有压痛，肠鸣音亢进。考虑的诊断是什么？还应做何检查？制定治疗方案。

（綦　兵　李亚利）

第九章　精神疾病

学习目标

掌握：精神疾病的概念、常见症状的特点。

熟悉：精神疾病的常用检查。

了解：精神疾病与口腔疾病的关系。

【概述】

精神疾病又称精神病，是指在各种生物学、心理学以及社会环境因素影响下，大脑功能失调，导致认知、情感、意志和行为等精神活动出现不同程度障碍为临床表现的疾病。

【症状学】

（一）症状学的定义

异常的精神活动通过外显行为如言谈、书写、表情、动作行为等表现出来，称为精神症状。它是诊断精神障碍的依据。临床医师只有深刻了解每一个精神症状的表现形式才能正确区别不同的精神症状。在精神检查时，不但要判断某一精神症状是否存在，而且要了解其出现频度、持续时间、发展变化以及同其他精神症状的关系、对患者的影响。

（二）认知障碍

认知是机体认识和获取知识的智能加工过程，涉及学习、记忆、语言、思维、精神、情感等一系列随意、心理和社会行为。认知障碍指与上述学习记忆以及思维判断有关的大脑高级智能加工过程出现异常，从而引起严重的学习、记忆障碍，同时伴有失语或失用或失认或失行等改变的病理过程。认知的基础是大脑皮层的正常功能，任何引起大脑皮层功能和结构异常的因素均可导致认知障碍。认知障碍的类型及症状包括以下几个方面。

1.感觉障碍　多见于神经系统器质性疾病和癔症。

（1）感觉过敏。对刺激的感受性增高（感觉阈值降低）。例如，不能忍受灯光或关门声，对皮肤的轻轻触摸感到难以忍受的疼痛等。多见于神经衰弱、癔症和更年期综合征。

（2）感觉减退。对刺激的感受性减低（感觉阈值升高）。患者对强烈的刺激感觉轻微（感觉减退），甚至不能感知（感觉缺失）。多见于癔症和抑郁状态。癔症患者可突然发生感觉丧失如失明、失聪，属于转换症状，其表现同已知神经解剖、神经生理受损的特征不相符合。在意识障碍、强烈情感状态或注意力高度集中时感觉也被抑制。

（3）内感性不适（体感异常）。躯体内部有某种不愉快甚至难以忍受的异常感觉，如牵拉、紧压等。患者不能明确指出不适的具体部位。多见于神经症、精神分裂症和抑郁状态。

2. 知觉障碍

（1）错觉。指对客观事物歪曲的知觉。精神疾病患者的错觉可按不同感官区分。可分错听、错视、错嗅、错味、错触及内感受性错觉，临床上以错听及错视多见，如将地上一条绳索看作是一条蛇。错觉常见于：①感知条件不良，如视力或听力差、光线不足或环境嘈杂；②紧张、恐惧或期待状态；③疲劳或注意力不集中；④意识障碍，如谵妄状态可出现大量错觉。前三种可见于正常人，其特点是可以纠正；后一种则需要在意识障碍消除后才会消失。

（2）幻觉。一种虚幻的知觉，即在没有现实刺激作用于感官时出现的知觉体验。以幻听及幻视较多见，常见于精神分裂症和器质性精神障碍。

1）幻听。最常见。患者可听到单调的或复杂的声音。非言语性幻听属原始性幻听，如机器轰鸣声、流水声等，多见于脑器质性病变。言语性幻听，如听到命令患者或评论患者的思维或行为的声音，或者有两个或多个声音将患者作为对象进行争论或议论。言语性幻听对精神分裂症有诊断意义。

2）幻视。患者看见色彩、闪光、图形、人物和场景等。谵妄患者的幻视内容丰富生动，具有恐怖性色彩，常引起患者的强烈情感反应。精神分裂症患者的幻视内容较单调。酒精中毒患者可出现小动物幻视。

3）幻嗅和幻味。可分别单独或同时存在，幻嗅所感觉到的多是令人不愉快的气味，常继发于被害妄想。可见于精神分裂和颞叶癫痫。

4）幻触。患者感到体表有虫爬、针刺、电击、被触摸或有性接触，可见于精神分裂症、癔症和某些药物（如可卡因）中毒。

5）内脏幻觉。患者感到体内某一固定器官或躯体内部的异常感觉，如感到某一脏器扭转、断裂、穿孔或昆虫在体内爬行等。这种幻觉常与疑病妄想、虚无妄想结合在一起。多见于精神分裂症、抑郁症和疑病症。

3. 感知综合障碍　患者对事物的本质能够正确认知，但对它们的部分属性，如形态、大小、空间或时间关系，产生歪曲的知觉。如看见外界物体比实物大得多（视物显大症）或小得多（视物显小症），又称视物变形症。

（三）情感障碍

情感是个体对现实事物不同态度产生的内心体验。在精神病学中，情绪和感情统称为情感。心境是一种较微弱而持久的情绪状态。较强烈的情感活动常伴有明显的自主神经功能和机体运动变化。面部表情肌的活动称为表情。情感障碍包括以下几种情况。

1.情绪高涨 自信、愉快和兴奋的内心体验，言语和动作增多。可被他人理解、有感染性的情感高涨，如眉飞色舞，易引起周围人群共鸣，这是躁狂症的基本症状之一。表现为不可理解的病态喜悦，称为欣快症。常见于脑器质性精神障碍、醉酒状态。

2.情绪低落 轻者感到不开心或压抑，重者悲观绝望或忧郁沮丧。严重者出现自杀观念或行为。见于抑郁症。

3.情感淡漠 对外界刺激缺乏相应情感反应，面部表情呆板，对人对己漠不关心，甚至对自己有切身利害关系的事情也无动于衷。见于单纯型及慢性精神分裂症。

4.焦虑 一种说不出原因或与原因不相称的惶恐不安的内心体验。患者表现为顾虑重重，似有大祸临头，伴有运动性不安和自主神经功能紊乱的症状，如坐卧不安、搓手顿足、心悸、气促、出汗、颤抖等。急性焦虑发作称为惊恐发作。

5.恐惧 指面临不利或危险处境时出现的情绪反应。包括害怕、紧张、提心吊胆，伴有自主神经功能紊乱的症状（如出汗、四肢发抖、气急、心悸等）。可见于儿童情绪障碍及其他精神疾病。

6.易激惹 情绪的应激性增高，极易因小事而引起较强烈的情感反应，持续时间一般较短暂。常见于人格障碍、疲劳状态、神经症或偏执型精神病患者。

7.情感不稳 与外部刺激无关的情绪迅速变化，即所谓喜怒无常、变幻莫测。常见于器质性精神障碍。

8.情感倒错 患者的情感表现与内心体验或处境不相协调。如听到令人高兴的事时，反而表现伤感；或在描述他自己遭受迫害时，却表现为愉快的表情。多见于精神分裂症。

（四）意志行为障碍

意志是自觉确立目标并采取行动达到预定目标的心理过程。常见的意志障碍如下。

1.意志增强 表现为不懈地采取行动以达到自己预定的目标。这对于正常人具有积极的意义，但在病态情感或妄想的支配下顽固地采取行动想要实现自己不合理的目标，则毫无意义，甚至有害。如在夸大妄想支配下，患者夜以继日地从事无效的发明创造等。

2.意志减弱 缺乏主动性和进取心，即使确立了目标也不行动或不能持之以恒。工作、学习感到非常吃力，常见于抑郁症及慢性精神分裂症。

3.意志缺乏 指意志活动缺乏，此时患者的一切活动都十分被动，缺乏动机、要求，甚至基本生活也要他人督促。见于晚期精神分裂症和痴呆。

4.矛盾意向 对同一事物同时存在着两种相反的意向和情感，例如，伸出手来似乎要和人握手，但随即又缩回去。多见于精神分裂症。

【检查和诊断】

（一）病史采集的原则和内容

进行严格的病史采集和精神检查的训练，是学习精神病学的一个重要步骤，也是医学生重要的基本功训练。一份可靠而详细的精神科病历是正确诊断精神疾病的重要依据。精神科病历与内科病历有不同之处：轻型精神障碍的患者可以自己提供病史；重型精神障碍的患者多自认为无病或隐瞒病情，需家属、亲友、同事或邻居提供病史。现病史须描述发病的有关情况和症状演进过程，以及患者的工作、学习、生活和人际关系等方面的变化。尤其注意患者有无消极厌世观念、自杀、自伤、冲动行为等。既往史要特别注意过去的精神病史。个人史一般从母亲妊娠时起按顺序问到发病前的整个生活经历，尤其是学习、工作、家庭和婚姻等情况，从中了解患者的个性特征、处世方式和特殊经历。家族史应重点询问有无遗传性疾病和精神障碍，有过自杀行为的亦应记录。体格检查和神经系统检查与内科类似，精神检查则为精神科所特有，目的是通过精神检查了解患者心理活动受损的范围和程度。精神检查基本方式是交谈和观察。通过与患者交谈以及观察患者精神活动，可发现精神症状。要想获得满意的检查效果需要深入了解、交谈和仔细观察。要想提高精神检查的技能需要反复实践。

（二）精神检查的原则和内容

检查内容包括：外表与行为、言谈与思维、情绪状况、感知觉、认知功能和自知力。面谈检查时，医师需掌握基本的技巧与修养，如坦诚态度、敏锐观察力、良好内省力、丰富经验与学识、得体仪表与态度，沟通时注意倾听、接受、肯定、澄清、重构等技巧的使用。

【口腔执业医师资格考试高频考点及例题】

试题1：患者终日愁眉不展，唉声叹气，对一切不感兴趣，伴有自责自罪，提示（　　）

A.情感焦虑　　　B.情感淡漠　　　C.情感不稳　　　D.情感低落　　　E.情感脆弱

答案：D

解析：本题是考查情感低落的概念。

试题2：患者感到生殖器痒痛不适，有小虫子在皮肤表面爬动，经过皮肤科反复检查却未发现任何异常，患者仍旧坚信不疑。这种症状可能是（　　）

A.内脏性幻觉　　　B.内感性不适　　　C.幻触　　　D.错觉　　　E.躯体化症状

答案：C

解析：幻触可表现为触摸感、虫爬感、针刺感或触电感，也可为性接触感。见于精神分裂症、

癔症等。

试题3：在各种生物、心理以及社会环境因素的影响下，大脑功能失调，导致认知和行为等精神活动出现不同程度障碍为临床表现的疾病，称为（　　　）

A. 精神分裂症　　　　　B. 情感性精神障碍　　　　　C. 神经症

D. 心身疾病　　　　　　E. 精神疾病

答案：E

解析：本题是考查精神疾病的概念。

（徐宛玲）

第十章　脑血管疾病

第一节　脑血栓形成

学习目标

掌握：脑血栓形成的病因、临床表现及诊断。

熟悉：脑血栓形成的定义、常用检查方法及治疗。

了解：脑血栓形成与口腔疾病的关系及治疗。

脑血栓形成（cerebral thrombosis）是指在颅内外供应脑部的动脉血管壁发生病理性改变的基础上形成血栓，血管腔狭窄或闭塞，导致其供血范围内的脑组织缺血性坏死，而产生相应的神经系统症状和体征，是急性缺血性脑血管病中最常见的类型。据调查，其年发病率为81/10万，患病率为419/10万，致残率为50%～70%。

【病因】

最常见的病因为脑动脉粥样硬化，常伴有高血压。其他常见病因包括：脑动脉炎、结缔组织病、先天性脑血管畸形、真性红细胞增多症、血液高凝状态、脑血管淀粉样变性、心脏病等。另外还可见于蛛网膜下腔出血、脑外伤后引起的血管痉挛等。个别病例病因不明。

动脉粥样硬化最常见的病变部位多在血管的分叉处或转弯处。这些斑块可导致血管腔狭窄、痉挛和血栓形成、脱落，使管腔闭塞。近年来研究发现，脑缺血、缺氧后钙离子的转运异常、大量自由基的产生以及梗死后引起的炎症反应等因素，均可促使神经细胞的死亡。

【临床类型】

（一）按病情进展的速度分型

1. 完全性脑卒中　是指在发病6小时内病情即达高峰，一般较重，可有昏迷。

2. 进展性脑卒中　是指发病后48小时内病情逐渐进展，呈阶梯式加重。

3. 缓慢进展型　指在发病2周后临床症状仍然进展。常与全身或局部因素所致的脑灌注减少、侧支循环代偿欠佳、血栓向近心端逐渐扩展等因素有关。此型易与颅内肿瘤、硬膜下血肿等发生混淆。

4.可逆性缺血性神经功能缺损　指患者症状体征较轻，持续时间超过 24 小时，但在 3 周内完全恢复，不留后遗症。可能的机制为侧支循环迅速而充分地代偿，缺血尚未导致不可逆的神经细胞损害，形成的血栓不牢固，或血管痉挛及时被解除等。

（二）按影像学的改变分型

1.大面积脑梗死　是由于较大的动脉或广泛性梗死而引起，往往伴有明显的脑水肿、颅内高压，易发生出血性梗死。患者意识丧失，病情严重，常难与脑出血鉴别。

2.出血性梗死　是由于梗死区内的小动脉通透性增加，血液渗漏所致，多见于大面积脑梗死的病例。

3.多发性脑梗死　颅内出现 2 个或以上部位的梗死，是由于不同血管闭塞所致。

【临床表现】

（一）临床特点

（1）本病多见于 50～60 岁以上有动脉粥样硬化者，多伴有高血压、冠心病或糖尿病，男性稍多于女性。

（2）部分患者发病前曾有短暂性脑缺血发作病史，或某些未加注意的前驱症状，如头昏、头痛等。

（3）常于睡眠中或安静状态下发病，大多数病例无明显的头痛和呕吐。

（4）发病可缓慢，但多数逐渐进展，或呈阶段性进行。典型病例在 1～3 天内达到高峰，患者一般意识清楚，少数可有不同程度的意识障碍，生命体征一般无明显改变。

（5）有神经系统定位体征。

（二）不同动脉闭塞后的临床综合征

1.大脑中动脉　皮层支供应大脑半球外侧面，主要包括额叶、顶叶、颞叶，深穿支（豆纹动脉）供应尾状核、豆状核、内囊前 3/5。

（1）主干闭塞时引起三偏征，即病灶对侧中枢性面舌瘫和偏瘫、偏身感觉障碍以及偏盲，并有不同程度的意识障碍，优势半球受累时还可有失语，非优势半球受累时出现体像障碍。

（2）皮层支闭塞出现相应部位功能缺损的症状以及偏瘫、偏身感觉障碍，以面部及上肢为重，优势半球受累可有失语，非优势半球受累可引起对侧感觉忽略等体像障碍。

（3）深穿支闭塞时引起对侧上下肢同等程度的偏瘫、面瘫和舌瘫，对侧偏身感觉障碍及同向偏盲。

2. 椎-基底动脉闭塞

（1）主干闭塞时出现脑干广泛性梗死，表现为眩晕、耳鸣、呕吐、构音障碍、吞咽困难、共济失调、瞳孔缩小、四肢瘫痪、肺水肿、消化道出血、中枢性高热以及昏迷等，常迅速死亡。

（2）脑桥基底部梗死时可产生闭锁综合征，患者神志清楚，但由于四肢瘫痪、双侧面瘫及延髓麻痹，不能讲话，只能以眼球上下活动表达意思。

（3）基底动脉个别分支闭塞，则视脑干梗死的部位而出现相应的交叉性瘫痪。

（4）内听动脉闭塞可引起同侧听力减退、耳鸣及眩晕等。

【实验室和其他检查】

（一）头颅 CT 与 MRI

一般脑梗死在发病 24 小时内 CT 无明显变化，24～48 小时后可见低密度梗死区。如果梗死面积大，则占位效应明显。当梗死灶内并发出血时，CT 可出现高低混杂的改变。如果病灶较小或者是脑干和小脑的病变，CT 可不显示，这时需要做 MRI 检查进行确诊，MRI 能早期发现大面积梗死灶和微小病灶。

（二）腰椎穿刺

脑脊液多正常，可与脑出血进行鉴别。但出血性梗死的脑脊液中可见红细胞，一般出现在发病 24 小时后。大面积梗死时脑脊液压力可增高，细胞数和蛋白在发病数天后稍高于正常。

（三）生化检查

包括血、尿常规、血液流变学检查以及血糖、血脂、肝肾功能、心电图等检查，必要时可做钩端螺旋体凝溶试验。

（四）其他

如脑血管造影、脑超声波、脑电图、放射性同位素脑扫描、脑血流量测定、多普勒超声检查等。

【诊断标准】

根据本病的临床特点，结合辅助检查尤其是头颅 CT 检查，确诊一般不难。

【急性期治疗方法】

脑血栓形成早期的治疗原则为：①超早期溶栓治疗，及时改善缺血区的血液供应，尽早终止脑梗死的进展；②保护边缘地带即缺血性半暗带，以避免病情进一步加重；③预防和积极治疗缺血性脑水肿；④降低脑代谢、增加血氧的利用和供应，改善脑缺氧的状态；⑤综合治疗和个体化治疗相结合，防治各种合并症和并发症。总之，脑血栓形成的处理要争分夺秒，尤其是超早期，争取在治疗时间窗6小时内进行溶栓治疗，以获最佳疗效。

（一）一般处理

卧床休息，加强皮肤、口腔、呼吸道及大小便的护理，防治各种并发症。注意维持水、电解质平衡，发病24~48小时后仍不能自行进食者，应及时给予鼻饲流质饮食，并进行心电监护等。

（二）调整血压

应特别注意控制血压，使其维持较病前稍高的水平，除非血压过高，一般不主张在急性期使用降压药，以免血压过低而导致脑血流量锐减，加重脑缺血，梗死面积扩大，使病情恶化。如血压过低，可加强补液或给予适量药物升高血压，以维持正常脑灌注。

（三）超早期溶栓治疗

目的是溶解血栓，使血管再通，改善脑缺血，减轻神经元损伤。溶栓应在治疗时间窗6小时内进行才能保护边缘地带。

1. 常用的溶栓药物及用法　①尿激酶：25万~100万U，加入5%葡萄糖液或生理盐水100~150ml中静脉滴注，30分钟内滴完；或1万~2万U溶于生理盐水20ml静脉注射，一日1次，7~10天为一疗程；也可用2万~10万U用生理盐水溶解后加入5%葡萄糖液或低分子右旋糖酐500ml中静脉滴注，一日1次，7~10天为一疗程；也可用尿激酶直接注入颈内动脉进行溶栓。②rt-PA：重组纤溶酶原激活剂，疗效优于尿激酶和链激酶，安全性高。每次0.9mg/kg，总量应低于90mg。③链激酶：不良反应较大，目前已基本不用。

2. 适应证　①年龄小于75岁；②无意识障碍，但椎–基底动脉系统的梗死预后差，即使昏迷也可考虑使用；③发病在6小时之内，进展性卒中可延长到12小时；④收缩压低于200mmHg或舒张压低于120mmHg；⑤CT排除颅内出血，且本次病损的低密度梗死灶尚未出现；⑥排除短暂性脑缺血发作（TIA）；⑦无出血性疾病或出血素质。

3.并发症　常见包括梗死灶内出血及全身出血、再灌注损伤和脑水肿、再闭塞。

（四）抗凝治疗

1.肝素　肝素 50 ～ 100mg 加入 5% 葡萄糖液或生理盐水 500ml 内，以每分钟 10 ～ 20 滴的速度静脉滴注，连用 7 天。必要时可用肝素 50mg 静脉推注，然后 50mg 静脉维持。肝素易引起出血，所以，在应用过程中要注意监测出凝血时间等指标。目前临床已广泛应用低分子肝素，较肝素安全，用法为每次 4000U，一日 2 次，腹壁皮下注射。也可用华法林 2 ～ 4mg/d，口服。

2.藻酸双酯钠（PSS）　具有抗凝血、降低血液黏度、降血脂、改善微循环的作用。2 ～ 4mg/kg 加入 5% 葡萄糖液 500ml 中静脉滴注，一日 1 次，10 天为一疗程。

3.降纤药物　蛇毒制剂如东菱克栓酶能直接激活纤溶酶或具有纤溶酶样作用，使纤维蛋白原及纤维蛋白减少而溶解血栓。用法：10U 加入生理盐水 150 ～ 250ml 中静脉滴注，隔日一次，共 3 次，于发病 72 小时内使用。

（五）血液稀释疗法

在不减少有效循环血容量的情况下，适当使用扩容剂或放血、补液等方法，以改变血细胞比容，降低血液黏稠度，降低血管阻力，增加脑血流量。常用低分子右旋糖酐或 706 代血浆 500ml 静脉滴注，一日 1 次，7 ～ 14 天为一疗程。但有颅内压增高及心功能不全者禁用。

（六）血管扩张剂

目前认为发病 3 周以后，血管自动调节反应已恢复正常者可用。常用：①盐酸罂粟碱 30 ～ 90mg 加入低分子右旋糖酐液 500ml 中静脉滴注，一日 1 次；②己酮可可碱 200 ～ 250mg 加入生理盐水 250 ～ 500ml 中静脉滴注，一日 1 次，或 100 ～ 200mg，一日 3 次口服；③盐酸倍他啶液 500ml 静脉滴注，一日 1 次，或 10mg，一日 3 次口服；④脑通 5mg，一日 3 次口服，烟酸 50 ～ 100mg，一日 3 次口服。

（七）治疗脑水肿

梗死面积大或发病急骤时可产生脑水肿，加剧病灶区灌注不足而加重缺血、缺氧，甚至导致脑组织移位而产生脑疝。脑水肿的高峰期一般在发病后 48 小时 ～ 5 天，临床常用 20% 甘露醇 250ml 快速静脉滴注，每 6 ～ 8 小时 1 次；亦可用 10% 甘油 500ml 静脉滴注，一日 1 ～ 2 次；或清蛋白 50ml、呋塞米 40mg 静脉注射。在应用脱水药物时，需注意维持水、电解质平衡。

（八）脑保护剂

如细胞色素 C、三磷腺苷、γ- 氨酪酸、维生素 E、纳洛酮、盐酸氟桂利嗪、尼莫地平、胞磷胆碱、脑活素等，特别适用于有意识障碍的患者。最近的研究资料表明，脑梗死急性期应用能量代谢药物，可增加脑细胞耗氧，加重脑缺氧和脑水肿。故主张在急性期过后使用这类药物。

（九）病因治疗

如调整血压、治疗糖尿病和高血脂等。

（十）高压氧治疗

用 2 个大气压的高压氧舱治疗 1.5 ～ 2 小时，一日 1 次，10 天为一疗程，对部分患者有一定疗效。

（十一）中医中药治疗

可用丹参、川芎、红花等活血化瘀、通经活络药物。

第二节　脑出血

> **学习目标**
> 掌握：脑出血的病因、临床表现、诊断和鉴别诊断。
> 熟悉：脑出血的定义、常用检查方法及治疗。
> 了解：脑出血与口腔疾病的关系及治疗。

脑出血（intracerebral hemorrhage）也称脑溢血，是指原发性非外伤性脑实质内的出血，占全部脑卒中的20%～30%，是死亡率最高的脑血管疾病。其年发病率为50～80/10万。

【病因】

高血压病是引起原发性脑出血的最常见原因，尤其是高血压和动脉硬化同时并存。研究发现，长期高血压和动脉硬化可使脑内小动脉或深穿支动脉壁缺氧，发生纤维素样坏死或脂质透明变性，微动脉瘤形成，这种微动脉瘤易发生在基底节区、丘脑、脑桥及小脑等部位。此外，脑内动脉外膜不发达，且无外弹力层，中层肌细胞少，管壁较薄，也是造成出血的重要原因。当情绪激动、剧烈运动等因素存在时，血压突然升高，血液自血管壁渗出或动脉瘤直接破裂，血液进入脑组织而形成血肿。

> **口腔相关知识链接：口腔不清洁会诱发脑出血**
>
> 日本一项最新研究发现，导致蛀牙的一种变形链球菌与脑出血有关。变形链球菌可从口腔中的血管随着血液流动到达脑部血管。在这里与血管壁的胶原蛋白结合后，引起炎症，从而妨碍止血作用，并使血管变脆，最终引起脑出血。通过磁共振成像能够观察到，唾液中含有这种特定变形链球菌越多的患者，微小的脑出血部位也越多。

【临床表现】

（一）临床特点

（1）发病年龄常在50～70岁，多数有高血压史，寒冷季节发病较多。

（2）常在体力活动或情绪激动时发病，多数无前驱症状，少数患者可有头昏、头痛、肢体麻木或活动不便、口齿不清等，可能与血压增高有关。

（3）起病突然，病情迅速进展，在数小时内发展至高峰，主要表现为：头痛、喷射性呕吐、意识障碍以及肢体偏瘫、失语、大小便失禁等。

（4）发病时常有显著的血压升高，多数患者脑膜刺激征阳性，双侧瞳孔不等大，眼底可见动脉硬化、出血，常有心脏异常体征。

（二）不同部位出血的临床表现

1. 基底节区（内囊）出血　是高血压性脑出血最易发生的部位，占70% ～ 80%，其中壳核出血最常见。根据出血量分为轻型和重型。①轻型：多属外侧型出血，出血量小，患者多突然头痛、呕吐，意识障碍轻或无，对侧肢体出现不同程度的中枢性偏瘫、偏身感觉障碍及偏盲，即三偏征，还可有中枢性面瘫和舌肌瘫痪。如优势半球出血，则出现失语。②重型：多属内侧型或混合型，起病急、昏迷深、呼吸呈鼾声、反复呕吐、双侧瞳孔不等大，一般为出血侧瞳孔扩大，部分病例双眼向出血侧凝视、对侧偏瘫、肌张力降低、巴宾斯基征阳性等。

2. 小脑出血　约占脑出血的10%。好发于一侧小脑半球的齿状核部位，多数表现为突然眩晕、频繁呕吐、后枕部疼痛、一侧肢体共济失调、眼震等，肢体无明显瘫痪是其临床特点，出血可进入蛛网膜下腔。少数呈亚急性起病，逐渐进展，类似小脑占位性病变。大量出血时可直接破入第四脑室，迅速出现进行性的颅内压增高，患者很快进入昏迷，多在48小时内因急性枕大孔疝而死亡。小脑出血也可波及脑干出现面神经麻痹。

【实验室和其他检查】

（一）头颅 CT

应首选。发病后头颅 CT 即可发现高密度出血影，并可显示血肿的部位、大小、形态、血肿周围组织水肿情况、脑组织是否移位及是否破入脑室等，并与脑梗死进行鉴别（图2-10-1）。但在出血1 ～ 2周后，随着血肿的液化和吸收，病灶区密度开始减低，最后可与周围脑实质密度相等或为低密度改变，这时与脑梗死不易鉴别。

（二）MRI

可鉴别陈旧性出血和脑梗死，对脑干的病变优于头颅 CT。

（三）脑脊液检查

多为血性脑脊液，压力增高，有诱发脑疝的危险。因头颅 CT 在发病后可迅速确诊，故一般不做腰椎穿刺检查。只有在患者不能做头颅 CT 检查时，且无明显颅

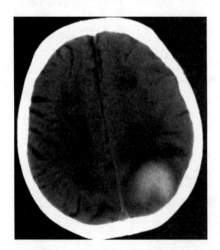

图 2-10-1　头颅 CT 示脑出血

内压增高的征象，方可进行。但疑诊小脑出血者，禁做腰椎穿刺。

（四）数字减影脑血管造影

用于血管瘤和血管畸形的检查，以确诊病因。对于年轻的脑出血患者，查明病因后，可预防复发。

（五）其他

重症脑出血者急性期可出现一过性外周血白细胞和中性粒细胞增高，血糖、尿素氮增高，心电图异常等。

【诊断和鉴别诊断】

（一）诊断

典型病例诊断一般不难。对于 50 岁以上的患者，既往有高血压病史，在体力活动或情绪激动时突然发病，进展迅速，早期有意识障碍及头痛、呕吐等颅内压增高症状，并有脑膜刺激征及偏瘫、失语等神经系统局灶的症状和体征，应首先考虑脑出血。结合头颅 CT 检查，即可确诊。

（二）鉴别诊断

（1）如果考虑为脑血管疾病，应与脑梗死及蛛网膜下腔出血等进行鉴别（表 2-10-1）。有时小量脑出血的临床表现类似脑梗死，鉴别很困难，此时，须做头颅 CT 或腰椎穿刺进行确诊。如无 CT 设备而家属又拒绝做腰椎穿刺时，应暂按脑出血处理，同时要密切观察病情变化。

表 2-10-1　急性脑血管病的鉴别诊断

临床特征	脑血栓形成	脑栓塞	脑出血	蛛网膜下腔出血
发病年龄	60 岁以上	青壮年	多在 50～60 岁	青中年
起病状态	多在安静、睡眠时发生	不定，常有心房纤颤	多在活动或情绪激动时发生	同脑出血
起病速度	较缓慢（小时、天）	最急（秒、分钟）	急（分钟、小时）	急骤（分钟）
常见病因	动脉粥样硬化	心房纤颤	高血压病	血管畸形、动脉瘤
TIA 病史	常有	可有	多无	无
昏迷	一般无	少见	常有、严重	可有
颅内高压症状	轻或没有	轻或没有	常有、明显	头痛最剧烈
血压	正常或偏高	正常	显著增高	正常或增高
瞳孔	正常	正常	患侧大	患侧大或正常
偏瘫	有	有	有	无
颈强直	无	无	多有	显著
脑脊液	无色透明	无色透明	血性	血性
头颅 CT	低密度	低密度	高密度	蛛网膜下腔高密度

（2）有明显意识障碍者，应与可引起昏迷的全身性疾病如肝性脑病、尿毒症、糖尿病昏迷、低血糖、药物中毒、一氧化碳中毒等进行鉴别。此类疾病多无神经系统局灶性定位体征。

（3）有神经系统局灶定位体征者，应与其他颅内占位性病变、闭合性脑外伤，特别是硬膜下血肿、脑膜脑炎等进行鉴别。

【急性期治疗方法】

急性期治疗原则为适当调整血压、防止进一步出血、降低颅内压、控制脑水肿、预防脑疝发生和防治并发症。

（一）内科保守治疗

1. 就地组织抢救　不宜长途运送及过多搬动，以免加重出血。

2. 减少探视　保持环境安静，卧床休息，并将头位抬高30°，随时清除口腔内分泌物或呕吐物，保持呼吸道通畅，吸氧。严密监测体温、血压、脉搏、呼吸、神志、瞳孔等变化。加强压疮护理，保持肢体功能位。对发病后24～48小时神志不清、不能进食者，如无呕吐及消化道出血，及时给予鼻饲，保证营养供给。

3. 维持水、电解质平衡　在发病的最初1～2天，补液量一定要严格控制，一般不超过1500ml左右，以后每日输液量控制在1600～2200ml，如有高热、多汗、呕吐、消化道出血等合并症，可适当调整入液量。补液以5%葡萄糖盐水、林格液加等量的10%葡萄糖液或生理盐水为宜。并记录24小时出入量，以维持水、电解质平衡。

4. 调整血压　脑出血后的高血压与颅内压增高有关，是脑血管自动调节的结果，随着颅内压的下降，血压也随之降低，一般在发病1周后逐渐降至正常。所以，在急性期通常不使用降压药物。如果收缩压高于200mmHg和（或）舒张压高于120mmHg，应进行适当调整，以防止进一步出血。但不宜使血压过低，否则会引起脑供血不足而加重病情。常用的降压药物有利血平0.5～1mg，肌内注射；25%硫酸镁10ml深部肌内注射或卡托普利口服等。如果急性期血压过低，应将血压调至正常，必要时给予升压药物，以维持正常的脑灌注。

5. 降低颅内压、控制脑水肿、防止脑疝形成　是急性期处理的一个重要环节，应立即使用脱水剂。常用20%甘露醇250ml，30分钟内快速静脉滴注，每6～8小时1次；10%甘油500ml静脉滴注，一日1～2次；亦可将地塞米松10mg加入脱水剂内静脉滴注；或用呋塞米20～40mg加入50%葡萄糖40～60ml，静脉注射，6～8小时重复一次。应用脱水剂时须注意水、电解质和酸碱平衡，尤其是应注意补钾和监测心肾功能变化。

6. 止血药　对高血压引起的脑出血无效，但如合并消化道出血或有凝血障碍时，建议使用。常用的药物有：6-氨基己酸、对羧基苄胺（抗血纤溶芳酸）、氨甲环酸、卡巴克洛、酚磺乙胺等。

7.防治并发症及对症处理　重症患者应特别注意加强基础护理，定时翻身，保持皮肤干燥清洁，预防压疮和肺部感染。对放置导尿管的患者，每3～4小时开放1次，并定期用1：5000高锰酸钾或1：2000呋喃西林液冲洗膀胱。如果患者昏迷时间较长或已发生肺部或泌尿系感染等，应给予有效的抗生素治疗，必要时做细菌学培养。对于中枢性高热，需进行物理降温或局部使用冰帽。并发消化道出血时，可给予西咪替丁及止血药，同时经胃管鼻饲云南白药、三七粉、氢氧化铝凝胶、冰盐水等做局部治疗。如果发生下肢静脉血栓，除抬高患肢、适当运动外，可酌情给以抗凝剂。

（二）手术治疗

目的在于清除血肿，解除脑疝，挽救生命和争取神经功能的恢复。一般情况尚好、生命体征稳定、心肾功能无明显障碍者，可考虑手术治疗。

【口腔执业医师资格考试高频考点及例题】

试题1：女性，60岁，早晨起床发现右上下肢麻木，但可以自行上厕所，回到卧室因右下肢无力摔倒。检查：神志清楚，右侧轻偏瘫，偏身感觉障碍，根据临床，最可能的诊断是（　　　）

A.蛛网膜下腔出血　　　　B.脑血栓形成　　　　C.脑出血

D.脑栓塞　　　　　　　　E.脑挫裂伤

答案：B

解析：安静状态下逐渐发病，提示脑血栓形成。脑出血一般在活动中发病，而脑栓塞发病更快。

试题2：男性，52岁，突发脑出血，头痛，呕吐，昏迷，血压200/120mmHg，应迅速采取的治疗是（　　　）

A.止血　　B.降血压　　C.降低颅内压　　D.维持生命体征　　E.防治血管痉挛

答案：C

解析：脑出血后脑水肿约在48小时达到高峰，维持3～5天后逐渐消退，可持续2～3周或更长。脑水肿可使颅内压增高，并致脑疝形成，是影响脑出血死亡率及功能恢复的主要因素。积极控制脑水肿、降低颅内压是脑出血急性期治疗的重要环节。

试题3：男性，55岁，既往有高血压病史，因突然右侧肢体活动不灵进而意识不清2小时送医院。头颅CT证实为左侧基底节出血。现患者出现双侧瞳孔不等大，左侧大于右侧，

左侧光反应迟钝，急需采取的治疗为（　　　）

A. 静脉滴注止血药物　　　B.20% 甘露醇快速静脉滴注　　　C. 保持安静，使用镇静药

D. 调控血压　　　　E. 补钾

答案：B

解析：患者因脑出血送院急诊，CT 证实为左侧基底节出血，现患者出现双侧瞳孔不等大，左侧大于右侧，左侧光反应迟钝，说明脑疝形成可能，急需采取的治疗是降低颅内压、防治脑疝形成，以免进一步压迫脑干生命中枢，导致呼吸、心搏骤停，临床上常用降颅压药物 20% 甘露醇，也可选用人血清蛋白、呋塞米等药物。

【直通岗位】

病例讨论：男性，60 岁，既往糖尿病史 5 年，吸烟 40 年，春节与家人聚餐，情绪激动时，突然跌倒，意识丧失，呼吸变深成鼾音，颈软无抵抗，左侧肢体瘫痪，肌张力低下，急诊以"急性脑出血"收入院。口腔检查可见严重牙周炎，且患者从未接受口腔洁治。请结合患者情况，综合制定诊疗方案。

（徐宛玲）

第三篇　外科学

第一章　水、电解质代谢和酸碱平衡失调

第一节　正常成人的体液平衡与调节

学习目标

掌握：正常成人的体液组成及分布；等渗性缺水、低钾血症、代谢性酸中毒的临床表现及诊断。

熟悉：电解质及酸碱平衡与调节；高渗性缺水、低渗性缺水、低钾血症、代谢性酸中毒的治疗要点。

了解：水中毒的病因、发病机制及临床表现。

体液的主要成分是水和电解质，体液平衡对机体细胞的新陈代谢起着至关重要的作用。体液可分为细胞内液和细胞外液两部分。其中细胞外液又包括血浆和组织间液，是细胞赖以生存的体内环境，故又称之为机体的内环境。一般来说，正常成年人体液约占体重的60%，其中细胞内液约占40%，细胞外液约占20%。细胞外液中组织间液约占15%、血浆约占5%。不同的人群，体液占体重的百分比因年龄、性别、胖瘦有所不同，如正常成人体液约占体重60%，儿童、婴幼儿占70% ~ 80%，新生儿可以达到90%。

（一）水的平衡及调节

水是机体生命活动必不可少的物质。水平衡，即水的摄入与排出之间的动态平衡（表3-1-1），保证了细胞正常的新陈代谢，机体每天要通过不同的途径摄入一定量的水分，同时也要通过不同的方式排出一定量的水分，以保证体液的平衡。

表 3-1-1　成人 24 小时水分出入量

每天摄入水量 /ml		每天排出水量 /ml	
饮水	1000 ~ 1500	尿	1000 ~ 1500
食物含水	700	粪	150
内生水	300	呼吸蒸发	350
		皮肤蒸发	500
总入量	2000 ~ 2500	总出量	2000 ~ 2500

其中尿和粪为显性失水，皮肤和呼吸蒸发的水为非显性失水。每天成人产生固体代谢物质 35 ~ 40g（600mmol），而尿的溶解度是 7%，因此排出每天的有毒固体代谢产物，至

少需要尿量 500ml，此时肾负担很重。正常成人每日尿量需要维持在 1000 ~ 1500 ml。正常每天胃肠道分泌的消化液多数被吸收，仅有 150ml 由粪便排出，消化液中有大量水、电解质和酸碱物质，如胃液呈酸性，含有 H^+、Cl^-、K^+，丢失大量胃液则造成缺水、低氯及低钾性碱中毒；而其他消化液呈碱性，含 Na^+、Cl^-、HCO_3^- 等，丢失大量肠液、胆汁、胰液可导致缺水、低钠和酸中毒。

（二）电解质及渗透压的平衡及调节

人体体液中的电解质主要来源于我们所进食的各种食物。维持体液电解质平衡的阳离子主要是 Na^+ 和 K^+。

Na^+ 是细胞外液主要的阳离子，它决定细胞外液的晶体渗透压，同时 Na^+ 浓度还决定和影响细胞外液的容量。正常成人每天需要氯化钠 5 ~ 9g，相当于生理盐水 500 ~ 1000ml，Na^+ 代谢是多吃多排，少吃少排，不吃不排。血清中 Na^+ 正常浓度为 135 ~ 150mmol/L。

K^+ 是细胞内液主要的阳离子，其浓度决定了细胞内液的晶体渗透压和细胞内的液体容量。K^+ 能增加神经肌肉的兴奋性，维持细胞的正常代谢，但对心肌却有抑制作用。成人每天需要钾 2 ~ 3g，相当于 10% 氯化钾 20 ~ 30ml，钾离子代谢是多进多排，少进少排，不进也排。血清中 K^+ 正常浓度为 3.5 ~ 5.5mmol/L。

肾脏是水和电解质代谢平衡调节的主要器官。维持体液及渗透压的平衡主要依靠神经 - 内分泌系统的调节，体液正常的渗透压是通过下丘脑 - 神经垂体 - 抗利尿激素来恢复和维持，血容量的恢复和维持则通过肾素 - 醛固酮系统调节。

（三）酸碱平衡及调节

酸碱度适宜的体液环境是保证机体各组织、器官和细胞进行新陈代谢的重要保证。人体血液的 pH 维持在 7.35 ~ 7.45，依靠血液中的缓冲系统、肺脏和肾脏的调节共同维持酸碱平衡。若体内的酸碱物质超过了人体的代偿能力或调节功能发生障碍，将出现酸碱平衡失调。

血液中的缓冲系统对酸碱平衡的调节迅速而短暂，缓冲对主要有 HCO_3^-/H_2CO_3 和 $HPO_4^{2-}/H_2PO_4^-$，前者对血浆 pH 的调节起主要作用。HCO_3^-/H_2CO_3 维持在 20 ∶ 1 时，血浆 pH 维持在 7.4；肺脏对酸碱平衡的调节作用，主要通过呼吸将 CO_2 排出，使血中 $PaCO_2$ 下降，即调节了血中的 $HaCO_3$。肾是调节酸碱平衡的主要器官，肾脏通过 Na^+-H^+ 交换、HCO_3^- 的重吸收、分泌 NH_4^+ 以及排出体内酸性物质来调节机体的酸碱平衡。上述三种形式相互配合，共同发挥调节和代偿作用，维持体液 pH 在 7.35 ~ 7.45。

第二节　水和钠的代谢紊乱

Na$^+$是细胞外液主要的阳离子，在细胞外液中水和钠的关系非常密切，机体失水往往与钠的丢失相伴发生。不同原因引起的水和钠的代谢紊乱，在缺水和失钠的程度上会有所不同，即可水和钠按比例丧失，也可缺水少于缺钠，或缺水多余缺钠。因此，可分为高渗性缺水、低渗性缺水和等渗性缺水三种类型。

一、高渗性缺水

高渗性缺水（hypertonic dehydration）亦称原发性缺水，是指患者水和钠同时丢失，但是水的丢失大于钠的丢失，导致细胞外液呈现高渗状态，血清钠浓度大于150mmol/L。细胞外液的渗透压增高可导致细胞内液移向细胞外间隙，导致细胞内液减少。机体对高渗性缺水的代偿机制是细胞外液的高渗状态刺激下丘脑的口渴中枢，使患者感到口渴而饮水；另外，细胞外液的高渗还可引起抗利尿激素的分泌增多，使肾小管对水的再吸收增加，尿量减少；严重缺水导致循环血量显著减少时，为维持血容量，可引起醛固酮分泌增加，使肾脏增加对钠和水的重吸收以维持血容量。

【病因】

（一）水的摄入不足
如长期禁食、食管癌晚期导致吞咽困难不能摄入水分、危重患者的给水不足等。

（二）水分丢失过多
如高热大量出汗、大面积烧伤暴露疗法、长期高温环境下工作导致的水分大量丢失等。

【临床表现】

缺水的程度不同，症状也不同。高渗性缺水可分为轻、中、重三度（表3-1-2）。

表 3-1-2　高渗性缺水的程度判断

程度	主要症状	失水占体重之比 /%
轻度	仅有口渴、尿少	2～4
中度	严重口渴、口干，尿少、比重高，皮肤弹性减退，精神萎靡	4～6
重度	除以上表现外，出现中枢神经功能障碍（躁动、惊厥、昏迷）严重者血压下降，甚至休克	≥6

【诊断】

（1）患者有缺水的病史和临床表现，如口渴、皮肤弹性差、眼窝凹陷等。

（2）尿比重增高。

（3）红细胞计数、血红蛋白量、血细胞比容轻度升高。

（4）血清钠浓度大于 150mmol/L。

【治疗】

应积极治疗原发病。尽量通过口服补液，不能口服者可静脉输入 5% 葡萄糖溶液或低渗 0.45% 氯化钠溶液，补充已丧失的液体。所需补充液体量可先根据临床表现，估计丧失水量占体重的百分比，然后一般按每丧失体重的 1% 需补液 400 ~ 500ml 计算。为避免输入过量而致血容量的过分扩张及水中毒，计算所得的补水量一般可分在 2 天内补给。治疗 1 天后应监测全身情况和血清钠浓度，酌情调整次日的补给量。此外，补液量中还应包括每日生理需要量 2000ml。高渗性缺水的患者实际上也有缺钠，只是缺水更多些，所以血清钠浓度才会升高，如果在补液过程中只补给水，而不补钠，可能会出现低钠血症。

二、低渗性缺水

低渗性缺水（hypotonic dehydration） 亦称继发性缺水或慢性缺水，此时患者水和钠同时丢失，但失钠多于失水，导致细胞外液呈低渗状态，血清钠浓度小于 135mmol/L。机体处于低渗性缺水状态时，一方面由于细胞外液的渗透压降低导致抗利尿激素分泌减少，尿量增加；另一方面细胞内液的相对高渗状态会使细胞外液的水分向细胞内分流，细胞外液量将明显地减少，影响到机体的血液循环量。此时，肾素 – 血管紧张素 – 醛固酮系统兴奋，使肾脏对钠和水的重吸收增加，抗利尿激素分泌增加，尿量减少。

【病因】

（1）消化液长期大量丢失。如长期反复呕吐、胃肠减压、腹泻、肠瘘等导致含 Na^+ 的消化液大量丢失。

（2）长期使用排钠利尿剂。如长期应用氯噻酮时没有补充钠盐，导致细胞外液钠的丢失过多。

（3）等渗性缺水患者在补液时，过多补充水分。

【临床表现】

缺钠程度不同，症状也不同，一般均无口渴感，常见症状有恶心、呕吐、头晕、视觉模糊、软弱无力等。根据缺钠的程度，低渗性缺水可分为轻、中、重三度（表3-1-3）。

表3-1-3 低渗性缺水的程度判断

程度	临床表现	血清钠 / (mmol/L)	失钠量 / (g/kg)
轻度	轻度血容量不足，疲乏，头晕，尿量正常或略增、比重低	130 ~ 135	< 0.5
中度	皮肤弹性减低，眼球凹陷，恶心、呕吐，尿量减少、比重低，表情淡漠，血压下降	120 ~ 130	0.5 ~ 0.75
重度	上述表现加重，少尿，并有休克，或出现抽搐、昏迷等	< 120	0.75 ~ 1.25

【诊断】

（1）尿液检查。尿比重常在1.010以下，尿Na^+和Cl^-含量常明显减少。

（2）血钠测定。血清钠浓度低于135mmol/L，表明有低钠血症。血清钠浓度越低，病情越重。

·（3）红细胞计数、血红蛋白量、血细胞比容及血尿素氮值均有增高。

【治疗】

积极处理原发病。针对低渗性缺水时细胞外液缺钠大于缺水和血容量不足的情况，应静脉输注含盐溶液或高渗盐水，以纠正细胞外液的低渗状态及补充血容量。低渗性缺水的补钠量可根据下列公式来估计：需补充的钠量（mmol/L）=〔血清钠正常值（mmol/L）－血清钠实测值（mmol/L）〕×体重（kg）×0.6（女性为0.5）。例如：男性患者，体重60kg，测得血清钠浓度为132mmol/L，则该患者需补充的钠量=（142－132）×60×0.6=360mmol。1g氯化钠含有17mmol的Na^+，360 mmol约等于21g氯化钠。第一天先补1/2量，即10.5g，加上每天正常需要量4.5g，共计15g，用5%葡萄糖盐水溶液1500ml即可基本完成。重度缺钠出现休克者，应首先补充血容量，以改善微循环和组织的灌注。

三、等渗性缺水

等渗性缺水（isotonic dehydration）亦称急性缺水或混合性缺水，是外科患者中最为常见的一种缺水类型。缺水和缺钠同时存在，水和钠丢失的比例相当，故血清钠浓度为135 ~ 150mmol/L。由于丢失的液体为等渗液，细胞内、外液体的渗透压没有明显的改变，故在缺水的早期，细胞内液量保持不变。随着细胞外液丢失越来越多，循环血量越来越受到影响，此时，机体将以牺牲渗透压为代价，细胞内液的水分将向细胞外液分流，细胞内液容量减少。

【病因】

（一）急性体液丢失

如急性腹膜炎、大面积烧伤早期体液渗出、肠梗阻。

（二）急性消化液大量丢失

如急性肠梗阻、肠外瘘、呕吐、腹泻等。

【临床表现】

临床症状有恶心、厌食、乏力、少尿等，但不口渴。体征包括：舌干燥、眼窝凹陷、皮肤干燥、松弛等。等渗性缺水可分为轻、中、重三度（表3-1-4）。

表3-1-4　等渗性缺水的程度判断[*]

程度	临床表现
轻度	恶心、厌食、乏力、少尿，口渴不明显
中度	口渴、尿少等缺水征，脉搏细速、肢端湿冷、血压不稳定或下降
重度	休克、代谢性酸中毒等

注：[*]失液量的估计与相应程度的高渗性缺水相同。

【诊断】

（1）多有消化液或其他体液急性丧失病史和临床表现。

（2）尿比重增高，血清钠浓度基本正常。

（3）红细胞计数、血红蛋白量、血细胞比容均明显升高，血液浓缩。

【治疗】

原发病治疗极为重要，若能消除病因，缺水很容易被纠正。对等渗性缺水的治疗，是针对性的纠正其细胞外液的减少，可静脉滴注平衡盐溶液或等渗盐水，使血容量尽快得到补充。平衡盐溶液的电解质含量和血浆相似，用来治疗等渗性缺水比较理想。目前常用的平衡盐溶液由乳酸钠与复方氯化钠（1.86%乳酸钠溶液和复方氯化钠溶液之比为1：2）的混合液，以及碳酸氢钠溶液和等渗盐水（1.25%碳酸氢钠溶液和等渗盐水之比为1：2）的混合液两种。如单用等渗盐水，大量输入会导致血浆中Cl^-过高，有导致高氯性酸中毒的危险。

纠正缺水后，排钾量会有所增加，血清K^+浓度也会因细胞外液量的增加而被稀释降低，故应注意预防低钾血症的发生。

四、水中毒

水中毒（water intoxication），又称稀释性低钠血症，是指机体摄入的水量超过了排出量，以致水分在体内的潴留，引起血浆渗透压下降和循环血量增多。临床发生较少。

【病因】

（1）各种原因引起的抗利尿激素分泌增多。

（2）肾功能不全，排尿能力下降。

（3）机体摄入水分过多或静脉输液过多、过快。

【临床表现】

急性水中毒发病急。水过多所致的脑细胞水肿可造成颅内压增高，出现一系列神经、精神症状，如头痛、失语、精神错乱、定向力失常、嗜睡、躁动、谵妄，甚至昏迷。进一步发展，有可能发生脑疝。慢性水中毒症状一般不明显，往往被原发疾病的症状所掩盖，可有软弱无力、恶心呕吐、嗜睡等。体重增加明显，皮肤苍白而湿润。

实验室检查可发现：血浆渗透压、红细胞计数、血细胞比容降低；血红蛋白量、平均红细胞血红蛋白浓度（MCHC）、红细胞平均容积均可降低。

【治疗】

水中毒一经确诊，应立即停止水分摄入。症状较轻者，在禁水后机体排出多余的水分后，水中毒即可缓解；严重者除禁水外，还应使用利尿剂促进水分的排出，一般可使用渗透性利尿剂，如立即输入20%甘露醇或25%山梨醇200ml静脉内快速滴注（20分钟内滴完），可减轻脑细胞水肿和促进水分排出；也可静脉注射利尿剂，如呋塞米（速尿）和依他尼酸。

第三节　低钾血症

K+ 是细胞内液主要的阳离子，人体 98％ 的钾存在于细胞内，细胞外液中的 K+ 虽然少，但却十分重要。钾有许多重要的生理功能：参与和维持细胞代谢，维持细胞内液渗透压和体液酸碱平衡，维持神经肌肉组织的兴奋性，以及维持心肌正常功能等。人体血清钾正常值为 3.5 ~ 5.5mmol/L。血清钾浓度低于 3.5mmol/L，称为低钾血症（hypokalemia）。钾来源于日常饮食，主要经肾排出体外。

【病因】

（一）钾摄入不足

长期进食不足或手术前后需要禁食者，或因疾病本身导致不能进食者，如食管癌晚期的患者。

（二）钾丢失过多

消化液中含有大量的 K+，长期呕吐、腹泻、持续胃肠减压，会丢失大量的 K+；长期应用肾上腺皮质激素、排钾利尿剂（如呋塞米）等。

（三）钾分布异常

如大量输入葡萄糖和胰岛素，或进行高营养支持时，细胞内糖原和蛋白质合成加速，会促进钾向细胞内转移，发生低钾血症。

（四）碱中毒

代谢性碱中毒时，由于细胞内 H+ 移出，细胞外 K+ 移入与之交换（每移出 3 个 K+，就有 2 个 Na+ 和 1 个 H+ 移入细胞内），同时因碱中毒，肾小管泌 H+ 减少而使 K+－Na+ 交换活跃，尿排钾较多，出现低钾血症。

【临床表现】

（一）神经肌肉兴奋性降低

主要表现为肌无力，为最早的临床表现，如四肢肌肉软弱无力，严重者可出现软瘫、抬头及翻身困难或呼吸困难、吞咽困难，腱反射减弱或消失。

（二）消化道表现

因胃肠平滑肌兴奋性降低，可出现厌食、恶心、呕吐，甚至腹胀、便秘、肠麻痹等表现。

（三）中枢神经系统表现

因脑细胞代谢功能障碍，早期可有烦躁，严重时表现为神志淡漠、嗜睡或意识不清。

（四）循环系统表现

常见症状有心悸、心动过速、心律不齐、血压下降，严重时心室纤颤。

（五）反常性酸性尿

血清钾降低时，细胞内的 K^+ 移出，代偿细胞外的低钾，同时细胞外的 H^+ 和 Na^+ 移入细胞内，导致细胞外液呈碱性状态；同时，肾脏的远曲肾小管 $Na^+- K^+$ 交换减少，Na^+-H^+ 交换增多，导致反常性酸性尿。

【诊断】

根据病史和临床表现即可做出低钾血症的诊断。血清钾浓度低于 3.5mmol/L 有诊断意义。低钾血症患者心电图的改变为 T 波低平或倒置、ST 段下降、QT 间期延长或出现 U 波等。

【治疗】

低钾血症要积极治疗原发病，减少钾的丢失。根据缺钾程度制定补钾计划，轻者可口服 10% 的氯化钾，每次 10ml，一日 3 次进行补钾，同时进食含钾丰富的食物，如香蕉、番茄等，口服补钾是最安全的补钾方法。严重者或不能口服补钾者可通过静脉补钾。为防止静脉补钾导致高钾血症的危险，静脉补钾必须遵循如下原则。①总量控制：每日补氯化钾总量不宜超过 6 ~ 8g。②浓度不宜过高：含钾盐液体浓度不可超过 0.3%，即 5% 葡萄糖溶液 1000ml 中最多只能加入 10% 氯化钾溶液 30ml，以此类推。③滴速勿快：成人静脉滴注钾盐液体一般不超过 60 滴 / 分。④见尿补钾：如患者有休克，先补给晶体液和胶体液，当尿量达到 40ml/h 以上时，方可补钾，以免因尿少导致静脉补钾时出现高钾血症。⑤严禁静脉直接推注：直接静脉推注含钾的液体易引起血钾突然升高，导致心脏骤停。

口腔相关知识链接：口腔颌面部肿瘤术后低钾血症病因探究

口腔颌面部的恶性肿瘤以癌为常见，在口腔癌联合根治手术术后多会发生不同程度的低钾血症。可能机制如下。

（1）术前基础钾低。患者因口腔癌病变部位溃疡、疼痛或张口受限严重影响进食，钾的摄入量少；术前化疗引起胃肠道反应，食欲减退，钾摄入减少；因不同程度的呕吐，钾丢失增多。

（2）术中、术后输液量及成分不当。大量输入低钾、无钾液体造成稀释性低血钾。

（3）手术应激反应过强，刺激胰岛分泌胰岛素，使肝脏及骨骼肌细胞摄钾增加，导致血钾下降。

（4）术中、术后输入大量葡萄糖，使血 K^+ 进入细胞内。

（5）术后静脉输入盐水较多，细胞外液 Na^+ 增加，促使 K^+ 由尿排出增加，钾丢失增多。

（6）术后需要禁食、患者厌食、手术创口导致进食障碍及无法承受鼻饲管等原因，均使进食减少，钾摄入随之减少。

（7）唾液中 K^+ 的浓度高于体内其他消化液，患者术后由于吞咽障碍、下唇运动受限及口底、前庭沟变浅等原因，使大量唾液外流，钾丢失增多。

第四节 代谢性酸中毒

正常人体体液的酸碱度为 7.35 ~ 7.45，依赖于机体缓冲系统、肺脏和肾脏三方面的共同调节维持动态平衡。如果酸性或碱性物质超量，或甚至超过了机体的代偿能力，平衡状态被破坏，将引起酸碱失衡。pH 小于 7.35 时为酸中毒。

代谢性酸中毒（metabolic acidosis）是外科临床最常见的酸碱平衡失调的类型，体内酸性物质生成或积聚过多，或 HCO_3^- 丢失过多，即可引起代谢性酸中毒。

【病因】

（一）酸性物质生成过多

如高热、脱水、休克等机体缺血缺氧下产生大量乳酸；糖尿病、长期不能进食者，体内脂肪分解过多，生成大量酮体。

（二）碱性物质丢失过多

多见于腹泻、肠梗阻、消化道瘘等，经粪便、消化液丢失的 HCO_3^- 超过血浆中的含量。

（三）酸性物质排除障碍

如肾功能不全时，体内生成的酸性物质不能经肾脏排出，同时肾脏对 HCO_3^- 的重吸收减少。

上述任何原因引起的酸中毒均直接或间接地使 HCO_3^- 减少，血浆中 H_2CO_3 相对过多，机体很快出现代偿反应。H^+ 浓度的增高刺激呼吸中枢，使呼吸加深加快，加速 CO_2 的排出，使 $PaCO_2$ 降低，HCO_3^-/H_2CO_3 的比值重新接近 20 : 1 而保持血 pH 在正常范围，此即为代偿性代谢性酸中毒。

【临床表现】

（一）呼吸系统

最明显的表现是呼吸加深加快。这是肺脏在酸中毒时代偿的结果，加速排出 CO_2，以降低 $PaCO_2$。呼吸频率可达 40 ~ 50 次 / 分，有时呼吸有烂苹果气味。

（二）心血管系统

酸中毒时 H^+ 增高，且酸中毒常伴血 K^+ 增高，可刺激毛细血管扩张。患者常表现出心率加快、心音低弱、血压下降、面部潮红、口唇樱红色等。

（三）中枢神经系统

酸中毒严重时可影响脑细胞代谢，患者可有疲乏、头痛、眩晕、嗜睡等中枢神经系统异常表现。

【诊断】

血气分析可明确诊断，并可了解代偿情况和严重程度。血 pH 低于 7.35，血 HCO_3^- 值明显下降，其他如二氧化碳结合力（CO_2CP）、剩余碱（BE）亦低于正常。因呼吸的代偿，$PaCO_2$ 略下降。细胞内外 K^+ 与 H^+ 的转移及肾 H^+–Na^+ 交换的加强，血 K^+ 可升高。尿呈强酸性。

【治疗】

积极防治引起代谢性酸中毒的原发病。轻度代谢性酸中毒（血浆 HCO_3^- 为 16 ~ 18mmol/L 或 CO_2CP 在 16mmol/L 以上）经补液纠正水、电解质紊乱，恢复有效循环血量后，常可自行纠正，不必应用碱性药物。重症酸中毒（血浆 HCO_3^- 低于 10mmol/L 或 CO_2CP 低于 13mmol/L），应输给碱性药物，常用碱性药物是 5% 碳酸氢钠溶液。用药量按公式估算：5% 碳酸氢钠（ml）=[27 —实测 CO_2CP 值（mmol/L）]× 体重（kg）× 0.3。临床上是根据酸中毒的严重程度，补给 5% 碳酸氢钠溶液的首次剂量为 100 ~ 250ml，在用药 2 ~ 4 小时后复查动脉血气分析及血浆电解质浓度，根据测定结果再决定是否继续用药。边治疗边观察，逐步纠正酸中毒，是治疗的原则。酸中毒时，血 Ca^{2+} 增多，血 K^+ 亦趋增多，故常掩盖低钙血症或低钾血症，故在补充碳酸氢钠后应注意观察缺钙或缺钾情况的发生，并及时纠正。

【口腔执业医师资格考试高频考点及例题】

试题 1：血钾浓度低于（　　　）表示有低钾血症

A.3 mmol/L　　　　B.3.5 mmol/L　　　　C.4 mmol/L　　　　D.5.5 mmol/L　　　　E.6.5 mmol/L

答案：B

解析：血清钾的正常值为 3.5 ~ 5.5 mmol/L，当血清钾浓度低于 3.5 mmol/L 时为低钾血症。故本题选 B。

试题 2：低钾血症少见于（　　　　）

A. 大量输入葡萄糖和胰岛素　　　　　　B. 碱中毒　　　　　C. 急性肾衰竭

D. 长期进食不足　　　　　　　　　　　E. 持续胃肠减压

答案：C

解析：长期进食不足会导致钾的摄入不足；而持续胃肠减压则会导致钾离子丢失过多；患者发生碱中毒，或因治疗大量输入葡萄糖和胰岛素则会促使钾离子向细胞内转移，都会使血清钾浓度降低，进而发生低钾血症。当机体发生急性肾衰竭时，在少尿、无尿期，通常使用保钾利尿剂，如螺内酯等，则会使血清钾浓度增加，进而发生高钾血症。故本题选C。

试题3：关于代谢性酸中毒，下列哪项是错误的（　　　　）

A. 血气分析可确诊　　　　　B. 患者呼吸加深加快　　　　　C. 严重患者，可用碱液纠正

D. 如治疗不当，会造成严重后果　　　　　E. 可由体内 HCO_3^- 蓄积引起

答案：E

解析：因代谢性因素使体内酸性物质的积聚或者产生过多，或因 HCO_3^- 丢失过多而引起造成血中 HCO_3^- 原发性降低，从而发生代谢性酸中毒；当 HCO_3^- 体内蓄积时，则会引起代谢性碱中毒。故本题选E。

试题4：低钾血症时，补钾原则不包括（　　　　）

A. 优先口服　　　　B. 高浓度静脉补钾，快速纠正　　　　C. 分次补钾

D. 见尿补钾　　　　E. 去除病因，防止继续丢失

答案：B

解析：静脉补钾必须遵循每日补钾总量不超过 $6\sim8g$，而且液体钾离子浓度不可超过 0.3%，在静脉滴注过程中液体速度一般不超过 60 滴 / 分，更严禁静脉直接推注，快速、高浓度补钾会引起血钾突然升高，导致心脏骤停。故本题选B。

试题5：治疗等渗性脱水最理想的液体是（　　　　）

A.5% 碳酸氢钠　　　　B. 等渗盐水　　　　C. 平衡盐溶液

D.5% 葡萄糖　　　　E. 小分子右旋糖酐

答案：C

解析：等渗性脱水血清钠浓度在正常范围内。单用等渗盐水，大量输入后会导致血氯过高；不含钠的葡萄糖溶液会导致低钠血症；右旋糖酐多用于补充血容量；平衡盐溶液的电解质含量和血浆含量相仿，治疗等渗性脱水较理想。故本题选C。

试题6：补钾速度一般每小时不宜超过（　　　　）

A.10mmol　　　　B.20mmol　　　　C.30mmol　　　　D.40mmol　　　　E.50mmol

答案：B

解析：静脉补钾，每升溶液中含钾量不宜超过 40mmol，溶液应缓慢输入，输入速度应在

20mmol/h 以下,如果含钾溶液输入过快、过多,可能造成血钾突然升高,有心搏骤停的危险。如果患者休克,应先输晶体液和胶体液,待尿量超过 40ml/h 时再静脉补钾。故本题选 B。

试题7:对于急腹症合并腹膜炎患者,如果出现呼吸深而快、神志恍惚、血压下降,测定血浆 HCO_3^- 为 7mmol/L,应首先考虑的诊断是(　　　)

A. 呼吸性碱中毒　　　　B. 呼吸性酸中毒　　　　C. 中度代谢性酸中毒

D. 重度代谢性碱中毒　　E. 重度代谢性酸中毒

答案:E

解析:本例患者严重感染、血浆 HCO_3^- 减少、重症酸中毒表现,排除碱中毒。患者不存在呼吸系统疾病,故排除呼吸性酸中毒。代谢性酸中毒时,由于血浆 HCO_3^- 减少,出现精神症状和血压低,说明酸中毒程度较重。故本题选 E。

【直通岗位】

病例讨论:男性,36 岁,因"咽痛、流涕伴咳嗽 4 天,四肢乏力 1 天"入院。患者 1 天前因感冒在私人诊所静脉输液治疗后,出现四肢乏力,具体表现为下蹲后不能站起,不能上下楼梯,平路能行走。无恶心呕吐,无肢体无力,无心悸心慌,无呼吸困难。患者既往体健,此次为首次发作四肢无力,无高血压、糖尿病、心脏病、肾病等病史。自诉近段时间未见消瘦,食量大致正常。

专科查体:神志清,精神可,生命体征稳定,两侧咽部红肿,心肺听诊未见异常。左下肢肌力 Ⅲ 级,右下肢肌力 Ⅳ 级,双下肢肌张力减低,左下肢腱反射减弱,NS(-)。

辅助检查:电解质 K^+ 2.8mmol/L;血常规 WBC 10.2×10^9/L,N 0.81。请结合患者病情,正确诊断,并制定治疗方案。

（吕　亮　　郑小龙　　吴岳昕）

第二章　外科休克

第一节　概　论

> **学习目标**
> 掌握：休克的临床表现、诊断及治疗原则。
> 熟悉：休克的分类及微循环变化特点。
> 了解：休克的病因及病理生理改变。

休克（shock）是各种病因引起机体有效循环血量急剧减少，导致组织血液灌流不足，造成细胞缺氧、代谢紊乱和功能受损的临床综合征。休克可见于临床各学科，在外科较为常见。尽管休克原发病因各有不同，但有效循环血量锐减是引发休克的始动因素，组织血液灌流不足是休克的共同特点，氧供给不足和机体需求增加是休克的本质。因此，休克治疗中最为重要的是恢复有效的组织灌注和充足的细胞供氧，重新建立氧供需平衡，维持细胞功能正常。

【分类】

休克分类的方法有多种，按病因和发生机制分为低血容量性休克、感染性休克、心源性休克、神经源性休克和过敏性休克五类。其中，外科临床最为常见的是低血容量性休克（包括失血性休克和创伤性休克）和感染性休克。

【病理生理】

不同病因引起休克发生时，均存在有效循环血容量显著减少、组织灌注不足以及炎症介质产生等基本改变，而其病理生理变化是构成其临床表现的基础。

（一）微循环变化

有效循环量占机体总循环量的20%，通过充足的血容量、有效的心脏排血功能和适宜的周围血管阻力协调配合加以维持。三种因素中，任何一种因素发生急剧变化，如血容量丢失、心脏排血功能降低或外周血管阻力下降，都可引起有效循环量锐减，进而导致组织微循环发生改变。

1. 微循环收缩期 又称缺血缺氧期。休克早期，机体循环血量急剧下降时，机体通过一系列调节机制进行代偿。血管舒缩中枢加压反射、交感神经兴奋、儿茶酚胺大量释放、肾素－血管紧张素分泌增加，使心搏加速、心排出量增加以维持循环相对稳定；选择性收缩外周和部分内脏小血管，致使循环血量重新分布，保证心、脑等重要脏器的血液供应，以维持循环状态相对稳定。此时，周围组织和腹内脏器小血管收缩，动－静脉短路开放，使外周血管阻力提高和回心血量增加，微循环"流而不灌"，组织低灌注和缺氧。此期与休克代偿期相对应。

2. 微循环扩张期 又称淤血缺氧期。有效循环量进一步减少，微循环灌注不足持续加重，细胞显著缺氧。乳酸等酸性代谢产物蓄积，组胺、缓激肽等舒血管物质释放，导致微动脉、后微动脉和毛细血管前括约肌扩张早于毛细血管后括约肌，微循环"灌而不流"。此时，毛细血管静水压升高，血浆渗入组织间隙，致使血液浓缩和黏稠度增加。血管床容量增加，回心血量减少，心排出量下降，血压降低，心、脑等重要器官淤血缺氧加重，休克进入失代偿期。

3. 微循环衰竭期 又称弥散性血管内凝血期。血流速度减慢，血液黏稠度增加和酸性血液的高凝特性，加之毛细血管内皮广泛受损，易使红细胞和血小板发生凝集，在毛细血管内形成微细血栓，形成弥散性血管内凝血（disseminated or diffuse intravascular coagulation，DIC）。微循环"不灌不流"，细胞严重缺氧，能量匮乏，细胞内溶酶体膜破坏，溶酶体内多种酸性水解酶溢出，引起细胞自溶并损害周围其他的细胞，进而导致组织、器官损害，甚至出现多器官功能障碍综合征（multiple organ dysfunction syndrome， MODS），休克常演变成为不可逆。

（二）代谢改变

1. 代谢性酸中毒 组织低灌流、缺氧使葡萄糖无氧代谢增加，丙酮酸和乳酸产生增多，加之肝、肾等器官缺氧，清除酸性代谢产物能力降低，常出现代谢性酸中毒。细胞缺氧持续，丙酮酸在胞质内转化为乳酸，血液中乳酸浓度增加而丙酮酸含量减少，两者比值（L/P）增高程度可反映休克时细胞缺氧的状态。严重的酸中毒（pH 低于 7.2）直接影响心血管功能。

2. 能量代谢障碍 休克早期，糖无氧酵解成为主要的供能方式。创伤、感染时机体处于应激状态，儿茶酚胺和肾上腺皮质激素分泌增加，蛋白质合成受抑制，分解代谢增加，以致血尿素氮、肌酐和尿酸增加；同时促进胰高糖素生成，抑制胰岛素的作用，使血糖升高；后期由于糖原消耗和糖异生作用减弱，血糖随之降低。脂肪是机体应激时的重要能源，休克时脂肪分解代谢增强，甘油三酯分解产物作为糖异生的前体物质，对保存机体蛋白质有利，但缺氧时细胞对游离脂肪酸的摄取减少，致使血浆游离脂肪酸增多。

（三）缺血－再灌注损伤和炎症介质释放

休克时细胞缺氧、能量代谢障碍是缺血－再灌注损伤的始发环节，氧自由基生成增多和细胞内钙超载是缺血－再灌注损伤的主要机制，并参与多器官功能障碍的发生，两者又互为因果。同时，脂质过氧化和细胞内钙超载又可诱导血栓素、白三烯等产生，触发过量炎症介质释放，如白介素、肿瘤坏死因子、集落刺激因子、干扰素和一氧化氮等，形成级联放大的"瀑布效应"。由此，也引发血管舒缩和通透功能及微循环灌流异常，抑制心脏功能，造成细胞结构受损及功能失常。

（四）继发性内脏器官损害

1. 肺　休克时肺毛细血管内皮和肺泡上皮细胞受损，血管通透性增加，肺泡表面活性物质减少，间质水肿，肺泡萎陷、不张和水肿，部分肺微循环灌流不足，引起肺分流和无效腔通气增加，多在休克期内或稳定后 48～72 小时内出现急性呼吸窘迫综合征（acute respiratory distress syndrome，ARDS）。

2. 肾　肾血流量减少，肾小球滤过减少，尿量减少；肾内血流重新分布，近髓循环短路开放，使肾皮质血流锐减，加之抗利尿激素和醛固酮分泌增加，使肾小管重吸收增强，出现尿量减少。肾缺血持续，引起急性肾小管上皮坏死，可发生急性肾衰竭（acute renal failure，ARF）。

3. 心　除心源性休克以外，休克早期心功能处于代偿状态，由于心率加快、舒张期缩短、舒张期压力降低，使冠状动脉血液灌流明显减少。此外，心肌抑制因子和心肌微循环内血栓形成等也加重心肌损害，甚至导致心肌局灶性坏死，而出现心功能障碍。

4. 脑　缺氧和酸中毒引起脑微循环障碍，导致脑间质水肿和脑细胞肿胀，严重者颅内压增高，甚至形成脑疝。大脑皮质功能异常常首先发生，表现为意识状态的改变，早期轻度兴奋，后期抑制，继之由清醒逐渐转为昏迷。

5. 肝　缺血、缺氧和血液淤滞使肝细胞受损明显，肝血窦和中央静脉内微血栓形成，以及 Kupffer 细胞受刺激释放炎症介质，引起肝细胞坏死，肝脏代谢和解毒功能均降低，导致肝功能障碍。

6. 胃肠道　休克时胃肠黏膜糜烂、出血，发生应激性溃疡。黏膜受损、肠屏障功能破坏，肠道内细菌或其毒素经淋巴途径或门静脉移位而造成机体侵害，形成肠源性感染，致使休克病程不断恶化，成为引起 MODS 的重要原因。

7. 凝血系统　引起休克的原发疾病（如创伤、感染等），或休克在病程演变过程中都可发生微血管体系损伤，导致体内凝血稳态调节功能紊乱，触发血管内凝血系统激活，引起 DIC。前期血液呈高凝状态，可在微血管内广泛形成微血栓，后期凝血物质大量消耗，继发性纤维蛋白溶解过程加强，导致血液呈低凝状态，出现出血倾向甚至显性出血，使受损器官功能障碍更形加重。

【临床表现】

按照休克的发病过程可分为休克代偿期和休克失代偿期，临床表现见表 3-2-1。

表 3-2-1　休克的临床表现和程度

指标	轻度	中度	重度
意识状态	神志清楚，紧张烦躁	神志尚清，淡漠迟钝	意识模糊，甚至昏迷
口渴感	存在	明显	极为突出或无
皮肤黏膜色泽和温度	稍苍白，可正常或发凉	面色苍白，四肢发冷	显著苍白或发绀，厥冷（肢端显著）
脉搏	＜100 次 / 分，尚有力	100 ~ 120 次 / 分	细弱而快，有时扪不清
血压	收缩压正常或稍高，舒张压升高，脉压差小	收缩压 90 ~ 70mmHg，脉压差小	收缩压在 70mmHg 以下，或测不到
呼吸	正常或稍快	深快	深快，浅快，困难
周围循环	正常	表浅静脉塌陷，毛细血管充盈迟缓	表浅静脉塌陷，毛细血管充盈极为迟缓
尿量	正常或减少	尿少	尿少或无尿

休克早期，机体对有效循环量减少具备相应的代偿能力，如发现及时，处理有效，休克很快得到纠正，否则休克继续进展。休克失代偿（抑制）期，若皮肤、黏膜出现瘀斑或消化道出血，或存在进行性呼吸困难，经一般吸氧不能改善等，常提示发生器官功能障碍。

【诊断】

出现典型表现时，诊断并不困难。重点在于早期诊断。应对短期内血容量大量丢失、严重创伤或感染的患者进行监测，既能及早诊断，又能随时掌握病情，便于指导治疗。

【休克的监测】

（一）一般监测

1.意识状态　若患者出现精神紧张、烦躁不安、淡漠迟钝、谵妄或嗜睡，甚至昏迷，提示脑组织循环灌流不足，表现为不同程度的休克。如治疗过程中，患者意识恢复清醒，对外界刺激反应正确，表明治疗有效，休克趋于好转。

2.皮肤温度、色泽　反映周围循环灌流的情况。若患者出现四肢皮肤湿冷、苍白、发绀，轻压指甲或口唇颜色变苍白，松压后恢复红润缓慢，说明体表灌流不足。皮肤出现瘀斑提示可能有 DIC 发生。若四肢皮肤温暖，松开按压后苍白的口唇、指甲迅速转为正常色泽，说明休克好转。

3. 血压 通常认为收缩压低于 90mmHg，脉压小于 20mmHg，或原有高血压患者收缩压降低 30mmHg 以上，表明存在休克。血压回升，脉压增大是休克好转的征象。

4. 脉搏 休克时脉搏变化常出现在血压变化之前，作为休克的监测指标比血压更为敏感。根据脉率 / 收缩压（mmHg）计算休克指数，有助于判断休克的有无及其严重程度。指数为 0.5 多表示无休克，超过 1.0 ~ 1.5 提示有休克，超过 2.0 是严重休克的证据。

5. 尿量 是反映肾血液灌流情况较为可靠的指标。休克时应留置导尿管，观察每小时尿量。尿量低于 25ml/h、比重增高者提示肾血管收缩和血容量不足；尿量稳定在 30ml/h 以上，表示休克得到纠正。如血压恢复，尿量依然减少，且比重偏低者，应注意是否出现急性肾衰竭。

（二）特殊监测

适用于严重休克，或持续时间长的低血容量性休克和感染性休克。

1. 血流动力学监测 包括中心静脉压（CVP）、肺毛细血管楔压（PCWP）、心排出量（CO）和心脏指数（CI）、氧供应（DO_2）与氧消耗（VO_2）等指标。

以 CVP 测定最为常用，其代表右心房或胸腔段腔静脉内压力的变化，正常值为 5 ~ 10cmH2O（0.49 ~ 0.98kPa）。测定 CVP 对了解有效循环血容量和心功能有重要意义。若 CVP 小于 5cmH2O，提示右心房充盈不足或血容量不足；CVP 大于 15cmH2O（1.47kPa）时，提示心功能不全、静脉血管床过度收缩或肺循环阻力增高；若 CVP 超过 20cmH2O（1.96kPa）时，则表示存在充血性心力衰竭。

休克时 CVP 变化一般早于动脉压的改变，因此作为观察血流动力学状态重要而敏感的指标，连续动态监测更有实用价值。临床上常通过观察动脉压和 CVP 的变化，指导抗休克扩容治疗，调整补液量和控制补液速度。

2. 实验室指标监测 常用动脉血气分析指标包括动脉血氧分压（PaO_2）和 $PaCO_2$，以及动脉血 pH、标准重碳酸盐（SB）、缓冲碱（BB）、碱剩余（BE）、碱缺失（BD）等，主要用于监测休克时呼吸与代谢因素对酸碱平衡的影响及变化。此外，动脉血乳酸盐测定、胃肠黏膜内 pH 监测以及 DIC 的检测，可协助判断休克和评价疗效。

【预防】

休克是威胁患者生命安全的急危重症，作好休克病因预防至关重要，可显著降低休克的病死率。对有心脏器质性疾患或循环状态不稳定的患者，要做好术前评估和充分准备。用药前要仔细询问药物过敏史，重视药物筛选。手术应选择适宜的麻醉方法，加强麻醉期间管理。外科原发疾病出现失血、脱水，或创伤、感染病情严重有休克发生可能时，应积极采取有力措施，控制疾病发展，预防休克发生，同时密切监测病情，及早发现和治疗休克。

【治疗】

原则是尽早去除休克病因，对各种生理紊乱采取针对性治疗，重点在于迅速恢复组织血液灌流和为细胞提供充足的氧供应，促进有效的氧利用。

（一）急救处理

引起休克的原发伤病都较为紧急，应迅速予以处理，如保证呼吸道通畅、创伤制动、大出血止血等。采取头和躯干抬高 20°～30°、下肢抬高 15°～20° 的体位，以增加回心血量和改善呼吸。及早建立 1～2 条静脉通路，并按扩容需求快速补液。早期鼻导管或面罩给氧，同时注意肢体保温，避免局部加热。

（二）补充血容量

不同病因的休克都存在血容量的绝对或相对不足，因此扩容是抗休克的基本措施。应首先输入晶体液，一般选用平衡盐溶液或等渗盐水，注意补充人工胶体液（如羟乙基淀粉），必要时成分输血，以维持血流动力学稳定。

（三）积极处理原发病

外科疾病引起的休克，多存在需手术处理的原发病变，如内脏大出血、消化道穿孔等。应在尽快恢复有效循环血容量后，及时施行手术去除病因。原发病不能消除，休克又难以纠正时，则应在抗休克的同时及早手术，以免延误时机。

（四）纠正酸碱平衡失调

休克早期常发生呼吸性碱中毒，中度以上休克多存在代谢性酸中毒，出现 ARDS 常合并呼吸性酸中毒。纠正酸碱失衡的原则是"宁酸勿碱"，呼吸功能完善者，经改善组织灌注，酸中毒依然严重，可适时酌情应用碱性药。

（五）应用心血管活性药物

目的在于提升血压，改善腹内脏器血液灌流。血管活性药物主要包括血管收缩剂、血管扩张剂和强心剂。临床较常用的有多巴胺、间羟胺、酚妥拉明、人工合成的山莨菪碱（654-2）和强心苷等。

（六）改善微循环和防治 DIC

临床常用抗血小板黏附和聚集药物如阿司匹林、双嘧达莫和小分子右旋糖酐等。如DIC 诊断明确，应及时使用肝素及氨甲苯酸、氨基己酸等抗纤溶药。

（七）皮质类固醇激素应用

皮质类固醇激素具有增强心肌收缩力、扩张血管、防止溶酶体破裂、提升线粒体功能、防止白细胞凝集和促进糖原异生等作用,用于治疗感染性休克和较严重休克,一般主张短时、大剂量应用。

（八）保护和恢复细胞功能

生长激素和谷氨酰胺联用，可起到加强营养和调节免疫的作用。酌情选用超氧化物歧化酶（SOD）、钙通道阻滞剂、阿片类受体拮抗剂、前列环素及应用三磷腺苷 - 氯化镁疗法等，以减轻缺血 - 再灌注损伤和过多炎症介质对细胞的损伤。

第二节 低血容量性休克

低血容量性休克（hypovolemic shock）常因大量血液及其他体液丢失，或体液积存于体内第三间隙，导致有效循环血量减少引起。主要包括失血性休克和创伤性休克。

一、失血性休克

失血性休克（hemorrhagic shock）多由脏器或血管破裂大出血引起。如机体短时间内失血量超过全身总血量的 20%，即可出现休克。

【病因】

常见病因包括：①门静脉高压症所致的食管、胃底曲张静脉破裂出血；②胃、十二指肠及胆道大出血；③腹部损伤致肝、脾等破裂出血；④大血管破裂出血；⑤异位妊娠破裂出血；⑥大面积烧伤致血浆丢失；⑦急性肠梗阻等致消化液丢失。

【病理】

血容量、静脉回心血量和心排出量均降低，其后果与失血量密切相关。轻度休克血容量减少 20% 以内，失血量在 800ml 以下；中度休克血容量减少 20% ~ 40%，失血量在 800 ~ 1600ml；重度休克血容量减少 40% 以上，失血量在 1600ml 以上。

【治疗】

（一）补充血容量

可依据休克程度、休克指数估计补充量，严重时常结合血压和 CVP 的变化进行分析处理（表 3-2-2）。

表 3-2-2　血压、CVP 与补液的关系

血压	CVP	原因	处理原则
正常	低	血容量不足	适当补液
低	低	血容量严重不足	充分补液
低	正常	血容量不足或心功能不全	依据补液试验*结果处理
低	高	血容量相对过多或心功能不全	减缓补液，扩血管、强心、利尿等
正常	高	容量血管过度收缩	舒张血管

注：*补液试验，取等渗盐水 250ml 经静脉于 5 ~ 10 分钟内输注，如血压升高、CVP 不变，说明血容量不足；如血压不变、CVP 升高，则提示心功能不全。

液体首选平衡盐溶液或等渗盐水和人工胶体液，如血红蛋白浓度低于 70g/L，血细胞比容低于 30%，应考虑输注浓缩红细胞。烧伤、腹膜炎等引起的休克以丢失血浆为主，扩容过程中需注意补充血浆。

（二）止血和原发病治疗

首先应尽快止血。休克时一般先采用压迫、结扎或内镜等方法暂时止血，待休克有所好转再治疗出血病因。对肝脾破裂、急性消化道出血或体腔大血管破裂等引起的大量快速出血，应在迅速补充血容量的基础上，紧急手术止血，条件具备者应同时处理原发病。

二、创伤性休克

创伤性休克（traumatic shock）常继发于各种严重创伤，也具有血液及其他体液丢失引发低血容量性休克的特征。与失血性休克相比，由于常存在受损器官功能障碍及损伤引起炎症介质释放等，其临床过程更为复杂，且病情也多较严重。

【病因病理】

常见病因包括：①大手术；②大范围组织挤压伤或多处伤；③严重复杂性骨折等。严重创伤可引起血浆或全血丧失到体外或组织间隙，循环血量大为减少。受伤组织坏死或分解产生组胺、蛋白酶等舒血管活性物质，又引起血管扩张和通透性增加，使有效循环血量减少更加严重。此外，创伤产生剧烈疼痛刺激，会引起机体应激反应，也可能累及或影响重要脏器及功能，还增加感染的风险。

【治疗】

补充血容量的原则基本同失血性休克。一般需要补充明显多于估计量的液体量，才能纠正休克。创伤的院前救治首先要是解除窒息和进行心肺脑复苏等基础生命支持，制止明显的外出血，紧急处理危及生命的其他严重性创伤，如开放性或张力性气胸、多根多处肋骨骨折等。受伤部位应妥善包扎和固定（制动）。后续救治应在判断伤情的同时，加强呼吸和循环支持，维持机体代谢平衡，应用药物镇静止痛和防治感染，并注意营养支持和保护重要脏器功能。

对于创伤的手术或其他复杂治疗，原则上应在休克获得初步纠正后进行。确因创伤严重，而休克短时难以纠正者，则应在积极抗休克治疗的同时，及时手术。

第三节　感染性休克

感染性休克（septic shock）是由脓毒血症引起的低血压状态，也称为脓毒性休克。可继发于临床各学科感染性疾病，在外科也可见于创伤、手术或介入性诊疗操作后并发的感染。多因急性感染严重，未能及时治疗或有效控制所引起。

【病因】

常见病因为以革兰阴性菌感染为主的疾病，如急性梗阻性化脓性胆管炎、急性腹膜炎、绞窄性肠梗阻、急性尿路感染等。革兰阴性菌释放内毒素所致休克，称为内毒素性休克。较少见的是以革兰阳性菌感染为主的疾病，如疖、痈、急性蜂窝织炎、急性骨髓炎等。此外，烧伤创面混合性感染或真菌感染严重，也可引起感染性休克。

【病理】

此类休克病理生理过程十分复杂，既有严重感染造成炎性渗出致细胞外液丢失、毛细血管内皮细胞损伤、通透性增高而引起的血容量减少，又有毒素导致心血管功能的改变而使有效循环量减少程度加重，还存在因炎症介质过度释放产生的全身炎症反应综合征（systemic inflammatory response syndrome, SIRS），进而导致微循环灌流失常、代谢紊乱和器官功能障碍。

【临床表现】

一般是在原有严重感染性疾病的基础上，先出现休克代偿期表现，继而出现典型的休克失代偿期表现。依据血流动力学变化的特点，感染性休克分为低动力型（低排高阻型）和高动力型（高排低阻型）两种，其临床表现有所不同（表3-2-3）。

表 3-2-3　感染性休克分型与临床表现

临床表现	低动力型（冷休克）	高动力型（暖休克）
意识状态	躁动、淡漠或嗜睡	清醒
皮肤色泽	苍白、发绀或呈花斑样发绀	淡红或潮红
皮肤温度	湿冷，或出冷汗	较温暖、干燥
外周毛细血管充盈时间	延长	1～2秒
脉搏	细速	慢、搏动清楚
脉压	<30mmHg	>30mmHg
每小时尿量	<25ml	>30ml

患者皮肤温暖干燥，又称暖休克；患者皮肤湿冷，又称冷休克。在外科，暖休克较少见，主要见于部分革兰阳性菌感染引起的休克的早期；冷休克常见，可由革兰阴性菌感染引起，也可在革兰阳性菌感染休克加重时出现。休克晚期病情恶化，患者出现心功能衰竭、外周血管瘫痪，多为低排低阻型休克，预后极差。

【治疗】

感染性休克治疗较为困难，所需时间也较长。在休克期应着重治疗休克，同时控制感染；休克纠正后则应重点治疗感染。

（一）补充血容量

其特殊性在于要考虑感染引起高热出汗、局部炎性渗出、恶心呕吐和肠麻痹，以及不能进食等因素导致体液的额外丢失，还要注意细菌及其毒素可能对心、肾功能造成的损害，应通过密切监测患者病情调整输液的量和速度，使补液过程与患者情况相适宜。

（二）病因治疗

包括合理应用抗感染药物，积极处理原发感染性疾病。首先要根据临床诊断选择抗菌药物，再依据细菌培养和药物敏感试验结果进行调整，尽量避免使用对肝肾功能有损害的药物。尽早处理原发感染病灶，如急性梗阻性化脓性胆管炎的减压引流、坏死肠管切除、腹膜炎时清除腹腔渗液及充分引流等。

（三）其他治疗

主要是纠正酸中毒，酌情配合应用心血管活性药物，或短时大剂量给予肾上腺皮质激素等。改善感染性休克患者的一般状况、增强患者抗感染能力、维护重要脏器功能等。

口腔相关知识链接：拔牙与休克

牙拔除术是口腔医学中一种常见的口腔外科手术，但如手术过程准备或治疗不当，也会引起休克，乃至出现生命危险。

如在门诊拔牙时常用于局部麻醉的盐酸利多卡因是酰胺类麻醉药物，属于非蛋白类药物，本身不致敏，因此临床使用中不要求做皮试。但作为半抗原，与蛋白或多糖结合偶可导致罕见的过敏反应，就可能引发过敏性休克。另有一些早期无特异症状的血管瘤，如口腔科的颌骨血管瘤，常因外伤、拔牙、活检或手术而突然发病，同时因难以控制而引发失血性休克。如对拔牙的时机选择不当，在急性炎症期拔牙，而术后未给予及时有

效的抗生素治疗，就会引起间隙感染、脓肿形成，严重感染进一步发展就会引发全身中毒感染性休克。

所以拔牙前要掌握拔牙的适应证与禁忌证，把握拔牙的时机，严格术前无菌操作，认真做好术前准备，并做好拔牙并发症的预防和处理。

【口腔执业医师资格考试高频考点及例题】

试题1：严重创伤致患者大量失血，出现意识模糊、血压测不到等休克症状，说明失血量至少占全身总血量的（　　　）。

A.10%　　　　B.15%　　　　C.20%　　　　D.25%　　　　E.30%

答案：C

解析：外伤大出血会使机体有效循环量降低，进一步引起微循环发生改变，失血量超过全身总血量的20%（成年人约1000ml）时，机体代偿机制不能保证组织正常灌注，就会出现低血容量性休克。故本题选C。

试题2：某患者发生休克，测中心静脉压为4.5cmH$_2$O，血压80/65mmHg，处理原则为（　　　）

A.使用强心药物　　　　B.适当补液　　　　C.充分补液

D.做补液试验　　　　E.用扩血管药物

答案：C

解析：当患者的中心静脉压低于5cmH$_2$O时，提示机体血容量不足；收缩压低于90mmHg则说明机体因血容量减少导致周围血液循环不良，可以判读出此患者为低血容量性休克，对于此患者的治疗原则为首先要恢复有效循环血量、纠正组织低灌注和缺氧，所以要积极扩容，充分补充液体。故本题选C。

试题3：休克的治疗原则不包括（　　　）

A.积极处理原发病　　　　B.补充血容量　　　　C.头低脚高位，增加脑灌注

D.纠正酸碱平衡　　　　E.使用血管活性药物

答案：C

解析：休克治疗原则是尽早去除休克病因，对各种生理紊乱采取针对性治疗，重点在于迅速恢复组织血液灌流和为细胞提供充足的氧供应，促进有效的氧利用。故本题选C。

试题 4：休克时需要时刻监测的指标包括（　　　）

A. 脉率　　　　B. 血压　　　　C. 意识状态　　　　D. 皮肤温度　　　　E. 以上都是

答案：E

解析：休克监测指标包括一般监测和特殊监测，一般监测包括意识状态、皮肤和肢体表现、脉搏和血压、呼吸和尿量；特殊监测包括中心静脉压、肺毛细血管楔压、心排血量、心脏指数、氧供应、氧消耗、动脉血气分析、动脉血乳酸盐测定和 DIC 测定等，通过监测以上指标，可协助判断休克和评价疗效。故本题选 E。

试题 5：大出血后出现休克症状，表明至少已丢失全身总血量的（　　　）

A. 10%　　　　B. 15%　　　　C. 20%　　　　D. 30%　　　　E. 25%

答案：B

解析：大量出血的患者通常迅速失血超过自身血容量的 15% ~ 20% 时，即出现休克，表现为中心静脉压降低、回心血量减少和心输出量下降所造成的低血压。

试题 6：男性，40 岁，腹痛、发热 48 小时，血压 80/70mmHg，神志清楚，面色苍白，四肢湿冷，全腹肌紧张，肠鸣音消失，应诊断为（　　　）

A. 低血容量性休克　　　　　　B. 感染性休克　　　　　　C. 神经源性休克

D. 心源性休克　　　　　　　　E. 过敏性休克

答案：B

解析：感染性休克的病因是严重感染、广泛的非损伤性组织破坏及体内毒素性产物的吸收，例如腹膜炎、绞窄性肠梗阻等。临床表现为：面色苍白、皮肤湿冷、脉搏细速的冷休克，也可出现面色淡红或潮红的、皮肤温暖、脉搏慢、搏动清楚的热休克。征象为：发热的患者突然出现意外的血压降低或其他循环虚脱症状、在没有出血和外伤时出现休克等。故本题选 B。

试题 7：男性，60 岁，车祸后 6 小时入院，神志淡漠，四肢冰冷，血压 70/50mmHg，应诊断为（　　　）

A. 轻度低血容量性休克　　　　B. 中度低血容量性休克　　　　C. 重度低血容量性休克

D. 中度感染性休克　　　　　　E. 重度感染性休克

答案：C

解析：低血容量性休克常因大出血或其他体液丧失，或者体液积聚于第三间隙，导致有效循环血容量的降低引起。意识模糊甚至昏迷、皮肤显著苍白、肢端发绀、四肢厥冷、收缩压在 70mmHg 以下甚至测不到者为重度休克。

【直通岗位】

病例讨论：男性，27岁，主因"外伤后左肋持续疼痛，不能行走2小时"入院。患者2小时前骑自行车时被汽车撞伤，伤后感左季肋疼痛，持续性，并逐渐扩散全腹，伴有口渴、头晕、不能行走。站立时，头晕加剧，并有心悸气短，被他人急送到医院。患者受伤后，无呕血及血便，无明显呼吸困难，未排尿。

体格检查：体温36.8℃，脉搏110次/分，血压90/60mmHg，急性痛苦面容，表情淡漠，回答问题尚准确，面色苍白，贫血貌。气管居中，胸廓无畸形，双侧呼吸运动对称，左季肋皮肤有肿胀，胸廓无挤压痛，双肺叩诊清音，听诊呼吸音无减弱，未闻及干湿啰音。心界不大，各瓣膜听诊区未听到杂音。腹略胀，腹式呼吸减弱，全腹压痛阳性，轻度肌紧张及反跳痛，肝脾未及，肝上界在右锁骨中线第五肋间，移动浊音阳性，腹部听诊肠鸣音减弱。辅助检查：血常规WBC 9.8×10^9/L，Hb105g/L。请结合患者病情正确诊断，并制定治疗方案。

（赵承梅　郑小龙　吴岳昕）

第三章 外科感染

学习目标

掌握：常见软组织急性感染的临床表现及治疗。

熟悉：外科感染临床表现和治疗原则；全身化脓性感染的致病菌、临床表现、治疗原则；破伤风的临床表现、预防及治疗措施。

了解：外科感染的病因和预防。

第一节 概 论

外科感染（surgical infection）是指发生需要外科手术治疗的感染性疾病，或损伤、手术及介入性诊疗中并发的感染，占外科疾病的 1/3 ~ 1/2。外科感染特点包括：①常为混合性感染，尤其是需氧菌与厌氧菌的混合感染；②病原菌多来自人体的正常菌群，以内源性感染为主；③常伴有明显的局部症状和体征，可引起化脓及组织坏死，有的愈后留有瘢痕以致影响功能；④常需手术或换药处理。

外科感染按致病菌特性和病变性质可以分成非特异性感染与特异性感染；按病变进展过程可以分成急性感染、亚急性感染和慢性感染；按病原体的来源以及入侵可以分成原发性感染、继发性感染以及外源性感染和内源性感染；按照发生条件可以分成条件性（机会性）感染（conditions infections）、二重感染（double infection）或称菌群交替症、医院内感染（hospital infection）等。

【病因】

外科感染的发生，主要是因为外界的病原体侵入机体组织内繁殖，或者人体的正常菌群变成致病菌群，同时人体的抗感染能力有所下降。

（一）病原体的致病因素

外科感染常由病原体（包括致病微生物和寄生虫）引起，致病微生物中以细菌最为常见，其次是病毒和真菌。外科感染的发生与致病微生物的数量与毒力有关，而毒力指病原体形成毒素或胞外酶的能力以及入侵、穿透和繁殖的能力。

（二）机体抗感染因素

1. 局部抗感染能力降低 皮肤黏膜的病变或缺损，如开放性创伤、烧伤、胃肠穿孔、手术、穿刺等使屏障破坏，病原体易于侵入；由于留置在血管或体腔内的导管处理不当为病原体的入侵开放了通道；管腔阻塞、内容物淤积，使细菌繁殖，侵袭组织；异物与坏死组织的存在使得吞噬细胞不能有效发挥作用；局部组织血流障碍或水肿、积液，使得吞噬细胞、抗体等不能顺利到达病原体侵袭部位，降低了组织防御和修复的能力；局部组织缺血缺氧不仅抑制吞噬细胞的功能，还有助于致病菌的生长，如压疮、下肢静脉曲张发生溃疡均可继发感染。

2. 全身性抗感染能力降低 严重损伤、大面积烧伤或休克，可使机体抗感染能力降低；糖尿病、尿毒症、肝硬化等慢性疾病，以及严重的营养不良、贫血、低蛋白血症、白血病或白细胞过少等，使患者较易受感染；使用免疫抑制剂、大量肾上腺皮质激素，接受抗癌化学药物或放射治疗，使机体免疫功能显著降低；高龄老人与婴幼儿抵抗力较差，属易感人群；先天性或获得性免疫缺陷（艾滋病）因免疫障碍更易发生各种感染性疾病。

【病理】

（一）非特异性感染

非特异性感染也称一般感染，其病理变化是致病菌入侵机体，在机体局部引起急性炎症反应。致病菌侵入组织并繁殖，产生多种酶与毒素，激活凝血、补体、激肽系统及巨噬细胞等，导致炎症介质的生成，引起血管扩张与通透性增加，白细胞和吞噬细胞进入感染部位发挥吞噬作用。病灶内含致病菌、游离血细胞及死菌、细胞组织的崩解产物，引发炎症反应使入侵病原微生物局限化并最终被清除，同时在机体局部形成红、肿、热、痛等炎症的特征性表现。部分炎症介质、细胞因子和病菌毒素等还可进入血流，引起全身性反应。感染病变的演变与转归取决于病原菌的毒性、机体的抵抗力、感染的部位以及治疗措施是否得当等因素。因此，外科感染有3种结局。①当人体的抵抗力和治疗措施能控制致病菌的生长繁殖，感染将局限化，经吸收而消散或形成脓肿。②当人体抵抗力和治疗措施与致病菌的毒力处于相持状态，感染转为慢性炎症。当人体抵抗力降低时，致病菌可再度繁殖，感染可重新急性发作。③致病菌毒力超过人体抵抗力时，感染将扩散，甚至引起全身性感染，严重者可危及生命。

（二）特异性感染

特异性感染是因其致病菌各有特别的致病作用，其病理变化不同于非特异性感染。常见特异性感染如下。

1.破伤风 致病菌是破伤风梭菌，其为专性厌氧菌，发病呈急性过程，在缺氧环境中，破伤风梭菌的芽孢发育为增殖体，迅速繁殖并产生大量外毒素，主要是痉挛毒素，其可引起患者一系列肌强直痉挛的临床症状和体征。此病菌不造成明显的局部炎症，甚至可能不影响伤口愈合。

2.气性坏疽 是指梭状芽孢杆菌所致的肌坏死或肌炎，其致病菌为厌氧菌的一种，梭状芽孢杆菌中的产气荚膜杆菌会释出多种毒素，可使血细胞、肌细胞等迅速崩解，组织水肿并有气泡，病变迅速扩展，全身中毒严重。

3.结核病 局部病变是因结核分枝杆菌菌体的磷脂、糖脂、结核菌素等，形成相对独特的浸润、结节、肉芽肿、干酪样坏死等。部分结核病灶可液化后形成局部无疼痛、无发热表现的冷脓肿；当有化脓性感染病菌混合感染时，则可呈一般性脓肿的表现。结核菌素可诱发变态反应。

4.外科的真菌感染 多发生在患者抵抗力低下时，常为二重感染。真菌侵及机体黏膜和深部组织，在局部形成炎症时，可形成肉芽肿、溃疡、脓肿或空洞。严重时病变分布较广，并有全身性反应。

口腔相关知识链接：口腔颌面部感染的主要途径

1.牙源性感染 细菌通过病灶牙或牙周组织进入机体引起的感染。是目前临床上最常见的口腔颌面部感染途径。

2.腺源性感染 细菌经过淋巴管侵犯区域淋巴结，引起淋巴结炎，继而穿破淋巴结包膜扩散到周围间隙形成蜂窝织炎。多见于婴幼儿，常由上呼吸道感染引起。

3.损伤性感染 由于外伤、黏膜破溃或拔牙创造成皮肤黏膜屏障的完整性破坏，细菌进入机体而引起感染。

4.血源性感染 机体其他部位的化脓性病灶的细菌栓子通过血液循环播散到口腔颌面部而引起的化脓性感染。多继发于全身败血症或脓毒血症，病情常表现得较严重。

5.医源性感染 在进行口腔内局部麻醉、外科手术、局部穿刺等创伤性操作时，由于消毒不严格，将细菌带入机体内而引起的感染。

【临床表现】

（一）局部症状

急性化脓性感染有红、肿、热、痛和功能障碍五大典型症状。浅表的化脓性感染均有局部疼痛和触痛、皮肤肿胀、色红、温度增高，还可发现肿块或硬结；慢性感染也有局部肿胀或硬结肿块，但疼痛大多不明显；体表病变脓肿形成时，触诊可有波动感。如病变的位置深，则局部症状不明显。

（二）器官系统功能障碍

感染侵及器官时，受累器官或系统可出现功能异常，如泌尿系统感染时有尿频、尿急；肝脓肿时可有腹痛、黄疸；腹内脏器发生急性感染时常有恶心、呕吐等。

（三）全身状态

感染轻微可无全身症状,感染重时常有畏寒、发热、呼吸心搏加快、头疼、乏力、全身不适、食欲减退、脉率加快等表现。病程较长时,可因代谢紊乱而出现脱水、电解质平衡失调、消瘦、贫血、低蛋白血症等。严重的全身感染可有尿少、神志不清、乳酸血症等器官灌注不足的表现,甚至出现感染性休克和多器官功能障碍。

（四）特殊表现

特殊性感染有其特殊的临床表现，如破伤风有肌强直性痉挛、气性坏疽和其他产气菌蜂窝织炎可出现皮下捻发音、皮肤炭疽有发痒性黑色脓疱等。

【诊断】

（一）临床检查

认真询问患者病史和做体格检查，依据临床表现和检查结果得出初步诊断，然后选择必要的辅助检查进一步确诊。根据典型的局部症状和体征，化脓性感染诊断并不困难。波动感是诊断脓肿的主要依据，但应注意与血肿、动脉瘤或动静脉瘘区别。深部脓肿波动感可不明显，但表面组织常伴有水肿，局部有压痛，可有发热与白细胞计数增加，穿刺有助于诊断。

（二）实验室检查

实验室常用检测是白细胞计数及分类。感染发生后，受致病菌及其毒素的作用，白细胞总数增高，中性粒细胞的比例增多，甚至有明显的核左移和白细胞内出现中毒颗粒。当白细胞总数大于 12×10^9/L 或小于 4×10^9/L，或发现未成熟的白细胞，提示重症感染。其他化验项目如血常规、血浆蛋白、肝功能等，可根据初诊结果选择。泌尿系感染者需做尿常规与肾功能检查；疑有免疫功能缺陷者需检查淋巴细胞分类、免疫球蛋白等。

通过对病原体的鉴定可明确感染致病菌种类，进而指导临床用药。病原体的鉴定包括：①脓液或病灶渗液涂片行革兰染色后，在显微镜下观察，可以分辨病菌的革兰染色性和菌体形态；②取脓液、血、尿、痰或穿刺液做细菌培养（包括需氧菌、厌氧菌和真菌）以及药物敏感试验，必要时重复培养；③采用免疫学、分子生物学等特殊检测手段明确病因，如结核、包虫病、巨细胞病毒感染等。

（三）影像学检查

临床中常通过影像学检查了解感染病灶部位及范围。如骨关节病变常需 X 线摄片；胸部病变可用 X 线透视或摄片；影像学检查还可用以确定有无膈下游离气体、肠管内气液积存的情况。超声波检查可用以探测肝、胆、肾等的病变，还可发现胸腹腔、关节腔的积液。CT、MRI 等可用以发现体内脓肿、炎症等多种病变，诊断率较高。

【预防】

（一）防止病原微生物侵入

（1）加强卫生宣教，注意个人清洁和公共卫生，减少病原微生物滞留。

（2）严格执行无菌手术操作、正确处理各种伤口、清除污染的异物和细菌、彻底清除血块与坏死组织、正确使用引流等有助于防止与减少创口感染。

（二）增强机体的抗感染能力

（1）改善患者的营养状态，纠正贫血与低蛋白血症等。

（2）积极治疗患者基础疾病，如治疗患者原有糖尿病、高血压等，增强机体抗感染的能力。在肿瘤的化学治疗、放射治疗期间，辅用免疫增强剂，白细胞数过少时应暂停治疗，或输注白细胞。

（3）根据病情及时使用有效的特异性免疫治疗。例如，防破伤风可用抗毒素（TAT）和类毒素，防狂犬病可接种疫苗（RVRV）与注射免疫球蛋白（RIG）。

（4）有明确的临床用药指征和实验室检查时，合理使用抗菌药物预防感染。

【治疗】

外科感染的治疗原则主要是消除感染病因和毒性物质，及时杀灭致病微生物，增强人体抗感染能力以及促使组织修复，适时引流脓液或清除坏死组织。

（一）局部处理

1. 保护感染部位　为避免感染范围扩展，应适当抬高患肢，并限制感染患肢的活动，或加以固定。

2. 物理治疗与外用药物　炎症早期可采用局部热敷、超短波或红外线辐射等物理疗法，改善感染部位的血液循环，促进炎症消退或局限化成脓肿。对于浅部的急性病变，组织肿胀明显者用 50% 硫酸镁液湿热敷，未成脓阶段还可用鱼石脂软膏、金黄膏等敷贴；感染伤口创面则需换药处理。厌氧菌感染伤口可用 3% 过氧化氢溶液冲洗、浸泡。

3. 手术治疗　脓肿形成后应及时切开引流使脓液排出。深部脓肿可以在超声、CT 引导下穿刺引流。脏器组织的炎症病变，应视所在的器官病变程度及全身情况，先用非手术疗法并密切观察病情变化，当非手术治疗无效时或病情恶化加重时采用手术处理。手术方式为切除或切开病变组织、排脓及留置引流物。如切除坏死的肠管及阑尾、清除结核病灶、气性坏疽紧急切开减张引流等，以减轻局部和全身症状，阻止感染继续扩散。

（二）全身支持治疗

外科感染对患者全身有不同程度的影响。对于有重要脏器感染、脓毒症、手术后或创伤合并感染，以及原先有较重的其他病症者，应加强全身重要脏器的监测及病情严重性评估，改善患者的全身状态、增强机体抵抗力。

（1）保证患者充分休息，维持良好的精神状态。

（2）维持体液平衡，避免脱水、电解质紊乱与酸碱平衡失调；加强营养支持，补充足够的热量、维生素、蛋白质等；对于不能进食、高分解代谢者可采用肠外营养支持，以弥补体内的能量不足和蛋白质过多消耗。

（3）如有贫血或低蛋白血症，需适当给予成分输血。

（4）体温过高时，可给予物理降温疗法，视病情给予解热降温的药物，体温过低时需保暖。

（5）同时治疗感染发生前的原有病症，如纠正糖尿病患者的高糖血症与酮症、肾功能不全患者的氮质血症等。

（6）并发感染性休克或多器官功能障碍者应加强监护治疗，改善组织灌流，恢复器官功能。

（7）对于感染引起过度炎症反应的重症患者，可短期使用皮质激素或炎症介质抑制剂。如患者同时免疫功能低下，也可根据情况给予丙种球蛋白、干扰素等免疫制剂以促进康复。

（三）抗感染药物的应用

抗菌药物的合理应用，不仅可提高外科感染疾病的防治效果，而且可增加手术安全性。如不加选择地滥用抗菌药物，可增加致病菌对药物的耐药性，出现毒副作用，引起二重感染，甚至危及生命。较轻或局限的感染如毛囊炎、疖或表浅化脓性伤口，可不用抗菌药物；

对较严重、范围较大或有扩展趋势的感染，需全身用药。对需手术治疗的外科感染，如急性阑尾炎穿孔、气性坏疽、手部感染等手术治疗的前后，应全身使用抗菌药物。

1.抗菌药物的合理选择　根据感染部位、脓液性状、细菌培养和药物敏感试验、抗菌药物的抗菌谱及毒副作用，参照患者的肝肾功能等合理选用抗菌药物。在治疗早期缺乏致病菌的详细资料，抗菌药物选择是经验性的，可以根据感染部位、临床表现及诊断、脓液性状估计致病菌种类，选择适当抗菌药物。

2.抗菌药物的给药方法　可口服或肌内注射给药，也可从静脉途径给药。分次静脉注射给药疗效较好，比静脉滴注给药的组织和血清内药物浓度高。

3.抗菌药物应用的时间　根据病情合理应用抗菌药物，在体温正常、局部感染灶和全身情况好转后 3 ~ 4 天，即可停药。但严重的全身感染，则应在 1 ~ 2 周后停药。

4.预防性抗菌药物的应用　伤口污染后 3 小时内是机体抵抗致病菌种植伤口的决定性时间，为在细菌入侵时组织已达到有效药物浓度，故在术前应给药 1 次，手术时间每超过 4 小时给药 1 次，一般术后用药 48 小时左右即可停药。预防性抗菌药物的应用主要针对术后感染发生率高或一旦发生感染后果严重的病例。

5.抗菌药物的联合应用　外科感染常出现几种需氧菌和厌氧菌的混合感染，为提高疗效、扩大抗菌谱、降低药物的剂量及毒副作用、延缓或防止耐药菌株的出现，常联用 2 种、一般不超过 3 种对需氧菌和厌氧菌有效的抗菌药物。在给药方法上，多采用静脉内分次、分别注射法。以免因 2 种以上药物混合，影响抗菌活力，降低疗效，应注意药物间的配伍禁忌。

6.应用抗菌药物的注意事项　抗菌药物不能取代外科基本无菌操作原则，同时使用抗菌药物应有明确的指征。全身情况不良的患者，应选用杀菌性抗菌药物，以便能较快控制感染。为避免引起病原菌的耐药性，选用敏感率较高的抗菌药物，加强用药目的性，避免频繁地更换或中断抗菌药物及减少抗菌药物的外用等。防止发生毒副作用和过敏反应。

口腔相关知识链接：口腔颌面部感染

　　口腔颌面部是消化道与呼吸道的起始端，是人体的暴露部分，并与外界相通，所以容易发生感染。口腔颌面部感染是一种口腔科常见病，既有感染后红、肿、热、痛和功能障碍等的共同性，又因口腔颌面部的解剖生理特点，有其特殊性。口腔颌面部感染以化脓性细菌感染为主，常见的致病菌主要有金黄色葡萄球菌、溶血性链球菌和大肠埃希菌、铜绿假单胞菌等。口腔颌面部感染有多种感染途径，其中因牙齿生长于上下颌骨内、龋病、牙髓炎和牙周病持续发展，可通过根尖和牙周组织使感染向颌骨和颌周蜂窝组织蔓延，所以牙源性感染是口腔颌面部独有的感染。口腔颌面部的筋膜间隙内含有疏松结缔组织，感染可经此途径迅速扩散和蔓延。而且颌面部的血供丰富，感染可循血液引起败血症或脓毒血症。

口腔颌面部感染的治疗包括全身治疗和局部治疗。对轻度感染用局部治疗即可治愈。口腔颌面部感染局部治疗措施包括：注意局部清洁，减少活动和不良刺激；口腔颌面部感染形成局部脓肿时，应及时进行切开引流术。口腔颌面部感染并发全身中毒症状时，在局部治疗的同时，全身给予支持治疗，并及时有针对性地给予抗菌药物。

第二节　浅部软组织的细菌性感染

一、疖

【病因和病理】

疖（furuncle）是单个毛囊及其周围组织的急性细菌性化脓性感染。大多为金黄色葡萄球菌感染，偶可由表皮葡萄球菌或其他病菌致病。感染好发于颈项、头面、背部毛囊与皮脂腺丰富的部位，与皮肤不洁、擦伤、环境温度较高或机体抗感染能力降低有关。因金黄色葡萄球菌的毒素含血浆凝固酶，脓栓形成是其感染的一个特征。在全身免疫力降低时，不同部位同时发生多个疖，或在一段时间内反复发生疖，称为疖病，常见于营养不良、糖尿病、抗感染能力较低者。

【临床表现】

初始局部皮肤有红、肿、痛的小硬结，范围仅 2cm 左右。随病情发展，小硬节中央组织坏死、软化，肿痛范围扩大，触之稍有波动，中心处出现黄白色的脓栓；继而脓栓脱落、破溃流脓。脓液流尽，炎症逐步消退后，即可愈合。有的疖无脓栓，自溃稍迟，需设法促使脓液排出。

面部的疖，特别是鼻、上唇及周围"危险三角区"的疖症状常较重，病情加剧或被挤碰时，病菌可经内眦静脉、眼静脉进入颅内海绵状静脉窦，引起化脓性海绵状静脉窦炎，出现颜面部进行性肿胀，可有寒战、高热、头痛、呕吐、昏迷等，病情严重，死亡率较高。

【诊断和鉴别诊断】

依据临床表现，本病易于诊断。如有发热等全身反应，应做白细胞计数或血常规检查，同时做脓液细菌培养及药物敏感试验。

需与疖做鉴别诊断的病变有：皮脂囊肿（俗称粉瘤）并发感染；痤疮伴有轻度感染以及痈等。痤疮病变小并且顶端有点状凝脂；痈病变范围大，可有数个脓栓，除有红肿疼痛外，全身症状也较重。

【治疗】

（一）早期促使炎症消退

在疖红肿阶段可选用热敷、超短波、红外线等物理治疗措施，也可敷贴中药金黄散、玉露散或鱼石脂软膏。

（二）局部化脓时及早排脓

疖顶端见脓点或有波动感时，可用石炭酸点涂脓点或用针尖将脓栓剔出，或做切开引流，但禁忌挤压。出脓后敷以呋喃西林、湿纱条或以化腐生肌的中药膏，直至病变消退。

（三）抗菌药物治疗

若有发热、头痛、全身不适等全身症状，特别是面部疖或并发急性淋巴结炎、淋巴管炎时，可选用青霉素类或复方磺胺甲噁唑（复方新诺明）等抗菌药物治疗，或用清热、解毒中药方剂。有糖尿病者应给予降糖药物或胰岛素等。

【预防】

为防止感染的发生，平时应保持皮肤清洁，暑天或在炎热环境中，应避免汗渍过多，勤洗澡和及时更换内衣，婴儿更应注意保护皮肤避免表皮损伤。

二、痈

【病因和病理】

痈（carbuncle）指多个相邻毛囊及其周围组织同时发生急性细菌性化脓性感染，也可由多个疖融合而成。致病菌以金黄色葡萄球菌为主。好发于颈项、背部等皮肤厚韧处。多见于糖尿病等免疫力低下的成年患者。

感染常从毛囊底部开始，沿阻力较小的皮下组织蔓延，再沿深筋膜向外周扩展，传至相邻毛囊群而形成多个脓头的痈。由于多个毛囊同时发生感染，痈的急性炎症浸润范围大，病变可累及皮下结缔组织，使表面皮肤血运障碍，甚至坏死，全身反应较重。

【临床表现】

病变好发于皮肤较厚的部位，如项部和背部。开始为小片皮肤硬肿、色暗红，可有数个凸出点或脓点，疼痛较轻，多伴有畏寒、发热、食欲减退和全身不适。随后皮肤硬肿范围增大，周围呈现浸润性水肿，引流区域淋巴结肿大，局部疼痛加剧，全身症状加重。随病情发展，病变部位脓点增大、增多，中心处可破溃出脓、坏死脱落，使疮口呈蜂窝状。其间皮肤可因组织坏死呈紫褐色，很难自行愈合。延误治疗病变继续扩大加重，出现严重的全身反应。一般以中老年发病居多，部分患者原有糖尿病。

【诊断和鉴别诊断】

根据患者临床表现，本病诊断不难。血常规检查白细胞计数明显增加。鉴别时可做脓液细菌培养与药物敏感试验。询问患者有无糖尿病、低蛋白血症、心脑血管病等全身性疾病病史。

【治疗】

（一）药物应用

根据细菌培养和药物敏感试验结果正确、及时使用抗菌药物。中药应辨证处方，选用清热解毒方剂，以及其他对症药物。患者有糖尿病时，应给予胰岛素治疗及控制饮食。

（二）局部处理

早期有红肿时，可用50%硫酸镁湿敷，鱼石脂软膏、金黄散等敷贴，或用碘伏原液稀释10倍后涂抹，一日3次。病情进一步发展时可静脉给予抗生素，争取缩小病变范围。当病变部位出现多个脓点或已破溃流脓时，需要及时切开引流。在局部麻醉下作"+"或"++"形切口切开引流，切口线应超出病变边缘皮肤，清除已化脓组织和周围未成脓但已失活的组织，然后填塞生理盐水纱条，外加干纱布绷带包扎。术后注意创面渗血情况，渗出较多时要及时更换填塞敷料。术后24小时更换敷料，改呋喃西林纱条贴于创面抗炎或伤口内使用生肌散，促使肉芽组织生长。以后每日更换敷料，促进创面收缩愈合。较大的创面在肉芽组织长出后，可行植皮术以加快修复。

三、皮下急性蜂窝织炎

【病因和病理】

急性蜂窝织炎（acute cellulitis）是指发生在疏松结缔组织的急性细菌感染的非化脓性炎症，可发生在皮下、筋膜下、肌间隙或深部蜂窝组织。皮下急性蜂窝织炎是指皮下疏松结缔组织的急性细菌性感染，可由皮肤或软组织损伤后感染，也可由局部化脓性感染灶直接蔓延或经淋巴、血行播散引起。其致病菌多为溶血性链球菌、金黄色葡萄球菌以及大肠埃希菌或其他型链球菌等。溶血性链球菌感染后可释放溶血素、链激酶、透明质酸酶等侵袭疏松的组织，可使病变扩展较快。常侵及病变附近淋巴结，可有明显的毒血症。

【临床表现】

由于致病菌种类与毒性、患者的状况、感染部位的不同，临床上可有如下几种不同类型。

（一）一般性皮下蜂窝织炎

致病菌以溶血性链球菌、金黄色葡萄球菌为主，机体先有皮肤损伤，或手、足等处的化脓性感染，随之病灶有肿胀疼痛，表皮发红、指压后可稍褪色，红肿边缘界限不清楚。病变加重时，皮肤部分变成褐色，可起水疱，或破溃出脓。患者常有畏寒、发热和全身不适，严重时患者体温增高明显或过低，甚至有意识改变等严重中毒表现。

（二）产气性皮下蜂窝织炎

致病菌以厌氧菌为主，如肠球菌、兼性大肠埃希菌、变形杆菌、拟杆菌或产气荚膜梭菌。下腹与会阴部比较多见，常在皮肤受损伤且污染较重的情况下发生。产气性皮下蜂窝织炎病变主要局限于皮下结缔组织，不侵及肌层。初期表现类似一般性蜂窝织炎，但病变进展快且可触及皮下捻发音，破溃后可有臭味，全身状态较快恶化。

（三）新生儿皮下坏疽

新生儿皮肤柔嫩，抵抗力弱，常在背、臀部等经常受压处皮下组织发病。开始时皮肤发红，触之稍硬。随疾病发展，病变范围扩大，中心部分变暗变软，皮肤与皮下组织分离，触诊时皮肤有浮动感，脓液多时也可有波动感。严重时患儿可有发热、拒绝进乳、哭闹不安或昏睡，全身状况不良。

（四）颌下急性蜂窝织炎

感染多起源于口腔或面部，小儿多见。口腔起病的急性蜂窝织炎因炎症迅速波及咽喉，导致喉头水肿而妨碍通气，病情危急。患儿表现为高热、呼吸急迫、吞咽困难、不能正常进食、口底肿胀。蜂窝织炎起源于面部者，局部有红、肿、热、痛，全身反应较重；感染常向下方蔓延，累及颈阔肌后的结缔组织后，也可妨碍吞咽和通气。

【诊断和鉴别诊断】

（一）诊断

根据病史、体征，本病易于诊断。血常规检查白细胞计数增多。浆液性或脓性分泌物涂片可检出致病菌。病情较重时，应取血和脓做细菌培养及做药物敏感试验。

（二）鉴别诊断

（1）新生儿皮下坏疽初期有皮肤质地变硬时，应与硬皮病区别。硬皮病临床表现为皮肤不发红，体温不增高。

（2）小儿颌下蜂窝织炎引起呼吸急促、不能进食时，应与急性咽喉炎区别。急性咽喉炎临床表现为颌下肿胀稍轻，而口咽内红肿明显。

（3）产气性皮下蜂窝织炎应与气性坏疽区别。气性坏疽临床表现为发病前创伤常累及肌肉，病变以坏死性肌炎为主，伤口常有某种腥味，X线摄片肌肉间可见气体影；脓液涂片检查可大致区分病菌形态，细菌培养有助确认致病菌。

【治疗】

（一）药物应用

针对此类疾病，抗菌药物一般先用新青霉素或头孢类抗生素，疑有厌氧菌感染时可加用甲硝唑或替硝唑。根据治疗效果或细菌培养与药物敏感试验结果调整用药。注意改善患者全身状态，高热时可行物理降温；进食困难者输液维持营养和体液平衡；呼吸急促时给予吸氧或辅助通气等。

（二）局部处理

一般性蜂窝织炎可用50%硫酸镁湿敷，或敷贴金黄散、鱼石脂膏等，若形成脓肿则应切开引流；颌下急性蜂窝织炎应及早切开减压，以防喉头水肿、压迫气管，影响呼吸；其他各型皮下蜂窝织炎，为缓解皮下炎症扩展和减少皮肤坏死，也可在病变处做多个小切口，用浸有药液的湿纱条引流；产气性皮下蜂窝织炎的伤口，应以3%过氧化氢液冲洗、湿敷处理，并采取隔离治疗措施。

四、丹毒

【病因和病理】

丹毒（erysipelas）是因乙型溶血性链球菌侵袭皮肤及其网状淋巴管网所致的急性非化脓性感染。下肢与面部是该病好发部位，治愈后容易复发。患者常先有皮肤或黏膜的某种病损，如皮肤损伤、足癣、口腔溃疡、鼻窦炎等，发病后淋巴管网分布区域的皮肤出现炎症反应，常累及引流区淋巴结，病变蔓延较快，常有全身反应。

【临床表现】

丹毒病变多见于下肢，起病较急，表现为微隆起、色鲜红、中间稍淡、境界较清楚的片状皮肤红疹。发病后可有畏寒、发热、头痛、全身不适等全身反应。局部有烧灼样疼痛，当病变向外周扩展时，中央红肿消退而转变为棕黄。有的可起水疱，附近淋巴结常肿大，有触痛。病情进一步加重时可出现全身性脓毒症。此外，丹毒经治疗好转再复发可导致淋巴管阻塞、淋巴淤滞。丹毒反复发作导致淋巴水肿，在含高蛋白淋巴液刺激下局部皮肤粗厚、肢体肿胀，严重者可发展成"象皮肿"。

【治疗】

治疗时注意卧床休息，抬高患肢。局部可以用 50% 硫酸镁溶液或 70% 乙醇湿热敷。可用大剂量抗菌药物如青霉素、头孢类抗生素等静脉滴注。局部及全身症状消失后，继续用药 3～5 天，以防丹毒复发。积极治疗原有的足癣、血丝虫病，防止接触性传染。病灶不发生化脓，一般无须切开引流。

五、浅部急性淋巴管炎和淋巴结炎

【病因和病理】

当病菌从皮肤、黏膜破损处或其他感染病灶侵入淋巴流，可引发淋巴管与淋巴结的急性炎症。浅部急性淋巴管炎（acute lymphatitis）常发在皮下结缔组织层内，沿集合淋巴管蔓延。浅部急性淋巴结炎（acute lymphadenitis）好发部位多在颈部、腋窝、腹股沟、肘内侧或腘窝。常见致病菌有乙型溶血性链球菌、金黄色葡萄球菌等，通常来源于口咽炎症、足癣、皮肤损伤以及各种皮肤、皮下化脓性感染。

【临床表现】

急性淋巴管炎分为网状淋巴管炎（丹毒）与管状淋巴管炎。管状淋巴管炎多见于四肢，以下肢更常见。管状淋巴管炎使淋巴管内淋巴回流受阻，同时淋巴管周围组织有炎症变化。皮下浅层急性淋巴管炎在表皮下可见红色线条，中医称"红丝疔"。病变部位有触痛，疾病扩展时红线沿淋巴管走行向近心端延伸。皮下深层的淋巴管炎有条形触痛区。两种淋巴管炎都可以引起全身性反应，如发热、畏寒、头痛、食欲减退和全身不适等症状，病情取决于病菌的毒性和感染程度。

急性淋巴结炎发病时先有局部淋巴结肿大，伴有疼痛和触痛，扪诊时肿大淋巴结可与周围软组织相分辨、表面皮肤正常。轻者常能自愈，炎症加重时肿大淋巴结可扩展形成肿块，疼痛加重，表面皮肤可发红、发热，并可出现发热、白细胞增加等全身反应。淋巴结炎可发展为脓肿，少数可破溃出脓。

【诊断和鉴别诊断】

根据患者临床表现，本病诊断一般不难。深部淋巴管炎需与急性静脉炎相鉴别，后者也有皮肤下索条状触痛，沿静脉走行分布，常与血管内留置导管处理不当或输注刺激性药物有关。

【治疗】

急性淋巴管炎应着重治疗原发感染。发现皮肤有红线条时，可用呋喃西林等湿温敷；如果红线条向近侧延长较快，可在皮肤消毒后用较粗的针头，沿红线分别选取几个点垂直刺入皮下，再以抗菌药液湿敷。

急性淋巴结炎未形成脓肿时，如有原发感染如疖、痈、急性蜂窝织炎、丹毒等，应治疗原发感染灶，淋巴结炎暂不做局部处理。若已形成脓肿，除应用抗菌药物外，还需切开引流。先试行穿刺吸脓，然后在局部麻醉下切开引流，注意防止损伤邻近的血管。如果忽视原发病的治疗，急性淋巴结炎常可转变为慢性淋巴结炎。

六、浅部脓肿

【病因和病理】

浅部脓肿（abscess）是机体局部感染后，病灶区的病变组织坏死液化形成局限性脓液积聚，脓液内含大量病原菌、中性粒细胞和坏死组织，四周有完整的脓腔壁，常位于体表软组织内，一般继发于急性蜂窝织炎、急性淋巴结炎、疖等。

【临床表现】

浅部脓肿常局部隆起，有红、肿、热、痛和波动感，小的脓肿多无全身反应，大或多发脓肿可有全身症状，如头痛、发热、食欲减退和白细胞总数及中性粒细胞增高。检查脓肿部位有波动感，即为波动试验阳性。于波动感或压痛明显处穿刺抽到脓液，即可确诊本病。

【治疗】

浅部脓肿有全身症状时可予以全身支持、抗菌药物及对症处理。如脓肿已有波动感或穿刺抽到脓液，应及时切开引流。切口应做在波动最明显处或脓肿低位；如为较大脓肿，术者应将手指伸入脓腔，分开间隔，变多房脓腔为单房，清除坏死组织后，以 3% 过氧化氢液溶液和生理盐水反复冲洗干净，用凡士林纱布顺序填塞脓腔，尾端置于切口外引流，外加敷料、绷带包扎，定期换药。

第三节　全身性外科感染

脓毒症（sepsis）是指由病原菌等因素引起的全身性炎症反应，体温、循环、呼吸、意识有明显的改变。菌血症（bacteremia）是脓毒症中的一种，即在血培养中检出病原菌，目前多指临床有明显感染症状的菌血症。

全身性感染中不仅病原菌可致病，其产物如内毒素、外毒素等和它们介导的多种炎症介质均对机体产生损害。在感染过程中，细菌繁殖和裂解游离、释放毒素，毒素除其本身的毒性外，还可刺激机体产生多种炎症介质，包括如肿瘤坏死因子、白介素 –1、白介素 –6、白介素 –8 及氧自由基、一氧化氮等，这些炎症介质适量时可起防御作用，过量时就可造成组织损害，机体可因炎症介质失控，导致严重的全身性炎症反应综合征（SIRS），脏器受损和功能障碍，更甚者可致感染性休克、多器官功能障碍综合征（MODS）。

【病因】

导致全身性外科感染的病因是致病菌数量多、毒力强，以及机体抗感染能力相对低下。它常继发于严重创伤后的感染和各种化脓性感染，如大面积烧伤创面感染、开放性骨折合并感染、急性弥漫性腹膜炎、急性梗阻性化脓性胆管炎等。另外还有一些潜在感染的途径，如中心静脉置管引发的静脉导管感染（catheter–related infection）和肠源性感染（ gut derived infection）。原有抵抗能力降低的患者，如糖尿病、尿毒症、长期或大量应用皮质激素或抗癌药等患者，患化脓性感染后较易导致全身性感染。

【临床表现】

脓毒症主要表现为：①突发寒战，继发高热可达 40 ~ 41℃，或低温，起病急，病情重，发展迅速；②头痛、头晕、恶心、呕吐、腹胀，面色苍白或潮红、出冷汗，神志淡漠或烦躁、谵妄和昏迷；③心率加快、脉搏细速，呼吸急促或困难；肝脾可肿大，严重者出现黄疸或皮下出血瘀斑等。

【实验室检查】

① 白细胞计数明显增高，常可达（20 ~ 30）×10^9/L 以上，或降低，核左移、幼稚型增多，出现中毒颗粒；②可伴有不同程度的酸中毒、氮质血症、溶血、尿中出现蛋白、血细胞、酮体等，代谢失衡和肝、肾受损征象；③寒战发热时抽血进行细菌培养，较易发现细菌。

如感染不能控制，可出现脓毒性休克及急剧发展为多器官功能不全乃至衰竭。

【诊断】

根据原发感染灶症状和典型脓毒症的临床表现，即可做出初步诊断。根据原发感染灶的性质及其脓液性状，结合其特征性的临床表现和实验室检查结果进行综合分析，可大致区分致病菌为革兰染色阳性或阴性杆菌。通过体液和分泌物的细菌培养可确定致病菌，尤其在发生寒战、发热时抽血做细菌培养，可提高病菌检出阳性率；对多次血液细菌培养阴性者，应考虑厌氧菌或真菌性脓毒症，可抽血做厌氧性培养，或做尿和血液真菌检查和培养。

【治疗】

处理原发感染灶是治疗全身性感染的关键，同时应用综合性治疗。

（一）原发感染灶的处理

首要的是明确感染的原发灶，做及时、彻底的处理，包括清除坏死组织和异物、消灭无效腔、脓肿引流等，还要解除相关的病因，如血流障碍、梗阻等因素。必要时可进行全面的检查，特别应注意一些潜在的感染源和感染途径，并予以解决。

（二）抗菌药物的应用

重症感染不能等待培养结果，可先根据原发感染灶的性质、部位和初步诊断，选用抗菌谱广的抗生素，再根据细菌培养及药物敏感试验结果，调整选用敏感率高的抗菌药物。对真菌性脓毒症，则应尽量停用广谱抗生素，或改用必需的窄谱抗生素，并全身应用抗真菌药物。

（三）支持疗法

纠正低蛋白血症、补充血容量、输注新鲜血等。

（四）对症治疗

如控制高热、纠正水电解质紊乱和维持酸碱平衡等。同时对受累的重要脏器，以及患者原有的疾病，如糖尿病、肝硬化、尿毒症等，同时给予相应的处理。

第四节　特异性感染

一、破伤风

破伤风（tetanus）是由破伤风梭菌从皮肤或黏膜伤口侵入人体，在缺氧环境下生长繁殖，并分泌外毒素而引起的急性特异性感染。临床上以患者全身或局部肌肉持续性痉挛和阵发性抽搐为主要特征。

【病因和病理生理】

破伤风梭菌为革兰染色阳性的专性厌氧菌，平时存在于人畜的肠道，以芽孢状态分布于自然界，其芽孢免疫力很强，对环境有很强的抗力，能耐煮沸。所以破伤风是常与创伤相关联的一种特异性感染。

创伤伤口的污染率很高，但发病率只占污染者的1%～2%，提示发病必须具有其他因素，主要因素就是缺氧环境。除发生在各种创伤后，还可能发生于不洁条件下分娩的产妇和新生儿。

在缺氧环境中，破伤风杆梭菌的芽孢发育为增殖体，迅速繁殖并产生大量外毒素，外毒素主要是痉挛毒素。当痉挛毒素吸收至脊髓、脑干等处，与联络神经细胞的突触相结合，抑制突触释放抑制性传递介质。运动神经元因失去中枢抑制而兴奋性增强，致使随意肌紧张与痉挛。破伤风毒素还可阻断脊髓对交感神经的抑制，致使交感神经过度兴奋，引起血压升高、心率增快、体温升高、自汗等。破伤风梭菌菌体及其外毒素，在伤口局部并不引起明显的病理改变，伤口甚至无明显急性炎症或可能愈合。

【临床表现】

破伤风一般有潜伏期，通常是7天左右，个别患者可在伤后1～2天就发病，潜伏期越短者，预后越差。前驱症状是全身乏力、头晕、头痛、咀嚼无力、局部肌肉发紧、反射亢进等。典型症状是在肌紧张性收缩的基础上，伴有强烈的阵发性痉挛。通常最先受累的肌群是咀嚼肌，随后顺序为面部表情肌、颈、背、腹、四肢肌，最后为膈肌。相应出现的临床表现为：张口困难（牙关紧闭）、蹙眉、苦笑面容、颈部强直、头后仰；当背、腹肌同时收缩，因背部肌群较为有力，躯干因而扭曲成弓、结合四肢的屈膝、弯肘、半握拳等痉挛姿态，形成"角弓反张"或"侧弓反张"；膈肌受累后，通气困难，可出现呼吸暂停，面唇青紫。患者可在如光、声、接触、饮水等因素的刺激下病情发作，发作的间隙期长短不一，发作频繁者，常示病情严重。发作时神志清楚，表情痛苦，每次发作时间由数秒至数分钟不等。强烈的肌痉挛，可使肌断裂，甚至发生骨折。膀胱括约肌痉挛可引起尿潴留。持续的呼吸肌和膈肌痉挛，可造成呼吸骤停。患者死亡原因多为窒息、心力衰竭或肺部并发症。

破伤风病程一般为 3～4 周，如积极治疗，发作的程度可逐步减轻，缓解期平均约 1 周。如肌紧张与反射亢进可持续发病一段时间，恢复期间还可出现一些精神症状，如幻觉及言语、行动错乱等，但多能自行恢复。新生儿患此病时，因肌肉纤弱而症状不典型，表现为不能啼哭和吸乳，活动少，呼吸弱或困难。

【诊断和鉴别诊断】

破伤风的症状比较典型，诊断主要根据临床表现。脑脊液检查和伤口厌氧菌培养很难发现该菌，故实验室检查很难诊断破伤风。凡有外伤史，不论伤口大小、深浅，如果伤后出现肌紧张、张口困难、颈部发硬、反射亢进等，均应考虑此病的可能性。需要与下列疾病鉴别。①化脓性脑膜炎：有剧烈头痛、高热、喷射性呕吐、神志有时不清；虽有"角弓反张"状和颈项强直等症状，但无阵发性痉挛；脑脊液检查有压力增高、白细胞计数增多等。②狂犬病：有被疯狗、猫咬伤史，以吞咽肌抽搐为主。喝水不能下咽，并流大量口涎，患者听见水声或看见水，咽肌立即发生痉挛。③其他：如颞下颌关节炎、子痫、癔症等。

【预防】

由于破伤风梭菌是厌氧菌，其生长繁殖必须是缺氧的环境，因此破伤风是可以预防的。创伤后早期彻底清创，改善局部循环，是预防破伤风发生的关键。此外还可通过人工免疫，产生较稳定的免疫力。人工免疫有自动免疫和被动免疫两种，临床常用被动免疫。被动免疫是对伤前未接受自动免疫的伤员，尽早皮下注射破伤风抗毒素（TAT）1500～3000U，对深部创伤，潜在厌氧菌感染可能的患者，可在 1 周后追加注射一次量。破伤风抗毒素易发生过敏反应，注射前必须进行皮内敏感试验，如皮试阳性，必要时应按脱敏法注射。

【治疗】

破伤风要采取积极的综合治疗措施，包括清除毒素来源、中和游离毒素、控制和解除痉挛、保持呼吸道通畅和防治并发症等。

（1）凡能找到伤口，伤口内存留坏死组织、引流不畅者，应在抗毒血清治疗后，在良好麻醉、控制痉挛下进行伤口处理、充分引流，局部可用 3% 过氧化氢溶液冲洗。

（2）抗毒素的应用，目的是中和游离的毒素。所以只在早期有效，毒素已与神经组织结合，则难收效。一般是肌内注射或静脉滴入1万~6万U，静脉滴入应稀释于5%葡萄糖溶液中，缓慢滴入。用药前应作皮内过敏试验。破伤风人体免疫球蛋白在早期应用有效，剂量为3000~6000U，一般只用1次。

（3）患者入院后，应住隔离病室，避免光、声等刺激，避免骚扰患者。据情可交替使用镇静、解痉药物，以减少患者的痉挛和痛苦。可供选用的药物有：10%水合氯醛，保留灌肠量每次20~40ml，苯巴比妥钠肌内注射，每次0.1~0.2g，地西泮10~20mg肌内注射或静脉滴注，一般每日1次。病情较重者，可用冬眠1号合剂（由氯丙嗪、异丙嗪各50mg、哌替啶100mg及5%葡萄糖250ml配成）静脉缓慢滴入，但低血容量时忌用。痉挛发作频繁不易控制者，可用硫喷妥钠缓慢静脉注射，但要警惕发生喉头痉挛和呼吸抑制。用于已做气管切开者比较安全。但新生儿破伤风要慎用镇静解痉药物，可酌情用洛贝林、尼可刹米等。

（4）注意防治并发症。主要并发症在呼吸道，如窒息、肺不张、肺部感染，同时防止发作时掉下床、骨折、咬伤舌等。对抽搐频繁、药物又不易控制的严重患者，应尽早进行气管切开，以便改善通气，清除呼吸道分泌物，必要时可进行人工辅助呼吸，还可利用高压氧舱辅助治疗。必要时专人护理，防止意外。严格无菌技术，防止交叉感染。对已并发肺部感染者，根据菌种选用抗生素。青霉素80万~100万U，肌内注射，每4~6小时1次，或大剂量静脉滴注，可抑制破伤风梭菌。也可给甲硝唑2.5 g/d，分次日服或静脉滴注，持续7~10天。如伤口有混合感染，则相应选用抗菌药物。

（5）由于患者不断阵发痉挛、出大汗等，故每日消耗热量和水分丢失较多，因此要十分注意营养（高热量、高蛋白、高维生素）补充和水与电解质平衡的调整。必要时可采用中心静脉肠外营养。

二、气性坏疽

【病因和病理生理】

气性坏疽（gas gangrene）是梭状芽孢杆菌所致的肌坏死或肌炎，属于厌氧菌感染的一种。已知的梭状芽孢杆菌有多种，引起本病主要的有产气荚膜梭菌、水肿杆菌、腐败杆菌、溶组织杆菌等。气性坏疽多由几种细菌混合感染引起。各种细菌又有其生物学的特性，临床表现有所差别，有的产气显著，有的以水肿显著。因为这类细菌在人体内生长繁殖需具备缺氧环境，所以当发生开放性骨折伴有血管损伤、挤压伤伴有深部肌肉损伤、上止血带时间过长或石膏包扎过紧，邻近肛周、会阴部位的严重创伤，继发此类感染的概率较高。

梭状芽孢杆菌可产生多种有害于人体的酶与外毒素。有的酶是通过脱氮、脱氨、发酵的作用，产生大量不溶性气体如硫化氢、氮等，积聚在组织中；有的酶能溶组织蛋白，使组织细胞坏死、渗出，产生恶性水肿。由于感染病灶气、水夹杂，急剧膨胀，局部组织张力迅速增加，皮肤表面可变得如"木板样"硬，筋膜下张力急剧增加，进而压迫微血管，进一步加重组织的缺血、缺氧与坏死，更有利于厌氧菌的繁殖生长，形成恶性循环。同时这类梭状芽孢杆菌还可产生卵磷脂酶、透明质酸酶等，使细菌易于穿透组织间隙，快速扩散。病变一旦开始，可沿肌束或肌群向肢体上下扩展，受累肌肉转为砖红色，外观如熟肉，失去弹性。如侵犯皮下组织，气肿、水肿与组织坏死可迅速沿筋膜扩散。

【临床表现】

气性坏疽最早发生在创伤后 8 ~ 10 小时，最迟为 5 ~ 6 天，通常在伤后 1 ~ 4 天。临床特点是病情急剧恶化，烦躁不安，伴有恐惧或欣快感；皮肤、口唇变白，大量出汗、脉搏快速、体温逐步上升。随着病情的发展，可发生溶血性贫血、黄疸、血红蛋白尿、酸中毒，全身情况可在 12 ~ 24 小时内全面迅速恶化。

患者自感伤肢沉重或疼痛，持续加重，有如胀裂，疼痛程度常超过创伤伤口本身所引起的疼痛，止痛剂不能奏效；局部肿胀与创伤所能引起的程度不成比例，并迅速向上下蔓延，每小时都可见到病情加重。伤口中有大量浆液性或浆液血性渗出物，有时可见气泡从伤口中冒出。因组织分解、液化、腐败和大量产气（硫化氢等），伤口可有恶臭。皮下如有积气，可触及捻发音。由于局部张力，皮肤受压而发白，浅部静脉回流发生障碍，故皮肤表面可出现如大理石样斑纹。局部探查时，如属筋膜上型，可发现皮下脂肪变性、肿胀；如为筋膜下型，筋膜张力增高，肌肉切面不出血。渗出物涂片染色可发现革兰阳性粗大杆菌。X 线照片检查常显示软组织间有积气。

【诊断和鉴别诊断】

因病情发展急剧，重在早期诊断。早期诊断的重要依据是局部表现。伤口内分泌物涂片检查有革兰阳性染色粗大杆菌和 X 线检查显示患处软组织间积气，有助于确诊。鉴别诊断时应注意以下几点。①组织间积气并不限于梭状芽孢杆菌的感染。某些脏器如食管、气管因手术、损伤或病变导致破裂溢气，体检也可出现皮下气肿、捻发音等，但不同之处是不伴有全身中毒症状；局部的水肿、疼痛、皮肤改变均不明显，而且随着时间的推移，气体常逐渐吸收。②一些兼性需氧菌感染如大肠埃希菌、克雷伯菌的感染也可产生一定的气体，但主要是 CO_2，属可溶性气体，不易在组织间大量积聚，而且无特殊臭味。③厌氧性链球菌也可产气，但其所造成的损害是链球菌蜂窝织炎、链球菌肌炎等，全身中毒症状较轻，发展较缓。处理及时，切开减张、充分引流，加用抗生素等治疗，预后较好。

【预防】

对容易发生此类感染的创伤，需特别注意是否有梭状芽孢杆菌感染。预防的关键是尽早彻底清创，包括清除缺血的失活组织、去除异物、对较深的伤口充分敞开引流、筋膜下张力增加者应早期进行筋膜切开减张等。对疑有气性坏疽的伤口，可用 3% 过氧化氢或 1 ：1000 高锰酸钾等溶液冲洗、湿敷。对于受挫伤或挤压伤的软组织在早期较难判定其活力，24 ~ 36 小时后界限才趋明显，这段时间内要密切观察。对腹腔穿透性损伤，特别是结肠、直肠、会阴部创伤，也应警惕此类感染的发生。视病情早期使用大剂量的青霉素和甲硝唑或替硝唑。

【治疗】

尽早诊断，确诊后立即开始治疗。治疗开始时间越早越好，尽可能挽救患者的生命，减少组织的坏死或截肢率。主要措施如下。

（一）急症清创

做好术前准备，包括静脉滴注大剂量青霉素、输血等。准备时间应尽量缩短，深部病变往往超过创伤表面显示的范围，故手术应做广泛、多处切开，包括伤口周围水肿或皮下气肿区，术中应充分显露探查，彻底清除变色、不收缩、不出血的肌肉。因细菌扩散的范围常超过肉眼病变的范围，所以应整块切除肌肉，包括肌肉的起止点。如感染限于某一筋膜腔，应切除该筋膜腔的肌群。如整个肢体已广泛感染，应果断进行截肢以挽救生命。如感染已部分超过关节截肢平面，其上的筋膜腔应充分敞开，术后用氧化剂冲洗、湿敷，经常更换敷料。

（二）应用抗生素

对梭状芽孢杆菌感染，首选青霉素，常见产气荚膜梭菌中对青霉素大多敏感，但剂量需大，每天应在 1000 万 U 以上。大环内酯类（如琥乙红霉素、麦迪霉素等）和硝唑类（如甲硝唑、替硝唑）也有一定疗效。

（三）高压氧治疗

提高组织间的含氧量，造成不适合细菌生长繁殖的环境，可提高治愈率，减轻伤残率。

（四）全身支持疗法

包括输血、纠正水与电解质失调、营养支持与对症处理等。

【口腔执业医师资格考试高频考点及例题】

试题1：外科感染发生的必要条件不包括（　　）

A. 外界病菌大量侵入组织　　　　　B. 组织内的有氧环境

C. 人体抵抗力有一定缺陷　　　　　D. 病菌在组织内大量繁殖

E. 人件正常菌群变成致病菌群

答案：B

解析：外科感染的发生主要是因为外界的病菌侵入机体组织内繁殖，或者人体的正常菌群变成致病菌群，同时人体的抗感染能力有所下降。外科感染常为需氧菌与厌氧菌的多种细菌混合感染，厌氧菌则需要在无氧环境中繁殖。故本题选B。

试题2：不能引起特异性感染的是（　　）

A. 结核分枝杆菌　　　　　B. 梭状芽孢杆菌　　　　　C. 溶血性链球菌

D. 破伤风梭菌　　　　　E. 真菌

答案：C

解析：特异性感染引起的是相对应的特异性疾病，如结核分枝杆菌引起结核病，梭状芽孢杆菌引起气性坏疽，破伤风梭菌引起破伤风，真菌感染引起相应的真菌病；溶血性链球菌则可引发多种非特异疾病，如丹毒、皮下急性蜂窝织炎等。故本题选C。

试题3：术后3～6天发热的常见原因是（　　）

A. 低血压　　　B. 代谢异常　　　C. 输血反应　　　D. 感染　　　E. 肺不张

答案：D

解析：发热是术后最常见的症状，非感染性发热通常比感染性发热来得早，分别平均在术后1～4天和2～7天。非感染性发热主要原因有：手术时间长、广泛组织损伤、术中输血；感染性发热的危险因素包括患者体弱、肥胖、糖尿病使用免疫抑制药或原已存在的感染病灶。故在术后3～6天发热的最常见原因为感染。故本题选D。

试题4：某工人施工时，右足踩到一生锈铁钉，刺破右足，出血、疼痛来院就诊。入院查体见右足伤口血流已自止，边缘略肿胀，伤处及周围有泥土等污物，宜进行的处理是（　　）

A. 清洁去污并清理伤口，行一期缝合　　　　B. 减少活动、抬高患肢

C. 选用抗生素　　　D. 注射破伤风抗毒素　　　E. 以上各项均正确

答案：E

解析：对开放性外伤首先应清创和预防感染，尤其是破伤风感染。所以在创伤后早期彻底清创，然后皮下注射破伤风抗毒素，依据伤口及污染程度预防性选用抗生素。患者术后需要对患肢进行保护，减少患肢活动。故本题选 E。

试题 5：革兰阳性菌败血症很少表现为（　　）

A. 转移性脓肿　　　B. 稽留热　　　C. 寒战　　　D. 皮疹　　　E. 昏迷

答案：C

解析：革兰阳性菌败血症的临床表现为，热型为稽留热或弛张热，皮疹多见，谵妄昏迷多见，四肢厥冷发绀少见，感染性休克发生晚，持续时间短，血压下降慢，转移性脓肿多见，并发心肌炎多见。寒战是革兰阴性菌败血症的主要表现之一。故本题选 C。

试题 6：湿性坏疽常发生在（　　）

A. 脑、脾、肝　　　　　B. 脑、肠、子宫　　　　　C. 肺、肠、肝

D. 肺、肠、子宫　　　　E. 肺、肾、脑

答案：D

解析：湿性坏疽应发生于体表或与外界相通的器官，常伴大量腐败菌感染和静脉淤血。故本题选 D。

试题 7：女性，60 岁，右肩背部肿痛 5 天。查体：体温 39.4℃，右肩背部多个脓栓，中央部坏死呈火山口状，最有效的处理是（　　）

A. 抗生素　　　　　　　B. 理疗　　　　　　　C. 中药外敷

D. 沿皮纹纵行切开　　　E. "+" 或 "++" 形切口引流

答案：A

解析：根据"体温 39.4℃，右肩背部多个脓栓，中央部坏死呈火山口状"，该患者应该患有"痈"。其处理为：充分休息、加强营养，使用镇痛药；如红肿范围大、中央部坏死组织多，或全身症状重，应及时手术治疗。本题中患者症状不重，故选 A。

【直通岗位】

病例讨论：男性，22 岁，主因"外伤后左面部肿痛 1 周余，加重 2 天"就诊。患者诉 1 周前左面部被人用拳击打致伤，肿痛明显，无伤口，无恶心、呕吐，2 天前伤处红肿明显，疼痛加重，并伴随全身发热 38.7℃，经口服抗生素无效就诊。

专科检查：左侧颊面部弥漫性肿胀，局部皮肤发红，皮温增高，有明显触压痛，可触及

凹陷性水肿；开口度约 0.5cm，左侧颊黏膜红肿，相当于左上第二前磨牙及左上第一磨牙处轻度糜烂，穿刺检查可抽出灰白色黏稠脓液。左上 5 稍松动，叩痛（±），周围牙龈组织稍红。X 线片示：左上 5 牙周膜稍增宽，余未见明显异常。请结合患者病情，正确诊断，并制定治疗方案。

（郑小龙　吴岳昕）

第四章　创伤与战伤

> **学习目标**
>
> 　掌握：创伤的院前急救原则、措施及院内急诊科救治；战伤的救治及注意事项。
>
> 　熟悉：创伤的定义、分类及诊断；战伤的特点及分类。

第一节　创伤概论

创伤的含义可分为广义和狭义两种。广义的创伤，也称为损伤，是指人体受外界物理性（如机械性、高热、电击等）、化学性（如强酸、强碱、农药及毒剂等）或生物性（虫、蛇、犬等动物咬蜇）致伤因素作用后所出现的组织结构的破坏和（或）功能障碍。狭义的创伤是指机械性致伤因素作用于机体造成组织结构完整性的破坏和（或）功能障碍。严重创伤是指危及生命或肢体的创伤，它常为多部位、多脏器的多发伤，病情危重，伤情变化迅速，死亡率高。

【创伤分类】

创伤所涉及的范围很广，可累及各种组织和器官，部位可遍及全身，故很难用一种方法进行分类。常用分类方法有以下几种。

（一）根据致伤原因分类

可分为刺伤、坠跌伤、火器伤、冷武器伤、挤压伤、挫伤、烧伤、冻伤、化学伤、放射损伤及多种因素所致的复合伤等。挤压伤是指人体肌肉丰富的肢体受重物长时间挤压（一般 1～6 小时以上）造成一种以肌肉为主的软组织损伤，特别是受到严重挤压的伤员除局部病变外，还会发生以肌红蛋白尿和高钾血症为特征的急性肾衰竭和休克等挤压综合征。

（二）根据伤后皮肤完整性分类

根据伤后皮肤或黏膜表面是否有伤口分为开放性损伤和闭合性损伤。

1.开放性损伤　是指皮肤或黏膜表面有伤口，伤口与外界相交通。包括擦伤、撕裂伤、砍伤、刺伤、开放性骨折、火器伤等。根据伤道类型不同又有贯通伤（既有入口又有出口）

和非贯通伤（只有入口没有出口）之分。

2.闭合性损伤　是指皮肤或黏膜表面完整、无伤口。主要有挫伤、扭伤、挤压伤、震荡伤、关节脱位或半脱位、闭合性骨折、闭合性内脏伤等。

（三）按损伤部位分类

可分为颅脑伤、颌面部伤、胸部伤、腹部伤、骨盆伤、脊柱脊髓伤、四肢伤、多发伤等。

（四）按受伤组织与器官的多少分类

可分为单发伤和多发伤两种。

（五）按伤情的轻重及是否需要紧急救治分类

1.轻伤　伤员意识清楚，无生命危险，暂时失去作业能力，但仍可坚持工作，在现场无须特殊处理，或只需小手术者。如轻微的撕裂伤、扭伤、闭合性四肢骨折、局部软组织伤等。

2.中等伤　伤员暂无生命危险，生命体征基本平稳，应严密观察，需手术治疗，但有一定时间做术前准备，力争在伤后 12 小时内手术者。如无呼吸衰竭的胸外伤、胸腹贯通伤而无大出血、一般的腹腔脏器伤、未发生休克的深部或广泛软组织伤、开放性四肢骨折、肢体挤压伤、颌面伤未发生窒息等。

3.重伤　伤情严重、有生命危险，以及治愈后有严重残疾者。危及生命的情况包括：①收缩压低于90mmHg、脉搏大于120次 / 分，呼吸大于30次 / 分或小于12次 / 分；②头、颈、胸、腹或腹股沟部穿透伤；③意识不清；④腕及踝以上创伤性断肢；⑤连枷胸；⑥ 2 处或 2 处以上的长骨骨折；⑦ 3m 以上高空坠落伤。符合以上一项者即为重伤。

【创伤诊断】

（一）迅速判断有无威胁生命的征象

在急救现场进行。在彻底检查前，医务人员应先做快速、全面的粗略检查，及时发现及优先处理可能存在的下述 3 种凶险情况：呼吸道梗阻、出血和休克。心跳呼吸停止者，应立即采取心脏按压、人工呼吸、心内药物注射、吸氧等措施。有神志昏迷者，应保持呼吸道的通畅，并观察和记录神志、瞳孔、呼吸、脉搏和血压的变化情况，为下一步确诊提供资料。在这一阶段，快速检查、诊断和紧急处理应穿插进行。

（二）进一步诊断检查

在医疗点或医院急诊室进行。待患者窒息、休克和出血获得初步控制后，进行必要的进一步诊查，以使创伤患者能获得尽可能准确的诊断，以进行有效的最后治疗。

1.病史采集　询问患者或护送人员、事故目击者。首先了解受伤的机制，它可以帮助发现一些"隐蔽"部位的创伤，如腹部、脊柱和骨盆损伤。另外，一些特定事故常可发生特定的损伤，如高空坠落足部着地，可引起踝足部及远位的膝关节、脊柱的单独或联合损伤；撞车的司机，常有头部（撞在前窗玻璃上）、胸部（顶在方向盘上）和膝部（撞在车前部挡板上）的单独或联合损伤，膝部损伤又常常合并髋关节脱臼；行人受汽车撞击后，可引起膝部、小腿和髋部骨折，是由小汽车车头、车身撞击的直接损伤，同时患者还可能有头部和上肢的骨折，则为汽车撞翻摔出后坠落时的间接损伤。此外还要询问受伤的现场环境，患者伤后有无短暂昏迷史，接受过何种药物治疗，患者过去有何特殊病史。

2.病情观察　应多次反复进行查体，以及时发现新出现的症状和体征。可按以下顺序检查记录，以防遗漏。

（1）一般情况。观察患者意识状态、呼吸、脉搏、血压、体位、面色等。

（2）头部。触摸头皮和颅骨（有无血肿、骨摩擦音），检查耳、鼻有无出血及脑脊液流出，触摸面部有否骨折征。

（3）眼睛。观察眼球和瞳孔情况，有无结膜出血，准确记录每只眼球视敏度，发现异常应在抢救患者同时尽快请眼科医师会诊及时处理，以防失明。

（4）口腔。观察有无异物、出血及血块或脱落的牙齿。

（5）颈部。观察颈动静脉情况，是否有内外出血，有无活动发僵及棘突压痛等预示颈椎损伤的现象。

（6）胸部。观察皮肤有否出血点、开放伤口，有无"矛盾"呼吸，触摸胸廓缘左下肋（肋骨骨折常伴有脾和肾脏损伤）。

（7）腹部。观察有无腹胀或穿通伤，是否存在腹式呼吸，有无腹壁硬、压痛及反跳痛。

（8）泌尿系统。观察有无尿外渗、尿道口血渍。

（9）脊柱。有无脊柱旁软组织挫伤肿胀现象，棘突有无触痛。

（10）四肢。观察有无外观、颜色、温度和感觉异常情况。动脉搏动是否存在，有无关节活动受限情况。

（11）其他特殊检查。如X线检查、超声检查、腰椎穿刺和腹部穿刺等检查。必要时还可做血管造影检查及腹腔镜检查。

X线检查在多发伤的诊断中有重要作用。拍摄必要的X线片是必需的，但摄片前要考虑以下两点：首先，患者全身情况是否允许，因频繁翻动血容量不足的患者，可引起血压下降；其次，要估计摄片的作用是否与制定目前急救计划密切相关，如关系不密切或仅为除外某些损伤，应在患者情况稳定后再考虑。重点还是应放在临床反复的仔细检查上，如颅骨摄片应在主管医师检查后，高度怀疑有颅骨开放、凹陷骨折或有引起大脑中动脉破裂出血的骨折时才进行。

（三）各主要器官系统损伤的诊断

1.颅脑损伤 凡疑有颅脑损伤者，应重新仔细分析病史、受伤机制及伤后意识变化情况。伤后一直昏迷还是昏迷-清醒-昏迷，检查瞳孔大小及其变化。两侧瞳孔对称性缩小，常为中脑及延髓损伤；而出现一侧性瞳孔散大（两侧瞳孔大小不等），则瞳孔散大同侧可能有硬膜外或硬膜下出血，或有颞叶沟回小脑幕切迹疝（严重创伤休克的患者虽然可有意识模糊甚至昏迷，但不会有瞳孔方面的变化，切勿混淆）。椎体束征的存在（失语、痉挛性瘫、腱反射亢进、病理反射），说明有脑组织挫裂伤及颅内血肿；去大脑僵直，说明有脑干损伤。X线检查可显示颅骨骨折，骨折线经过颞部、顶部大脑中动脉沟者，可致大脑中动脉出血；枕部骨折可致硬膜下血肿；凹陷骨折或贯通伤可致颅内血肿。如同时做超声检查，可见脑中线波移向健侧。必要时还可做脑血管造影。

2.胸部损伤 常见有肋骨骨折和血气胸，患者可有不同程度的呼吸困难、气促、咯血、发绀等。严重创伤可诱发ARDS，一般在伤后1～2天后出现。值得注意的是，长管状骨骨折，未能及时有效固定时，可发生脂肪栓塞。而其中50%～70%的患者可进而发生ARDS。胸部X线片可发现是否存在肋骨或胸骨骨折，是否有血气胸或肺不张，心脏纵隔有无移位。发生ARDS时可见两肺有"雪花状"阴影。横膈破裂时可见腹部空腔脏器影入胸腔内。

3.腹部损伤 穿透伤容易被发现，但多发伤的患者大多数合并腹部非穿透伤。其他部位的创伤常常更容易吸引检查医师的注意力，因而易造成漏诊。所以应反复仔细检查患者的腹部情况。特别是足够补液、补血后，血压仍不回升者，应想到有腹腔内出血的可能。如发现存在左（或右）下肋骨骨折时，应高度怀疑脾脏、肾脏或肝脏的挫裂内出血。

腹部内伤的征象有腹痛、压痛和腹肌紧张。当有肝、脾等实质性脏器损伤，内出血较多时，可查到有移动性浊音；当发生空腔脏器（如胃肠、胰、胆）的损伤时，因消化液的渗漏，腹膜的刺激征更明显，可发生腹肌"板样"强直，腹腔穿刺有助于明确诊断。

腹部X线平片可显示膈下有无游离气体，及肠内积液和积气的情况。腹膜后脏器破裂时腰肌边缘阴影消失，肠管外区域可有气泡，必要时也可做腹腔镜检查，可较清楚地了解损伤部位和损伤类型。

4.骨关节损伤 主要为骨折和关节脱位。骨折是指骨或骨小梁完整性或连续性中断，分开放性骨折与闭合性骨折两种。凡骨折断端刺破人体皮肤，与外界相通的称为开放性骨折。骨折断端未刺破人体皮肤，不与外界相通的称为闭合性骨折。关节脱位是指构成关节的各骨的关节面失去正常对合关系。除了软组织损伤的表现外，骨折和关节脱位均有特殊表现。骨折专有体征包括：畸形、反常活动和骨擦感（音）。关节脱位的专有体征包括：畸形、弹性固定和关节盂空虚。

多发伤常合并一处或多处骨折，大多数患者合并有 2 处以上的骨折，其中以四肢骨折最为多见，而下肢骨折概率为上肢骨折的 2 倍。此外，头颅和脊柱的骨折也不少见。

【急救及治疗】

（一）救治原则和程序

创伤患者病情一般都比较危重，其处理是否及时和正确直接关系到伤员的生命安全和功能恢复。因此，必须十分重视创伤的早期救治。在处理复杂伤情时，应优先解除危及伤员生命的紧急情况，使伤情得到初步控制，然后再进行后续处理。

创伤抢救的基本程序是：对患者进行伤情评估与判断，然后按 VIPCO 程序进行抢救，VIPCO 抢救程序如下。

（1）V（ventilation）。保持呼吸道通畅、充分给氧。

（2）I（infusion）。迅速建立 2 ~ 3 条静脉通路，保证输液、输血以扩充血容量进行抗休克治疗。

（3）P（pulsation）。监测心电和血压，及时发现和处理休克。如发现心搏呼吸骤停，应立即心肺复苏。针对病因给予胸腔闭式引流、心包穿刺、控制输液量或应用血管活性药等措施。

（4）C（control bleeding）。控制出血。对于体表的活动性出血，给予敷料加压包扎止血。对大血管损伤经压迫止血后迅速进行手术止血。一旦明确胸腔、腹腔内存在活动性出血，应创造条件尽快进行手术探查止血。

（5）O（operation）。急诊手术治疗。严重多发伤手术处理是创伤治疗中的决定性措施，而且手术控制出血是最有效的复苏措施。危重伤员应抢在伤后 1 小时的黄金时间内尽早手术。

（二）救治措施

对创伤伤员的抢救，应遵循"先救命、后治伤"的原则，救治措施必须做到迅速、准确、有效。

1. 现场救治　原则是先抢救生命，后保护功能；先重后轻，先急后缓。一般来说，必须优先抢救的急症包括心搏呼吸骤停、窒息、大出血、张力性气胸和休克等。

（1）尽快脱离危险环境，放置于合适体位。抢救人员到达现场后，应使伤员迅速、安全地脱离危险环境，排除可能继续造成伤害的原因。如将伤员从倒塌的建筑物或战场中抢救出来，转移到通风、安全、防雨的地方进行急救。但搬运伤员时动作要轻、稳，切记勿将伤肢从重物下硬拉出来,避免再次损伤或继发性损伤。对疑有脊柱损伤者应立即给予制动,以免造成瘫痪。在不影响急救的前提下，救护人员应协助伤员置于舒适安全的体位，如平卧位头偏向一侧或屈膝侧卧位，并保暖。

（2）现场心肺复苏（CPR）。大出血、张力性气胸、呼吸道梗阻和严重脑外伤等严重创伤可导致心搏呼吸骤停，应尽快实施现场 CPR。

（3）解除呼吸道梗阻。呼吸道梗阻是伤员死亡的主要原因，可在很短时间内使伤员窒息死亡，故抢救时必须争分夺秒地解除各种阻塞原因，维持呼吸道通畅。

（4）处理活动性出血。控制明显的外出血是减少现场死亡的最重要措施之一，应迅速采取有效的局部止血措施。

（5）处理创伤性血气胸。对张力性气胸应尽快排气减压，迅速改善危象。对于开放性气胸要尽快用无菌敷料封闭开放性伤口；对血气胸要行胸腔闭式引流；对胸壁软化伴有反常呼吸者应固定浮动胸壁。在上述紧急处理过程中应同时进行抗休克等综合治疗。

（6）抗休克。现场抗休克的主要措施是迅速临时止痛，必要时考虑应用抗休克裤。尽快输液恢复有效循环血量是抢救成功的另一关键措施。

（7）保护好离断肢体。伤员离断的肢体应先用无菌敷料或干净布包好后置于无菌或洁净的无漏孔塑料袋内，扎紧袋口，再放入注满冰水的混合液的塑料袋内低温（0～4℃）保存，以减慢组织的变性和防止细菌繁殖，冷藏时防止冰水浸入离断肢体创面，切忌将离断肢体浸泡在任何液体中。离断肢体应随伤员一起送往医院，以备再植手术。

（8）伤口处理。主要是包扎伤口，其目的是保护伤口，减少污染，压迫止血，固定骨折、关节和敷料并止痛。需要注意的是：①不要随意去除伤口内异物或血凝块；②创面中有外露骨折断端、肌肉、内脏，严禁现场回纳入伤口。若系腹内组织或脏器脱出，应先用干净器皿保护再包扎，不要将敷料直接包扎在脱出的组织上面；③有骨折的伤员要进行临时固定；④脑组织脱出时，应在伤口周围加垫圈包裹脑组织，不可加压包扎。

（9）骨折固定。

2. 转运和途中救护　对伤员进行认真检查和初步判断后，必须迅速转送到医院做进一步的检查和尽早接受专科治疗，可根据伤情轻重缓急有计划地尽早转运，危重伤员可望存活者首先转送。决定伤员转运的基本条件是确保伤员不会因搬动及运送而危及生命或使病情急剧恶化。

3. 急诊科救治　经现场急救被送到医院急诊科后，应尽快对伤情进行进一步判断和分类，迅速采取针对性的措施进行救治。手术原则是应在抢救生命、保存脏器和肢体的基础上尽可能的维持功能。

依伤情判断可以简单分为3类。①第一类：致命性创伤，如危及生命的大出血、窒息、开放性或张力性气胸，这类伤员经短时的紧急复苏后，应立即手术治疗。②第二类：生命体征尚属平稳的伤员，如没有立即危及生命的刺伤、火器伤或胸腹部伤，可密切观察或复苏1~2小时，争取时间做好配血及必要的检查，同时做好手术准备。③第三类：潜在性创伤，性质尚未明确，有可能需要手术治疗，应继续密切观察，并做进一步检查明确诊断。

（1）呼吸支持。保持呼吸道通畅，视病情给予气管插管、人工呼吸、足够有效的氧供。

（2）循环支持。主要是抗休克，补充有效循环血量，观察每小时尿量。

（3）控制出血。可在原包扎的外面再用敷料加压包扎，并抬高出血肢体。对活动性较大的出血应迅速清创止血，对内脏大出血应立即准备手术处理。

（4）镇静止痛。剧烈疼痛可诱发或加重休克，故在不影响病情观察的情况下选用药物止痛。

（5）防治感染。遵循无菌原则，适用抗菌药物，开放性伤口需加用破伤风抗毒素。

（6）支持治疗。主要是维持水、电解质和酸碱平衡，保护重要脏器功能，并给予营养支持。

口腔相关知识链接：牙外伤

牙外伤是指在各种机械外力作用下，发生牙周组织、牙髓组织和牙体硬组织的急性损伤。恒牙列外伤最常见的原因为摔倒，其次是交通事故、暴力行为和运动。牙外伤分为牙震荡、牙折、牙脱位和牙脱臼4种类型。牙外伤多为急诊，就诊时应首先注意患者的全身情况，查明有无其他部位的骨折和颅脑损伤等重大问题，如有危及生命的情况应立即组织抢救。针对相应病情做出相应的治疗，同时要注意牙外伤并发症的发生，如牙髓充血、牙髓出血、牙髓休克、牙髓坏死、牙髓钙变、牙根吸收等。牙外伤也常伴有牙龈撕裂和牙槽突的折断，均应及时诊断处理。在对牙外伤针对性治疗后，要遵医嘱定期复查，同时注意口腔的卫生和护理。

第二节 战 伤

战伤一般是指作战时由武器直接或间接造成的各种损伤以及战争环境所造成的某些损伤，如冷（冻）伤等。这里所指的"作战时"，包括战争期间的进攻、防守、值勤、放哨等各种军事行动；所谓"敌人武器"，包括作战时敌人使用的各种武器：火药武器、燃烧武器、化学武器和核武器等；所谓"间接致伤"，指轰炸或炮弹爆炸使房屋、工事、壕沟倒塌而致的撕裂伤、挤压伤等。至于其他非战斗性损伤，即使是武器伤（自伤或他伤），也不应列为战伤，尽管它与战伤在处理方法上是相同或相似的。据此，下列损伤或损害不应列入战伤：战时发生的意外事故，如翻车引起的机械性创伤、枪支走火或自伤引起的火器伤、意外着火引起的烧伤以及中毒等。

【战伤的特点】

战伤（主要指火器伤）是特定条件下所产生的创伤，其临床病理过程在许多方面与平时创伤是一致的，但也有其自身的特点。

（一）伤员成批发生

战时伤员多成批发生，战时环境又不稳定，部队流动性大，因此治疗方法与平时不同。

（二）伤情复杂

战争中，特别是现代战争中，杀伤武器种类繁多、威力大、投射物速度快、火力密度和射击精度高，这使战伤变得更为复杂、严重、广泛、多发，而且复合伤也随之增多。

（三）伤道感染严重

高速投射物击穿人体后，不仅使伤道周围组织破坏，甚至可使远离伤道的组织发生损伤，而且可将衣服碎片、泥土等污物带入伤道，使伤道发生污染，加之战时难以及时施行外科处理，故较平时创伤更易发生严重感染。

【战伤的分类】

根据对战伤救治工作的需要，常从不同角度对战伤进行分类。

（一）按致伤武器和致伤因素分类

1.冷武器伤　指利刃或锐利的尖端的武器（如刀、剑、戟等）所致的损伤。

2.火器伤　指用火药做动力来发射的武器（如枪、炮等）所致的损伤。

3.其他战伤　如燃烧性武器所致的烧伤、低温环境下所致的冷伤、冲击波所致的冲击伤、化学武器所致的化学伤、核武器所致的放射损伤等。

（二）按伤道形态分类

1.切线伤　指投射物沿体表切线方向通过，致使出入口连在一起，形成一沟槽状伤道的损伤。

2.反跳伤　指动能较小或已近耗尽的投射物，击中人体后被弹回，形成出入口集中于一点的损伤。

3.非贯通伤　指投射物穿入体内后，因能量耗尽而存留于体内，形成只有入口而无出口的损伤。

4.贯通伤　指动能大的投射物贯通身体，形成既有入口又有出口的损伤。

（三）按体表是否完整分类

1.开放性损伤　指体表完整性遭到破坏的损伤。开放性损伤中，依穿入体内程度又可分为穿入伤（指利器或投射物穿入体表所致的损伤）和穿透伤（指利器或投射物穿透体腔所致的损伤）。

2.闭合性损伤　指体表完整的内脏或皮下损伤。

（四）按负伤部位分类

可分为头颈、胸部、腹部、骨盆、脊柱、上肢和下肢等部位损伤。

口腔相关知识链接：口腔颌面部创伤处理

口腔颌面部损伤的创口常被细菌和尘土等污染，易导致感染而增加损伤的复杂性和严重性。颌面部战伤的感染率更高，约为20%。因此，防治感染是初期救治中的重要问题。其中最重要的手段之一是尽早清创，一般颌面部感染的发生率低于其他部位，因此清创时间没其他部位要求那么严格（其他部位要求6～8小时内进行清创），有条件时尽早进行清创缝合术，无条件时应将创口包扎，防止外界细菌继续污染。口腔颌面部创伤以被动免疫为主，如注射破伤风抗毒素预防破伤风等。

【战伤的救治】

由于战时伤员数量大，野战环境下安全、设备、供水、供电和交通等都难以得到保证，因此不可能将伤员留在作战区附近治疗，也不可能像平常那样，自始至终由一个救治机构完成，而必须把一个伤员的全部治疗过程，从时间上、距离上分开，由从前到后配置的许多救治机构分级进行，并且做到相互衔接和前后继承。可以说，分级救治是战时环境与伤员救治之间相互矛盾的产物，也是伤员护送与救治之间有机结合的统一过程。救治为了保证分级救治的质量，必须明确各级的救治任务和医疗范围，遵守统一的处理原则，以保持救治工作的连续性和完整性。

（一）救治原则

战伤救治是战时为减少伤亡、迅速恢复战斗力、保持战争实力而必须采取的一项重要措施。进行战伤救治的基本原则是：加强敌情观念和灭菌观念，要迅速、准确、及时地抢救伤员。要做到先抢后救，先重后轻，先近后远。不用手接触伤口，不用碘酒涂擦伤口，不随便用水冲洗伤口（化学烧伤和磷弹伤例外），不随便取出伤口内的异物，不准塞回突出的脏器，不轻易放弃和停止抢救。

（二）救治基本技术

1. 止血

（1）出血的种类与特征。血液从伤口向外流出称外出血。皮膜没有伤口，血液由破袭的血管流入组织、脏器、体腔等，称为内出血。出血分为动脉出血、静脉出血和毛细血管出血。动脉出血：呈现喷射状，血色鲜红，生命危险大。静脉出血：呈缓慢流出，血色暗红，生命危险小。毛细血管出血：呈片状渗出，血色鲜红，生命危险性较小。

（2）止血方法。止血的目的是为了防止因流血过多而休克或死亡。毛细血管和静脉出血时，加压包扎即可。下面主要介绍动脉出血的几种止血法。

1）指压止血法。适用于较大的动脉血管出血。它是一种暂时的紧急止血方法。用手压迫伤口的近心端，使动脉被压在骨面，以达到迅速止血目的。然后再换止血带，而小动脉出血指压后可改用压迫包扎。

2）填塞加压包扎止血法。较大伤口可先用纱布块或急救包填塞，再用棉花团、纱布卷、毛巾、手帕折成垫子，或用石块、小木片等放在出血部位的纱布外面，然后用三角巾或绷带加压包扎即可。这种方法简便易行，是作战救护中常用的方法之一。

3）加垫屈肢压迫止血法。适用于四肢无骨折和关节伤时的救护。如上臂出血，可用一定硬度、大小合适的垫子放在腋窝，上臂贴紧胸侧，用三角巾、绷带和皮带等固定在胸部。如小腿前臂出血，可分别在腘窝（即腿弯）、肘窝外加垫屈肢固定。

4）止血带止血法。适用于四肢较大动脉出血，如股动脉、肱动脉出血。使用时止血带的松紧要适宜，以伤口不出血为度。过紧易伤害神经，过松又达不到止血目的。

2. 包扎　包扎是为了保护伤口、减少感染、固定敷料、加压止血。对包扎的要求是动作准确、迅速、轻巧敏捷，松紧适宜，牢固严密。

（1）绷带包扎法。

1）环形包扎法。适用于颈部、腕部、额部等处。方法是：每圈完全重叠环线数周。

2）螺旋包扎法。多用在粗细差不多的地方。方法是：先按环形法缠绕数圈固定，然后上缠每圈盖住前圈的 1/3 或 2/3 成螺旋形。

3）螺旋反折包扎法。主要用于前臂、小腿。方法是：先用环形包扎法固定台端做单纯的斜旋上升每圈反折 1 次。

4）绷带帽式包扎法。适用于头部。方法是：自右耳上开始，经额、右耳上面枕骨外粗隆下回到右耳上的始点，重复一周固定。二次绕到额中央时，将绷带反折，用右手拇、示二指按住，绷带经过头顶中央而到枕骨外粗隆下面，由助手按住此点，绷带在巾带两侧回反，每周压盖前周 1/2，直到完全包盖头部，然后绕行 2 周固定。

（2）三角巾包扎法。此法操作简单，易于掌握，包扎迅速，应用灵活。可包扎面部、肩部、腋窝、胸背、腹股沟等部位。

1）头部包扎法。头部包扎法是先在三角巾顶角和低部中央打一结，形似风帽。把顶头结放于前额，底边结放于脑后下方，包住头部。两角向面部拉紧，向外反折 3 ～ 4 横指宽，包绕下颌，拉至脑后打结固定。

2）胸背部双巾包扎法。用三角巾斜边围绕一周，顶角与底角在一侧腰部打结，再用一三角巾照样在对面包绕打结，然后打起两三角巾的另一底角，各翻过肩头与相对的底边打结。操作要领是两顶角的位置要相反，底角与另一三角巾的底边打结。

3）三角巾腹部包扎法。三角巾顶角朝下，底边横放腹部，拉紧底角至腰部打结，顶角经会阴部拉至后方，同底角余头打结，或绕一周，与顶头打结，另一底角围绕与底边打结。

（3）包扎的注意事项。

1）伤口和覆盖伤口的敷料块严禁与其他脏物接触，以免造成伤口感染。

2）包扎时压迫重心应在伤处。

3）包扎时的松紧度要适宜，过紧会影响血液循环，过松又易脱落或移动。

4）包扎动作要轻巧，防止碰撞伤口，以免加重伤口的疼痛和出血。

3. 固定　骨折是战伤中常见的外伤之一。骨折后如得不到及时与正确的固定，不仅会因为剧烈疼痛而引起休克，而且会影响伤肢功能的恢复。严重时可因刺破血管、离断神经而造成大的出血和残疾，所以，在战伤救护中做好骨折固定非常重要。

（1）固定原则。

1）如伤口出血时，应先止血，然后包扎固定。如有休克首先或与止血同时进行抗休克急救。

2）就地固定。要注意功能位置，切勿整复，更不许任意挪动伤员和伤肢。为了暴露伤口可剪开衣服。不宜固定时，可依伤肢长轴方向，稍加调整，但动作要轻。

3）固定时要先加垫后固定，先固定骨折的两端，后固定上下关节。固定的材料与伤肢长短适宜，固定的松紧要适度。四肢固定时，要留出指（趾）尖，以便观察血液循环情况。

4）骨折固定后应设标志，迅速后送。

（2）固定方法。

1）锁骨骨折固定法。两腋下加垫，用两条三角巾折成带状，分别在肩关节环绕 1 ~ 2 圈，于肩后打结，留有余端，将余端徐徐用力拉紧，使肩关节后张，然后打结，最后使肘关节屈曲，两腕在胸前交叉，用绷带或三角巾固定于胸廓上。

2）前臂骨折固定法。前臂屈曲，平托前臂，用两块夹板放在伤处两侧，然后固定，用大悬臂带吊于颈部。

3）小腿骨折固定法。用两块相当于大腿下 1/3 至脚跟长的木板，夹于伤肢外侧，另一侧则用健肢代替。如无夹板可用树棍代替。

4.搬运

（1）徒手搬运。单人搬运可采取扶、抱、背方法进行搬运。双人搬运可采取椅式、拉车式、平托式方法搬运。

（2）担架搬运。先把担架放在伤员的伤侧，然后 2 个救护人员在伤员健侧跪下一腿，解开伤者的衣领后，第一人右手平托伤员的肩和头部，左手捧着伤员的下肢，把伤员轻轻地放在担架上。伤员在担架上的体位，除贯通伤外，要健侧着担架。伤员躺好后，要用衣物等软东西，把空隙垫好，以免摇荡。担架行进时，伤员头部要向后，以便后面的人便于随时观察伤情。伤情恶化时，要停下来急救。抬担架时要尽可能保持平稳。搬运脊椎骨折伤员，必须用木板做担架，不能用普通的帆布的担架。冬季要防冻保暖，夏季要防暑遮阴。

（三）注意事项

1.火线抢救和自救互救　火线（杀伤区、染毒区）是战伤救治工作的开始，及时准确地进行火线抢救，不仅能直接抢救伤员的生命，而且为以后各级的救治打下良好的基础。在火线，除由连、营卫生人员搞好火线抢救外，更要广泛开展战斗人员间的自救互救工作，其主要内容有包扎、止血、固定、防窒息和搬运等急救技术。

2.积极防治休克　休克是战伤常见的严重并发症之一，在整个救治过程中都要密切注意。对失血性休克的伤员，应及时补充血容量。在团和师救护所，若无条件输注足量的血液和血浆代用品，可快速输注大量的平衡液。

3.处理多发伤　发生多发伤或多脏器伤时，应先做紧急手术，接着做对后期疗效有重大影响的手术, 然后再做一般手术。术后的重伤员, 需留治一段时间, 待伤情稳定后再后送。

4. 分类后送 伤员后送是指伤员在救治机构之间的流动, 是为了实现分级救治所必需的手段。通常, 一个伤员要通过救治—后送—救治的几次反复, 才能得到较为完整的治疗。在一般情况下, 要用主要力量抓伤员的救治, 当伤员过多, 伤情过重而本级不能施行救治, 或战斗情况紧张时, 则需迅速组织后送。后送前, 先要做好分类工作, 根据伤情确定急救、留治、后送及其次序。后送时, 应注意选择适于伤情的工具, 要以上级前接为主, 与下级后转相结合, 并需采取保证安全后送的措施。处理多发伤或多脏器伤时, 应先进行挽救生命及对后期疗效有重大影响的手术, 一般性的治疗手术可待条件及伤情许可时再施行。

【口腔执业医师资格考试高频考点及例题】

试题 1: 头部外伤所致颅内血肿的主要致命因素是 (   )

A. 脑脊液循环受阻 　　　　B. 弥漫性脑水肿 　　　　C. 蛛网膜下腔出血

D. 急性脑组织受压所致脑疝 　　E. 昏迷所致肺部感染

答案: D

解析: 外伤性颅内血肿形成后, 严重的病情在于引起颅内压增高而导致脑疝, 甚至威胁患者生命, 但如能及时正确处理, 可在很大程度上改善预后。故本题选 D。

试题 2: 重型颅脑损伤最常见的并发症是 (   )

A. 肺炎 　　B. 口腔溃疡 　　C. 消化道出血 　　D. 尿路感染 　　E. 压疮

答案: A

解析: 外伤所致颅脑损伤可导致全身多系统损害及功能紊乱, 其中呼吸系统的损害对于病情发展和愈后具有很大影响, 而呼吸功能不全则是重型颅脑损伤最常见的并发症。故本题选 A。

试题 3: 骨折的专有体征是 (   )

A. 局部肿胀 　　B. 局部疼痛 　　C. 局部瘀斑 　　D. 反常活动 　　E. 功能障碍

答案: D

解析: 骨折的一般体征包括: ①疼痛与压痛; ②肿胀及瘀斑; ③功能障碍。骨折的专有体征包括: ①畸形; ②反常活动 (假关节); ③骨擦音或骨擦感。故本题选 D。

试题 4: 开放性骨折体温升高时应考虑有 (   )

A. 组织液丢失 　　B. 休克 　　C. 感染 　　D. 失血 　　E. 疼痛刺激

答案: C

解析：骨折后一般体温正常，出血量较大的骨折，血肿吸收时，体温略有升高，但一般不超过 38℃，开放性骨折体温升高时，应考虑感染的可能。故本题选 C。

【直通岗位】

病例讨论：男性，23 岁，主因"左面部刀砍伤 3 小时"入院。患者 3 小时前与人发生争执后被人用刀砍伤左侧面部，出血明显，就诊于附近诊所，行简单绷带包扎止血后，来我院就诊，伤后患者无昏迷、无恶心、呕吐等，现一般情况可。既往史：既往体健，否认有系统性疾病史，否认有药物过敏史。

专科检查：左侧颧弓中部纵行向下达下颌骨下缘处可见一约 2cm×3cm 伤口，创缘齐，深达腮腺，无活动性出血，左侧鼻唇沟变浅，左侧眼睑闭合功能障碍，双侧耳前区无压痛，关节活动度一致，开口型及开口度正常。口内：咬合关系正常，左侧腮腺导管无分泌物，右侧腮腺导管分泌正常。请结合患者病情，做出正确诊断，列出诊断依据，并制定治疗方案。

（庞久玲 郑小龙）

第五章　烧　伤

> **学习目标**
> 掌握：烧伤的伤情判断、治疗。
> 熟悉：烧伤的病理生理、临床分期和并发症。
> 了解：烧伤与颌面部损伤的关系及合理的治疗。

烧伤（burn）是指由热力、电流、光、放射线以及化学物质等各种理化因素引起的组织损害。主要伤及皮肤和（或）黏膜、肌肉和骨骼、关节甚至内脏，严重者还可引起一系列全身反应。通常所称的烧伤，是指单纯由高温（火焰、热液、蒸气及炽热金属液体或固体等）所造成的热力烧伤，在临床上常见，占 80% 左右。烫伤是由热液、蒸气等造成的组织损害，是热力烧伤的一种。其他致伤因子所引起的烧伤，则冠以病因命名，如电烧伤、化学烧伤等。

【伤情判断】

烧伤创面的存在，构成烧伤疾患独有的特点。所以为了正确处理烧伤，首先要判断烧伤的面积、深度和严重程度。

烧伤面积和深度的判断

烧伤伤情的严重程度与烧伤面积、深度及并发症有关，伤情的判断是治疗烧伤最基本的要求。

1.烧伤面积的估算　烧伤面积习惯上以烧伤区占体表面积的百分比来表示，国内多采用中国新九分法和手掌法。

（1）中国新九分法。为便于记忆，将人体全身体表面积分为 11 个 9% 等份，另加 1%，构成 100% 的总体表面积，即头颈部为 $1 \times 9\%$，双上肢为 $2 \times 9\%$，躯干为 $3 \times 9\%$，双下肢为 $5 \times 9\% + 1\%$，主要用于成人。儿童因为头大下肢小的身体特点，应结合年龄进行计算，头颈部为 [9+（12- 年龄）]%，双下肢为 [46-（12- 年龄）]%。具体方法见表 3-5-1，图 3-5-1 。

表 3-5-1　中国新九分法

部位		占成人体表面积%		占儿童体表面积%
头颈	发部	3		
	面部	3	9×1	9 ＋（12 －年龄）
	颈部	3		
双上肢	双上臂	7		
	双前臂	6	9×2	9×2
	双手	5		
躯干	躯干前	13		
	躯干后	13	9×3	9×3
	会阴	1		
双下肢	双臀*	5		
	双大腿	21	9×5+1	9×5+1 －（12 －年龄）
	双小腿	13		
	双足*	7		

注：* 成年女性的臀部和双足各占 6%。

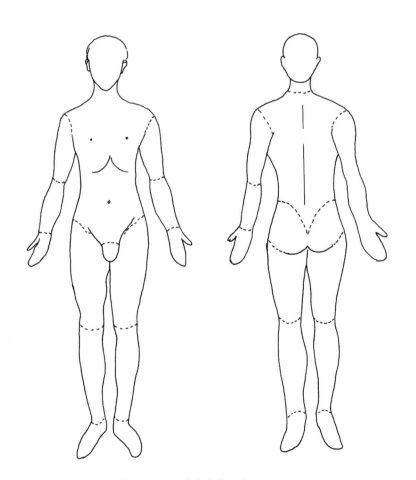

图 3-5-1　成人体表所占 % 示意图

（2）手掌法。五指并拢，单手掌面积占全身体表面积的1%。此法不论年龄大小与性别，均以伤者自己的手掌面积来估算，如伤者的手掌大小与医师相近，可用医师手掌进行估算。此法可辅助新九分法，用于散在及小面积烧伤的估算。

上述两种方法在临床上常结合使用，以便于更准确地估算出烧伤面积。目前应用计算机技术，如图像自动扫描法，其估算结果更准确。

2.烧伤深度的判断　我国多采用三度四分法。按热力损伤组织的层次，分为Ⅰ°、浅Ⅱ°、深Ⅱ°、Ⅲ°。通常将前两者称为浅度烧伤，后两者称为深度烧伤。各度烧伤评估要点见表3-5-2，组织损害层次见图3-5-2。

表3-5-2　烧伤深度的评估要点

烧伤深度		损伤组织层次	局部体征	局部感觉	愈合过程
Ⅰ°（红斑型）		表皮浅层	轻度红、肿，干燥，无水疱，皮温稍高	灼痛敏感	3～5天脱屑，无瘢痕
Ⅱ°（水疱型）	浅Ⅱ°（大水疱）	表皮的生发层、真皮乳头层	水疱较大易剥脱，去疱皮后创面潮湿、鲜红、水肿明显，皮温增高	剧痛、感觉过敏	无感染，2周内愈合，一般不留瘢痕
	深Ⅱ°（小水疱）	真皮深层，有皮肤附件残存	水疱小，创面苍白、水肿，干燥后可见网状栓塞血管，皮温稍低	迟钝	无感染，3～4周内愈合，常有瘢痕
Ⅲ°（焦痂型）		皮肤全层或皮下组织，肌肉、骨骼	无水疱，蜡白、焦黄或炭化，质韧如皮革，可显露树枝状栓塞血管，皮肤凉	消失	3～5周焦痂脱落呈现肉芽创面，须植皮，留瘢痕

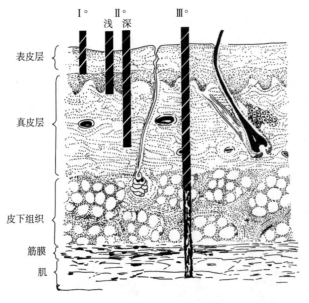

图3-5-2　热烧伤深度分度示意图

3.烧伤严重程度的分类 可依据烧伤面积和深度做基本估计，作为设计治疗方案和抢救成批伤员的参考。

（1）轻度烧伤。烧伤面积为 10% 以下的 Ⅱ° 烧伤。

（2）中度烧伤。烧伤面积为 11%～30% 的 Ⅱ° 烧伤，或 Ⅲ° 烧伤但面积不足 10%。

（3）重度烧伤。烧伤总面积为 31%～50%，或 Ⅲ° 烧伤面积为 11%～20%；或烧伤面积虽不足上述百分比，但已有休克，或存在复合伤、中重度吸入性损伤等。

（4）特重烧伤。烧伤总面积为 50% 以上，或 Ⅲ° 烧伤，烧伤面积在 20% 以上。

4.吸入性损伤 以往称为呼吸道烧伤。之所以改称为"吸入性损伤"是因其致伤因素不单纯为热力。燃烧时的烟雾、爆炸时的粉尘等含有大量有害的化学物质，能引起局部腐蚀和全身中毒，如 CO 中毒、氰化物等，所以在火灾现场尤其是相对封闭的环境中，死于吸入性窒息者多于烧伤。合并严重吸入性损伤者仍为烧伤救治中的突出难题，所以强调从急救开始就应十分重视呼吸道的通畅。

吸入性损伤应从病史、症状和体征进行诊断：①燃烧现场相对密闭；②声音嘶哑，吞咽困难或疼痛，刺激性咳嗽，咳出炭末痰，呼吸困难和（或）哮鸣音；③面、颈和口鼻有深度烧伤，口唇肿胀，鼻毛烧焦；④纤维支气管镜检查发现气道黏膜充血、水肿，黏膜苍白、坏死、剥脱等，是诊断吸入性损伤最直接和准确的方法。

【病理生理和临床分期】

临床分期的目的是为了突出各阶段临床处理的重点。根据伤员病理生理变化，将病程大致分为急性体液渗出期、急性感染期和创面修复期，但这是人为的分期，各期之间往往互相重叠。

（一）急性体液渗出期

伤后创面立即发生体液渗出，伤后 2～3 小时已非常明显，6～8 小时达高峰，随后逐渐减缓，一般要持续 36～48 小时，严重烧伤可延至 48 小时以上。小面积浅度烧伤，体液的渗出主要表现为局部组织水肿，通过人体的代偿，一般对全身的有效循环血量无明显影响。烧伤面积大而深者，由于急性体液渗出，循环血量明显下降，导致血流动力学与血液流变学改变，可迅速发生休克，因此临床上又称该期为"休克期"。烧伤早期的休克基本属于低血容量休克，至 48 小时后渗出于组织间隙的水肿液开始回收，血流动力学指标趋于平稳，如仍大量输液，有发生循环超载的危险。正是根据上述规律，烧伤早期的补液速度应掌握先快后慢的原则。此外，近年来发现，严重烧伤早期迅即发生的心肌损害，也是休克发生和发展的重要因素之一。在较大面积烧伤，防治休克是此期的关键。

（二）急性感染期

由于皮肤黏膜屏障功能受损、机体免疫功能被抑制、机体抵抗力下降等因素，烧伤水肿回收期一开始，感染就成为伤员的另一严重威胁。伤后 6～8 小时，创面细菌迅速繁殖，浅度烧伤如早期创面处理不当，此时可出现局部感染（如急性蜂窝织炎、急性淋巴管炎）。随着水肿液回收，大量细菌也随之入血，出现以革兰染色阳性球菌为主的早期脓毒症。伤后 2～3 周，创面焦痂脱落，创面裸露，肉芽屏障尚未完全建立，痂下细菌可侵入未受伤组织并扩散到全身，出现以革兰染色阴性杆菌为主的脓毒症，即烧伤创面脓毒症。严重烧伤由于经历休克的打击，早期暴发全身性感染的概率高。防治感染是此期的关键。

（三）创面修复期

在出现炎症反应的同时即进入组织修复期。无严重感染的浅度烧伤和部分深Ⅱ°烧伤，多可自行修复。但Ⅲ°和发生严重感染的深Ⅱ°烧伤，由于无残存上皮或上皮被毁，只能靠残存的上皮岛融合修复。如果创面较大（一般大于 3cm×3cm），一般需要皮肤移植修复，多难自愈。此期的关键是加强营养，消灭创面，控制感染促进修复。

【现场急救与初期处理】

（一）现场急救

1.迅速脱离热源　火焰烧伤应尽快就地翻滚或是跳入水池扑灭火焰、脱去燃烧衣物、脱离火场，切勿慌乱奔跑呼叫或用手拍打身上的火焰，以免助燃、烧伤头面部、双手或引起吸入性损伤。及时冷疗，既可减轻疼痛、减少渗出和水肿，又可降低局部温度带走余热。

2.保护创面　为防止进一步污染和受伤，可用干净敷料或布类保护创面，或行简单包扎后送医院处理。避免用有色药物涂抹，增加判定烧伤深度的难度。热液浸渍的衣裤，可以冷水冲淋后剪开取下。

3.保持呼吸道通畅　密切观察呼吸情况，尤其疑有吸入性损伤的伤员。必要时应吸入氧气，做好气管插管或气管切开准备，合并 CO 中毒者应移至通风处。

4.积极处理危及生命的创伤　注意有无复合伤，如发生心搏及呼吸停止或合并有大出血、开放性气胸、骨折等，应先施行相应的急救与处理。

5.防治休克与感染　严重口渴、烦躁不安者常提示休克严重，应加快输液，现场不具备输液条件者，可口服含盐饮料。转送路程较远者，应留置导尿管，观察尿量。中重度伤员使用广谱抗生素。

6.稳定情绪、镇静、止痛　安慰和鼓励患者，使其情绪稳定。烧伤后疼痛剧烈者，需及时给予止痛剂，如口服止痛片或注射哌替啶。

（二）初期处理

快速了解病情，包括简明的病史询问、估算烧伤面积和深度，及行必要的体格检查等，并确定有无休克等复合伤。防治休克和进行必要的清创是早期处理的主要工作。

1.轻度烧伤　主要为创面处理，包括清洁创周健康皮肤，创面可用 1：1000 苯扎溴铵或 1：2000 氯己定清洗、移除异物，浅Ⅱ°水疱皮应予保留，水疱大者，可用消毒空针抽去水疱液。深度烧伤的水疱皮应予清除。如果用包扎疗法，内层用油质纱布，外层用吸水敷料均匀包扎，包扎范围应超过创周 5cm。面、颈与会阴部烧伤不适合包扎处，则给予暴露疗法。

2.中、重度烧伤　应按下列程序处置。①简要了解受伤史后，记录血压、脉搏、呼吸，注意有无吸入性损伤及其他合并伤，严重吸入性损伤需及早实施气管切开。②行静脉穿刺或切开，立即建立静脉输液通道，开始输液防治休克。③留置导尿管，记录每小时尿量、比重、酸碱度，并注意有无血红蛋白尿。④清创，估算烧伤面积和深度（应绘图示意）。特别应注意有无Ⅲ°环状焦痂的压迫，应切开焦痂减压。⑤制定第一个 24 小时的输液计划。⑥广泛大面积烧伤一般采用暴露疗法。

3.创面污染重或有深度烧伤　均应注射破伤风抗毒血清，并用抗生素治疗。

【治疗】

（一）治疗原则

治疗原则包括：①保护创面，防止和清除外源性沾染；②积极防治休克；③防治局部和全身性感染；④尽早消灭创面，尽量减少瘢痕所造成的功能障碍和畸形；⑤防治并发症。

（二）液体治疗

面积大而深的伤员，必须及时、足量、快速通过静脉补充液体，尽早开展休克的防治。

1.液体的种类　由于烧伤丢失的液体主要是血浆成分，故所补的液体中既有晶体成分又有胶体成分。紧急抢救难以获得血浆时，可以使用低分子量的血浆代用品，利用其暂时扩张血容量和溶质性利尿，但用量不宜超过 1000ml，并尽快使用血浆。平衡盐溶液是最为理想的电解质溶液，其渗透压、电解质、缓冲碱含量及 pH 与血浆相似。

2.补液方案　按照伤员烧伤面积和体重计算，烧伤后第一个 24 小时输液量，成人为每 1%烧伤面积、每千克体重给予胶体和晶体液 1.5ml（儿童 1.8ml，婴儿 2.0ml），另加生理量 2000ml。晶体和胶体液的比例，中、重度烧伤为 2：1，特重度烧伤为 1：1。补液量（ml）＝烧伤面积 × 体重（kg）×1.5ml（儿童 1.8、婴儿 2.0）＋ 2000ml。举例：体重 50kg、Ⅱ°烧伤面积 40% 的患者，第一个 24 小时补液总量为 40×50×1.5+2000=5000ml，其中胶体为

$40 \times 50 \times 0.5 = 1000ml$，电解质液为 $40 \times 50 \times 1 = 2000ml$，水分为 2000ml，输入速度先快后慢。第二个 24 小时，胶体减半为 500ml，电解质液减半为 1000ml，水分仍为 2000ml。由于患者伤情和个体的差异，抗休克期更应强调严密观察患者病情，根据患者的反应，随时调整输液的速度和成分。

【口腔执业医师资格考试高频考点及例题】

试题 1：成人右手占体表面积的（　　）

A.1.5% 　　　　B.2.5% 　　　　C.3% 　　　　D.3.5% 　　　　E.4%

答案：B

试题 2：某成年男子在爆炸中被烧伤，烧伤部位有面部、颈部、双手、双前臂、双足及双小腿，则该患者烧伤面积为（　　）

A.24% 　　　　B.30% 　　　　C.37% 　　　　D.40% 　　　　E.47%

答案：C

解析：通过口诀："三三三，五六七，躯干二六会阴一，双臀占五二十一，小腿十三双足七"熟记烧伤面积计算方法，清楚口诀中数字代表的是什么部位，同时注意有些描述为双侧的面积，如烧伤部位为单侧，计算烧伤面积时应当减半。

试题 3：有关烧伤创面早期清创的说法，正确的是（　　）

A. 为缩短时间，不必严格遵守无菌技术

B. 剃除烧伤创面及其附近约 1cm 内的毛发

C. 污染严重者，应用大量肥皂水或大量过氧化氢溶液冲洗

D. 陷入创面的砂粒，碎屑应全部清除

E. 目前多采用简单清创法

答案：E

解析：机械刷洗的彻底清创法，往往增加患者刺激，使休克加重，并再次损伤皮肤屏障功能，故目前采用简单清创法。清创时严格无菌技术操作，剃除烧伤面积及其附近约 5.0cm 内的毛发；污染严重者，用适量肥皂水或适量过氧化氢溶液清洗，陷入创面的砂粒，碎屑不易清除时，可不必勉强去除，以免加重损伤。故本题选 E。

试题 4：男性，36 岁，体重 60kg，Ⅰ°烧伤面积为 10%，Ⅱ°烧伤面积约 30%，Ⅲ°烧伤面积约 20%，烧伤后第一个 24 小时补液总量为（　　）

A.5000ml 　　　　B.5600ml 　　　　C.6500ml 　　　　D.7250ml 　　　　E.7400ml

答案：C

解析：烧伤后第一个 24 小时输液量，成人为每 1% 烧伤面积、每千克体重给予液体量 1.5ml（儿童 1.8ml，婴儿 2.0ml），另加每日生理需要量 2000ml，即补液量（ml）＝烧伤面积 × 体重（kg）× 1.5ml（儿童 1.8、婴儿 2.0）＋ 2000ml。特别需要注意的是在计算烧伤补液量时，因为 I° 烧伤没有体液的损失，所以计算烧伤面积时不包括 I° 烧伤面积。本题补液量 =（30+20）× 50 × 1.5ml ＋ 2000 = 6500ml。故本题选 C。

【直通岗位】

病例讨论：男性，19 岁，主因"火焰烧伤伴呼吸困难 30 分钟"入院。患者在 30 分钟前被火焰烧伤面颈部、躯干、四肢，热接触时间不详，受伤环境为相对密闭空间，他人发现后用干粉灭火器将火扑灭，由 120 急救车送至我院救治。

入院查体：T 37.2℃，BP 130 /72 mmHg，HR 130 次 / 分，R 25 次 / 分；意识清楚，查体合作，呼吸困难，被动体位，急性痛苦面容。双侧胸廓无畸形，双侧呼吸动度对称、急促，触觉语颤未查及，胸壁及双侧肋软骨未查及压痛，双肺呼吸音粗，双下肺可闻及哮鸣音。面颈部、躯干、四肢皮肤部分脱失，基底红白相间，部分创面基底苍白，质韧，皮革样变；双上肢湿冷，明显肿胀，指端血运欠佳，桡动脉搏动触及不明显；鼻毛部分烧毁，咽部充血。入院诊断：热烧伤（浅Ⅱ° 16%，深Ⅱ° 34%，Ⅲ° 10%），轻度吸入性损伤，烧伤休克。请结合患者病情及诊断，制定治疗方案和第一个 24 小时补液方案。

（李　玲　郑小龙）

第六章　颈部疾病

学习目标

掌握：甲状腺腺瘤的临床表现、诊断和治疗；甲状腺癌的临床表现及特点。

熟悉：颈部分区及甲状腺癌的病理类型和甲状腺结节的鉴别诊断和治疗。

了解：颈部疾病与口腔疾病的关系及治疗。

第一节　局部解剖

甲状腺位于甲状软骨下方、气管的两旁，由峡部和左右两个侧叶构成。个别峡部有时向上伸出一锥状叶，可借纤维组织和甲状腺提肌与舌骨相连。峡部一般位于第 2 ~ 4 气管软骨的前面；两侧叶的上极通常平甲状软骨，下极多数位于第 5 ~ 6 气管环。甲状腺由两层被膜包裹：内层为甲状腺固有被膜，很薄，紧贴腺体并形成纤维束伸入腺实质；外层为甲状腺外科被膜，包绕并固定甲状腺于气管和环状软骨上。两层膜间有疏松的结缔组织、甲状腺的动脉及静脉、淋巴、神经和甲状旁腺。手术时分离甲状腺应在此两层被膜之间进行。成人甲状腺重约 30g。正常情况下，做颈部检查时，不容易看到或摸到。由于甲状腺借外层被膜固定于气管和环状软骨上，还借左、右两叶上极内侧的悬韧带悬吊于环状软骨上。因此，吞咽时，甲状腺亦随之而向上下移动。临床上常借此而鉴别颈部肿块是否与甲状腺有关。

甲状腺的血液供应十分丰富，主要由两侧的甲状腺上动脉（颈外动脉的分支）和甲状腺下动脉（锁骨下动脉的分支）供应。上、下动脉分支之间，以及与咽喉部、气管、食管的动脉分支之间，都有广泛的血管吻合和沟通，保证腺体有充足的血液供应。故在手术时，虽将甲状腺上、下动脉全部结扎，甲状腺残留部分仍有血液供应。甲状腺有 3 条主要静脉即甲状腺上、中、下静脉，甲状腺上、中静脉流入颈内静脉，甲状腺下静脉直接汇入无名静脉。甲状腺的淋巴液汇入颈深淋巴结。

喉返神经支配声带的运动。其行走在气管、食管之间的沟内，多在甲状腺下动脉的分支间穿过。喉上神经亦来自迷走神经，分为内支（感觉支）和外支（运动支），前者分布在喉黏膜上，后者支配环甲肌，使声带紧张。

颈部分区包括固有颈部和项区。固有颈部以胸锁乳突肌为标志划分为颈前区、胸锁乳突肌区及颈外侧区三部分。颈前区的境界是胸锁乳突肌前缘、前正中线和下颌骨下缘，呈尖向下、底朝上的三角形，故又名"颈前三角"。颈外侧区的边界是胸锁乳突肌后缘、斜方肌前缘和锁骨，是一个底朝下、尖向上的三角形，又名颈"外侧三角"（图3-6-1）。颈部各区出现肿块时，可按照其解剖关系分析有病变的组织和器官（表3-6-1）。

表3-6-1 颈部各区常见肿块

部位	单发肿块	多发肿块
颈前正中区	甲状舌管囊肿、各种甲状腺疾病	甲状腺疾病
颈侧区	胸腺咽管囊肿、囊状淋巴管瘤、颈动脉体瘤、血管瘤	急、慢性淋巴结炎、淋巴结结核、恶性淋巴瘤
颌下颏下区	颌下腺炎、颏下皮样囊肿	急、慢性淋巴结炎
锁骨上窝	转移性肿瘤	转移性肿瘤、淋巴结结核
颈后区	纤维瘤、脂肪瘤	急、慢性淋巴结炎
腮腺区	腮腺炎、腮腺混合瘤或癌	

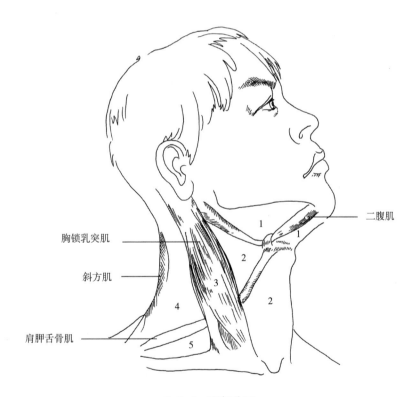

3-6-1 颈部分区

1，颌下颏下区；2，颈前正中区；3，胸锁乳突肌区；4，肩胛舌骨及斜方肌区；5，锁骨上窝

第二节　甲状腺肿瘤

一、甲状腺腺瘤

甲状腺腺瘤（thyroid adenoma）为最常见的甲状腺良性肿瘤。多见于 40 岁以下的妇女。按形态学可分为滤泡状和乳头状囊性腺瘤两种。滤泡状肿瘤多见，周围有完整的包膜；乳头状囊性腺瘤少见，常不易与乳头状腺癌区分，诊断时要注意。

【临床表现】

多为单发，颈部出现圆形或椭圆形结节。质地较周围甲状腺组织稍硬，边缘清楚，表面光滑，无压痛，随吞咽上下移动。大部分患者无自觉症状，腺瘤生长缓慢。当乳头状囊性腺瘤因囊壁血管破裂发生囊内出血时，肿瘤体积可在短期内迅速增大，局部出现胀痛。

【治疗】

因甲状腺腺瘤可能引起甲亢和恶变，故应早期行患侧甲状腺大部或部分切除。切除标本常规立即行冰冻切片检查，以判定有无恶变。

二、甲状腺癌

甲状腺癌（thyroid carcinoma）是最常见的甲状腺恶性肿瘤，约占全身恶性肿瘤的 1%。

【病理】

除髓样癌外，绝大部分甲状腺癌起源于滤泡上皮细胞。

（一）乳头状癌

约占成人甲状腺癌的 60% 和儿童甲状腺癌的全部。多见于 30～45 岁女性，此型分化好，恶性程度较低，生长缓慢，此特点对计划治疗十分重要。较早便出现颈淋巴结转移，但预后较好。

（二）滤泡状腺癌

约占 20%，常见于 50 岁中年人，此型生长较快，属中度恶性，且有侵犯血管倾向，可经血运转移到肺、肝和骨及中枢神经系统。预后不如乳头状癌。

（三）未分化癌

约占 15%，多见于 70 岁左右老年人。发展迅速，高度恶性，约 50% 患者早期便有颈淋巴结转移，或侵犯气管、喉返神经、食管，常经血运向肺、骨远处转移。预后很差。平均存活 3 ~ 6 个月，一年存活率仅 5% ~ 15%。

（四）髓样癌

少见，仅占 5% ~ 7%。恶性程度中等，可有颈淋巴结侵犯和血行转移，部分有家族遗传性。预后不如乳头状癌，但较未分化癌好。

【临床表现】

甲状腺内发现肿块，质地硬、固定、表面不平光滑是其共同表现，腺体在吞咽时上下移动性小。也有少数患者以颈部淋巴结转移灶肿大为主要症状，甲状腺肿块不明显，应警惕甲状腺癌的可能。乳头状癌和滤泡状癌初期症状不明显，前者有时因颈淋巴结肿大而就医。随着病程发展，肿块逐渐增大、变硬、活动度变小。未分化癌上述症状发展迅速，还侵犯周围组织。晚期可产生声音嘶哑、呼吸、吞咽困难和 Horner 综合征。颈丛受侵犯时出现耳、枕、肩等处疼痛。可有局部淋巴结及远处器官转移等表现。颈淋巴结转移在未分化癌发生较早。

【诊断】

主要根据临床表现。若甲状腺肿块质硬、固定、不光滑，颈淋巴结肿大，或有压迫症状者，或存在多年的甲状腺肿块，在短期内迅速增大者，均应怀疑。细针穿刺细胞学检查可帮助诊断。

【治疗】

手术是除未分化癌以外各型甲状腺癌的基本治疗方法，并辅助应用放射性核素、甲状腺激素及外放射等治疗。甲状腺癌的手术治疗包括甲状腺本身的手术，以及颈淋巴结清扫。近来不少学者认为年龄是划分高危、低危的重要因素，并根据高危、低危分组选择治疗方法。对低危组患者采用腺叶及峡部切除，若切缘无肿瘤，即可达到治疗目的。对高危组患者采取患侧腺叶、对侧次全切除术为宜。

三、甲状腺结节

甲状腺结节是外科医师经常碰到的一个问题，估计成人中约 4% 可发生甲状腺结节。

如何避免漏诊恶性结节至关重要。

【诊断】

诊断甲状腺结节时，病史和体格检查是十分重要的环节。

（一）病史

儿童期出现的甲状腺结节 50% 为恶性。发生于年轻男性的单发结节，恶性的可能大。不少患者并无不适症状，在体格检查时偶然发现。有些患者可有症状，如短期内突然发生的甲状腺结节增大，则可能是腺瘤囊性变出血所致；若过去存在甲状腺结节，近日突然快速、无痛地增大，应考虑癌变可能。有分化型甲状腺癌家族史者，发生癌肿的可能性较大。双侧甲状腺髓样癌较少见，但有此家族史者应十分重视，因该病为自主显性遗传型。

（二）体格检查

明显的孤立结节是最重要的体征。约 4/5 分化型甲状腺癌及 2/3 未分化癌表现为单一结节。癌肿患者多能触及大而硬的淋巴结，特别是儿童及年轻乳头状癌患者。

（三）核素显像

用于补充体格检查所见，且能提供甲状腺结节的功能和血供情况。但应了解核素显像的局限性，有无功能一般不能作为鉴别良性或恶性的依据。

（四）超声检查

可显示 3 种基本图像：囊肿、混合性结节及实质性结节，并提供甲状腺的解剖信息；而对良、恶性肿瘤鉴别的特异性较低。

（五）针吸涂片细胞学检查

目前细针抽吸细胞学检查应用广泛。是明确甲状腺结节性质的最有效方法。

【治疗】

细胞学检查阳性结果一般表示甲状腺恶性病变，而细胞学阴性结果则 90% 为良性。若针吸活检发现结节呈实质性，以及细胞学诊断为可疑或恶性病变，则需早期手术以取得病理诊断。如是冷结节，以及甲状腺功能正常或减低，可给以药物治疗，并嘱患者在 3 个月后复查。对甲状腺可疑结节的手术，一般选择腺叶及峡部切除，并做快速病理检查。结节位于峡部时，应以活检证实两侧均为正常甲状腺组织。腺叶切除较部分切除后再做腺叶切除安全，再次手术易损伤甲状旁腺和喉返神经。另外，腺叶部分切除或次全切除会增加癌细胞残留的机会。

四、颈部转移性肿瘤

颈部转移性肿瘤发病率仅次于淋巴结炎和甲状腺疾病，约占颈部恶性肿瘤的 3/4。原发癌灶绝大部分在头颈部，尤以鼻咽癌和甲状腺癌转移最为多见。锁骨上窝转移性淋巴结的原发灶，多在胸腹部（肺、纵隔、乳房、胃肠道、胰腺等）；但胃肠道、胰腺癌肿多经胸导管转移至左锁骨上淋巴结。临床表现为颈侧区及锁骨上窝出现质坚硬的肿块，初期无痛、单发，以后变成多个，并相互融合、表面光滑。因侵犯邻近组织常不可移动，后期出现坏死和破溃。

口腔相关知识链接：口腔癌与颈部淋巴结肿大

口腔癌是发生在口腔的恶性肿瘤的总称，大部分属于鳞状上皮细胞癌。在临床中口腔癌包括牙龈癌、舌癌、软硬腭癌、颌骨癌、口底癌、口咽癌、涎腺癌、唇癌和上颌窦癌等。口腔癌是头颈部较常见的恶性肿瘤之一。

口腔癌多向附近的颈部淋巴结转移，有时原发病灶很小，甚至症状还不明显，但颈部淋巴结却发现了转移的癌细胞。因此，颈部淋巴结如突然肿大，需检查口腔。

【口腔执业医师资格考试高频考点及例题】

试题 1：恶性程度最高的甲状腺癌是（　　　）

A.乳头状腺癌　　　B.髓样癌　　　C.未分化癌　　　D.滤泡状腺癌　　　E.甲状腺瘤恶性变

答案：C

解析：未分化癌呈高度恶性，发展迅速，早期便有转移，预后很差，一年存活率很低。

试题 2：女性，35 岁，因右侧甲状腺肿块在当地行甲状腺肿块除术后 5 天，病理学诊断为甲状腺乳头状癌 2 级。对该患者的进一步处理是（　　　）

A.再次手术，行甲状腺患侧全切及对侧全切术　　　B.放射性碘治疗

C.终身服用甲状腺素片　　　D.外放射

E. 再次手术，行甲状腺患侧全切、峡部切除及对侧次全切除术

答案：E

解析：除未分化癌以外，各型甲状腺癌的基本治疗方法是手术，并辅助应用放射性核素、甲状腺激素及外放射等治疗。甲状腺癌的手术治疗采取患侧腺叶全切、对侧次全切除术，如癌变为峡部，需进行气管前淋巴结清扫。

试题3：下列哪项不是甲状腺大部切除术的适应证（　　）

A. 青少年甲亢患者　　　　　　B. 继发性甲亢或高功能腺癌

C. 中度以上的原发性甲亢　　　　D. 有压迫症状或胸骨后甲状腺肿伴甲亢

E. 抗甲状腺药物或碘治疗复发者

答案：A

解析：青少年甲亢多是因为青春期甲状腺素的需要量增多，甲状腺素相对不足，甲状腺代偿性肿大引发甲亢，属于较轻的甲亢，可用药物治疗，禁止手术治疗。

【直通岗位】

病例讨论：女性，48 岁，主因"双侧甲状腺多发结节 1 年，增大 1 周"就诊。患者自诉 1 年前体检时发现双侧甲状腺多发结节。近 1 周内自觉肿物略有增大。

专科查体：甲状腺 Ⅱ 度肿大，右叶中部扪及 1 个直径 2cm 结节，质硬、无压痛、边界清，可随吞咽上下移动，左叶未扪及结节。听诊无血管杂音。右颈后三角上部可扪及 1 个肿大淋巴结，大小约 1.5cm×1.0cm，活动、质韧。余颈部未触及明显肿大淋巴结。

实验室检查：甲功生化示游离三碘甲腺原氨酸（FT_3）3.63pg/ml、游离甲状腺素（FT_4）1.18ng/dl、促甲状腺素（TSH）5.57μU/ml、甲状腺球蛋白（Tg）57ng/ml、抗甲状腺过氧化物酶抗体（A-TPO）175U/ml、抗甲状腺球蛋白抗体（A-Tg）278U/ml。

超声检查提示：①甲状腺右叶实性结节合并多发微钙化，考虑恶性；②甲状腺弥漫性病变，考虑慢性炎症；③颈部多发淋巴结肿大，考虑转移性。

请结合患者病情，正确诊断疾病，列出诊断依据，并设计治疗方案。

（李　玲　郑小龙）

第四篇　妇产科学

第一章　女性生殖系统生理

学习目标

掌握：卵巢的功能及周期性变化；生殖器官的周期性变化。

熟悉：月经周期调节机制。

了解：女性一生各阶段的生理特点。

一、女性一生各阶段的生理特点

女性一生共分为7个阶段，各个生理时期有不同的特点，又因个体因素有一定的差异。

【胎儿期】

受精卵是由父系和母系来源的23对染色体组成的新个体，其中性染色体 X 与 Y 决定胎儿性别，XX合子发育成女性。胚胎6周后原始性腺开始分化，8～10周开始出现卵巢结构。

【新生儿期】

出生后4周内的时期称新生儿期。受母体性激素影响，出生后常出现外阴较丰满，乳房略隆起等现象。部分新生儿出生后，由于血中女性激素水平迅速下降，可出现少量阴道流血，这种现象称为"假月经"。这些生理变化短期内均能消失。

【儿童期】

出生4周～12岁左右的时期称儿童期。在8岁之前，儿童体格持续增长和发育，但生殖器仍属幼稚型。8岁以后，卵巢内的卵泡有一定发育并分泌性激素，皮下脂肪开始堆积在胸、髋、肩部及耻骨联合位置，子宫、输卵管及卵巢逐渐向骨盆腔内下降，乳房开始发育。

【青春期】

从月经初潮至生殖器官逐渐发育成熟的时期称青春期。世界卫生组织（WHO）规定青春期为10～19岁。从青春期开始出现第一性征发育，生殖器官由幼稚型变为成人型，阴阜隆起，阴唇肥厚，阴道皱襞出现；子宫增大，宫体与宫颈的比例为 2 ：1，输卵管变粗、曲度减小，卵巢增大，出现排卵，虽已初具生育能力，但生殖系统尚未成熟。除生殖器官外，女性音调变高，乳房丰满，体毛生长，胸、肩部皮下脂肪增多，这些女性第二性征也出现发育。第一次月经来潮称为月经初潮，是青春期的重要标志。此阶段中枢系统对雌激素的正反馈机制尚未成熟，初潮后月经多不规律，常发生无排卵性功能失调性子宫出血。

【性成熟期】

又称之为生育期。一般自 18 岁左右开始，经历约 30 年，是卵巢生殖功能及内分泌功能最旺盛的时期。此期卵巢已建立周期性的排卵和分泌性激素，随激素的调节生殖器及乳房也发生周期性改变。

【绝经过渡期】

女性卵巢功能衰退，生殖器官开始萎缩，从开始出现绝经趋势至最后一次月经的时期。一般始于 45 岁，短则 1 ~ 2 年，长则 10 ~ 20 年。月经永远性停止称绝经。卵巢功能开始衰退至绝经后 1 年内的时期称为围绝经期。围绝经期由于雌激素水平降低，出现血管舒缩障碍和神经精神症状，表现为潮热、出汗、烦躁、抑郁及失眠等症状。

【绝经后期】

指绝经后的生命时期。妇女 60 岁以后进入老年期。此期体内雌激素明显下降，整个机体发生衰老改变，生殖器官进一步萎缩，易发生骨质疏松、骨折、老年性阴道炎。

二、卵巢功能与卵巢周期性变化

【卵巢功能】

卵巢为性腺器官，具有排卵的生殖功能和产生激素的内分泌功能。

【卵巢周期性变化】

从青春期开始至绝经前，卵巢在形态及功能上发生的周期性变化称卵巢周期。

（一）卵泡的发育及成熟

出生时新生儿卵巢大约有 200 万个始基卵泡。儿童期多数卵泡退化，至青春期只剩下约 30 万个。女性一生只有 400 ~ 500 个卵泡发育成熟并排卵，其余的卵泡发育到一定程度会发生自行退化，这个退化过程称卵泡闭锁。每一月经周期都会有一批卵泡发育，一般只有 1 个卵泡发育成熟，称成熟卵泡，内含有 1 个成熟的卵细胞。

（二）排卵

卵细胞成熟向卵巢表面突出，会和它周围的颗粒细胞一起被排出，此过程称排卵。多发生在下次月经来潮前 14 天左右。

（三）黄体形成及退化

排卵后卵泡壁塌陷，血液流入腔内，形成血体。血体中出现黄色颗粒性的类脂质（即颗粒黄体细胞），逐渐形成黄体。排卵后 7 ~ 8 天，黄体体积和功能达高峰，直径 1 ~ 2cm，分泌大量雌激素及孕激素。若卵子受精，黄体发育成妊娠黄体；若未受精，黄体在排卵后 9 ~ 10 天开始退化。黄体退化逐渐萎缩成为白体。黄体功能衰退后月经来潮，此时卵巢中又有新的卵泡发育，开始新的周期。

【卵巢的内分泌功能】

卵巢主要分泌雌激素、孕激素和少量雄激素，均为甾体激素。另外卵巢还分泌一些多肽激素（如抑制素、激活素、卵泡抑制素）和生长因子。

（一）雌、孕激素的周期性变化

1.雌激素　在卵泡开始发育时，雌激素分泌量很少，至月经第 7 天雌激素分泌迅速增加，于排卵前达到高峰，排卵后分泌稍减少；排卵后 1 ~ 2 天，黄体开始分泌雌激素，在排卵后 7 ~ 8 日黄体成熟时，形成雌激素第二高峰。此后，黄体萎缩，雌激素水平急剧下降，在月经前达最低水平。

2.孕激素　卵泡期卵泡不分泌孕激素，于排卵后黄体分泌孕激素，在排卵后 7 ~ 8 日黄体成熟时达高峰，以后逐渐减少，至月经来潮时恢复到排卵前水平。

（二）性激素的生理作用

1.雌激素的生理作用

（1）促进子宫平滑肌增生、肥大、肌层变厚，促进子宫发育；增强子宫平滑肌对缩宫素的敏感性；使子宫内膜发生增生期变化；使宫颈口松弛，宫颈黏液分泌增加、稀薄、易拉成丝状。

（2）促进输卵管发育，加强输卵管节律性收缩。

（3）使阴道上皮细胞增生和角化，增加细胞内糖原含量。

（4）使阴唇发育、丰满，色素增加。

（5）协同 FSH 促进卵泡发育。

（6）对下丘脑、垂体产生正、负两种反馈。

（7）使乳腺管增生，乳头、乳晕着色。

（8）促进水、钠潴留；促进高密度脂蛋白合成，抑制低密度脂蛋白合成，降低胆固醇水平；维持并促进骨基质代谢。

2.孕激素的生理作用

（1）使子宫平滑肌松弛，降低妊娠子宫对缩宫素的敏感性，抑制收缩；使子宫内膜转化为分泌期内膜；使宫颈口闭合，宫颈黏液减少、变稠、拉丝度减少。

（2）抑制输卵管平滑肌节律性收缩。

（3）使阴道上皮细胞脱落加快。

（4）对下丘脑、垂体产生负反馈作用。

（5）促进乳腺腺泡发育成熟。

（6）兴奋下丘脑体温调节中枢，使排卵后基础体温升高 0.3 ～ 0.5℃。

（7）促进水、钠排泄。

3.雄激素的生理作用　雄激素是合成雌激素的前体，能促进体毛如阴毛、腋毛的生长；促进蛋白合成、肌肉生长、骨骼发育及血红蛋白和骨髓中红细胞生成；大量雄激素可拮抗雌激素的生理功能。

三、子宫内膜的周期性变化与月经

（一）子宫内膜的周期性变化

月经周期是指在卵巢激素的作用下，子宫内膜有规律地出现周期性变化。分为 3 个时期（以月经周期 28 天为例）。

1.增殖期　月经周期第 5 ～ 14 日，与卵巢周期的卵泡期相对应。在雌激素作用下，子宫内膜增厚，腺体增多、间质致密，间质内小动脉增生、管腔增大呈弯曲状。内膜厚达 3 ～ 5mm。

2.分泌期　月经周期第 15 ～ 28 日，与卵巢周期的黄体期相对应。在孕激素、雌激素的影响下，内膜继续增厚，腺体更加增长弯曲，出现分泌现象。血管迅速增生、更弯曲，间质疏松水肿。此时子宫内膜利于胚胎植入。

3.月经期　月经周期第 1 ～ 4 日。孕激素、雌激素撤退，子宫内膜的螺旋小动脉痉挛性收缩，导致组织缺血坏死，血管壁通透性增加，使血管破裂导致内膜底部血肿形成，促使组织剥脱。脱落的内膜与血液混合排出，形成月经。

（二）月经

子宫内膜随卵巢的周期性变化发生周期性脱落及出血，形成月经。规律的月经是生殖功能成熟的标志之一。月经初潮多在 13 ~ 14 岁，可早至 11、12 岁或迟至 14、15 岁，其早晚主要受遗传、营养、体重等因素影响，近年月经初潮年龄有提前趋势。

经血呈暗红色，除血液外，还有子宫内膜碎片、宫颈黏液及脱落的阴道上皮细胞。经血含有前列腺素及大量纤溶酶，故月经血不凝，出血多时可出现血凝块。

正常月经具有周期性。出血的第 1 日为月经周期的开始，相邻两次月经第 1 日之间的间隔时间为月经周期，一般为 21 ~ 35 日，平均 28 日。每次月经持续时间称为月经期，一般为 2 ~ 8 日，大多数为 4 ~ 6 日。一次月经的总失血量为经量，正常为 20 ~ 60ml，超过 80ml 称为月经过多。月经期一般无特殊症状，但经期由于盆腔充血及前列腺素的作用，有些妇女出现下腹部及腰骶部坠胀或子宫收缩痛，部分可出现腹泻等胃肠功能紊乱症状，少数妇女可出现头痛及轻度神经系统不稳定症状。

口腔相关知识链接：月经期是否可以拔牙

月经期拔牙，有可能发生代偿性出血，一般认为应暂缓拔牙。但必要时，简单的拔牙仍可进行，但要注意防止出血。

四、生殖期其他部位的周期性变化

（一）宫颈黏液的周期性变化

排卵前，随着雌激素水平升高，黏液逐渐增多，稀薄透明，延展性强，至排卵期最典型，拉丝度可达 10cm 以上，显微镜下见羊齿植物叶状结晶。排卵后受黄体产生的孕激素影响，黏液量减少，质稠，混浊，拉丝易断裂，在黄体成熟时结晶呈典型椭圆体。

（二）阴道黏膜的周期性变化

排卵前，阴道上皮在雌激素的影响下，底层细胞增生，逐渐演变为中层与表层细胞，使阴道上皮增厚；表层细胞出现角化，其程度在排卵期最明显。细胞内富含糖原，糖原在阴道内的乳酸杆菌作用下而分解成乳酸，使阴道内保持一定酸度，可以防止致病菌的繁殖。排卵后，在孕激素的作用下，主要表现为表层细胞脱落。

（三）输卵管的周期性变化

排卵前，雌激素水平处于高峰，引起峡部收缩、闭锁，使卵子停留于壶腹部；排卵后，孕激素水平上升，峡部肌肉松弛，受精卵进入峡部，随即进入子宫。

五、月经周期的调节

月经周期的调节过程复杂，主要涉及下丘脑、垂体和卵巢。下丘脑分泌的促性腺激素释放激素（gonadotropin releasing hormone，GnRH），调节垂体促性腺激素的分泌，调控卵巢功能。卵巢分泌的性激素对下丘脑 – 垂体又有反馈调节作用。下丘脑、垂体与卵巢之间相互调节、相互影响，形成完整而协调的神经内分泌系统，称为下丘脑 – 垂体 – 卵巢轴（hypothalamus – pituitary – ovarian axis，HPOA）。

（一）下丘脑促性腺激素释放激素

GnRH 包括卵泡刺激素释放激素（FSH–RH）和黄体生成素释放激素（LH–RH）。由下丘脑弓状核神经细胞分泌，通过垂体门脉系统输送到腺垂体。其生理作用是调节垂体促性腺激素（即卵泡刺激素、黄体生成素）的合成和分泌。GnRH 分泌又受垂体促性腺激素和卵巢性激素的反馈调节，分为正反馈和负反馈。

（二）促性腺激素

促性腺激素包括卵泡刺激素（FSH）和黄体生成素（LH）。FSH 是卵泡发育必需的激素，其主要作用是促进卵泡的发育、雌二醇的合成与分泌；调节优势卵泡的选择和非优势卵泡的闭锁；与雌激素协同诱导颗粒细胞生成 LH 受体，为排卵及黄素化做准备。LH 主要作用是在卵泡期刺激卵泡膜细胞合成雄激素，为雌二醇的合成提供原料；排卵前促使卵母细胞进一步成熟及排卵；在黄体期维持黄体功能，促进雌、孕激素的合成及分泌。

（三）月经周期的调节

下丘脑 – 垂体 – 卵巢轴是完整而协调的神经内分泌系统。下丘脑通过分泌 GnRH 调节垂体 FSH 和 LH 的释放，促使卵巢发生周期性排卵，并伴有性激素分泌的周期性变化，而卵巢性激素对下丘脑 – 垂体激素的合成和分泌又产生反馈调节，雌激素可产生正、负反馈，孕激素产生负反馈。月经期，雌激素水平最低，解除了对下丘脑 – 垂体的负反馈，下丘脑分泌 GnRH，促使垂体 FSH 分泌增加，使卵泡发育并分泌雌激素；排卵前，雌激素分泌出现第一个高峰，对下丘脑 – 垂体产生正反馈，形成排卵前 LH 及 FSH 峰，促进排卵；排卵后，LH 及 FSH 促进黄体形成，黄体分泌雌、孕激素，出现第二个雌激素高峰及一个孕激素高峰，孕激素使子宫内膜处于分泌期变化，雌、孕激素对下丘脑–垂体产生负反馈，FSH 及 LH 减少；若卵子未受精，黄体逐渐萎缩，雌、孕激素水平下降，子宫内膜脱落，形成月经，进入月经期，继而进入下一个月经周期。

口腔相关知识链接：备孕期妇女的口腔卫生保健

备孕期妇女应在准备怀孕前 3 个月拍摄口腔全景 X 片并进行全面的口腔检查，尽早消除妊娠期患口腔疾病的可能。

（1）拔除阻生智齿及残冠残根。妇女在妊娠期间，由于身体及机能的变化，抵抗力下降，口内残留的阻生智齿和残冠残根均有形成严重炎症的可能。

（2）充填龋齿。龋齿的及早充填可以防止其继续发展成牙髓炎，同时减少因龋齿带给孕妇的不良感觉。

（3）患有牙髓病和根尖周病的牙齿应做根管治疗。如果牙髓病和根尖周病在妊娠期发作将很难处理，同时由于拍片和药物的限制，妊娠期也很难彻底治疗。

（4）备孕期妇女应进行全口龈上龈下洁治，修复缺失牙，掌握正确的刷牙方法，保持口腔清洁，定期进行口腔检查。

【口腔执业医师资格考试高频考点及例题】

试题 1：关于月经，下列哪项错误（　　　）

A.是子宫内膜随卵巢的周期性变化而发生的周期性脱落及出血

B.两次月经第 1 天间隔时间称一个月经周期

C.月经周期一般为 21 ~ 35 日

D.月经血为鲜红，内有大量血凝块

E.正常月经持续时间为 2 ~ 8 日

答案：D

解析：月经血是暗红色、不凝固。故本题选 D。

试题 2：关于卵巢激素，下列哪项错误（　　　）

A.雌激素使子宫内膜增生　　　　　　B.孕激素使增生期子宫内膜转化为分泌期

C.雌激素使宫颈黏液分泌增加、质稀　　D.孕激素使基础体温升高

E.雌激素使阴道上皮细胞脱落

答案：E

解析：雌激素的作用是使阴道上皮增生角化。故本题选 E。

【直通岗位】

病例讨论：女性，30 岁，平素月经规律，周期 28 天，每次持续 4 天，其月经第一天是 10 月 1 日，今日是 10 月 16 日，请分析她的子宫内膜现处于何种时期？

（左欣鹭　王　聪）

第二章　妊娠生理

学习目标
掌握：妊娠期母体的变化特点；胎儿附属物的功能。
熟悉：胎儿发育特点。
了解：受精、受精卵的发育、输送、着床过程。

妊娠（pregnancy）是胚胎（embryo）和胎儿（fetus）在母体内发育成长的过程。卵子受精是妊娠的开始，胎儿及其附属物自母体排出是妊娠的终止。

一、受精及受精卵的发育、输送与着床

获能的精子与次级卵母细胞结合形成受精卵的过程称为受精（fertilization）。受精发生在排卵后 12 小时内，整个受精过程约需 24 小时。已获能的精子穿过次级卵母细胞透明带，精子外膜与卵子胞膜接触并融合，精子进入卵子内。随后卵原核与精原核融合，核膜消失，染色体相互混合完成受精过程。

受精后 30 小时，借助输卵管蠕动和输卵管上皮纤毛推动，受精卵向宫腔方向移动，同时开始有丝分裂。受精后 50 小时为 8 细胞阶段，受精后 72 小时分裂成由 16 个细胞组成的早期囊胚。约在受精后第 4 日早期囊胚进入子宫腔。受精后第 5～6 日，早期囊胚透明带消失，继续分裂发育，形成晚期囊胚。之后经过定位、黏附和侵入 3 个过程，囊胚逐渐埋入而且被子宫内膜所覆盖的过程，称受精卵着床（implantation），也称受精卵植入。

二、胚胎及胎儿发育的特征

临床上通常以孕妇末次月经第 1 日开始计算妊娠时间，妊娠 10 周内的人胚称为胚胎，是其主要器官结构完成分化的时期。妊娠 11 周起称为胎儿，是其各器官进一步发育渐趋成熟的时期。以 4 周为一个孕龄单位，描述胚胎及胎儿发育的特征。

4 周末：可辨认胚盘与体蒂。

8 周末：胚胎初具人形，能分辨出眼、耳、口、鼻、四肢。各器官正在分化发育，心

脏已形成。

12周末：胎儿身长约9cm，顶臂长6～7cm。外生殖器已发育。胎儿四肢可活动，肠管已有蠕动。

16周末：胎儿身长约16cm，顶臂长12cm，体重约110g。从外生殖器可判断胎儿性别。头皮已长出毛发，胎儿开始出现呼吸运动。皮肤菲薄，无皮下脂肪。部分孕妇已自觉有胎动。

20周末：胎儿身长约25cm，顶臂长16cm，体重约320g。全身覆有胎脂及毳毛，可见少许头发。开始出现吞咽、排尿功能。胎儿运动明显增加。

24周末：胎儿身长约30cm，顶臂长21cm，体重约630g。各脏器已发育，皮下脂肪开始沉积，但皮肤仍皱缩。出现眉毛和睫毛。细小支气管及肺泡已经发育。

28周末：胎儿身长约35cm，顶臂长25cm，体重约1000g。皮下脂肪少。皮肤粉红色。四肢活动好。有呼吸运动，但因肺泡Ⅱ型细胞产生的表面活性物质含量较少，出生后可存活，但易患特发性呼吸窘迫综合征。

32周末：胎儿身长约40cm，顶臂长28cm，体重约1700g。皮肤深红，面部毳毛已脱落。出生后加强护理可能存活。

36周末：胎儿身长约45cm，顶臂长32cm，体重约2500g。皮下脂肪较多，面部皱褶消失，全身毳毛明显减少。指（趾）甲已达指（趾）端。出生后能啼哭及吸吮，生活力良好，基本可存活。

40周末：胎儿身长约50cm，顶臂长36cm，体重约3400g。发育成熟，皮下脂肪多，全身皮肤粉红色，外观体形丰满，足底皮肤有纹理。女性大小阴唇发育良好，男性睾丸已下降至阴囊内。出生后哭声响亮，吸吮能力强，能很好存活。

三、胎儿附属物的形成及功能

胎儿附属物包括胎盘、胎膜、脐带和羊水，对维持胎儿正常生长发育及生命非常重要。

【胎盘】

（一）胎盘的结构

胎盘（placenta）由胎儿部分的羊膜和叶状绒毛膜以及母体部分的底蜕膜所构成。

1.羊膜（amniotic membrane）　是附着在胎盘胎儿面的半透明薄膜，光滑，无血管、神经及淋巴，具有一定的弹性。

2.叶状绒毛膜（chorion frondosum）　是胎盘的主要部分，与底蜕膜相接触，因营养丰富发育良好，称叶状绒毛膜。绒毛形成历经 3 个阶段：一级绒毛、二级绒毛、三级绒毛。从绒毛膜板伸出的绒毛干，逐渐分支形成初级绒毛干、次级绒毛干和三级绒毛干，向绒毛间隙伸展，形成终末绒毛网。一个初级绒毛干及其分支形成一个胎儿叶，一个次级绒毛干及其分支形成一个胎儿小叶。一个胎儿叶包括几个胎儿小叶。每个胎盘有 60 ~ 80 个胎儿叶、200 多个胎儿小叶。

每个绒毛干中均有脐动脉和脐静脉的分支，随着绒毛干不断分支，脐血管越来越细，最终形成毛细血管进入三级绒毛。绒毛之间的间隙称为绒毛间隙，每个绒毛间隙中均有来自子宫的螺旋状小动脉开口，将母血注入其间。胎儿体内含氧量低、代谢废物浓度高的血液经脐动脉流至绒毛毛细血管，与绒毛间隙中的母血进行物质交换后，脐静脉将含氧量高、营养物质丰富的血液带回胎儿体内。母儿间的物质交换均在悬浮于母血的绒毛处进行，两者并非直接相通，而是隔着绒毛毛细血管壁、绒毛间质及绒毛表面细胞层，构成母胎界面，有胎盘屏障作用。

3. 底蜕膜（basal deciduas）　是来自胎盘附着部位的子宫内膜。底蜕膜表面覆盖一层来自固定绒毛的滋养层细胞与底蜕膜共同形成绒毛间隙的底，称蜕膜板。从此板向绒毛膜方向伸出蜕膜间隔，将胎盘母体面分成肉眼可见的约 20 个左右母体叶。

妊娠足月胎盘呈盘状，多为圆形或椭圆形，重 450 ~ 650g，直径 16 ~ 20cm，厚 1 ~ 3cm，中间厚，边缘薄。胎盘分为胎儿面及母体面。胎儿面表面覆盖羊膜，光滑、半透明，脐带附着于胎儿面中央或略偏一侧，其血管从附着处分支向四周呈放射状分布达胎盘边缘。母体面呈暗红色，有若干浅沟分成母体叶。

（二）胎盘的功能

胎盘是维持胎儿在宫腔内正常发育的重要器官，它具有物质交换（气体交换、营养物质供给、排出胎儿代谢产物）、防御、合成及免疫等功能。

1. 物质交换

（1）气体交换。利用胎血与母血中氧气及二氧化碳分压的差异，在胎盘中母儿之间氧气与二氧化碳通过简单扩散方式进行气体交换。

（2）营养物质供给。葡萄糖是胎儿热能的主要来源，以易化扩散方式通过胎盘。氨基酸、钙、磷、碘和铁以主动运输方式通过胎盘。脂肪酸、钾、钠、镁，维生素 A、维生素 D、维生素 E、维生素 K 以简单扩散方式通过胎盘。胎儿通过绒毛血管从绒毛间隙的母血中摄取各种营养，以保证其生长及发育的需要。

（3）排泄废物。胎儿代谢产物如尿素、尿酸、肌酐、肌酸等，经胎盘转输入母血而排出体外。

2.防御功能　胎盘的屏障作用极为有限。各种病毒（如风疹病毒、巨细胞病毒）及大部分药物均可通过胎盘，影响胎儿。细菌、弓形虫、衣原体、螺旋体可先在胎盘部位形成病灶，破坏绒毛结构，再感染胚胎及胎儿。母血中免疫抗体如 IgG 能通过胎盘，使胎儿在出生后短期内获得被动免疫力。

3.合成功能　胎盘主要合成激素和酶。如人绒毛膜促性腺激素（HCG）、人胎盘催乳素（HPL）、雌激素、孕激素、缩宫素酶、耐热性碱性磷酸酶等。

（1）HCG 由胎盘合体滋养细胞合成。受精后 6 日开始微量分泌，10 日可自母体血清中测出，是诊断早孕的最敏感的方法。着床后 10 周血清 HCG 达到高峰，持续约 10 日迅速下降，直至分娩，产后 2 周内消失。HCG 的主要功能是维持黄体寿命，增加甾体激素的分泌以维持妊娠。

（2）HPL 由胎盘合体滋养细胞合成。于妊娠 5～6 周在母体血浆中测出 HPL，随妊娠进展分泌量增加，34～36 周达高峰，并维持至分娩，产后迅速下降。其主要功能是促进乳腺腺泡的发育，为产后泌乳做准备。此外，还有促进胰岛素生成、抑制母体对胎儿排斥等作用。

（3）雌激素。妊娠早期由卵巢黄体产生，妊娠 10 周后逐渐由胎盘产生。

（4）孕激素。在妊娠早期由妊娠黄体产生，妊娠 8～10 周后主要由胎盘合体滋养细胞产生。在雌、孕激素的协同作用下，对妊娠时的子宫肌层、子宫内膜、乳腺等的变化起重要作用。

【胎膜】

胎膜（fetal membranes）是由平滑绒毛膜和羊膜组成。外层为绒毛膜，在发育过程中缺乏营养供应而逐渐萎缩成为平滑绒毛膜。胎膜的内层为羊膜，与覆盖胎盘、脐带的羊膜相连。胎膜有防止细菌进入宫腔、避免感染的作用，并且在分娩发动上有一定的作用。

【脐带】

脐带（umbilical cord）是连接胎儿与胎盘的条索状组织，一端连于胎儿腹壁脐轮，另一端附着于胎盘胎儿面。妊娠足月胎儿的脐带长 30～100cm，平均 55cm，直径 0.8～2.0cm，表面被羊膜覆盖呈灰白色。脐带有 2 条脐动脉及 1 条脐静脉。脐带血管周围为含水量丰富的结缔组织，称为华通胶，有保护脐血管的作用。脐带是胎儿与母体进行物质交换的通道，一旦脐带受压将导致血流受阻，使胎儿缺氧，甚至危及胎儿生命。

【羊水】

充满羊膜腔内的液体，称为羊水（amniotic fluid）。

（一）羊水的来源及吸收

妊娠早期羊水主要来自母体血清经胎膜进入羊膜腔的透析液；妊娠中期后羊水主要来自胎儿的尿液，妊娠晚期胎儿肺参与羊水的生成。

羊水的吸收约50%由胎膜完成；胎儿通过吞咽羊水使羊水量趋于平衡；脐带及胎儿角化前皮肤也有吸收羊水的功能，但交换量较少。

（二）羊水的量、性状及成分

羊水 pH 约为 7.20。羊水量随妊娠月份增加而逐渐增多，妊娠 38 周羊水量约 1000ml，此后羊水量逐渐减少。妊娠 40 周羊水量约 800ml，过期妊娠羊水量可减少至 300ml 以下。妊娠早期羊水为无色澄清液体；妊娠晚期羊水略显混浊，不透明，内有悬浮物（如胎脂、脱落上皮细胞、毳毛、少量白细胞等）。羊水中含大量激素和酶，少量无机盐及有机物。

（三）母体、胎儿、羊水三者间的液体平衡

羊水的形成与吸收不断进行，使羊水量保持相对恒定。母儿间的体液交换主要通过胎盘，每小时约 3600ml。母体与羊水的交换主要通过胎膜，每小时约 400ml。胎儿与羊水的交换主要通过胎儿消化管、呼吸道、泌尿道以及角化前的皮肤等。

（四）羊水的功能

1.保护胎儿　羊水具有缓冲作用，避免胎儿受到挤压损伤，防止胎体畸形及肢体粘连；保持羊膜腔内温度恒定；适量羊水避免子宫肌壁或胎儿对脐带直接压迫所致的胎儿窘迫；有利于胎儿体液平衡；临产宫缩时，羊水均匀地传递宫缩的压力，避免胎儿受压。

2.保护母体　妊娠期减轻胎动所致的不适感；临产后，前羊水囊有助于扩张宫颈口及阴道；破膜后羊水冲洗阴道、减少感染机会。

四、妊娠期母体变化

为适应胚胎及胎儿生长发育的需要，在胎盘产生的激素参与下及神经内分泌的调节下，妊娠期母体各系统发生一系列适应性生理变化。

【生殖系统的变化】

（一）子宫

子宫变化最为显著。

1. 子宫大小　妊娠期子宫逐渐增大变软，至足月妊娠时子宫体积达 35cm×25cm×22cm；宫腔容量约 5000ml，增加约 1000 倍；重量约 1100g，增加近 20 倍。妊娠早期，子宫的形状由倒置的扁梨形变成前后较饱满的球形。妊娠 12 周后，子宫逐渐增大并超出盆腔，在耻骨联合上方可触及。妊娠晚期，由于乙状结肠占据盆腔的左侧，子宫轻度右旋。

子宫各部增长迅速，增长速度以宫底部最快。宫体部肌纤维含量最多，子宫下段次之，子宫颈最少，以适应临产后子宫阵缩由子宫底部向下递减，促使胎儿娩出。自妊娠 12 ～ 14 周起，子宫出现不规则无痛性收缩，特点为稀发、不对称、不规律。随妊娠周数的增加，收缩的强度及频率也相应增加，但宫缩时宫腔内压力不超过 5 ～ 25mmHg，持续时间不足 30 秒，一般不引起痛感，也不使宫颈扩张，称为 Braxton Hicks 收缩。

2. 子宫内膜　受精卵着床后，子宫内膜迅速发生蜕膜样变。按蜕膜与胚泡的部位关系分为：①底蜕膜，是指与胚泡极滋养层接触的子宫肌层的蜕膜，为胎盘的母体部分；②包蜕膜，是指覆盖在胚泡表面的蜕膜，随胚泡发育逐渐突向宫腔并退化，因羊膜腔明显增大，使包蜕膜与真蜕膜相互融合无法分开；③真蜕膜，是指底蜕膜及包蜕膜以外覆盖子宫腔其他部分的蜕膜。

3. 子宫峡部　位于宫体与宫颈之间最狭窄的部位，非妊娠期长约 1cm，妊娠后子宫峡部拉长变薄并扩展成为宫腔的一部分，临产后伸展至 7 ～ 10cm，称为子宫下段，是软产道的一部分。

4. 子宫颈　妊娠早期，宫颈黏膜充血及水肿，致使外观肥大、着色及变软。宫颈内膜腺体肥大，黏液分泌量增加，在颈管内形成"黏液栓"，可防止外来病原体侵入宫腔。接近临产时，宫颈管变短并出现轻度扩张。

（二）卵巢

于妊娠期间停止新卵泡的发育及排卵。妊娠 6 ～ 7 周前妊娠黄体产生雌激素及孕激素，可维持妊娠。黄体功能大约在妊娠 10 周后由胎盘完全取代，黄体开始萎缩。

（三）输卵管

妊娠期输卵管变长，血管增多，肌层并不充血水肿、增厚。黏膜上皮细胞变扁平，有时黏膜呈蜕膜样改变。

（四）阴道

妊娠期阴道黏膜增厚变软，充血水肿，呈紫蓝色，伸展性增加。阴道分泌物及脱落细胞增多，呈白色糊状。阴道上皮细胞糖原含量增加，乳酸含量增多，使阴道 pH 降低，不利于致病菌生长，有利于防止感染。

（五）外阴

妊娠期外阴皮肤增厚，大小阴唇色素沉着，组织松软，静脉淤血，会阴厚而软，弹性增加。

【乳房的变化】

妊娠期乳房增大、充血，乳头增大、着色、易勃起，乳晕皮脂腺肥大，形成散在的小隆起，称为蒙氏结节。妊娠早期乳房增大、充血，孕妇自觉乳房有胀痛感。

妊娠期孕妇体内分泌大量的雌激素及孕激素，雌激素促使乳腺腺管发育，孕激素促使乳腺腺泡发育。除雌、孕激素外，还有垂体催乳素、HPL、胰岛素、皮质醇、甲状腺激素等参与乳腺的发育。妊娠末期，尤其在接近分娩期挤压乳房时，可有少量淡黄色稀薄液体溢出，称为初乳（colostrums），分娩后通过新生儿吸吮乳头，乳汁开始分泌。

【循环系统的变化】

（一）心脏

妊娠后期增大的子宫使膈肌上升，心脏向左、上、前移位，心浊音界稍扩大。心脏移位使大血管轻度扭曲，加之血流量增加和血流速度加快，多数孕妇心尖部可闻及柔和吹风样的收缩期杂音。心电图除电轴左偏外无特殊变化。心脏容量从妊娠早期至妊娠末期约增加 10%，心率每分钟约增加 10 ~ 15 次。

（二）心排血量

心排血量约自妊娠 10 周开始增加，至妊娠 32 ~ 34 周达高峰。孕妇心排血量对活动的反应较未妊娠妇女明显。临产后，特别在第二产程期间，心排血量显著增加。

（三）血压

妊娠早期及中期血压偏低，在妊娠晚期血压轻度升高。一般收缩压无变化。妊娠期外周血管扩张，血液稀释及胎盘形成动静脉短路，使外周循环阻力降低，舒张压轻度下降，脉压稍增大。妊娠晚期孕妇若长时间处于仰卧位姿势，妊娠子宫压迫下腔静脉使血液回流受阻，引起回心血量减少，心排血量随之减少，使血压下降，称仰卧位低血压综合征。

【血液的改变】

（一）血容量

妊娠 6 ~ 8 周血容量开始增加，至妊娠 32 ~ 34 周达高峰，增加 40% ~ 45%，平均约增加 1450ml，以此水平维持至分娩。在所增加的血容量中血浆增加多于红细胞，故血液相对稀释。

（二）血液成分

1. 白细胞 妊娠期白细胞计数轻度增加，一般为（5 ~ 12）×10^9/L，最高可达 15×10^9/L，主要为中性粒细胞增多。

2. 凝血因子 血浆纤维蛋白原含量比非妊娠妇女约增加 50%，于妊娠末期平均可达 4.5g/L；凝血因子Ⅱ、Ⅴ、Ⅶ、Ⅷ、Ⅸ、Ⅹ也增加；血小板数轻度减少；孕妇血液处于高凝状态，有利于防止产后出血。

3. 红细胞 由于血液稀释，红细胞计数约为 3.6×10^{12}/L，血红蛋白值约为 110g/L，血细胞比容降至 0.31 ~ 0.34。

4. 血浆蛋白 妊娠早期开始降低，至妊娠中期血浆蛋白为 60 ~ 65g/L，主要是清蛋白减少，约为 35g/L，以后持续此水平直至分娩。

【呼吸系统的变化】

妊娠期耗氧量增加，气体交换量增加，呼吸稍增快。因妊娠子宫增大，膈肌上升，肋骨外展，胸廓横径加宽、周径加大，肺活量无改变，以胸式呼吸为主。上呼吸道黏膜水肿、充血、局部抵抗力降低，易发生上呼吸道感染。

【消化系统的变化】

妊娠期受大量雌激素影响，牙龈肥厚，易充血、水肿、出血。胃肠平滑肌张力降低，蠕动减弱，胃排空时间延长，易出现有胃肠胀气或便秘。常引起痔疮或使原有痔疮加重。

【泌尿系统的变化】

由于孕妇及胎儿代谢产物增多，肾脏负担加重，妊娠晚期肾血流量（renal plasma flow，RPF）比非妊娠时约增加 35%，肾小球滤过率（glomerular filtration rate，GFR）约增加 50%。由于肾小管对葡萄糖重吸收能力不能相应增加，约 15% 孕妇进食后可出现妊娠生理性糖尿，应注意与真性糖尿病相鉴别。受孕激素影响，泌尿系统平滑肌张力降低，蠕动减弱，尿流缓慢，输尿管增粗，加之受右旋妊娠子宫的压迫，及输尿管有尿液逆流现象，孕妇易患急性肾盂肾炎或肾盂积水，以右侧多见。增大的子宫或胎头压迫膀胱，可出现尿频症状。

【内分泌系统的变化】

（一）垂体

妊娠期垂体增生肥大，血流丰富，促性腺激素受大量雌、孕激素所抑制，卵巢无排卵，催乳素（PRL）分泌增加。

（二）肾上腺皮质

肾上腺皮质肥大，皮质醇及醛固酮分泌增加，因两种激素进入血液循环后大部分与蛋白结合，起活性作用的游离部分增加不多，故孕妇没有肾上腺皮质功能亢进的表现。

（三）甲状腺

腺组织增生，血运丰富，功能旺盛，可轻度均匀性肿大。孕妇与胎儿体内的促甲状腺激素均不能通过胎盘，而是各自负责自身甲状腺功能的调节。

【皮肤的变化】

妊娠期垂体分泌促黑素细胞激素增加，加之雌、孕激素大量增多，使黑色素增加，孕妇乳头、乳晕、腹白线、外阴等处出现色素沉着。色素沉着于颧面部并累及眼眶周围、前额、上唇和鼻部，边缘较明显，呈蝶状褐色斑，习称妊娠斑，产后逐渐消退。因腹壁皮肤张力增大，使皮肤弹力纤维断裂，呈多量紫色或淡红色条纹，称为妊娠纹，见于初产妇。旧妊娠纹呈银白色，见于经产妇。

【新陈代谢的变化】

（一）基础代谢率

妊娠早期稍下降，妊娠中期逐渐增高，至妊娠晚期可增高 15% ~ 20%。

（二）体重

妊娠足月时体重约增加 12.5kg，包括胎儿、胎盘、羊水、子宫、乳房、血液、组织间液及脂肪沉积等。

（三）碳水化合物代谢

妊娠期胰腺分泌胰岛素增多。血内胰岛素偏高，空腹血糖偏低，孕妇对胰岛素的敏感度也降低，可出现生理性糖尿，产后则恢复正常。若原有糖尿病，妊娠期可加重。

（四）蛋白质代谢

妊娠期孕妇对蛋白质的需要量增加，体内蛋白合成增加，呈正氮平衡。孕妇体内储备的氮除供给胎儿生长发育及子宫、乳房增大外，还为分娩期消耗及产后泌乳做准备。

（五）脂肪代谢

妊娠期能量消耗多，肠道吸收脂肪能力增强，血脂增高，脂肪能较多积存。妊娠期能量消耗大，糖的储备减少，若有过多能量消耗时，即动员脂肪来补充，可产生酮血症。

（六）矿物质代谢

胎儿生长发育需要大量钙、磷、铁。妊娠期应在妊娠最后 3 个月补充维生素 D 及钙，以提高血钙值。并应补充铁剂，以供胎儿造血及酶合成需要，否则会因血清铁值下降发生缺铁性贫血。

【骨骼、关节及韧带的变化】

骨质在妊娠期间一般无改变，而在妊娠次数过多、过密，又不注意补充维生素 D 及钙时，能引起骨质疏松症。部分孕妇自觉腰骶部及肢体疼痛不适，可能与松弛素使骨盆韧带及椎骨间的关节、韧带松弛有关。妊娠晚期孕妇重心向前移，为保持身体平衡，孕妇头部与肩部应向后仰，腰部向前挺，形成典型的孕妇姿势。

口腔相关知识链接：妊娠期对口腔健康的影响

女性妊娠期，体内的雌性激素，尤其是黄体酮水平上升，会使牙龈中血管增生，血管的通透性增强，容易诱发牙龈炎，称作妊娠性龈炎。而在怀孕前就患有牙龈炎或牙周炎的女性，怀孕后炎症会更加严重，牙龈会出现增生、肿胀，出血显著，个别牙龈还会增生至肿瘤状，称为妊娠性龈瘤，极容易出血，严重时还会妨碍进食。如果是中、重度的牙周炎，孕妇分娩早产儿和低体重儿的概率也会大大增加。有研究表明，孕妇口腔中的致龋菌可通过垂直传播感染胎儿，患有龋病的孕妇，出生的宝宝日后患龋病的概率也较大。因此在怀孕前就应该检查治疗原有的龋病及其他牙体牙髓疾病。

【口腔执业医师资格考试高频考点及例题】

试题 1：绒毛膜促性腺激素的作用是（　　　）

A. 使绒毛发生水泡样变　　　B. 刺激毛发生长发育　　　C. 刺激雌激素分泌

D. 促进胎儿生长发育　　　E. 维持妊娠黄体

答案：E

解析：绒毛膜促性腺激素的作用是维持黄体寿命，增加甾体激素的分泌以维持妊娠。故本题选 E。

试题 2：有关妊娠期凝血因子的变化，错误的是（　　　）

A. 血小板计数增加

B. 红细胞沉降率增加

C. 凝血因子 Ⅱ、Ⅴ、Ⅶ、Ⅷ、Ⅸ、Ⅹ 增加

D. 血浆纤维蛋白原妊娠末期平均可达 4.5g/L

E. 血浆纤维蛋白原含量比非妊娠妇女增加 40% ～ 50%

答案：A

解析：妊娠期，血浆纤维蛋白原含量比非妊娠妇女增加 40% ～ 50%，妊娠末期平均可达 4.5g/L，凝血因子 Ⅱ、Ⅴ、Ⅶ、Ⅷ、Ⅸ、Ⅹ 增加，血小板轻度减少。故本题选 A。

【直通岗位】

病例讨论：女性，26 岁。月经规则，周期为 28 天，末次月经为 4 月 1 日。排卵期约在 4 月 15 日，已受孕，请简述其早孕反应的常见临床表现。

（金　涛　王　聪）

第三章　妊娠合并内科疾病

一、妊娠合并心脏病

学习目标

掌握：妊娠、分娩对心脏病的影响；妊娠合并心脏病的诊断。

熟悉：妊娠合并心脏病的临床表现、常见并发症及处理。

了解：妊娠合并心脏病与口腔疾病的关系及治疗。

妊娠合并心脏病在我国孕产妇死因顺位中高居第 2 位，位居非直接产科死因的首位。妊娠期、分娩期及产褥期均可能使心脏病患者的心脏负担加重而诱发心力衰竭，此为孕产妇死亡的重要原因之一。妊娠合并心脏病是严重的妊娠合并症。

【妊娠、分娩及产褥期对心脏病的影响】

（一）妊娠期

孕妇的血容量于妊娠 6 周开始增加，至妊娠 32 ~ 34 周达高峰，较未妊娠时增加 30% ~ 45%，此后维持在较高水平，于产后 2 ~ 6 周逐渐恢复正常。血容量增加引起心排血量增加和心率加快。妊娠晚期子宫增大、膈肌上升使心脏向左、向前、向上移位，心尖搏动向左移位 2.5 ~ 3cm，使大血管轻度扭曲，在心尖区可听到 Ⅰ ~ Ⅱ 级柔和吹风样收缩期杂音。这些妊娠期心脏的生理性变化加重了心脏负担。

（二）分娩期

分娩期为心脏负担最重的时期。第一产程，每次宫缩有 250 ~ 500ml 的血液被挤入体循环，使回心血量增加，心排血量约增加 24%，同时有血压增高、脉压增宽及中心静脉压升高；第二产程，由于孕妇屏气用力，使肺循环压力增加，同时腹压增加使血液涌入心脏，子宫收缩强度加大伴随腹肌和肛提肌的收缩，使周围循环阻力加大，因此心脏负担最重，更容易发生心力衰竭；第三产程，胎儿娩出后腹压骤减，大量血液向内脏灌注，回心血量骤减；胎盘娩出后，胎盘循环停止，子宫血窦内大量血液进入体循环，使回心血量骤增，造成血流动力学急剧变化。此时，患心脏病的产妇极易发生心力衰竭。

（三）产褥期

产后 3 日内，尤其是 24 小时内心脏负担仍较重。除子宫收缩使一部分血液进入体循环外，妊娠期组织间隙潴留的液体也返回体循环，心脏负担再度增加。心脏病产妇此时仍易发生心力衰竭。

综上所述，妊娠 32 ～ 34 周、分娩期及产褥期最初 3 日内，心脏负担较重，是心脏病孕产妇最易发生心力衰竭的时期。

【心脏病对妊娠、分娩的影响】

目前在妊娠合并心脏病患者中，先天性心脏病最常见，其次为风湿性心脏病、妊娠高血压性心脏病、围生期心肌病、贫血性心脏病以及心肌炎等。心脏病患者妊娠后，血液含氧量不足可导致胎儿生长受限、胎儿窘迫甚至死亡，使流产、早产、死胎及新生儿窒息的发生率明显增高。

（一）先天性心脏病

1. 左向右分流型　最常见。如房间隔缺损、室间隔缺损、动脉导管未闭，对妊娠的影响取决于缺损的大小。缺损面积小多无症状，一般能顺利度过孕产各期；若缺损面积较大，血液分流量大则易出现肺动脉高压，当肺动脉压接近或超过体循环水平时可导致右向左分流，出现发绀和心力衰竭。

2. 右向左分流型　如法洛四联症及艾森曼格综合征，多有复杂的心血管畸形，故不宜妊娠，已妊娠者应于妊娠早期终止妊娠。右向左分流型先天性心脏病患者经手术治疗后心功能为Ⅰ～Ⅱ级者，可在严密观察下继续妊娠。

3. 无分流型　如肺动脉口狭窄、主动脉缩窄等不宜妊娠，已妊娠者应于妊娠早期终止妊娠。

（二）风湿性心脏病

二尖瓣狭窄最多见。轻度二尖瓣狭窄、二尖瓣关闭不全及主动脉瓣关闭不全者一般能耐受妊娠，很少发生心力衰竭。其中，二尖瓣狭窄伴肺动脉高压者，若已妊娠宜早期终止。主动脉瓣狭窄严重者应手术矫正后再考虑妊娠。

（三）妊娠高血压性心脏病

本病因冠状动脉痉挛、心肌缺血、周围小动脉阻力增加、水钠潴留及血黏度增加等因素加重心脏负担而诱发急性心力衰竭。诊断及时并有效治疗，一般能度过妊娠期及分娩期，产后病因消除，病情会逐渐缓解，多不遗留器质性心脏病变。

（四）围生期心肌病

指发生于妊娠晚期至产后 6 个月内的扩张型心肌病。确切病因不清，可能与病毒感染、免疫、高血压、肥胖、营养不良及遗传等因素有关。临床主要表现为呼吸困难、心悸、咳嗽、咯血、端坐呼吸、胸痛、肝大、水肿等心力衰竭的症状。曾患围生期心肌病、心力衰竭且遗留心脏扩大者，应避免再次妊娠。

（五）心肌炎

为心肌本身局灶性或弥漫性炎性病变。可发生于妊娠任何阶段，病因主要是病毒感染，临床表现缺乏特异性，可为隐匿性发病。常有发热、咽痛、咳嗽、恶心、呕吐、乏力，之后出现心悸、胸痛、呼吸困难和心前区不适。急性心肌炎患者若病情控制良好，可在密切监护下妊娠，心功能严重受累者，妊娠期发生心力衰竭的危险性很大。

【诊断】

（一）妊娠合并心脏病的诊断

（1）妊娠前有心脏病病史或风湿热病史。

（2）心功能异常的临床表现。劳力性呼吸困难、经常性夜间端坐呼吸、咯血、胸闷、胸痛等临床症状，有发绀、杵状指、持续性颈静脉怒张，心脏听诊有舒张期 2 级以上或粗糙的全收缩期 3 级以上杂音，有心包摩擦音、舒张期奔马律和交替脉等。

（3）辅助检查。心电图有严重心律失常，如心房扑动、心房颤动、三度房室传导阻滞、ST 段及 T 波异常改变等。X 线检查显示心腔扩大。B 型超声心动图检查示心肌肥厚、瓣膜运动异常、心内结构畸形。

（二）心脏病患者心功能分级

纽约心脏病协会（NYHA）采用两种方法对心功能进行分级。

第一种：依据患者生活能力状况，将心脏病孕妇心功能分为 4 级。①Ⅰ级：一般体力活动不受限制；②Ⅱ级：一般体力活动轻度受限制，活动后心悸、轻度气短，休息时无症状；③Ⅲ级：一般体力活动明显受限制，休息时无不适，轻微日常工作即感不适、心悸、呼吸困难，或既往有心力衰竭史者；④Ⅳ级：一般体力活动严重受限制，不能进行任何体力活动，休息时有心悸、呼吸困难等心力衰竭表现。

第二种：根据客观检查手段（心电图、负荷试验、X 线、B 型超声心动图等）来评估心脏病严重程度，将心脏病分为 4 级。①A 级：无心血管病的客观依据；②B 级：客观检查表明属于轻度心血管病患者；③C 级：客观检查表明属于中度心血管病患者；④D 级：客观检查表明属于重度心血管病患者。

其中轻、中、重度由医师根据检查进行判断，将患者的两种分级并列诊断，如心功能Ⅰ级 A，Ⅱ级 B 等。

（三）早期心力衰竭的诊断

孕产妇若出现以下症状或体征，应考虑早期心力衰竭：①轻微活动后即出现胸闷、心悸、气短；②休息时心率超过 110 次 / 分，呼吸超过 20 次 / 分；③夜间常因胸闷而坐起呼吸，或到窗口呼吸新鲜空气；④肺底部出现少量持续性湿啰音，咳嗽后不消失。

【常见并发症】

妊娠合并心脏病常见的并发症有心力衰竭、亚急性感染性心内膜炎、静脉栓塞和肺栓塞，左向右分流型先天性心脏病可因肺动脉高压导致暂时性右向左分流而引起缺氧和发绀。

【处理】

心力衰竭是心脏病孕产妇死亡的主要原因。心脏病患者进行孕前咨询十分必要，以明确心脏病的类型、程度、心功能状态，并确定能否妊娠。妊娠者应从妊娠早期开始定期进行产前检查，可降低心力衰竭发生率和孕产妇的死亡率。

（一）妊娠期

1. 决定能否继续妊娠　能否继续妊娠取决于孕妇的心脏功能代偿情况、心脏病的类型。心脏病变较轻，心功能Ⅰ~Ⅱ级，既往无心力衰竭史，亦无其他并发症者可以妊娠；心脏病变较重，心功能Ⅲ~Ⅳ级，既往有心力衰竭史，合并有肺动脉高压、严重心律失常、并发细菌性心内膜炎、急性心肌炎，右向左分流型先天性心脏病者不宜妊娠。凡不宜妊娠的心脏病孕妇，应在妊娠 12 周前行治疗性人工流产。如已发生心力衰竭，应先控制心力衰竭后再终止妊娠。妊娠超过 12 周者，因终止妊娠需行较复杂的手术，其危险性不亚于继续妊娠和分娩，因此不主张终止妊娠，应密切监护，积极防治心力衰竭，使之度过妊娠期与分娩期。

2. 防治心力衰竭

（1）定期进行产前检查，允许妊娠者在妊娠 20 周前，应每 2 周行产前检查 1 次。在妊娠 20 周后，尤其是妊娠 32 周以后，发生心力衰竭的概率增加，产前检查应每周 1 次。定期产前检查能及早发现心力衰竭的早期征象，一经发现应立即住院。妊娠期经过顺利也应在妊娠 36 ~ 38 周提前住院待产。

（2）保证充分休息，每日至少 10 小时睡眠，午休 2 小时。合理饮食，给予高蛋白、高维生素、低盐、低脂饮食，注意铁剂的补充以预防贫血。限制体重过度增长，整个妊娠期不超过 12kg 为宜，以免增加心脏负担。妊娠 16 周以后，每日食盐量不超过 4 ~ 5g。防治各种心力衰竭的诱因，如避免过度劳累及情绪激动，预防上呼吸道感染、纠正贫血、治疗心律失常和妊娠期高血压等。

（3）心力衰竭的治疗。多不主张预防性应用洋地黄。早期心力衰竭给予作用和排泄较快的制剂，如地高辛 0.25 mg，每日 2 次口服，2～3 日后可根据临床效果改为每日 1 次，不主张用饱和量，以备心力衰竭加重时抢救用药，病情好转立即停药。妊娠晚期发生心力衰竭，原则是待心力衰竭控制后再行产科处理，应放宽剖宫产指征。

（二）分娩期

1.剖宫产　有产科指征或心功能Ⅲ～Ⅳ级应选择剖宫产。且主张适当放宽剖宫产指征，不宜再妊娠者可于术中同时行输卵管结扎术。

2.经阴道分娩及处理　适用于心功能Ⅰ～Ⅱ级、胎儿不大、胎位正常、宫颈条件良好者，在严密监护下经阴道分娩。

（1）第一产程。适当应用地西泮、哌替啶等镇静剂。注意观察血压、脉搏、呼吸、心率。有心力衰竭征象者，应立即采取半卧位，高浓度面罩吸氧，去乙酰毛花苷 0.4mg 加于 25% 葡萄糖注射液 20ml 内缓慢静脉注射，必要时 4～6 小时重复给药 1 次。产程开始后即应给予抗生素预防感染。

（2）第二产程。要避免屏气增加腹压，应行会阴切开、胎头吸引或产钳助产，尽可能缩短第二产程。

（3）第三产程。胎儿娩出后，立即于产妇腹部放置沙袋，以防腹压骤降而诱发心力衰竭。预防产后出血应静脉注射或肌内注射缩宫素 10～20U，禁用麦角新碱，以防静脉压增高。产后出血过多时，应及时输血、输液，注意输液速度不可过快。

（三）产褥期

产后 3 日内，尤其产后 24 小时内仍是发生心力衰竭的危险时期，产妇须卧床休息并密切监护。产后出血、感染和血栓栓塞是严重的并发症，极易诱发心力衰竭，应重点预防。心功能Ⅲ级及以上者，不宜哺乳。不宜再妊娠者，可在产后 1 周行绝育术。

口腔相关知识链接：产后妇女的口腔卫生保健

传统观念认为产妇刷牙会引起牙齿脱落，但这种说法是没有根据的。妇女产后身体虚弱，抵抗力低，口内细菌容易繁殖生长，同时产后一般孕妇都会进食含高糖高蛋白的食物补充营养，若不注意口腔卫生，产生口腔疾病的可能性极大。因此产后的口腔保健一样重要。但是尽量避免过冷过热刺激，可以使用温水进行日常刷牙和漱口。

二、妊娠合并急性病毒性肝炎

> **学习目标**
>
> 掌握：妊娠、分娩对急性病毒性肝炎的影响；妊娠合并急性病毒性肝炎的诊断。
>
> 熟悉：妊娠合并急性病毒性肝炎的临床表现及处理。
>
> 了解：妊娠合并急性病毒性肝炎与口腔疾病的关系及治疗。

病毒性肝炎由多种肝炎病毒引起，分为甲型（HAV）、乙型（HBV）、丙型（HCV）、丁型（HDV）和戊型（HEV）。其中乙型肝炎病毒感染最常见。重症肝炎是我国孕产妇死亡的主要原因。

【妊娠期肝脏的生理变化】

妊娠期肝脏不增大，肝功能无改变或略有改变，妊娠晚期约半数患者血清总蛋白低于60g/L，清蛋白降低，球蛋白略增加，清蛋白/球蛋白比值下降。少数孕妇血清 ALT 和 AST 在妊娠晚期略升高，ALP 升高，凝血因子Ⅱ、Ⅴ、Ⅶ、Ⅷ、Ⅸ、Ⅹ增加，纤维蛋白原增加50%，雌激素水平增高，部分孕妇可出现"肝掌""蜘蛛痣"。

【妊娠、分娩对病毒性肝炎的影响】

孕妇代谢增加，肝糖原储备降低，妊娠期雌激素需在肝内代谢和灭活，妊娠期雌、孕激素水平增高，增加肝脏负担，可加重原有病毒性肝炎。重症肝炎及肝性脑病发生率较非妊娠期高数十倍。

【病毒性肝炎对妊娠的影响】

（一）对母体的影响

妊娠早期可加重早孕反应，使流产、胎儿畸形发生率增高；妊娠晚期，妊娠高血压的发生率增高；分娩时因肝功能受损，凝血因子合成功能减退，产后出血率增高。重症肝炎可引起 DIC，出现全身出血倾向。

（二）对胎儿、新生儿的影响

肝炎病毒可通过胎盘感染胎儿，故流产、早产、死胎、死产和新生儿死亡率明显增高。妊娠早期感染者可发生胎儿畸形。

（三）母婴传播

甲型肝炎病毒主要经消化道传播，不能通过胎盘传给胎儿。乙型、丙型、丁型肝炎病毒可进行母婴传播，主要见于乙型肝炎病毒。①宫内传播：可能由于胎盘屏障受损或通透性增强引起母血渗漏造成；②产时传播：是母婴传播的主要途径，胎儿通过产道时吞咽含HBV的母血、羊水、阴道分泌物而感染；③产后传播：通过母乳喂养、接触母亲唾液而感染。

【临床表现】

（一）非重症肝炎

妊娠期出现不能用早孕反应或其他原因解释的消化系统症状，如食欲减退、恶心、呕吐、腹胀、肝区痛、乏力、畏寒、发热等，部分患者有皮肤巩膜黄染、尿色深黄。妊娠早中期可触及肝大，并有肝区叩击痛。妊娠晚期受增大子宫的影响，肝脏常难以被触及。

（二）重症肝炎

肝炎症状明显加重，出现食欲极度减退、频繁呕吐、腹胀、腹水等，黄疸迅速加深，出现肝臭气味，肝脏进行性缩小，肝功能明显异常。DIC是妊娠期重症肝炎的主要死因。

【诊断】

妊娠期诊断病毒性肝炎与非妊娠期相同，应根据流行病学详细询问病史，是否有与病毒性肝炎患者密切接触史，半年内是否曾接受输血、注射血制品史等。辅助检查可出现血清ALT增高，血清胆红素增高，尿胆红素阳性；血清病原学检测对肝炎病毒的分型有价值；影像学检查可观察肝脾大小，有无肝硬化、腹腔积液及肝脏脂肪变性等。

【鉴别诊断】

妊娠早期应与妊娠剧吐引起的肝损害相鉴别；妊娠晚期应与子痫前期引起的肝损害、妊娠肝内胆汁淤积症、妊娠急性脂肪肝和妊娠期药物性肝损害相鉴别。

【处理】

（一）非重症肝炎处理

主要采取护肝、对症处理和支持疗法。常用护肝药物有葡醛内酯、多烯磷脂酰胆碱、腺苷蛋氨酸、还原型谷胱甘肽注射液、复方甘草酸苷、丹参注射液、门冬氨酸钾镁等，改善肝脏循环，有助于肝功能恢复。必要时补充清蛋白、新鲜冰冻血浆、冷沉淀等血制品。治疗期间严密监测肝功能、凝血功能等指标。

（二）重症肝炎处理

1.护肝治疗　用肝细胞生长因子、胰高血糖素加胰岛素疗法，可促进肝细胞再生；用人血清蛋白，可改善低蛋白血症；选用葡醛内酯、多烯磷脂酰胆碱、腺苷甲硫氨酸为主的两种以上护肝药物保护肝细胞膜。

2.支持治疗　可采用新鲜冰冻血浆与冷沉淀改善凝血功能，注意维持水和电解质平衡。必要时可以考虑短期使用肾上腺皮质激素。

3.对症治疗　酸化肠道，减少氨的吸收。肝肾综合征、肝性脑病、高钾血症、肺水肿时可考虑血液透析。

4.防治并发症　主要并发症有凝血功能障碍、肝性脑病、肝肾综合征、感染等。在临床救治中常需多学科协作。

5.防治感染　重型肝炎患者注意无菌操作、口腔清洁、会阴擦洗等护理，预防感染；有计划地使用强有力的广谱抗生素，如头孢类第二、第三代抗生素；使用广谱抗生素2周以上可经验性使用抗真菌药物；使用丙种球蛋白增强机体抵抗力。

（三）产科处理

1.妊娠期　肝炎患者原则上不宜妊娠。妊娠早期若肝炎为轻症，经积极治疗后，可继续妊娠。妊娠中晚期，加强母儿监护，适时终止妊娠。慢性活动性肝炎，妊娠后对母儿威胁较大，故适当治疗后应终止妊娠。

2.分娩期　主张剖宫产。经阴道分娩者，分娩前数日肌内注射维生素 K_1，一日20～40mg，备新鲜血液，阴道手术助产缩短第二产程，防止软产道损伤和胎盘残留，胎肩娩出后立即静脉注射缩宫素以减少产后出血。

3.产褥期　产后严密监测肝功能变化，给予对症治疗。控制感染是防止肝炎病情恶化的关键，应选用对肝脏无损害或损害较小的广谱抗生素，如头孢菌素或氨苄西林等控制感染。不宜哺乳者应尽早退乳，退乳时不宜用对肝脏有损害的雌激素，可口服生麦芽或乳房外敷芒硝。

（焦　健　左欣鹭　王　聪）

三、妊娠合并糖尿病

学习目标

掌握：妊娠期糖代谢的特点、妊娠合并糖尿病的类型、临床表现、诊断及处理。

熟悉：妊娠与糖尿病的相互影响。

了解：糖尿病与牙周病的关系及治疗。

妊娠合并糖尿病有两种情况：一是妊娠前已有糖尿病；二是妊娠后才发生或首次发现的糖尿病，即妊娠糖尿病（gestational diabetes mellitus，GDM），占糖尿病孕妇的90%以上。妊娠合并糖尿病临床经过复杂，对母儿危害较大，属高危妊娠，必须引起重视。

【妊娠期糖代谢特点及妊娠糖尿病的发病机制】

在妊娠早、中期，胎儿从母体获取葡萄糖增加、妊娠期肾血流量及肾小球滤过率均增加，但肾小管对糖的重吸收率不能相应增加，导致部分孕妇排糖量增加、雌激素和孕激素增加母体对葡萄糖的利用。因此，孕妇空腹血糖较非孕妇低，这也是孕妇长时间空腹易发生低血糖及酮症酸中毒的病理基础。

妊娠中、晚期，孕妇体内抗胰岛素物质增加，如HPL、雌激素、黄体酮、皮质醇和胎盘胰岛素酶等使孕妇对胰岛素的敏感性随孕周增加而下降。为维持正常的代谢水平，胰岛素需求量需相应增加，对于胰岛素分泌受限的孕妇，妊娠期不能代偿这一生理变化而使血糖升高，使原有糖尿病加重或出现妊娠糖尿病。

【妊娠与糖尿病的相互影响】

（一）妊娠对糖尿病的影响

1.妊娠期　妊娠早期空腹血糖较低；随妊娠进展，抗胰岛素样物质增加，空腹血糖又会升高。由于妊娠期糖代谢的复杂变化，若机体不能代偿这一生理变化则可使隐性糖尿病显性化，使既往无糖尿病的孕妇发生GDM，使原有糖尿病患者的病情加重。

2.分娩期　分娩过程中体力消耗较大，进食量少，妊娠期已用胰岛素治疗者，若不及时减少胰岛素用量，容易发生低血糖昏迷及酮症酸中毒。

3.产褥期　产后胎盘排出体外，胎盘分泌的抗胰岛素物质迅速消失，胰岛素用量应立即减少。

（二）糖尿病对妊娠的影响

糖尿病对妊娠的影响主要取决于糖尿病本身及其并发症的严重程度。

1.对孕妇的影响　流产率、妊娠高血压发生率、羊水过多发生率、产科感染率等增加。

2.对胎儿、新生儿的影响　畸胎儿、巨大儿、胎儿宫内发育迟缓及低体重儿增多，胎儿红细胞增多症增多，易并发新生儿低血糖、新生儿呼吸窘迫综合征，胎儿及新生儿死亡率高等。

【诊断】

（一）病史

询问有无糖尿病高危因素，包括糖尿病家族史、年龄大于30岁、肥胖、巨大儿分娩史、无原因反复流产史、死胎、死产、足月新生儿呼吸窘迫综合征患儿分娩史、胎儿畸形史等。

（二）临床表现

妊娠期有多饮、多食、多尿症状，或外阴阴道假丝酵母菌感染反复发作，孕妇体重超过90kg，本次妊娠并发羊水过多或巨大胎儿者，应警惕合并糖尿病的可能。

（三）实验室检查

1.糖尿病合并妊娠　首次妊娠检查时检测血糖情况，如果空腹血糖大于等于7.0mmol/L或糖化血红蛋白大于等于6.5%，且伴有糖尿病典型症状者，即可判断孕前就患有糖尿病。

2.妊娠糖尿病筛查

（1）血糖测定。孕妇具有糖尿病高危因素或医疗资源落后的地区，建议孕妇在妊娠24～28周先进行空腹血糖（FPG）检查，如果FPG大于等于5.1mmol/L，直接诊断GDM，不必再做75g葡萄糖耐量试验（OGTT）。若FPG在4.4～5.1mmol/L者，应进行75g OGTT检查。

（2）OGTT。有条件的医疗机构，应对所有尚未诊断为糖尿病的孕妇于妊娠24～28周行75g OGTT。诊断标准：空腹及服糖后1小时、2小时的血糖值分别为5.1、10.0、8.5mmol/L。OGTT三项血糖中任意一点血糖值达到或超过上述标准即可诊断为GDM。

【处理】

（一）确定能否妊娠

（1）糖尿病患者需在计划妊娠前评价病情严重程度，如伴有严重的糖尿病视网膜病变、糖尿病肾病、神经病变和心血管疾病等，对母儿危害均较大，不宜妊娠，应避孕，若已妊娠应尽早终止。

（2）对器质性病变较轻、血糖控制较好者，可在严密监护下继续妊娠。

（二）妊娠期监护与管理

1. 妊娠期血糖控制　妊娠期血糖应控制在满意的标准。孕妇无明显饥饿感，空腹血糖：3.3 ～ 5.6mmol/L；餐前 30 分钟：3.3 ～ 5.8mmol/L；餐后 2 小时：4.4 ～ 6.7mmol/L；夜间：4.4 ～ 6.7mmol/L。

2. 饮食治疗　能保证和提供妊娠期间热量和营养需要，又能避免餐后高血糖或饥饿性酮症出现，保证胎儿正常生长发育。

3. 运动治疗　多数 GDM 患者经合理饮食控制和适当运动治疗，就能控制血糖在满意的范围。运动疗法可降低妊娠期基础胰岛素抵抗，是 GDM 的综合治疗措施之一，餐后 30 分钟进行中等强度的运动对母儿无不良影响。步行是常用的简单有氧运动。

4. 药物治疗　糖尿病孕妇经饮食和运动治疗 3 ～ 5 天后，测定 24 小时的末梢血糖：包括夜间血糖、三餐前 30 分钟及三餐后 2 小时血糖及尿酮体。如果空腹或餐前血糖大于等于 5.3mmol/L（95mg/dl），或餐后 2 小时血糖大于等于 6.7mmol/L（120mg/dl），或调整饮食后出现饥饿性酮症、增加热量摄入后血糖又超过妊娠期标准者，应及时加用胰岛素治疗。因口服降糖药在妊娠期应用的安全性、有效性未得到足够证实，目前不推荐使用。胰岛素是大分子蛋白，不能通过胎盘，故胰岛素是主要的治疗药物。其剂量应根据病情、妊娠期进展及血糖值加以调整，力求控制血糖在正常水平。

5. 加强妊娠期母儿监护

（1）孕妇监护。除常规的产前检查内容外，应对孕妇进行严格监护使血糖值接近于正常水平。妊娠早期早孕反应会给血糖控制带来困难，应及时调整胰岛素用量，应每周检查 1 次，直至妊娠第 10 周。妊娠中期应每 2 周检查 1 次，一般妊娠 20 周时开始增加胰岛素用量。每月测定肾功能及糖化血红蛋白含量，并进行眼底检查等。

（2）胎儿监测。了解胎儿健康状况，注意对胎儿发育、胎儿成熟度、胎儿—胎盘功能等监测。必要时及早住院。

（三）分娩时机及方式

1. 分娩时机

（1）无须胰岛素治疗而血糖控制满意的 GDM 孕妇，如无母儿并发症，可在严密监测下至预产期，到预产期仍未临产者采取措施终止妊娠。

（2）孕前存在糖尿病及胰岛素治疗的 GDM 孕妇，如血糖控制良好且无母儿并发症，在严密监测下，妊娠 38 ～ 39 周可终止妊娠；血糖控制不满意或出现母儿并发症，应根据病情决定终止妊娠时机。

（3）糖尿病伴发微血管病变或既往有不良孕产史者，需严密监护，终止妊娠时机应个体化。

2. 分娩方式

（1）剖宫产术。糖尿病本身不是剖宫产指征。糖尿病伴严重微血管病变，或其他产科指征；妊娠期血糖控制不好、胎儿偏大或既往有死胎、死产史者，应适当放宽剖宫产指征。

（2）阴道分娩。应制定分娩计划，产程中密切监测孕妇的血糖、尿糖和尿酮体的变化，调整胰岛素用量，加强胎儿监护。避免产程过长，应在 12 小时内结束分娩，产程过长会增加酮症酸中毒、胎儿缺氧和感染危险。

（3）新生儿处理。新生儿出生时应留脐血，进行血糖、胰岛素、胆红素、血细胞比容、血红蛋白、钙、磷、镁的测定。无论新生儿出生时状况如何，均应视为高危新生儿，尤其是妊娠期血糖控制不满意者，需给予监护，注意保暖、吸氧，提早喂糖水、早开奶。重点防止新生儿低血糖，新生儿娩出后 30 分钟开始定期滴服 25% 葡萄糖液，多数新生儿在生后 6 小时内血糖恢复至正常值。

（4）产后处理。产后由于胎盘排出，体内抗胰岛素物质迅速减少，大部分 GDM 患者在分娩后即不再需要使用胰岛素，仅少数患者仍需胰岛素治疗。产后 24 小时内胰岛素用量应减少至分娩前的 1/3 ~ 1/2，48 小时减至原用量的 1/3，并根据产后空腹血糖值调整用量。多数在产后 1 ~ 2 周胰岛素用量逐渐恢复至孕前水平。于产后 6 ~ 12 周行 OGTT 检查，若仍异常，可能为产前漏诊的糖尿病患者。

口腔相关知识链接：妊娠糖尿病患者的牙周治疗

妊娠糖尿病患者进行常规检查时，应把牙周检查也列为常规检查内容。对于妊娠糖尿病牙周情况比较严重、临床症状明显的患者，口腔医师应及时和妇产科医师联系，在妊娠 4 ~ 6 个月期间进行及时有效的牙周治疗。对于妊娠晚期孕妇，应在妇产科医师的指导下，进行牙周治疗，如不能彻底治疗则以减轻临床症状，控制牙周病进一步发展，采用相对保守的口腔卫生维护。

妊娠糖尿病患者一定做好血糖控制，在牙周治疗过程中，要考虑到孕妇的特殊性，尽量减少疼痛感，采用分期洁治、无痛麻醉等手段，减轻不适感。对于错过治疗时机的孕妇，只能进行一些简单的应急处理。同时要进行牙周保健知识的卫生宣教。

【口腔执业医师资格考试高频考点及例题】

试题1：不属于妊娠合并心脏病早期心力衰竭的体征是（ ）

A.休息时心率大于110次/分   B.休息时呼吸快于20次/分

C.咳嗽后肺底仍有湿啰音   D.肝脾肿大

E.睡眠时感胸闷而憋醒

答案：D

解析：孕产妇若出现以下症状或体征，应考虑早期心力衰竭：①轻微活动后即出现胸闷、心悸、气短；②休息时心率超过110次/分，呼吸超过20次/分；③夜间常因胸闷而坐起呼吸，或到窗口呼吸新鲜空气；④肺底部出现少量持续性湿啰音，咳嗽后不消失。故本题选D。

试题2：应高度重视妊娠晚期出现的急性病毒性肝炎，主要因为（ ）

A.易合并妊娠高血压综合征及发展为子痫   B.易发展为重型肝炎，孕产妇死亡率高

C.易发生糖代谢异常，影响胎儿发育   D.易发生早产，胎儿存活率降低

E.易发生宫缩乏力，产程延长

答案：B

解析：病毒性肝炎对妊娠的影响：妊娠早期可加重早孕反应，使流产、胎儿畸形发生率增高；妊娠晚期，妊娠高血压的发生率增高；分娩时因肝功能受损，凝血因子合成功能减退，产后出血率增高；易发展为重症肝炎，可引起DIC，出现全身出血倾向。故本题选B。

【直通岗位】

病例讨论：孕妇，30岁，既往无糖尿病史，平时月经正常。妊娠早期有轻微早孕反应，余无特殊异常。妊娠16周产检时发现尿糖（＋），嘱饮食控制。妊娠20周时尿糖（＋＋），予糖尿乐胶囊（中药降糖药）口服。妊娠32周起时出现双下肢水肿，肢端麻痛，空腹血糖9.7mmol/L，予糖耐量试验，2小时血糖11.5mmol/L，血压120/80mmHg，遂住院治疗。请结合检查和临床表现明确诊断、进一步检查和可能发生的并发症，以及处理意见。

（王雅芳 王 聪）

第四章　宫颈癌

学习目标

掌握：宫颈癌的临床分期、临床表现和早期诊断方法。

熟悉：宫颈癌的病理特点、转移途径、治疗原则及预后。

了解：宫颈癌发病的相关因素。

宫颈癌（cervical cancer）是最常见的妇科恶性肿瘤，常发生于子宫颈阴道部及子宫颈管上皮，与感染有关，多数由高危型人乳头瘤病毒（HPV）持续感染引起。高发年龄在50～55岁，有年轻化的趋势。由于宫颈癌有较长时间的癌前病变阶段，因此是可以预防的。由于近年来临床上已普及宫颈细胞学检查来进行宫颈癌的早期筛查，因此宫颈癌发病率明显下降，死亡率也随之不断下降。

【病因】

流行病学调查发现，宫颈癌的发病与 HPV 感染、多个性伴侣、吸烟、性生活过早（＜16周岁）、性传播疾病和免疫抑制等因素有关。

（一）HPV 感染

研究表明，HPV 感染是宫颈癌的主要流行因素，90% 以上的宫颈癌是由 HPV 病毒感染引起。目前已知的 HPV 病毒有 120 多个分型，其中 16、18、31、33、35、39、45、51、52、53、56、58 属于高危型，约 70% 的宫颈癌由 HPV16 和 HPV18 引起。

（二）性行为及分娩次数

多个性伴侣、初次性生活年龄小于 16 周岁、早年分娩、滥用避孕药、多次流产等与宫颈癌发病有关。青春期子宫颈尚未发育成熟，对致癌物较为敏感。分娩次数增加，宫颈创伤概率高，也增加宫颈癌的患病率。与有阴茎癌、前列腺癌或其他性伴侣患宫颈癌的高危男子性接触的女性，也易患宫颈癌。

【组织发展及病理】

宫颈上皮内瘤样病变（CIN）形成后继续发展，突破并穿透基底层，浸润间质，形成宫颈浸润癌（图 4-4-1）。

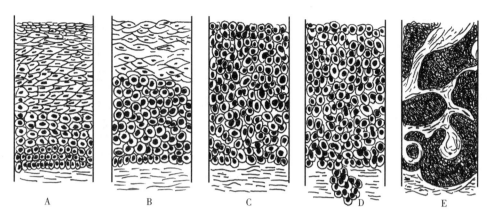

图 4-4-1 子宫颈正常上皮 – 上皮内瘤样变 – 浸润癌

A.正常上皮；B.不典型增生；C.原位癌；D.早期浸润癌；E.浸润癌

（一）鳞状细胞浸润癌

占宫颈癌的 75% ~ 80%。

1.巨检 早期无明显肉眼可见的异常，随着病变发展，可有以下 4 种类型（图 4-4-2）。

（1）外生型。最常见。病灶经宫颈管向外生长，形如菜花样或乳头状。癌灶质脆，触之易出血。可累及阴道。

（2）内生型。癌灶浸润宫颈管深部组织，常侵犯子宫峡部。宫颈肥大，变硬，表面光滑，整个宫颈膨大如桶状。常累及宫旁组织。

（3）溃疡型。指的是外生型和内生型癌灶继续发展，癌组织发生坏死、脱落，形成溃疡或空洞，形如火山口。

（4）颈管型。癌灶在宫颈管内，侵犯宫颈和子宫峡部，常见盆腔淋巴结转移。

2. 显微镜检

（1）微小浸润癌。在原位癌的基础上，镜检时发现锯齿状、小滴状的癌细胞团突破了基底膜，浸润到间质。诊断标准详见宫颈癌的临床分期。

（2）浸润癌。癌灶浸润间质的范围超出了微小浸润癌，呈团块状或网状浸润间质。

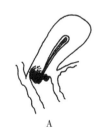
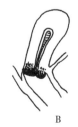
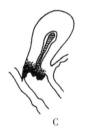
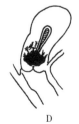

图 4-4-2 子宫颈癌类型（巨检）

A.外生型；B.内生型；C.溃疡型；D.颈管型

（二）腺癌

占宫颈癌的 21% ~ 25%。

1.巨检　癌灶在宫颈管内，浸润管壁；或由宫颈管内向宫口外生长，呈菜花状；常侵犯宫旁组织；内生型癌灶向宫颈管内生长，可见宫颈膨大如桶状，宫颈表面光滑。

2.显微镜检　主要有两种。

（1）黏液腺癌。来源于宫颈管内的黏液细胞，镜下可见腺体，异型明显，可见核分裂象，癌细胞呈乳突状。临床上分为高、中、低分化腺癌。

（2）恶性腺瘤。属于高分化宫颈管黏膜腺癌，又叫作"微偏腺癌"。特点为癌性腺体多，形态多变，大小不等，呈点状突起状侵入间质深层。腺上皮细胞无异型，淋巴结转移较多见。

（三）腺鳞癌

占宫颈癌的 3% ~ 5%。此类宫颈癌是由于储备细胞同时向腺状细胞和鳞状细胞两个方向分化发展形成的，因此癌组织含有鳞癌、腺癌两种成分。

（四）其他

黑色素瘤、淋巴瘤等，较少见。

【转移途径】

主要为直接蔓延和淋巴转移，血行转移极少见且多发生于晚期。

（一）直接蔓延

是最常见的转移途径。癌组织局部浸润，并向邻近器官及组织扩散。可累及阴道、宫腔、主韧带、阴道旁组织等，甚至延伸到骨盆壁；晚期癌灶可向前、后蔓延侵犯膀胱或直肠，形成生殖道瘘。

（二）淋巴转移

当宫颈癌灶局部浸润后侵入淋巴，管形成瘤栓，随淋巴液引流到达局部淋巴结进而在淋巴管内扩散。宫颈癌淋巴结转移分为一级组：包括髂总、宫旁、宫颈旁或输尿管旁、闭孔、髂内、髂外淋巴结；二级组：包括腹股沟深淋巴结、腹股沟浅淋巴结及腹主动脉旁淋巴结。

（三）血行转移

很少见。晚期癌组织可破坏血管，转移到肺、肝或骨骼等。

【临床分期】

采用国际妇产科联盟（FIGO，2009 年）修订的临床分期标准（表4-4-1）。临床分期以治疗前为准，治疗后不再进行更改。

表 4-4-1　宫颈癌的 FIGO 临床分期

0 期	原位癌
Ⅰ期	肿瘤严格局限于宫颈（扩展至宫体将被忽略）
ⅠA	镜下浸润癌（所有肉眼可见的病灶，包括表浅浸润，均为 IB 期），间质浸润＜5 mm，宽度≤7 mm
ⅠA$_1$	间质浸润≤3 mm，宽度≤7 mm
ⅠA$_2$	间质浸润＞3 mm 且＜5 mm，宽度≤7 mm
ⅠB	肉眼可见病灶局限于宫颈，或镜下癌灶＞ⅠA 期
ⅠB$_1$	肉眼可见病灶最大径线≤4 cm
ⅠB$_2$	肉眼可见病灶最大径线＞4 cm
Ⅱ期	肿瘤超过子宫颈，但未达骨盆壁或未达阴道下 1/3
ⅡA	肿瘤侵犯阴道上 2/3，无宫旁浸润
ⅡA$_1$	肉眼可见病灶最大径线≤4 cm
ⅡA$_2$	肉眼可见病灶最大径线＞4 cm
ⅡB	有明显宫旁浸润，但未扩展至盆壁
Ⅲ期	肿瘤扩展到骨盆壁和（或）累及阴道下 1/3 和（或）引起肾盂积水或肾无功能者
ⅢA	肿瘤累及阴道下 1/3，没有扩展到骨盆壁
ⅢB	肿瘤扩展到骨盆壁和（或）引起肾盂积水或肾无功能
Ⅳ期	肿瘤侵犯邻近器官（膀胱及直肠）或肿瘤播散超出真骨盆
ⅣA	肿瘤侵犯膀胱或直肠黏膜和（或）超出真骨盆
ⅣB	远处转移

【临床表现】

早期宫颈癌常无明显症状和体征，颈管型宫颈癌者宫颈阴道部外观正常，易被忽略而漏诊或误诊。患者一旦出现症状，主要表现如下。

（一）症状

1. 阴道流血　早期常表现为接触性出血，即发生在性生活后或妇科检查后的出血。晚期或老年患者常表现为不规则阴道流血。出血量因病灶大小、侵及间质内血管情况而异。一般外生型宫颈癌出血较早，血量也多；内生型宫颈癌出血较晚。

2. 阴道排液　多数患者有白色或血性、稀薄如水样或米泔状、有腥臭的阴道排液。晚期常出现癌组织破溃、坏死，继发感染而出现大量脓性或米汤样恶臭味白带。

3. 晚期症状　根据病灶侵犯部位不同出现的继发性症状也不同。如尿频、尿急、肛门坠胀、大便秘结、下肢肿痛等；严重时导致输尿管梗阻、肾盂积水，最后引起尿毒症。晚期患者出现贫血、恶病质等全身衰竭症状。

（二）体征

微小浸润癌可无明显体征，宫颈光滑或糜烂样改变。随着癌灶的生长发展，不同类型的宫颈癌有不同的体征。外生型宫颈癌可见赘生物向外生长，形成息肉状、乳头状或菜花状突向阴道，常伴发感染，触之易出血；内生型宫颈癌可见宫颈肥大、质硬、宫颈管膨大如桶状；晚期癌灶组织坏死脱落形成溃疡或空洞，常伴恶臭味。癌灶有时浸润达盆壁，双合诊、三合诊时可扪及宫旁组织增厚、质硬形成冰冻骨盆。

【诊断和鉴别诊断】

（一）诊断

1.宫颈细胞学检查　是宫颈癌早期筛查的主要方法，也是诊断的必需步骤。宫颈暴露在阴道顶端，易于观察和取材，但有一定的漏诊和误诊率。取材部位应选择宫颈鳞状上皮与柱状上皮交界处，以提高阳性诊断率。筛查应在性生活开始3年后或从21岁开始，并定期复查。

2.高危型HPV DNA检测　相对于细胞学检查其敏感度较高，但特异性较低，可与细胞学检查联合筛查早期宫颈癌。

3.阴道镜检查　若细胞学检查为不典型鳞状细胞（ASCUS），并且高危HPV DNA检测阳性，或者低度鳞状上皮内病变（LSIL）及以上者，需做阴道镜检查。但需注意阴道镜检查不能代替刮片细胞学检查及活检，因为其不能发现鳞柱交界或延伸宫颈管内病变。

4.宫颈和宫颈管活检　是诊断宫颈癌最可靠的依据。宫颈有明显病灶者可直接取材。宫颈无明显病灶者，可在宫颈鳞柱交界部的3、6、9、12点处取四点活检或在碘试验、阴道镜下取材送活检。所取组织应包括间质及邻近正常组织。

5.宫颈锥形切除术　当宫颈刮片检查多次为阳性，而多点活检为阴性，或活检为原位癌但不能排除浸润癌者，可进行宫颈锥切术并送病理。

（二）鉴别诊断

主要根据宫颈活检的结果，与有临床症状或者体征的各种宫颈病变进行鉴别。

1.宫颈良性肿瘤　宫颈管肌瘤、子宫黏膜下肌瘤、宫颈乳头瘤等。

2.宫颈良性病变　宫颈息肉、柱状上皮异位、子宫内膜异位等。

3.宫颈恶性肿瘤　淋巴瘤、原发性恶性黑色素瘤、转移性癌等。

【治疗与预防】

根据临床分期、患者年龄、生育要求、全身状况、设备条件和医疗技术水平决定治疗措施，综合考虑制定合适的个体化方案。通常采取以手术和放射治疗为主、化学治疗为辅的治疗方案。

（一）手术治疗

手术的优点是可以保留年轻患者的卵巢和阴道功能，主要适用于早期宫颈癌患者

（ⅠA～ⅡA期）。ⅠA$_1$期：无淋巴管间隙浸润者多主张行全子宫切除术，年轻患者可保留卵巢。有淋巴管间隙浸润者按ⅠA$_2$处理。ⅠA$_2$期：行广泛性子宫切除术＋盆腔淋巴结切除术。ⅠB$_1$～ⅡA$_1$期：行广泛性子宫切除术＋盆腔淋巴结切除术，必要时腹主动脉淋巴结取样。ⅠB$_2$～ⅡA$_2$期：行广泛性子宫切除术＋盆腔淋巴结切除术，同时腹主动脉淋巴结取样。或同期放、化学治疗后行全子宫切除术。未绝经、年龄小于45岁的鳞癌患者可以保留卵巢。对于要求保留生育功能的年轻患者，ⅠA$_1$期可行子宫颈锥形切除术；ⅠA$_2$期和肿瘤直径小于2cm的ⅠB$_1$期，可行广泛性子宫切除术＋盆腔淋巴结切除术。

（二）放射治疗

适用于ⅡB～Ⅳ期患者，全身情况不能耐受手术的早期患者；宫颈大病灶；手术后有高危因素者；手术治疗后病理检查发现有高危因素的辅助治疗。放射治疗包括腔内及体外照射两方面。腔内照射多用后装治疗机，放射源为^{137}铯（Cs）、^{192}铱（Ir）等，控制局部病灶。体外照射多用直线加速器、^{60}钴（Co）等，用以治疗盆腔淋巴结及宫旁组织等处的病灶。早期患者以局部腔内放射治疗为主，体外照射为辅；晚期患者以体外照射为主，腔内放射治疗为辅。

（三）手术及放射综合治疗

适用于癌灶较大者，术前先行放射治疗，待癌灶缩小后再行手术治疗。或术后证实宫旁或淋巴组织有转移或切除残端有癌细胞残留，作为手术后的补充治疗。

（四）化学治疗

主要用于晚期或复发转移的患者。近年也采用化学治疗作为手术或放射治疗的辅助治疗。常用抗癌药物有顺铂、卡铂、环磷酰胺、紫杉醇、氟尿嘧啶等。常采用以铂类为基础的联合化学治疗方案，如BVP方案（博来霉素、长春新碱与顺铂）、BP方案（博来霉素与顺铂）、FP（顺铂与氟尿嘧啶）、TP（顺铂与紫杉醇）等。可采用动脉或静脉灌注化学治疗。

（五）预防

宫颈癌病因明确、筛查方法完善，完全可以预防。定期开展宫颈癌的普查普治，做到早发现、早诊断和早治疗。广泛开展预防子宫颈癌的相关知识讲座，提高女性接受宫颈癌筛查和预防性传播疾病的自觉性。条件成熟时推广HPV疫苗注射，可通过阻断HPV感染来预防宫颈癌的发生。

【预后及随访】

（一）预后

宫颈癌预后与临床分期、病理类型密切相关，若有淋巴结转移则预后差。

（二）随访

宫颈癌的复发 50% 发生在治疗结束后 1 年内，75% ~ 80% 发生在治疗结束后 2 年内。因此，治疗后 2 年内应该每 3 ~ 4 个月复查 1 次，3 ~ 5 年内每半年复查 1 次，第 6 年开始每 1 年复查 1 次，在此过程中如出现异常情况，应随时就诊。

【口腔执业医师资格考试高频考点及例题】

试题 1：宫颈癌的临床分期的根据是（　　　）

A. 有无淋巴结转移　　　　B. 术后所见修订分期　　　　C. 病理分级

D. 病灶侵犯范围　　　　　E. 临床症状严重程度

答案：D

解析：宫颈癌的临床分期采用国际妇产科联盟（FIGO，2009 年）修订的临床分期标准。临床分期以治疗前为准，治疗后不再进行更改。故本题选 D。

试题 2：宫颈癌普查，最常用的方法是（　　　）

A. 宫颈活检　　B. 碘试验　　C. 细胞学检查　　D. 阴道镜检查　　E. 血清学检查

答案：C

解析：宫颈细胞学检查是宫颈癌早期筛查的主要方法，也是诊断的必需步骤。宫颈暴露在阴道顶端，易于观察和取材，但有一定的漏诊和误诊率。取材部位应选择宫颈鳞状上皮与柱状上皮交界处，以提高阳性诊断率。筛查应在性生活开始 3 年后或从 21 岁开始，并定期复查。故本题选 C。

【直通岗位】

病例讨论：女性，32 岁，半个月以来有不明原因的阴道流液，伴有异味。到当地医院就诊，妇科检查发现宫颈有菜花样肿物，并有接触性出血，活检病理提示宫颈中分化鳞癌。请结合患者情况明确诊断及诊断依据。

（张立红　王　聪）

第五章　生殖内分泌疾病

绝经综合征

> **学习目标**
> 掌握：绝经综合征的临床表现、诊断、治疗。
> 熟悉：绝经综合征的概念、内分泌变化。
> 了解：绝经与牙齿健康的关系。

绝经综合征指妇女绝经前后出现性激素波动或减少所致的一系列以自主神经系统功能紊乱为主，伴有神经心理症状的一组症候群。一般始于 40 岁，至最后一次月经后 1 年，历时 10 余年。绝经可分为自然绝经和人工绝经两种。前者指卵巢内卵泡生理性耗竭所导致的绝经。后者是指手术切除双侧卵巢或用其他方法损坏了卵巢功能，如放射治疗或化学治疗等，更易发生绝经综合征。

【绝经期的内分泌变化】

绝经期的最早变化是卵巢功能衰退，表现为卵泡对卵泡刺激素（FSH）敏感性下降，对促性腺激素刺激的抵抗性逐渐增加，然后才表现为下丘脑和垂体功能衰退。

（一）雌激素

绝经过渡期早期雌激素水平呈波动状态。在整个绝经过渡期雌激素水平不呈逐渐下降趋势，而只是在卵泡停止生长发育时，雌激素水平才下降。绝经后卵巢不再分泌雌激素。

（二）黄体酮

绝经过渡期卵巢还仍有排卵功能，但由于卵泡期延长，黄体功能不全，导致黄体酮分泌减少。绝经后无黄体酮分泌。

（三）雄激素

绝经后雄激素来源于卵巢间质细胞及肾上腺，总体雄激素水平下降。

（四）促性腺激素

绝经过渡期 FSH 水平升高，呈波动型，黄体生成素（LH）仍可在正常范围，但 FSH/

LH 仍小于 1。绝经后由于雌激素水平下降,诱导下丘脑分泌促性腺激素释放激素至门脉循环,进而刺激垂体释放 FSH 和 LH 增加,FSH 升高较 LH 更显著,FSH/LH 大于 1,绝经后 2 ~ 3 年达最高水平,约持续 10 年,至老年期下降。

(五)催乳素

绝经过渡期由于雌激素可抑制下丘脑分泌催乳素抑制因子(PIF),可使催乳激素水平升高。绝经后由于雌激素水平下降,下丘脑分泌 PIF 增加,使催乳激素浓度降低。

(六)促性腺激素释放激素

绝经后促性腺激素释放激素(GnRH)分泌增加,与 LH 相平行。

(七)抑制素

抑制素是一种由女性卵巢颗粒细胞分泌的蛋白质激素。它选择性抑制 FSH 的分泌,使抑制素水平与 FSH 水平呈负相关。绝经期妇女血抑制素浓度下降,较雌二醇(E_2)下降早且明显,可能成为反映卵巢功能衰退更敏感的指标。

【临床表现】

(一)月经紊乱

约半数以上妇女出现绝经前月经紊乱,是绝经过渡期的常见症状,常表现为月经周期不规则、持续时间长及月经量增加。因而对于绝经期出现异常出血者,应取子宫内膜活检以排除子宫内膜癌及其癌前病变等恶性病变。

(二)血管舒缩症状

主要表现为阵发性潮热、出汗,是雌激素下降的特征性症状。常表现为反复出现短暂的面部和颈部皮肤阵发性潮红,伴有轰热,继之出汗。持续时间一般不超过 1 ~ 3 分钟,每日发作数次,夜间或应激状态易促发。这种血管功能不稳定可持续 1 ~ 2 年或更长时间。

(三)精神神经症状

主要包括情绪、记忆及认知功能症状。可表现为兴奋型和抑制型两种:兴奋型的情绪烦躁、多变、极易激动、注意力不集中、失眠、多言、难以自我控制;而抑制型表现为焦虑、心神不安、无名恐惧、哭泣、缺乏自信、记忆力减退、行动反应缓慢、情绪低落、不愿参加社交活动,严重者症状和忧郁型的精神分裂症很相似。

(四)泌尿生殖道症状

主要表现为泌尿生殖道萎缩症状,出现阴道干涩、性交困难及反复发生的阴道炎,也可出现排尿困难、尿急及反复发生的尿路感染。因尿道缩短、黏膜变薄、括约肌松弛,常有张力性尿失禁。

（五）心血管疾病

雌激素缺乏在妇女心血管疾病的发生中是重要的致病因素。绝经后的妇女发生心脑血管疾病的发病率明显增高。包括冠状动脉及脑血管病变：动脉粥样硬化、心肌梗死、脑卒中、高血压、心律失常等。

（六）骨矿含量改变及骨质疏松

雌激素具有保护骨矿含量的作用。绝经后雌激素下降，骨质吸收速度快于骨质生成，促使骨质丢失导致疏松，主要见于松质骨，如桡骨远端、股骨颈、椎体等部位，容易发生骨折。

口腔相关知识链接：绝经期妇女的口腔健康

女性绝经期前后，随着骨骼中钙质的丢失，牙槽骨出现疏松和萎缩。其结果就是牙齿周围骨质萎缩，其表面的牙龈也出现退缩，牙根逐渐暴露出来。牙齿遇到冷热酸甜就会感到疼痛。暴露的牙根还容易发生龋齿，所以在更年期前后，妇女特别容易发生口腔问题。

【诊断】

根据病史及临床表现不难诊断。但需排除心血管、精神神经及内分泌系统等器质性病变。通过实验室检查可了解绝经期人体内激素变化情况，有助于诊断。

（一）血清 FSH 及 E_2 测定

若血清 FSH 高于 10U/L，提示卵巢的储备功能下降，处于绝经过渡期。若闭经、FSH 高于 40U/L 且 E_2 低于 10 ~ 20pg/ml，提示卵巢功能衰竭。

（二）氯米芬兴奋试验

月经第 5 天开始服用氯米芬，一日 50mg，共 5 天，于停药第 1 天测定血 FSH，如 FSH 高于 12U/L，提示卵巢的储备功能下降。

【治疗】

（一）一般治疗

1.心理治疗　帮助患者调整心理状态，给予心理安慰与疏导，让精神放松，以乐观的心态正确对待机体的生理变化。由于绝经期精神神经症状可因神经类型不稳定或精神状态不健全而加剧，建议必要时进行心理咨询。

2. 生活调节　鼓励建立健康的生活方式，包括进行体育锻炼、增加日晒、摄入足量蛋白质及含钙丰富食品、预防骨质疏松等。

3. 药物调节　必要时给予适量药物镇静，促进睡眠，如睡前口服艾司唑仑 2.5mg。谷维素，一日 3 次，每次 20mg，口服，有助于调节自主神经功能。

（二）性激素治疗（HRT）

HRT 是为解决雌激素水平下降引起的一系列临床症状而采取的临床医疗措施，在有适应证、无禁忌证的情况下应用，并做到科学、合理、规范用药，HRT 的益处将超过其潜在的害处。

1.HRT 的适应证　主要包括因雌激素缺乏导致的各种症状，如血管舒缩症状、精神神经症状、泌尿生殖道萎缩症状、低骨量及骨质疏松症等。

2. HRT 的禁忌证　已知或怀疑妊娠、原因不明的阴道出血或子宫内膜增生、已知或怀疑有乳腺癌、已知或怀疑有性激素相关的恶性肿瘤、6 个月内患有血栓性疾病、严重肝肾功能障碍、血卟啉症、耳硬化症、系统性红斑性狼疮、脑膜瘤等。

3. 慎用情况　子宫肌瘤、子宫内膜异位症、未控制的糖尿病和严重高血压、有血栓栓塞病史或血栓形成倾向、胆囊炎、癫痫、偏头痛、哮喘、高泌乳素血症、乳腺良性疾病、乳腺癌家族史等。

4. 用药方案

（1）单一雌激素治疗。适用于切除子宫或先天性无子宫、卵巢功能低下的妇女。原则上应选择天然制剂。常用药物有：戊酸雌二醇、结合雌激素、尼尔雌醇、17β–雌二醇经皮贴膜等。

（2）单一孕激素治疗。适用于绝经过渡期或绝经后症状明显而有雌激素禁忌证的妇女。常用药物有：醋酸甲羟孕酮、微粒化黄体酮等。

（3）雌孕激素联合治疗。适于有完整子宫者，包括 3 种治疗方法。①序贯用药：适用于年龄较轻或绝经早期妇女。模拟生理周期，在用雌激素的基础上，每后半周期加用孕激素 10 ~ 14 天。② 连续性联合用药：本法适用于年龄较长或不愿意有周期性出血的绝经后期妇女。每天同服雌激素和孕激素。③ 周期性联合用药：适用于年龄较轻或绝经早期的妇女。每天同服雌激素和孕激素，但每周期停用激素 5 ~ 7 天，有周期性出血，也称为预期计划性出血。

5. 用药途径

（1）口服。血药浓度稳定，但对肝脏有一定损害，还可刺激产生肾素底物及凝血因子。

（2）经阴道给药。无肝脏首过效应，适用于以泌尿生殖道症状为主的患者。

（3）经皮肤给药。无肝脏首过效应，方法简便，雌激素水平恒定，常用皮贴膜和涂胶。

6.用药剂量及时间

（1）选择最小剂量且有效的短时间用药。

（2）停用雌激素时建议逐渐停药，防止症状复发。

（三）非激素类药物

选择性5-羟色胺再摄取抑制剂：帕罗西汀，一日20mg，晨起口服，可有效改善血管舒缩症状及精神神经症状。钙剂、维生素D、降钙素、双膦盐酸类等，可用于防止骨质疏松症。

【口腔执业医师资格考试高频考点及例题】

试题：绝经综合征的临床表现不包括（　　　）

A.月经紊乱　　　B.乳房胀痛　　　C.潮热　　　D.激动易怒　　　E.阴道黏膜变薄

答案：B

解析：绝经是由性激素水平波动或低落造成，而乳房胀痛是雌激素水平高所致。

【直通岗位】

病例讨论：女性，55岁，于4年前（51岁）绝经，绝经后即出现潮热、多汗、心烦、易激惹、乏力、睡眠障碍、逐渐出现阴道黏膜皲裂，并伴有心慌、气短等不适症状，日渐加重。

请结合患者情况给出诊断及诊断依据。

（王雅芳　　王　聪）

第五篇 儿科学

第一章 绪 论

学习目标

掌握：小儿年龄分期及各期特点。

熟悉：小儿解剖、功能及病理特点。

了解：儿科学的范围和任务。

一、儿科学的范围和任务

儿科学是一门研究小儿生长发育、卫生保健及疾病防治的综合性医学学科。儿科学属临床医学下的二级学科，其研究对象是从胎儿到青春期的儿童，研究内容包括：①儿童生长发育的规律及影响因素，旨在不断提高儿童体格、智力发育水平和社会适应能力；②儿童各种疾病的发生、发展规律，临床诊疗的理论和技术，如何不断降低发病率和死亡率、提高疾病的治愈率；③儿童各种疾病的预防措施，包括计划免疫、先天性及遗传性疾病的筛查、科学知识的普及教育等；④儿童各种疾病康复的可能性及具体措施，尽可能提高患儿的生活质量以至完全恢复健康。总之，儿科学的宗旨就是：保障儿童健康，提高生命质量。

随着医学研究的进展和医学模式的转变，儿科学不断地向更深层次的三级学科发展，并不断派生出新的专业。其中特殊专业有传染病和急救医学等，最具特色的专业有新生儿医学和儿童保健医学等。

二、儿科学的特点

小儿机体处于不断生长发育中，故儿科学具有与其他临床学科不同的特点，具体如下。

（一）解剖特点

小儿在生长发育过程中，身长、体重及身体各部的比例等都有很大的变化。囟门的闭合、牙齿的萌出、骨化中心的出现有一定的规律。各系统的解剖特点也因年龄而异，如关节窝较浅、韧带较松弛，易发生关节脱位；呼吸道狭窄，容易堵塞等。

（二）功能特点

小儿各系统器官的功能随年龄增长逐渐发育成熟，不同年龄小儿的生理生化正常值不同，如呼吸、心率、血压、血清和其他体液的生化检验值等。此外，各系统器官功能不成熟常是疾病发生的内在因素，如婴幼儿消化系统功能不成熟，易发生消化功能紊乱；体液调节功能不成熟易发生水、电解质及酸碱平衡紊乱等。

（三）病理特点

对同一致病因素，不同年龄的小儿的病理反应和疾病过程与成人有很大差异。如肺炎链球菌所致的肺部感染，婴幼儿表现为支气管肺炎，年长儿与成人则表现为大叶性肺炎；维生素 D 缺乏所致疾病，小儿表现为佝偻病，成人则表现为软骨病。

（四）免疫特点

小儿的非特异性免疫功能、特异性免疫功能都不成熟，易患各种感染性疾病。唯一能通过胎盘的免疫球蛋白是 IgG，故新生儿体内有一定量的 IgG，但 6 个月后逐渐消失；新生儿 IgM 缺乏，易受革兰阴性细菌感染；婴幼儿分泌型 IgA 缺乏，易患呼吸道、消化道感染。

（五）诊断特点

小儿疾病种类与成人有很大的差别，以婴幼儿感染性疾病、遗传性疾病和先天性疾病多见，成人则主要是高血压、冠心病、糖尿病及恶性肿瘤等。小儿患病后的临床表现与成人也有很大的差别，特别是传染性疾病，往往起病急、变化快、病情重、表现不典型，病灶局限能力差，易发展成败血症，常伴呼吸、循环衰竭及水电解质紊乱等严重表现。小儿一般不能自诉病情或表达不准确，体格检查时不能很好地配合，给诊断带来了一定的难度，应认真听取和分析小儿及家长的叙述，进行全面准确的体格检查，结合必要的实验室检查，做出正确的诊断。

（六）治疗特点

小儿疾病的治疗应强调综合治疗，不仅要重视药物治疗，还要重视护理及支持疗法；不仅要重视对主要疾病的治疗，还要重视并发症的治疗。小儿用药剂量常按照体重或体表面积计算法准确计算。

（七）预后特点

小儿疾病往往来势凶猛、变化多端，但小儿修复及再生能力比成人强，如能及时正确处理，好转较快，后遗症少，预后大多较好。因此，临床上对儿科疾病的早期诊断和合理治疗非常重要。

（八）预防

近年来,我国由于广泛开展计划免疫和加强传染病的管理,已使麻疹、脊髓灰质炎、白喉、破伤风、伤寒及乙型脑炎等许多小儿传染病的发病率和死亡率明显下降。由于儿童保健工作的深入开展，普及了科学育儿知识，我国儿童的营养不良、贫血、腹泻及肺炎等常见病、多发病的发病率和病死率也显著降低。目前许多成人疾病的儿童期预防已受到重视，如冠心病、高血压和糖尿病等，都与儿童时期的饮食有关；成人的心理问题也与儿童时期的心理卫生和环境条件有关。

三、小儿年龄分期及各期的特点

小儿处于连续不断地生长发育的动态变化中，随着各系统组织器官逐渐发育成熟，功能亦日趋完善，心理和社会行为也得到一定的发展。根据解剖、生理、病理和心理等特点，将小儿年龄划分为 7 个时期，既便于熟悉掌握小儿的特点，又便于更好地开展儿童保健工作。

（一）胎儿期

从受精卵形成开始到胎儿娩出为止，约 40 周，共 280 天。胎儿的周龄即为胎龄。胎儿最初 8 周称为胚胎期，是各系统组织器官原基分化、初具人形的关键时期。第 9 周起到出生称为胎儿期，是各系统器官发育完善的时期。胎儿生长发育迅速，完全依赖母体生存，孕母的身心健康、环境因素都可能影响胎儿的生长发育，因此，应加强妊娠期保健和胎儿期保健。

（二）新生儿期

从出生脐带结扎到生后满 28 天，此期包含在婴儿期中。此期小儿脱离母体转向独立生存，内外环境发生巨大的变化，但其生理调节和适应能力尚不成熟，故发病率、死亡率均高，因此，此期的保健重点是加强保暖、合理喂养和预防感染。胎龄满 28 周到出生后 7 天称围生期，此期死亡率最高，应加强围生期保健，重视优生优育。

（三）婴儿期

从出生到 1 周岁之前，又称乳儿期。此期生长发育的速度最快，是小儿生长发育的第一个高峰期。由于生长发育迅速，需要的能量、营养素相对较多，而婴儿消化系统发育尚不完善，易发生营养缺乏性疾病和消化功能紊乱。6 个月以后的婴儿，由于从母体获得的 IgG 逐渐减少，而自身的免疫功能尚未成熟，易发生感染性疾病。此期的保健重点是合理喂养、预防疾病、实施计划免疫及培养良好的卫生习惯。

（四）幼儿期

从满 1 周岁到 3 周岁。体格发育的速度较前稍减慢，智能发育迅速，同时活动范围增大，接触外界事物增多，对危险的识别能力有限，极易发生各种意外，如溺水、烫烧伤、交通事故等。此期的保健重点是安全教育、预防营养缺乏性疾病及各种感染性疾病、培养良好的生活卫生习惯等。

（五）学龄前期

从满3周岁到6～7周岁。此期体格发育处于稳步增长阶段，智能发育更加迅速，求知欲、可塑性、模仿能力都很强。此期的保健重点是重视学前教育、培养良好的道德品质和生活卫生习惯。随着免疫力的增强，感染性疾病较前减少，免疫性疾病增多，如肾炎、风湿病等，应注意预防免疫性疾病。

（六）学龄期

从6～7周岁到青春期前。此期体格发育相对缓慢，到本期末，除生殖系统外，各系统器官发育已接近成人水平。智能发育渐趋完善，是接受系统的科学文化教育的关键时期。此期的保健重点是保护视力，预防龋齿、心理行为异常及免疫性疾病。

（七）青春期

年龄一般为10～20岁，女孩的青春期开始年龄和结束年龄都比男孩早2年左右，女孩从11～12岁开始到17～18岁，男孩从13～14岁开始到18～20岁。此期是生长发育的第二个高峰期，生殖系统迅速发育，第二性征逐渐明显，女孩出现月经，男孩出现胡须、喉结和遗精等。由于广泛接触外界，而神经、内分泌调节不够稳定，易发生心理、精神和行为方面的问题。此期的保健重点除加强营养外，还要重视青春期保健，进行心理卫生和性知识的教育。

口腔相关知识链接：小儿各年龄阶段应注意的口腔问题

1. 胎儿期　胎儿期母亲体内钙、磷、维生素等营养物质的缺乏，会影响胎儿乳牙硬组织的形成和钙化过程。

2. 新生儿期　新生儿唾液腺不发达，易发生白色念珠菌感染，应注意消毒喂养器具。

3. 婴儿期　此期如出现营养素缺乏或疾病，会造成乳牙萌出迟缓、恒牙釉质发育不良；不良的喂养方式、习惯也会对上下颌骨的发育造成影响。

4. 幼儿期　由于进食量的增加，糖类食物的摄入增加，易患乳牙龋病，应培养早晚刷牙的习惯；因儿童活动范围扩大，应注意避免乳牙外伤。

5. 学龄前期　5岁为乳牙龋病的高发年龄，应注意保持牙齿清洁，定期进行口腔检查，及时治疗龋病。

6.学龄期　此期恒牙开始萌出，易出现乳牙滞留，若处理不当，可引发错殆畸形，应注意及时干预。

7.青春期　易发生青春期龈炎、恒牙龋病，应注意口腔卫生，及时治疗；同时此期应进行错殆畸形的预防和治疗。

四、我国儿科学的发展与展望

祖国医学有数千年的历史，在儿科学方面有丰富的经验和卓越的贡献。早在春秋战国时代，名医扁鹊就被人誉为"小儿医"，我国最早的医书《黄帝内经》已有小儿疾病的描述。唐代孙思邈所著《备急千金要方》中按病症分类描述了小儿疾病。唐代在太医署正规培养5年制少小科专科医师。宋代儿科发展迅速，钱乙所著《小儿药证直诀》建立了中医儿科学体系，此外，尚有刘昉所著《幼幼新书》、陈文中所著《小儿病源方论》，均为著名的儿科专著。16世纪中叶张琰所著《种痘新书》中记载了接种人痘预防天花，较西欧真纳（1796）发明牛痘早半个多世纪。清代的《幼科铁镜》《幼儿集成》等都是祖国儿科学的瑰宝。

19世纪下半叶西方医学随商品和教会传入我国。20世纪30年代，西医儿科学在我国受到重视。1937年成立了中华儿科学会，1943年我国现代儿科学的奠基人诸福棠所著《实用儿科学》首版问世，从此我国有了自己的完整的儿科医学专用书，标志着我国近代儿科学的建立。

新中国成立以后，党和政府对儿童的医疗卫生事业非常重视。在城乡各地建立和完善了儿科医疗机构，并按照预防为主的方针在全国大多数地区建立儿童保健机构，同时普遍开办各种形式的托幼机构。这些机构对保障我国儿童的健康和提高儿童的生命质量起到了至关重要的作用。通过这些机构，小儿的生长发育监测、先天性遗传性疾病的筛查、预防接种、"四病"的防治得以落实，小儿常见病、多发病能够得到及时的诊治。

21世纪初，我国政府颁布了《中国儿童发展纲要（2001～2010）》，将降低婴儿和5岁以下儿童死亡率、提高儿童营养水平和增强儿童体质继续作为儿童健康发展的重要目标。中华儿科学会在北京第23届世界儿科学大会上宣布我国儿童医疗保健要与世界接轨，儿科工作的对象从过去的0～14岁扩展为现在的妊娠期至18岁。目前，我国儿童的主要健康问题还是集中在感染性和营养性疾病等方面，但与20世纪相比，这些疾病的发生率和严重性已经显著降低。在某些发达地区，严重的营养不良和急性传染病已经少见，而先天性缺陷、意外伤害、营养过剩和肿瘤性疾病日益增多。这些疾病谱的变化昭示我国儿科工作者的注意力应开始向新的领域发展延伸,儿科学的任务不仅要着重于降低儿童的发病率和死亡率,更应着眼于保障儿童健康,提高生命质量。今后的儿科工作要进一步加强围生期监护、新生儿筛查、儿童期保健及青春期心理卫生教育,重视成人疾病的儿童期干预;进一步加强儿科专业队伍的建设,培养儿科各专业的中青年学科带头人,加强基层儿科医师的培训。

总之,我国儿科工作者的未来任重道远,我们必须共同努力,团结协作,务实创新,为提高中华民族的整体素质继续奋斗。

【口腔执业医师资格考试高频考点及例题】

试题 1:小儿年龄阶段划分中,婴儿期是指( )

A. 从出生 ~ 28 天　　　B. 从出生到 1 周岁之前　　　C. 生后 13 个月 ~ 2 岁

D. 生后 2 ~ 3 岁　　　E. 生后 3 ~ 5 岁

答案:B

解析:婴儿期是指从出生到 1 周岁之前,又称乳儿期。故本题选 B。

试题 2:小儿生长发育速度最快的时期是( )

A. 生后最初 1 个月　　　B. 出生后 ~ 1 岁　　　C.1 ~ 2 岁

D.2 ~ 3 岁　　　E. 以上都不是

答案:B

解析:婴儿期生长发育的速度最快,是小儿生长发育的第一个高峰期。故本题选 B。

试题 3:新生儿期的定义是( )

A. 自出生脐带结扎起到满 27 天　　　B. 自出生脐带结扎起到刚满 28 天为止

C. 自出生脐带结扎起到满 1 个月　　　D. 自出生脐带结扎起到满 7 天

E. 自出生脐带结扎起到满 30 天

答案:B

解析:新生儿期是指从出生脐带结扎到生后满 28 天,此期包含在婴儿期中。故本题选 B。

【直通岗位】

病例讨论:小儿 6 个月,来院进行常规体检,请提出该年龄期的预防保健建议。

（王丽君　张　妤）

第二章 生长发育

学习目标

掌握：生长发育的概念及规律、体格生长的常用指标、骨骼和牙齿发育的主要指标。

熟悉：体格生长的增长规律及其临床意义、骨骼和牙齿发育规律及其临床意义。

了解：生长发育的影响因素、运动和语言发育的规律。

生长发育（growth development）是儿童时期的基本特征。生长是指各器官、系统的长大和形态变化，即量的增长；发育是指细胞、组织、器官的分化和功能成熟，即质的变化。生长是发育的物质基础，而发育成熟状况又反映在生长的量的变化上，生长与发育紧密相关，不能截然分开。

一、生长发育规律

生长发育，无论是速度还是各器官、系统的发育顺序，都有一定的规律。

（一）连续性和阶段性

在整个儿童时期，生长发育连续不断地进行，体现出其连续性规律。但不同年龄阶段的小儿，其生长发育的速度有所差异。年龄越小，增长越快。如身高、体重在生后第1年，尤其前3个月增加最快，婴儿期呈现第一个生长高峰；以后增长速度逐渐减慢，到青春期又迅速加快，出现第二个生长高峰。

（二）不平衡性

在整个生长发育过程中，儿童各器官、系统的发育快慢不同，体现出不平衡性。如神经系统发育较早，脑在生后2年内发育最快；生殖系统发育最晚，发育速度先慢后快，青春期才迅速发育；淋巴系统则先快后慢，再逐渐萎缩（图5-2-1）。

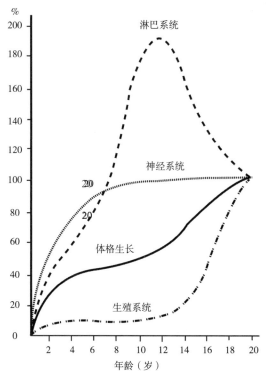

图 5-2-1 各系统生长发育与年龄的关系

（三）顺序性

生长发育遵循由上到下、由近及远、由粗到细、由低级到高级、由简单到复杂的顺序规律。例如，出生后运动发育：先抬头，后抬胸，再会坐、立、行（由上到下）；从臂到手，从腿到脚的活动（由近及远）；从全手掌抓发展到以手指拾取（由粗到细）；先会画直线，进而能画圆、画人（由简单到复杂）。认识事物的过程是：先学会看、听、感觉事物，再发展到记忆、思维、分析、判断（由低级到高级）。

（四）个体差异性

儿童生长发育虽有一定的规律性，但由于受遗传、环境的影响，存在相当大的个体差异。因此，儿童的生长发育水平有一定的正常范围，但没有绝对的标准，只有当差异超过一定范围时才考虑发育异常。

生长发育的影响因素如下。①营养：合理的营养是生长发育的物质基础。年龄越小，生长发育速度越快，对营养物质的要求也越高。营养不足，首先影响体重增长，长期发展下去，也会影响身高的增长，乃至全身组织器官的功能低下。②疾病和药物：如急性感染性疾病常使体重减轻；慢性病可影响体重和身高的增长；长期应用肾上腺皮质激素可致身高增长速度减慢等。③生活环境：良好的居住环境，如阳光充足、空气新鲜、水源清洁等，以及合理的生活制度、科学的护理、正确的教养、适当的锻炼对儿童体格、智力的成长起重要促进作用。④孕母状况：胎儿在宫内的发育受孕母各方面的影响，特别是妊娠早期，病毒感染可致胎儿先天性畸形；孕母受药物、X线照射、环境毒物污染和精神创伤等影响，均可使胎儿发育受阻。⑤遗传：生长发育受父母双方遗传因素的影响。细胞染色体上的基因携带遗传信息，决定着每个儿童个体发育的特点，如皮肤和头发的颜色、面部特征、身材高矮、性成熟的迟早及对疾病的易感性等。⑥性别：男女生长发育具有不同特点。女孩青春期开始较男孩约早2年，男孩青春期虽开始较迟，但持续时间较女孩长，最终身高、体重还是超过女孩。女孩骨化中心出现较早，骨骼较轻，骨盆较宽，肩距较窄，皮下脂肪丰满，而肌肉却不如男孩发达。

二、体格生长常用指标

体格生长常用的指标有体重、身高（长）、头围、胸围、上臂围、皮下脂肪等。

（一）体重

体重是指各器官、系统、体液的总重量，是反映儿童体格发育和营养状况的重要指标，也是临床计算药物剂量和输液量的依据。

新生儿出生体重与胎次、胎龄、性别和宫内营养状况有关。正常足月新生儿出生体重平均为3kg。生后1周内由于摄入不足、排便、水分丢失等原因可造成生理性体重下降，一般下降原有体重的3%～9%，在生后3～4天下降到最低点，以后逐渐回升，多在生后7～10天恢复到出生体重。儿童体重增长不是等速的，一般年（月）龄越小，体重增长越快。生后第1个月体重可增加1～1.7kg，3～4个月体重约为出生时的2倍，3个月时体重可达6kg；前半年平均每月增加0.7kg，后半年平均每月增加0.3～0.4kg；前3个月体重的增加值约等于后9个月的增加值，到1岁时体重约为出生时的3倍（10kg），故婴儿期是生后体重增长最快的时期（第一个生长高峰）。生后第2年体重增加2.5～3.5kg。2～12岁平均每年体重增长2kg。临床上可按以下公式粗略估计体重。

1～6个月：体重（kg）＝出生时体重＋月龄×0.7

7～12个月：体重（kg）＝6＋月龄×0.25

2～12岁：体重（kg）＝年龄×2＋8。进入青春期后，儿童生长发育加速（第二个生长高峰），不能按此公式估算。

测量体重应在空腹、排便后裸体（或穿背心短裤）状态下进行。测量时，新生儿及婴儿用婴儿磅秤、取卧位，幼儿取坐位，3岁以上站立，幼儿以上可用体重计测量。体重增长过快多见于肥胖症，增加过少多见于营养不良。

（二）身高（长）

身高是指从头顶到足底的垂直长度，是反映骨骼发育的重要指标。身高的增长规律与体重相似，年龄越小，增长越快，也表现为婴儿期和青春期两个生长高峰。正常新生儿出生时身长平均 50cm，前半年平均每月增长 2.5cm，后半年平均每月增长 1.5cm，第 1 年增长最快，1 岁时身长约 75cm；第 2 年增长减慢，2 岁时身长 85 ～ 87cm。2 ～ 12 岁平均每年增长 6 ～ 7cm，这一阶段身高估算公式为：身高（cm）＝年龄 ×7 ＋ 75，同体重一样，青春期的身高不能按此公式估算。

身长增长过快，常见于巨人症、肥胖症等；增加过慢或停止增长时，常见于营养不良、呆小病、侏儒症、先天性软骨发育不全等。

3 岁以下儿童测量身长可用量床，小儿仰卧，助手将头固定，头顶接触头板，测量者左手固定双膝，使两下肢伸直，右手移动足板使之紧贴足底，读取量床两侧数字。3 岁以上可用身高计测立位身高，精确读数至 0.1cm。

（三）头围

自眉弓上缘经枕骨结节绕头一周的长度为头围。出生时头围相对较大，平均为 34cm，比胸围大 2cm。生后前 3 个月和后 9 个月头围各增长 6cm，故 1 岁时头围为 46cm。以后增长渐减慢，2 岁时为 48cm，5 岁时为 50cm，15 岁时为 54 ～ 58cm（接近成人）。

头围反映脑和颅骨的发育程度。头围测量在 2 岁以内最有价值。头围过大见于脑积水、佝偻病等；头围过小见于脑发育不全、头小畸形。

（四）胸围

沿乳头下缘水平绕胸一周的长度为胸围。出生时胸围较头围小 1 ～ 2cm，平均为 32cm，1 岁时胸围和头围大致相等，以后胸围逐渐超过头围，其差数（cm）约等于年龄减 1。测量时，3 岁以下取卧位或立位，3 岁以上取立位，取平静呼气与吸气的平均值。

胸围代表肺与胸廓的生长。胸围过大见于肥胖症，胸围过小见于营养不良和胸廓发育不良。

（五）上臂围

沿肩峰与尺骨鹰嘴连线中点水平绕上臂一周的长度为上臂围，代表上臂肌肉、骨骼、皮肤和皮下脂肪的发育。1 岁以内上臂围增长迅速，1 ～ 5 岁增长缓慢。常用来筛查 1 ～ 5 岁儿童和营养状况：＞ 13.5cm 为营养良好，12.5 ～ 13.5cm 为营养中等，＜ 12.5cm 为营养不良。

（六）皮下脂肪

通过测量皮脂厚度反映皮下脂肪。常用的测量部位为腹壁皮下脂肪、背部皮下脂肪。要用皮下脂肪测量工具（测皮褶卡钳）测量才能得出正确的数据。

三、骨骼和牙齿的发育

（一）骨骼

1.颅骨　出生时颅骨缝稍有分离，于 3 ～ 4 个月随颅骨的发育而闭合。后囟是由枕骨和两块顶骨形成的近三角形间隙，出生时后囟很小或已闭合，最迟在生后 6 ～ 8 周闭合。前囟是由两块额骨和顶骨形成的菱形间隙，出生时 1.5 ～ 2cm（对边中点连线的长度），以后随头围的增大而稍增大，6 个月后逐渐缩小，1.5 ～ 2 岁闭合（图 5-2-2）。前囟检查在儿科临床很重要，前囟闭合过早见于头小畸形，闭合延迟见于佝偻病、呆小症和脑积水；前囟饱满见于颅内压增高，前囟凹陷见于严重脱水。

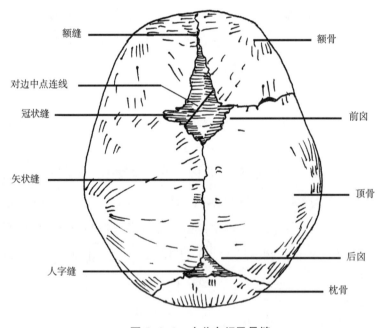

图 5-2-2　小儿囟门及骨缝

2.脊柱　脊柱的增长反映脊椎骨的发育情况。出生第 1 年脊柱增长比四肢快，以后四肢增长快于脊柱。生后 3 个月小儿能抬头时，出现凸向前的颈曲；6 个月会坐时，出现凸向后的胸曲；1 岁左右开始行走时，出现凸向前的腰曲。这样逐渐形成了脊柱的自然弯曲。

3.长骨　长骨的生长主要通过长骨干骺端的软骨骨化和骨膜下成骨,使长骨增长、增粗,当骨骺与骨干融合时,标志长骨停止成长。随着年龄增加,长骨干骺端的软骨骨化中心按一定顺序和部位有规律地出现,可以反映长骨的生长成熟程度。用X线观察长骨干骺端骨化中心的出现时间、数目、形态及其融合时间,可判断骨骼发育年龄(即骨龄)。一般摄左手X线片,观察腕骨骨化中心的情况,较为简便。出生时腕部无骨化中心,3个月左右2个(头状骨、钩骨),以后逐渐增多,10岁时出齐,共10个。1～9岁腕部骨化中心数目等于年龄加1。测定骨龄有助于某些疾病的诊断,骨龄超前,可见于真性性早熟、先天性肾上腺皮质增生症;骨龄落后,应考虑生长激素缺乏症、甲状腺功能减退症等。

(二)牙齿

牙齿生长与骨骼有一定关系。分为乳牙和恒牙两种。乳牙有20个,4～10个月开始萌出,一般按时间、顺序成对出现(图5-2-3),2～2.5岁乳牙出齐。2岁以内乳牙数目为月龄减4～6。乳牙萌出时间及顺序个体差异较大,与遗传、内分泌和食物性状有关。若13个月以后仍未出牙,为乳牙萌出延迟。6岁左右乳牙开始脱落换恒牙,以后按乳牙萌出顺序逐个脱落,换为恒牙,18岁后出现第三恒磨牙(智齿),至第三恒磨牙牙根发育完成,整个过程需要持续约20年的时间。牙齿萌出规律为按一定时间、一定顺序、左右对称性萌出,同名牙下颌略早于上颌。个别人不出第三恒磨牙,故恒牙出齐后共28或32个。

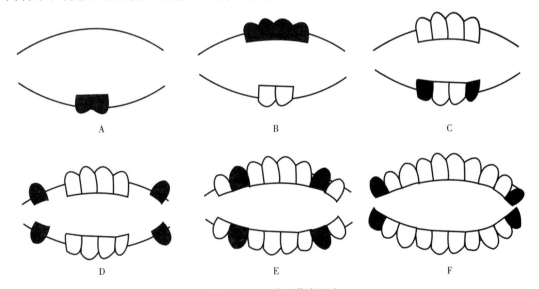

图 5-2-3　乳牙萌出顺序

A.6 个月；B.9 个月；C.12 个月；D.1 岁半；E.2 岁；F.2 岁半

出牙属生理现象,部分儿童出牙时可有低热、哭闹、流涎等症状,牙齿萌出后可自行缓解。乳牙晚出常见于佝偻病、营养不良、先天愚型、甲状腺功能减退症等;过早萌出,可见于垂体功能亢进。

四、运动和语言的发育

（一）运动的发育

儿童运动的发育与感知觉发育同步，且相互影响。可分为大运动（包括平衡）和精细运动两大类。

1.平衡与大运动　新生儿俯卧时能抬头 1 ~ 2 秒，3 个月抬头较稳，6 个月能双手向前撑住独坐，7 个月会翻身，8 个月能坐稳，8 ~ 9 个月可用双上肢向前爬，10 个月能扶走，11 个月可独自站立片刻，15 个月可独自走稳，24 个月时可双足并跳，30 个月时会独足跳（图 5-2-4）。

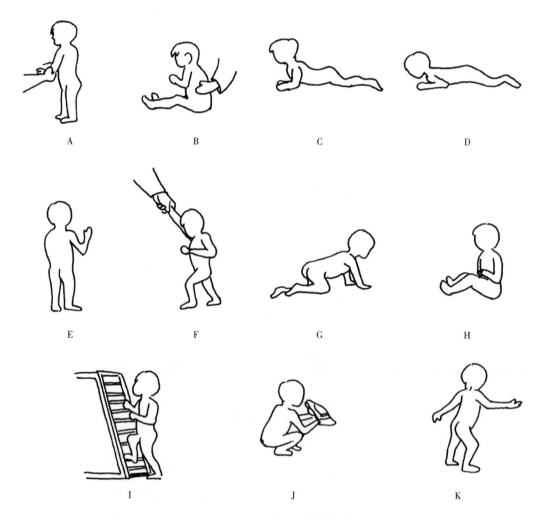

图 5-2-4　婴幼儿动作发育过程

A.1 个月，俯卧时抬头；B.3 个月，俯卧时抬胸；C.4 个月，扶两手和髋部能坐；D.5 个月，扶着两前臂可站立；E.6 个月试独坐；F.8 个月会爬；G.11 个月牵着一只手会走；H.11 ~ 12 个月会自己站立；I.12 ~ 14 个月自己会走；J.15 个月会蹲着玩；K.18 个月会爬上小梯子

2. 精细动作 新生儿双手紧握拳，3～4个月时握持反射消失，看到物体试图去拿，但动作不协调，只能全身兴奋，手舞足蹈。6～7个月出现换手与捏、敲等探索性动作。9～10个月可用拇、示指拾物，喜撕纸。12～15个月学会用小勺、乱涂画。18个月能叠2～3块积木。2岁时会翻书。4岁时能进行线条的拆分与合并。

口腔相关知识链接：咀嚼、吞咽运动的发育

一般在婴儿4～6个月龄时是训练婴儿口腔咀嚼吞咽运动的敏感期，5～7个月的婴儿可以用嘴和舌完成吞咽软的食物。咀嚼运动和吞咽运动的发育对于婴儿感知觉（本体感觉、触觉、压力觉、温度觉和味觉）的发育具有重要作用。

（二）语言的发育

语言的发育必须具备正常的发音器官、听觉和大脑语言中枢，与周围人的交往促进了语言发育。语言的发育需经过发音、理解和表达3个阶段。新生儿已会哭叫，2个月发喉音，3～4个月咿呀发音，5～6个月会发单音、能听懂自己名字，7～8个月能发"爸爸""妈妈"等复音，9个月时喜欢模仿成人口唇动作练习发音，10～11个月能说简单的单词如"再见"等，1～1.5岁能说出自己的名字、能用15～20个字表述物品，2岁时能用简单的语言表达自己的需要；3岁以后词汇增多、说话渐流利，且可说短句；4岁时能讲述简单的故事情节。

【口腔执业医师资格考试高频考点及例题】

试题1：儿童生长发育所遵循的规律，正确的是（　　）

A. 是一个连续平均的过程　　　B. 年龄越大发育越快　　　C. 婴儿期发育最快

D. 各系统发育快慢一致　　　E. 体格上的个体差异随年龄增长而减小

答案：C

解析：儿童生长发育遵循4个规律：连续性和阶段性、不平衡性、顺序性、个体差异性。儿童生长发育不是一个平均的过程，且年龄越小发育越快，各系统的发育快慢是不一致的；在体格上，个体差异不存在随年龄增长而减小的规律。故本题选C。

试题2：新生儿下列各项发育指标，错误的是（　　）

A. 出生时平均体重3kg　　　B. 出生时平均身长50cm　　　C. 出生时平均胸围32cm

D. 出生时平均头围40cm　　　E. 出生时前囟为1.5～2cm

答案：D

解析：正常新生儿出生时，平均体重为 3kg、平均身长 50cm、 平均胸围 32cm、平均头围为 34cm、前囟为 1.5 ~ 2cm。故本题选 D。

试题 3：小儿乳牙开始萌出的月龄是（　　）

A.1 ~ 2 个月　　　　　B. 2 ~ 3 个月　　　　　C. 4 ~ 10 个月

D. 10 ~ 12 个月　　　　E. 12 ~ 14 个月

答案：C

解析：小儿乳牙有 20 个，4 ~ 10 个月开始萌出，一般乳牙按时间、顺序成对出现，2 ~ 2.5 岁出齐。2 岁以内乳牙数目为月龄减 4 ~ 6。乳牙萌出时间及顺序个体差异较大，与遗传、内分泌和食物性状有关。若 13 个月以后仍未出牙，为乳牙萌出延迟。故本题选 C。

试题 4：5 岁小儿按公式计算身长、体重及头围分别约是（　　）

A. 身长 90cm、体重 12kg、头围 44cm　　　　B. 身长 95cm、体重 14kg、头围 46cm

C. 身长 100cm、体重 16kg、头围 48cm　　　　D. 身长 105cm、体重 18kg、头围 50cm

E. 身长 110cm、体重 18kg、头围 50cm

答案：E

解析：2 ~ 12 岁的身长计算公式为：身长（cm）= 年龄（岁）×7+75，故 5 岁时身高为 110cm，体重 = 年龄 ×2+8，约为 18kg；5 岁时头围约为 50cm。故本题选 E。

试题 5：小儿前囟的闭合时间在（　　）

A.3 ~ 4 个月　　B. 4 ~ 6 个月　　C.6 ~ 12 个月　　D.12 ~ 18 个月　　E.2 岁左右

答案：D

解析：出生时前囟大小为 1 ~ 2cm，随颅骨增大而变化，6 个月后逐渐骨化缩小，12 ~ 18 个月闭合。故本题选 D。

试题 6：1 岁小儿的动作，不可能是（　　）

A. 会爬　　B. 会拍手　　C. 会自己坐起来　　D. 会骑三轮车　　E. 会弯腰拾东西

答案：D

解析：小儿的动作发育，遵循规律大致为：一个月视，二个月听，三个月抬头，四个月握，五个月抓，六个月翻身，七个月坐，八个月爬，九个月扶站，十个月抓握，周岁会走，3 岁会骑三轮车。故本题选 D。

【直通岗位】

病例讨论 1：某 5 岁男性儿童，出生于偏远农村，因其父母常年在外打工，该儿童寄居在邻村的姑姑家中，一直未接受托幼机构教育。对该儿童进行体格检查，发现其语言表达不畅，难以说出简单的故事情节，其体重、身高、头围分别是 15kg、92cm、46cm。请问：

（1）该儿童的生长发育是否属于正常状态？

（2）正常发育的 5 岁儿童，其体重、身高、头围应分别是多少？

病例讨论 2：小儿 7 个月，体检结果：体重 7.5kg，身长 67cm，会翻身，能独坐，不会爬，能发出"爸爸""妈妈"等复音，但无意识，能听懂自己的名字，两颗下颌乳中切牙萌出。请据此判断该婴儿的生长发育是否处于正常状态？

（崔明晨 张 妤）

第三章　儿童保健

小儿计划免疫

> **学习目标**
> 掌握：小儿计划免疫的种类与计划免疫程序。
> 熟悉：预防接种的注意事项。
> 了解：获得性免疫方式及制剂。

计划免疫（planned immunizations）是根据小儿的免疫特点和传染病疫情的监测情况而制订的免疫程序，通过有计划、有目的地将生物制品进行预防接种，以提高人群的免疫水平、达到控制和消灭传染病的目的。

【获得性免疫方式及制剂】

（一）主动免疫及常用制剂

1. 主动免疫　指给易患者接种特异性抗原，刺激机体产生特异性抗体，从而获得主动免疫力，预防相应的传染病。这是预防接种的主要内容。主动免疫制剂在接种后需要经过一定期限才能产生抗体，抗体持续时间较久，一般为 1 ~ 5 年。在完成基础免疫后，还要适时地安排加强免疫，以巩固免疫效果。

2. 常用制剂

（1）菌苗。用细菌菌体或细菌多糖制成，包括死菌苗和活菌苗。①死菌苗：此类菌苗性质稳定，安全，需在冷暗处保存。由于此菌苗进入机体内不能生长繁殖，产生免疫力不高，维持时间较短，因此，接种量大，且需多次重复注射，如霍乱、百日咳、伤寒菌菌苗等。②减毒活菌苗：此类菌苗有效期短，需冷藏保存。由于此菌苗接种到人体后，可生长繁殖，但不引起疾病，产生免疫力持久且效果好，因此，接种量小，次数少，如卡介苗、鼠疫、布氏杆菌菌苗等。

（2）疫苗。用病毒或立克次体接种于动物、鸡胚或组织中培养，经处理后形成。包括灭活疫苗如乙脑和狂犬病疫苗等，减毒活疫苗如脊髓灰质炎和麻疹疫苗等。

（3）类毒素。用细菌所产生的外毒素加入甲醛，使其变成无毒性而仍有免疫性的制剂，如破伤风和白喉类毒素等。

（二）被动免疫及常用制剂

1. 被动免疫　指未接受主动免疫的易感者在接触传染源后，被给予相应的抗体而立即获得免疫力。由于抗体留在体内的时间短暂，一般约3周，因此主要用于应急预防和治疗。如给未接种麻疹疫苗的麻疹易感者注射丙种球蛋白以预防麻疹；受伤时注射破伤风抗毒素以预防破伤风等。

2. 常用制剂　包括特异性免疫血清（如抗毒素、抗菌血清、抗病毒血清）、丙种球蛋白、胎盘球蛋白等。注意此类制剂来源于动物血清，对于人体是一种异性蛋白，注射后容易引起过敏反应或血清病，特别是重复使用时更应慎重。

【计划免疫程序】

国家卫生计生委规定，小儿1岁内必须完成卡介苗、脊髓灰质炎疫苗、百白破混合制剂、麻疹疫苗和乙型肝炎疫苗。国家卫生计生委规定的儿童计划免疫程序见表5-3-1。

表 5-3-1　儿童计划免疫程序

预防疾病	结核病	脊髓灰质炎	百日咳、白喉、破伤风	麻疹	乙型肝炎
接种疫苗	卡介苗（减毒活结核菌混悬液）	脊髓灰质炎三价混合疫苗	百日咳菌液、白喉类毒素、破伤风类毒素混合制剂	麻疹减毒活疫苗	乙肝疫苗
初种年龄	生后2~3天到2个月	2个月以上	3个月以上	8个月以上	出生时、1个月、6个月
接种部位	左上臂三角肌上缘		上臂外侧	上臂外侧	上臂三角肌
接种方法	皮内注射	口服	皮下注射	皮下注射	肌内注射
接种次数	1	3(间隔1个月)	3(间隔4~6周)	1	3
复种		4岁时1次	1.5~2岁、7岁时各1次	7岁时1次	

（一）反应情况

接种后4~6周局部有小溃疡，应保护创口不受感染；个别腋下或锁骨上淋巴结肿大或化脓；个别轻度发热、局部红肿、疼痛、发痒，有硬块时会很快吸收。

（二）处理

肿大用热敷，化脓用干针筒抽出脓液，溃破处涂5%异烟肼软膏或20%对氨基水杨酸软膏，多饮开水。

（三）注意点

2个月以上小儿卡介苗接种前应做结核菌素试验（1：2000），结果为阴性才接种；脊髓灰质炎减毒活疫苗口服时应用冷开水送服或含服，1小时内禁用热开水；麻疹疫苗接种前1个月及接种后2周避免使用胎盘球蛋白及丙种球蛋白制剂；掌握间隔期，避免无效注射肝炎疫苗等五苗的基础免疫。此外，各地还根据本地流行情况、家长意愿选择接种疫苗，如流行性脑脊髓膜炎疫苗、乙型脑炎疫苗、流感疫苗、腮腺炎疫苗、风疹疫苗、甲型肝炎疫苗等。

【预防接种的注意事项】

（一）接种的准备工作

1. 环境准备　接种场所应光线明亮、空气流通、温度适宜。接种及急救用品要摆放有序。

2. 受种者的准备　做好解释、宣传工作，消除紧张、恐惧心理，争取家长和小儿的合作。注射部位的皮肤应清洁，防止感染。接种最好在饭后进行，以免晕针。

（二）严格掌握禁忌证

1. 一般禁忌证　急性传染病，包括有急性传染病接触史而未过检疫期者；严重慢性病如风湿热、心脏病、高血压、肝肾疾病等；正在接受免疫抑制剂治疗期间，如放射治疗、糖皮质激素和抗代谢药物治疗等；活动性肺结核、化脓性皮肤病、过敏者如哮喘、荨麻疹、严重的湿疹等；有癫痫、惊厥史的小儿等。

2. 特殊禁忌证　发热或1周内每日腹泻4次以上的小儿禁服脊髓灰质炎糖丸；近1个月内注射过丙种球蛋白者，不能接种活疫苗；各种制品的特殊禁忌证应严格按照使用说明执行。

（三）操作要点

1. 严格执行免疫程序　严格按照规定的接种剂量接种。注意预防接种的次数，按要求完成全程基础免疫和加强免疫。按各种制品要求的间隔时间接种，一般接种活疫苗后需隔4周、接种死疫苗后需隔2周，再接种其他疫苗。

2. 严格执行查对制度　严格核对小儿姓名和年龄。严格检查生物制品的标签，包括名称、批号、有效期及生产单位，并做好登记。严格检查安瓿有无裂痕，药液有无发霉、异物、凝块、变色或冻结等，若发现药液异常，立即停止使用。

3. 严格遵守无菌操作　接种前生物制品要严格按照规定方法稀释、溶解、摇匀后使用。要求每人一个无菌注射器、一个无菌针头，准确抽取所需剂量。抽吸后如有剩余药液，需用无菌干纱布覆盖安瓿口，在空气中放置不能超过 2 小时。接种时用 2% 碘酊及 75% 乙醇溶液或 0.5% 碘伏消毒局部皮肤，待干后注射；接种活疫苗时，只用 75% 乙醇溶液消毒，以免影响接种效果。接种后剩余药液应废弃，活疫苗应烧毁。

（四）预防接种后的反应及处理

1. 一般反应

（1）局部反应。接种后数小时至 24 小时左右，注射局部会出现红、肿、热、痛，有时伴有局部淋巴结肿大。红肿直径小于 2.5cm 为弱反应，2.6 ～ 5cm 为中等反应，大于 5cm 为强反应。局部反应持续 2 ～ 3 天，接种活疫苗后局部反应出现晚、持续时间长。个别小儿接种麻疹疫苗后 5 ～ 7 天出现皮疹等反应。

（2）全身反应。接种后 24 小时内出现体温升高，多为低、中度发热，持续 1 ～ 2 天；接种活疫苗需经过一定潜伏期（5 ～ 7 天）才有体温上升。体温 37.5℃左右为弱反应，37.6 ～ 38.5℃为中等反应，38.6℃以上为强反应。此外，还伴有头晕、恶心、呕吐、腹痛、腹泻、全身不适等反应。护理时，多数小儿的局部和（或）全身反应是轻微的，无须特殊处理，只要适当休息，多饮水即可。局部反应较重时，可用清洁毛巾热敷；若局部红肿继续扩大，高热持续不退，应到医院诊治。

2. 异常反应

（1）过敏性休克。注射后数秒或数分钟发生，出现烦躁不安、面色苍白、口周青紫、四肢湿冷、呼吸困难、脉搏细速、恶心呕吐、惊厥、大小便失禁甚至昏迷，如不及时抢救，可在短期内危及生命。护理时，应让患儿平卧，头稍低，注意保暖，吸氧，并立即皮下或静脉注射 1 ∶ 1000 肾上腺素 0.5 ～ 1ml，必要时可重复注射。病情稍稳定后，应尽快转至医院抢救。

（2）晕针。个别小儿常由于空腹、疲劳、室内闷热、紧张或恐惧等原因，在接种时或接种后几分钟内，出现头晕、心慌、面色苍白、出冷汗、手足冰凉、心跳加速等症状，重者意识丧失、呼吸减慢。护理时，应立即使患儿平卧，头稍低，保持冷静，饮少量温开水或糖水，短时间内即可恢复正常。数分钟不恢复正常者，可针刺人中穴，也可皮下注射 1 ∶ 1000 肾上腺素 0.5 ～ 1ml。

（3）过敏性皮疹。以荨麻疹最多见，一般于接种后几小时至几天内出现，服用抗组胺药物后即可痊愈。

（4）全身感染。免疫系统有严重原发性缺陷或继发性免疫功能受损者，接种活疫苗后可扩散为全身感染，应积极抗感染及对症处理。

【口腔执业医师资格考试高频考点及例题】

试题 1：百白破疫苗的初种年龄是（　　）

A.2 个月　　　　B.3 个月　　　　C.9 个月　　　　D.10 个月　　　　E.12 个月

答案：B

解析：百白破疫苗预防白喉、百日咳、破伤风，第一次接种为 3 个月时，第二次为 4 个月时，第三次为 5 个月时。注意掌握好疫苗初种年龄及间隔时间，避免无效注射。故本题选 B。

试题 2：初种麻疹减毒活疫苗的时间是（　　）

A. 出生后 2 个月　　　　B. 出生后 4 个月　　　　C. 出生后 8 个月

D.4 岁时加强一次　　　　E.8 岁时加强一次

答案：C

解析：麻疹的初种年龄是出生后 8 个月，此时由于小儿从母体获得麻疹的抗体已消失，应及时接种。故本题选 C。

试题 3：脊髓灰质炎疫苗的初种年龄是（　　）

A.1 个月　　　　B.2 个月　　　　C.3 个月　　　　D.4 个月　　　　E.5 个月

答案：B

解析：脊髓灰质炎疫苗为减毒活疫苗糖丸。初种年龄为 2 个月时服 1 次，以后每隔 1 个月服 1 次，共服用 3 次。脊髓灰质炎疫苗必须使用冷开水送服。1 小时内禁用热开水，以保证疫苗效价。故本题选 B。

【直通岗位】

病例讨论：小儿 8 个月，体检发现其面颊部、四肢有严重湿疹，其余检查正常，是否可按期进行麻疹减毒活疫苗的接种？

（王丽君　　张　好）

第四章　营养和营养障碍疾病

学习目标

掌握：母乳喂养的优点；小儿液体疗法；维生素 D 缺乏性佝偻病的病因、发病机制、临床表现、诊断和治疗。

熟悉：小儿能量与营养需要的特点；牛乳乳量的计算。

了解：维生素 D 缺乏性佝偻病与口腔疾病的关系及治疗。

一、儿童营养基础

营养（nutrition）是指人体获得和利用食物维持生命活动的整个过程，是维持生命与生长发育的物质基础。婴幼儿期生长发育迅速，代谢旺盛，一方面需要得到足量优质的营养素供给，另一方面婴幼儿消化吸收功能尚不完善，对营养素的吸收、利用受到一定的限制。提供营养丰富的食物，合理喂养，对儿童健康成长十分重要。

【能量代谢】

能量由三大营养素供给，每克营养物质所产生的能量分别为：蛋白质 17kJ（4.1kcal）、脂肪 38kJ（9.3kcal）、碳水化合物 17kJ（4.1kcal）。小儿对能量的需要包括以下 5 个方面。

（一）基础代谢

小儿基础代谢的能量需要量较成人高，随年龄增长而逐渐减少。婴儿时期，基础代谢的能量需要占总能量的 50% ~ 60%，婴儿每日每千克体重约需 230kJ（55kcal），7 岁小儿每日每千克体重需 184kJ（44kcal），到 12 岁时每日每千克体重需 126kJ（30kcal），接近成人。

（二）食物的热力作用

食物的热力作用是指在消化和吸收食物中营养素的过程中出现能量消耗额外增加的现象，即食物代谢过程中所消耗的能量。与食物成分有关，蛋白质食物的热力作用最高，故婴儿此项能量所需占总能量的 7% ~ 8%，而混合膳食的年长儿约占总能量的 5%。

（三）活动所需

在不同的小儿之间有很大差异。它与身体大小、活动强度、活动时间长短有关。初生婴儿睡眠时间较多，活动量较小，能量消耗较少。随年龄增长，活动量逐渐加大，需要量也增加。

（四）生长发育所需

此项能量需要为小儿所特有，与小儿的生长发育速度成正比。婴儿期生长速度最快，此项能量所需占总能量的 25% ~ 30%，以后逐渐减少，至青春期又增加。

（五）排泄损失

指每日摄入的供能物质中未被消化吸收而排出体外的部分。通常约占总能量的 10%。当腹泻或胃肠道功能紊乱时可成倍增加。

上述 5 个方面的总和为能量的总需要量。1 岁以内婴儿每日需 418 ~ 460kJ/kg（100 ~ 110kcal/kg），以后每增加 3 岁能量需要减去约 40kJ/kg（10kcal/kg），至 15 岁时为 250kJ/kg（60kcal/kg）。总能量的需求存在个体差异，如体重相同的健康儿，瘦长体型者因体内有较多的代谢活跃组织，对能量的需要往往多于肥胖儿。

【营养素的需要】

（一）蛋白质

蛋白质是构成人体细胞和组织的基本成分，具有参与调节人体的生理活动、供给能量、输送各种小分子物质、促进生化反应、防御病原体侵入等多项功能。对小儿来说，不仅需要蛋白质补充细胞的损耗，而且要用于构成和增长新的组织、维持正常的生长发育，因此对蛋白质的需要相对较多。母乳喂养的婴儿，每日需蛋白质 2.0 ~ 2.5g/kg，牛乳喂养者每日需 3 ~ 4g/kg。1 岁以后需要量逐渐减少，幼儿及学龄前小儿每日需 2.5 ~ 3.0g/kg，学龄期小儿每日需 2.0 ~ 2.5g/kg，至青春期又增加，成人每日约需 1.0g/kg。蛋白质所供能量占每日总热量的 10% ~ 15%。

氨基酸是组成蛋白质的基本单位，共有 20 种，其中必须由食物供给的 8 种氨基酸称为必需氨基酸（异亮氨酸、亮氨酸、缬氨酸、色氨酸、苏氨酸、苯丙氨酸、蛋氨酸、赖氨酸）。婴儿时期组氨酸也为必需氨基酸。

蛋白质来源于动、植物食品，其中奶、蛋、肉、鱼和豆类中含有的必需氨基酸高，其生物学价值比谷类食物中蛋白质高。

（二）脂肪

脂肪是供给能量的重要营养素，是组织和细胞的组成成分，同时脂肪可提供必需脂肪酸，协助脂溶性维生素的吸收，防止散热及保护脏器。如婴儿期的饮食以乳类为主，脂肪所供的能量约占每日总需能量的 45%（35% ~ 50%）。

脂肪来源于食物中的乳类、肉类、植物油或由体内糖类和蛋白质转化而来，必需脂肪酸必须由食物供给。

（三）碳水化合物

碳水化合物为人体主要的产能物质，是身体重要物质的组成成分。碳水化合物所供给的能量约占总能量的 50%。1 岁以内婴儿每日需 12g/kg，2 岁以上者每日需 10g/kg。

碳水化合物来源于乳类、谷类、水果、蔬菜等食物。

（四）维生素

维生素的主要功能为调节人体的新陈代谢。虽然需要量不多，但因体内不能合成或合成的数量不足，而必须由食物供给。维生素的种类很多，按其溶解性可分为脂溶性（维生素 A、维生素 D、维生素 E、维生素 K）与水溶性（维生素 B 族和维生素 C）两大类。其中脂溶性维生素可储存于体内，无须每日供应，但因排泄较慢，缺乏时症状出现较迟，过量易中毒。水溶性维生素因易溶于水，其多余部分可迅速从尿中排泄，不易在体内储存，必须每日供给。

（五）矿物质

包括常量元素和微量元素。钙、磷、镁、钠、钾、氯、硫为常量元素；铁、铜、锌及碘、氟等为微量元素。

（六）膳食纤维

膳食纤维来自植物细胞壁，为不被小肠酶消化的非淀粉多糖。无产能功能，不被消化吸收，以原形排出，软化大便并增加大便体积。具有改善肠道功能和肝脏代谢的作用。

（七）水的需要

水是维持生命的重要物质，参与体内所有的新陈代谢及体温调节活动，是机体重要的组成部分。机体内新陈代谢和能量的需要量决定了水的需要量，婴儿体内水分占体重的 70% ~ 75%，较成人为高。年龄越小相对需水量越大。婴儿每日约需 150ml/kg，9 岁时每日约需 75ml/kg，至成人每日需 40 ~ 45ml/kg。

口腔相关知识链接：矿物质、维生素对牙齿发育的影响

钙、磷、镁和维生素的缺乏会影响乳牙硬组织的形成和钙化，出现乳牙釉质发育不良。维生素 D 可以调节钙磷代谢，促进肠道对钙的吸收，维持血钙浓度，对骨骼和牙齿的发育也起到一定的作用。

【小儿体液平衡特点和液体疗法】

（一）小儿体液平衡的特点

1.体液的总量和分布　体液可分为两部分：细胞内液和细胞外液，后者又包括血浆和间质液。细胞内液和血浆液量相对恒定，唯间质液量变化较大。年龄越小，体液总量相对愈多，间质液量所占的比例也越大（表5-4-1）。

表5-4-1　不同年龄的体液分布（占体重的%）

指标	新生儿	0～1岁	2～14岁	成人
体液总量	78	70	65	55～60
细胞内液	35	40	40	40～45
细胞外液	43	30	25	15～20
间质液	37	25	20	10～15
血浆	6	5	5	5

2.体液的电解质组成　细胞外液中主要的阳离子是Na^+，主要的阴离子是Cl^-和HCO_3^-，细胞内液中主要的阳离子是K^+，主要的阴离子是HPO_4^{2-}及蛋白质。小儿体液的电解质组成与成人相似，生后数日的新生儿血钾、氯、磷和乳酸偏高，血钠、钙和碳酸氢盐偏低。

3.水的交换　每日所需水量与热量消耗成正比。由于小儿生长发育快，活动量大，新陈代谢旺盛，摄入热量、蛋白质和经肾脏排出的溶质量均较多，不显性失水量也较多等原因，致小儿时期年龄越小，需水量相对越多（表5-4-2）。正常婴儿每日需水量为120～150ml/418kJ（100kcal），每日水的进、出量（体内、外水的交换量）约等于细胞外液的1/2，而成人仅占1/7。婴儿水的交换率比成人快3～4倍，所以婴儿对缺水的耐受力比成人差。在病理情况下，如呕吐、腹泻等，就容易发生脱水。

表5-4-2　不同年龄小儿每日水的需要量

年龄	需水量/（ml/kg）
0～1岁	120～160
1～3岁	100～140
4～9岁	70～110
10～14岁	50～90

4.体液调节　肾脏是调节体液平衡的主要器官，其他如肺脏、神经和内分泌系统以及血浆中的缓冲系统对体液平衡的调节亦有一定的作用。小儿各器官系统的功能均不成熟，体液调节功能较成人差，所以易出现水、电解质和酸碱平衡紊乱。

（二）水、电解质和酸碱平衡紊乱

1.脱水　是指由于丢失体液过多和摄入量不足使体液总量尤其是细胞外液量减少。除丢失水分外，还有电解质丢失。依据体液丢失量的多少不同，将脱水分为轻、中、重三度（表5-4-3）。

表 5-4-3 不同程度脱水的临床特点

指标	轻度	中度	重度
失水占体重百分比	5% 以下（50ml/kg）	5% ~ 10%（50 ~ 100ml/kg）	10% 以上（100 ~ 120ml/kg）
精神状态	无明显改变	烦躁或萎靡	昏睡或昏迷
皮肤	稍干燥，弹性稍差，捏起后回缩快	苍白干燥，弹性差，捏起缩慢（<2秒）	发灰干燥，弹性极差，捏起后回缩慢（>2秒）
眼窝及前囟	轻度凹陷	明显凹陷	极明显凹陷
口腔黏膜	略干燥	明显干燥	极干燥
眼泪	有	明显减少	无
尿量	略减少	明显减少	极少或无尿
酸中毒	无	有	严重
休克症状	无	无	有

营养不良患儿因皮下脂肪少，皮肤弹性较差，容易把脱水程度估计过高；而肥胖小儿皮下脂肪多，脱水程度常易估计过低，临床上应予以注意，不能单凭皮肤弹性来判断，应综合考虑。

根据脱水时水与电解质丢失比例的不同，将脱水分为等渗性、低渗性、高渗性脱水三种不同性质，其中以等渗性脱水最常见（表5-4-4）。

表 5-4-4 不同性质脱水的临床特点

指标	低渗性脱水	等渗性脱水	高渗性脱水
发生率	较多见	最多见	较少见
血清钠浓度	< 130mmol/L	130 ~ 150mmol/L	> 150mmol/L
血浆渗透压	低于正常	正常	高于正常
神志	嗜睡甚至昏迷	精神萎靡	烦躁不安，易激惹
口渴	不明显	明显	极明显
周围循环障碍	相对较重	依脱水程度	相对较轻
病因	以失盐为主	失盐与失水大致相同	以失水为主
其他	脱水征明显	一般脱水表现	脱水征较轻，高热、肌张力增高、惊厥

2. 代谢性酸中毒　重型腹泻时出现代谢性酸中毒的原因有：①腹泻丢失大量碱性物质；②进食少和肠吸收不良，热能不足，体内脂肪分解增加，酮体生成增多；③脱水致血容量减少，血液浓缩，血流缓慢，组织缺氧，无氧酵解增多致乳酸堆积；④肾血流量不足，尿量减少，排酸能力下降致酸性代谢产物堆积体内。代谢性酸中毒的表现为呼吸深快、精神萎靡、口唇樱红、恶心、呕吐、呼吸有丙酮味等，新生儿和小婴儿酸中毒时临床表现可不典型，往往仅有精神萎靡、拒食和面色苍白等。

3. 低钾血症　正常血清钾浓度为 3.5 ~ 5.5mmol/L，当血清钾低于 3.5 mmol/L 时为低钾血症。发生原因有：①呕吐和腹泻导致钾大量丢失；②进食少，钾的入量不足；③肾保留钾的功能比保留钠为差，血钾虽低，而尿中仍有一定量的钾继续排出。长期腹泻和营养不良的患儿低钾表现更为明显。当低钾伴有脱水、代谢性酸中毒时，由于血液浓缩，尿少而致钾排出量减少，且酸中毒时钾由细胞内转移至细胞外等原因，体内钾总量虽然降低但血清钾浓度多可正常，低钾症状也不明显；而当脱水、代谢性酸中毒被纠正后，排尿后钾排出量增多、大便继续失钾、输入葡萄糖合成糖原时消耗钾等原因使血钾降低，可出现不同程度的低钾症状。表现为精神萎靡、反应低下、肌肉无力、腱反射减弱、腹胀、肠鸣音减弱、心率增快、心音低钝、心律不齐，心电图改变有 T 波低平或倒置、QT 间期延长、ST 段下降、出现 U 波（在同一导联，U 波振幅超过 T 波）。

4.低钙血症和低镁血症　腹泻患儿进食少，吸收不良，从大便丢失钙、镁，可使体内钙、镁减少，但一般多不严重，腹泻较久、营养不良或有活动性维生素 D 缺乏病的患儿更多见。多在脱水和酸中毒纠正后，出现低钙症状如手足搐搦或惊厥；长期腹泻和营养不良患儿经补钙后症状仍不见好转者，应考虑可能有低血镁，其表现为烦躁不安、震颤、惊厥等。

（三）液体疗法时常用的溶液及其配制

1.非电解质溶液　常用的 5% 葡萄糖注射液为等渗液，10% 葡萄糖注射液为高渗液。但葡萄糖液输入体内后，很快被氧化成二氧化碳和水，或转变成糖原而贮存体内，失去其渗透压的作用。故输入葡萄糖注射液，主要用以补充水分和部分热量，纠正体液的高渗状态或酮中毒。

2.电解质溶液　主要用于补充丢失的体液及所需的电解质，纠正体液的低渗状态和酸碱平衡失调。

（1）0.9% 氯化钠注射液（生理盐水）。生理盐水中含 Na^+ 和 Cl^- 均为 154mmol/L，为等渗液。Na^+ 含量与血浆中的 Na^+（142mmol/L）相近，而 Cl^- 含量比血浆中的 Cl^-（103mmol/L）高约 1/3，故大量输入体内可致血氯升高，造成高氯性酸中毒。

（2）复方氯化钠注射液（林格液）。内含 0.86% 氯化钠、0.03% 氯化钾和 0.03% 氯化钙，亦是等渗溶液，其作用与生理盐水基本相似，且不会因大量输入而发生低血钾和低血钙。但缺点仍是含氯较高，亦不宜大量使用。

（3）碱性溶液。主要用于纠正酸中毒。常用的碱性溶液如下。①碳酸氢钠溶液：可直接增加缓冲碱，纠正酸中毒的作用迅速。1.4% 碳酸氢钠为等渗溶液，市售为 5% 碳酸氢钠高渗溶液，可用 5% 或 10% 葡萄糖注射液稀释 3.5 倍，即为等渗液；在抢救重度酸中毒时，可不稀释而直接静脉注射，但不宜多用。②乳酸钠溶液：需在有氧条件下，经肝脏代谢产生 HCO_3^- 而发挥作用，因此在肝功能不全、缺氧、休克、新生儿期以及乳酸潴留性酸中毒时不宜使用。1.87% 乳酸钠为等渗溶液，市售为 11.2% 乳酸钠溶液，稀释 6 倍即为等渗液。

（4）氯化钾溶液。用于纠正低钾血症。常用 10% 或 15% 氯化钾注射液，静脉滴注时稀释成 0.2% ～ 0.3% 浓度。禁忌静脉直接推注含钾溶液，同时注意肾功能及排尿情况。

（5）混合溶液。将各种溶液按不同比例配成混合溶液，用于不同液体疗法的需要。常用混合溶液的配制方法及性质见表 5-4-5。

表 5-4-5　几种常用混合溶液的配制及性质

溶液名称	所用溶液份数			性质
	0.9% 氯化钠	5% ～ 10% 葡萄糖	1.4% 碳酸氢钠	
2:1 等张含钠液	2		1	等张
1:1 液	1	1		1/2 张
1:2 液	1	2		1/3 张
1:4 液	1	4		1/5 张
2:3:1 液	2	3	1	1/2 张
4:3:2 液	4	3	2	2/3 张

（6）口服补液盐（oral rehydration salt，ORS）。用 ORS 溶液给急性腹泻脱水患儿进行口服补液，疗效良好、简便易行、经济实用。其配方为：氯化钠 3.5g、碳酸氢钠 2.5g（或枸橼酸钠 2.9g）、氯化钾 1.5g、无水葡萄糖 20g，临用前以饮用水 1000ml 溶解。此溶液为 2/3 张，含钾浓度为 0.15%，适用于轻、中度脱水患儿补充累积损失，但新生儿慎用。

（四）液体疗法

婴幼儿腹泻时液体疗法的目的在于纠正脱水和电解质平衡紊乱，以恢复机体的正常生理功能。补液前要全面了解疾病情况，综合分析，判定水、电解质紊乱和酸碱失衡的性质和程度，制定合理的液体疗法方案，确定补液总量、组成、步骤和速度。补液总的原则是三定（定量、定性、定速）、三先（先盐后糖、先快后慢、先浓后淡）、两补（见尿补钾、防惊补钙）。补液时应考虑补液量、补液性质、补液速度，其他问题如纠正酸中毒、补钾、补充热能、补钙、补镁等。补液方法包括口服补液和静脉补液两种。

1. 口服补液　适用于轻、中度脱水，无明显呕吐、腹胀、酸中毒者。预防脱水时可用 ORS 液加等量温开水稀释，每日 50 ～ 100ml/kg，少量多次服用；轻度脱水者用 ORS 液 50 ～ 80ml/kg，中度脱水者 80 ～ 100ml/kg，于 8 ～ 12 小时内服完，以补充累积损失量；脱水纠正后可将 ORS 液加等量温开水稀释后按病情需要随意口服。

2. 静脉补液　适用于新生儿脱水、明显呕吐、腹胀、休克、心肾功能不全或其他严重并发症者。

（1）确定补液量。补液总量包括累积损失量、继续损失量和生理需要量三部分，补液时应首先且必须补足累积损失量。

1）累积损失量。指发病后至补液时所损失的水和电解质量。按脱水程度估计，轻度脱水时累积损失量为50ml/kg，中度脱水累积损失量为50～100ml/kg，重度脱水累积损失量为100～120ml/kg。如为重度脱水伴有循环不良，可首先用部分累积损失量，约20ml/kg（总量最多不超过300ml），用2∶1等张含钠液，在0.5小时或1小时内输入，以扩充血容量。

2）继续损失量。指补液开始后，因呕吐、腹泻等继续损失的液体量。此种丢失量依原发病而异，且每日可有变化，对此必须进行评估，原则是丢失多少补多少，根据实际损失量用类似的液体补充。

3）生理需要量。主要供给基础代谢所需的水分，为60～80ml/kg。

以上三部分液体量合计，第一个24小时应供给的液体总量为：轻度脱水90～120ml/kg，中度脱水120～150ml/kg，重度脱水150～180ml/kg。学龄前儿童和学龄儿童酌减1/4～1/3。如第二天仍需静脉补充，只需补充继续损失量和生理需要量，以均匀的速度补给。

（2）确定补液性质。补充累积损失量时，应根据脱水的性质来确定补液的性质，低渗性脱水时补2/3张含钠液，等渗性脱水时补1/2张含钠液，高渗性脱水时补1/3～1/5张含钠液。如临床上判断脱水性质有困难时，可先按等渗性脱水处理。一般用1/3～1/2张含钠液补充继续损失量，用1/3～1/5张含钠液补充生理需要量。

（3）确定补液速度。累积损失量应于8～12小时补足，继续损失量和生理需要量可在12～16小时内输入，如需扩容应在0.5～1小时内完成。

3.液体疗法中的其他问题

（1）纠正酸中毒。轻度酸中毒随循环情况及肾功能的改善可自行恢复，一般不必另外补给碱性液；中、重度酸中毒患儿须另外补给碱性液来纠正，首选碳酸氢钠，计算方法为：①所需5%碳酸氢钠的毫升数=（－BE）×0.5×体重（kg）；②所需碱性溶液的毫摩尔数=（－BE）×0.3×体重（kg）；③所需5%碳酸氢钠的毫升数=（22－患儿实测CO_2CP）×1.0×体重（kg）；④所需碱性溶液的毫摩尔数=（22－患儿实测CO_2CP）×0.6×体重（kg）。得出计算结果后，先给1/2总量，再根据病情变化、治疗后的反应等调整剂量。所用碱性液一般应先稀释成等渗液体。

（2）补钾。较安全的补钾方式为口服，重度低钾或不能口服的患儿可通过静脉补充。补钾时应注意以下问题：①见尿补钾；②含钾溶液严禁静脉推注；③含钾液浓度小于等于0.3%；④全日钾总量（4～6mmol/kg）静滴时间不短于8小时，一般补钾需持续4～6天。

（3）腹泻病程较久者注意补充热能，有惊厥时可补充钙剂、镁剂。

二、婴儿喂养

婴儿喂养的方法有母乳喂养、混合喂养及人工喂养 3 种，母乳是婴儿（尤其是 4 ~ 6 个月内的婴儿）最适宜的天然食品，故提倡母乳喂养。

【母乳喂养】

（一）母乳喂养的优点

（1）营养丰富，易于消化吸收。母乳含有较多的乳清蛋白，酪蛋白含量较少，遇胃酸时凝块较小，有利于婴儿消化；母乳含有较多的必需氨基酸；母乳中所含脂肪多为不饱和脂肪酸，并含有脂肪酶，易于消化、吸收；乳糖中多为乙型乳糖，可促进双歧杆菌和乳酸杆菌的生长，抑制大肠埃希菌繁殖，使婴儿很少发生腹泻；母乳中矿物质含量较低，减轻了婴儿肾脏的负担，且易被吸收，如母乳铁的吸收率为 50%，牛乳仅为 10%；母乳中钙、磷的比例适宜，为 2 : 1，易被吸收。

（2）提高婴儿免疫力。母乳中含较多的免疫成分，如乳铁蛋白、溶菌酶、双歧因子、巨噬细胞、淋巴细胞等，特别是初乳中含丰富的分泌型 IgA，故能有效地抵抗病原微生物的侵袭。

（3）母乳的温度适宜，不易污染，省时、省力、经济方便。

（4）增加母婴的情感交流，有利于婴儿心理的健康发展。

（5）母乳喂养有利于乳母产后子宫复原，推迟月经复潮，有利于计划生育。

（二）母乳喂养的方法

1.产前准备　宣传母乳喂养的优点，鼓励母乳喂养。加强孕母营养，使母体贮存足够脂肪，供哺乳能量的消耗。注意乳房的基础护理，做好哺乳前的准备工作。

2.哺乳时间　正常足月新生儿生后半小时内喂母乳，早吸吮是母乳喂养成功的关键之一。1 ~ 2 个月婴儿，提倡按需哺乳，不规定时间和次数，以促进乳汁分泌。随婴儿逐渐成长，吸奶量增多，可采取定时喂养，每次哺乳时间为 15 ~ 20 分钟。

3.哺乳方法指导　喂哺前,先做好清洁准备,包括给婴儿更换尿布,母亲洗手,清洁乳头。喂哺时母亲多采取坐位,抱婴儿于斜坐位,其头、肩置于母亲哺乳侧肘弯部,使婴儿含住乳头而不致堵鼻。每次哺乳婴儿均应吸吮两侧乳房,先吸空一侧,再吸另一侧,每次开始哺喂的乳房要交替进行(因为定时排空乳房是刺激母乳分泌的最好方法)。喂后将婴儿竖抱,头部靠在母亲肩上,轻拍背部,使空气溢出,保持右侧卧位,以防呕吐。

4.母乳喂养的注意事项　母亲感染 HIV、患有严重疾病应停止母乳喂养，如慢性肾炎、恶性肿瘤、心功能不全、精神病、癫痫、糖尿病等。

5.指导断乳 婴儿于 4 ~ 5 个月起应逐渐添加一些辅食，以增加营养并为断奶做准备。逐渐减少喂乳次数，一般于 10 ~ 12 个月完全断奶。如遇炎热夏季或婴儿疾病时可延迟断奶，但一般不超过 1 岁半。

【人工喂养】

4 个月内的婴儿完全以乳品或代乳品喂养，称为人工喂养。如采用牛乳、羊乳、马乳及代乳品。选择时应注意代乳品的营养成分与人乳越接近越好。

（一）鲜牛乳

1.牛乳的特点 牛乳是人工喂养最常用的乳品，但牛乳和人乳相比有一定的缺点和不足，牛乳中蛋白质含量高，其中以酪蛋白为主，入胃后形成的乳凝块较大，不易消化；不饱和脂肪酸含量较低，脂肪颗粒大且缺乏脂肪酶，不易消化吸收；乳糖含量较少，且以甲型乳糖为主，有利于大肠埃希菌生长；矿物质较多，肾脏的负担重，且吸收率低；钙磷比例不适宜，钙吸收率低；缺乏各种免疫因子；容易被细菌污染。

2.牛乳的配制 经过物理和化学加工，如煮沸消毒、部分酸化、蒸发后再饮用，除卫生外，可使蛋白质凝块变小，有助于消化吸收；加糖增加能量，改变牛乳中营养素的比例利于吸收，100ml 牛乳加 5 ~ 8g 蔗糖；加水降低牛乳中矿物质及蛋白质浓度，减轻小儿消化道、肾脏负担，适用于新生儿。现在已开发出婴儿配方乳，即在牛乳中强化某些营养物质，模拟人乳的热量、蛋白质、脂肪与碳水化合物的比例，减低蛋白质的总量，改变乳清蛋白与酪蛋白的比例，用不饱和脂肪酸代替饱和脂肪酸，加入乳糖提高糖量至 2 人乳水平，降低矿物质的含量，调整钙、磷比例，加入缺乏的微量元素和维生素等，以保证足月儿和早产儿生长发育的需要。

3.牛乳量的计算 以每日所需能量计算，婴儿每日需能量 418 ~ 460kJ/kg，需水量150ml/kg。100ml 8% 的糖牛乳约供能 418kJ，故婴儿每日约需 8% 糖牛奶约 100 ~ 110ml/kg，加水 40 ~ 50ml/kg，分次喂哺。

（二）牛乳制品

1.全脂奶粉 由鲜牛奶浓缩、干燥制成，按重量计算，比例为 1：8（1g 奶粉加 8g 水）或按容量计算，比例为 1：4（1 匙奶粉加 4 匙水），可将其调配成鲜牛奶的浓度。

2.配方奶粉 指全脂奶粉经加工处理后，其营养素成分接近母乳。降低了酪蛋白、矿物质浓度，添加了乳清蛋白、不饱和脂肪酸、乳糖、微量元素和维生素。人工喂养婴儿应首选配方奶粉。

3.酸奶 鲜牛奶中加乳酸杆菌或乳酸等制成，利于消化吸收。

（三）其他乳类和代乳品

如羊乳、米粉、豆浆、豆浆粉等。

口腔相关知识链接：喂养龋（奶瓶龋）

错误的喂养习惯和方式易造成喂养龋（奶瓶龋），临床常表现为环状龋病，即乳前牙唇面龋坏，且龋坏围绕牙冠部发展，仅牙齿切缘存有健康牙体组织。常由于婴儿含奶瓶入睡或夜间哺乳造成。

【辅助食品的添加】

4个月以上的婴儿，单纯母乳喂养已不能满足其生长发育需要，应及时添加辅助食品，以保障婴儿的健康成长。

（一）添加辅食注意事项

（1）添加辅食的原则是由少到多、由稀到稠、由细到粗、由一种到多种，患病期间避免添加新的辅食。根据小儿营养需要及消化能力，适应一种食品后再增加另一种食品；新添食品的质和量均应循序渐进，逐步过渡到固体食物。观察婴儿是否能接受新添食物的质和量的指标是：软便、入睡好、体重增加规律、喜进食。

（2）婴儿患病时，可暂停添加辅食。气候炎热时应慎添新食品，以免造成消化不良。

（二）添加辅食的步骤

添加辅食的步骤见表5-4-6。

表5-4-6　辅食的添加顺序

月龄	添加辅食	作用
1～3个月	果汁、菜汤	补充维生素A、维生素C和矿物质
	鱼肝油制剂	补充维生素A、维生素D
4～6个月	米汤、米糊、稀粥	补充热能
	蛋黄、鱼泥、含铁配方米粉	补充动、植物蛋白、铁、维生素
	菜泥、水果泥	补充维生素、纤维素、矿物质
7～9个月	粥、烂面、饼干	补充热能
	蛋、鱼、肝泥、肉末	补充蛋白质、铁、锌、维生素
10～12个月	稠粥、软饭、挂面、馒头、面包	补充热能、维生素
	豆制品、碎肉、油	补充维生素、蛋白质、矿物质

口腔相关知识链接：辅食添加与口腔颌面部发育关系

辅食的添加应该注意，乳牙自 6 个月左右开始萌出，应在萌出过程适当、合理添加硬质食物，以增加咀嚼功能的刺激，促进颌骨和牙弓的发育，避免出现乳牙滞留等问题，造成牙颌畸形。

三、维生素 D 缺乏性佝偻病

维生素 D 缺乏性佝偻病（vitamin D deficiency rickets）是由于维生素 D 缺乏导致钙、磷代谢紊乱，从而使正在生长的骨骺端软骨板不能正常钙化而造成全身骨骼病变的一种慢性营养缺乏病。本病常见于婴幼儿时期，是国家卫生计生委重点防治的儿童四病之一。

【维生素 D 的生理功能与代谢】

人体内的维生素 D 有内源性和外源性两种。内源性维生素 D 是靠日光中的紫外线照射皮肤，使皮肤中的 7- 脱氢胆固醇生成维生素 D_3，植物中的麦角固醇经紫外线照射后，形成维生素 D_2。这两种形式的维生素 D 均无生物活性，需由 α- 球蛋白转运至肝脏，在 25- 羟化酶的作用下羟化为 25- 羟胆骨化醇 ［25-（OH）D_3］，进入血液循环的 25-（OH）D_3 再运至肾脏，经 1-α 羟化酶作用进一步羟化为 1，25- 二羟胆骨化醇 ［1，25-（OH）$_2D_3$］，从而具有生物活性。有活性的 1，25-（OH）$_2D_3$ 与甲状旁腺激素（PTH）、降钙素（CT）共同维持体内的钙、磷平衡。促进小肠黏膜对钙、磷的重吸收，减少钙、磷从尿中排出，并促进骨样组织钙化，使血中钙、磷向骨质生长部位沉着形成新骨。

【病因】

（一）围生期维生素 D 不足

母亲妊娠期，特别是妊娠晚期维生素 D 营养不足，如母亲严重营养不良、肝肾疾病、慢性腹泻以及早产、双胎均可使得婴儿体内维生素 D 贮存不足。

（二）日光照射不足

皮肤中的 7- 脱氢胆固醇经紫外线照射可转变为内源性维生素 D_3，是人类维生素 D 的主要来源。北方寒冷季节，日光照射时间短，小儿户外活动少及生活在较多灰尘和煤烟的空气中，使紫外线被阻挡等，均易导致维生素 D 缺乏。

（三）摄入量不足

一般食物中维生素 D 含量很少，即使乳、蛋、肝等含维生素 D 较丰富的食物，也不能满足小儿生长发育的需要，若不及时补充，易发生本病。

（四）生长发育迅速

骨骼的生长速度与维生素 D 和钙的需要量成正比，婴儿生长速度快，维生素 D 需要量大，佝偻病的发生率也高，尤以早产儿、双胎更为多见。

（五）疾病及药物因素

慢性腹泻、肝胆系统疾病、慢性肾脏疾病影响维生素 D 的吸收与代谢；长期应用苯妥英钠、苯巴比妥等药物，可加速维生素 D 的分解和代谢；糖皮质激素能拮抗维生素 D 对钙的转运而导致佝偻病。

【发病机制】

当维生素 D 缺乏时，肠道对钙、磷的吸收减少，使血中钙、磷水平下降。血钙降低，刺激甲状旁腺分泌功能亢进，加速了旧骨的吸收，钙、磷释放到血中，使血钙暂时恢复正常。但甲状旁腺素抑制肾小管对磷的再吸收，故磷大量经肾排出，使血磷和钙、磷乘积下降，由此导致骨样组织钙化障碍，成骨细胞代偿增生，局部造成骨样组织堆积，碱性磷酸酶分泌增加，出现一系列骨骼变化及生化异常。

【临床表现】

主要是生长中的骨骼改变、肌肉松弛和神经精神症状，临床上分为以下 4 期。

（一）初期

多见于 6 个月以内，特别是 3 个月以内的小婴儿。主要表现为非特异性神经精神症状，如易激惹、烦躁、睡眠不安、易惊、多汗，由于头部多汗致婴儿常摇头擦枕，可出现枕秃。此期常无明显骨骼改变。

（二）激期

主要表现为骨骼改变、运动功能及智力发育迟缓。3 ~ 6 个月患儿头部可出现颅骨软化，7 ~ 8 个月患儿可出现方颅甚至鞍形颅，患儿还可以出现出牙延迟，前囟闭合晚；胸廓畸形多见于 1 岁左右小儿，可出现肋骨串珠、鸡胸或漏斗胸及肋膈沟；6 个月以上小儿腕、踝部肥厚的骨骺可形成钝圆形环状隆起，称"手镯征"或"脚镯征"，小儿开始行走后可出现下肢弯曲"O"形或"X"形腿。此外，还可见脊柱侧弯或后突、扁平骨盆等。患儿全身肌肉松弛，肌张力低下，颈项软弱无力，坐、立、行走均迟于正常小儿，腹部膨隆，如蛙形腹。

（三）恢复期

经适当治疗后，临床症状、实验室检查、X 线检查逐渐恢复正常。

（四）后遗症期

多见于 3 岁以后小儿。此期临床症状消失，实验室检查、X 线检查均正常，只留下不同程度的骨骼畸形。

口腔相关知识链接：维生素 D 缺乏对牙齿发育和形成的影响

研究发现，维生素 D 缺乏症的儿童常伴有牙齿的釉质和牙本质钙化不全、牙齿萌出延迟的现象。

【辅助检查】

（一）X 线改变

活动早期 X 线检查可正常或临时钙化线稍模糊；活动期临时钙化带消失，呈毛刷样、杯口状改变，骨骺软骨明显增宽，骨质密度减低，可有骨干弯曲甚至病理性骨折；恢复期骨骼异常明显改善，后遗症期仅遗留有不同程度的骨骼畸形。

（二）血生化检查

活动早期血钙浓度正常或稍低，血磷浓度降低，碱性磷酸酶正常或增高；活动期血钙稍降低，血磷降低明显，钙磷乘积减低，碱性磷酸酶增高；恢复期血清钙、磷、钙磷乘积逐渐恢复正常，碱性磷酸酶下降；后遗症期各项血生化检查均为正常。

【诊断和鉴别诊断】

（一）诊断

佝偻病的诊断应依据维生素 D 缺乏病史、临床表现、血生化、骨骼 X 线检查综合判断。早期的神经精神症状因无特异性，仅靠临床表现进行诊断，准确率较低。血生化与骨骼 X 线检查为诊断的可靠指标，血清 25-（OH）D_3 水平为诊断"金标准。"

（二）鉴别诊断

佝偻病需与下列疾病鉴别。

1. 黏多糖病　黏多糖代谢异常时，常多器官受累，可出现多发性骨发育不全，如头大、头型异常、脊柱畸形、胸廓扁平等体征。诊断主要依据骨骼 X 线变化及尿中黏多糖的测定。

2. 先天性甲状腺功能减退　生后 2～3 个月开始出现甲状腺不足现象，如生长发育迟缓、出牙晚、前囟闭合延迟、体格明显矮小等，与佝偻病相似，但患儿智能明显低下，有特殊面容，血清 TSH、T_4 测定有助于鉴别。

3. 软骨营养不良　是一种遗传性软骨发育障碍。出生时头大、前额突出、长骨骺端膨出、肋骨串珠、腹膨隆等，与佝偻病相似，但四肢及手指短粗，五指齐平，腰椎前凸，臀部后凸，血清钙、磷正常。根据特殊体态和骨骼 X 线检查可以鉴别。

4. 远端肾小管性酸中毒　因远曲小管泌氢不足，从尿中丢失大量钠、钾、钙，继发甲状旁腺功能亢进，骨质脱钙，出现佝偻病体征。但患儿畸形显著，身材矮小，有代谢性酸中毒，排碱性尿，血钙、磷、钾均低，血氯高。维生素 D 疗效不显著。

5. 肾性佝偻病　因先天或后天原因引起慢性肾功能障碍所致。钙、磷代谢失调，血钙低，血磷高，继发性甲状旁腺功能亢进，骨质普遍脱钙，骨骼呈佝偻病改变。本病影响机体正常发育，易导致侏儒状态。应用一般剂量的维生素 D 治疗无效，应用 1，25-（OH）$_2D_3$ 0.04μg/（kg·d）可收到明显疗效。

6. 其他　还应与低血磷抗维生素 D 佝偻病、维生素 D 依赖性佝偻病等相鉴别。

【治疗】

治疗的目的在于控制活动期，防止骨骼畸形。

（一）维生素 D 治疗

口服维生素 D，一般剂量为每日 2000～4000U 或 1，25-（OH）$_2D_3$ 0.5～1.0μg，1 个月后改预防量每日 400U。重症佝偻病有并发症或无法口服者可一次大剂量肌内注射维生素 D 20 万～30 万 U，3 个月后改预防量。

（二）其他辅助治疗

（1）多到户外活动，增加日光照射，每次可从数分钟开始，逐渐延长至 1 小时以上。夏季应避免太阳直射，可在阴凉处活动并尽量多暴露皮肤，冬季可开窗在室内活动。

（2）提倡母乳喂养，按时添加辅食，尽量选用富含维生素 D、钙的食物。如母乳、肝、蛋黄、蘑菇等，另外要注意食物中钙、磷比例，如比例不适宜或含植物酸过多，会使钙、磷吸收减少。

（3）及时治疗影响维生素 D 代谢的消化道、肝、肾疾病。

（三）矫形治疗

对已有的骨骼畸形可采取主动和被动运动的方法矫正。如遗留胸廓畸形，可做俯卧位抬头展胸运动；"O"形腿按摩下肢外侧肌，"X"形腿按摩下肢内侧肌，必要时可行外科手术矫治。

【预防】

佝偻病的预防必须从胎儿期开始，1岁内婴儿是重点对象。

（一）胎儿期的预防

孕母应多进行户外活动，接受充足的日光照射，食用富含钙、磷、维生素D和其他营养素的食物，妊娠晚期每日补充维生素D 800U。

（二）婴幼儿期的预防

采用综合性的措施，即保证一定时间的户外活动，给予预防量的维生素D，注意及时添加辅食。早产儿、低出生体重儿、双胎儿生后即开始补充维生素D，每日800U，3个月后改为预防用量。足月儿、人工喂养儿或冬季出生小儿于出生后2周开始，每日服用维生素D 400U，直至2岁。

【口腔执业医师资格考试高频考点及例题】

试题1：与牛乳相比，母乳营养丰富，易于消化的原因是母乳中（　　）

A. 含清蛋白、球蛋白较多　　　　B. 含酪蛋白多　　　　C. 蛋白质含量高

D. 含饱和脂肪酸多　　　　E. 含甲型乳糖高

答案：A

解析：母乳中含清蛋白和球蛋白较多，遇胃酸产生的凝块小，易于消化吸收。故本题选A。

试题2：婴儿每日需要的热量与营养素较成人相对高，主要是由于小儿（　　）

A. 基础代谢所需较高　　　　B. 生长发育所需较高　　　　C. 活动量大，所需较高

D. 食物的特殊动力作用　　　　E. 消化吸收功能差，丢失较多

答案：B

解析：生长发育所需能量为小儿所特需的能量需求，占所需总热量的25% ~ 30%。故本题选B。

试题3：维生素D缺乏性佝偻病最可能的早期诊断指标是（　　）

A. 日光照射不足及维生素D摄入不足　　　　B. 方颅及骨骼畸形

C. 血钙、磷、碱性磷酸酶水平异常　　　　D. 长骨X线检查异常

E. 血1，25-（OH）$_2$D$_3$水平下降

答案：E

解析：血 1，25-（OH）$_2$D$_3$ 水平是钙、磷调节的主要激素之一，其作用是促进小肠对钙的吸收、骨骼的生长和钙化，增加肾小管对钙、磷的重吸收。血 1，25-（OH）$_2$D$_3$ 在佝偻病初期已明显降低，是佝偻病可靠的早期诊断指标。故本题选 E。

试题 4：预防维生素 D 缺乏性佝偻病，不正确的措施是（　）

A.适当多晒太阳　B.提倡母乳喂养　C.孕妇补充维生素 D 及钙剂　D. 及时添加辅食

E.早产儿 1 个月开始补充维生素 D

答案：E

解析：预防维生素 D 缺乏性佝偻病包括适当多晒太阳、提倡母乳喂养、孕妇补充维生素 D 及钙剂、婴儿及时添加辅食。早产儿、低体重儿应在出生后 2 周开始补充生理量维生素 D，最初 3 个月为每日 800U。故本题选 E。

【直通岗位】

病例讨论：4 个月女婴，冬季出生，足月顺产，单纯牛奶喂养，尚未添加辅食。近 2 周以来较烦躁，夜间哭闹不安，多汗。查体：体重 6kg，有颅骨软化表现。请结合患儿情况，确定最有可能的诊断。

（张　静　张　妤）

第五章 小儿急性上呼吸道感染

学习目标
掌握：小儿急性上呼吸道感染的病因、临床表现、并发症及治疗原则。
熟悉：两种特殊类型上呼吸道感染的病因、临床表现。
了解：小儿急性上呼吸道感染的预防。

急性上呼吸道感染（acute upper respiratory infection，AURI），简称"上感"，俗称"感冒"，是小儿最常见的疾病，主要侵犯鼻、鼻咽和咽部。

【病因】

（一）病原体

以病毒感染为最多见，约占原发感染的90%以上，细菌感染占10%左右，其中部分为病毒感染后继发的细菌感染，肺炎支原体亦可引起上感。

（二）诱发因素

（1）解剖、生理特点决定防卫能力差（鼻腔狭窄、血管丰富，鼻窦、鼻泪管、咽鼓管、喉发育不成熟，咳嗽反射及纤毛运动差等）。

（2）处于发育阶段，全身及局部免疫功能低下。

（3）疾病影响。①先天性疾病：常见的如兔唇、腭裂、先天性心脏病及免疫缺陷病等。②急性传染病：如麻疹、水痘、猩红热以及流行性腮腺炎等。此外，肺结核为常见诱因。③营养性疾病：如营养不良、贫血、佝偻病以及小儿腹泻等。

口腔相关知识链接：唇腭裂与上呼吸道感染

唇腭裂是口腔颌面部最常见的先天性畸形，平均每生700个婴儿中就有1个患唇腭裂。唇腭裂不仅严重影响面部美观，还因口、鼻腔相通，直接影响发育，经常招致上呼吸道感染，并发中耳炎。

【临床表现】

（一）一般类型上感

本病轻重程度可相差较大，年长儿症状常较轻，婴幼儿多较重。

1.轻症　常见症状包括鼻塞、流涕、打喷嚏、干咳，或伴有发热，亦可有咽部不适或咽痛等。

2.重症　多骤然起病，体温突然高达 39～40℃或更高。常见症状包括头痛、全身乏力、精神萎靡、食欲不振、睡眠不安、咳嗽频繁等。婴幼儿常伴呕吐、腹泻。部分患儿可出现高热惊厥、腹痛等。查体可见咽部充血、扁桃体肿大、颌下淋巴结肿大及触痛，肺部呼吸音正常或粗糙。若肠道病毒所致者，常伴不同形态的皮疹。

（二）特殊类型上感

1.疱疹性咽峡炎　病原体为柯萨奇 A 组病毒，好发于夏秋季，可有局部流行。急性起病，突起高热、咽痛、流涎、厌食、呕吐等。查体除咽部充血外，突出表现在咽腭弓、悬雍垂、软腭或扁桃体上可见 2～4mm 大小的疱疹，周围有红晕，疱疹破溃后形成小溃疡。病程 1 周左右。

2.咽结合膜热　病原体为腺病毒 3、7 型，常发生于春夏季节，可在集体儿童机构中流行。是一种以发热、咽炎、结膜炎为特征的急性传染病。高热、咽痛、眼部刺痛显著，一侧或两侧眼睛发红。患儿颈部、耳后淋巴结肿大，有时有胃肠道症状。病程 1～2 周。

【并发症】

若炎症波及中耳、鼻窦、颈淋巴结、气管及支气管等邻近器官，则发生相应的器官炎症。年长儿链球菌性"上感"可引起急性肾炎、风湿热等。

【实验室检查】

病毒感染者外周血白细胞计数正常或偏低，淋巴细胞计数相对增高。病毒分离和血清学检查可明确病原。

细菌感染者外周血白细胞计数可增高，中性粒细胞增高，在使用抗菌药物前行咽拭子培养可发现致病菌。C- 反应蛋白（CRP）增高有助于鉴别细菌感染。

【治疗】

（一）一般治疗

注意休息，多饮水，饮食宜清淡、有营养且易消化。加强护理，注意呼吸道隔离，预防并发症。

（二）对症治疗

1.高热处理　高热或有高热惊厥史者需积极采取降温措施。通常给予药物治疗或物理降温。非超高热者最好不用肾上腺皮质激素类药物治疗。

2.止咳祛痰　常用小儿止咳糖浆。

3.鼻塞处理　轻者不必处理，若影响呼吸或哺乳时，用0.5%麻黄碱滴鼻，常于哺乳前使用或每日滴鼻3 ~ 4次，每次1 ~ 2滴。

（三）抗病毒药物治疗

1.双嘧达莫（潘生丁）　剂量为3 ~ 5mg/（kg·d），3 ~ 5日为1个疗程。

2.利巴韦林（病毒唑）　剂量为10 ~ 15mg/（kg·d），肌内注射或稀释后静脉滴注。亦可采用含服、滴鼻或雾化吸入。

（四）抗生素治疗

合并细菌感染或由细菌感染引起者使用抗生素治疗。链球菌所引起的咽炎或扁桃体炎，首选青霉素，如2 ~ 3天后无效，可改用其他抗生素。

（五）中医中药治疗

目前多采用中成药，如银翘散、板蓝根冲剂、感冒退热冲剂、藿香正气散等。亦可按中医辨证施治，选用辛温解表或辛凉解表方剂。

【预防】

主要靠加强体格锻炼以增强体质；提倡母乳喂养；避免被动吸烟；防治佝偻病及营养不良；避免去人多拥挤、通风不畅的公共场所。

口腔相关知识链接：疱疹性咽峡炎的口腔表现

疱疹性咽峡炎在口腔黏膜亦可发生疱疹，且往往伴有牙龈触碰易出血、口腔内有臭味、颌下淋巴结肿大等临床表现。应注意与手足口病、急性疱疹性龈口炎的口腔表现相鉴别。

手足口病在口腔黏膜、手掌、足底、臀部、膝部可出现散在水疱、丘疹，口内水疱易破，形成溃疡。

急性疱疹性龈口炎口腔黏膜任何部位均可受累，以乳磨牙（成人双尖牙）区的牙龈和上腭最明显，有明显的牙龈炎症。

口腔相关知识链接：唇腭裂患儿上呼吸道感染的预防

先天性唇腭裂的患儿易患反复的呼吸道感染，除以上正常小儿具有的特点外，主要与自身的畸形密切相关。由于唇腭部敞开，口腔与鼻腔相通，呼吸道缺乏正常的解剖防御功能。口腔卫生情况较差，自然增加了细菌、病毒等病原体入侵呼吸道的机会，且其口、鼻、咽相通，极易发生呛奶而出现吸入综合征，增加呼吸道感染的机会，是其发作呼吸道感染的主要原因。在抚养先天性唇腭裂患儿时，要注意喂养方法，经常清洁口腔保持卫生，尽快、尽早进行唇腭裂修补术。这样，就会减少其患呼吸道感染的概率。

【口腔执业医师资格考试高频考点及例题】

试题 1：急性上呼吸道感染大部分是由下列哪种病原体引起的（　　）

A. 病毒　　　B. 细菌　　　C. 衣原体　　　D. 支原体　　　E. 立克次体

答案：A

解析：急性上呼吸道感染以病毒感染为最多见，约占原发感染的 90% 以上。故本题选 A。

试题 2：柯萨奇病毒引起的疱疹性咽峡炎多发于（　　）

A. 冬春季　　　B. 春秋季　　　C. 夏秋季　　　D. 春季　　　E. 秋冬季

答案：C

解析：疱疹性咽峡炎好发于夏秋季，可有局部流行。咽结合膜热病原体为腺病毒 3、7 型，常发生于春夏季节，可在集体儿童机构中流行。故本题选 C。

试题 3：小儿上呼吸道感染的常见体征，下列哪项不正确（　　）

A. 一般情况好　　B. 咽部充血　　C. 扁桃体红肿　　D. 肺部湿啰音　　E. 颌下淋巴结肿大

答案：D

解析：上呼吸道感染查体可见咽部充血、扁桃体肿大、颌下淋巴结肿大及触痛，肺部呼吸音正常或粗糙。故本题选 D。

【直通岗位】

病例讨论 1：1 岁女孩，急起高热、流涎、厌食。查体：可见咽部充血，咽腭弓、悬雍垂、软腭等处可见 2～4mm 大小的疱疹，心、肺（－）。请明确最有可能的诊断及治疗措施。

病例讨论 2：3 个月女孩，先天性唇腭裂患儿，经常发生上呼吸道感染。请分析原因及应采取哪些预防措施？

（李大强　张　妤）